Jörg H. W. Distler (Hrsg.)

Therapie-Handbuch – Rheumatologie und Immunologie

Jörg H. W. Distler (Hrsg.)

Therapie-Handbuch Rheumatologie und Immunologie

Mit Beiträgen von:
Martin Arbogast, Oberammergau; Ingo Arnold, Bremen; Xenofan Baraliakos, Herne; Christina Bergmann, Erlangen; Norbert Blank, Heidelberg; Christoph Bleh, Erlangen; Jürgen Braun, Herne; Hans-Dieter Carl, Erlangen; Jörg H.W. Distler, Erlangen; Thomas Dörner, Berlin; Ralph Gaulke, Hannover; Andrea-Hermina Györfi, Erlangen; Joahnnes-Peter Haas, Garmisch-Partenkirchen; Judith Haschka, Wien (A); Ute Hegenbart, Heidelberg; Simon Hirschmann, Bern (CH); Axel J. Hueber, Erlangen; Ulrich Illgner, Koblenz; Johannes Knitza, Erlangen; Lars Köhler, Hannover; Ralph Kothe, Hamburg; Jens Gert Kuipers, Bremen; Hanns-Martin Lorenz, Heidelberg; Alexandru-Emil Matei, Erlangen; Regina Max, Heidelberg; Johanna Mucke, Düsseldorf; Peter Oelzner, Jena; Denis Poddubnyy, Berlin; Georg Pongratz, Düsseldorf; Andreas Ramming, Erlangen; Jürgen Rech, Erlangen; Timm Rüter, Bremen; Tobias Schmidt, Bad Bramstedt; Matthias Schneider, Düsseldorf; Roger Scholz, Oschatz; Verena Schönau, Erlangen; Stefan Schönland, Heidelberg; Christian Tomiak, Bad Aibling; Diana Vossen, Meerbusch

ELSEVIER

Elsevier GmbH, Bernhard-Wicki-Str. 5, 80636 München, Deutschland
Wir freuen uns über Ihr Feedback und Ihre Anregungen an kundendienst@elsevier.com

ISBN 978-3-437-23884-0
eISBN 978-3-437-06025-0

Wichtiger Hinweis für den Benutzer
Die medizinischen Wissenschaften unterliegen einem sehr schnellen Wissenszuwachs. Der stetige Wandel von Methoden, Wirkstoffen und Erkenntnissen ist allen an diesem Werk Beteiligten bewusst. Sowohl der Verlag als auch die Autorinnen und Autoren und alle, die an der Entstehung dieses Werkes beteiligt waren, haben große Sorgfalt darauf verwandt, dass die Angaben zu Methoden, Anweisungen, Produkten, Anwendungen oder Konzepten dem aktuellen Wissensstand zum Zeitpunkt der Fertigstellung des Werkes entsprechen.
Der Verlag kann jedoch keine Gewähr für Angaben zu Dosierung und Applikationsformen übernehmen. Es sollte stets eine unabhängige und sorgfältige Überprüfung von Diagnosen und Arzneimitteldosierungen sowie möglicher Kontraindikationen erfolgen. Jede Dosierung oder Applikation liegt in der Verantwortung der Anwenderin oder des Anwenders. Die Elsevier GmbH, die Autorinnen und Autoren und alle, die an der Entstehung des Werkes mitgewirkt haben, können keinerlei Haftung in Bezug auf jegliche Verletzung und/oder Schäden an Personen oder Eigentum, im Rahmen von Produkthaftung, Fahrlässigkeit oder anderweitig übernehmen.

Für die Vollständigkeit und Auswahl der aufgeführten Medikamente übernimmt der Verlag keine Gewähr.
Geschützte Warennamen (Warenzeichen) werden in der Regel besonders kenntlich gemacht (®). Aus dem Fehlen eines solchen Hinweises kann jedoch nicht automatisch geschlossen werden, dass es sich um einen freien Warennamen handelt.

Bibliografische Information der Deutschen Nationalbibliothek
Die Deutsche Nationalbibliothek verzeichnet diese Publikation in der Deutschen Nationalbibliografie; detaillierte bibliografische Daten sind im Internet über http://www.dnb.de/ abrufbar.

22 23 24 25 26 5 4 3 2 1

In ihren Veröffentlichungen verfolgt die Elsevier GmbH das Ziel, genderneutrale Formulierungen für Personengruppen zu verwenden. Um jedoch den Textfluss nicht zu stören sowie die gestalterische Freiheit nicht einzuschränken, wurden bisweilen Kompromisse eingegangen. Selbstverständlich sind **immer alle Geschlechter** gemeint.

Planung: Ursula Jahn, M.A., München
Projektmanagement und Redaktion: Michaela Mohr/Michael Kraft, mimo-booxx|textwerk., Augsburg
Herstellung: Dietmar Radünz, Leipzig; Karin Kühnel, München
Bildrechteklärung: Lisa Neulinger, München
Satz: Thomson Digital, Noida/Indien
Druck und Bindung: Printer Trento S.r.l., Trento/Italien
Umschlaggestaltung: SpieszDesign, Neu-Ulm
Titelfotografie: © stockdevil - stock.adobe.com

Aktuelle Informationen finden Sie im Internet unter **www.elsevier.de.**

Vorwort

Rheumatologische Erkrankungen sind Systemerkrankungen, die sich an multiplen Organsystemen mit vielfältigen Manifestationen zeigen können. Innerhalb der einzelnen Erkrankungen besteht dabei oft eine große Bandbreite an klinischen Manifestationen. Die Betreuung rheumatologischer Erkrankungen ist daher komplex und erfolgt i.d.R. in interdisziplinären Teams an spezialisierten Zentren unter enger Einbindung der betreuenden allgemeininternistischen und hausärztlichen Kolleginnen und Kollegen.

In den letzten Jahren konnten bedeutende Fortschritte in der Behandlung erzielt werden, insbesondere durch die Einführung neuer zielgerichteter Therapien. Für etliche Erkrankungen steht mittlerweile ein stattliches Arsenal an therapeutischen Optionen zur Verfügung. Gerade für die entzündlichen Gelenkerkrankungen ist Krankheitsremission heute ein realistisches Therapieziel. Auch für viele andere Erkrankungen aus dem rheumatologischen Formenkreis wurden neue Therapieoptionen eingeführt, welche die Prognose signifikant verbessert haben.

Der aktuelle, grundlegend überarbeitete Band des Therapie-Handbuchs „Rheumatologie und Immunologie" soll v.a. internistischen und hausärztlichen Kolleginnen und Kollegen, aber auch Rheumatologen und Rheumaorthopäden in Ausbildung eine Übersicht über verfügbare Therapien bieten. Die einzelnen Kapitel sind dabei so gestaltet, dass sie für die einzelnen rheumatologischen Erkrankungen jeweils eine Übersicht über die verfügbaren Therapieansätze liefern und besonders wichtige Aspekte für die internistischen und hausärztlichen Kolleginnen und Kollegen auch optisch hervorgehoben werden. Unser Therapie-Handbuch soll Ihnen hierdurch helfen, Fragen von Patienten oder Angehörigen zur aktuellen Therapie und zum benötigten Monitoring zu beantworten sowie Nebenwirkungen der jeweiligen Therapeutika zu erkennen.

Mein Dank gilt besonders den renommierten Autorinnen und Autoren, die ihr Wissen, ihre Zeit und ihre Expertise für dieses Buch zur Verfügung gestellt haben. Besonderer Dank gebührt auch Frau Uschi Jahn und Herrn Michael Kraft für ihr Engagement und die kontinuierliche Unterstützung.

Die Herausgabe dieses Buches erfolgt auch im Gedenken an Herrn Prof. Dr. med. Dres. h.c. Joachim Kalden, welcher im Jahr 2020 nach schwerer Krankheit verstarb. Er prägte die Rheumatologie in Deutschland über viele Jahre hinweg und fungierte vormals auch als Herausgeber des Therapie-Handbuchs Rheumatologie.

Erlangen, im Januar 2022
Jörg H. W. Distler

Herausgeber

Prof. Dr. Jörg H. W. Distler
Friedrich-Alexander-Universität (FAU) Erlangen-Nürnberg und
Universitätsklinikum Erlangen
Innere Medizin 3
Ulmenweg 18
91054 Erlangen

Autoren

Dr. Martin Arbogast
Klinik Oberammergau
Zentrum für Orthopädie., Rheumatologie und Schmerztherapie
Hubertusstraße 40
82487 Oberammergau

Dr. Ingo Arnold
Rotes Kreuz Krankenhaus Bremen gGmbH
Klinik für Orthopädie und Unfallchirurgie/Bereich Orthopädie und operative Rheumatologie
St. Pauli Deich 24
28199 Bremen

PD Dr. Xenofon Baraliakos
Rheumazentrum Ruhrgebiet
Claudiusstraße 45
44649 Herne

Dr. Christina Bergmann
Universität Erlangen-Nürnberg
Medizinische Klinik III mit Poliklinik
Ulmenweg 18
91054 Erlangen

Dr. Christoph Biehl
UKGM Justus-Liebig-Universität
Klinik für Unfall-, Hand- und Wiederherstellungschirurgie
Rudolf-Buchheim-Straße 7
35392 Gießen

PD Dr. Norbert Blank
Medizinische Klinik V
Universität Heidelberg
Im Neuenheimer Feld 410
69120 Heidelberg

Dr. Christoph Bleh
Universitätsklinikum Erlangen
Medizinische Klinik III
Rheumatologie/Immunologie/Infektiologie
Ulmenweg 18
91054 Erlangen

Prof. Dr. Jürgen Braun
Rheumazentrum Ruhrgebiet
Claudiusstraße 45
44649 Herne

PD Dr. Hans-Dieter Carl
Waldkrankenhaus St. Marien gGmbH
Orthopädische Universitätsklinik
Rathsberger Straße 57
91054 Erlangen

Prof. Dr. Jörg H. W. Distler
Friedrich-Alexander-Universität (FAU) Erlangen-Nürnberg und
Universitätsklinikum Erlangen
Innere Medizin 3
Ulmenweg 18
91054 Erlangen

Prof. Dr. Thomas Dörner
Charité Universitätsmedizin
Chariteplatz 1
10117 Berlin
Prof. Dr. Ralph Gaulke
MHH Medizinische Hochschule Hannover
Klinik für Unfallchirurgie
Carl-Neuberg-Straße 1
30625 Hannover

Dr. Andrea-Hermina Györfi
Universitätsklinikum Erlangen
Medizinische Klinik III
Rheumatologie/Immunologie/Infektiologie
Ulmenweg 18
91054 Erlangen

Prof. Dr. Johannes-Peter Haas
Deutsches Zentrum für Kinder- und Jugendrheumatologie
Sozialpädiatrisches Zentrum
Gehfeldstraße 24
82467 Garmisch-Partenkirchen

Dr. Judith Haschka
Krankenhaus der Barmherzigen Schwestern Wien
Betriebsgesellschaft m.b.H.
II. Medizinische Abteilung
Stumpergasse 13
A-1060 Wien

Prof. Dr. Ute Hegenbart
Oberärztin
Medizinische Klinik V
Sprecherin des Amyloidose-Zentrums
Universitätsklinikum Heidelberg
Im Neuenheimer Feld 410
69120 Heidelberg

Dr. Simon Hirschmann
Universitätsklinik für Viszerale Chirurgie und Medizin
Inselspital, Bauchzentrum Bern
Freiburgstrasse
CH-3010 Bern

Dr. Dr. Axel Hueber
Jenaer Straße 37
91058 Erlangen

Dr. Ulrich Illgner
Gemeinschaftspraxis Seintsch und Illgner
Hohenzollernstraße 64
56068 Koblenz

Dr. Johannes Knitza
Universitätsklinikum Erlangen
Medizinische Klinik III
Rheumatologie und klinische Immunologie
Krankenhausstraße 12
91054 Erlangen
Prof. Dr. Lars Köhler
Rheumatologische Facharztpraxis
Joachimstraße 1
30159 Hannover

PD Dr. Ralph Kothe
Schön Klinik Hamburg Eilbek
Klinik für Spinale Chirurgie
Dehnhaide 120
22081 Hamburg

Prof. Dr. Jens Gert Kuipers
Chefarzt
Rotes-Kreuz-Krankenhaus Bremen gGmbH
Klinik für internistische Rheumatologie
St.-Pauli-Deich 24
28199 Bremen

Prof. Dr. Hanns-Martin Lorenz
Universitätsklinikum Heidelberg
Medizinische Klinik V
Im Neuenheimer Feld 410
69120 Heidelberg

Dr. Alexandru-Emil Matei
Universitätsklinikum Erlangen
Medizinische Klinik III
Rheumatologie/Immunologie/Infektiologie
Ulmenweg 18
91054 Erlangen

Dr. Regina Max
Zentrum für Rheumatologie
ATOS Klinik Heidelberg
Bismarckstraße 9–15
69115 Heidelberg

Dr. Johanna Mucke
Universitätsklinikum Düsseldorf
Poliklinik und Funktionsbereich für Rheumatologie
Moorenstraße 5
40225 Düsseldorf

Prof. Dr. Peter Oelzner
Universitätsklinikum Jena
Klinik für Innere Medizin III
Am Klinikum 1
07747 Jena

Prof. Dr. Denis Poddubnyy
Charité – Universitätsmedizin
Medizinische Klinik für Gastroenterologie, Infektiologie und Rheumatologie
Hindenburgdamm 30
12203 Berlin

Univ.-Prof. Dr. Georg Pongratz
Oberarzt und Leiter der Experimentellen Rheumatologie der Poliklinik, Funktionsbereich & Hiller Forschungszentrum für Rheumatologie
Universitätsklinikum Düsseldorf
Moorenstraße 5
40225 Düsseldorf

PD Dr. Andreas Ramming
Universitätsklinikum Erlangen
Medizinische Klinik III
Rheumatologie/Immunologie/Infektiologie
Ulmenweg 18
91054 Erlangen

PD Dr. Jürgen Rech
Universitätsklinikum Erlangen
Medizinische Klinik III
Rheumatologie/Immunologie/Infektiologie
Ulmenweg 18
91054 Erlangen

Dr. Timm Rüter
Rotes-Kreuz-Krankenhaus Bremen gGmbH
Klinik für internistische Rheumatologie
St.-Pauli-Deich 24
28199 Bremen

Dr. Tobias Schmidt
Klinikum Bad Bramstedt
Oskar-Alexander-Str. 26
24576 Bad Bramstedt

Univ.-Prof. Dr. Matthias Schneider
Deutsche Gesellschaft für Rheumatologie
Uniklinik MNR-Rheumatologie
Moorenstraße 5
40225 Düsseldorf

Dr. Roger Scholz
Collm Klinik Oschatz GmbH
Parkstraße 1
04758 Oschatz

Dr. Verena Schönau
Universität Erlangen-Nürnberg
Medizinische Klinik III mit Poliklinik
Ulmenweg 18
91054 Erlangen

Prof. Dr. Stefan Schönland
Oberarzt
Sektion Stammzelltransplantation
Medizinische Klinik V
Universitätsklinikum Heidelberg
Im Neuenheimer Feld 410
69120 Heidelberg

Prof. Dr. Hendrik Schulze-Koops
Klinikum der Universität München
Pettenkoferstraße 8a
80336 München

Dr Christian Tomiak
Reha-Zentrum Bad Aibling
Deutsche Rentenversicherung Bund
Rheumazentrum AHB
Kolbermoorer Straße 56
83043 Bad Aibling

Dr. Diana Vossen
St. Elisabeth Hospital
Rheinisches Rheumazentrum Meerbusch
Hauptstraße 74-76
40668 Meerbusch

Abkürzungen

Symbol

®	Handelsname
↔	normal (im Normbereich)
↑	hoch, erhöht
↓	tief, erniedrigt
→	vgl. mit, daraus folgt

A

A., Aa.	Arteria/e
AAV	ANCA-assoziierte Vaskulitiden
ABA	Abatacept
ACDF	Anterior Cervical Discectomy and Fusion
ACE	Angiotensin Converting Enzyme
ACLE	akut kutaner Lupus erythematodes
ACR	American College of Rheumatology
ADA	Adalimumab
ADC	Apparent Diffusion Coefficient
ADD	atlantodentale Distanz
ADL/ATL	Activities of Daily Living/Aktivitäten des täglichen Lebens
AF	Atemfrequenz
aGF	automatisierte Gesichtsfeldmessung
AGS	Aicardi-Goutiéres-Syndrom
AID	Autoinflammatory Disease
AIP	Autoimmunpankreatitis
AIS	autoinflammatorische/s Syndrom/e
AK	Antikörper
AKI	Anakinra
AM	Arzneimittel; Antimalariamittel
ANA	antinukleäre Antikörper
ANCA	antineutrophiler zytoplasmatischer Antikörper (Anti-neutrophil Cytoplasmic Antibody)
APC	antigenpräsentierende Zellen
APRIL	A Proliferation-inducing Ligand
APS	Anti-Phospholipid-Syndrom
AR	Angiotensin-Rezeptor
AS	ankylosierende Spondylitis; atlantoaxiale Subluxation
ASDAS	Ankylosing Spondylitis Disease Activity Score
AT	Arteriitis temporalis
AVK	arterielle Verschlusskrankheit
axSpa	axiale Spondyloarthritis
AZ	Allgemeinzustand
AZA	Azathioprin

B

BASDAI	Bath Ankylosing Spondylitis Disease Activity Index
BB	Blutbild
bDMARDs	Biologic Disease Modifying Antirheumatic Drugs
BEL	Belimumab
BKS	Blutkörperchensenkung
BlyS	B-lymphocyte Stimulator
BMI	Body-Mass-Index
BP	Bisphosphonate
BSA	Body Surface Area
bsDMARDs	Biosimilar Disease Modifying Antirheumatic Drugs
BSG	Blutkörperchensenkungsgeschwindigkeit
BVO	Berufsverband der Ärzte für Orthopädie
BZ	Blutzucker

C

CACP	Camptodaktylie-Arthropathie-Coxa vara-(Perikarditis)-Syndrom
CAN	Canakinumab
cANCA	im Zytoplasma lokalisierter antineutrophiler zytoplasmatischer Antikörper
CAPS	Cryopyrin-assoziierte/s periodische/s Syndrom/e
CASPAR	Classification Criteria for the Diagnosis of Psoriatic Arthritis
CCP	zyklische citrullinierte Peptide
CED	chronisch entzündliche Darmerkrankung/en
CEZ	Certolizumab
CHB	kongenitaler Herzblock
CK	Kreatinkinase
CL	Clearance
CN	Charcot-Neuroosteoarthropathie
CPPD	Chondrokalzinose (Kalziumpyrophosphat-Erkrankung)
CQ	Chloroquin
CRP	C-reaktives Protein
CRPS	komplex regionales Schmerzsyndrom
CsA	Cyclosporin A
csDMARDs	Conventional Synthetic Disease Modifying Antirheumatic Drugs
cSLEDAI	Clinical Systemic Lupus Erythematosus Disease Activity Index
CSS	Churg-Strauss-Syndrom
CT	Computertomographie, Computertomogramm
CTEPH	chronisch thrombembolische pulmonale Hypertonie
CU	Colitis ulcerosa
CYC	Cyclophosphamid
CZP	Certolizumab

D

DAA	direkt wirkende antivirale Medikamente
DADA2	Deficiency of Adenosine Deaminase 2
dcSSc	diffuse systemische Sklerose
DD	Differenzialdiagnose/n
DDg	Deutsche Dermatologische Gesellschaft
DGOOC	Deutsche Gesellschaft für Orthopädie und Orthopädische Chirurgie
DGORh	Deutsche Gesellschaft für Orthopädische Rheumatologie
DGRh	Deutsche Gesellschaft für Rheumatologie e.V.
DIL	Drug Induced Lupus
DIP	distale Interphalangealbeteiligung
DISI	Dorsal Intercalated Segment Instability
DLE	diskoider Lupus erythematodes
DM	Dermatomyositis
Dmab	Denosumab
DMARD	Disease Modifying Antirheumatic Drugs (krankheitsmodifizierende Antirheumatika)
DORIS	Definitions of Remission in SLE(-Kriterien)
dsDNA	doppelsträngige DNA
DVO	Dachverband Osteologie
DWI	Diffusion-weighted Imaging
DXA	duale X-ray-Absorptiometrie

E

EA Enthesitis-assoziierte Arthritis
ECMO extrakorporale Membranoxygenierung
ED Einzeldosis/-dosen
EGPA eosinophile Granulomatose mit Polyangiitis
ELISA Enzyme-Linked Immunosorbent Assay
E'lyte Elektrolyte
EMA Europäische Arzneimittel-Agentur
EMG Elektromyogramm
EMS elektronische Muskelstimulation
EO-JIA extended oligoartikuläre Arthritis
ERA Endothelin-Rezeptor-Antagonist/en
ERCP endoskopische retrograde Cholangiopankreatographie
ESPRi EULAR Sjögren's Syndrome Patient Reported Index
ETC Etanercept
EULAR European League Against Rheumatism
EUVAS European Vasculitis Society

F

FAP Fibroblast Activation Protein
FAPI FAP-Inhibitor/en
FBL funktionelle Bewegungslehre
FDA Food and Drug Administration (USA)
FDG Fluordeoxyglucose
FEV_1 Forced Exspiratory Volume in 1 Second, Einsekundenkapazität
FFP Farnesyl-Pyrophosphat
FMF familiäres Mittelmeerfieber
FRAX Fracture Risk Assessment Tool
FSHD fazioskapulohumerale Muskeldystrophie
FVC forcierte Vitalkapazität

G

GC Glukokortikoid/e
GERD gastroösophagealer Reflux
GFR glomeruläre Filtrationsrate
GK Glukokortikoid/e
GKJR Gesellschaft für Kinder- und Jugendrheumatologie
GN Glomerulonephritis
GOM Golimumab
GPA Granulomatose mit Polyangiitis
GRAPPA Group for Research and Assessment of Psoriasis and Psoriatic Arthritis
GTP Guanosin-Triphosphat

H

HAART hochaktive antiretrovirale Therapie (Highly Active Antiretroviral Therapy)
HAQ-DI Health-Assessment-Questionnaire-Disability-Index
HA20 Haploinsuffizienz A20
HCQ Hydroxychloroquin
HF Herzfrequenz; Hochfrequenz
HIDS Hyper-IgD-Syndrom
HOA hypertrophe Osteoarthropathie
HPF High Power Field
HRCT High-Resolution-Computertomographie
HRST Herzrhythmusstörungen
HTLV humanes T-Zell-lymphotropes Virus
HUV hypokomplementämische urtikarielle Vaskulitis
HWS Halswirbelsäule

I

i. a. intraartikulär
IACS intraartikuläre Kortikosteroide
IAV IgA-vermittelte Vaskulitis
ICF Internationale Klassifikation der Funktionsfähigkeit, Behinderung und Gesundheit
ICOSL Inducible T Cell Co-Stimulator Ligand
IDCP idiopathische duktuszentrierte chronische Pankreatitis
IE internationale Einheit
IFNα/β Interferon α/β
IfSG Infektionsschutzgesetz
IFX Infliximab
IG Immungloublin/e
IgG4-RD IgG4-assoziierte Erkrankung (IgG4-related disease)
IGRA Interferon Gamma-Release Assay
IL Interleukin
ILC lymphoide Immunzellen (Innate lymphoid Cells)
ILD interstitielle Lungenerkrankung
i. m. intramuskulär
INR International Normalized Ratio
INX Infliximab
IOM Institute of Medicine
IR Inadequate Responder/s
i. v. intravenös
IVIG intravenöse Immungloubline

J

JADAS Juvenile Arthritis Disease Activity Score
JADI Juvenile Arthritis Damage Index
JAK Januskinase
JAKI Januskinase-Inhibitor/en
jDM juvenile Dermatomyositis
jGPA juvenile granulomatöse Polyangiitis
JIA juvenile idiopathische Arthritis
jlSc juvenile lineare Sklerodermie
jMCTD juvenile Mixed Connective Tissue Disease
jPAN juvenile Polyarteriitis nodosa
jPsA juvenile Psoriasis-Arthritis
jSLE juveniler systemischer Lupus erythematodes
jSSC juvenile systemische Sklerodermie

K

KG Körpergewicht; Krankengymnastik
KHK koronare Herzkrankheit
KI Kontraindikation/en; künstliche Intelligenz
KM Kontrastmittel
KMD Knochenmineraldichte
KO Komplikation
KOF Körperoberfläche
Kps. Kapsel/n
Krea Kreatinin
KS Kawasaki-Syndrom
KW Kurzwelle

L

LDA Low Disease Activity
LE Lungenembolie; Lupus erythematodes
LEF Leflunomid
Lj. Lebensjahr/
LLDAS Lupus Low Disease Activity State

M

M., Mm.	Musculus/Musculi
mAK	monoklonaler Antikörper
MAS	Makrophagenaktivierungssyndrom
MAT	medizinische Aufbautherapie
MB	Morbus Behçet
MCP	Metacarpophalangeal
MDA	Minimal Disease Activity
MEFV	Mediterranean Fever
MGN	membranöse Glomerulonephritis
MHK	Mittelhandknochen
MMF	Mycophenolat-Mofetil
MPA	mikroskopische Polyangiitis; Mycophenolsäure
mPAP	mittlerer pulmonalarterieller Druck
mRSS	Modified Rodnan Skin Score
MRT	Magnetresonanz-/Kernspintomographie
MTCD	Mischkollagenose (Mixed Connective Tissue Disease)
MTT	medizinische Trainingstherapie
MTX	Methotrexat

N

NF	Niederfrequenz
NHL	Non-Hodgkin-Lymphom
NMO	Neuromyolitis optica
NMSC	nichtmelanozytärer Hautkrebs
NOAK	Nicht-Vitamin-K-Antagonisten
nr-axSpa	nicht röntgenologische axiale Spondyloarthritis
NSAID	nichtsteroidale Antiphlogistika
NSAR	nichtsteroidale Antirheumatika
NSIP	nicht spezifische interstitielle Pneumonie
NW	Nebenwirkung

O

OCT	optische Kohärenztomografie
OP	Operation
ORJ	Orthopädisch-Rheumatologische Jahresuntersuchung

P

$PaCO_2$	Kohlendioxidpartialdruck
PAH	pulmonalarterielle Hypertonie
PAN	Polyarteriitis nodosa
pANCA	perinukleärer antineutrophiler zytoplasmatischer Antikörper
PaO_2	Sauerstoffpartialdruck
PASI	Psoriasis Area and Severity Index
pAVK	periphere arterielle Verschlusskrankheit
PBMC	Peripheral Blood Mononuclear Cells
PCR	Polymerase-Kettenreaktion, Polymerase Chain Reaction
PCWP	Lungenkapillarenverschlussdruck
PDE	Phosphodiesterase
PET/CT	Positronenemissionstomographie/Computertomographie
PFPAS	palmare Fasziitis und Polyarthritis
PGA	Physician Global Assessment (ärztliche Einschätzung)
PH	pulmonale Hypertonie
PIP	proximale Interphalangealgelenke
PjP	Pneumocystis-jiroveci-Pneumonie
PM	Polymyositis
PMR	progressive Muskelrelaxation
PNF	propriozeptive neuromuskuläre Fazilitation
PNP	Polyneuropathie/n
p. o.	per os, peroral
PO-JIA	persistierende oligoartikuläre Arthritis
PPD-HT	Purified-Protein-Derivate-Hauttest
PPI	Protonenpumpeninhibitoren/-hemmer
PROFAD	Profile of Fatigue and Discomfort
PROMM	proximale myotone Myopathie
PsA	Psoriasis-Arthritis
PSC	primäre sklerosierende Cholangitis
PSjS	primäres Sjögren-Syndrom
PTA	perkutane transluminale Angioplastie
PVR	pulmonalvaskulärer Widerstand

R

RA	rheumatoide Arthritis
RankL	Receptor Acitvator of Nuclear Factor
RF	retroperitoneale Fibrose; Rheumafaktor
RCT	randomisierte und (Placebo-)kontrollierte Studie (Randomized Controlled Trial)
RFneg-pJIA	Rheumafaktor-negative polyartikuläre Arthritis
RFpos-JIA	Rheumafaktor-positive polyartikuläre Arthritis
RHK	Rechtsherzkatheteruntersuchung
RKS	randomisierte, kontrollierte Studie/n
RP	Raynaud-Phänomen
RR	Blutdruck nach Riva-Rocci
RS3PE	Remitting Seronegative Symmetrical Synovitis with Pitting Edema
RTX	Rituximab

S

SAA	Serumamyloid A
SAVI	STING-associated Vasculitis of Infancy
s. c.	subkutan
SCLE	subakut kutaner Lupus erythematodes
SD	Standardabweichung
SDI	SLICC-ACR-Damage-Index
SERMs	selektive Östrogenrezeptormodulatoren
SJIA	systemische juvenile idiopathische Arthritis
SjS	Sjögren-Syndrom
SLAM	Signaling Lymphocytic Activation Module
SLE	sytemischer Lupus erythematodes
SLEDAI	Systemic Lupus Erythematosus Disease Activity Index
SLICC	SLE International Collaborating Clinics
SOC	Standard of Care
Spa	Spondyloarthritis
STAT	Signal Transducer and Activator of Transcription
STIKO	ständige Impfkommission
SS	subaxiale Subluxation
SSc	systemische Sklerose
SSW	Schwangerschaftswoche
SSZ	Sulfasalazin
SUS	Speicheldrüsensonographie
SvO_2	venöse Sauerstoffsättigung
SVT	Sinusvenenthrombose
SWSF	stimulierter Gesamtspeichelfluss

T

T2T	Treat to Target
TAC	Tacrolimus
TAK	Takayasu-Arteriitis
TB	Tuberkulose
Tbl.	Tablette/n
TBS	Trabecular Bone Score
TCZ	Tocilizumab

TEN	toxische epidermale Nekrolyse
TENS	transkutane elektrische Nervenstimulation
Tfh	follikuläre Th-Zellen
TGF-β	Transforming Growth Factor Beta
Th	T-Helfer
TLR	Toll-like-Rezeptor
TNF-α	Tumornekrosefaktor Alpha
TOZ	Tocilizumab
TRAPS	Tumornekrosefaktor-α-Rezeptor assoziiertes periodisches Syndrom
TREX1	Three-Prime-Repair-Exonuclease 1(-Gen)
Trpf.	Tropfen
tsDMARDs	Targeted Synthetic Disease Modifying Anti-Rheumatic Drugs
TTE	transthorakale Echokardiographie
TVT	tiefe Venenthrombose
Tyk	Tyrosinkinase

U

UAW	unerwünschte Arzneimittelwirkungen
UCTD	undifferenzierte Kollagenose/Undifferentiated connective tissue disease
UHF	Ultrahochfrequenz
US	Ultraschall
USZ	Ustekinumab

V

V. a.	Verdacht auf
VAS	visuelle Analogskala
VEDOSS	Very Early Diagnosis of Systemic Sclerosis
VLDA	Very Low Disease Actitivity
VO_2	Sauerstoffverbrauch
VS	Voclosporin
VT	vertikale Translokation
VTE	venöse thromboembolische Ereignisse

Z

Z. n.	Zustand nach

Fehler gefunden?

An unsere Inhalte haben wir sehr hohe Ansprüche. Trotz aller Sorgfalt kann es jedoch passieren, dass sich ein Fehler einschleicht oder fachlich-inhaltliche Aktualisierungen notwendig geworden sind.
Sobald ein relevanter Fehler entdeckt wird, stellen wir eine Korrektur zur Verfügung. Mit diesem QR-Code gelingt der schnelle Zugriff.

https://else4.de/978-3-437-23884-0

Wir sind dankbar für jeden Hinweis, der uns hilft, dieses Werk zu verbessern. Bitte richten Sie Ihre Anregungen, Lob und Kritik an folgende E-Mail-Adresse: kundendienst@elsevier.com

Abbildungsnachweis

Der Verweis auf die jeweilige Abbildungsquelle befindet sich bei allen Abbildungen im Werk am Ende des Legendentextes in eckigen Klammern.

E1074	Mikkel Østergaard/et al.: Kelley and Firestein's Textbook of Rheumatology. Elsevier, 2017
F344-002	Manger B./et al.: Rheumatic paraneoplastic syndromes – A clinical link between malignancy and autoimmunity. In: Clinical Immunology. Volume 186, Pages 67–70, Elsevier 2018
F345-002	Swanton J, Isenberg D: Mixed connective tissue disease: still crazy after all these years. In: Rheumatic Disease Clinics of North America. Volume 31, Issue 3, Pages 421–436. Elsevier, 2005
F723-015	Christopher T. Ritchlin/et al.: Group for Research and Assessment of Psoriasis and Psoriatic Arthritis 2015 Treatment Recommendations for Psoriatic Arthritis. In: Arthritis & Rheumatology. Volume 68, Issue 5, Pages 1060 - 1071. John Wiley and Sons, 2016
F723-016	William Taylor/et al.: Classification criteria for psoriatic arthritis: Development of new criteria from a large international study. In: Arthritis & Rheumatology. Volume 54, Issue 8, Pages 2665-2673. John Wiley and Sons, 2006
F846-004	Dr. F. Günther et al.: Virusassoziierte Arthritiden. In: Zeitschrift für Rheumatologie. Volume 76, Issue 8, Pages 693-704. Springer Nature 2017
G888	Dinulos, J./et al.: Habif's Clinical Dermatology. Elsevier, 7. Aufl. 2021.
L231	Stefan Dangl, München
M729	PD Dr. Ralph Gaulke, Unfallchirurgische Klinik der MHH, Hannover
M1095	Denis Poddubnyy, Berlin
M1105	Dr. Jürgen Rech, Erlangen
M1106	Andrea-Hermina Györfi, Erlangen
M1107	Henrik Schulze-Koops, Berlin
M1108	Alexandru-Emil Matei, Erlangen
M1109	PD Dr. Ralph Kothe, Hamburg
M1110	Dr. Christoph Biehl, Gießen
M1111	Dr. Ulrich Illgner, Koblenz
P731	Prof. Dr. med. Norbert Blank, Heidelberg
R415	Gruber, G./Hansch, A.: Blickdiagnosen Innere Medizin, 2019
P1170	Dr. Martin Arbogast, Oberammergau
P1171	Dr. Tobias Schmidt, Bad Bramstedt
T335-001	Micheal Rabenstein, Stabsabteilung Kommunikation, Universitätsklinikum Erlangen
T568	Prof. Dr. med. Christof Specker, Essen
T1208	Physikalische und Rehabilitative Medizin, Uniklinikum Erlangen
T1209	Dr. Bernhard Manger, Universitätsklinik Erlangen
T1210	Prof. Dr. Alexander Cavallaro, Universitätsklinik Erlangen
T1231	Rotes Kreuz Krankenhaus Bremen gGmbH, Ingo Wagner

Inhaltsverzeichnis

KAPITEL

1

Diana Vossen[1]

Rheumatoide Arthritis

Kernaussagen

- Die rheumatoide Arthritis (RA) ist eine **chronisch entzündliche Erkrankung,** die vorwiegend synoviale Strukturen befällt, aber auch mit einer Beteiligung der inneren Organe und Vaskulitiden einhergehen kann. Weiterhin besteht ein erhöhtes kardiovaskuläres Risiko.
- **Unbehandelt** führt die rheumatoide Arthritis zu fortschreitenden Gelenkdestruktion mit profundem **Funktionsverlust** und erhöhter **Mortalität** (Wolfe et al. 1994).
- Mit der **Diagnosestellung** einer floriden rheumatoiden Arthritis besteht die **Indikation** zur Einleitung einer **Basistherapie mit sog. Disease Modifying Antirheumatic Drugs, DMARDs.**
- Das **Therapieziel** der rheumatoiden Arthritis ist die **klinische Remission.** Bei fehlender Remission besteht die Indikation zur **Therapieüberprüfung/**-intensivierung.

1.1 Einleitung

Die rheumatoide Arthritis (RA) ist die häufigste entzündlich-rheumatische Erkrankung. Wichtig ist die frühzeitige Erkennung und Behandlung der Erkrankung, um Spätfolgen wie Gelenkdestruktion, Fehlstellungen der Gelenke oder seltene Organmanifestationen zu verhindern.

Das **Therapieziel** der rheumatoiden Arthritis ist die Krankheitsremission, falls dies nicht möglich ist die niedrige Krankheitsaktivität (Low Disease Activity, LDA; Evidenzgrad 1a, Empfehlungsgrad A, EULAR-Empfehlung 2019 [Smolen et al. 2020]). Die Therapie ist ein Zusammenspiel zwischen medikamentöser Therapie, regelmäßigen dynamischen Bewegungsübungen, individuell abgestimmtem Kraft- und Ausdauertraining, Physiotherapie, Ergotherapie, Hilfsmittelversorgung, teilweise psychoedukativer Therapie und Maßnahmen zum Erhalt der Arbeitsfähigkeit z. B. Rehabilitationsmaßnahmen (Schneider et al. 2020).

Das Behandlungsziel ist grundsätzlich ein Prozess der gemeinsamen Entscheidungsfindung zwischen Patient und dem behandelnden Arzt (Evidenzgrad 1a, Empfehlungsgrad A, EULAR-Empfehlung 2019, [Smolen et al. 2020]).

Zur Beurteilung der Krankheitsremission haben sich das ACR (American College of Rheumatology) und die EULAR (European League Against Rheumatism) in den ACR/EULAR-Empfehlungen 2019 auf die Boole- und die indexbasierte Remissionsdefinition geeinigt (Letztere verwendet den vereinfachten oder klinischen Krankheitsaktivitätsindex **SDAI, CDAI**; Smolen et al., 2020). Im klinischen Alltag wird neben SDAI und CDAI weiterhin der Disease Activity Score (**DAS28**) verwendet (➤ Tab. 1.1, ➤ Abb. 1.1).

Ein Nachteil von DAS 28, SDAI und CDAI ist, dass, wie in ➤ Abb. 1.1 zu erkennen, Gelenkschwellungen und Druckschmerzhaftigkeit an

[1] Das vorliegende Kapitel basiert auf Texten, die von Herrn Prof. Dr. Hendrik Schulze-Koops verfasst wurden.

Tab. 1.1 Kriterien der kompletten Remission der rheumatoiden Arthritis

Boole-basierte Definition[1] (zu jedem Zeitpunkt muss der Patient alle Kriterien erfüllen)	• Schmerzhafte Gelenke ≤ 1 • Geschwollene Gelenke ≤ 1 • C-reaktives Protein ≤ 1 mg/dl • Patienteneinschätzung der Krankheitsaktivität ≤ 1 (auf einer Skala von 0–10)
Indexbasierte Definition: Zu jedem Zeitpunkt muss der Patient einen **SDAI** (Simplified Disease Activity Index) von < 3,3 haben. Das entspricht der Summe von:	• Zahl der schmerzhaften Gelenke • Zahl der geschwollenen Gelenke (jeweils 28) • Patientenscheinschätzung der Krankheitsaktivität • C-reaktives Protein
Indexbasierte Definition: Zu jedem Zeitpunkt muss der Patient einen CDAI (Clinical Disease Activity Index) von < 2,8 haben. Das entspricht der Summe von:	• Zahl der schmerzhaften Gelenke • Zahl der geschwollenen Gelenke (jeweils 28) • Patientenscheinschätzung der Krankheitsaktivität • Arzteinschätzung der Krankheitsaktivität
DAS28 (Disease Activity Score 28): DAS28 < 2,6 gilt als Remission	• Zahl der schmerzhaften Gelenke • Zahl der geschwollenen Gelenke (jeweils 28) • Patientenscheinschätzung der Krankheitsaktivität • C-reaktives Protein oder Blutsenkungsgeschwindigkeit → Berechnung des DAS28 anhand einer Formel, hinterlegt in DAS28-Rechnern

[1]nach dem mathematischen Begriff des Boole-Operators (jeder Parameter wird definiert als in Remission oder nicht: 0 oder 1)
(Aletaha et al. 2005; Smolen et al. 2003)

den Fuß- und Zehengelenken nicht abgebildet werden. Zudem ist die Einschätzung der Krankheitsaktivität durch die Patienten zum Teil auch durch die aktuelle Befindlichkeit beeinflusst, die nicht immer mit der entzündlichen Gelenkerkrankung assoziiert sind. Weiterhin sind Organmanifestationen nicht erfasst. Gerade durch die immer bessere Kontrolle der Gelenkmanifestationen können daher Situationen entstehen, bei denen der Patient bzgl. seiner Gelenke in Remission ist, aber z. B. an fortschreitender interstitieller Lungenerkrankung (ILD) leidet. Dies wird mit den o. g. Indizes nicht abgebildet.

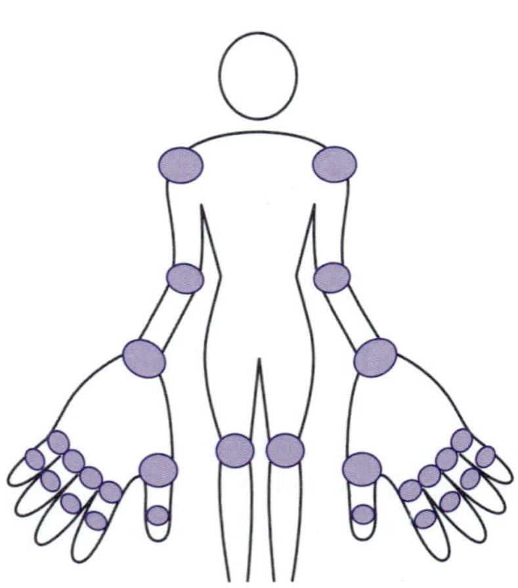

Abb. 1.1 Graphische Darstellung zur Dokumentation zur Berechnung des DAS28: Anzahl schmerzhafter und geschwollener Gelenke (DAS_28_GER.pdf, n. d.) [M1107/L231]

Tab. 1.2 ACR/EULAR-Klassifikationskriterien 2010

Gelenkbeteiligung	• 1 mittleres – großes Gelenk (0 Punkte) • 2–10 mittlere – große Gelenke (1 Punkt) • 1–3 kleine Gelenke (2 Punkte) • 4–10 kleine Gelenke (3 Punkte) • > 10 kleine Gelenke (5 Punkte)
Serologie	• Weder Rheumafaktor noch Antikörper gegen zyklische citrullinierte Peptide (Anti-CCP-AK) positiv (0 Punkte) • Mind. ein Test gering positiv (≤ 3-facher Normwert; 2 Punkte) • Mind. ein Test hoch positiv (> 3-facher Normwert; 3 Punkte)
Dauer der Synovialitis	• < 6 Wo. (0 Punkte) • ≥ 6 Wo. (1 Punkt) • Akut Phase Proteine: weder CRP noch BSG abnormal (0 Punkte) • CRP oder BSG abnormal (1 Punkt)

1.2 Diagnostische Voraussetzungen

Es gibt keinen singulären Parameter, anhand dessen die Diagnose einer rheumatoiden Arthritis zu etablieren wäre. Die Diagnose wird durch klinische, laborchemische und ggf. auch radiologische Veränderungen gestellt. Es existieren **Klassifikationskriterien** der ACR und EULAR von 2010 (➤ Tab. 1.2).

Für jede Domäne zählt nur die höchste erzielte Punktzahl. Die Diagnose rheumatoide Arthritis gilt als sicher, wenn **mind. 6 Punkte** erreicht werden (Aletaha et al. 2010). Sie gilt auch als sicher, wenn typische radiologische Befunde bereits vorliegen. Die Kriterien sollen angewandt werden, wenn Patienten klinisch mind. ein eindeutig synovitisches Gelenk aufweisen. Die Synovialitis sollte dabei nicht durch eine andere Erkrankung erklärbar sein.

Die frühe Diagnosestellung und die Kenntnis über das individuelle Risiko für einen erosiven Verlauf sind für einen rechtzeitigen Therapiebeginn mit einer Vermeidung von Gelenkdestruktionen von entscheidender Bedeutung. So haben Patienten mit einem hohen Titer von Antikörpern gegen zyklische citrullinierte Peptide (CCP) sowie Patienten mit hoher klinischer Erkrankungsaktivität (erhöhte Anzahl schmerzhafter oder geschwollener Gelenke, erhöhtes CRP, erhöhte BSG) ein deutlich erhöhtes Risiko, einen erosiven Krankheitsverlauf zu erleiden (Schett and Gravallese 2012; Ten Brinck et al. 2018). Es ist zudem bekannt, dass die meisten Erosionen innerhalb der ersten beiden Krankheitsjahre auftreten. Daher sollte die Therapieeinleitung nicht verzögert werden (hit hard and early) und nach dem Therapieprinzip Treat to Target behandelt werden.

1.3 Therapie

1.3.1 Allgemeines

Die Behandlung eines Patienten mit rheumatoider Arthritis muss in enger Kooperation zwischen dem Hausarzt und dem internistischen

Rheumatologen und bei systemischen Manifestationen weiteren Fachdisziplinen erfolgen. Die Erstüberweisung eines Patienten mit der Verdachtsdiagnose einer frühen rheumatoiden Arthritis zum internistischen Rheumatologen sollte erfolgen, wenn eine Morgensteifigkeit von mind. 60 Min. besteht, bei einer Gelenkschwellung von mehr als zwei Gelenken über 6 Wo. mit einem symmetrischen Verteilungsmuster sowie positivem Antikörpernachweis für Rheumafaktor oder CCP-Antikörper bei gleichzeitigem V. a. entzündliche Gelenkbeschwerden. Auch bei neu aufgetretenen Gelenkschwellungen, bei denen innerhalb von 6 Wo. keine Diagnose gesichert werden konnte, sollte der Patient möglichst innerhalb von 2 Wo. einem internistischen Rheumatologen vorgestellt werden (Schneider et al. 2020). Nach Etablierung der Diagnose einer rheumatoiden Arthritis und Therapieeinleitung durch den Rheumatologen sollten regelmäßige **Kontrolluntersuchungen** zur Therapieüberwachung auch durch den Hausarzt erfolgen.

Verlaufskontrollen durch den Rheumatologen sind je nach Aktivität der Erkrankung üblicherweise in 3-monatigen Abständen erforderlich, müssen aber je nach Krankheitsaktivität auch individuell angepasst werden. Neben der klinischen Beurteilung sollte nach 1–2 J. eine radiologische Verlaufsuntersuchung der Hände und Füße (ggf. auch der Halswirbelsäule oder anderer aktiver Gelenke) erfolgen, da ein radiologischer Progress eine Therapieintensivierung nach sich ziehen würde. Je nach klinischer Situation sind ggf. auch andere Fachdisziplinen hinzuzuziehen.

Die Basis einer jeden Therapie der rheumatoiden Arthritis stellen **Basistherapeutika** dar (Disease Modifying Antirheumatic Drugs, DMARDs). Medikamente dieser Gruppe spielen die Schlüsselrolle zur längerfristigen Kontrolle der Krankheitsaktivität und zur Remissionsinduktion. Neben den Basistherapeutika kommen **Glukokortikoide** zur raschen Entzündungshemmung sowie **Analgetika oder nichtsteroidale Antirheumatika** (NSAR) zur supportiven Schmerzlinderung zum Einsatz.

Im Folgenden werden v. a. die Basistherapeutika eingehender diskutiert. Diese lassen sich weiter in synthetische und biologische DMARDs untergliedern:

- **Synthetische DMARDs:**
  - Conventional Synthetic DMARDs (csDMARDs); u. a. Methotrexat, Leflunomid, Sulfasalazin, Hydroxychloroquin
  - Targeted Synthetic DMARDs (tsDMARDs); Januskinase-Inhibitoren
- **Biologische DMARDs:**
  - Biological Original DMARDs (bDMARDs)
  - Biosimilar DMARDs (bsDMARDs)

1.3.2 Basistherapeutika – Disease Modifying Antirheumatic Drugs (DMARDs)

Indikation und allgemeine Richtlinien

Mit der Diagnosestellung einer aktiven rheumatoiden Arthritis ist die Indikation zur Einleitung einer Basistherapie gegeben, die Therapie sollte unverzüglich begonnen werden (Evidenzgrad 1a, Empfehlungsgrad A, EULAR-Empfehlung, [Smolen et al. 2020]). Eine rein symptomatische Therapie mit NSAR oder Glukokortikoiden ist in dieser Situation i. d. R. nicht zu rechtfertigen. Eine unbehandelte rheumatoide Arthritis führt zu progredienten Gelenkdestruktionen und damit zum Funktionsverlust der Gelenke. Vor allem die ersten Krankheitsmonate, in denen die Destruktionen am schnellsten fortschreiten, sind entscheidend für den Krankheitsverlauf (Jansen et al. 2001). Daraus folgt, dass besonders bei früher rheumatoider Arthritis eine schnelle und effektive Kontrolle der lokalen und systemischen Entzündungsaktivität erreicht werden muss. Wenn sich unter einer Behandlung mit einem DMARD (zumindest initial auch in Kombination mit Glukokortikoiden) keine ausreichende Kontrolle der Krankheitsaktivität erzielen lässt, wird eine Kombination von DMARDs empfohlen (Schneider et al. 2020).

Die Therapiestrategien richten sich dabei nach den EULAR-Empfehlungen (Smolen et al. 2020) und den Leitlinien der Deutschen Gesellschaft für Rheumatologie für die Behandlung der frühen rheumatoiden Arthritis (Schneider et al. 2020) sowie der S2e-Leitlinie zur Therapie der rheumatoiden Arthritis mit krankheitsmodifizierenden Medikamenten (Fiehn et al. 2018).

Die **Differenzialindikation** für die konventionellen Basistherapeutika und Biologika richtet sich nach der Krankheitsaktivität, der Prognose, den Komorbiditäten und den jeweiligen Substanzeigenschaften (Wirksamkeit, Wirkungseintritt, Verträglichkeit und Kontraindikationen). Die Therapieeinstellung sowie die Verlaufskontrolle erfordern dabei die Konsultation eines internistischen Rheumatologen.

Therapieüberwachung und Anpassung

Die Therapie mit DMARDs bedarf einer **sorgfältigen Überwachung,** die als Kooperation zwischen dem Hausarzt und dem behandelnden Rheumatologen erfolgen sollte. Neben einer **Anamnese** und der **körperlichen Untersuchung** sind insbesondere **regelmäßige Laboruntersuchungen** notwendig, um Nebenwirkungen frühzeitig zu erkennen.

Informationsblätter zu den einzelnen Medikamenten und Empfehlungen der Deutschen Gesellschaft für Rheumatologie zur Therapieüberwachung sind im Internet unter www.dgrh.de kostenfrei verfügbar. Die Anwendung dieser Informationsblätter ist auch zu Dokumentationszwecken empfehlenswert.

Die Wirksamkeit der Therapie ist in regelmäßigen Abständen zu überprüfen. Üblicherweise sollte eine rheumatologische Evaluation in vierteljährlichen Abständen erfolgen und die Therapie entsprechend angepasst werden. Bei Nichterreichen des **Therapieziels,** der klinischen Remission (DAS28 < 2,6) oder zumindest niedriger Krankheitsaktivität (DAS28 < 3,2) sowie bei radiologischer Progression ist eine **Therapieintensivierung** anzustreben. Bei längerfristig bestehender, stabiler Remission ist aber umgekehrt auch an eine **Therapiereduktion** zu denken. Dies kann z. B. eine Dosisreduktion oder die Umstellung einer Kombinationstherapie auf eine Monotherapie bedeuten. Auch ein sukzessives Absetzen der Basistherapie bei stabiler Remission kann gerechtfertigt sein. In einem solchen Fall sollten allerdings weiterhin regelmäßige Kontrollen des Patienten erfolgen, da nach Beendigung einer DMARD-Therapie eine erhöhte Rezidivrate gezeigt werden konnte (Schett et al. 2016).

Durch den Einsatz von **Basismedikamenten** ist mit einer **Immunsuppression** zu rechnen. Einzelne zielgerichtete DMARDs haben dabei aufgrund ihres speziellen Wirkmechanismus neben dem generellen immunsuppressiven Effekt ein spezifisch erhöhtes Risiko für bestimmte Erreger z. B. *Pneumocystis jirovecii* oder Mykobakterien. Die klinische Symptomatik einer Infektion kann durch Immunsuppressiva und insbesondere Glukokortikoide atypisch verlaufen, sodass eine gründliche Anamnese und körperliche Untersuchung der Patienten unabdingbar sind. Im Falle einer klinisch vermuteten Infektion sollte frühzeitig der Einsatz von Antibiotika oder auch antiviralen Medikamenten geprüft werden.

Nach den Empfehlungen der ständigen Impfkommission (STIKO) werden für Patienten mit chronisch-entzündlichen Erkrankungen und unter immunmodulatorischer Therapie neben den üblichen Impfungen auch **Impfungen** gegen Influenza und Pneumokokken empfohlen sowie in besonderen Situationen auch weitere Impfungen. Insbesondere ist zu beachten, dass unter Biologika und Januskinase-Inhibitoren keine Lebendimpfstoffe geimpft werden sollten. Die aktuellen Empfehlungen des Robert Koch-Instituts zum Impfen bei Immundefizienz wurden 2019 veröffentlicht (www.rki.de; Wagner et al. 2019).

Cave

In den weiteren Abschnitten erfolgt eine Beschreibung der Einzelsubstanzen. Es sei darauf hingewiesen, dass bei der Beschreibung des Wirkmechanismus und der Nebenwirkungen nur kurz auf die wichtigsten Punkte eingegangen und hier keinesfalls Anspruch auf Vollständigkeit erhoben wird. Detaillierte Angaben über Nebenwirkungen sind der Fachinformation des Herstellers zum entsprechenden Präparat zu entnehmen (www.fachinfo.de). Die Angaben zur Indikation zur Therapieunterbrechung beruhen in erster Linie auf den Empfehlungen der Informationsblätter der Deutschen Gesellschaft für Rheumatologie (www.dgrh.de).

Die folgenden Empfehlungen beziehen sich alle auf die Gelenkmanifestationen der rheumatoiden Arthritis. Für die meisten anderen Komplikationen der rheumatoiden Arthritis, z. B. interstitielle Lungenerkrankung (ILD) oder Vaskulitis, gibt es oft keine allgemeingültigen Behandlungsrichtlinien. Die Behandlung ist in diesen Fällen z. T. von verwandten Erkrankungen (z. B. systemische Sklerose-ILD, primäre Vaskulitiden) abgeleitet (➤ Kap. 12, ➤ Kap. 15, ➤ Kap. 16). Zur Behandlung ist eine Anbindung an große Studienzentren essenziell.

1.3.3 Klassische Basistherapeutika (DMARDs)

Konventionelle synthetische Basistherapeutika (csDMARDs)

Methotrexat

Substanzbezeichnung: Methotrexat.

Therapeutischer Wert: Methotrexat gilt heute als das **Mittel der ersten Wahl** zur Therapie der rheumatoiden Arthritis (Evidenzgrad 1a, Empfehlungsgrad A, EULAR-Empfehlung [Smolen et al. 2020]). Sowohl als Monotherapie als auch als Kombinationspartner mit anderen konventionellen DMARDs und Biologika gilt Methotrexat als **Goldstandard.** Eine Reduktion von Morbidität und Mortalität durch Methotrexat konnte gezeigt werden (Aletaha, Smolen 2018; Wasko et al. 2013).

Dosierung: 7,5–25 mg einmal wöchentlich, wobei eine Dosis von **15 mg 1 ×/Wo. als die übliche Standarddosis** angesehen werden kann. Die Dosierung muss individuell angepasst werden und ist u. a. von Krankheitsaktivität, Körpergewicht, Komorbiditäten und Begleitmedikation abhängig. Die Applikation kann oral oder parenteral erfolgen (s. c., i. v. oder i.m). Die Bioverfügbarkeit nach p. o. Anwendung beträgt etwa 70 %. Eine Anpassung der Dosis bei p. o. vs. s.c. oder i. m. Gabe erfolgt jedoch i. d. R. nicht. Die Tabletteneinnahme entspricht der parenteralen Gabe einmal wöchentlich, immer am selben Tag, unabhängig von der Nahrung.

Wirkmechanismus: Methotrexat ist ein Folsäureanalogon, das zu einer kompetitiven Hemmung von Dihydrofolatreduktase führt, wodurch die DNA-Synthese gehemmt wird. MTX greift somit in den Purinmetabolismus und die De-novo-DNA-Synthese durch die Inhibierung der Thymidin-Produktion ein. Neben diesen antiproliferativen Effekten von Methotrexat wird v. a. die antiinflammatorische Wirkung von Methotrexat in der Behandlung der rheumatoiden Arthritis diskutiert.

Nebenwirkungen: Die **häufigsten** Nebenwirkungen sind Störungen im Gastrointestinaltrakt wie Übelkeit und Erbrechen, Stomatitis, Haarausfall, Hepatotoxizität und hämatologische Komplikationen. Rheumaknoten können an Frequenz und Größe zunehmen.

Eine **seltene, jedoch komplikationsträchtige** Nebenwirkung ist eine von Dosierung und Therapiedauer unabhängige Alveolitis/interstitielle Pneumonitis (**cave:** auf Fieber, Husten und Dyspnoe achten!).

Kontraindikationen: Schwangerschaft und Kinderwunsch (wirksame Kontrazeption erforderlich, auch noch 3 Mon. nach Absetzen von Methotrexat!), Stillzeit, aktive Lebererkrankung, Alkoholabusus, Ulzera des Magen-Darm-Trakts, Niereninsuffizienz, Knochenmarkdepression, schwerer Diabetes mellitus bei Adipositas.

Therapieunterbrechung: indiziert bei Transaminasenanstieg über das 3-Fache der Norm, histologisch nachgewiesener progredienter Leberfibrose/Leberzirrhose, Knochenmarkdepression, Verschlechterung der Nierenfunktion, schwere Infektionen, Gravidität oder akuter Kinderwunsch.

Wirkungseintritt: nach 6–12 Wo.

Um die Toxizität von Methotrexat zu reduzieren, wird die Substitution von 5 mg Folsäure 24 h nach der Methotrexat-Einnahme empfohlen. Bei ausgeprägter Leukozytopenie kann Folinsäure als Antidot angewandt werden.

Leflunomid

Substanzbezeichnung: Leflunomid.

Therapeutischer Wert: Leflunomid ist in der Wirksamkeit zur Therapie der rheumatoiden Arthritis Methotrexat in etwa gleichzusetzen, bei jedoch schlechterer Datenlage. Es wird überwiegend bei Wirkversagen von oder Kontraindikationen gegen Methotrexat eingesetzt (Evidenzgrad 1a Empfehlungsgrad A, EULAR-Empfehlung [Smolen et al. 2020]).

Dosierung: 10–20 mg 1 ×/d. Vom Hersteller wird eine Aufsättigung mit 100 mg an den ersten drei Therapietagen empfohlen. In der Praxis wird nicht selten auf die Aufsättigung verzichtet, da es hierunter häufiger zu Nebenwirkungen kommt. Die Therapie erfolgt dann vom ersten Tag an mit der Erhaltungsdosis.

Wirkmechanismus: Leflunomid wird nach oraler Gabe in den aktiven Metaboliten A77 1726 umgewandelt. Dieser Metabolit hemmt das Enzym Dihydroorotat-Dehydrogenase und greift so in die De-novo-Pyrimidinsynthese ein. Zusätzlich wird die Produktion immunstimulierender Zytokine gehemmt.

Nebenwirkungen: Die **häufigsten** Nebenwirkungen sind Störungen im Gastrointestinaltrakt wie Übelkeit und Diarrhöen, Haarausfall, Hautausschlag, Hepatotoxizität und hämatologische Komplikationen. Zusätzlich kann es zum Anstieg der Blutdruckwerte kommen. Polyneuropathie tritt selten auf. Da der aktive Metabolit eine Halbwertszeit von 14 d hat, muss er beim Auftreten von schwerwiegenden Nebenwirkungen oder Komplikationen ausgewaschen werden. Dies erfolgt durch Einnahme von Cholestyramin (3 × 8 g/d) oder Aktivkohle (4 × 50 g/d) über 11 d.

Kontraindikationen: Schwangerschaft und Kinderwunsch (wirksame Kontrazeption erforderlich!), Stillzeit, Knochenmarkdepression, schwere Infektionen, ausgeprägter Leberschaden, schwere Niereninsuffizienz, schwere Hypoproteinämie, schwer einstellbarer Hypertonus.

Therapieunterbrechung: indiziert bei Transaminasenanstieg über das 3-Fache der Norm, Zeichen der Knochenmarkdepression.

Cave

Bei Kinderwunsch Auswaschmaßnahmen mit Aktivkohle oder Cholestyramin über 11 d mit nachfolgender Blutspiegelbestimmung im Abstand von 14 d und Einhaltung einer Wartezeit von 1,5 Mon. zwischen dem ersten Messen eines Plasmaspiegels < 0,02 mg/l und der Befruchtung (www.fachinfo de).

Wirkungseintritt: nach 4–6 Wo., ohne Aufsättigungsdosis vermutlich länger.

Sulfasalazin

Substanzbezeichnung: Sulfasalazin.

Therapeutischer Wert: Sulfasalazin kann bei rheumatoider Arthritis auch als Monotherapie eingesetzt werden und gilt als zweite Wahl, wenn aufgrund von Unverträglichkeit oder Kontraindikation Methotrexat nicht zum Einsatz gebracht werden kann (Evidenzgrad 1a, Empfehlungsgrad A, EULAR-Empfehlung [Smolen et al. 2020]). Der größere Stellenwert von Sulfasalazin liegt in der Kombinationstherapie mit Methotrexat als Zweifachkombination oder noch häufiger als Dreifachkombination mit zusätzlich einem Antimalariamittel.

Dosierung: einschleichend über 4 Wo. mit einer Steigerung von 500 mg/d in wöchentlichen Abständen auf eine Erhaltungsdosis von 2 × 1 g/d (z. B. 1. Wo. 500 mg 0–0–1, 2. Wo. 500 mg 1–0–1, 3. Wo. 500 mg 1–0–2, ab der 4. Wo. 2–0–2). Im Einzelfall kann auch eine Dosissteigerung auf 3 × 1 g/d erfolgen.

Wirkmechanismus: nicht endgültig geklärt, reduzierte Bildung von Zytokinen, Immunglobulinen und Prostanoiden. Aufspaltung im Kolon in 5-Amino-Salicylsäure und Sulfapyridin.

Nebenwirkungen: Die **häufigsten** Nebenwirkungen sind Störungen im Gastrointestinaltrakt wie Übelkeit, Erbrechen, Bauchschmerzen und Diarrhöen, Hautausschlag, Oligospermie mit reversibler Fertilitätsstörung und hämatologische Komplikationen. **Selten** interstitielle Nephritis, fibrosierenden Alveolitis oder Hepatitis. Möglich ist auch die Induktion von Autoantikörpern.

Kontraindikationen: Überempfindlichkeit gegen Sulfonamide oder Salizylate, höhergradige Nieren- oder Leberfunktionsstörungen, Ileus, Knochenmarkdepression, manifester Mangel an Glukose-6-Phosphat-Dehydrogenase, akut intermittierende Porphyrie.

Therapieunterbrechung: indiziert bei Transaminasenanstieg über das dreifache der Norm, Cholestase, Zeichen der Knochenmarkdepression, Hepatitis, Cholestase, ausgeprägten gastrointestinalen Beschwerden, persistierender Proteinurie > 300 mg/l, Anstieg der Retentionsparameter, Kinderwunsch bei Männern.

Wirkungseintritt: nach 4–12 Wo.

Antimalariamittel

Substanzbezeichnung: Chloroquin und Hydroxychloroquin.

Therapeutischer Wert: Zur Therapie der rheumatoiden Arthritis haben Chloroquin und Hydroxychloroquin als Monotherapie allenfalls bei sehr milden, nicht erosiven Verläufen und Kontraindikationen für Methotrexat oder andere Basismedikamente einen gewissen Stellenwert. Als Kombinationsbehandlung, z. B. mit Sulfasalazin und Methotrexat, haben Antimalariamittel aber weiterhin Bedeutung. In erster Linie findet dabei Hydroxychloroquin wegen des geringeren Risikos für ophthalmologische Nebenwirkungen Anwendung.

Dosierung: Chloroquin 250 mg/d, Hydroxychloroquin 200–400 mg/d.

Wirkmechanismus: nicht endgültig geklärt, potenziell Hemmung von Antigen-Antikörper- und Komplement-Reaktionen.

Nebenwirkungen: Häufig: opthalmologische Nebenwirkungen wie Photosensibilität, Hornhauttrübung, Sehstörungen und eine reversible Veränderung des Farbsehens, Störungen im Gastrointestinaltrakt.

Bei Fortsetzung der Therapie trotz okulärer Nebenwirkungen kann es zu einer **seltenen** irreversiblen Retinopathie kommen. Aus diesem Grunde sind unter der Einnahme von Antimalariamitteln regelmäßige **ophthalmologische Kontrolluntersuchungen** indiziert: Wenn kein Retinopathierisiko (vorbestehende Netzhautschäden, renale Insuffizienz mit GFR < 60 ml/Min., Tamoxifen-Therapie) vorliegt, werden jährliche Augenuntersuchungen erst nach 5-jähriger Einnahme von Hydroxychloroquin empfohlen, ansonsten von Beginn an jährlich. Geeignete Methoden: z. B. automatisierte Gesichtsfeldmessung (aGF) und optische Kohärenztomografie (OCT).

Selten: Polyneuropathien, zerebrale Krampfanfälle, Kardiomyopathie, Blockbilder im EKG, QT-Verlängerung, Myopathien oder hämatologische Nebenwirkungen.

Kontraindikationen: bekannter Glukose-6-Phosphatase-Mangel.
Wirkungseintritt: nach 3–6 Mon.

1.3.4 Zielgerichtete synthetische Basistherapeutika (tsDMARDs)

Dieser Gruppe von Medikamenten gehören derzeit nur **Januskinase-Inhibitoren**. Januskinasen sind zytoplasmatische Tyrosinkinasen, die v. a. Signale von Zytokinrezeptoren an Transkriptionsfaktoren der Signal-Transducer-and-Activator-of-Transcription (STAT)-Familie weiterleiten. Aktivierte STATs induzierten die Synthese von proinflammatorischen Mediatoren. Die Januskinase-Inhibitoren sind kleine Moleküle (Small Molecules), die die Zellmembran penetrieren und an die ATP-Bindungsstelle der Januskinasen binden. Nach derzeitigem Wissensstand ist v. a. JAK-1 wichtig für die Signalübertragung inflammatorischer Zytokine, JAK-2 spielt eine zentrale Rolle in der Myelopoese und Erythropoese und JAK-3 spielt eine Rolle bei der Immunhomöostase und der Lymphopoese.

Derzeit sind vier Januskinase-Inhibitoren zur Therapie der rheumatoiden Arthritis zugelassen.

Substanzbezeichnung: Baricitinib, Tofacitinib, Upadacitinib, Filgotinib.

Therapeutischer Wert: Nach den aktuellen EULAR-Empfehlungen sind die Januskinase-Inhibitoren zur Therapie der mittelschweren und schweren rheumatoiden Arthritis nach Versagen von mind. 1 csDMARD gleichwertig zu TNF-Inhibitoren einsetzbar (Smolen et al. 2020). Januskinase-Inhibitoren sollten mit Methotrexat kombiniert werden, können aber bei Unverträglichkeit oder Kontraindikation von Methotrexat auch als Monotherapie eingesetzt werden; bei Tofacitinib wäre dies jedoch Off-label.

Dosierung: Baricitinib 4 mg 1 ×/d (Dosisreduktion auf 2 mg/d bei eingeschränkter Nierenfunktion und höherem Lebensalter sowie gleichzeitiger Anwendung potenziell interagierender Medikamente wie Probenicid). Tofacitinib 5 mg 2 ×/d (Dosisreduktion auf 5 mg/d bei stark eingeschränkter Nierenfunktion, mittelschwerer Leberfunktionsstörung [Child-Pugh-Klasse B] und gleichzeitiger Einnahme von Cytochrom-P450-Inhibitoren, wobei hier auf die Untertypen zu achten ist). Upadacitinib 15 mg 1 ×/d. Filgotinib 200 mg 1 ×/d (Dosisreduktion auf 100 mg bei eingeschränkter Nierenfunktion, Kreatinin-Clearance 15 bis < 60 ml/Min.) und als Anfangsdosis bei Patienten ≥ 75 J.

Wirkunterschiede: Baricitinib hemmt JAK-1 und -2, wohingegen Tofacitinib JAK-1 und -3 hemmt, Upadacitinib inhibiert bevorzugt JAK-1- oder JAK-1/3-Signalwege, Filgotinib hemmt v. a. JAK-1.

Cave

- **Vor Beginn der Therapie** muss eine **aktive Infektion ausgeschlossen** werden. Zudem ist eine **Screeninguntersuchung** auf chronische Hepatitis B oder C und auf eine latente Tuberkulose durchzuführen (Rö-Thorax nicht älter als 3 Mon., Screeningtest mittels geeignetem Labortestverfahren [siehe auch unter TNF-Blocker; mittels Interferon γ-Releasing Assay, IGRA, oder Purified-Protein-Derivate-Hauttest, PPD-HT]). Bei Hinweisen auf eine latente Tuberkulose wird eine Prophylaxe mit Isoniazid und Vitamin B_6 über insgesamt 9 Mon. empfohlen, die 4 Wo. vor Beginn der JAK-Inhibitorbehandlung gestartet werden muss.
- Da die vorliegenden JAK-Inhibitoren **Blutbildveränderungen** und eine **Hyperlipidämie** verursachen können, sollte **vor Beginn und unter der Therapie** neben Blutbild, Retentionswerten und Transaminasen auch der Lipidstatus überprüft werden. Bei Hyperlipidämie ist ggf. eine entsprechende Therapie einzuleiten.

Filgotinib: Lymphopenie < 500/μl, Neutropenie < 1000/μl oder Hämoglobinwert < 8 g/dl, Anwendung bei Patienten mit erhöhtem Risiko für tiefe Beinvenenthrombosen oder Lungenembolien nur mit Vorsicht. Für **Tofacitinib:** Lymphopenie < 750/μl, Neutropenie < 1000/μl oder Hämoglobinwert < 9 g/dl, keine Anwendung bei Patienten mit erhöhtem Risiko für tiefe Beinvenenthrombosen oder Lungenembolien, bei Patienten >65 J. nur bei fehlenden Behandlungsalternativen.

Weitere Kontraindikationen: Schwangerschaft und aktueller Kinderwunsch sowie im Falle von Baricitinib eine Einschränkung der Nierenfunktion mit GFR < 30 ml/Min., im Falle von Tofacitinib eine schwere Leberfunktionsstörung (Child-Pugh-Klasse C), hereditäre Galaktose-Intoleranz und Laktase-Mangel, bei Upadacitinib ebenfalls eine schwere Leberfunktionsstörung (Child-Pugh-Klasse C) und im Falle von Filgotinib neben einer schweren Leberfunktionsstörung (Child-Pugh-Klasse C) auch eine höhergradige Niereninsuffizienz mit GFR < 15 ml/Min.

Nebenwirkungen: Die wichtigsten Nebenwirkungen sind eine gesteigerte Infektrate mit führenden respiratorischen Infekten, eine Reaktivierung eines Herpes zoster, Übelkeit, Anstieg der Transaminasen und eine Hypercholesterinämie. Für Tofacitinib wurde auch über Fälle von nichtmelanozytärem Hautkrebs und venös-thromboembolische Ereignisse berichtet (Therapieinformationbogen DGRh Stand 01/2021). Bei Verordnung der einzelnen JAK-Inhibitoren sollte auf die jeweiligen potenziellen Wechselwirkungen mit anderen Medikamenten geachtet werden, hier kann es sonst zu zusätzlichen schweren Nebenwirkungen kommen.

Cave

Im Dezember 2021 hat die U. S. Food and Drug Administration (FDA) eine **Warnung** für die Januskinase-Inhibitoren (Baricitinib, Tofacitinib und Upadacitinib) bezüglich **erhöhtem Risiko für schwerwiegende herzbezogene Ereignisse wie Herzinfarkt oder Schlaganfall, Krebs, Blutgerinnsel und Tod** ausgesprochen (Research 2021). Eine Stellungnahme der Europäische Arzneimittel-Agentur (EMA) ist derzeit noch ausstehend. Es bleibt abzuwarten welchen Stellenwert die Januskinase-Inhibitoren nach dieser Feststellung in zukünftigen EULAR-Empfehlungen haben werden.

Therapieunterbrechung: Infektionen, Lymphopenie, Neutropenie oder Anämie. Bei Baricitinib zusätzlich Transaminasenanstieg, sofern eine arzneimittelbedingte Leberschädigung vermutet wird.

Wirkungseintritt: Tage bis Wochen.

Empfehlung für die Praxis: Insbesondere sollte bei allen Patienten > 50 J. eine Impfung mit dem Totimpfstoff gegen das Varicella-zoster-Virus durchgeführt werden, hierunter sinkt das Risiko für eine Reaktivierung eines Herpes zosters deutlich, dies ist auch eine Leistung der gesetzlichen Krankenkassen.

Biologika (bDMARDs)

Biologika sind Substanzen, die durch rekombinant veränderte Zellen hergestellt werden. Es handelt sich dabei im Moment um monoklonale Antikörper, modifizierte Antikörperfragmente oder Fusionsproteine aus einem humanen Immunglobulinanteil und einem spezifischen Rezeptor. Die **TNF-Antagonisten** stellen die erste Generation der Biologika dar. Die Biologika der zweiten Generation haben weitere Entzündungsmediatoren als Angriffspunkt oder greifen direkt in die Aktivierung bzw. Proliferation von T- bzw. B-Lymphozyten ein. Der Beginn einer Biologikatherapie wird bei Versagen von Methotrexat und/oder anderen csDMARDs in Mono- oder Kombinationstherapie angeraten. Biologika sollten, wenn möglich, in Kombination mit Methotrexat eingenommen werden (Evidenzgrad 1a, Empfehlungsgrad A, EULAR-Empfehlung [Smolen et al. 2020]).

1.3.5 TNF-Inhibition

Aktuell sind fünf verschiedene TNF-Blocker zur Therapie der rheumatoiden Arthritis zugelassen. Seit Auslaufen des Patentschutzes sind neben den biologischen Originalpräparaten (boDMARDs) auch Nachahmerpräparate, sog. **Biosimilars** (bsDMARDs) auf dem Markt. Im Fall der TNF-Blocker existieren Biosimilars für Infliximab, Etanercept und Adalimumab.

Cave

Eine TNF blockierende Therapie kann eine latente Tuberkulose reaktivieren.

Aus diesem Grund muss vor Beginn dieser Behandlung unbedingt ein **Tuberkulosescreening** mit einem geeigneten Testverfahren durchgeführt werden. Dieses beinhaltet zumindest einen Tuberkulin-Hauttest (PPD-HT [Purified Protein Derivate Hauttest]), besser aber einen Bluttest (Interferon γ-Releasing Assay [IGRA], wie z. B. QuantiFERON-TB® oder T-SPOT.TB®) und immer eine Röntgen-Thorax-Untersuchung Der IGRA erlaubt eine klare Unterscheidung, ob ein Patient geimpft wurde oder Kontakt mit Tuberkulose hatte. Zudem ist er bei immunsupprimierten Patienten, die möglicherweise keine oder nur eine abgeschwächte Hautreaktion zeigen, aussagekräftiger. Umgekehrt muss aber auf korrekte Handhabe der Proben bei den IGRAs geachtet werden, um falsch negative Ergebnisse zu vermeiden. Durch die Deutsche Gesellschaft für Rheumatologie wird zur Durchführung eines IGRA zum Tuberkulosescreening vor TNF-Blockade geraten (Diel et al. 2009). Bei positivem Testergebnis oder postspezifischen radiologischen Veränderungen ist vor Beginn der Therapie die Einnahme von Isoniazid indiziert (insgesamt für 9 Mon., davon mind. 4 Wo. vor Beginn der TNF-blockierenden Therapie, die übrige Zeit begleitend). Neben dem Tuberkulosescreening ist ein **Screening auf Hepatitis B und C** notwendig. In erster Stufe wird auf HBsAg- und Anti-HBc- sowie Anti-HCV-Antikörper untersucht. Bei positivem Nachweis erfolgt die jeweilige Bestätigungsdiagnostik durch eine HBV-DNA-Bestimmung bzw. einen HCV-RNA-Nachweis. Sollte hier eine Hepatitis nachweisbar sein, erfolgt in Zusammenarbeit mit der Hepatologie zunächst eine antivirale Therapie.

Substanzbezeichnung: Adalimumab, Certolizumab, Etanercept, Golimumab und Infliximab.

Therapeutischer Wert: Zur Therapie der rheumatoiden Arthritis nach Versagen von mind. einem csDMARD oder einer Kombinationstherapie von csDMARDs. TNF-Antagonisten sollten, wenn möglich, immer mit MTX kombiniert werden (Wirksynergie, geringeres Risiko für die Entstehung von Anti-Drug-Antikörpern).

Dosierung: Adalimumab: 40 mg s. c. 14-tägig; Certolizumab: Wo. 0, 2 und 4 jeweils 400 mg s. c., dann 200 mg s. c. 14-tägig; Etanercept: 50 mg s. c. 1 ×/Wo. oder 25 mg s. c. 2 ×/Wo., Golimumab: 50 mg s. c. alle 4 Wo.; Infliximab: gewichtsadaptiert 3 mg/kg KG in Wo. 0, 2 und 6, im Anschluss daran alle 8 Wo., bei ungenügendem Ansprechen auch in kürzeren Intervallen oder höherer Dosierung. Seit 02/2020 ist Infliximab auch s. c. verfügbar: nach 2 Infusionen zu Beginn und 4-wöchiger Pause danach 120 mg s. c. alle 2 Wo.

Wirkmechanismus: Die fünf TNF-Blocker unterscheiden sich in ihrer molekularbiologischen Struktur, neutralisieren aber alle die Wirkung des proinflammatorischen Zytokins TNF. Adalimumab: rekombinanter humaner monoklonaler Antikörper; Certolizumab: an Polyethylenglykol konjugiertes Fab-Fragment eines rekombinanten humanen monoklonalen Antikörpers; Etanercept: Fusionsprotein aus löslichem humanen TNF-Rezeptor 2 und der Fc-Domäne des humanen IgG1; Golimumab: rekombinanter humaner monoklonaler Antikörper; Infliximab: chimärer monoklonaler Antikörper.

Nebenwirkungen: Die wichtigsten **häufigsten** Nebenwirkungen sind eine gesteigerte Infektrate mit schweren Verläufen bis hin zu Sepsis, invasiven Mykosen oder opportunistischen Infektionen. Hervorzuheben aufgrund der zentralen Rolle von TNF in der Granulombildung ist die Gefahr einer Reaktivierung einer latenten Tuberkulose. An weiteren Nebenwirkungen ist bei der s. c. Applikation eine allergische Reaktion an der Einstichstelle zu nennen, bei Infliximab kann es zu einer Infusionsreaktion kommen. Durch TNF-Blocker kann es selten zur Auslösung von Autoimmunprozessen kommen, so ist die Ausbildung von Psoriasis und multipler Sklerose beschrieben, zudem Neuentwicklung von ANA und ds-DNA-AK mit dem klinischen Bild eines Lupus-like-Syndroms. Ein erhöhtes Risiko für Malignome, insbesondere Lymphome und Hauttumoren wird anhand von Registerdaten immer wieder diskutiert. Aktuell zeigen die Daten, dass TNF-Blocker mit Ausnahme des nichtmelanotischem Hautkrebses für kein anderes Malignom mit einer erhöhten Auftretenswahrscheinlichkeit assoziiert sind.

Therapieunterbrechung: Infekte, Lupus-like Syndroms, demyelinisierende Erkrankungen, allergische Reaktionen, Herzinsuffizienz, Tumorerkrankung, geplante Operation.

Wirkungseintritt: innerhalb von wenigen Wo.

Schwangerschaft und Stillzeit: Vordergründig bei Kinderwunsch und Schwangerschaft ist eine niedrige Krankheitsaktivität, weshalb die aktuellen EULAR- und ACR-Empfehlungen die Fortführung der TNF-Inhibitoren Infliximab, Etanercept, Adalimumab und Golimumab im 1. und 2. Trimester empfehlen, wenn möglich dann im 3. Trimester pausieren (Götestam Skorpen et al. 2016; Sammaritano et al. 2020a). Certulizumab kann während der gesamten Schwangerschaft eingesetzt werden. In den ACR-Empfehlungen von 2020 gelten alle TNF-Inhibitoren als stillkompatibel (Sammaritano et al. 2020b). Eine ausführliche Aufklärung der Patientin ist essenziell.

1.3.6 CD20 Antikörper

Substanzbezeichnung: Rituximab. Neben dem biologischen Originalpräparat sind seit 2017 in Deutschland auch Biosimilars verfügbar.

Therapeutischer Wert: Second-Line-Biologikum nach Versagen von herkömmlichen DMARDs und First-Line-Biologika oder tsDMARDs. Gabe in Kombination mit MTX.

Dosierung: 1000 mg i. v. 2 × im Abstand von 14 d, ggf. Wiederholung nach frühestens 6 Mon. Um Infusionsreaktionen zu vermeiden, ist eine Prämedikation mit einem Antipyretikum, i. d. R. Paracetamol (500 mg p. o.), einem Antihistaminikum (z. B. Dimetidin 2 mg p. o.) und Glukokortikosteroid (z. B. 100 mg Prednisolon i. v.) indiziert.

Wirkmechanismus: chimärer monoklonaler Antikörper gegen CD20, Depletion peripherer B-Zellen.

Cave

- Vor Beginn einer Rituximab-Behandlung sollten der Impfstatus überprüft und Schutzimpfungen ggf. komplettiert werden. Zur Sicherung des Impferfolgs sollte ein Abstand von mind. 4 Wo. zwischen Impfung und erster Infusion eingehalten werden.
- Vor Beginn einer Rituximab-Behandlung ist eine Hepatitis-B-Infektion auszuschließen.

Nebenwirkungen: Die häufigsten Nebenwirkungen sind akute Infusionsreaktionen und Infektionen.

Therapieunterbrechung: indiziert bei Infektionen, geplanter Operation, Gravidität oder Kinderwunsch.

Wirkungseintritt: nach etwa 3–6 Mon.

1.3.7 CD28-Co-Stimulationshemmung

Substanzbezeichnung: Abatacept.

Therapeutischer Wert: als First- und Second-Line-Biologikum nach Versagen von DMARDs oder nach Versagen von anderen Biologika; Gabe in Kombination mit MTX.

Dosierung: 125 mg s. c. 1 ×/Wo., zur Aufsättigung kann eine einmalige i. v. Gabe (etwa 10 mg/kg KG) vor Beginn der s. c. Therapie gegeben werden. Auch eine kontinuierliche i. v. Gabe ist möglich, die Dosierung erfolgt gewichtsadaptiert als Kurzinfusion i. v. in Wo. 0 und 2, dann alle 4 Wo., < 60 kg KG 500 mg, 60–100 kg KG 750 mg, > 100 kg KG 1000 mg pro Infusion.

Wirkmechanismus: humanes Fusionsprotein aus einem Fragment der Fc-Domäne von IgG1 und der extrazellulären Domäne des humanen CTLA-4 (zytotoxisches T-Lymphozytenantigen-4), selektive Blockade der T-Zell-Aktivierung.

Cave

Wie bei TNF-Blockern wird vor Beginn der Therapie ein Tuberkulose- und Hepatitisscreening benötigt.

Nebenwirkungen: Die häufigsten Nebenwirkungen sind infusionsbedingte Nebenwirkungen wie Flush, Urtikaria, Hyper- oder Hypotonie, zudem Kopfschmerz, Übelkeit, Infekte und Leukopenie.

Therapieunterbrechung: indiziert bei Infektionen, geplanter Operation, Gravidität, Kinderwunsch.

Wirkungseintritt: vergleichbar mit TNF-Inhibitoren.

1.3.8 Interleukin-6-Rezeptorantagonist

Substanzbezeichnung: Sarilumab und Tocilizumab.

Therapeutischer Wert: als First- und Second-Line-Biologikum nach Versagen von DMARDs oder nach Versagen von anderen Biologika.

Dosierung: Sarilumab: 200 mg s. c. 14-tägig, Tocilizumab 162 mg s. c. 1 ×/Wo. oder als Infusionstherapie mit gewichtsadaptierter Dosierung von 8 mg/kg KG als Kurzinfusion alle 4 Wo. i.v.; beide in Kombination mit Methotrexat oder als Monotherapie.

Wirkmechanismus: humanisierter (Tocilizumab) bzw. humaner (Sarilumab) monoklonaler Antikörper gegen den Interleukin-6-Rezeptor; bindet löslichen und membranständigen Interleukin-6-Rezeptor und verhindert somit die IL-6-vermittelte Signaltransduktion.

Cave

- Wie bei TNF-Blockern wird vor Beginn der Therapie ein **Tuberkulose- und Hepatitisscreening** empfohlen.
- Durch Interleukin-6-Suppression wird die Produktion des C-reaktiven Proteins (CRP) gehemmt, sodass CRP auch **bei schweren Infektionen** nicht mehr als **verlässlicher diagnostischer Parameter** genutzt werden kann (falsch negativ/niedrig).
- Bei **gastrointestinalen Ulzera** und v. a. bei **Divertikulitis** in der Anamnese sollten Interleukin-6-Rezeptorantagonisten gemieden werden, da Fälle von Divertikelperforationen als Komplikation einer Divertikulitis unter Sarilumab und Tocilizumab beobachtet wurden (v. a. bei gleichzeitiger Therapie mit Glukokortikoiden, im Falle von Sarilumab auch bei NSAR und MTX in der Begleitmedikation).

Nebenwirkungen: Infektionen, gastrointestinale Nebenwirkungen, Anstieg der Transaminasen, Leukopenie, Neutropenie, Hypercholesterinämie und Hypertriglyzeridämie.

Cave

- Unter der Therapie mit IL-6-Rezeptorblockade sollte auf den Lipidstoffwechsel geachtet und ggf. eine **medikamentöse Therapie zur Cholesterinsenkung** eingeleitet werden.
- **Unter der Therapie mit IL-6-Rezeptorblockade wird die CRP-Produktion unterdrückt.** Auch bei schweren Infekten kann das CRP daher falsch negativ sein.

Therapieunterbrechung: Infektionen, Neutropenie < 1000/µl (Neutropenie < 500/µl: Sarilumab und Tocilizumab müssen beendet werden, Neutropenie > 500/µl und < 1.000/µl: Wiederbeginn nach Anstieg > 1000/µl in reduzierter Dosierung möglich für Sarilumab mit 150 mg s. c. alle 2 Wo., für Tocilizumab 162 mg s. c. alle 2 Wo. oder bei i. v. Gabe 4 mg/kg KG), Thrombopenie, Transaminasenanstieg auf über den dreifachen Normwert.

Schwangerschaft und Stillzeit: keine ausreichende Datenlage vorhanden, weshalb nach EULAR- und ACR-Empfehlungen ein Absetzen bei positivem Schwangerschaftstest empfohlen wird. Bietet sich jedoch keine andere Alternative zur Krankheitskontrolle, überwiegt der klinische Nutzen und die Therapie sollte nach ausführlicher Aufklärung zum Erhalt der niedrigen Krankheitsaktivität ggf. fortgeführt werden (Sammaritano et al. 2020a). Auch für die Stillzeit ist die Datenlage limitiert, weshalb das Einsetzen nach den Empfehlungen nur „erwogen" werden sollte (Sammaritano et al. 2020b).

Wechselwirkung mit anderen Medikamenten: Durch IL-6 Suppression ist eine Normalisierung der durch IL-6 supprimierten hepatischen CYP450-Enzyme zu erwarten, daher kann es notwendig sein, die Dosierung von Medikamenten, wie z. B. Atorvastatin oder Kumarinen zu erhöhen.

Wirkungseintritt: in den ersten 4 Wo.

1.3.9 Glukokortikosteroide

Glukokortikosteroide werden v. a. zur Suppression einer akuten Entzündungsaktivität eingesetzt. Insgesamt gilt aber in der Behandlung der rheumatoiden Arthritis der Grundsatz, die eingesetzte Glukokortikoiddosis so gering wie möglich zu halten bzw. Glukokortikosteroide möglichst komplett auszuschleichen.

Substanzen und Applikationsformen

Von den zahlreichen Substanzen sind wegen der kurzen Halbwertszeit Prednison (Decortin®) und Prednisolon (Decortin® H), auch 16-Methylenprednisolon (Decortilen®) und 6-Methylprednisolon (Urbason®, Medrate®) am besten geeignet. Die α-fluorierten Substanzen (Triamcinolon [Delphicort®, Volon®], Dexamethason [Fortecortin®, Decadron®] und Betamethason [Betneso®, Celestan®]) sind für eine längerfristige Therapie weniger günstig, da die katabolen Stoffwechseleffekte, die Hemmung des endokrinen Hypophysen-Nebennierenrinden-Regelkreises und eventuell auch das Osteoporoserisiko ausgeprägter zu sein scheinen.

Orale Glukokortikoidtherapie

Die Einnahme des Glukokortikoidpräparats erfolgt i. d. R. morgens zwischen 6 und 7 Uhr, um den Einfluss auf den physiologischen Regelkreis so gering wie möglich zu halten. In Einzelfällen kann aber auch, z. B. bei starker Krankheitsaktivität mit großen nächtlichen Schmerzen, eine Aufteilung der Tagesdosis auf beispielsweise morgens ⅔ und abends ⅓ erforderlich werden. Seit 2009 ist auch ein Prednison-Präparat mit verzögerter Freisetzung zugelassen (Lodotra®), welches, am späten Abend (etwa 22 Uhr) eingenommen, nach 4 h freigesetzt wird und einen guten Effekt auf die Morgensteifigkeit hat, jedoch damit nicht dem physiologischen zirkadianen Rhythmus der Kortisolausschüttung entspricht.

Dosis und Dauer einer Glukokortikoidbehandlung können nicht nach einem bestimmten Schema festgelegt werden, sondern bedürfen immer der Anpassung an die individuelle Situation des Patienten unter Berücksichtigung der aktuellen Krankheitsaktivität und der Begleiterkrankungen wie z. B. arterielle Hypertonie, Diabetes mellitus, Osteoporose. Als Anhaltspunkt kann z. B. bei florider rheumatoider Arthritis und neuer Einleitung einer Basistherapie eine Dosis von 0,25–0,5 mg/kgKG/d Prednisolon-Äquivalent genannt werden, mit einer langsamen Dosisreduktion auf 7,5 mg nach etwa 5–6 Wo., mit vollständigem Ausschleichen nach insgesamt 3 Mon. Gelingt dies nicht, so ist i. d. R. eine Anpassung der Basismedikamente nötig (Evidenzgrad 1a, Empfehlungsgrad A, EULAR-Empfehlung [Smolen et al. 2020]).

Hoch dosierte i. v. Glukokortikoidstoßtherapien finden höchstens bei schweren Krankheitsverläufen mit organ- oder lebensbedrohlichen Situationen Anwendung.

Patienten, die mit Glukokortikosteroiden behandelt werden, sollten eine **Osteoporoseprophylaxe mit Kalzium** (idealerweise über die Nahrung) und **Vitamin D** erhalten. Da die rheumatoide Arthritis die Entstehung einer Osteoporose begünstigt, ist, in Abhängigkeit von der individuellen Situation, auch die Durchführung einer **Osteodensitometrie** sinnvoll und ggf. die **Einleitung einer medikamentösen Therapie.** Genauere Informationen zur individuellen **Risikobewertung** und **Therapieempfehlungen** finden sich auch auf der Homepage der Deutschen Gesellschaft für Osteologie unter www.dv-osteologie.org (DVO-Osteoporose-Leitlinien – DVO e. V., n. d.).

1.3.10 Intraartikuläre Glukokortikoidinjektion

Die intraartikuläre Glukokortikoidinjektion ist eine **effektive und schnell wirksame Therapiemöglichkeit** für **einzelne Gelenke mit Synovialitis** und ist in diesem Fall einer systemischen Gabe immer vorzuziehen. Im Vergleich zur systemischen Therapie werden im Gelenk höhere Wirkdosen erreicht, wobei das Glukokortikoid jedoch nicht gänzlich im Gelenk verbleibt und je nach verwendetem Präparat auch mehr oder weniger systemische Wirkungen zu erwarten sind. Besonders hoch ist die Bedeutung dieser Intervention im Falle einer sonst gut wirksamen Basistherapie und einer therapierefraktären Mon- oder Oligoarthritis. In dieser Situation kann durch die lokale Therapie die Intensivierung der immunsuppressiven Basistherapie möglicherweise vermieden werden. Der Einsatz von hochauflösenden Ultraschallgeräten erlaubt auch an kleinen Gelenken und sogar Bursen und Sehnenscheiden eine zielgenaue Platzierung der Injektionsnadel unter Schonung des umliegenden Gewebes. Vor der Glukokortikoidinjektion muss, insbesondere bei einer Monarthritis, eine septische Arthritis als Ursache der Monarthritis ausgeschlossen werden. Weitere Kontraindikationen der intraartikulären Glukokortikoidinjektion sind neben einer infektiösen Arthritis lokale Hautinfektionen. **Hauptkomplikation** der lokalen Behandlung ist die Infektion des punktierten Gelenks. Dies ist mit einem Risiko von etwa 0,003 % jedoch sehr gering. Dennoch ist nach erfolgter Injektion eine **klinische Kontrolle** des therapierten Gelenks **empfohlen.** An **weiteren Komplikationen** sind neben Blutungen und Verletzungen von Nachbarstrukturen insbesondere Fettgewebs- und Hautatrophie zu nennen, wenn es zu einem Rückfluss des applizierten Glukokortikoids durch den Stichkanal kommt.

Als **Präparate zur intraartikulären Injektion** eignen sich besonders kristalline Glukokortikoidpräparate, wie z. B. Triamcinolonacetonid, Triamcinolonhexacetonid oder Triamcinolon-16,21-Diacetat, da sie länger im Gelenk verweilen als nicht kristalline Formen, wie z. B. Hydrokortison. Die applizierte Dosis bemisst sich an der Gelenkgröße. So kann in kleine Gelenke wie z. B. PIP- und MCP-Gelenke 5–10 mg, in mittlere Gelenke, wie z. B. Handgelenk oder Ellenbogen etwa 20 mg und in große Gelenke wie Knie, Schultern und Hüften bis 40 mg Triamcinolon appliziert werden. Eine intraartikuläre Injektion sollte in das gleiche Gelenk nicht häufiger als 3 ×/J. durchgeführt werden. Besteht ein Therapieerfolg mit Besserung nach der Injektion, jedoch nur mit begrenzter Wirkdauer, so sollte eine alternative lokale Intervention, wie z. B. Radiosynoviorthese oder Synovektomie, geprüft werden.

1.3.11 Nichtsteroidale Antirheumatika und Analgetika

Analgetika und nichtsteroidale Antirheumatika (NSAR)/Coxibe werden zur symptomatischen Schmerztherapie eingesetzt. Sie bewirken eine **Symptomlinderung,** allerdings **ohne** wesentlichen **Einfluss** auf den **Krankheitsverlauf**.

NSAR

NSAR werden nur als Begleitmedikation neben den Basistherapeutika zur symptomatischen Linderung von Schmerzen bei aktiven Synovialitiden eingesetzt. Die **Auswahl des NSAR** richtet sich nach der individuellen Schmerzsymptomatik des Patienten sowie nach Alter, Begleitmorbidität und ggf. zu erwartenden Nebenwirkungen. Man unterscheidet die NSAR in Bezug auf die unterschiedliche Hemmung der Cyclooxygenasen (COX) 1 und 2. Präferenzielle Hemmer der Cyclooxygenase 2 (z. B. Meloxicam) und v. a. selektive Hemmer der Cyclooxygenase 2 (Coxibe, z.B: Celecoxib und Etoricoxib) weisen weniger Nebenwirkungen im Gastrointestinaltrakt im Vergleich zu nicht selektiven Cyclooxygenase-Hemmern auf. Jedoch zeigte sich unter Therapie mit selektiven Hemmern der Cyclooxygenase 2 ein erhöhtes Risiko für Herzinfarkt und Schlaganfälle (Lenzer 2005). Die Entscheidung zum Einsatz eines nichtselektiven oder selektiven Cyclooxygenase-Hemmers orientiert sich am individuellen Risikoprofil des Patienten. Patienten ohne Risiken für gastrointestinale Komplikationen werden bei guter Verträglichkeit weiterhin mit nichtselektiven Cyclooxygenase-Hemmern behandelt, z. B. Diclofenac, Ibuprofen, Indometacin, Acemetacin, Piroxicam, wobei Substanzen mit einer kurzen bis mittellangen Halbwertszeit aufgrund von potenziellen Nebenwirkungen zu bevorzugen sind. Bei besonders in den frühen Morgenstunden exazerbierten Schmerzen kann die abendliche Einnahme von NSAR in retardierter Form hilfreich sein.

Die früher oft propagierte Einsparung von Glukokortikoiden durch gleichzeitige Gabe von NSAR wird heute nicht mehr empfohlen. Bei gleichzeitiger Einnahme von Glukokortikoiden und NSAR, insbesondere den nichtselektiven COX-Hemmern, steigt die Häufigkeit von gastrointestinalen Komplikationen (Ulkusblutung und Perforation) deutlich an. NSAR und Glukokortikoide sollten, wenn überhaupt, nur im niedrigen Dosisbereich und zeitlich limitiert miteinander kombiniert werden. In diesem Fall ist die zusätzliche Gabe eines Protonenpumpeninhibitors meist sinnvoll. Zusätzlich sollte die Möglichkeit der Schmerzlinderung durch reine Analgetika als Therapiealternativen überprüft werden.

Analgetika

Gerade bei Patienten, bei denen die Entzündungsreaktion durch die Basistherapie bereits weitgehend kontrolliert ist, jedoch Schmerzen, z. B. durch sekundäre Veränderungen, bestehen, kann die symptomatische, **ergänzende Anwendung** von reinen **Analgetika** sinnvoll sein. Auch in Situationen, in denen NSAR aufgrund von Kontraindikationen wie Niereninsuffizienz oder Komplikationen, wie gastrointestinalen Nebenwirkungen, nicht eingesetzt werden können, bietet die Gabe von Analgetika eine Alternative.

Empfohlen werden bei leichteren Schmerzen Paracetamol. Bei stärkeren Schmerzen können Metamizol, Flupirtin, Tramadol oder Tilidin/Naloxon in retardierter Form eingesetzt werden. Bei sehr ausgeprägten Schmerzen können bis zu einer anderen ursächlichen Therapie (z. B. Operation einer ausgeprägten deformierenden Gelenkzerstörung) auch **starke Opioide** indiziert sein, z. B. Buprenorphin oder Morphinsulfat. Starke Opioide können auch retardiert in transkutaner Applikationsform zugeführt werden (Membranpflaster), Fentanyl oder Buprenorphin. Generell sollte zur Vermeidung einer Schmerzchronifizierung mit dem Einsatz auch von **mittelstarken oder starken Opioiden** nicht gezögert werden, wenn die Schmerzen durch andere Therapiemaßnahmen nicht ausreichend beherrschbar oder diese Therapiemaßnahmen kontraindiziert sind. Die jeweilige Indikation sollte aber immer sehr streng geprüft werden.

1.3.12 Therapieempfehlungen der Autorin

Bei Diagnose einer rheumatoiden Arthritis sollte umgehend eine Basistherapie eingeleitet werden. Nach den Empfehlungen der deutschen Gesellschaft für Rheumatologie und der EULAR wird als **Mittel der ersten Wahl Methotrexat** angewandt (bei Kontraindikation oder Unverträglichkeit kann Sulfasalazin oder Leflunomid eingesetzt werden). Begleitend erhält der Patient **Glukokortikoide zur Überbrückung der Wirklatenz der Basistherapeutika.** Angepasst an die individuelle Situation i. d. R. 20–30 mg Prednisolon-Äquivalent/d, das über die nächsten 5–6 Wo. auf eine Tagesdosis von 7,5 mg und vollständig auf 0 innerhalb von 3 Mon. reduziert werden sollte. Eine erste Kontrolle des Therapieerfolgs erfolgt beim behandelnden Rheumatologen nach 6–12 Wo. Bei gutem Ansprechen auf Methotrexat nach 12 Wo. (DAS28 < 2,6) wird die Dosis zunächst weitergegeben und die Glukokortikoide, falls noch nicht erfolgt, weiterausgeschlichen. Bei fehlender Krankheitskontrolle unter Methotrexat nach 12 Wo. kann eine klassische **csDMARD-Kombinationstherapie** eingesetzt werden (Methotrexat und Sulfasalazin oder häufiger als Dreifach-Kombination zusätzlich mit Hydroxychloroquin nach dem O'Dell-Schema [O'Dell et al. 2002]) infrage. Im Falle einer sehr hohen Krankheitsaktivität oder bei ungünstiger Prognose kann im Einzelfall auch nach 12 Wo. Methotrexat-Monotherapie bereits eine Kombination mit einem Biologikum erwogen werden. Sollte es nach weiteren 12 Wo. nach der Therapieintensivierung nicht zu einem suffizienten Ansprechen gekommen sein, so besteht die Indikation zur Einleitung einer **Biologika-Therapie** oder einer Behandlung mit einem **tsDMARD.** Die **Auswahl des Medikaments** richtet sich nach individuellen Kriterien des Patienten unter Berücksichtigung von Komorbiditäten, Begleitmedikation und Nebenwirkungen. Bei fehlendem Ansprechen nach 12 Wo. sollte der Wechsel auf ein anderes Biologikum oder tsDMARD erfolgen. Bei partiellem Ansprechen nach 12 Wo. kann ein Abwarten auf ein verzögertes Therapieansprechen gemäß dem Wirkprofil der einzelnen Substanzen sinnvoll sein. Bei weiterbestehendem Therapieversagen ist das Vorgehen im Einzelfall zu prüfen und ggf. auch die Diagnose nochmals zu prüfen. Eine Kombination verschiedener Biologika oder eine Kombination von Biologikum und tsDMARD zur Behandlung der Gelenksymptomatik sollte nicht durchgeführt werden. Bei einem Wechsel der Biologika ist die entsprechende Halbwertszeit des Vorgängerpräparats zu berücksichtigen und der Beginn der neuen Therapie entsprechend darauf abzustimmen.

Bei persistierender Entzündungsaktivität an singulären Gelenken trotz ansonsten guten Ansprechens auf die Basistherapie bietet sich eine **intraartikuläre Glukokortikoidinjektion** an.

Eine längere Therapie mit Glukokortikoiden sollte vermieden werden. Nach dem **Erreichen einer stabilen Remission** von mind. 6 Mon. sollte eine Reduktion der Biologika oder auch der klassischen DMARDs erwogen werden.

Essentials für die Hausarztpraxis

- Die **frühe Diagnosestellung** und **Therapieeinleitung** sind wichtig für die Krankheitsprognose.
- **Therapieziel** ist die Krankheitsremission. Wird das Therapieziel in einem Zeitraum von 3(–6) Mon. nicht erreicht, ist eine **Therapieintensivierung** erforderlich.
- **Basistherapie der 1. Wahl** zur Behandlung der rheumatoiden Arthritis ist **Methotrexat.**
- Eine **Prednisolon-Therapie** zu Beginn der Behandlung ist oft empfehlenswert, sie sollte aber nach etwa 3 Mon. beendet werden. Eine Prednisolon-Langzeittherapie muss vermieden werden.

LITERATUR

Aletaha D, Nell VPK, Stamm T et al.: Acute phase reactants add little to composite disease activity indices for rheumatoid arthritis: validation of a clinical activity score. Arthritis Res Ther 7 (2005) R796-806. https://doi.org/10.1186/ar1740

Aletaha D, Neogi T, Silman AJ et al.: 2010 Rheumatoid arthritis classification criteria: an American College of Rheumatology/European League Against Rheumatism collaborative initiative. Arthritis Rheum 62 (2010.) 2569–2581. https://doi.org/10.1002/art.27584

Aletaha D, Smolen JS: Diagnosis and Management of Rheumatoid Arthritis: A Review. JAMA 320 (2018) 1360–1372. https://doi.org/10.1001/jama.2018.13103

DAS_28_GER.pdf (n.d.)

Deutsche Gesellschaft für Rheumatologie e.V. [WWW Document]: DGRh EV (n.d.). https://dgrh.de/Start/Versorgung/Therapieinformationen/Therapieinformationsb%C3%B6gen.html (letzter Zugriff. 04.01.2022)

Diel R, Hauer B, Loddenkemper R et al.: Empfehlungen für das Tuberkulosescreening vor Gabe von TNF-α-Inhibitoren bei rheumatischen Erkrankungen. Pneumologie 63 (2009) 329–334. https://doi.org/10.1055/s-0029-1214673

DVO Osteoporose Leitlinien - DVO e.V. [WWW Document], n.d. URL https://dv-osteologie.org/osteoporose-leitlinien (accessed 12.17.21)

Fiehn C, Holle J, Iking-Konert C et al.: S2e-Leitlinie: Therapie der rheumatoiden Arthritis mit krankheitsmodifizierenden Medikamenten. Z. Für Rheumatol 77 (2018) 35–53. https://doi.org/10.1007/s00393-018-0481-y

Götestam Skorpen C, Hoeltzenbein M, Tincani A et al.: The EULAR points to consider for use of antirheumatic drugs before pregnancy, and during pregnancy and lactation. Ann Rheum Dis 75 (2016) 795–810. https://doi.org/10.1136/annrheumdis-2015-208840

Jansen LM, van der Horst-Bruinsma IE, van Schaardenburg D et al.: Predictors of radiographic joint damage in patients with early rheumatoid arthritis. Ann Rheum Dis 60 (2001) 924–927. https://doi.org/10.1136/ard.60.10.924

Lenzer J: FDA advisers warn: COX 2 inhibitors increase risk of heart attack and stroke. BMJ 330 (2005) 440

O'Dell JR, Leff R, Paulsen G et al.: Treatment of rheumatoid arthritis with methotrexate and hydroxychloroquine, methotrexate and sulfasalazine, or a combination of the three medications: results of a two-year, randomized, double-blind, placebo-controlled trial. Arthritis Rheum 46 (2002) 1164–1170. https://doi.org/10.1002/art.10228

Research C for DE: FDA requires warnings about increased risk of serious heart-related events, cancer, blood clots, and death for JAK inhibitors that treat certain chronic inflammatory conditions. FDA (2021). www.fda.gov/drugs/drug-safety-and-availability/fda-requires-warnings-about-increased-risk-serious-heart-related-events-cancer-blood-clots-and-death (letzter Zugriff: 04.01.2022)

Sammaritano LR, Bermas BL, Chakravarty EE et al.: 2020a. 2020 American College of Rheumatology Guideline for the Management of Reproductive Health in Rheumatic and Musculoskeletal Diseases. Arthritis Care Res. 72, 461–488. https://doi.org/10.1002/acr.24130

Sammaritano LR, Bermas BL, Chakravarty EE et al.: 2020 American College of Rheumatology Guideline for the Management of Reproductive Health in Rheumatic and Musculoskeletal Diseases. Arthritis Rheumatol Hoboken NJ 72 (2020b) 529–556. https://doi.org/10.1002/art.41191

Schett G, Emery P, Tanaka Y et al.: Tapering biologic and conventional DMARD therapy in rheumatoid arthritis: current evidence and future directions. Ann Rheum Dis 75 (2016) 1428–1437. https://doi.org/10.1136/annrheumdis-2016-209201

Schett G, Gravallese E: Bone erosion in rheumatoid arthritis: mechanisms, diagnosis and treatment. Nat Rev Rheumatol 8 (2012) 656–664. https://doi.org/10.1038/nrrheum.2012.153

Schneider M, Baseler G, Funken O et al.: Management der frühen rheumatoiden Arthritis: Interdisziplinäre Leitlinie. Z für Rheumatol 79 (2020) 1–38. https://doi.org/10.1007/s00393-020-00775-6

Smolen JS, Breedveld FC, Schiff MH et al.: A simplified disease activity index for rheumatoid arthritis for use in clinical practice. Rheumatol Oxf Engl 42 (2003) 244–257. https://doi.org/10.1093/rheumatology/keg072

Smolen JS, Landewé RBM, Bijlsma JWJ et al.: EULAR recommendations for the management of rheumatoid arthritis with synthetic and biological disease-modifying antirheumatic drugs: 2019 update. Ann Rheum Dis 79 (2020) 685–699. https://doi.org/10.1136/annrheumdis-2019-216655

Ten Brinck RM, Toes REM, van der Helm-van Mil AHM: Inflammation functions as a key mediator in the link between ACPA and erosion development: an association study in Clinically Suspect Arthralgia. Arthritis Res Ther 20 (2018) 89. https://doi.org/10.1186/s13075-018-1574-3

Wagner N, Assmus F, Arendt G et al.: Impfen bei Immundefizienz: Anwendungshinweise zu den von der Ständigen Impfkommission empfohlenen Impfungen. (IV) Impfen bei Autoimmunkrankheiten, bei anderen chronisch-entzündlichen Erkrankungen und unter immunmodulatorischer Therapie. Bundesgesundheitsblatt Gesundheitsforschung Gesundheitsschutz 62 (2019) 494–515. https://doi.org/10.1007/s00103-019-02905-1

Wasko MCM, Dasgupta A, Hubert H et al.: Propensity-adjusted association of methotrexate with overall survival in rheumatoid arthritis. Arthritis Rheum 65 (2013) 334–342. https://doi.org/10.1002/art.37723

Wolfe F, Mitchell DM, Sibley JT et al.: The mortality of rheumatoid arthritis. Arthritis Rheum 37 (1994) 481–494. https://doi.org/10.1002/art.1780370408

KAPITEL

2

Denis Poddubnyy, Xenofon Baraliakos und Jürgen Braun

Axiale Spondyloarthritis

Kernaussagen

- Die **axiale Spondyloarthritis** (axSpA, ehemals bekannt als Morbus Bechterew) ist eine **chronische entzündliche immunvermittelte Erkrankung,** die in den meisten Fällen eine antientzündliche Therapie benötigt.
- Eine **frühzeitige Diagnose** ist für die erfolgreiche Behandlung der axSpA besonders wichtig.
- Die **Behandlung der axSpA** besteht grundsätzlich, aber nicht immer, aus nichtpharmakologischen und pharmakologischen Maßnahmen.
- Das Therapiekonzept basiert auf dem **Treat-to-Target-Prinzip,** was konsequentes Monitoring beinhaltet.
- Das aktiv zu fördernde **Selbstmanagement der Patienten,** v. a. hinsichtlich der regelmäßigen Durchführung von krankengymnastischen Übungen und körperlicher Aktivität sollte lebenslang fortgesetzt werden.
- Wenn **extramuskuloskeletale Manifestationen** an Augen, Haut und Darm bzw. Komorbiditäten am kardiovaskulären System bzw. am Knochen auftreten, müssen diese in der Therapieplanung entsprechend berücksichtigt werden.
- Nichtsteroidale Antirheumatika (NSAR), Tumornekrosefaktor (TNF)-, Interleukin-17 (IL-17)- und Januskinase (JAK)-Inhibitoren sind aktuell die **wirksamen und zugelassenen Medikamente zur Behandlung** der axialen Spondyloarthritis.
- **NSAR** wirken antientzündlich, lindern effektiv Schmerzen und Steifigkeit und erleichtern die Durchführung von krankengymnastischen Übungen.
- **Systemische Glukokortikoide** sollten in der Behandlung der axSpA generell **vermieden** werden.
- **TNF-, IL-17- und JAK-Inhibitoren** sind sehr gut wirksame antientzündliche Medikamente mit nachgewiesener Effizienz bei Patienten, die nicht ausreichend auf NSAR angesprochen haben.
- **bDMARDS und tsDMARDs** haben auch das Potenzial für Krankheitsmodifikation, d. h. v. a. Inhibition der Knochenneubildung. Dafür ist wahrscheinlich eine mehrjährige Therapie erforderlich.
- **csDMARDs** wie Sulfasalazin und Methotrexat haben eine begrenzte Wirkung auf periphere Arthritis, spielen aber keine Rolle in der Behandlung der axSpA.

2.1 Definition, Klassifikation und Diagnostik

Die **Spondyloarthritiden** sind eine wenig homogene Gruppe von entzündlich-rheumatischen Erkrankungen, die klinische und genetische Gemeinsamkeiten aufweisen. Man unterscheidet Patienten mit prädominant **axialer** (axiale Spondyloarthritis) und prädominant **peripherer** (periphere Spondyloarthritis) Beteiligung, wobei Mischformen häufig vorkommen (Sieper, Poddubnyy 2017). Basierend auf den **ASAS-Klassifikationskriterien** für axiale Spondyloarthritis von 2009 (Rudwaleit et al. 2009) wird die sog. röntgenologische, z. T. auch radiographisch benannte axiale Spondyloarthritis oder Morbus Bechterew bzw. ankylosierende Spondylitis von der sog. nichtröntgenologischen axialen Spondyloarthritis unterschieden. Diese Unterscheidung wird anhand von röntgenologischen Veränderungen in den Sakroiliakalgelenken gemacht (Vorliegen bzw. Nichtvorliegen einer definitiven röntgenologischen Sakroiliitis: ≥ Grad 2 beidseitig bzw. ≥ Grad 3 einseitig) auf Basis der modifizierten New-York-Kriterien für ankylosierende Spondylitis von 1984. Diese Unterscheidung ist v. a. historisch gewachsen, da es für einige Biologika eine Zulassung für die ankylosierende Spondylitis, die der röntgenologischen axialen Spondyloarthritis weitgehend entspricht, gab und für eine Erweiterung der Zulassung Studien mit der

Indikation nichtröntgenologische axiale Spondyloarthritis durchgeführt werden mussten. Klinisch ist die Unterscheidung wenig sinnvoll, denn es handelt sich im Wesentlichen um eine Erkrankung, die mit einer ähnlichen Krankheitslast für beide Formen vergesellschaftet ist. Ein Teil der Patienten mit nichtröntgenologischer axialer Spondyloarthritis entwickelt im Verlauf strukturelle Veränderungen in den Sakroiliakalgelenken, was einem Übergang zur röntgenologischen axialen Spondyloarthritis entspricht. In diesem Kapitel schließt die Verwendung des Begriffs axiale Spondyloarthritis die ankylosierende Spondylitis immer mit ein.

Besonders typisch für die axiale Spondyloarthritis sind die entzündliche Beteiligung des Achsenskeletts mit Sakroiliitis und Spondylitis sowie die Knochenneubildung mit Syndesmophyten und Ankylosen als Folge der Entzündung.

MERKE

Axiale Spondyloarthritis ist der bevorzugte Begriff für die Bezeichnung einer entzündlichen immunvermittelten Erkrankung mit Beteiligung des Achsenskeletts, bekannt auch als ankylosierende Spondylitis oder Morbus Bechterew.

Die **ersten Symptome** der axialen Spondyloarthritis beginnen oft im späten Adoleszenz- bzw. im frühen Erwachsenenalter. Das mittlere Erkrankungsalter beträgt 26 J.; Beginn nach dem 45. Lj. ist selten. Die Diagnose der axialen Spondyloarthritis wird häufig erst Jahre nach dem Auftreten der ersten Symptome gestellt, so beträgt die mittlere Diagnoseverzögerung in Deutschland aktuell rund 6 J. (Redeker et al. 2019). Dabei geht die Frühdiagnose mit einem besseren Ansprechen auf antientzündliche Therapie einher.

ALS FAUSTREGEL GILT

Entzündliche Rückenschmerzen, die > 3 Mon. andauern und vor dem 45. Lj. beginnen, sollten immer zu einer baldigen Abklärung hinsichtlich des Vorliegens einer axialen Spondyloarthritis führen.

Die Mehrzahl der Patienten beklagt den typischen entzündlichen Rückenschmerz, charakterisiert durch

- morgendliche Schmerzen und Steifigkeit im Rücken > 30 Min.,
- Schmerzen in der 2. Nachthälfte und in den frühen Morgenstunden, häufig mit Durchschlafstörungen,
- Linderung der Symptome (meist Rückenschmerzen) durch Bewegung, keine wesentliche Besserung durch Ruhe,
- alternierenden Gesäßschmerz.

Typisch ist zudem eine deutliche Besserung durch nichtsteroidale Antirheumatika innerhalb von 24 h.

Cave

Entzündliche Rückenschmerzen können auch im Rahmen von nichtentzündlichen Erkrankungen (wie z. B. degenerative Bandscheiben- und Wirbelsäulenveränderungen) auftreten und deuten somit nicht immer auf eine entzündliche Ursache der Schmerzen hin.

Entzündliche Rückenschmerzen sind ein sensitives, aber nicht besonders spezifisches Merkmal der axialen Spondyloarthritis, denn sie können auch im Rahmen nichtentzündlicher rheumatischer Erkrankungen auftreten.

Periphere Gelenke können im Rahmen der axialen Spondyloarthritis ebenfalls betroffen werden. Eine periphere Arthritis wird bei 20–50 % der Patienten mit axialer Spondyloarthritis während des Krankheitsverlaufs beobachtet. Typisch ist dabei eine Mon- oder Oligoarthritis unter Betonung der unteren Extremität, eine Polyarthritis ist weniger häufig. Bei den Spondyloarthritiden werden an vielen Enthesen, z. B. am Achillessehnenansatz, der Plantarfaszie und dem Pes anserinus, entzündliche sowie auch hyperostische und resorptive Veränderungen als Folge des chronischen Entzündungsprozesses (Enthesitis) gefunden. Das Ausmaß der Enthesitis und der damit meist verbundenen Schmerzen ist unterschiedlich ausgeprägt, zum Teil kommt es aber zu erheblichen Funktionseinschränkungen. Des Weiteren zählt Daktylitis – Entzündung des ganzen Fingers oder Zehs mit einem Strahlenbefall der Gelenke und Entzündungen der Sehnen und Sehnenscheiden – zu den peripheren Manifestationen einer Spondyloarthritis.

Bei den Spondyloarthritiden kann es neben den Symptomen im Bewegungsapparat zu **extramuskuloskeletalen Manifestationen** wie z. B. anteriore Uveitis, Colitis oder Psoriasis kommen. Dazu kommen verschiedenen Komorbiditäten wie z. B. kardiovaskuläre Erkrankungen oder Osteoporose.

Die **familiäre Häufung** der Spondyloarthritiden ist zum Teil durch die starke Assoziation mit dem Oberflächenmarker HLA-B27 zu erklären, andere erst kürzlich entdeckte assoziierte Gene wie ERAP1 und der IL-23R passen insgesamt gut in das Gesamtkonzept der Spondyloarthritiden. Diese sind ebenso wie die inzwischen fast 200 bekannten Subtypen von HLA-B27 (mittels PCR zu differenzieren) diagnostisch bisher aber nicht relevant.

Die **Diagnose** der axialen Spondyloarthritis wird auf der Grundlage der klinischen Manifestationen, der Laborparameter (HLA-B27, erhöhte Entzündungsparameter –C-reaktives Protein, CRP, und Blutsenkungsgeschwindigkeit, BSG) sowie des bildgebenden Nachweises von aktiven entzündlichen (insbesondere des subchondralen Knochenmarködems in der MRT) und/oder typischen strukturellen Veränderungen am Achsenskelett – Sakroiliakalgelenke (Erosionen, Sklerosierung, Gelenkspaltveränderung, Ankylose im Röntgenbild, Erosionen, Sklerose, Fettmetaplasie, die Reparaturprozesse im Knochen darstellen, Sklerose und Ankylose im MRT) und Wirbelsäule (Syndesmophyten im Röntgenbild, lokale Fettmetaplasie, Syndemophyten, Ankylose in der MRT, ➤ Abb. 2.1, Poddubnyy 2020).

Da Strukturveränderungen in den Sakroiliakalgelenken auch mittels MRT und zum Teil besser dargestellt werden können als mit der einfachen Röntgentechnik, gibt es eine zunehmende Tendenz sich primär auf die **MRT** zu verlassen, was allerdings Expertise und Erfahrung auf diesem Gebiet voraussetzt, denn MRT-Veränderungen (wie z. B. Knochenmarködem) gibt es auch in der normalen Bevölkerung (Baraliakos et al. 2020). Mit der **Computertomographie** (CT) können Erosionen und Knochenneubildung besonders sensitiv und spezifischer als im konventionellen Röntgenbild nachgewiesen werden. Wegen der damit verbundenen Strahlenexposition wird diese Technik aber nur in besonderen Fällen, wenn z. B. Röntgen- und MRT-Bilder nicht konklusiv sind, angewandt.

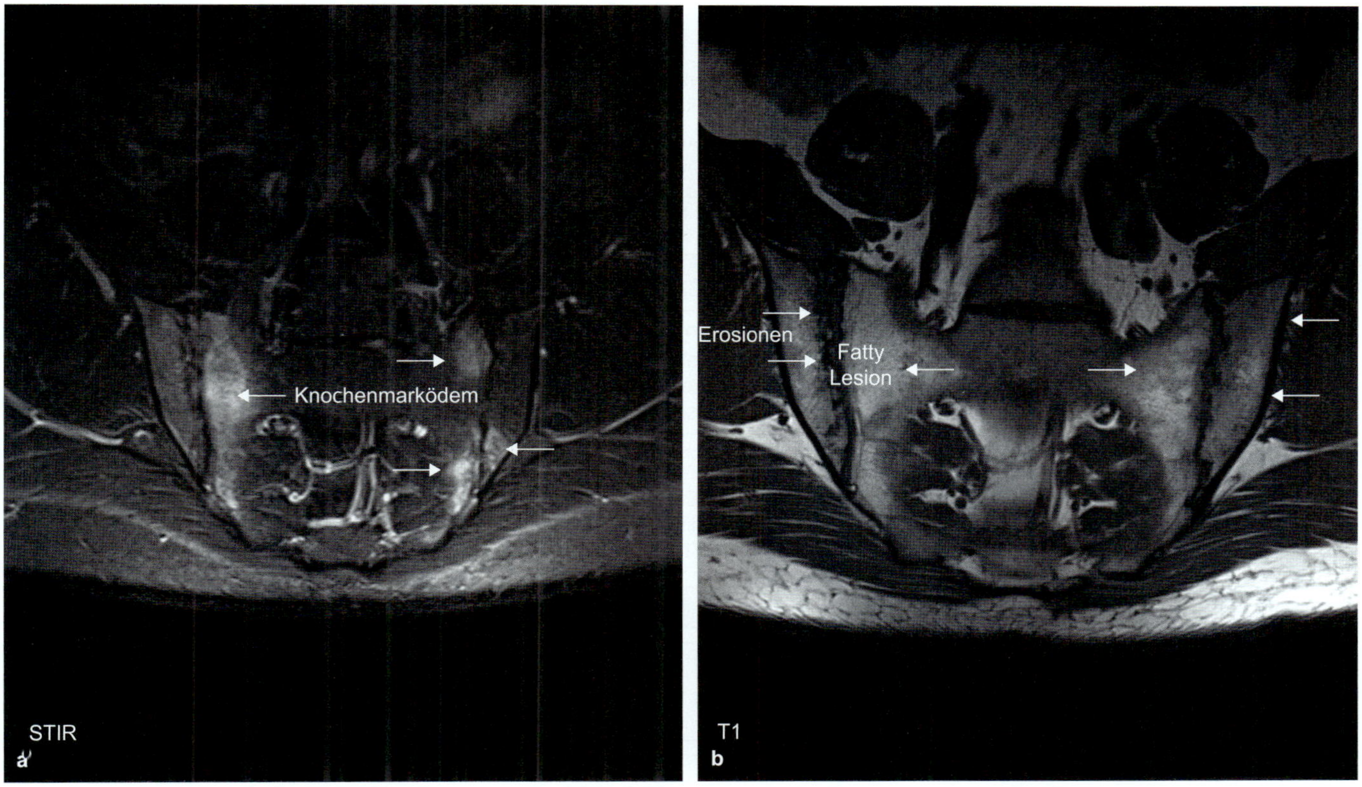

Abb. 2.1 MRT der Sakroiliaka gelenke (STIR- und T1-gewichtete Sequenzen) eines 42-jährigen Patienten mit axialer Spondyloarthritis. Sowohl aktive entzündliche (subchondrales Knochenmarködem) als auch strukturelle (Erosion, Fat Lesions) Veränderungen werden abgebildet. [M1095]

Es ist wichtig anzumerken, dass die alleinige Anwendung von Klassifikationskriterien (wie z. B. die bereits erwähnten ASAS Klassifikationskriterien) für die primäre Diagnosestellung grundsätzlich nicht geeignet ist.

2.2 Therapie

2.2.1 Therapieziele und Leitlinien

Da sich die Therapie der verschiedenen Spondyloarthritiden oft nicht substanziell unterscheidet, erweist sich das Gesamtkonzept auch hier als sinnvoll. Die Therapiemodalitäten orientieren sich grundsätzlich weniger an der Diagnose als vielmehr an den im Vordergrund stehenden **klinischen Manifestationen** der Patienten (axial o. peripher; wenn peripher: Enthesitis o. Arthritis) sowie dem Vorliegen von extramuskuloskelettalen Manifestationen: chronisch-entzündliche Darmerkrankung, Uveitis, Psoriasis.

Das **Behandlungsziel** bei der axialen Spondyloarthritis und anderen Spondyloarthritiden besteht neben der grundsätzlich wichtigen Patienteninformation und -schulung v. a. in der Reduktion von Schmerz und Entzündung, ggf. auch um die physikalische Therapie zu ermöglichen und zu optimieren, damit Funktionen erhalten und Behinderung vermieden werden kann. Die richtige Auswahl und Kombination der verschiedenen Therapieoptionen ermöglicht unter Beteiligung anderer medizinischer Fachrichtungen und Hilfsberufe in den meisten Fällen das Erreichen dieses Zieles.

Zur optimalen Therapie der axialen Spondyloarthritis ist i. d. R. die **Erstellung eines Therapiekonzepts** erforderlich, das den individuellen Gegebenheiten – Symptome, Alter, Geschlecht, Komorbiditäten – der Patienten Rechnung trägt. In das Gesamtkonzept der Behandlung sollten neben einer krankheitsadaptierten medikamentösen Therapie, wenn erforderlich, physikalische Therapiemaßnahmen, ggf. eine gezielte Lokaltherapie (z. B. Injektionen) sowie u. U. konservativ-orthopädische Maßnahmen und bei Bedarf operative Interventionen integriert werden. Nicht nur wegen des chronischen Verlaufs der Erkrankung sind auch psychosoziale Aspekte zu berücksichtigen. Zu regelmäßigen Übungen und körperlicher Aktivität sollte ermutigt, vom Rauchen abgeraten und auf Komorbiditäten geachtet werden.

Die aktuell geltende Leitlinie der Deutsche Gesellschaft für Rheumatologie (DGRh) für die Behandlung der axialen Spondyloarthritis wurde 2019 veröffentlicht (Kiltz et al. 2019) und orientiert sich im Wesentlichen an geltenden internationalen Leitlinien (van der Heijde et al. 2017). Als Behandlungsziel bei der axSpA wird im Einklang mit den Treat-to-Target-mpfehlungen (Smolen et al., 2018) eine Remission definiert. Unter Remission wird das Nichtvorhandensein von klinischen und laborchemischen Zeichen (C-reaktives Protein, CRP) der Entzündungsaktivität verstanden. Für die Messung der Krankheitsaktivität im klinischen Alltag wird der Ankylosing Spondylitis Disease Activity Score (ASDAS) empfohlen, alternativ kann auch die Kombination aus Bath Ankylosing Spondylitis Disease Activity Index (BASDAI) und CRP verwendet werden.

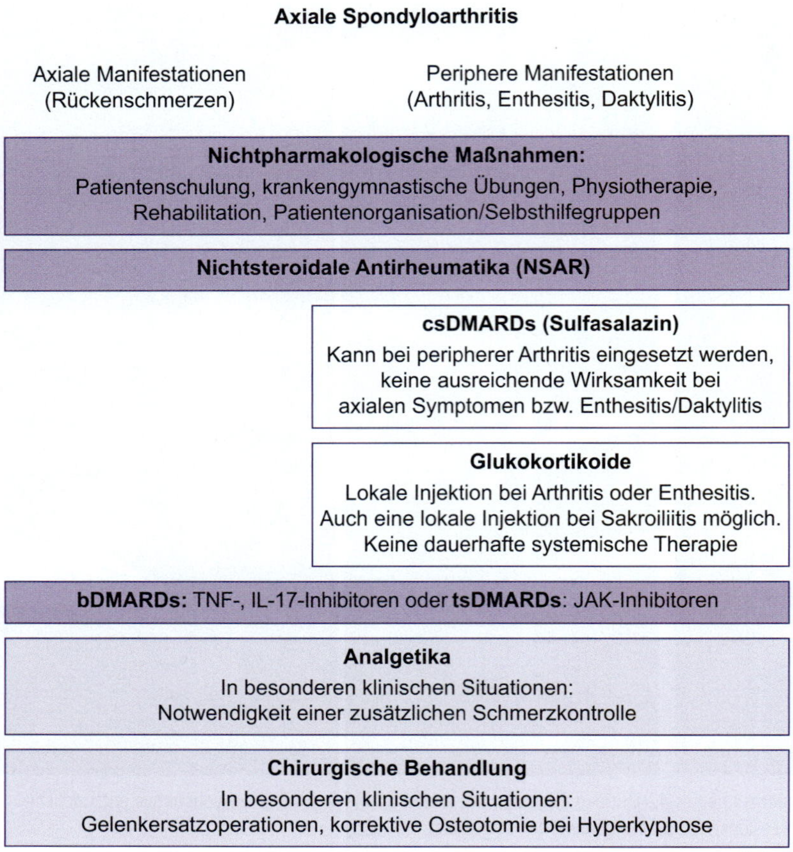

Abb. 2.2 Aktuelle Behandlungsoptionen und deren Reihenfolge bei der axialen Spondyloarthritis [M1095/L231] bDMARDs = Biologic Disease-modifying Antirheumatic Drugs, csDMARDs = Conventional Synthetic Disease-modifying Antirheumatic Drugs, tsDMARDs = Targeted Synthetic Disease-modifying Antirheumatic Drugs, IL-17 = Interleukin-17, JAK = Januskinase, TNF = Tumornekrosefaktor

Die zur Verfügung stehenden Therapieoptionen sind in ➤ Abb. 2.2 zusammengefasst und werden im Weiteren näher erläutert.

MERKE

Das **wesentliche Ziel** in der Behandlung der axialen Spondyloarthritis ist die **Remission,** die als Fehlen von klinischen und laborchemischen Zeichen von Entzündungsaktivität definiert wird.

2.2.2 Nichtpharmakologische Therapien

Die axiale Spondyloarthritis tritt in einem Zeitabschnitt in das Leben der Betroffenen, in dem gesunde Erwachsene die höchste Leistungsfähigkeit aufweisen und in dem die berufliche und familiäre Weichenstellung erfolgt. Neben direkten krankheitsbezogenen Auswirkungen wie Schmerzen und Funktionseinschränkungen im Bewegungsapparat kommen auf die Patienten erhebliche Anforderungen in psychischer und sozialer Hinsicht zu. Zu Beginn der Erkrankung stehen oftmals Diagnoseunsicherheit, die Unkenntnis im Hinblick auf die Erkrankung selbst, das Gefühl, nicht ernst genommen zu werden und die Zukunftsangst an erster Stelle. Später treten Funktionseinschränkung, Leistungsminderung und evtl. soziale Isolation in den Vordergrund.

Der **Erfolg der therapeutischen Maßnahmen** hängt entscheidend von der Mitarbeit der Patienten ab. Ein aktiver Bewältigungsstil z. B. mit konsequent durchgeführten krankengymnastischen Übungen sowie weiteren Eigenaktivitäten führt zu einer Verbesserung des physischen und psychischen Wohlbefindens.

Ein Instrument zur günstigen Beeinflussung des Selbstmanagements der Erkrankung und zur Förderung der Eigenverantwortlichkeit ist die **Patientenschulung.** Übergeordnete Ziele der Schulung von Patienten mit einer axialen Spondyloarthritis sind

- Basiswissen zu den wesentlichen krankheits- und behandlungsrelevanten Themen zu vermitteln,
- Selbsthilfeaktivitäten und praktische Problemlösungskompetenz im Alltag zu verbessern sowie
- Hilfestellung bei der Krankheitsbewältigung zu geben.

Schulungsprogramme intervenieren auf der kognitiven, psychomotorischen und emotionalen Ebene, sind nach erwachsenenpädagogischen Gesichtspunkten aufgebaut und zeichnen sich durch eine patientenorientierte und themenzentrierte Vorgehensweise aus.

Die Inhalte werden anschaulich durch den Einsatz verschiedener Medien und Methoden in einer verständlichen Sprache nahegebracht. Neben der Wissensvermittlung kommt dem Kennenlernen und Üben von Selbsthilfetechniken, der Reflexion von Einstellungen und subjektiven Krankheitstheorien, der Wahrnehmung und Bewertung von Krankheitssymptomen eine entscheidende Rolle zu.

Die **physikalische Therapie** und die funktionsorientierte intensive **Krankengymnastik** und **Bewegungstherapie** sind fester Bestandteil in der Rehabilitation zur Bekämpfung von Schmerz und Funktionseinschränkung. Diese Therapieformen werden den Patienten während des gesamten Krankheitsverlaufs begleiten. In der ergotherapeutischen Behandlung wird im Wesentlichen auf wirbelsäulengerechte Verhaltensweisen im Alltag eingegangen. Dabei kann die Gestaltung des Arbeitsplatzes, die Sitzeinstellung und Spiegelversorgung im Auto z. B. bei Funktionseinschränkungen der Halswirbelsäule, aber auch Freizeitaktivitäten und Versorgung mit Hilfsmitteln thematischer Schwerpunkt sein.

Eine frühzeitige **sozialmedizinische Betreuung** ist für die Stellung der Patienten im Berufs- und Privatleben von großer Bedeutung. Sie beinhaltet eine sorgfältige Kontrolle des Krankheitsverlaufs und der jeweils vorhandenen Leistungsfähigkeit. Die Einschränkung des Leistungsvermögens kann entsprechende Veränderungen am Arbeitsplatz notwendig werden lassen. Entsprechend sind z. B. Arbeitsflächen an die Körpergröße anzupassen, um ein Arbeiten in vornübergeneigter Haltung und damit verstärkter BWS-Kyphose zu vermeiden. Die sozialmedizinische Beurteilung ist von der bestehenden Funktionseinschränkung und der Ausprägung des Krankheitsbildes abhängig. Günstig sind Tätigkeiten mit abwechslungsreicher, körperlicher Bewegung. Als ungünstig sind schwere Hebearbeiten, Arbeiten in nasskalter Umgebung und Tätigkeiten mit ständig vornübergebeugter Haltung zu beurteilen.

Die **medizinische Rehabilitation** hat die Behandlung der durch die Erkrankung entstandenen Aktivitäts- und Partizipationsstörungen zum Schwerpunkt. Sie kümmert sich damit um die Dimensionen des Handelns einer Person und deren Teilhabe an Lebensbereichen. Ihr Ziel ist es, die Betroffenen in die Lage zu versetzen, mit ihrer Erkrankung adäquat umzugehen und trotz der bestehenden Behinderung soziale Rollen wie z. B. Berufstätigkeit in der Gesellschaft so weit wie möglich auszuüben. Die Rehabilitation wird in einem interdisziplinären Team durchgeführt und individuell auf die Problematik des einzelnen Patienten abgestimmt.

Einen wichtigen Beitrag in der Rehabilitation leistet die **Selbsthilfeorganisation** (Deutsche Vereinigung Morbus Bechterew e. V.). Sie spielt für den Patienten nicht nur eine Rolle bei der Aufklärung, Gesundheitsbildung, Rechtsberatung und Therapiedurchführung im ambulanten Bereich, sondern ist auch wertvoll für die Erhaltung seiner psychischen Gesundheit.

2.2.3 Pharmakologische Therapien

Pharmakologische Therapie der Wahl bei axialer Beteiligung sind **nichtsteroidale Antirheumatika (NSAR)**. Verschiedene NSAR wie Diclofenac, Indometacin, Acemethacin, Naproxen, Piroxicam, Meloxicam, Celecoxib und Etoricoxib haben sich als wirksam erwiesen. In Ausnahmefällen wird noch Phenylbutazon eingesetzt.

Ziel der NSAR-Therapie ist die **Schmerzfreiheit** des Patienten. Die Gabe des NSAR und das pharmakokinetische Profil des NSAR sollte an die tageszeitliche Rhythmik der Schmerzsymptomatik angepasst werden. Dazu stehen NSAR mit unterschiedlicher Halbwertszeit und verschiedenen galenischen Darreichungsformen zur Verfügung.

Wenn der Wirbelsäulenschmerz in der 2. Nachthälfte und am Morgen dominiert, ist die Gabe eines NSAR in retardierter Form, z. B. Diclofenac 100 mg ret. oder eines NSAR mit einer langen Halbwertzeit, z. B. Etoricoxib 90 mg, vor dem Zubettgehen angezeigt.

ALS FAUSTREGEL GILT

NSAR sollten symptomorientiert – bei fehlenden Kontraindikation – als Erstlinientherapie bei Patienten mit axialer Spondyloarthritis eingesetzt werden.

Auch bei lang anhaltenden oder Dauerschmerzen kommen NSAR mit langer Halbwertszeit, wie z. B. Diclofenac 1–2 × 75 SL/d oder Meloxicam 1 × 15 mg/d, Naproxen 2 × 500 mg/d oder Celecoxib 1–2 × 100–200 mg/d, in Betracht. Das gastrointestinale, kardiovaskuläre und renale Risikopotenzial der Patienten ist hierbei grundsätzlich zu beachten.

Falls es unter der NSAR-Therapie innerhalb von 1–2 Wo. nicht zu einer ausreichenden Reduktion der Schmerzsymptomatik kommt, ist ein Wechsel auf ein anderes NSAR-Präparat erforderlich. Grundsätzlich ist in aktiven Krankheitsphasen die kontinuierliche Gabe von NSAR gegenüber einer Bei-Bedarf-Strategie vorzuziehen.

Cave

Nicht alle Rückenschmerzen, die bei Patienten mit axSpA auftreten, sind durch die Erkrankung selbst bedingt. Auch axSpA-Patienten können Degenerationen oder gar eine osteoporotische Fraktur in der Wirbelsäule haben. Nicht wenige haben eine Fibromyalgie und/oder Depressionen.

Wenn der Wechsel der NSAR zu keiner Änderung der Beschwerden führt, sollten andere Behandlungskonzepte in Betracht gezogen werden. Die weitere therapeutische Strategie ist abhängig von der Krankheitslast des Patienten, der Entzündungsaktivität und dem objektiven Nachweis des Ausmaßes der Wirbelsäulenentzündung.

Bei isolierter Sakroiliitis hat sich die **intraartikuläre Injektion von Glukokortikoiden** bewährt, dies sollte ggf. CT-gesteuert erfolgen, da dies im Vergleich mit ungesteuerten Maßnahmen länger wirksam zu sein scheint (mehrere Monate).

Konventionelle Basistherapeutika (**csDMARDs** = Conventional Synthetic Disease-modifying Antirheumatic Drugs) wie Sulfasalazin und Methotrexat sind bei alleinigem Achsenskelettbefall i. d. R. nicht indiziert, da meist unwirksam.

Cave

csDMARDs haben keine nachgewiesene Wirksamkeit bei axialer Spondyloarthritis und sollten deshalb bei im Vordergrund stehender Manifestation im Achsenskelett nicht eingesetzt werden.

Bei fehlender Besserung trotz Gabe von NSAR und persistierender Krankheits- und Entzündungsaktivität sind nach den ASAS-EULAR-Empfehlungen für das Management der axialen Spondyloarthritis **Biologika (bDMARDs** = Biologic Disease-modifying Antirheumatic Drugs) oder Januskinase (JAK)-Inhibitoren (**tsDMARDs** = Targeted Synthetic Disease-modifying Antirheumatic Drugs) indiziert. Für die Behandlung der axialen Spondyloarthritis stehen 5 gegen den Tumornekrosefaktor (TNF) α gerichtete (TNF-Blocker) und zwei gegen IL-17A gerichtete Biologika (IL-17-Antagonisten) und bisher ein gegen JAK (JAK-1) gerichtetes Medikament zur Verfügung.

MERKE

TNF-, IL-17- und JAK-Inhibitoren stellen eine **Zweitlinientherapie** für Patienten mit axialer Spondyloarthritis dar, die nicht ausreichend auf NSAR ansprechen oder NSAR nicht vertragen.

Da es auch bei Patienten mit axialen Spondyloarthritiden nichtentzündliche Ursachen von Rückenschmerzen gibt, und falls durch die antiinflammatorische Therapie keine ausreichende Kontrolle der Schmerzsymptomatik zu erreichen ist, besteht zum Teil die Notwendigkeit einer zusätzlichen Schmerztherapie mit **Analgetika,** z. B. mit Paracetamol, Codein oder Opioiden, um Schmerz, Schlaf und Beweglichkeit zu verbessern.

Der **Verlauf** der axialen Spondyloarthritis kann durch effektive antientzündliche Therapie (bisher insbesondere für Biologika gezeigt) in Richtung einer zunehmenden Ankylose der Wirbelsäule medikamentös verlangsamt und partiell inhibiert werden, dafür ist allerdings eine konsequente Therapie über mehrere Jahre erforderlich. Günstige Daten liegen hier auch für eine Dauertherapie mit Celecoxib vor, während die NSAR-bei-Bedarf-Therapie schlechter abschnitt. Daraus haben sich aber bisher noch keine gezielten Empfehlungen wie etwa für eine Dauermedikation ergeben.

Allerdings führt die TNF-Blockade durch monoklonale Antikörper – Infliximab, Adalimumab, Golimumab, Certolizumab – oder durch das Fusionsprotein Eternacept bzw. durch die IL-17-Antagonisten Secukinumab und Ixekizumab sowie den JAK-Inhibitor Upadacitinib neben der erheblichen Besserung der klinischen Symptomatik zu einer deutlichen Abnahme der Entzündung und des Knochenmarködems in der MRT.

Die **Dauer der Therapie** richtet sich nach Erfolg und Verträglichkeit. Ein Absetzen führt meist zu Rezidiven. Eine erneute Behandlung scheint aber danach möglich und sicher zu sein, wobei die entsprechende Datenlage begrenzt ist. Eine schrittweise Dosisreduktion bzw. Intervallverlängerung bei Patienten in einer lang anhaltenden (mind. 6 Mon.) Remission stellt meist eine gute Alternative zu einem abrupten Absetzen dar. Eine vorausgehende Therapie mit oder die Addition von konventionellen lang wirksamen Basistherapeutika wie Sulfasalazin und Methotrexat ist nicht erforderlich.

Die **Indikation** der unterschiedlichen medikamentösen Therapieformen bei peripherer Gelenkbeteiligung ist bedingt vom Ausmaß der Gelenkbeteiligung und der Dauer der Symptome abhängig. NSAR können in der Therapie der Arthritis für eine Zeit ausreichend effektiv sein. Akute Schübe mit Manifestation an wenigen Gelenken werden mit intraartikulären Glukokortikoiden behandelt, bei Befall mehrerer Gelenke werden kurzzeitig (wenige Wochen) auch systemische Glukokortikoide, die auch einen Effekt auf axiale Symptome haben können, eingesetzt. Eine Dauertherapie mit Glukokortikoiden ist bei Spondyloarthritiden nicht indiziert.

MERKE

Systemische Glukokortikoide sollten bei axialer Spondyloarthritis allenfalls als eine kurzzeitige überbrückende Therapie bei hoher Krankheitsaktivität eingesetzt werden; eine Dauertherapie mit dieser Medikamentengruppe sollte nicht erfolgen.

Bei persistierenden Symptomen einer Arthritis mit einer Dauer von mehreren Wochen und grundsätzlich bei rezidivierenden und/oder erosiven Verläufen der Arthritis ist ein Behandlungsversuch mit csDMARDs wie Sulfasalazin möglich. Die Dosierung von Sulfasalazin ist 2–3 × 1 g/d. Die Datenlage für Methotrexat ist grundsätzlich weniger klar (fehlende Studien), es wird aber in einer Dosis von 10–25 mg/Wo. in Analogie zur rheumatoiden Arthritis verwendet. Zu anderen Basistherapeutika gibt es keine aussagekräftigen Untersuchungen.

Die Therapie der Enthesitis umfasst die Medikation mit NSAR, physikalische Therapie und den Einsatz von Orthesen zur Entlastung. Falls durch diese Maßnahmen keine ausreichende Besserung erzielt wird, sind lokale Glukokortikoidinjektionen, am besten mit nichtkristallinen Substanzen indiziert. csDMARDs sind i. d. R. bei einer Enthesitis unwirksam.

Es gibt klare Hinweise, dass auch bei peripheren Manifestationen TNF-, IL-17- und JAK-Inhibitoren wirksam sind, sodass – analog zu rein axialen Verläufen – ein Therapieversuch bei Versagen anderer Modalitäten gerechtfertigt ist.

Das Vorliegen von extramuskuloskelettalen Manifestation kann durchaus die Wahl der Therapie der axialen Spondyloarthritis beeinflussen:

- **Chronisch-entzündliche Darmerkrankung** (Morbus Crohn, Colitis ulcerosa)**:** NSAR sind i. d. R., insbesondere bei aktiver Darmerkrankung, kontraindiziert. Bei einer Remission der Darmerkrankung können NSAR – bevorzugt selektive Cyclooxygenase-2-Inhibitoren wie Celecoxib und Etoricoxib – durchaus eingesetzt werden. TNF-Inhibitoren (monoklonale Antikörper) sind Medikamente der Wahl als Zweitlinientherapie. JAK-Inhibitoren sind ebenfalls möglich. IL-17-Blocker und Etanercept sollten bei dieser Patientengruppe nicht eingesetzt werden.
- **Psoriasis:** Der größte Effekt auf die Psoriasis ist von IL-17-Inhibitoren zu erwarten, aber auch TNF- und JAK-Inhibitoren sind wirksam.
- **Uveitis:** Monoklonale Antikörper gegen TNF sind Mittel der Wahl.

2.2.4 Chirurgische Therapie

Bei der axialen Spondyloarthritis – meist im fortgeschrittenen Stadium – können spezielle operative Maßnahmen an der Wirbelsäule erforderlich werden:

- Aufrichtungsoperationen bei schwerer Kyphose
- Stabilisierende Operationen bei Instabilitäten

Korrigierende Aufrichtungsoperationen sind angezeigt, wenn eine zunehmende Kyphose der ganzen Wirbelsäule oder einzelner Abschnitte Orientierung und Blickkontakt erschweren, wenn Lesen, Sprechen und Nahrungsaufnahme dadurch erschwert oder unmöglich werden und wenn chronische Muskelschmerzen sowie psychische Alterationen auftreten.

Stabilisierende Operationen sind indiziert, wenn entzündliche Zerstörungen der Kopfgelenke zur Instabilität mit Schmerzen, neurologischen Ausfällen oder vital bedrohlicher Kompression des Halsmarkes führen.

Als **Sonderfall** ist die Indikation zur Stabilisierung an der Halswirbelsäule nach Frakturen zu nennen.

Bestehen gleichzeitig therapieresistente Beugekontrakturen der Hüftgelenke, so ist i. d. R. die Implantation von Kunstgelenken notwendig, wobei die ausgeprägte Neigung zur Bildung heterotoper Ossifikationen zu beachten ist. Auch am Knie kann aus gleichen Gründen der Ersatz mit einem Kunstgelenk notwendig sein. Der Gelenkersatz sollte immer vor einer geplanten Wirbelsäulenkorrektur erfolgen.

Ein schwerer, destruktiver Verlauf einer Arthritis (z. B. an den Hüftgelenken) kann ebenfalls zur Notwendigkeit eines Gelenkersatzes führen.

Essentials für die Hausarztpraxis

- Eine **frühzeitige Diagnose** ist für die erfolgreiche Behandlung der axSpA besonders wichtig. **Länger anhaltende** und insbesondere **entzündliche Rückenschmerzen** bei jungen Menschen sollten immer den V. a. axiale Spondyloarthritis auslösen und eine Vorstellung beim Rheumatologen bewirken.
- Die **Behandlung der axSpA** besteht grundsätzlich aus nichtpharmakologischen und pharmakologischen Maßnahmen.
- Die regelmäßige Durchführung von **krankengymnastischen Übungen** und **körperliche Aktivität** sind die wichtigsten nichtpharmakologischen Maßnahmen.
- **NSAR** werden bei symptomatischen Patienten mit axSpA zur Symptom- und Entzündungskontrolle eingesetzt.
- Bei einem nicht ausreichendem Ansprechen auf NSAR bzw. beim Vorliegen von Kontraindikationen kommen TNF-, IL-17- und Januskinase (JAK)-Inhibitoren als **weitere Therapieoptionen** infrage.
- Die Rolle von **Sulfasalazin, Methotrexat** und **systemischen Glukokortikoiden** in der Behandlung der axSpA ist sehr begrenzt.
- **Analgetika** ohne antientzündliche Wirkung und insbesondere **Opioide** können in Ausnahmefällen eingesetzt werden.
- **Aufrichtungs- und Stabilisierungsoperationen** und **Gelenkersatz** sind bei Patienten mit ausgeprägten strukturellen Veränderungen der Wirbelsäule und/oder Gelenke indiziert.

LITERATUR

Baraliakos X, Richter A, Feldmann D et al.: Frequency of MRI changes suggestive of axial spondyloarthritis in the axial skeleton in a large population-based cohort of individuals aged < 45 years. Ann Rheum Dis 79 (2020) 186–192

Kiltz U, Braun J, Becker A et al.: [Long version on the S3 guidelines for axial spondyloarthritis including Bechterew's disease and early forms, Update 2019 : Evidence-based guidelines of the German Society for Rheumatology (DGRh) and participating medical scientific specialist societies and other organizations]. Z Rheumatol 78 (2019) 3–64

Poddubnyy D: Classification vs diagnostic criteria: the challenge of diagnosing axial spondyloarthritis. Rheumatology (Oxford) (2020)

Redeker I, Callhoff J, Hoffmann F et al.: Determinants of diagnostic delay in axial spondyloarthritis: an analysis based on linked claims and patient-reported survey data. Rheumatology (Oxford) 58 (2019) 1634–1638

Rudwaleit M, van der Heijde D, Landewe R et al.: The development of Assessment of SpondyloArthritis international Society classification criteria for axial spondyloarthritis (part II): validation and final selection. Ann Rheum Dis 68 (2009) 777–783

Sieper J, Poddubnyy D: Axial spondyloarthritis. Lancet *390* (2017) 73–84

Smolen JS, Schols M, Braun J et al.: Treating axial spondyloarthritis and peripheral spondyloarthritis, especially psoriatic arthritis, to target: 2017 update of recommendations by an international task force. Ann Rheum Dis 77 (2018) 3–17

van der Heijde D, Ramiro S, Landewe R et al.: 2016 update of the ASAS-EULAR management recommendations for axial spondyloarthritis. Ann Rheum Dis 76 (2017) 978–991

KAPITEL

3

Axel J. Hueber

Psoriasis-Arthritis

Dieses Kapitel beinhaltet einige Teile der früheren Version von Prof. J. R. Kalden.

„Du bist nicht mehr dort, wo du warst. Aber du bist überall, wo wir sind."
(Victor Hugo)

Kernaussagen

- Die Psoriasis-Arthritis (PsA) ist eine **chronische immunvermittelte entzündliche muskuloskelettale Erkrankung.**
- Eine **klassische Aufteilung der Therapien** besteht in den Substanzklassen wie Glukokortikoide, Basistherapeutika (sog. Disease Modifying Antirheumatic Drugs, DMARD), biologische DMARDs (bDMARD) und synthetisch zielgerichtete (Targeted Synthetic) DMARD (tsDMARD).
- Eine **milde Verlaufsform** der PsA kann durch NSAID kontrolliert werden, einschließlich von COX-2-Inhibitoren.
- Bei **schlechten prognostischen Faktoren** wie hohe Entzündungszeichen oder polyartikulärem Befall sollte die Therapie frühzeitig eskaliert werden.

3.1 Vorbemerkung

Die Psoriasis-Arthritis (PsA) ist eine chronische immunvermittelte entzündliche muskuloskelettale Erkrankung. Die Manifestationen der PsA sind mannigfaltig und Symptome betreffen typischerweise die Haut und muskuloskelettale Bereiche; dies beinhaltet die Psoriasis und Nagelpsoriasis, periphere Arthritis, Enthesitis, Daktylitis und Spondylitis. Ebenso treten gehäuft Komorbiditäten auf: Arteriosklerose und kardiovaskuläre Beteiligung, metabolisches Syndrom, Adipositas, Depression und entzündliche Assoziationen mit chronisch-entzündlichen Darmerkrankungen und Uveitis. Unter Patienten mit Psoriasis tritt bei ca. 6–41 % eine Psoriasis-Arthritis auf (aufgrund von unterschiedlichen Methoden variiert diese Zahl; Ogdie, Weiss 2015). Als Klassifikationskriterien haben sich die sog. CASPAR-Kriterien (**Clas**sification Criteria for the Diagnosis of **P**soriatic **Ar**thritis, ➤ Tab. 3.1) etabliert, hier gewichtet die Psoriasis wesentlich für die Einteilung.

Das Ziel der Behandlung von Patienten mit PsA ist die klinische Remission bzw. inaktive Erkrankung. Im Gegensatz zur Erkrankung Psoriasis, bei der sog. Drug Holidays, d. h. das Pausieren der Medikation, durchgeführt werden können, kann bei der PsA ein Fortschreiten der Destruktion der Gelenke auftreten, zudem auch – vermittelt durch die entzündliche Komponente – ein mögliches Fortschreiten der Komorbiditäten.

Cave

Ziel der Behandlung ist es, eine minimale oder sehr niedrige Krankheitsaktivität zu erreichen.

Tab. 3.1 CASPAR-Kriterien[1]: Die Klassifikationskriterien sind erfüllt bei Vorliegen einer entzündlichen Erkrankung der Gelenke, der Wirbelsäule und/oder der Sehnen/Sehnenansätze. Zusätzlich müssen mind. 3 Punkte der folgenden Kriterien vorliegen.

Psoriasis der Haut • Bestehende Psoriasis • Anamnestisch bekannte Psoriasis • Psoriasis in der Familie (bei einem o. mehr Verwandten 1. o. 2. Grades)	 2 Punkte o. 1 Punkt o. 1 Punkt
Psoriatische Nagelveränderungen	1 Punkt
Rheumafaktor im Blut negativ	1 Punkt
Daktylitis („Wurstfinger", Finger o. Zehe) • Bestehende Daktylitis • Daktylitis in der Vergangenheit (von einem Rheumatologen diagnostiziert)	1 Punkt
Nachweis von typischen gelenknahen osteoproliferativen Veränderungen (Knochenneubildungen) im Bereich von Händen o. Füßen	1 Punkt

[1] Taylor et al. 2006

Obwohl das Erreichen einer klinischen Remission oft schwierig ist, stellen die minimale Krankheitsaktivität (Minimal Disease Activity, MDA) und sehr niedrige Krankheitsaktivität (Very Low Disease Actitivity, VLDA) Ziele der Behandlung dar (Coates et al. 2019). Eine minimale Krankheitsaktivität liegt vor, wenn mind. 5 von 7 der folgenden Kriterien vorliegen (VLDA: 7 von 7 Kriterien):

- Zahl der geschwollenen Gelenke ≤ 1
- Zahl der druckschmerzhaften Gelenke ≤ 1
- PASI ≤ 1 oder BSA ≤ 3 %
- Zahl der schmerzhaften Enthesen ≤ 1
- Schmerz (VAS) ≤ 15
- Globale Patienteneinschätzung (VAS) ≤ 20
- Health-Assessment-Questionnaire-Disability-Index (HAQ-DI) ≤ 0,5

Zwar werden in Zulassungsstudien als Primärziel immer noch ACR20 (d. h. 20 % Verbesserung in Anzahl der schmerzhaften Gelenke, Anzahl der geschwollenen Gelenke und 20 % Verbesserung von 3 der 5 folgenden Kriterien: Gesamtbeurteilung durch den Arzt, durch den Patienten, Schmerzbeurteilung durch den Patienten, CRP und HAQ) berichtet, so rutscht die MDA immer mehr in den Fokus. Der Vorteil der MDA ist, dass viele Krankheitsdimensionen wie Hautbeteiligung, Gelenkbeteiligung und Sehnenbeteiligung erfasst werden. Immerhin treten Gelenkbeteiligungen in unterschiedlichen Facetten auf, von Monarthritis, Oligoarthritis bis zur polyarthritischem Befall; so gilt es in der Gesamtschau der Befunde über alle Domänen eine remissionsorientierte Therapie zu wählen.

3.2 Pathogenese

Immer bessere Evidenz belegt eine subklinisch-entzündliche Veränderung des muskuloskelettalen Systems bei Psoriasispatienten, welchen auch mechanoinflammatorische Mechanismen zugrunde liegen. Ähnlich dem Köbner-Phänomen der Haut, wo einer unspezifische Reizung (meist mechanisch) einer gesunden Hautstelle eine psoriasiforme Effloreszenz folgt, so vermutet man eine mechanoinflammatorische Reizung an den Gelenken und Sehnen als Beginn der arthritischen Komponente. Bereits bei Psoriasispatienten ohne Arthritis konnten in hochauflösenden CT-Studien sog. Enthesiophyten (knöcherne Anbauten an den Sehnenansätzen) nachgewiesen werden; diese korrelierten mit dem folgenden Auftreten einer klinischen PsA (Simon et al. 2020). Nach enthesialer Inflammation folgt der Übergang auf die Synovia mit fortschreitender Arthritis. Weitere Evidenz liefern Studien von McDonagle und Kollegen, die dezidiert den enthesio-synovialen Komplex und seine Verbindung zum Nagelbett (Nagelbeteiligung der Psoriasis) untersuchten (Tan et al. 2007).

Cave

Eine psoriasiforme Nagelbeteiligung stellt ein Risiko für die Entstehung einer PsA (v. a. mit distaler Interphalangealbeteiligung, DIP) dar.

Auf zellulärer Ebene wurden neue Zytokinsignaturen in Haut, Sehnen und Gelenken entdeckt. Gerade die Dysbalance von Interleukin-17 und Interleukin-23 stellen Schlüsselmoleküle in der Pathogenese der Psoriasis und PsA dar.

3.3 Therapie

Begleitend zur immunmodulatorischen Therapie sind das Erkennen, die Prävention und Behandlung von krankheitsassoziierten Komorbiditäten unabdingbar (Baillet et al. 2016). Hierzu gehören:

- Kardiovaskuläre Erkrankungen in Bezug auf Arteriosklerose
- Tumoren
- Infektionen
- Osteoporose
- Gastrointestinale Erkrankungen (z. B. Magengeschwüre)
- Depressionen

Es gilt, dies interdisziplinär in Zusammenarbeit zwischen Rheumatologie und Hausarzt sowie anderen Disziplinen zu bewerkstelligen.

3.3.1 Medikamentöse Therapie

Eine klassische Aufteilung der Therapien besteht in den Substanzklassen wie Glukokortikoide, Basistherapeutika (sog. Disease Modifying Antirheumatic Drugs, DMARD), biologische DMARDs (bDMARD) und synthetisch zielgerichtete (Targeted Synthetic) DMARD (tsDMARD). Durch die Leitlinien der European League Against Rheumatism (EULAR) und der GRAPPA (Group for Research and Assessment of Psoriasis and Psoriatic Arthritis) werden Therapiealgorithmen der PsA übersichtlich dargestellt (Coates et al. 2021; Gossec et al. 2019).

Während die EULAR-Leitlinien eine Phasen-Aufteilung nach Eskalationsstufen graphisch darstellt, präsentiert die GRAPPA dieses „krankheitsdimensionsbezogen". Somit gibt die Einteilung in einzelne

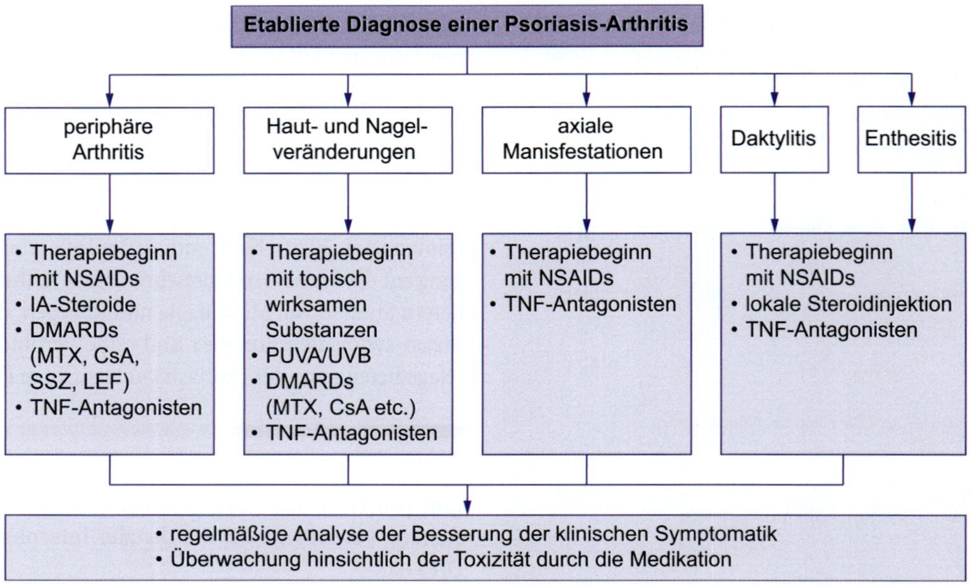

Abb. 3.1 Behandlungsalgorithmus für Patienten mit einer PsA (der Algorithmus wurde von der internationalen Arbeitsgruppe GRAPPA entwickelt). [F723-015, L231]
NSAID = nichtsteroidale Antiphlogistika; DMARD = langwirksame Antirheumatika

Dimensionen eine gute Übersicht der Wirksamkeit in dem jeweiligen Spektrum.

Die neuste Empfehlung wurde 2021 auf dem EULAR-Kongress publiziert (➤ Abb. 3.1).

3.3.2 Nichtsteroidale Antiphlogistika (NSAID) und Kortikosteroide

Eine milde Verlaufsform der PsA kann durch NSAID kontrolliert werden, einschließlich von COX-2-Inhibitoren. Kortikosteroide können zur Behandlung der PsA eingesetzt werden, entweder systemisch oder als intraartikuläre Injektion; jeweils in der niedrigsten notwendigen Dosis und für eine möglichst kurze Periode erreichen.

Sollte sich jedoch nach einer zwei- bis dreimaligen i. a. Injektion keine signifikante Besserung der Symptomatik zeigen, ist von diesem Therapieprinzip Abstand zu nehmen.

3.3.3 Langwirksame Antirheumatika (csDMARD) – im speziellen Methotrexat

Bei DMARD-naiven Patienten sind csDMARD wie MTX, Leflunomid und Sulfasalazin empfohlen (Ciclosporin ist aufgrund fehlender Wirksamkeitsevidenz und Nebenwirkungsprofil nicht empfohlen).

ALS FAUSTREGEL GILT

Bei schlechten prognostischen Faktoren wie hohe Entzündungszeichen oder polyartikulärem Befall sollte die Therapie frühzeitig eskaliert werden.

Trotz Fehlen von randomisierten kontrollierten Studien sind csDMARD aufgrund von Beobachtungsstudien, langjährigem Einsatz und der niedrigen Kosten empfohlen.

Tab. 3.2 csDMARD bei PsA

Wirkstoff	Dosierung
Methotrexat (MTX)	Wöchentlich 7,5–25 mg (p. o. o. s. c.)
Leflunomid	20 mg/d
Sulfasalazin	2 × 2000 mg/d

MTX kann auch zur Behandlung der Haut eingesetzt werden. Hier spielt bei den Dermatologen auch die Fumarsäure eine Rolle als erste Systemtherapie; rheumatologisch ist dieses unbedeutend, da hier kein Effekt auf Gelenk oder Sehnenbeteiligung gezeigt ist.

csDMARD werden nicht bei axialer Beteiligung eingesetzt, hier zeigt sich keine Wirksamkeit. Für die Enthesitis, Daktylitis und Nagelbeteiligung ist MTX vorbehaltlich empfohlen. tsDMARD und bDMARD sind diesbezüglich effektiver.

➤ Tab. 3.2 zeigt die DMARD, die vorwiegend bei Patienten mit einer PsA zur Anwendung kommen.

- Methotrexat (MTX) wird am häufigsten verwandt.
- Zudem kommen Sulfazalazin (kein Effekt auf die Psoriasis) und Leflunomid zur Anwendung.
- Ciclosporin, Gold und weitere DMARD werden nicht mehr eingesetzt.

ALS FAUSTREGEL GILT

MTX als s. c. Gabe hat eine bessere GI-Verträglichkeit und konstante Bioverfügbarkeit (ab Dosierungen über 15 mg p. o. Bioverfügbarkeit um ca. 30 % eingeschränkt; Schiff et al. 2014).

3.3.4 Langwirksame biologische Antirheumatika (bDMARD)

Die nicht optimalen Behandlungsmöglichkeiten mit den vorhandenen krankheitsmodifizierenden, immunsuppressiv wirkenden

Medikamenten machten es notwendig neue Therapieprinzipien zu entwickeln.

TNF-α-Blocker

Adalimumab, Certolizumab, Etanercept, Golimumab und Infliximab sind in den klinischen Resultaten (plazebokontrollierte Studien) vergleichbar in dem Ausmaß der Hemmung gelenkdestruierender Prozesse, ebenso wie in einer deutlichen Verbesserung bis hin zu einer vollen Remission der Psoriasis vulgaris. Sogenannte Head-to-Head-Studien (H2H) mit direktem Vergleich zwischen den TNF-α-Blocker gab es leider nicht. Ebenso therapieren alle TNF-α-Antagonisten eine Daktylitis sowie eine Enthesiopathie mit vergleichbarer Wirksamkeit.

Die Dosierung der für die Therapie der PsA zugelassenen TNF-α-Antagonisten entspricht der Dosierung bei der rheumatoiden Arthritis (➤ Tab. 3.3). So wird Infliximab in einer Dosierung von 5 mg/kg KG i. v. in Abständen von 6–8 Wo. in einer Kombination mit Methotrexat oder anderen DMARD gegeben. Die MTX-Dosis liegt bei 7,5–15 mg. In gleicher Weise haben sich Adalimumab, ein humaner monoklonaler Antikörper in Form einer Monotherapie mit 40 mg s. c. jede 2. Wo., Etanercept in einer Dosierung mit 1 × 50 mg s. c./Wo., Certolizumab 200 mg jede 2. Wo. (initial die ersten 3 Gaben mit 400 mg) sowie Golimumab 50 mg 1 ×/Mon. erfolgreich gezeigt.

Durch die Einführung von Biosimilars ist nun eine Vielzahl von Herstellern auf dem Markt und das Preisniveau mittlerweile deutlich gesenkt. Zulassungsstudien der Biosimilars zeigten eine vergleichbare Effektivität im Vergleich zum Originator.

Tab. 3.3 Biologisch wirksame Medikamente in der Therapie der PsA: TNF-α-Antagonisten

Wirkstoff	Wirkprinzip	Dosierung
TNF-Blocker		
Infliximab	Chimerischer TNF-α-mAK	5 mg/kg i.v. in Abständen von 6–8 Wo., in Kombination mit 15–25 mg MTX/Wo.
Etanercept	p75-Rezeptor-Fusionsprotein	2 × 25 o. 1 × 50 mg/Wo. s.c.
Adalimumab	Humaner TNF-α-mAK	40 mg s.c. jede 2. Wo.
Golimumab	Humaner TNF-α-mAK	50/100 mg/Mon. s.c.
Certolizumab	Humanisiertes Antikörper-Fab-Fragment gegen TNF-α	Je 2 Injektionen zu 200 mg in Wo. 0, 2, 4, gefolgt von 200 mg (1 Injektion) alle 2 Wo.
Interleukin-17-Blocker		
Ixekizumab	Humanisierter IL-17A-mAK	2 Injektionen à 80 mg in Wo. 0, gefolgt von 80 mg (1 Injektion) alle 4 Wo.
Secukinumab	Humaner IL-17A-mAK	150 mg initial 5 ×/Wo., dann alle 4 Wo. Bei Resistenz gegen TNF-α-Inhibition 300-mg-Dosierung möglich
Interleukin-23-Blocker		
Ustekinumab	Humaner IL-12/23p40-mAK	45 mg o. 90 mg (gewichtsabhängig) in Wo. 0, 4, dann alle 12 Wo.
Guselkumab	Humaner IL-23p19-mAK	100 mg in Wo. 0, 4, dann alle 4 o. 8 Wo.
Risankizumab	Humanisierter IL-23p19-mAK	Nicht zugelassen für PsA
Tildrakizumab	Humanisierter IL-23p19-mAK	Nicht zugelassen für PsA
mAK = monoklonaler Antikörper		

Interleukin-17- und -23-Blocker

Im Verlauf der Jahre rückte die IL-17-/IL-23-Zytokinachse zunehmend in den Vordergrund. Studien in der PsA waren von dem Erfolg der TNF-α-Blocker bei rheumatoider Arthritis geprägt, so sind bis heute die Zulassungsstudien bei der PsA mit einem Erfolgsendpunkt verknüpft, der rein das Gelenksystem adressiert (ACR20, ACR50, ACR70; ➤ Kap. 3.1). Haut, Enthesen und weitere Krankheitsdomänen stehen i. d. R. weniger im Vordergrund. Mit dem Psoriasis Area and Severity Index (PASI) wird das Ansprechen der Medikation in Bezug auf die Psoriasis gewertet. Moderne Biologika (IL-17 und IL-23p19) erreichen bei einem nicht unerheblichen Teil der Patienten einen PASI 100, d. h. ein 100-prozentiges (also vollständiges) Abheilen der Psoriasis (➤ Abb. 3.2). Diese Komplettremission wird in den Studien für die Gelenke leider nicht erreicht. Eine MDA mit möglicher residualer Erkrankung erreichen moderne Therapien in ca. 25–30 % (Mease et al. 2019).

Als IL-17A-Antikörper sind Ixekizumab und Secukinumab verfügbar. Beide zeigten sehr gute Effektivität in Bezug auf die Psoriasis und gutes Ansprechen bei PsA. In H2H-Studien war Ixekizumab in einem kombinierten Endpunkt mit PASI und ACR50 (50 % Verbesserung von gelenkbezogenen Parametern) dem TNF-α-Blocker Adalimumab signifikant überlegen. (Mease et al. 2020). Secukinumab-Studien, die den ACR20 (also 20 % Verbesserung) als primären

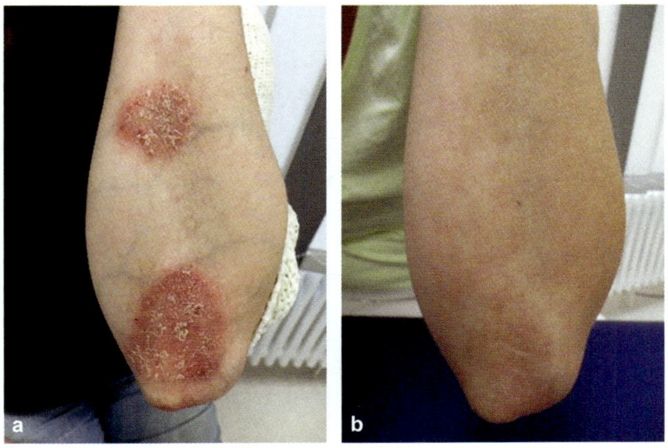

Abb. 3.2 a und b Plaque-Psoriasis zu Woche 0 und 12 unter der Behandlung von Ixekizumab (IL-17A-Antikörper) [M1106, M1108]

Endpunkt gewählt hatten, konnten keine Überlegenheit gegenüber Adalimumab zeigen (McInnes et al. 2020). Nichtsdestotrotz stellen beide adäquate Therapiemöglichkeiten dar und scheinen vergleichbar in ihrer Wirkung.

Nebenwirkungen reichen von vermehrten Infekten wie Kandidose bis zu allergischen Injektionsreaktionen. Dieses ist insgesamt dem Risikoprofil der TNF-Blocker gleichzusetzen. Zugelassen sind beide Substanzen für die Psoriasis, PsA und axiale Spondylarthritis.

Cave

IL-17A-Blocker sind bei chronisch-entzündlichen Darmerkrankungen kontraindiziert.

Immunologisch vorgeschaltet vor IL-17 befindet sich IL-23, welches Th17-Zellen induziert und in ihrer Funktion aufrechterhalten kann. IL23 besteht aus zwei Untereinheiten IL-23p19 und IL-23p40. Die IL-23p40 ist auch ein Bestandteil von IL-12 (ebenso ein Heterodimer aus IL-23p40 und IL-12p35, ➤ Abb. 3.3).

Es gibt aktuell 4 IL-23-Blocker. Ustekinumab ist ein IL-23p40-Antikörper, der somit IL-12 und IL-23 blockiert. Dieser ist von den IL-23-Blockern am längsten am Markt und zeigte Wirksamkeit bei Arthritis und Psoriasis (McInnes etl. 2013). Eingesetzt wird Ustekinumab gewichtsadaptiert als s. c. Spritze entweder 45 mg oder 90 mg, zu Wo. 0, 4 und dann alle 12 Wo. In einer kleinen Studie konnte Araujo et al. zeigen, dass Ustekinumab im Vergleich zu TNF-α-Blockern womöglich einen besseren Effekt zur Behandlung der Enthesitis zeigt (Araujo et al. 2019).

Seit 2021 für die Psoriasis-Arthritis zugelassen ist der IL-23p19-Antikörper Guselkumab. Dieser zeigte sehr gute Effektivität bzgl. der Behandlung der Psoriasis. In einer H2H-Studie für Psoriasis vulgaris war Guselkumab in einer Dosierung von 100 mg zu Wo. 0, 4 und dann alle 8 Wo. zu Wo. 48 im Vergleich zu Secukinumab in der 300-mg-Dosierung bei PASI90 überlegen (84 % vs. 70 %; $p < 0{,}0001$; Reich et al. 2019). In der PsA war Guselkumab sowohl in einer 4-wöchigen als auch 8-wöchigen Dosierung Placebo überlegen (ACR20-Ansprechen bei 64 % und 64 %; Placebo 33 %; Mease et al. 2020). Im Vergleich zu Placebo wurden keine relevanten Nebenwirkungen berichtet.

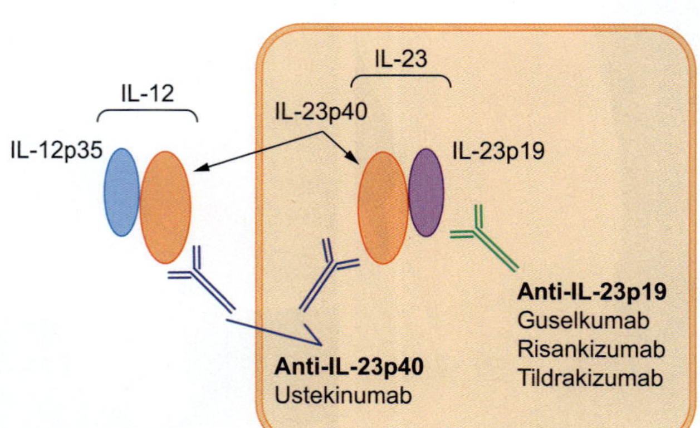

Abb. 3.3 Schematische Darstellung der Ansatzpunkte therapeutischer Antikörper innerhalb der Interleukin-23-Kaskade [M1106, M1108, L231]

Die beiden IL-23p19-Antikörper Risankizumab und Tildrakizumab sind bereits für die Psoriasis zugelassen und die Phase-3-Studien für Risankizumab zur Zulassung für die PsA wurden bereits mit positiven Ergebnissen berichtet (AbbVie. Data on File: ABVRRTI71470); Tildrakizumab zeigt vielversprechende Phase-2b-Ergebnisse, Phase-3-Studien wurden noch nicht berichtet (Mease et al. 2021).

ALS FAUSTREGEL GILT

IL-17- und IL-23-Blockade zeigt sehr gutes Ansprechen der Psoriasis und gute Wirkung auf die Gelenke. Die Rate an Nebenwirkungen bei IL-23p19-Blockade scheint sehr gering zu sein.

Langwirksame zielgerichtete Antirheumatika (tsDMARD)

Für die PSA gibt es 2 Substanzklassen, die aktuell zur Behandlung zugelassen sind: Der Phosphodiesterase-4-Inhibitor Apremilast und 2 Januskinase-Inhibitoren (JAKI) Tofacitinib und Upadacitinib. Vorteile dieser Medikamente sind ihre bessere Wirksamkeit im Vergleich zu den klassischen csDMARD und gegenüber den bDMARD ihre orale Verfügbarkeit.

PDE-4-Inhibitor Apremilast

Apremilast kann nach csDMARD-Versagen eingesetzt werden und wenn es Gründe gibt, bDMARD oder JAKI nicht einzusetzen. Grund hierfür ist die relativ schwache Wirkung von Apremilast: Es wurde kaum ein ACR70-Ansprechen in Studien beobachtet und bzgl. mancher Parameter auch kein signifikanter Unterschied zu Placebo. Nichtsdestotrotz kann Apremilast bei Patienten mit relativ milder Erkrankung und Kontraindikationen für stärker immunsuppressive Medikamente (z. B. bei chronischen Infekten) eingesetzt werden (Gossec et al. 2020). Apremilast überzeugt mit seinem Nebenwirkungsprofil. Hier zeigten sich bis auf Kopfschmerzen und gelegentlich Diarrhöen kaum Auffälligkeiten. Auch ist ein Blutmonitoring nicht notwendig. Zu erwähnen ist, dass Apremilast mit einem erhöhten Risiko für psychiatrische Erkrankungen, wie Schlaflosigkeit und Depression, assoziiert ist. Hier bedarf es besonderer Aufklärung und Vorsicht, da die Depression eine Komorbidität der PsA darstellt.

Januskinase-Inhibitoren

Januskinasen (JAK) sind Enzyme, die proinflammatorische Zytokinsignale nach Bindung an den Rezeptor in die Zelle via STAT-Signalweg leiten. Als Unterform gibt es JAK1, JAK2, JAK3 und Tyk. Dieser JAK-STAT-Signalweg konnte effektiv durch sog. Small Molecules blockiert werden und führte dazu, dass mittlerweile 4 JAK-Inhibitoren (JAKI) zur Behandlung der rheumatoiden Arthritis zugelassen sind. Für die PsA gibt es aktuell 2 Zulassungen: Tofacitinib und Upadacitinib.

Tofacitinib ist ein JAK1- und JAK3-Inhibitor und bereits seit einigen Jahren im Einsatz. In Studien zeigte Tofacitinib in Kombination mit MTX Effektivität im Vergleich zu Placebo. In der OPAL-Broaden-Studie (Mease et al. 2017) erreichte Tofacitinib ähnliche Ansprechraten wie der Vergleichsarm mit Adalimumab. Die Studie war jedoch nicht statistisch darauf ausgelegt, eine Nicht-Unterlegenheit oder Überlegenheit aufzuweisen. Zu Monat 3 erreichten 26 % eine MDA in dem 5-mg-Tofacitinib-Arm (2 ×/d) vs. 25 % im Adalimumab-Arm und7 % im Placebo-Arm. PASI 75 wurde in 43 % bei Tofacitinib vs. 15 % (Placebo) erreicht.

ALS FAUSTREGEL GILT

Die Impfung gegen Herpes zoster ist dringend bei Einsatz eines JAKI zu empfehlen.

An Nebenwirkungen werden bei den JAKI ein Risiko für Herpes zoster und Thrombosen beschrieben. In einer Langzeitbeobachtungsstudie zu Tofacitinib bei Patienten mit rheumatoider Arthritis wurden signifikant vermehrt kardiovaskuläre Ereignisse und Malignome im Vergleich zu TNF-α-Blockern nachgewiesen. Aufgrund dessen gilt es, hier ein besonderes Monitoring und eine dezidierte Aufklärung durchzuführen (www.businesswire.com/news/home/20210127005184/en).

Upadacitinib, ein JAK1-selektiver Inhibitor wird nur 1 ×/d in einer Dosierung von 15 mg eingenommen. In einer H2H-Studie wurde demonstriert, dass Upadacitinib Adalimumab nicht unterlegen ist. Es zeigte sich auch ein Ansprechen der Hautpsoriasis und Enthesitis (McInnes et al. 2021). MDA zu Wo. 24 erreichten 36,6 % unter Upadacitinib vs. 12,3 % unter Placebo (Adalimumab 33,3 %). Abheilung der enthesialen Beteiligung war unter Upadacitinib 53,7 % vs. 32,4 % Placebo (Adalimumab 47,2 %). Dabei ist ein schnelles Ansprechen bereits in wenigen Wo. zu beobachten. Eingesetzt werden kann Upadacitinib als Monotherapie oder in Kombination mit MTX.

Auch unter Upadacitinib ist über Thrombosen, möglicher Herpes zoster und vermehrte Infektanfälligkeit aufzuklären. Gelegentlich wird die Erhöhung der Kreatinkinase (CK) beobachtet.

ALS FAUSTREGEL GILT

tsDMARD sind als tägliche Therapie p. o. mit kurzer Halbwertszeit gut steuerbar (➤ Tab. 3.4).

Tab. 3.4 Target Synthetic DMARD (tsDMARD) in der Therapie der PsA: PDE-4-Inhibitor und JAK-Inhibitoren

Wirkstoff	Wirkprinzip	Dosierung
PDE-4-Inhibitor		
Apremilast	PDE-4-Inhibition	Aufdosierung beginnend mit 10 mg 1-0-0 p. o. (Starterpackung möglich) u. Steigerung bis 30 mg 1-0-1
JAK-Inhibitor		
Tofacitinib	JAK1/3-Inhibition	5 mg p. o. 1-0-1
Upadacitinib	JAK1-Inhibition	15 mg p. o. 1 ×/d

JAK = Januskinase, PDE-4 = Phosphodiesterase-4

3.4 Ausblick

Wie bei anderen rheumatischen Erkrankungen hat die Einführung und Weiterentwicklung von Biologika und die Entdeckung von tsDMARD zu einer erheblichen Verbesserung unseres Therapierepertoires für Patienten mit einer PsA geführt. Gleichwohl bleibt weiterhin ein wesentlicher Anteil an Therapieversagern, sodass neue Therapieentwicklungen notwendig sind. Diese beinhalten Ansätze, die über eine Modulation des Mikrobioms die Aktivität der PsA und der Enthesitis zu hemmen versuchen.

Essentials für die Hausarztpraxis

- Eine **milde Verlaufsform** der PsA kann durch NSAID kontrolliert werden, einschließlich von COX-2-Inhibitoren.
- Bei **schlechten prognostischen Faktoren** wie hohe Entzündungszeichen oder polyartikulärem Befall sollte die Therapie frühzeitig eskaliert werden.
- Die nicht optimalen Behandlungsmöglichkeiten mit den vorhandenen Medikamenten machten es notwendig **neue Therapieprinzipien** mit TNF-α-Blockern, Interleukin-17- und -23-Blockern, langwirksamen zielgerichteten Antirheumatika, dem PDE-4-Inhibitor Apremilast und Januskinase-Inhibitoren zu entwickeln.

LITERATUR

Araujo EG et al.: Effects of ustekinumab versus tumor necrosis factor inhibition on enthesitis: Results from the enthesial clearance in psoriatic arthritis (ECLIPSA) study. Seminars in arthritis and rheumatism vol. 48,4 (2019): 632–637. doi:10.1016/j.semarthrit.2018.05.011

Baillet A, Gossec L, Carmona L et al.: Points to consider for reporting, screening for and preventing selected comorbidities in chronic inflammatory rheumatic diseases in daily practice: a EULAR initiative. Annals of the Rheumatic Diseases 75 (2016) 965–973

Coates LC, Soriano E, Corp N et al.: OP0229 THE GROUP FOR RESEARCH AND ASSESSMENT OF PSORIASIS AND PSORIATIC ARTHRITIS (GRAPPA) TREATMENT RECOMMENDATIONS 2021. Annals of the Rheumatic Diseases 80 (2021) 139–140

Coates LC, Strand V, Wilson H et al.: Measurement properties of the minimal disease activity criteria for psoriatic arthritis. RMD Open 6;5(2) (2019) e001002. doi: 10.1136/rmdopen-2019-001002. PMID: 31565243; PMCID: PMC6744081

Gossec L et al.: EULAR recommendations for the management of psoriatic arthritis with pharmacological therapies: 2019 update. Annals of the rheumatic diseases vol. 79,6 (2020) 700–712. doi:10.1136/annrheumdis-2020-21715

McInnes IB B et al.: Efficacy and safety of ustekinumab in patients with active psoriatic arthritis: 1 year results of the phase 3, multicentre, double-blind, placebo-controlled PSUMMIT 1 trial. Lancet (London, England) vol. 382, 9894 (2013): 780–789. doi:10.1016/S0140-6736(13)60594-2

McInnes IB et al.: Secukinumab versus adalimumab for treatment of active psoriatic arthritis (EXCEED): a double-blind, parallel-group, randomised, active-controlled, phase 3b trial. Lancet (London, England) vol. 395, 10235 (2020) 1496–1505. doi:10.1016/S0140-6736(20)30564-X

McInnes IB, Anderson JK, Magrey M et al.: Trial of Upadacitinib and Adalimumab for Psoriatic Arthritis. N Engl J Med 384(13) (2021) 1227–1239. doi:10.1056/NEJMoa2022516

Mease PJ et al.: Tofacitinib or Adalimumab versus Placebo for Psoriatic Arthritis. The New England journal of medicine vol. 377, 16 (2017): 1537–1550. doi:10.1056/NEJMoa1615975

3

Mease PJ et al.: Etanercept and Methotrexate as Monotherapy or in Combination for Psoriatic Arthritis: Primary Results From a Randomized, Controlled Phase III Trial. Arthritis & rheumatology (Hoboken, N.J.) vol. 71,7 (2019): 1112–1124. doi:10.1002/art.40851

Mease PJ et al.: A head-to-head comparison of the efficacy and safety of ixekizumab and adalimumab in biological-naïve patients with active psoriatic arthritis: 24-week results of a randomised, open-label, blinded-assessor trial." Annals of the rheumatic diseases vol. 79,1 (2020) 123–131. doi:10.1136/annrheumdis-2019-215386

Mease PJ et al.: Guselkumab in biologic-naive patients with active psoriatic arthritis (DISCOVER-2): a double-blind, randomised, placebo-controlled phase 3 trial. Lancet (London, England) vol. 395, 10230 (2020): 1126–1136. doi:10.1016/S0140-6736(20)30263-4

Mease PJ et al.: Efficacy and safety of tildrakizumab in patients with active psoriatic arthritis: results of a randomised, double-blind, placebo-controlled, multiple-dose, 52-week phase IIb study. Annals of the rheumatic diseases, annrheumdis-2020-219014. 13 May. 2021, doi:10.1136/annrheumdis-2020-219014

Reich K et al.: Guselkumab versus secukinumab for the treatment of moderate-to-severe psoriasis (ECLIPSE): results from a phase 3, randomised controlled trial. Lancet (London, England) vol. 394, 10201 (2019): 831–839. doi:10.1016/S0140-6736(19)31773-8

Schiff, Michael H et al.: Head-to-head, randomised, crossover study of oral versus subcutaneous methotrexate in patients with rheumatoid arthritis: drug-exposure limitations of oral methotrexate at doses ≥ 15 mg may be overcome with subcutaneous administration. Annals of the rheumatic diseases vol. 73,8 (2014): 1549–1551. doi:10.1136/annrheumdis-2014-205228

Simon D, Tascilar K, Kleyer A et al.: Structural entheseal lesions in patients with psoriasis are associated with an increased risk of progression to psoriatic arthritis. Arthritis Rheumatol 26 (2020). doi: 10.1002/art.41239. Epub ahead of print. PMID: 32103639

Tan AL, Benjamin M, Toumi H et al.: The relationship between the extensor tendon enthesis and the nail in distal interphalangeal joint disease in psoriatic arthritis--a high-resolution MRI and histological study. Rheumatology (Oxford) 46(2) (2007) 253–256. doi: 10.1093/rheumatology/kel214. Epub 2006 Jul 11. PMID: 16837473

Taylor W, Gladman D, Helliwell P et al.; CASPAR Study Group: Classification criteria for psoriatic arthritis: development of new criteria from a large international study. Arthritis Rheum 54(8) (2006) 2665–2673. doi: 10.1002/art.21972. PMID: 16871531

KAPITEL

4

Simon Hirschmann und Judith Haschka

Enteropathische (Spondylo-)Arthritis

Kernaussagen

- Eine **Behandlung** der zugrunde liegenden **Darmerkrankung** muss parallel erfolgen.
- Die **Therapieprinzipien bei enteropathischen Spondyloarthritiden** entsprechen denen der Spondylitis ankylosans und anderen Spondyloarthritiden.
- Bei **monoartikulärer Arthritis** im Rahmen entzündlicher Darmerkrankungen ist die **intraartikuläre Injektion von Glukokortikoiden** wirksam.
- Bei persistierender **peripherer oligo- oder polyartikulärer Gelenkentzündung** kann Sulfasalazin oder Methotrexat herangezogen werden, bei **Therapieresistenz oder axialer Beteiligung** sollte eine Biologika-Therapie angestrebt werden.

4.1 Vorbemerkungen

Zu den **enteropathischen (Spondylo-)Arthritiden (SpA)** zählen

- die Spondyloarthritis bei chronisch-entzündlichen Darmerkrankungen (v. a. Morbus Crohn, Colitis ulcerosa),
- die Spondyloarthritis bei Morbus Whipple,
- Arthritiden bei Zöliakie,
- Arthritiden im Rahmen von pseudomembranöser Kolitis,
- Arthritiden bei Infektion mit Parasiten und
- Arthritiden nach intestinalen Bypassoperationen.

Die Therapieprinzipien entsprechen denen der Spondylitis ankylosans und anderen Spondyloarthritiden (➤ Kap. 2). Einige Besonderheiten sind jedoch für die einzelnen Formen der enteropathischen (Spondylo-)Arthritiden zu beachten.

4.2 Spondyloarthritis bei chronisch-entzündlichen Darmerkrankungen

Patienten mit **chronisch-entzündlicher Darmerkrankung (CED)** und entzündlicher Affektion des Achsenskeletts, Arthritis und/oder Enthesitis werden als Spondyloarthritis (SpA) diagnostiziert (v. a. Morbus Crohn, Colitis ulcerosa). Eine **Gelenksymptomatik** kann **vor, simultan oder nach der Diagnosestellung einer CED** auftreten. Als potenzielle Risikofaktoren konnten

- die Aktivität der Darmentzündung,
- familiär gehäuftes Auftreten von chronisch-entzündlichen Darmerkrankungen bzw. genetische Risikokonstellationen,
- Rauchen und
- zusätzliche extraintestinale Manifestationen (z. B. Erythema nodosum o. Pyoderma gangraenosum)

identifiziert werden. Die Bedeutung von Veränderungen des intestinalen Mikrobioms als zusätzlicher Risikofaktor für die Entwicklung der SpA wird aktuell intensiv diskutiert. Neben einer Manifestation mit **Enthesitis, ist auch das Auftreten einer Daktylitis** möglich, wobei im Vergleich zu den weiteren Erkrankungen des SpA-Formenkreises kein unterschiedliches Muster erkennbar ist.

Die Pathogenese ist nicht eindeutig geklärt, es wird eine **Dysfunktion** der Interaktion zwischen dem mukosalen Immunsystem und der Darmflora in einem **genetisch prädisposierten Individuum** vermutet. Es wird angenommen, dass sich die hieraus resultierende fehlgesteuerte Immunantwort gegen gemeinsame Antigene von Darm und Gelenken richtet.

Unterschieden werden Patienten mit **peripherer** und/oder **axialer Gelenksymptomatik.**

4.2.1 Periphere Gelenkbeteiligung

Eine **periphere Arthritis** tritt bei 5–20 % der **Patienten mit chronisch-entzündlicher Darmerkrankung** auf, mit einer höheren Prävalenz bei Patienten mit Morbus Crohn.

Die periphere Gelenkbeteiligung kann in **3 Typen** eingeteilt werden. Dabei muss jedoch angemerkt werden, dass die Therapieempfehlungen der aktuellen Leitlinien aufgrund fehlender klinischer Konsequenz lediglich zwischen einem peripheren Gelenkbefall und einem Befall des Achsenskeletts unterscheiden.

Typ 1: Pauciartikulär (< 5 Gelenke)

Charakteristisch sind

- ein asymmetrisches Auftreten, primär die untere Extremität betreffend,
- akute selbstlimitierende Attacken (< 10 Wo.), **häufig in Zusammenhang mit einem akuten Schub** der Grunderkrankung und/oder weiteren extraintestinalen Manifestationen und
- eine genetische Disposition mit HLA-DR0103, -B35 und -B27.

Typ 2: Polyartikulär (≥ 5 Gelenke)

Bei diesen Patienten bestehen die Symptome über Monate oder Jahre, ein erosiver Verlauf ist möglich und sowohl kleine als auch große Gelenke sind betroffen. Die **Symptomatik** besteht **unabhängig von der Aktivität der Grunderkrankung.** Ein Zusammenhang mit dem Auftreten einer Uveitis und eine genetische Disposition mit HLA-B44 konnte nachgewiesen werden.

Typ 3: Axial und peripher

Charakteristisch ist das **gleichzeitige Auftreten** einer axialen und peripheren Gelenkbeteiligung.

4.2.2 Axiale Gelenkbeteiligung

Eine **axiale Beteiligung** (**Sakroiliitis** u./o. **Spondylitis**) zeigt sich bei 16–46 % (isolierte Sakroiliitis mit Erosionen o. Sklerosierung in der Bildgebung) bzw. 1–12 % (Spondylitis) der Patienten mit CED, mit einer höheren Prävalenz bei Morbus Crohn im Vergleich zu Colitis ulcerosa. Initial finden sich entzündliche Veränderungen am Achsenskelett oft lediglich in der MRT-Diagnostik (nichtradiographische SpA), jedoch kommt es innerhalb von 2 J. bei 10–20 % der Patienten zu einer radiographischen Progression in Form von Erosionen und Sklerosierungen (radiographische SpA) bis hin zur Ankylosierung im weiteren Verlauf. Das Kardinalsymptom einer axialen SpA ist der entzündliche Rückenschmerz.

Eine frühzeitige Diagnose und Therapie sind daher entscheidend. Erhöhtes CRP und anhaltende aktive Entzündung sind negative Prädiktoren. Bei CED-Patienten mit Sakroiliitis konnte in 3,9–18,9 % der Fälle eine HLA-B27-Positivität nachgewiesen werden. Dies ist seltener als bei Patienten mit ankylosierender Spondylitis (30–80 %), jedoch ist der klinische Verlauf vergleichbar.

MERKE
Die Aktivität der Darmerkrankung korreliert oft mit der Aktivität der peripheren Arthritis, jedoch kaum mit der Schwere der Wirbelsäulenbeteiligung.

4.2.3 Therapie

Das **primäre Behandlungsziel** bei enteropathischen Spondyloarthritiden liegt im Erreichen einer **Remission** sowohl der chronisch-entzündlichen Darmerkrankung als auch der assoziierten extraintestinalen Manifestationen. Da der Verlauf von enteropathischen Spondyloarthritiden von dem der chronisch-entzündlichen Darmerkrankung abweichen kann, stellt die gemeinsame rheumatologisch-gastroenterologische Therapiekoordination eine Herausforderung dar.

Behandlung der Darmerkrankung

Die Behandlung erfolgt bei Colitis ulcerosa i. d. R. nach einem eskalatorischen Stufenschema. Dagegen orientiert sich die Therapieauswahl bei Morbus Crohn wesentlich an der Ausprägung und Schwere des Befalls bzw. dem Vorliegen von Risikofaktoren.

Morbus Crohn

Therapieeinleitung: Neben einer medikamentösen Therapie kann der Patient z. B. bei isoliertem Ileozökalbefall von einer chirurgischen Intervention profitieren.

Zur Remissionsinduktion **bei leichter bis mäßiger Aktivität** wird bei Befall der Ileozökalregion und/oder des rechtsseitigen Kolons Budesonid, **bei starker Aktivität** Prednisolon (p. o./i. v.) empfohlen. Die Verwendung von 5-ASA-Präparaten zur Induktion oder Erhaltung einer Remission ist nicht empfohlen. Bei ausgedehntem Dünndarmbefall wird eine frühzeitige immunsuppressive Eskalation oder eine Biologika-Therapie (anti-TNFα-Antikörper, Ustekinumab o. Vedolizumab).

Zur **Remissionserhaltung** bzw. bei **Steroidabhängigkeit** steht aktuell eine Therapie mit Thiopurinen (Azathioprin/6-Mercaptopurin),

Methotrexat oder Biologika (in Deutschland die TNF-α-Inhibitoren Infliximab und Adalimumab bzw. Ustekinumab oder Vedolizumab) zur Verfügung.

Aktuell befinden sich zudem zahlreiche Präparate verschiedener Substanzklassen in bereits fortgeschrittenen Evaluationsphasen der klinischen Prüfung. Diesbezüglich hat sich in den letzten Jahren eine zunehmende Dynamik entwickelt. Sehr vielversprechende Daten in der Behandlung des Morbus Crohn (und auch der Colitis ulcerosa) zeigt z. B. die selektive IL-23-Blockade (Mirikizumab, Risankizumab, Guselkumab, Brazikumab). Für Guselkumab besteht bereits eine Zulassung zur Behandlung der mittelschweren bis schweren Plaque-Psoriasis sowie aktiven Psoriasis-Arthritis mit unzureichendem Ansprechen oder Unverträglichkeit von DMARDs. Hier finden bereits Studien bei Patienten mit Colitis ulcerosa (Phase 2b/3) und Morbus Crohn (Phase 3) statt.

Bei **steroidabhängigem Verlauf** sowie vor jeder Therapieeskalation sollte eine chirurgische Therapieoption mit den betroffenen Patienten diskutiert werden. Bei **steroidrefraktärem Verlauf oder Steroidintoleranz** mit mittlerer bis hoher Krankheitsaktivität ist der Beginn einer Biologika-Therapie mit **TNF-α-Inhibitoren,** Vedolizumab oder Ustekinumab indiziert.

Colitis ulcerosa

Therapieeinleitung: Zur Remissionsinduktion **bei leichter bis mäßiger Aktivität** wird Mesalazin (5-Aminosalicylsäure) p. o. und/oder rektal (in Abhängigkeit des Befallsmusters) eingesetzt. Bei unzureichendem Ansprechen oder Unverträglichkeit wird Budesonid MMX (linksseitige Colitis ulcerosa) eingeleitet.

Bei **schwerer Krankheitsaktivität** wird zusätzlich eine systemische Steroidtherapie (z. B. Prednisolon) eingeleitet.

Bei **steroidabhängigem Verlauf** kommen Thiopurine (Azathioprin/6-Mercaptopurin), Biologika (**TNF-α-Inhibitoren:** Infliximab, Adalimumab, Golimumab; Infliximab ggf. kombiniert mit einem Thiopurin, Vedolizumab, Ustekinumab) oder der JAK-Inhibitor (Januskinase-Inhibitor) Tofacitinib zum Einsatz.

Bei **steroidrefraktärem oder -intolerantem Verlauf mit mittelschwerer bis schwerer Krankheitsaktivität** wird eine Therapie mit **TNF-α-Inhibitoren** (im Falle von Infliximab vorzugsweise eine Kombinationstherapie mit einem Thiopurin), Ustekinumab, Ciclosporin, Tacrolimus oder Tofacitinib eingeleitet. Bei der Therapieentscheidung sollte als chirurgische Alternative eine Proktokolektomie diskutiert werden.

Liegen eine fulminante Krankheitsaktivität und ein refraktärer Verlauf auf die Behandlung mit i. v. Steroiden vor, stehen neben der Proktokolektomie eine Therapie mit Infliximab (bevorzugt als Kombinationstherapie mit einem Thiopurin), Ciclosporin oder Tacrolimus zur Verfügung.

Behandlung der enteropathischen Spondyloarthritis

Eine systemische Therapie mit Glukokortikoiden ist im Allgemeinen nur für die Kontrolle der Darmentzündung erforderlich. Eine gute Krankheitskontrolle der chronisch-entzündlichen Darmerkrankung führt häufig zur **Besserung der peripheren Arthritis.**

- Bei **monoartikulärem peripherem Gelenkbefall** ist die intraartikuläre Injektion von Glukokortikoiden (z. B. Triamcinolonhexacetonid) indiziert.
- Bei **pauci- und polyartikulärem Befall** sollte eine Therapie mit **Sulfasalazin** 2–3 × 1000 mg/d anstatt 5-Aminosalicylsäure angestrebt werden, da die Arthritis durch Sulfasalazin, jedoch nicht durch 5-Aminosalicylsäure beeinflusst wird.
  Methotrexat, welches ebenfalls bei chronisch-entzündlichen Darmerkrankungen wirksam ist, kann außerdem zur Behandlung der Arthritis herangezogen werden. Insbesondere in chronischen therapierefraktären Verläufen ist eine Therapieeskalation auf eine Biologika-Therapie anzustreben.
- Tritt eine **Gelenksymptomatik unter immunsuppressiver Therapie** (z. B. TNF-α-Inhibition) auf, sollte neben sekundärem Wirkverlust differenzialdiagnostisch an ein Lupus-like-Syndrom gedacht werden und eine weiterführende serologische, klinische und bildmorphologische Abklärung erfolgen. Auch unter anderen immunsuppressiven Therapeutika können Myalgien oder Arthralgien auftreten (z. B. Tacrolimus, Azathioprin, Vedolizumab). Bei zeitlichem Zusammenhang des Symptombeginns und einer Therapieinitiierung sollte daran gedacht und eine Umstellung erwogen werden.
- Bei axialer Spondyloarthritis stellt generell der erste medikamentöse Behandlungsschritt eine Therapie mit unselektiven NSAR dar, welche jedoch bei Patienten mit CED zu einer Exazerbation der Grunderkrankung führen können und deswegen nicht oder max. kurzzeitig und niedrig dosiert eingesetzt werden sollen. Unter Abwägung der Risiken ist ein Einsatz von selektiven **COX-2-Hemmern** (Celecoxib und Etoricoxib) möglich. Die Studiendaten zeigen Hinweise, dass das Risiko einer Exazerbation der CED unter Therapie mit Coxiben gering ist, insbesondere bei nur kurzzeitiger Anwendung. Eine Nutzen-Risiko-Abwägung wird jedoch empfohlen. **Analgetisch können** Paracetamol oder Metamizol bei Bedarf eingesetzt werden.
- Bei nachgewiesener **entzündlicher axialer Gelenkbeteiligung** ist gemäß Therapierichtlinien der axialen Spondylarthritiden eine **frühzeitige Therapieeskalation auf eine Biologika Therapie** (primär TNF-α-Inhibitor) anzustreben.
- Ustekinumab (IL12/23-Blockade) ist zur Behandlung von bestimmten Formen des Morbus Crohn und der Colitis ulcerosa zugelassen. Während die Wirksamkeit in der Behandlung einer Psoriasis-Arthritis gut sind, wurden die Studienendpunkte in der Behandlung einer ankylosierenden Spondylitis nicht erreicht.
- Eine effektive Therapie der axialen Spondyloarthritis stellt die IL-17A-Blockade dar (Secukinumab, Ixekizumab). Unter dieser Therapie ist jedoch insbesondere bei vorbestehender CED-Erkrankung (v. a. Morbus Crohn) Vorsicht geboten, da es zu einer Verschlechterung der Symptomatik oder einem ersten Aufflammen einer CED (welche möglicherweise zuvor demaskiert war) kommen kann. In dieser Indikation ist eine besondere Nutzen-Risiko-Abwägung empfohlen.

- Eine **weitere Therapieoption** stellen p. o. JAK-Inhibitoren dar. Upadacitinib, ein selektiver JAK-1-Inhibitor, wurde als erster JAK-Inhibitor für die Behandlung der ankylosierenden Spondylitis neben den Indikationen Psoriasis-Arthritis und rheumatoide Arthritis zugelassen. Studiendaten zu Upadacitinib sowie weiteren JAK-Inhibitoren wie Filgotinib (JAK-1-Inhibitor) zeigen ebenso eine effektive Wirksamkeit in der Behandlung von CED-Patienten.
- Tofacitinib (Inhibition von JAK1/JAK3 und gering von JAK2) ist für die Behandlung der Colitis ulcerosa, Psoriasis-Arthritis und rheumatoiden Arthritis zugelassen. Eine Zulassung zur Behandlung der ankylosierenden Spondylitis liegt derzeit noch nicht vor.

Cave

! **Unselektive NSAR** sollten wegen des Risikos einer Exazerbation von chronisch-entzündlichen Darmerkrankungen nach Möglichkeit nicht verwendet werden.

! Die Datenlage hinsichtlich der Auslösung von Schüben der chronisch-entzündlichen Darmerkrankung ist für **Coxibe** günstiger, diese können (insbesondere kurzfristig) eingesetzt werden.

4.3 Spondyloarthritis bei Morbus Whipple

Die **klassischen Symptome** des Morbus Whipple sind **Gewichtsverlust, Diarrhö, abdominelle Schmerzen und Arthralgien.** Systemische Symptome wie Fieber, Lymphadenopathie und Peri-/Endokarditis, jedoch auch eine ZNS-Beteiligung sowie eine nichtthrombozytopenische Purpura können hinzukommen.

Klassisch sind **wandernde Arthralgien** bei etwa der Hälfte der Patienten, welche auch die Erstmanifestation der Erkrankung darstellen können.

Ursache der Erkrankung ist eine bakterielle Infektion mit **Tropheryma whipplei.**

4.3.1 Therapie

cEine effektive **antibiotische Therapie** stellt die Behandlung der Wahl dar. Eine klinische Remission von Diarrhö und Fieber stellt sich innerhalb von Tagen ein, Gelenkschmerzen und alle weiteren Symptome bessern sich nach mehreren Wochen.

Bei ZNS-Beteiligung ist die Behandlung mit Cotrimoxazol einer Behandlung mit Tetrazyklin überlegen.

- Antibiotische Therapie:
  - Initial Ceftriaxon 2 g/d i. v. oder Meropenem 3 × 1 g/d i. v. für 2 Wo., gefolgt von Cotrimoxazol 960 mg (Trimethoprim 160 mg + Sulfamethoxazol 800 mg) 2 ×/d für mind. 12 Mon.
  - Bei Unverträglichkeit von Cotrimoxazol: Doxycyclin 200 mg/d + Hydroxychloroquin 600 mg für 12 Mon.

4.4 Sonstige enteropathische Arthritiden

4.4.1 Arthritiden bei Zöliakie

Sehr selten findet sich bei unbehandelter Zöliakie eine Arthritis, in etwa 10 % der Fälle periphere Arthritiden, 8 % mit axialer Beteiligung und 9 % mit axialer und peripherer Gelenkbeteiligung. Die Arthritis verläuft nicht erosiv und kann oligo- oder polyartikulär sowie als **Erstmanifestation** der Erkrankung auftreten. Durch **glutenfreie Diät** bildet sich die Symptomatik zurück.

4.4.2 Arthritiden bei pseudomembranöser Kolitis

Vereinzelt sind Arthritiden bei pseudomembranöser Kolitis **nach antibiotischer Therapie** berichtet worden. Die infektreaktive Arthritis infolge einer Infektion mit Clostridium difficile bessert sich nach Therapie der Kolitis.

4.4.3 Arthritiden bei Parasiteninfektion

Im Rahmen von **Infektionen mit Parasiten,** wie z. B. *Strongyloides stercoralis, Taenia saginata, Endolimax nana, Dracunculus medinensis, Giardia lamblia* oder *Necator americanus,* können Arthritiden auftreten. Diese Erkrankung stellt eine Form der reaktiven Arthritis dar.

4.4.4 Arthritiden nach intestinalen Bypassoperationen

Nach jejunokolischer und jejunoilealer Bypassoperation zur Behandlung einer ausgeprägten Adipositas, welche 1952 etabliert wurde, traten bei 8–36 % der Patienten Arthralgien sowie Arthritiden auf. 25 % der Patienten zeigten zudem dermatitische Veränderungen (Arthritis-Dermatitis-Syndrom), auch ein Raynaud-Phänomen wurde beobachtet. **Nicht zuletzt deshalb ist diese Operationsmethode obsolet.** Da es ein gutes Ansprechen auf antibiotische Therapien gab, liegt ein Zusammenhang mit bakterieller Überwucherung nahe. Auch NSAR zeigten ein Ansprechen, jedoch bei Therapieresistenz bleibt die Wiederherstellung der ursprünglichen anatomischen Verhältnisse die einzig kurative Methode.

Essentials für die Hausarztpraxis

- Die **Therapieprinzipien bei enteropathischen Spondyloarthritiden** entsprechen denen der Spondylitis ankylosans und anderen Spondyloarthritiden.
- Eine **Behandlung** der zugrunde liegenden **Darmerkrankung** muss parallel erfolgen.
- Das **primäre Behandlungsziel** bei enteropathischen Spondyloarthritiden liegt im Erreichen einer **Remission** sowohl der chronisch-entzündlichen Darmerkrankung als auch der assoziierten extraintestinalen Manifestationen.

- Die **klassischen Symptome** des Morbus Whipple sind **Gewichtsverlust, Diarrhö, abdominelle Schmerzen und Arthralgien.** Eine effektive **antibiotische Therapie** stellt die Behandlung der Wahl dar.

LITERATUR

Deodhar A et al.: Three Multicenter, Randomized, Double-Blind, Placebo-Controlled Studies Evaluating the Efficacy and Safety of Ustekinumab in Axial Spondyloarthritis. Arthritis Rheumatol (2018).

Greuter T, Rieder F, Kucharzik T, Peyrin-Biroulet L, Schoepfer AM, Rubin DT, Vavricka SR. Emerging treatment options for extraintestinal manifestations in IBD. Gut. 2021 Apr;70(4):796–802.

Hedin CRH, Vavricka SR, Stagg AJ et al.: The Pathogenesis of Extraintestinal Manifestations: Implications for IBD Research, Diagnosis, and Therapy. J Crohns Colitis Apr 26;13(5) (2019) 541–554.

Harbord M, Annese V, Vavricka SR et al.; European Crohn's and Colitis Organisation. The First European Evidence-based Consensus on Extra-intestinal Manifestations in Inflammatory Bowel Disease. J Crohns Colitis Mar;10(3) (2016) 239–254.

Kucharzik T et al.: Aktualisierte S3-Leitlinie Colitis ulcerosa – Living Guideline: Überprüfung 2021. Z Gastroenterol 58 (2020) 241–326

Marth T, Moos V, Müller C et al.: Tropheryma whipplei infection and Whipple's disease. Lancet Infect Dis Mar;16(3) (2016) e13–22.

Poddubnyy D et al.: Ustekinumab for the treatment of patients with active ankylosing spondyli-tis: results of a 28-week, prospective, open-label, proof-of-concept study (TOPAS). Ann Rheum Dis 73(5) (2014) 817–823.

Rogler G, Singh A, Kavanaugh A, Rubin DT: Extraintestinal Manifestations of Inflammatory Bowel Disease: Current Concepts, Treatment, and Implications for Disease Management. Gastroenterology Oct;161(4) (2021) 1118–1132.

Sturm A et al.: Aktualisierte S3-Leitlinie „Diagnostik und Therapie des Morbus Crohn" der Deut-schen Gesellschaft für Gastroenterologie, Verdauungs- und Stoffwechselkrankheiten (DGVS). August 2021 – AWMF-Registernummer: 021-004.

Torres J et al.: ECCO Guidelines on Therapeutics in Crohn's Disease: Medical Treatment. Journal of Crohn's and Colitis (2020) 4–22.

van der Heijde D, Ramiro S, Landewé R et al.: 2016 update of the ASAS-EULAR management recommendations for axial spondyloarthritis. Ann Rheum Dis Jun;76(6) (2017) 978–991.

KAPITEL

5

Timm Rüter, Lars Köhler und Jens Gert Kuipers

Infektreaktive bakterielle Arthritis

Kernaussagen

- Infektreaktive Arthritiden werden durch **Infektionen außerhalb des Bewegungsapparats** ausgelöst.
- Je nach auslösendem Erreger bietet sich ggf. die Möglichkeit einer kurativen **Antibiotikatherapie.** Dies hat sich bei der Therapie der **Lyme-Arthritis** und des **rheumatischen Fiebers** bewährt.
- Bei den **HLA-B27-assoziierten reaktiven Arthritiden,** verursacht durch verschiedene Erreger wie z. B. *Chlamydia trachomatis, Salmonella* und *Yersinia,* ist eine antibiotische Therapie zur Besserung der Arthritis hingegen nicht indiziert.
- Bei den **HLA-B27-assoziierten reaktiven Arthritiden** können die **Erreger nicht aus dem Gelenk** kulturell angezüchtet werden.
- Eine Ausnahme hiervon ist die Primärinfektion von *Chlamydia trachomatis* an der Eintrittspforte (Urethra/Zervix). Diese venerische Erkrankung bedarf einer **antibiotischen Therapie.**
- Bei der **Therapie des rheumatischen Fiebers** ist nach der Akutbehandlung eine Langzeitprophylaxe mit Antibiotika unerlässlich, um Rezidiven vorzubeugen.

5.1 Definition

Als infektreaktive bakterielle Arthritiden werden entzündlich-rheumatische Erkrankungen bezeichnet, die durch eine primär extraartikuläre, bakterielle Infektion ausgelöst werden.

Obwohl intraartikulär Erreger bzw. Erregerbestandteile nachgewiesen werden können, gelingt mit üblichen mikrobiologischen kulturellen Verfahren aus dem Gelenk keine Anzüchtung von Erregern.

Der intraartikulären Erregerpräsenz wird eine zentrale Rolle in der Pathogenese der Erkrankung zugeschrieben. Deshalb wird diese Gruppe von Arthritiden unter dem Begriff „reaktiv" zusammengefasst, um sie bezüglich ihrer infektiösen Ätiopathogenese von den septisch-eitrigen Arthritiden (➤ Kap. 8) einerseits und den klassisch-entzündlichen, autoimmunen Gelenkerkrankungen andererseits abzugrenzen.

Infektreaktive Arthritiden werden aufgrund der Eintrittspforte in **posturethritische, postenteritische** und **andere reaktive Arthritiden** unterteilt.

Aufgrund der klinischen Manifestationen mit dem Sakroiliitis-Spondylitis-Arthritiskomplex und der Assoziation mit dem HLA-B27 werden die meisten der reaktiven Arthritiden den Spondyloarthritiden zugerechnet.

Zu den infektassoziierten Arthritiden werden oft auch das rheumatische Fieber als Poststreptokokken-Erkrankung und die durch Borrelien-Infektion hervorgerufene Lyme-Arthritis gerechnet. Die beiden letztgenannten Erkrankungen unterscheiden sich von den HLA-B27-assoziierten reaktiven Arthritiden allerdings im Hinblick auf Klinik und Therapie und werden daher hier gesondert betrachtet.

5.2 Reaktive Arthritiden

5.2.1 Klassifikationskriterien

In der Praxis haben sich für die Klassifikation reaktiver Arthritiden folgende Kriterien bewährt (Sieper et al. 1999):

- asymmetrische Arthritis mit Betonung der unteren Extremität,
- Ausschluss anderer rheumatischer Erkrankungen plus
- Hinweise auf eine vorausgehende Infektion (Klinik und/oder Labor).

ALS FAUSTREGEL GILT

Erst aus der Synopsis klinischer Infektionssymptome, rheumatologischer Befunde sowie serologischer und mikrobiologischer Laborergebnisse kann die Diagnose einer reaktiven Arthritis wahrscheinlich gemacht oder gesichert werden.

5.2.2 Therapie

Behandlungsziele der reaktiven Arthritis sind

- die Patienteninformation,
- die physikalische Therapie zum Erhalt der Beweglichkeit sowie
- die Suppression der Entzündung mit Schmerzfreiheit.

In das Gesamtkonzept der Behandlung müssen neben allgemeinen Maßnahmen die krankheitsadaptierte medikamentöse Therapie, die physikalische Therapie, die Lokaltherapie, konservativ orthopädische Maßnahmen und operative Optionen integriert werden (➤ Tab. 5.1).

Die Zuordnung der reaktiven Arthritiden zu der Gruppe der Spondyloarthritiden erweist sich insbesondere bei der Therapie als sinnvoll, da die Kombination der Manifestationen beim einzelnen Patienten die Auswahl der Therapieformen bestimmt.

Unterschiede zu den übrigen Spondyloarthritiden ergeben sich durch die Therapie der zugrunde liegenden bakteriellen Infektion mit Antibiotika: Bei Nachweis von *Chlamydia trachomatis* im Urogenitaltrakt ist eine Therapie mit **Doxycyclin** 2 × 100 mg p. o. über 7 d oder alternativ mit **Azithromycin** 1500 mg p. o. einmalig zur Elimination der urogenitalen Infektion und damit zur Unterbrechung der Infektionskette erforderlich. **Cave:** Formell zugelassen sind für von *C. trachomatis* verursachte Urethritis und Zervizitis nur 1000 mg Azithromycin als Einmalgabe, auch wenn die aktuelle AWMF-Leitlinie 1500 mg empfiehlt (Leitlinie AWMF 2016).

Auf eine **Partnerbehandlung** zur Unterbrechung der Infektionskette ist zu achten (Adimora 2002).

Eine antibiotische Therapie von Diarrhö ist im Allgemeinen nicht angezeigt.

Cave

Die antimikrobielle Therapie der Eintrittspforte beeinflusst den Verlauf der Arthritis nicht.

Tab. 5.1 Therapievorschläge der Autoren zur Behandlung reaktiver Arthritiden

Behandlung einer nachgewiesenen floriden Infektion an der Eintrittspforte		
Chlamydia trachomatis	Antibiotika	Doxycyclin 2 × 100 mg über 7 d **Alternative:** Azithromycin 1500 mg einmalig[1] (Therapie des Sexualpartners beachten)
Yersinien, Salmonellen	Keine antibiotische Therapie angezeigt (Ausnahme schwere Verläufe)	
Akute periphere Arthritis	Physikalische Therapie	Lagerung Kryotherapie Krankengymnastik
	NSAR	z. B. Ibuprofen 3 × 600 mg/d o. Naproxen 2 × 250(–500) mg/d
	Evtl. Steroide intraartikulär	z. B. Triamcinolon-Hexacetonid (5–40 mg in Abhängigkeit von der Größe des Gelenks) **Cave:** Eine Lyme-Arthritis sollte zuvor ausgeschlossen worden sein!
Chronische Arthritiden	DMARD (off label)	Sulfasalazin 2–3 g/d Evtl. Methotrexat 10–20 mg/Wo. Evtl. Azathioprin 1–2 mg/kg KG
	Lokaltherapie	(operative) Synovialektomie
Axiale Beteiligung	Physikalische Therapie	Diadynamik Stangerbäder Rückenschule Sport Bechterew-Gymnastik
	NSAR	Retardiert, z. B. Ibuprofen 800 mg ret. zur Nacht Ggf. morgens schnellwirksame Form, Ibuprofen 400–600 mg
	TNFα-Blocker (off label)	Bei schweren Verläufen
Enthesitis	Entlastung	Orthesen Einlagen (z. B. Pufferabsatz, Orthesen mit Aussparung der schmerzhaften Zone)
	Physikalische Therapie	Iontophorese Diadynamik Ultraschall Bindegewebsmassage Unterwasserstrahlmassage
	NSAR	Lokal: NSAR-haltige Salben/Gele Systemisch: z. B. Ibuprofen 2–3 × 600 mg/d
	Lokale Infiltration	z. B. Triamcinolon-Hexacetonid/ Dexamethason **Cave:** Gefahr von Sehnenrissen!
	TNFα-Blocker (out of label)	Bei schweren Verläufen
	Röntgenbestrahlung	Orthovolt-Bestrahlung, nur als Ultima Ratio

NSAR = nichtsteroidale Antirheumatika, DMARD = Disease Modifying Antirheumatic Drug (krankheitsmodifizierende Antirheumatika), out of label = außerhalb des Zulassungsbereiches eines Medikaments

[1] siehe Leitlinie AWMF; **cave:** formell zugelassen sind für von *C. trachomatis* verursachte Urethritis und Zervizitis nur 1000 mg Azithromycin als Einmalgabe.

5

5.2.3 Periphere Arthritis

ALS FAUSTREGEL GILT

Für die reaktive Arthritis besteht keine Indikation für eine antimikrobielle Medikation.

Eine Antibiotikatherapie mit dem Ziel der Eradikation führt auch bei Therapiedauer von 3–12 Mon. nicht zur Veränderung des Verlaufs bzw. zur Beendigung der Arthritis (Barber et al. 2013).

Einige Daten lassen einen positiven Effekt einer Kombinationstherapie von Rifampicin + Doxycyclin vs. Doxycyclin-Monotherapie bei chron. Chlamydien-induzierter Arthritis möglich erscheinen (Carter et al. 2010), rechtfertigen aber keinen Routineeinsatz.

Deshalb stehen die Behandlung mit Antiphlogistika und ggf. krankheitsmodifizierenden Antirheumatika (DMARD) sowie die physikalische Therapie im Vordergrund.

Physikalische Therapie

5

Bei akuter und chronischer reaktiver Arthritis sollte immer begleitend zur medikamentösen Therapie auch eine physikalische Behandlung erfolgen.

- **Akutphase:** Wirksam zur Schmerzreduktion sind
  - Kryotherapie,
  - Diadynamik und
  - Iontophorese.
- **Chronische Arthritis:** Hier sollte eine Übungstherapie zum Erhalt der Muskulatur und zur Behandlung von Funktionsbehinderungen erfolgen.

Medikamentöse Therapie

Die Indikation der verschiedenen Therapiemodalitäten hängt von dem Ausmaß der Gelenkbeteiligung und der Dauer der Symptome ab. Die folgenden Empfehlungen leiten sich von der Therapie der Spondylitis ankylosans bzw. der Spondyloarthritiden (➤ Kap. 2) ab, sie sind nicht für reaktive Arthritiden validiert (van der Hejde et al. 2017).

- **Nichtsteroidale Antirheumatika** (NSAR) sind effektiv in der Therapie der Arthritis.
- Akute Exazerbationen erfordern ggf. die intraartikuläre oder systemische Gabe von **Glukokortikoiden.**
- **DMARD** sind bei anhaltenden Symptomen von mind. 3 Mon. oder wiederholten Rezidiven sinnvoll.
- **Therapie der ersten Wahl** der persistierenden, peripheren reaktiven Arthritis ist **Sulfasalazin** (Clegg et al. 1996).
- Bei schweren, therapierefraktären Erkrankungen ist eine **Methotrexat**-Therapie (1 × 10–20 mg/Wo.) angezeigt. **Azathioprin** (1–2 mg/kg KG/d p. o.) wird selten verwendet.

Einige Studien berichten auch vom erfolgreichen Einsatz von TNF-α-Blockern bei der reaktiven Arthritis (Meyer et al. 2011). TNF-α-Blocker haben sich für die Krankheitsmanifestationen der axialen Spondyloarthritiden als wirksam erwiesen. Ihr Einsatz kann nach aktueller Studienlage bei der reaktiven Arthritis in schweren Fällen erwogen werden. Bei unzureichender Wirksamkeit sollte die Diagnose überprüft werden.

Der Stellenwert anderer Biologika ist bei reaktiven Arthritiden aktuell noch nicht hinreichend belegt.

5.2.4 Wirbelsäule

ALS FAUSTREGEL GILT

Physikalische Therapie und nichtsteroidale Antirheumatika (NSAR) sind die entscheidenden Elemente bei der Therapie der Wirbelsäulenbeteiligung.

Physikalische Therapie

Eingesetzt wird eine **krankengymnastische Übungsbehandlung** in Form von

- diadynamischer und statischer Dehngymnastik (Schwunggymnastik, Stretching),
- Mobilisationsübungen und
- isometrischem Training der Rückenmuskulatur.

Medikamentöse Therapie

Verschiedene **NSAR** (Ibuprofen, Diclofenac und Indometacin) sowie **Coxibe** (z. B. Celecoxib oder Etoricoxib) haben sich beim entzündlichen Wirbelsäulenschmerz als wirksam erwiesen. Die Gabe des NSAR und das pharmakokinetische Profil des NSAR/Coxibs muss an die tageszeitliche Rhythmik der Schmerzsymptomatik angepasst werden.

Patienten mit entzündlichem Rückenschmerz klagen zumeist über einen tief sitzenden Rückenschmerz in der zweiten Nachthälfte und am Morgen. Entsprechend sollte ein NSAR in retardierter Form zur Nacht (z. B. Ibuprofen 800 mg retard oder Diclofenac ret. 100 mg) verordnet werden. Bei morgendlichem Schmerz ist die zusätzliche Gabe eines NSAR mit kurzer Halbwertszeit (z. B. Ibuprofen 400–600 mg oder Diclofenac 25–50 mg) erforderlich.

Falls die Schmerzsymptomatik nicht adäquat kontrolliert wird, sollte das NSAR-Präparat gewechselt werden (z. B. zu Naproxen, Indometacin oder Etoricoxib). Kombinationen mehrerer NSAR sind zu vermeiden.

Für TNFα-Blocker ist in diversen Studien bezüglich der Wirbelsäulenmanifestation bei axialer Spondyloarthritis (Spa) eine gute Wirksamkeit nachgewiesen worden (Baraliakos et al. 2020). Kleinere Fallserien unterstützen auch den Einsatz von TNF-α-Blockern bei reaktiven Arthritiden.

5.2.5 Enthesiopathie

Die Behandlung der Enthesitis besteht in der Medikation mit NSAR, physikalischer Therapie und Orthesen.

Physikalische Therapie

Physikalische Therapiemaßnahmen beinhalten (für Details ➤ Kap. 22):

- Elektrotherapie in Form einer analgetisch wirksamen Gleichstrombehandlung (Iontophorese, Diadynamik)
- Elektrotherapie in Form einer mittelfrequenten Wechselstrombehandlung (Nemec)
- Ultraschallbehandlung

Medikamentöse Therapie

Falls durch **NSAR** und physikalische Therapie keine Besserung erzielt wird, kann ggf. eine lokale Injektion mit **Glukokortikoiden** erfolgen. Die Indikation sollte jedoch äußerst zurückhaltend gestellt werden, da evtl. Sehnenrisse begünstigt werden.

Biologika: Sowohl für TNFα-Blocker als auch für IL-17-, IL-12/23- und IL-23 Blocker liegen Daten zur Wirksamkeit bei Enthesitis bei Spondyloarthritis (insbesondere zur Psoriasis-assoziierten Spa) vor, nicht jedoch für Patienten mit Enthesitis im Rahmen einer reaktiven Arthritis (van der Heijde 2016).

Strahlentherapie

Eine niedrig dosierte Strahlentherapie ist als Ultima Ratio für den Fall therapierefraktärer monolokulärer Enthesitis reserviert (6–12 Gy verteilt auf 2–6 Fraktionen).

5.3 Lyme-Arthritis

Die Lyme-Arthritis ist eine Spätmanifestation einer Borrelien-Infektion. Die Erkrankung wird durch Zecken übertragen, die mit Borrelien-Spiezies, z. B. *Borrelia burgdorferi*, infiziert sind.

5.3.1 Antibiotikatherapie

ALS FAUSTREGEL GILT

Die **Therapie der Wahl** bei der Lyme-Arthritis ist eine **Antibiotikatherapie** mit dem Ziel der Remission bzw. Heilung.

Basierend auf den aktuellen Empfehlungen der DGRh ist eine orale Therapie auch bei Lyme-Arthritis meist ausreichend und wie folgt durchzuführen (siehe DGRh-Empfehlungen zur Lyme-Arthritis, Link im Anhang):

- Die primäre Antibiotikatherapie der Lyme-Arthritis besteht in einer 30-tägigen Therapie mit **Doxycyclin** 200 mg/d p. o., entweder als Einmalgabe oder verteilt auf 2 Dosen.
- Alternativ kann eine 30-tägige Therapie mit **Amoxicillin** 500–1000 mg 3 ×/d p. o. erfolgen.
- Falls in individueller Abwägung eine i. v. Therapie notwendig sein sollte, wird eine 2- bis 3-wöchige Therapie mit **Ceftriaxon** (2 g/d i. v.) empfohlen.
- Vergleichbar wirksam scheint **Cefotaxim** (3 × 2 g/d i. v.) zu sein, das jedoch den Nachteil der Notwendigkeit einer mehrfach täglichen Gabe hat.

Der Erfolg einer derartigen Antibiotikatherapie kann frühestens nach 3 Mon. beurteilt werden, da ein klinisches Ansprechen oft erst nach Beendigung der Therapie eintritt und die Lyme-Arthritis auch bei Patienten mit langfristigem Verlauf noch in etwa 10 % der Fälle pro Jahr spontan ausheilt.

Sollte nach dieser Zeit keine ausreichende Besserung erzielt worden sein, kann ein zweiter, nun parenteraler Zyklus wie o. g. erfolgen.

Weitere Zyklen, Kombinationstherapien, alternative Antibiotika oder Hydroxychloroquin haben sich als ineffektiv erwiesen bzw. sind nicht evidenzbasiert und sollten daher nicht erfolgen.

Cave

Etwa 6–8 h nach Antibiotikagabe kann es zur Jarisch-Herxheimer-Reaktion kommen.

Symptom einer Jarisch-Herxheimer-Reaktion ist eine sichtbare Vasokonstriktion. Der Patient wird auffallend blass, der Blutdruck steigt dabei eher an. Manchmal kommt es zu Schüttelfrost, Hyperventilation und Fieber. Auch beobachtet man häufiger eine vorübergehende Verstärkung von Weichteil- und Gelenkbeschwerden. Die Therapie besteht in einen Glukokortikoid-Puls mit 250 mg Prednisolon-Äquivalent i. v., ggf. ist bei wiederkehrenden Symptomen ein zweiter Puls erforderlich. Im Allgemeinen klingt die Jarisch-Herxheimer-Reaktion jedoch nach 3 d ab.

5.3.2 Therapierefraktäre Arthritis

Bei den seltenen Therapieversagern nach adäquater Antibiotikatherapie und Ausschluss von Differenzialdiagnosen bleibt nur die symptomatische Behandlung.

- **Mon- oder Oligoarthritis:** Infrage kommen Antiphlogistika und ggf. Radiosynoviothese oder operative Synovektomie, ggf. der Einsatz von Sulfasalazin.
- **Polyarthritis:** Möglich sind Antiphlogistika und ggf. Glukokortikoide, als Basistherapie Sulfasalazin.

5.4 Rheumatisches Fieber

Das klassische rheumatische Fieber und die poststreptokokken-induzierte reaktive Arthritis werden durch die Infektion mit β-hämolysierenden Streptokokken (Typ A) verursacht. Nach Einführung der Penicillin-Therapie streptokokkenbedingter Anginen ist das typische rheumatische Fieber heute eine seltene Erkrankung geworden.

Tab. 5.2 Revidierte Jones-Kriterien als diagnostische Leitlinie des rheumatischen Fiebers

Hauptkriterien	Nebenkriterien	Evidenz einer vorangegangenen Streptokokkeninfektion
Karditis Polyarthritis Chorea Erythema marginatum	**Klinik** • Fieber • Arthralgien • Vorausgegangenes rheumatisches Fieber o. rheumatische Herzerkrankung • Verlängertes P-R-Intervall **Labor** • Beschleunigte Blutsenkungsgeschwindigkeit • C-reaktives Protein erhöht • Leukozytose	Nachweis einer vorausgegangenen Infektion in Verbindung mit β-hämolysierenden Streptokokken • Erhöhte Antikörper gegen Streptokokken-Exoenzyme (ASL-O, Streptokinase, Streptokokken-DNase B, Hyaluronidase) • Kultureller Nachweis von A-Streptokokken im Rachenabstrich • Vorausgegangener Scharlach
Sind 2 Haupt- oder 1 Haupt- und 2 Nebenkriterien erfüllt, so gilt die Diagnose rheumatisches Fieber als wahrscheinlich, wenn sie durch den Nachweis einer vorausgegangenen Streptokokkeninfektion unterstützt wird.		

5

5.4.1 Klassifikationskriterien

Als diagnostische Leitlinie für das rheumatische Fieber sind die sog. **Jones-Kriterien** (➤ Tab. 5.2) etabliert.

5.4.2 Therapie

Zur Behandlung des rheumatischen Fiebers verweisen wir auch auf die aktuelle Leitlinie der Gesellschaft für pädiatrische Kardiologie von 2012: www.kinderkardiologie.org/fileadmin/user_upload/Leitlinien/21%20LL%20Myokarditis_20120824.pdf.

Antibiotikatherapie

Sanierung der Infektion an der Eintrittspforte. Empfohlen wird:

- **Penicillin** V 100.000 IE/kg KG/d in 3 ED (max. 3 × 1,2 Mega) p. o. über 10 d
- Bei Penicillin-Allergie **Clarithromycin** 15 mg/kg KG/d in 2 ED (max. 2 × 250 mg) p. o. für 10 d

ALS FAUSTREGEL GILT

Bei akutem rheumatischem Fieber soll nach Rachenabstrich unverzüglich (innerhalb von 24 h) eine Antibiotikatherapie eingeleitet werden.

Antiphlogistikatherapie

Daten zur antiphlogistischen Therapie des rheumatischen Fiebers stammen bei der zurzeit niedrigen Inzidenz aus den 1950er- und 1960er-Jahren. Traditionell wird demnach das rheumatische Fieber mit **Acetylsalicylsäure** behandelt. Aufgrund des gleichen Wirkmechanismus von Acetylsalicylsäure und NSAR ist jedoch von einer äquivalenten antiphlogistischen Potenz der **NSAR** bei geringeren gastrotoxischen Nebenwirkungen auszugehen.

Bei rheumatischem Fieber mit Karditis sind hohe Dosen von NSAR (z. B. Ibuprofen 3 × 600 mg/d für Erwachsene) zu empfehlen.

Bei schweren, symptomatischen Verläufen sind **Glukokortikoide** indiziert. Die initiale Therapie erfolgt mit 60 mg/d, in schwereren Fällen bis zu 100 mg/d Prednisolon-Äquivalent. Nach 1–2 Wo. kann die Dosis langsam reduziert werden, wenn die Normalisierung der klinischen und laborchemischen Entzündungsparameter dies erlaubt.

An die Glukokortikoid-Therapie der rheumatischen Karditis sollte sich eine Therapie mit Acetylsalicylsäure oder einem anderen NSAR für 4–6 Wo. anschließen.

5.4.3 Langzeitprophylaxe

ALS FAUSTREGEL GILT

Nach dem akuten Schub eines rheumatischen Fiebers muss eine Langzeitprophylaxe zur Verhinderung eines Rezidivs durchgeführt werden, da diese zur Vermeidung eines rheumatischen Klappenfehlers von ausschlaggebender Bedeutung ist.

Eine Therapie symptomatischer Racheninfekte schließt ein Rezidiv des rheumatischen Fiebers nicht aus.

Durch die folgenden **Richtlinien zur Rezidivprophylaxe** können etwa 85 % aller rheumatischen Fieberrezidive verhindert werden.

Dauer der Therapie:

- Generell mind. 5 J., bei Herzbeteiligung mind. 10 J. oder bis zum 21. Lj., je nachdem, welcher Zeitraum länger ist.
- Bei rheumatischen Herzvitien mind. 10 J. oder bis zum 40. Lj., je nachdem, welcher Zeitraum länger ist.

Medikamente der Wahl sind Penicilline:

- Empfohlen wird die i. m. Injektion von 1,2 Mega IE **Benzathin-Penicillin** bei Pat. über 27 kg KG alle 4 Wo. oder alle 3 Wo. bei Rezidiv.
- Eine p. o. Gabe von 2 × 200.000 IE/d **Penicillin V** ist möglich, aber mit größerer Unsicherheit (Adhärenzprobleme) verbunden.
- Patienten mit Penicillin-Allergie erhalten **Erythromycin** 2 × 250 mg/d.

Essentials für die Hausarztpraxis

- Je nach auslösendem Erreger bietet sich ggf. die Möglichkeit einer kurativen **Antibiotikatherapie.** Dies hat sich bei der Therapie der **Lyme-Arthritis** und des **rheumatischen Fiebers** bewährt.

- Bei den **HLA-B27-assoziierten reaktiven Arthritiden** ist eine antibiotische Therapie zur Besserung der Arthritis hingegen nicht indiziert.
- Bei der **Therapie des rheumatischen Fiebers** ist nach der Akutbehandlung eine Langzeitprophylaxe mit Antibiotika unerlässlich, um Rezidiven vorzubeugen.

LITERATUR

Adimora A: Treatment of uncomplicated genital Chlamydia trachomatis infection in adults. Clin Infect Dis 35(Suppl 2) (2002) S183–S186

Baraliakos X, Gensler LS, D'Angelo S et al.: Biologic therapy and spinal radiographic progression in patients with axial spondyloarthritis: A structured literature review. Ther Adv Musculoskelet Dis 12 (2020) 1759720X20906040

Barber C, Kim J, Inman RD et al.: Antibiotics for treatment of reactive arthritis: a systematic review and metaanalysis. J Rheumatol 40(6) (2013) 916–928

Carter JD, Espinoza LR, Inman RD et al.: Combination antibiotics as a treatment for chronic Chlamydia-induced reactive arthritis: a double-blind, placebo-controlled, prospective trial. Arthritis Rheum 62(5) (2010) 1298–1307

Clegg DO, Reda DJ, Weisman MH et al.: Comparison of sulphasalzine and placebo in the treatment of reactive arthritis. Arthritis Rheum 39 (1996) 2021–2027

DGRH-Empfehlungen zur Therapie der Lyme-Borrelios. https://dgrh.de/Start/Publikationen/Empfehlungen/Krankheitsbezogene-Therapie/Lyme-Borreliose.html#therapie

Leitlinie pädiatrische Kardiologie: Myokarditis. Stand 2012. www.kinderkardiologie.org/fileadmin/user_upload/Leitlinien/21%20LL%20Myokarditis_20120824.pdf

Leitlinie AWMF zu Infektionen mit Chlamydia trachomatis. Stand 2016. www.awmf.org/uploads/tx_szleitlinien/059-005l_S2k_Chlamydia-trachomatis_Infektionen_2016-12.pdf

Meyer A, Chatelus E, Wendling D et al.: Safety and efficacy of anti–tumor necrosis factor α therapy in ten patients with recent-onset refractory reactive arthritis. Arthritis & Rheumatism 63: (2011) 1274–1280

Sieper J, Fendler C, Laitko S et al.: No benefit of long-term ciprofloxacin treatment in patients with reactive arthritis and undifferentiated Oligoarthritis: a three-month multicenter, double-blind, randomized, placebo-controlled study. Arthritis Rheum 42 (1999) 1386–1396

Tanaka T, Ogata A, Narazaki M: Tocilizumab: An Updated Review of Its Use in the Treatment of Rheumatoid Arthritis and Its Application for Other Immune-Mediated Diseases. Clinical Medicine Insights: Therapeutics (2013)

van der Heijde D, Ramiro S, Landewé R et al.: 2016 update of the ASAS-EULAR management recommendations for axial spondyloarthritis. Ann Rheum Dis 76 (2017) 978–991

KAPITEL

6

Johannes-Peter Haas

Juvenile idiopathische Arthritis

Kernaussagen

- **Diagnostik, Therapieplanung** und **langfristige Behandlung** von Kindern und Jugendlichen mit einer juvenilen idiopathischen Arthritis (JIA) sollten durch oder in enger Zusammenarbeit mit einem Kinderrheumatologen erfolgen.
- **Grundsätzlich** stehen zur **Behandlung** der juvenilen idiopathischen Arthritis (JIA) die gleichen **Medikamente wie für die rheumatischen Erkrankungen des Erwachsenen** zur Verfügung, wobei jedoch einige **Besonderheiten** beachtet werden müssen.
- Die **primäre Medikation** erfolgt **mit nichtsteroidalen Antirheumatika** (NSAR).
- **Basistherapeutika** einschließlich Conventional Synthetic Disease Modifying Antirheumatic Drugs **(csDMARD)** und Biological Disease Modifying Antirheumatic Drugs **(bDMARD)** werden bei der systemischen JIA (SJIA) bereits früh erwogen; bei allen übrigen Kategorien, wenn NSAR und/oder lokal verabreichte Glukokortikoide das entzündliche Geschehen der JIA, insbesondere die Arthritis oder Uveitis, nicht kontrollieren können.
- Unter den bDMARD sind bei der JIA i. d. R. die **TNF-α-Blocker die Medikamente der ersten Wahl.** Ausnahme ist die **SJIA,** bei der **IL-1- oder IL6-blockierende Medikamente** die Frst-Line-bDAMRDs sind.
- Die **therapeutische Einstellung** eines JIA-Patienten **auf ein bDMARD** ist **Aufgabe des Kinderrheumatologen.**
- **Ohne adäquate Physio- und Ergotherapie** ist bei der Behandlung der JIA ein **vollständiges Wiedererlangen der Funktionalität kaum möglich** (Empfehlungsgrad A).
- **Adäquate Physikalische-, Physio- und Ergotherapie** sind bei der Behandlung der JIA **unerlässlich.**
- **Sport** ist möglich und förderlich, wenn die Erkrankungsaktivität ausreichend kontrolliert ist
- Eine **sozialpädagogische Betreuung** in Hinblick auf Integration in Schule, Beruf und Alltag sowie eine **Eltern-Patienten-Schulung** werden **empfohlen.**

6.1 Einführung Kinderrheumatologie

Die Kinderrheumatologie umfasst eine Vielzahl von Erkrankungsbildern, die autoimmunologische und/oder autoinflammatorische Ursachen haben können. In der Bundesrepublik Deutschland wird die Zahl der betroffenen Kinder und Jugendlichen auf insgesamt etwa 22.000–25.000 geschätzt. Neue Therapien und diagnostische Möglichkeiten (z. B. Targeted Next-Generation Sequencing, Gene Panels u. a.) haben das kinderrheumatologische Behandlungsspektrums um die autoinflammatorischen Erkrankungen erweitert.

Die juvenile idiopathische Arthritis (JIA) ist die **häufigste chronisch rheumatische Erkrankung beim Kind.** Laut einer Untersuchung deutscher Krankenkassen lag während der Jahre 2009–2015 die Inzidenz bei 16,6/100.000 Kindern, die Prävalenz stieg in diesem Zeitraum von 73,4 auf 101,5/100.000 Kinder an (Thomschke et al. 2018). Bundesweit muss demnach von etwa 1500–1700 Neuerkrankungen/J. ausgegangen werden. Kinderrheumatologische Versorgungszentren und Praxen finden sich auf der Versorgungslandkarte der Gesellschaft für Kinder- und Jugendrheumatologie (GKJR) unter: www.gkjr.de/versorgungslandkarte.

MERKE

- Die JIA hat **in den meisten Fällen** einen chronisch progredienten oder rezidivierenden Verlauf über Jahre.
- Die **Folgen der Arthritis** für die betroffenen Gelenke und die umliegenden Strukturen können unmittelbar, jedoch auch erst im Verlauf auftreten.
- Die Erkrankung kann die **Entwicklung der betroffenen Kinder und Jugendlichen** sowohl bezüglich Längenwachstum, neuromotorischer Fähigkeiten als auch der altersgerechten Entwicklung erheblich beeinträchtigen.

Extraartikuläre Manifestationen, v. a. eine Augenbeteiligung durch eine Uveitis anterior (Heiligenhaus et al. 2020) sind möglich und erfordern z. T. ein besonderes Vorgehen. Entsprechend der klinischen Manifestation werden gemäß den Klassifikationskriterien der International League of Associations for Rheumatology acht verschiedene Kategorien (systemische JIA [SJIA], persistierende oligoartikuläre JIA [PO-JIA], extended oligoartikuläre JIA [EO-JIA], Rheumafaktor-negative polyartikuläre JIA [RFneg-pJIA], Rheumafaktor-positive polyartikuläre JIA [RFpos-pJIA], Enthesitis-assoziierte Arthritis [EA], juvenile Psoriasis [jPsA], undifferenzierte JIA) unterschieden (➤ Tab. 6.1; Petty et al. 2004). Bei der oligoartikulären JIA erfolgt die definitive Zuordnung erst nach mind. 6 Mon. Erkrankungsverlauf in die Subkategorien persistierende (≤ 4 betroffene Gelenke) und extended (> 4 betroffene Gelenke) Form. Auch beim Vorliegen einer zunächst undifferenzierten JIA kann die endgültige Klassifikation oft erst im Verlauf möglich sein (Krumrey-Langkammerer, Hafner 2001). Polyartikuläre Verläufe einer JIA sind bei der SJIA, der Oligoarthritis, der EA, jPsA und der undifferenzierten Arthritis möglich. Patienten können im Verlauf der Erkrankung auch nach vielen Jahren noch die Kategorie wechseln (Bertilsson et al. 2013).

Die **kindlichen Kollagenosen** umfassen eine Gruppe heterogener Erkrankungen mit häufig überlappender Symptomatik, wie dem juvenilen systemischen Lupus erythematodes (jSLE), der juvenilen Dermatomyositis (jDM), der juvenilen systemischen Sklerodermie (jSSc), der juvenilen linearen Sklerodermie (jlSc) und der juvenilen Mixed Connective Tissue Disease (jMCTD). Die meisten Kollagenosen sind im Kindes- und Jugendalter extrem selten. Der Beginn der Erkrankung kann akut oder schleichend sein. Mit Ausnahme der lokalisierten Verlaufsformen (limitierter LE, jlSc) sind alle anderen Kollagenosen als Systemerkrankungen aufzufassen, die potenziell Organschäden verursachen und sogar lebensbedrohliche Verläufe haben können (Twilt 2013; Lim et al. 2017; Dhaliwal et al. 2020). Diagnostik und Therapie sollten daher durch Kinderrheumatologen erfolgen.

Vaskulitiden, d. h. Erkrankungen, die durch einen entzündlichen Prozess an den Gefäßen vermittelt werden, sind bei Kindern und Jugendlichen deutlich seltener als bei Erwachsenen. Eine Ausnahme bilden die IgA-vermittelte Vaskulitis (IAV, früher Purpura Schoenlein-Henoch) und das Kawasaki Syndrom (KS), zwei prognostisch zumeist gut verlaufende Vaskulitiden, die überwiegend bei Kindern beobachtet werden. Die spezifische Klassifikation der juvenilen Vaskulitiden nach EULAR/PReS (Ozen et al. 2010; Ruperto et al. 2010) unterscheidet eine Vaskulitis vorwiegend

- der großen Gefäße: juvenile Takayasu Arteriitis (jTA),
- der mittelgroßer Gefäße: juvenile Polyarteriitis nodosa (jPAN), kutane Polyarteriitis, Kawasaki Syndrom (KS),
- der kleinen Gefäße: juvenile granulomatöse Polyangiitis (jGPA, früher Morbus Wegener), eosinophile granulomatöse Polyangiitis (eGPA, früher Churg-Strauss-Syndrom, CSS), mikroskopische Polyangiitis, IgA-Vaskulitis (früher Purpura Schoenlein-Henoch), isoliert kutane leukzytoklastische Vaskulitis, hypokomplementämische urtikarielle Vaskulitis (HUV) sowie
- und andere Vaskulitiden (z. B. Morbus Behçet [MB], Hypersensitivitätsvaskulitis u. a.).

Eine neue Gruppe von Vaskulitiden sind die monogenetischen Formen einer Vaskulitis: Deficiency of Adenosine Deaminase 2 (DADA2), STING-associated Vasculitis of Infancy (SAVI) und die Haploinsuffizienz A20 (HA20). Hier findet sich ein fließender Übergang zu den Interferonopathien, einer Gruppe seltener hereditärer Erkrankungen, deren Ursache in Mutationen in regulatorischen Genen der Inter-

6

Tab. 6.1 Charakteristika der Kategorien der juvenilen idiopathischen Arthritis

	Systemische Arthritis (SJIA)	RF-negative Polyarthritis (RFneg-pJIA)	RF-positive Polyarthritis (RFpos-pJIA)	Oligoarthritis (PO-JIA, EO-JIA)	Enthesitis-assoziierte Arthritis (EA)	Psoriasis-Arthritis (jPsA)
Häufigkeit [%]	5	20	2	Persistierend: 40 Extended: 12	15	5–10
Alter bei Erstmanifestation	Kleinkinder	Gesamte Kindheit	Pubertät	Kleinkinder	Schulalter	Gesamte Kindheit
Geschlecht	♀ = ♂	♀ ca. 60 % ♀	♀ ca. 75 %	♀ ca. 80 %	♂ ca 75 %	♀ ca. 60 %
Klinische Besonderheiten	Fieber Exanthem Organbeteiligung Keine Uveitis	Chronische Uveitis	Rheumaknoten Selten Uveitis	Chronische Uveitis	Enthesitis Sakroiliitis Akute Uveitis	Psoriasis (auch familiär) Daktylitis Chronische/akute Uveitis
Besondere Laborwerte („Marker")	S100 A8/9 (Calprotectin) S100 A12	RF negativ ca. 30 % ANA pos.	RF positiv Anti-CCP-AK positiv	ca. 80 % ANA positiv	ca. 80 % HLA-B27 positiv	ca. 40 % ANA positiv ca. 30 % HLA-B27 positiv

♀ = Mädchen, ♂ = Jungen, RF = Rheumafaktor, ANA = antinukleäre Antikörper

feronsignalkette liegt. Vaskulitiden und Interferonopathien erfordern als Multiorganerkrankungen immer ein multidisziplinäres Versorgungskonzept unter Leitung eines Kinderrheumatologen.

Autoinflammatorische Erkrankungen: Wiederkehrendes Fieber ohne erkennbare Ursache sollte zur Abklärung eines periodischen Fiebersyndroms führen. Diese werden heute als „autoinflammatorische" Erkrankungen (Autoinflammatory Disease, AID) des Kindes- und Jugendalters bezeichnet. AID sind meist Folge von Fehlfunktionen des angeborenen Immunsystems (s. o.). Viele AID haben monogenetische Ursachen, d. h. ihnen liegen Mutationen eines der Gene zugrunde, die Proteine oder Regulationsfaktoren in proinflammatorischen Signalübertragungswegen des angeborenen Immunsystems codieren. Sie sind extrem selten und spielen daher in der kinderärztlichen Versorgung nur eine untergeordnete Rolle. Wichtigste Vertreter sind das familiäre Mittelmeerfieber (FMF), der häufigsten AID mit zunehmender Prävalenz auch in Mitteleuropa, und die Cryopyrin-assoziierten periodischen Syndrome (CAPS).

6.2 Diagnostische Voraussetzungen

Als JIA wird eine Arthritis mit einer Dauer von > 6 Wo. bezeichnet, wenn

1. sie vor dem 16. Lj. erstmalig auftritt und
2. keine anderen Ursachen gefunden werden können.

Bei der Diagnostik müssen symptomatisch ähnliche Erkrankungen ausgeschlossen werden. **Differenzialdiagnostisch** sind dies v. a.:

- Reaktive/postinfektiöse Arthritiden
- Septische Arthritis, bakterielle Osteomyelitis
- Lyme-Arthritis
- Kollagenosen und Vaskulitiden (z. B. bei juvenilem SLE zu 80 % Arthritis)
- Nichtbakterielle Osteomyelitis/chronisch rekurrierende multifokale Osteomyelitis
- Autoinflammatorische Erkrankungen (z. B. familiäres Mittelmeerfieber [FMF], periodisches Fieber, aphthöse Stomatitis, Pharyngitis, zervikale Adenitis [PFAPA-Syndrom] u. a.)
- Maligne Systemerkrankungen, insbesondere Leukämie
- Stoffwechselerkrankungen (z. B. Mukopolysaccharidose)
- Knochenstoffwechsel- bzw. hereditäre Bindegewebserkrankungen (z. B. Camptodaktylie-Arthropathie-Coxa vara-(Perikarditis)-Syndrom, CACP-Syndrom)
- Chronische Schmerzstörung

Diese Aufzählung ist nicht vollständig. Gegebenenfalls müssen weitere angeborene oder erworbene **nicht rheumatische Krankheitsbilder mit Gelenkerscheinungen** ausgeschlossen werden.

Die meisten Differenzialdiagnosen können durch Anamnese, klinisches Bild, Laborbefunde und bildgebende Verfahren (Sonographie, Röntgen, MRT) diagnostiziert oder ausgeschlossen werden.

6.3 Therapie

6.3.1 Therapieüberwachung

Die Therapie rheumatischer Erkrankungen bei Kindern und Jugendlichen orientiert sich nicht ausschließlich am Erkrankungstyp und dessen Ätiologie, sondern muss

- den Grad der Aktivität,
- betroffene Organsysteme,
- den individuellen Verlauf,
- funktionelle Defizite,
- Alter und Entwicklungsstand des Patienten

miteinbeziehen. Dies erfordert die Versorgung der Patienten durch den Kinder-/Hausarzt und speziell geschulte Kinder- und Jugendrheumatologen.

Zur Abschätzung der Erkrankungsaktivität bzw. der -folgen wurden in der Kinderrheumatologie spezielle Instrumente für die JIA entwickelt und evaluiert. Die JIA-Core-Set-Parameter erlauben eine Messung des Therapieansprechens bzw. einer Verschlechterung. Die Erkrankungsaktivität wird mittels des JADAS (Juvenile Arthritis Disease Activity Score) gemessen, wobei 10 (JADAS10), 27 (JADAS27) oder 71 Gelenke (JADAS 71) in die Bewertung einfließen. Eine Erkrankungsremission wird auf Basis der Remissionskriterien nach Wallace diagnostiziert (Oommen et al. 2019). Die Erkrankungsfolgen lassen sich durch Verwendung des JADI (Juvenile Arthritis Damage Index) abschätzen (Viola et al. 2005). Die medikamentöse Therapie muss bezüglich ihrer Sicherheit und möglicher unerwünschter Arzneimittelwirkungen (UAW) kontrolliert werden. Dazu sind neben regelmäßigen Kontrollen auch medikamentenspezifische Laborkontrollen erforderlich.

Darüber hinaus bedürfen Kinder mit einer JIA, wie auch andere chronisch erkrankte Kinder und Jugendliche, besonderer kinderärztlicher Aufmerksamkeit bezüglich einer altersentsprechenden Entwicklung, des Wachstums und des Erreichens von Meilensteinen. Aufgrund der medikamentösen Therapie sind bei Infektionen und bei den Routineimpfungen besondere Empfehlungen zu beachten (Speth et al. 2013; Minden et al. 2014).

6.3.2 Medikamentöse Behandlung

Grundsätzlich stehen die meisten Medikamente, die bei erwachsenen Rheumapatienten angewandt werden zur Verfügung (➤ Tab. 6.2). Allerdings unterscheiden sich Art und Umfang der Zulassungsprofile zum Teil beträchtlich.

- Nichtsteroidale Antirheumatika (NSAR)
- Basistherapeutika, sog. konventionelle synthetische Disease Modifying Antirheumatic Drugs (csDMARD)
- Biologika, sog. biologische Disease Modifying Antirheumatic Drugs (bDMARD)
- Intrazellulär wirksame zielgerichtete (targeted) synthetische Disease Modifying Antirheumatic Drugs (tsDMARD)
- Glukokortikoide (GC)

Tab. 6.2 Bei juveniler idiopathischer Arthritis (JIA) verwendete Antirheumatika: Indikation, Zulassung, Besonderheiten

Medikament	Indikation bei JIA (Empfehlungsgrad)	Zulassung[1]	Besonderheiten[1]
NSAR			
	Arthritis, Schmerz, Fieber (A)	➤ Tab. 6.4	Kleinkinder: Suspension
csDMARD			
Hydroxychloroquin (HCQ)	Arthritis: wenn NSAR/IACS ineffektiv (B)	Zulassung für JIA ohne Altersangabe	Farbsehprüfung bei kleinen Kindern problematisch
Sulfasalazin (SSZ)	Arthritis: wenn NSAR/IACS ineffektiv (B)	JIA Oligo-, Poly- u. EA > 6 J.	**Cave:** nicht bei SJIA (Gefahr MAS!)
Methotrexat (MTX)	Arthritis: wenn NSAR/IACS ineffektiv o. nicht anwendbar (A) Uveitis: wenn topisches Prednisolon ineffektiv (B)	Polyartikuläre JIA ohne Altersangabe Uveitis: keine Zulassung	Häufig im Verlauf Entwicklung einer Intoleranz mit Übelkeit u. Ekel bereits vor der Verabreichung (Hofel et al. 2018)
Cyclosporin A (CsA)	Uveitis: wenn topisches Prednisolon MTX ineffektiv o. nicht anwendbar (B) Bei MAS (B)	Endogene Uveitis intermedia u. posterior	Pilotstudien u. Fallberichte
Mycophenolat-Mofetil (MMF)	Uveitis: wenn topisches Prednisolon MTX ineffektiv o. nicht anwendbar (C)	Keine Zulassung	Lediglich Pilotstudien
Leflunomid (LEF)	Arthritis: wenn MTX ineffektiv o. nicht anwendbar (B)	Keine Zulassung	Kontrollierte Studie bei JIA: • LEF wirksam • MTX besser als LEF
bDMARD [Zielstruktur in Klammern]			
Etanercept (ETC) [TNF-α]	Arthritis: wenn MTX ineffektiv o. nicht anwendbar (A)	Polyartikuläre JIA > 2 J. jPsA, EA > 12 J.	Ausschluss Tbc vor Therapiebeginn
Adalimumab (ADA) [TNF-α]	Polyarthritis: wenn MTX ineffektiv o. nicht anwendbar (A) Uveitis: wenn Prednisolon lokal u. MTX ineffektiv (A)	Polyartikuläre JIA > 2 J. EA > 6 J. Uveitis	Ausschluss Tbc vor Therapiebeginn Zulassung: Pso > 4 J., CED > 6 J. Häufig Anti-Drug-Antikörperbildung (Prophylaxe durch MTX)
Golimumab (GOM) [TNF-α]	Polyarthritis: wenn MTX ineffektiv o. nicht anwendbar (A)	Polyartikuläre JIA > 2 J.	Ausschluss Tbc vor Therapiebeginn Off-Label-Therapie bei Uveitis
Infliximab (IFX) [TNF-α]	Uveitis: wenn topisches Prednisolon, MTX u. ADA ineffektiv (B)	Keine Zulassung für JIA bzw. Uveitis	Ausschluss Tbc vor Therapiebeginn Zulassung: CED > 6 J.
Anakinra (AKI) [IL-1R]	Aktive SJIA (A)	SJIA > 8 Mon.	Zulassung auch für FMF, CAPS > 8 Mon.
Canakinumab (CAN) [IL-1]	Aktive SJIA (A)	Aktive SJIA > 2 J.	Zulassung auch für FMF, CAPS, HIDS, TRAPS > 2 J.
Tocilizumab (TCZ) [IL-6R]	Arthritis: ineffektives Ansprechen auf csDMARD u./o. TNF-α-Blocker (A) SJIA (A)	SJIA > 1 J. Polyartikuläre JIA > 2 J.	Off-Label-Einsatz bei therapierefraktärer Uveitis Auftreten MAS unter Therapie mgl. **Cave:** CRP bei der Diagnostik von Infektionserkrankungen nicht mehr zuverlässig
Abatacept (ABA) [CTLA-4]	Unzureichendes Ansprechen auf csDMARD u./o. TNF-α-Blocker (A)	i.v.: polyartikuläre JIA > 6 J. s.c.: polyartikuläre JIA > 2 J.	Bei Effektivität Wirkungsverstärkung bis zu 6 Mon. nach Beginn Off-Label-Einsatz bei therapierefraktärer Uveitis Reduzierte Effektivität der Influenza- u. Pneumokokkenimpfung
Secukinumab [IL-17]	jPsA (B), EA (C)	Keine Zulassung JIA	Zulassung: Pso > 6 J.
tsDMARD			
Tofazitinib [JAK]	Polyartikuläre JIA (A), jPsA (A)	Zulassung polyartikulärer Verläufe der JIA, jPsA	**Tumorrisiko ungeklärt**

Tab. 6.2 Bei juveniler idiopathischer Arthritis (JIA) verwendete Antirheumatika: Indikation, Zulassung, Besonderheiten (*Forts.*)

Medikament	Indikation bei JIA (Empfehlungsgrad)	Zulassung[1]	Besonderheiten[1]
Glukokortikoide			
➤ Tab. 6.5	Arthritis (IACS) Extraartikuläre Manifestationen: systemische Inflammation, MAS, Uveitis, Perikarditis, Polyserositis	➤ Tab. 6.5	**IACS: Lipidatrophie an Injektionsstelle** **Systemische Gabe:** Längenwachstumsstörungen Adpositas Infektionsgefahr ↑

NSAR = nichtsteroidale Antirheumatika; csDMARD = Conventional Synthetic Disease Modifying Antirheumatic Drug, bDMARD = Biologic Disease Modifying Antirheumatic Drug, tsDMARD = Targeted (zielgerichtete) Synthetic Disease Modifying Antirheumatic Drug, IACS = intraartikuläre Kortikosteroide; MAS = Makrophagenaktivierungssyndrom; SJIA = systemische JIA, CED = chronisch entzündliche Darmerkrankung, Pso = Psoriasis, CAPS = Cryopyrin-assoziiertes periodisches Syndrom, HIDS = Hyper-IgD-Syndrom, FMF = familiäres Mittelmeerfieber, JAK = Januskinase, jPsA = juvenile Psoriasis-Arthritis, EA = Enthesitis-assoziierte Arthritis, TRAPS = Tumornekrosefaktor-α-Rezeptor assoziiertes periodisches Syndrom
[1]Stand: Juni 2021

Die antirheumatische Pharmakotherapie weist **bei Kindern und Jugendlichen** einige wichtige **Besonderheiten** auf (➤ Tab. 6.3). Medikamentöse Ein- und Umstellungen sind i. d. R. Aufgabe des Kinderrheumatologen.

Nichtsteroidale Antirheumatika (NSAR)

Bei JIA werden primär NSAR eingesetzt. Dabei hat sich die Beschränkung auf wenige, gut abschätzbare Substanzen bewährt (➤ Tab. 6.4).

MERKE

- **Im Kleinkindalter** sind **NSAR-Suspensionen** zu verwenden, da diese eine **exaktere Dosierung** erlauben und **besser akzeptiert** werden.
- Die **unerwünschten Arzneimittelwirkungen (UAW)** entsprechen denen Erwachsener bei insgesamt besserer Verträglichkeit insbesondere bzgl. gastrointestinaler UAW.
- Es erfolgt **keine primäre Prophylaxe mit Protonenpumpenhemmer (PPI).** Diese werden nur bei entsprechender Klinik eingesetzt.

Cave

- **NSAR** sollten **wegen der schlecht kalkulierbaren Resorption auch bei Kleinkindern nicht rektal verabreicht** werden.
- **Verschiedene NSAR** dürfen nicht kombiniert werden, da dies zu einer **Zunahme der UAW** führen kann.
- **Durch die analgetische und antipyretische Wirkung von** NSAR können die Symptome **interkurrenter anderer Erkrankungen übersehen** und dadurch verspätet behandelt werden, z. B. eine Otitis media beim Kleinkind.
- **Vor Beginn der NSAR-Therapie bei einer Arthritis** muss eine septische Arthritis ausgeschlossen werden, da ansonsten die Symptome verschleiert werden können, was die notwendige antibiotische Therapie verzögert.

Tab. 6.3 Besonderheiten der Kinder- und Jugendrheumatologie

Charakteristika des Kindes- und Jugendalters	Resultierende Besonderheiten der Pharmakotherapie der JIA
Körperliches Wachstum	Dosierung „pro kg Körpergewicht (KG)" o. „pro m² Körperoberfläche (KOF)" Alterstypische unerwünschte Wirkungen **Cave:** 1. Längerfristig verabreichte systemische GC → Beeinträchtigung des Längenwachstums 2. Aber auch anhaltende Entzündungsaktivität → Beeinträchtigung des Längenwachstums (Bechtold et al. 2012)
Durchlaufen psychosozialer Entwicklungsstufen	Compliance-Probleme insbesondere bei Jugendlichen Medikamenteneinnahme: besondere Applikationsformen nötig (z. B. Suspension bei Kleinkindern) Altersadäquates Schmerzmanagement **Cave:** unzureichende Therapie kann zur Störung der psychosozialen Entwicklung führen Transition: geregelter Übergang in die Therapie durch Erwachsenenrheumatologen muss vorbereitet werden
Schule, Ausbildung	Altersadäquate soziale Teilhabe vermindert Beeinträchtigung schulischer Leistungen (z. B. Befall der Schreibhand) Alltagshilfen planen (2. Schulbuchsatz etc.) Unerwünschte Wirkungen wie Störung der Konzentrationsfähigkeit (z. B. bei NSAR) inakzeptabel
Zulassungs- u. ethische Situation	Weniger Zulassungsstudien, daher häufiger Off-Label-Therapie Langzeitfolgen neuer Therapeutika bei Markteinführung meist unbekannt
STIKO-Impfplan	Bei Behandlung mit csDMARD, bDMARD und tsDMARD sowie hoch dosierten GC: Einschränkung für Lebendimpfungen (Minden et al. 2014)
Extraartikuläre Manifestationen	Uveitis: Therapie gemäß Leitlinie (Heiligenhaus et al. 2019) MAS: Einsatz von Methylprednisolonstoßtherapie, CsA

NSAR = nichtsteroidale Antirheumatika; STIKO= ständige Impfkommission, cs/b/tsDMARD = Conventional, Biologic/Targeted/Synthetic Disease Modifying Antirheumatic Drug, GC = Glukokortikoid

Tab. 6.4 In der Behandlung der JIA gebräuchliche nichtsteroidale Antirheumatika (NSAR)

NSAR	Zulassung ab[1]	Dosierung [mg/kg KG/d]	Suspension verfügbar?	Empfehlungsgrad	Hinweise
Diclofenac	> 14 J.	2–3 in 3 ED	Nein	A	Auch Tbl. für Kinder (12,5 mg)
Ibuprofen	> 6 Mon.	20–40 in 3 ED	Ja	A	Seltene UAW: seröse Meningitis
Indometacin	> 2 J.	2(–3), 3 ED	Ja	B	
Naproxen	> 1 J.	10–15, 2 ED	Ja	A	UAW: Phototoxizität mit lokaler Vaskulitis

ED = Einzeldosen; UAW = unerwünschte Arzneimittelwirkungen
[1]Stand: Juni 2021

Basistherapeutika, Conventional Synthetic Disease Modifying Antirheumatic Drugs (csDMARD)

Basistherapeutika werden auch als Disease Modifying Antirheumatic Drugs (csDMARD, ➤ Tab. 6.2) bezeichnet. Ihr Einsatz wird erwogen, wenn NSAR (➤ Tab. 6.4) und/oder lokal verabreichte Glukokortikoide (➤ Tab. 6.5) das entzündliche Geschehen der JIA nicht kontrollieren bzw. die Diagnose das Erreichen einer Remission mit diesen Therapien a priori unwahrscheinlich macht. Wichtig ist ein alters- und medikamentenadaptiertes Therapiemonitoring potenzieller UAW durch regelmäßige kinderärztliche/kinderrheumatologische klinische Kontrollen und Laboruntersuchungen (s. a. Homepage der Gesellschaft für Kinder- und Jugendrheumatologie (GKJR): www.gkjr.de/fur-arzte).

Von den csDMARD sind lediglich Hydroxychloroquin (HCQ), Sulfasalazin (SSZ) und **Methotrexat (MTX)** für die Behandlung der JIA im Kindesalter zugelassen. Bei allen anderen Substanzen (LEF, MMF, CsA) handelt es sich beim Einsatz bei einer JIA (Indikationen: Arthritis, MAS, Uveitis) um Off-Label-Therapien (➤ Tab. 6.2).

MERKE

Methotrexat (MTX) in einer Dosierung von 10–15 (max. 20) mg/m² KOF/Wo. gilt als **basistherapeutischer Goldstandard bei JIA** (Empfehlungsgrad A).

Biologika, Biologic Disease Modifying Antirheumatic Drugs (bDMARD)

Mit Ausnahme der Therapie einer SJIA sind bei der Behandlung der JIA die zugelassenen **TNFα-Blocker** Etanercept, Adalimumab und Golimumab Mittel der ersten Wahl. Bei der systemischen JIA (SJIA) handelt es sich um eine autoinflammatorische Erkrankung, weshalb hier primär **IL-1- oder IL-6-blockierende Medikamente** zum Einsatz kommen (Oommen et al. 2019; Haas 2020).

Das vermutete **Risiko für die Entwicklung maligner Komplikationen** bei Kindern unter der Therapie mit TNFα-Blockern kann mittlerweile weitgehend ausgeschlossen werden (Klein et al. 2020). Eine signifikante Zunahme von schweren Infektionen konnte nur bei kindlichen Patienten unter Therapie mit IL-1- oder IL-6-blockierenden Substanzen beobachtet werden (Thiele et al. 2021).

Der Einsatz von Biosimilars bei der Therapie der JIA ist für Etanercept und Adalimumab zugelassen. Es sollte allerdings auf die Verwendung alters- und gewichtsadaptierter Darreichungsformen geachtet und ein häufiges „Switching" vermieden werden (Urban et al. 2020).

Bei Durchführung der von der STIKO empfohlenen Schutzimpfungen sind Einschränkungen zu beachten (Minden et al. 2014).

Small Molecules, zielgerichtete (Targeted) Synthetic Disease Modifying Antirheumatic Drugs (tsDMARD)

Die derzeit in der neuen Medikamentengruppe der sog. zielgerichteten (Targeted) Synthetic DMARDs zur Verfügung stehenden Medikamente inhibieren die intrazelluläre Signalübertragung durch die Januskinasen. Für Tofazitinib wurde eine Zulassungsstudie zur Behandlung der polyartikulären JIA durchgeführt; die Zulassung durch die EMA wird in Kürze erwartet. Baricitinib ist in der Kinderrheumatologie eine vielversprechende Option zur (Off-Label-)Behandlung der sehr seltenen Interferonopathien (Gomez-Arias et al. 2021).

6

Glukokortikoide (GC)

Indikationen für eine Therapie mit Glukokortikoiden (GC; ➤ Tab. 6.5):
- Lokale Applikation bei rheumatischer Uveitis
- Systemische Gabe
- Initialtherapie hochaktiver Formen der JIA mit hoher systemischer inflammatorischer Aktivität (S-JIA, pJIA)
- Makrophagenaktivierungssyndrom (MAS)
- Schwerer rheumatische Peri-/Myokarditis
- Drohende Schäden am Auge wie Synechien oder zystoides Makulaödem

ALS FAUSTREGEL GILT

In der **Kinder- und Jugendrheumatologie** werden **GC vorzugsweise lokal** (Auge, Gelenke, Sehnenscheiden, Bursen, Synovialzysten) eingesetzt. **Blande Arthritiden, auch Polyarthritiden**, stellen **keine zwingende Indikation für eine systemische GC-Therapie** dar.

Bei **längerfristiger systemischer GC-Therapie** sollen 0,15 mg/kg KG/d Prednisolon-Äquivalent möglichst nicht überschritten werden.

Mit **Prednison/Prednisolon** bestehen die größten Erfahrungen in der oralen systemischen GC-Therapie der JIA.

Tab. 6.5 Glukokortikoide in der Kinder- und Jugendrheumatologie

Glukokortikoide	Präparat	Indikation (Empfehlungsgrad)	Dosierung	Zulassung
Systemische Glukokortikoidtherapie oral				
Prednison/Prednisolon	z. B. Decortin, Decortin H	Schwere extraartikuläre Manifestationen (A)	Möglichst ≤ 0,15 mg/kg KG/d	Keine Altersbegrenzung
Systemische Glukokortikoidtherapie parenteral				
Methylprednisolon	z. B. Urbason sol. forte 250 mg	Initialtherapie bei hoher inflammatorischer Aktivität Peri-/Myokarditis MAS Schwere Uveitis (A)	10(–20) mg/kg KG/Infusion	
Lokale Glukokortikoidtherapie				
Triamcinolon-Hexacetonid	Lederlon	Exsudative Arthritis großer (u. kleiner) Gelenke (A)	Große Gelenke: 1 mg/kg KG (max. 40 mg)	
Dexamethason-21-palmitat	Lipotalon	Exsudative Arthritis kleiner Gelenke (B)	Variabel	Keine Zulassung
Dexamethason-21-acetat + Lidocain	Supertendin	Tenosynovitis Synovialzysten, Enthesitis Bursitis (B)	Variabel	Keine Zulassung
Prednisolon-Augentropfen	z. B. Inflanefran forte	Uveitis anterior (A)	Nach Anweisung des Augenarztes	Keine Altersbegrenzung

Cave

- Gerade **bei hoch entzündlichen Verläufen, insbesondere bei SJIA**, kann sich rasch eine **„Kortisonpflichtigkeit"** entwickeln. Eine systemische GC-Therapie kann dann nur beendet oder auch auf eine verträgliche Langzeitdosierung reduziert werden, wenn frühzeitig IL1- oder IL6-blockierende Medikamente eingesetzt werden (➤ Tab. 6.2).
- Im Kindes- und Jugendalter gehört die **Wachstumshemmung** zu den **gravierendsten unerwünschten Wirkungen der GC.**
- Für die **systemische Anwendung fluorierter GC** wie Dexamethason oder Betamethason gibt es in der Kinder- und Jugendrheumatologie wegen der ausgeprägteren unerwünschten Wirkungen i. S. eines **iatrogenen Morbus Cushing keine Indikation,** auch nicht als Tropfen im Kleinkindalter.

6.3.3 Therapiealgorithmen

Die nachfolgenden Algorithmen entsprechen den S2k-Leitlinien (modifiziert nach Oommen et al. 2019). Die **Behandlung der Oligoarthritis** ist in ➤ Abb. 6.1 zusammengefasst.

- **csDMARDs (MTX)/bDMARD (ETN, ADA)** sind bei chronischem/chronisch rezidivierendem Verlauf einer Oligoarthritis über 6 Mon., bei Übergang in einen polyarthritischen Verlauf („erweiterte Oligoarthritis") oder bei therapieresistenter Uveitis (MTX, CsA, ADA (Heiligenhaus et al. 2019).
- **Bei fortschreitender Polyarthritis** entspricht das Vorgehen dem in ➤ Abb. 6.2 dargestellten Algorithmus.

Bei sicherer Diagnose SJIA sollten zur Einsparung von GC frühzeitig IL-1- oder IL-6-blockierende bDMARDs eingesetzt werden (➤ Abb. 6.3; mod. nach Hinze et al. 2018).

6.3.4 Physiotherapie, Ergotherapie, Hilfsmittel und Sport

Die **chronische Arthritis** führt beim Kind rasch zu einer schmerzentlastenden Schonhaltung der betroffenen Gelenke, reflektorisch bedingt durch eine Änderung des Muskelgleichgewichts. Im weiteren Verlauf droht durch die ständige Fehlbelastung bei Alltagsbewegungen die fixierte Deformität (Spamer et al. 2012).

Ziele der Physiotherapie:

- Entspannung und Schmerzlinderung
- Verbesserung der Gelenkbeweglichkeit
- Vermeiden von Kontrakturen
- Dehnen und Aktivieren der entsprechenden Muskulatur
- Aufbau der Muskelkraft
- Ausdauertraining
- Bahnen physiologischer Bewegungsabläufe

In der aktiven Phase steht die Schmerzlinderung im Vordergrund, in der inaktiven Phase die Bewegungserweiterung und die verbesserte Mobilität. Die Remissionsphase steht im Zeichen der allgemeinen körperlichen und sportlichen Aktivität. Diese phasenbezogenen Ziele erfordern eine individuelle Therapiegestaltung und meist die Kombination bestimmter Maßnahmen aus den Bereichen der physikalischen Therapie, Massage, Physio-, Ergo- und Sporttherapie (Spamer et al. 2012).

Die **Ergotherapie** unterstützt die Physiotherapie in der Verbesserung bzw. Vermeidung körperlicher und sozialer Folgen. **Aufgaben der Ergotherapie sind:**

- Eine funktionelle Therapie mit passiv-assistierendem Bewegen der oberen Extremitäten
- Ein funktionelles Training über spezielle handwerkliche Materialien
- Gelenkschutztraining

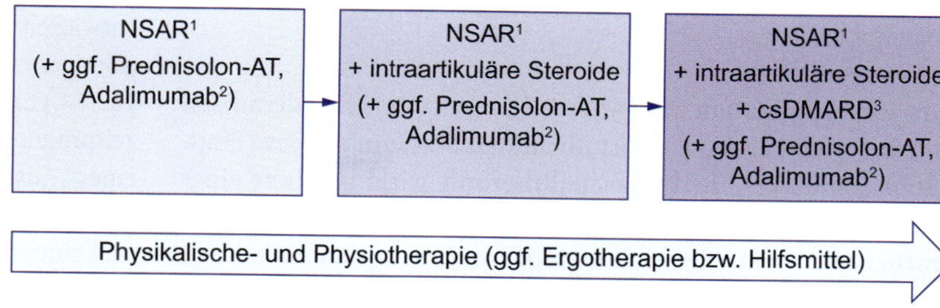

Abb. 6.1 Therapiealgorithmus zur medikamentösen Behandlung der Oligoarthritis im Rahmen einer JIA [M1106, M1108, L231]

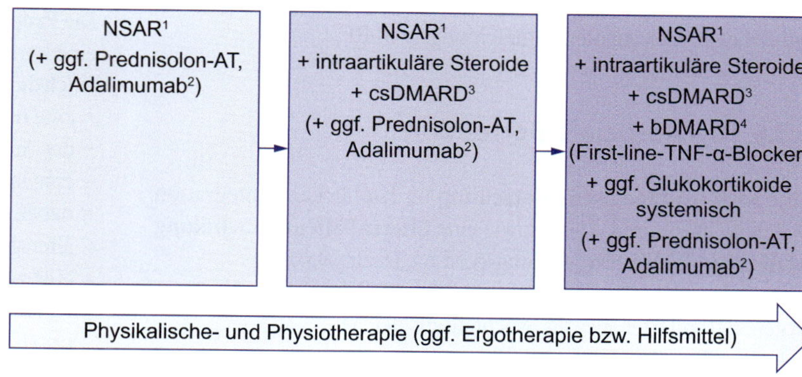

Abb. 6.2 Therapiealgorithmus zur medikamentösen Behandlung der Polyarthritis bei JIA [M1106, M1108, L231]

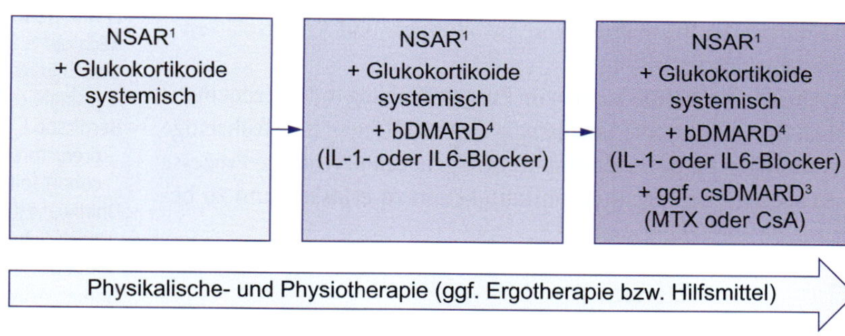

Abb. 6.3 Therapiealgorithmus zur medikamentösen Behandlung der systemischen JIA [M1106, M1108, L231]

- Arbeitsplatzgestaltung
- Herstellung und Kontrolle von Hilfsmitteln

Speziell angefertigte Hilfsmittel zur Korrektur von Achsenabweichungen, Vermeidung von Fehlbelastungen und Stabilisierung der Gelenke werden individuell empfohlen und nach individueller Empfehlung getragen. Speziell angefertigte ergotherapeutische Hilfsmittel sind wirksam (Empfehlungsgrad A).

Altersgerechte Funktion als Therapieziel: Neben der Kontrolle der Erkrankungsaktivität ist das Wiedererlangen einer altersentsprechenden Gelenkfunktion ein zentrales Ziel in der multidisziplinären Therapie von Kindern- und Jugendlichen mit JIA (Haas, Arbogast 2018). In den letzten Jahren sind einige gute kontrollierte Studien zu physikalischen Therapien bei der juvenilen idiopathischen Arthritis (JIA) publiziert worden (Takken et al. 2008). Neben der klassischen Physio- und Ergotherapie wurden zunehmend auch **medizinische Trainingstherapien** für rheumakranke Kinder und Jugendliche auf Basis sportwissenschaftlicher Analysen entwickelt (Hartmann et al. 2018). Damit gehört das Sportverbot für Rheumakinder der Vergangenheit an. Wichtig ist die individuelle, erkrankungsorientierte Beratung, damit Schäden an den betroffenen Gelenken vermieden werden und die regenerative und sozialintegrative Wirkung des Sports genutzt werden kann.

MERKE

Für die funktionelle **Prognose** ist es **wichtig,** dass die **Eltern und Jugendlichen umfassend informiert, geschult und in die Behandlung eingebunden** werden, damit die **Therapie zu Hause kontinuierlich fortgesetzt** werden kann.
Nach Erreichen einer Erkrankungskontrolle können sich Patienten auch wieder sportlich betätigen.

6.3.5 Physikalische Maßnahmen

Wichtige **Elemente der physikalischen Therapie bei Kindern und Jugendlichen mit einer JIA** sind:

- Thermotherapie
- Ultraschallbehandlung
- Elektrotherapie
- Massage

- Lymphdrainage
- Bewegungsbad

Eine **Kälteapplikation** wirkt an den Gelenken schmerzlindernd und entzündungshemmend. Sie ist **im akuten Stadium** effektiv (Empfehlungsgrad A). Eine **Ultraschalltherapie** wirkt im Sinne einer **hochfrequenten Mikromassage** (Empfehlungsgrad C). Eine **Elektrotherapie** wirkt schmerzlindernd, entzündungshemmend und verbessert die Durchblutung von Haut und Muskulatur. Als **TENS** kann sie auch zu Hause eingesetzt werden (Empfehlungsgrad B). **Ultraschall- und Elektrotherapie** sind bei Enthesitiden und Tenosynovitiden zu empfehlen (Empfehlungsgrad B).

6.3.6 Psychosoziale Betreuung

Eine **sozialpädagogische Betreuung** im Hinblick auf Integration in Schule, Beruf und Alltag sowie eine **Eltern-Patienten-Schulung** werden empfohlen (Empfehlungsgrad A). Dazu gehören:

- Beratung über finanzielle Hilfen wie steuerliche Vergünstigungen, Behindertenausweis, Nachteilsausgleiche
- Unterstützung bei der Ausbildung
- Erleichterungen im Schulalltag
- Schulische und berufliche Förderung
- Hilfe bei der Beschaffung von Ausbildungs- und Arbeitsplätzen
- Arbeitsplatzgestaltung

Psychische Probleme können im Zusammenhang mit der rheumatischen Erkrankung oder unabhängig davon auftreten. Eine frühzeitige **psychologische Betreuung** sollte erfolgen, um psychische Prozesse und spezifische Verhaltensauffälligkeiten zu erfassen und zu behandeln (Empfehlungsgrad A).

6.3.7 Rheumaorthopädische Therapie

Wird aufgrund eines destruierenden Verlaufs und/oder der Ineffektivität der medikamentösen Therapien eine operative Therapie bei Kindern und Jugendlichen bei einer JIA erforderlich, so sollte diese immer in ein Gesamtkonzept der Behandlung eingebettet sein. Bei unzureichendem Ansprechen auf die medikamentöse Therapie sollten nach Optimierung der Basistherapie und ggf. Injektionen mit Kortikoiden, die Möglichkeiten einer operativen Therapie interdisziplinär erörtert werden, noch bevor strukturelle Dauerschäden entstehen (Haas, Arbogast 2021). Bei der Planung eines Eingriffs müssen die Kooperationsfähigkeit der Betroffenen und das Längenwachstum mitberücksichtigt werden.

6.3.8 Transition

Eine erfolgreiche kinder- und jugendrheumatologische Therapie muss in den meisten Fällen eine fachgerechte Fortsetzung in der Erwachsenenrheumatologie finden. Das erfordert von allen Beteiligten (Patient, Eltern, Kinderrheumatologe, Therapeuten, Erwachsenenrheumatologe) eine schrittweise Entwicklung, für die von den Fachgesellschaften mit der sog. Transition ein strukturierter Prozess entwickelt wurde (Sengler et al. 2020). Der geeignete Zeitpunkt einer gelungenen Transition liegt individuell verschieden zwischen dem 16. (14.) und 18. (21.) Lj. Eine gelungene Transition ist für die Langzeitprognose der Patienten entscheidend (Minden et al. 2019). Mit einer „Ausheilung" der JIA während der Pubertät kann lediglich ein Teil der Patienten mit einer PO-JIA einer frühkindlichen RFneg-pJIA und einer SJIA rechnen (Selvaag et al. 2016).

Essentials für die Kinderarzt-/Hausarztpraxis

Die **Prognose** der JIA hat sich erheblich verbessert. Heute ist eine Remission der Erkrankung das Therapieziel.

Wichtig ist

- eine frühzeitige fachgerechte Diagnose,
- der Ausschluss essenzieller Differenzialdiagnosen,
- eine individuell angepasste multiprofessionelle Therapie,
- neben dem Monitoring des Therapieerfolgs die Sorge um die altersgerechte Entwicklung der betroffenen Kinder und
- eine gute Zusammenarbeit zwischen therapieführendem Kinderrheumatologen und der hausärztlichen Kinderarztpraxis

LITERATUR

Bechtold S, Beyerlein A, Ripperger P et al.: Total pubertal growth in patients with juvenile idiopathic arthritis treated with growth hormone: analysis of a single center. Growth Horm IGF Res 22(5) (2012) 180–185

Bertilsson L, Andersson-Gare B, Fasth A et al.: Disease course, outcome, and predictors of outcome in a population-based juvenile chronic arthritis cohort followed for 17 years. J Rheumatol 40(5) (2013) 715–724

Dhaliwal KK, Lile NA, Tan CL, Lim CH: Life-threatening complications of Henoch-Schonlein purpura: diffuse alveolar haemorrhage, venous thrombosis and bowel ischaemia. BMJ Case Rep 13(9) (2020)

Gomez-Arias PJ, Gomez-Garcia F, Hernandez-Parada J et al.: Efficacy and Safety of Janus Kinase Inhibitors in Type I Interferon-Mediated Monogenic Autoinflammatory Disorders: A Scoping Review. Dermatol Ther (Heidelberg) (2021)

Haas JP: Das Immunsystem überlisten. Pädiatrische Praxis 54(1) (2020) 138–157

Haas JP, Arbogast M: [Therapeutic options in juvenile idiopathic arthritis : Part 1: Nonsurgical treatment]. Orthopade 47(11) (2018) 910–916

Haas JP, Arbogast M: [Therapeutic options in juvenile idiopathic arthritis : Surgical and conservative orthopedic rheumatological treatment]. Z Rheumatol (2021)

Hartmann M, Merker J, Schrodl S et al.: [Back to school physical education despite rheumatism: Development and testing of a sport scientific-based physical education certification]. Z Rheumatol 77(8) (2018) 651–666

Heiligenhaus A, Klotsche J, Niewerth M et al.: Similarities in clinical course and outcome between juvenile idiopathic arthritis (JIA)-associated and ANA-positive idiopathic anterior uveitis: data from a population-based nationwide study in Germany. Arthritis Res Ther 22(1) (2020) 81

Heiligenhaus A, Minden K, Tappeiner C et al.: Update of the evidence based, interdisciplinary guideline for anti-inflammatory treatment of uveitis associated with juvenile idiopathic arthritis. Semin Arthritis Rheum 49(1) (2019) 43–55

Hinze CH, Holzinger D, Lainka E et al.: PRO-KIND SJIA project collaborators. Practice and consensus-based strategies in diagnosing and managing systemic juvenile idiopathic arthritis in Germany. Pediatr Rheumatol Online J 16(1) (2018) 7

Hofel L, Eppler B, Storf M et al.: Successful treatment of methotrexate intolerance in juvenile idiopathic arthritis using eye movement desensitization and reprocessing – treatment protocol and preliminary results. Pediatr Rheumatol Online J 16(1) (2018) 11

Klein A, Becker I, Minden K et al.: Biologic Therapies in Polyarticular Juvenile Idiopathic Arthritis. Comparison of Long-Term Safety Data from the German BIKER Registry. ACR Open Rheumatol 2(1) (2020) 37–47

Krumrey-Langkammerer M, Hafner R: Evaluation of the ILAR criteria for juvenile idiopathic arthritis. J Rheumatol 28(11) (2001) 2544–2547

Lim LSH, Pullenayegum E, Lim L et al.: From Childhood to Adulthood: The Trajectory of Damage in Patients With Juvenile-Onset Systemic Lupus Erythematosus. Arthritis Care Res (Hoboken) 69(11) (2017) 1627–1635

Minden K, Horneff G, Niewerth M et al.: Time of Disease-Modifying Antirheumatic Drug Start in Juvenile Idiopathic Arthritis and the Likelihood of a Drug-Free Remission in Young Adulthood. Arthritis Care Res (Hoboken) 71(4) (2019) 471–481

Minden K, Speth F, Huppertz HI, Borte M: [Immunization in children and adolescents with rheumatic and musculoskeletal diseases]. Z Rheumatol 73(10) (2014) 878–889

Oommen PT, Schütz K, Baltruschat K et al.: S2k-Leitlinie „Therapie der Juvenilen Idiopathischen Arthritis". AWMF (2019). www.awmf.org/leitlinien/aktuelle-leitlinien.html

Ozen S, Pistorio A, Iusan SM et al., Paediatric Rheumatology International Trials: EULAR/PRINTO/PRES criteria for Henoch-Schonlein purpura, childhood polyarteritis nodosa, childhood Wegener granulomatosis and childhood Takayasu arteritis: Ankara 2008. Part II: Final classification criteria. Ann Rheum Dis 69(5) (2010) 798–806

Petty RE, Southwood TR, Manners P et al., International League of Associations for Rheumatology classification of juvenile idiopathic arthritis: International League of Associations for Rheumatology classification of juvenile idiopathic arthritis: second revision, Edmonton, 2001. J Rheumatol 31(2) (2004) 390–392

Ruperto N, Ozen S, Pistorio A et al., Paediatric Rheumatology International Trials: EULAR/PRINTO/PRES criteria for Henoch-Schonlein purpura, childhood polyarteritis nodosa, childhood Wegener granulomatosis and childhood Takayasu arteritis: Ankara 2008. Part I: Overall methodology and clinical characterisation. Ann Rheum Dis 69(5) (2010) 790–797

Selvaag AM, Aulie HA, Lilleby V, Flato B: Disease progression into adulthood and predictors of long-term active disease in juvenile idiopathic arthritis. Ann Rheum Dis 75(1) (2016) 190–195

Sengler C, Niewerth M, Minden K: [Rheumatic diseases in childhood and adolescence: importance of early multi-professional care]. Bundesgesundheitsblatt Gesundheitsforschung Gesundheitsschutz 63(7) (2020) 846–855

Spamer M, Georgi M, Hafner R et al.: [Physiotherapy for juvenile idiopathic arthritis]. Z Rheumatol 71(5) (2012) 387–395

Speth, F., N. Wellinghausen and J. P. Haas (2013). "[Medicinal prophylaxis during intensified immunosuppression in children and adolescents : part 2]." Z Rheumatol 72(9): 896–909

Takken T, Van Brussel M, Engelbert RH et al.: Exercise therapy in juvenile idiopathic arthritis: a Cochrane Review. Eur J Phys Rehabil Med 44(3) (2008) 287–297

Thiele F, Klein A, Windschall D et al.: Comparative risk of infections among real-world users of biologics for juvenile idiopathic arthritis: data from the German BIKER registry. Rheumatol Int 41(4) (2021) 751–762

Thomschke S, Schulz M, Bätzing J: Epidemiologie der juvenilen idiopathischen Arthritis (JIA) in der ambulanten Versorgung – eine Analyse anhand bundesweiter vertragsärztlicher Abrechnungsdaten der Jahre 2009 bis 2015. Versorgungsatlas.de. Berlin: Zentralinstitut für die kassenärztliche Versorgung in Deutschland (Zi) 10 (2018) 1–16

Twilt M, Benseler SM: CNS vasculitis in children. Mult Scler Relat Disord 2(3) (2013) 162–171

Urban A, Keller T, Haas JP: Stellungnahme der Gesellschaft für Kinder- und Jugendrheumatologie bezüglich der Verwendung von Biosimilars [Statement of the German Society for Pediatric and Adolescent Rheumatology (GKJR) on biosimilars]. Arthritis & Rheuma 40(2020) 40–43

Viola S, Felici E, Magni-Manzoni S et al.: Development and validation of a clinical index for assessment of long-term damage in juvenile idiopathic arthritis. Arthritis Rheum 52(7) (2005) 2092–2102

KAPITEL

7

Jürgen Rech

Kristallarthropathien

Kernaussagen

- Die **am häufigsten diagnostizierte akut-entzündliche Gelenkerkrankung in der täglichen Praxis ist die Gicht!** Ihre Prävalenz und Inzidenz steigt weltweit und mit zunehmenden Alter weiter an und wird in Abhängigkeit der untersuchten Population mit < 1 % bis ca. 6,8 % angegeben.
- Das Managment der Gichtpatienten ist weiterhin unzureichend. Weniger als 50 % der Betroffenen erhalten eine spezifische Therapie verordnet.
- Die Adhärenz der Patienten in Bezug auf harnsäuresenkende Therapien ist aktuell weiterhin nicht gut.
- **Ursache** der Gicht ist eine **Hyperurikämie.**
- Bei **rezidivierenden Gichtattacken, manifester Nephrolithiasis** und **Gichttophi** sowie einer **chronisch-aktiven Gicht** ist die **Indikation zur dauerhaften Harnsäuresenkung** gegeben. Hierfür kommen neben **diätetischen Maßnahmen** v. a. **medikamentöse Therapiestrategien** infrage, die im Wesentlichen den Einsatz von **Urikostatika,** seltener auch **Urikosurika.**
- Im akuten Anfall ist eine Therapieeinleitung mittels NSAR bzw. Glukokortikoide sowie Colchicin (**cave:** Interaktion mit CYP3A4-Inhibitoren) als Mittel der 1. Wahl, ggf. bei vorliegenden Kontraindikation die IL-1 Inhibition (2. Wahl) empfohlen.

7.1 Vorbemerkungen

Ursache der Gicht ist die **Hyperurikämie,** die zunächst über viele Jahre asymptomatisch bleiben kann. Unter Berücksichtigung der Löslichkeitsgrenze von Natriumurat im Plasma ist sie **definiert als** eine mehrfach gemessene Erhöhung des **Serumharnsäurespiegels > 6,5 mg/dl oder > 380 µmol/l.**

Die Hyperurikämie ist entweder Folge einer vermehrten Bildung oder einer verringerten Ausscheidung von Harnsäure.

ALS FAUSREGEL GILT

- Nur etwa 10 % der Menschen mit einer Hyperurikämie entwickeln auch das klinische Bild einer Gicht (symptomatische Hyperurikämie).
- Das Risiko einer Gicht steigt mit der Höhe der Harnsäure an.

Cave

Derzeit erhalten nur etwa ein Drittel bis max. die Hälfte der Patienten mit einer nachgewiesenen oder diagnostizierten Gicht eine hanrsäuresenkende Therapie!

Nach der **Ätiologie** unterscheidet man primäre und sekundäre Formen der Hyperurikämie (➤ Tab. 7.1).

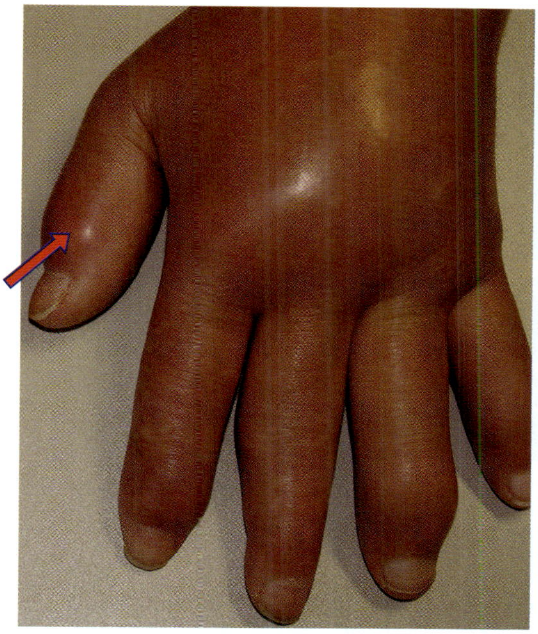

Abb. 7.1 Arthritis-urica-Hand (Pfeil: Daumen mit Nachweis eines durchschimmernden Tophus) [M1105]

7.2 Diagnostische Voraussetzungen

7.2.1 Akuter Gichtanfall

Der **akute Gichtanfall** tritt **meistens** als **extrem schmerzhafte und akute Monarthritis der unteren Extremität** auf. In seltenen Fällen kann sich ein akuter Anfall auch an anderen Stellen zeigen (➤ Abb. 7.1). Polyartikuläre Verläufe sind möglich.

Cave

- Gicht betrifft überwiegend Männer (M : W = 9 : 1).
- Frauen sind bis zur Menopause durch die urikosurische Wirkung der Östrogene weitestgehend davor geschützt, eine Hyperurikämie und Gicht zu entwickeln.
- Im Rahmen epidemiologischer Untersuchungen aus Schweden und den Niederlanden zeigt sich, dass Frauen mit Gicht mehr Komorbiditäten aufweisen als Männern.
- Frauen mit Gichterkrankung weisen ein höheres kardiovaskuläres Risikoprofil als Männer mit Gicht in der entsprechenden Altersgruppe auf.
- Bei Frauen manifestiert sich die Gicht nicht nur häufiger in höherem Alter, sondern oftmals auch mit einer Polyarthritis z. B. der kleinen Fingergelenke und/oder Handgelenke. Generell gilt, dass mit zunehmendem Alter die Arthritis oft weniger akut verläuft und es frühzeitiger zu Tophusbildungen kommen kann.

Begleitet wird der Anfall meist von einer **deutlichen Allgemeinsymptomatik (auch teilweise auftreten von Fieber)** sowie einer **ausgeprägten Entzündungskonstellation.**

Tab. 7.1 Ätiologische Klassifizierung der Hyperurikämie

Primäre Hyperurikämie		
• Störung der tubulären Harnsäuresekretion (ca. 99 %) • Vermehrte endogene Harnsäuresynthese infolge von Enzymdefekten des Purinstoffwechsels (ca. 1 % aller Patienten)		
Sekundäre Hyperurikämie		
Vermehrte Harnsäurebildung	• Hohe Purinzufuhr mit der Nahrung	
	• Alkohol	
	• Hämatologische Erkrankungen	• CML • Polycythaemia vera • Osteomyelosklerose • Lymphoproliferative Erkankungen • Hämolytische Anämien
	• Tumor-Lyse-Syndrom bei Zytostatikatherapie	
	• Psoriasis	
	• Rhabdomyolyse	
Verminderte renale Harnsäureausscheidung	• Nierenerkrankungen	
	• Laktatazidose	
	• Ketoazidose	• Fasten • Diabetes mellitus
	• Hypothyreose	
	• Alkohol	
	• Sarkoidose	
	• Medikamente	• Diuretika • Betablocker • CSA • Salizylate • Zytostatika • Pyrazinamid • Ethambutol
Vermehrte Bildung und verminderte Ausscheidung von Harnsäure	• Fasten	
	• Alkoholexzess	
	• Glykogenspeicherkrankheit Typ I	

Im Unterschied zu den meisten Arthritiden ist der Gichtanfall zunächst immer selbstlimitierend und dauert wenige Tage bis max. 2 Wo.

Bei typischer Lokalisation und typischer Symptomatik (Monarthritis, Schwellung und Rötung des Gelenks, ausgeprägte Allgemeinsymptomatik) und erhöhten Harnsäurewerten erfolgt die Diagnose oft klinisch. Bei nicht gänzlich typischem Bild sollte aber immer eine Punktion zur Diagnosesicherung und zum Ausschluss einer infektiösen Arthritis erfolgen.

Im **Labor** findet sich fast immer eine deutliche Entzündungskonstellation. Erhöhte Harnsäurewerte unterstützen die Verdachtsdiagnose, sind jedoch im Anfall bei ca. 50 % der Gichtpatienten nicht gegeben.

Cave

Eine normwertige Harnsäure im Anfall schließt eine Gicht nicht aus!

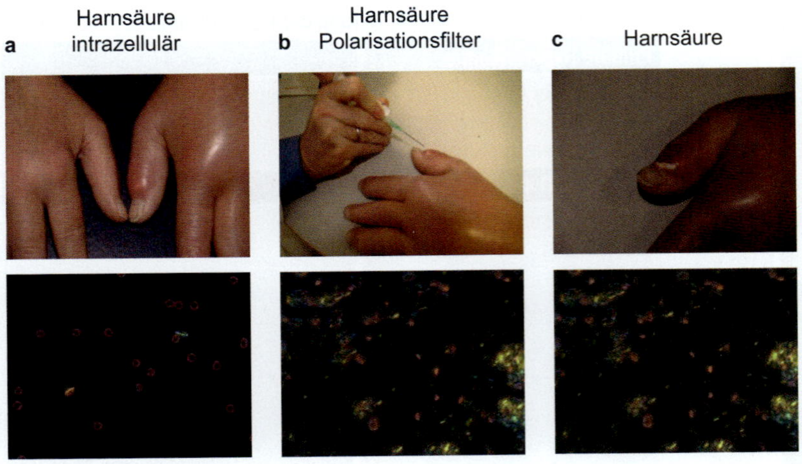

Abb. 7.2 **a** Harnsäure intrazellulär. **b** Harnsäure Polarisationsfilter. **c** Harnsäure [M1105, T1209]

Diagnosestellung

Goldstandard der Diagnosestellung bei Gicht bleibt weiterhin der Nachweis von doppelbrechenden Kristallen mittels Polarisationsmikroskop im Rahmen einer Gelenkpunktion. Auch die Bildgebung kann wichtige Hinweise liefern (➤ Abb. 7.2).

Bildgebung

- Ultraschall (➤ Abb. 7.3).
- Dual Energy CT (➤ Abb. 7.4).

Klassifikationskriterien

➤ Tab. 7.2.

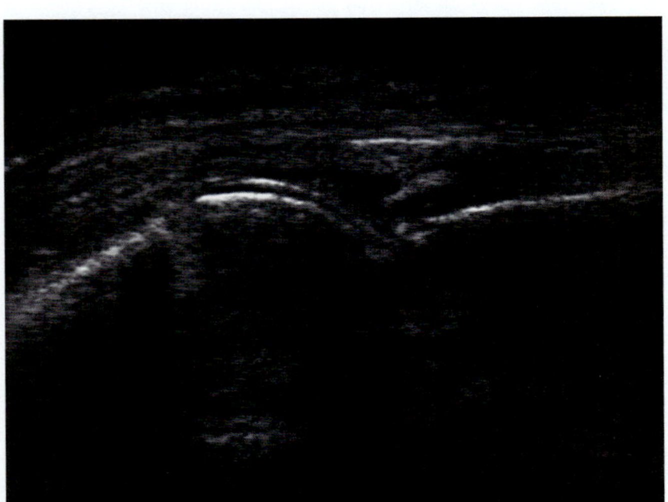

Abb. 7.3 Ultraschall: Doppelkonturzeichen [T1209]

7.2.2 Rezidivierende Anfälle

Bei **rezidivierenden Anfällen** resultiert meist das typische Bild einer chronischen Gicht, die letztlich mit erheblichen Gelenkdestruktionen und auch funktionellen Einschränkungen einhergehen kann. Extraartikuläre Manifestationen der chronischen Gicht sind typischerweise **Tophi der Weichteile,** die von Sehnenscheiden, Schleimbeuteln oder der Subkutis der Ohrmuscheln (sog. „Gichtperlen") ausgehen.

Weitere extraartikuläre Manifestationen der chronischen Gicht sind **chronische Bursitiden** (z. B. Ellenbogens) oder auch Tendovaginitiden (z. B. Achyllodenie).

Mithilfe des Gelenkultraschalls können für eine chronische Gicht spezifische Veränderungen, z. B. Doppelkonturzeichen oder intraartikuläre Tophi, nachgewiesen werden.

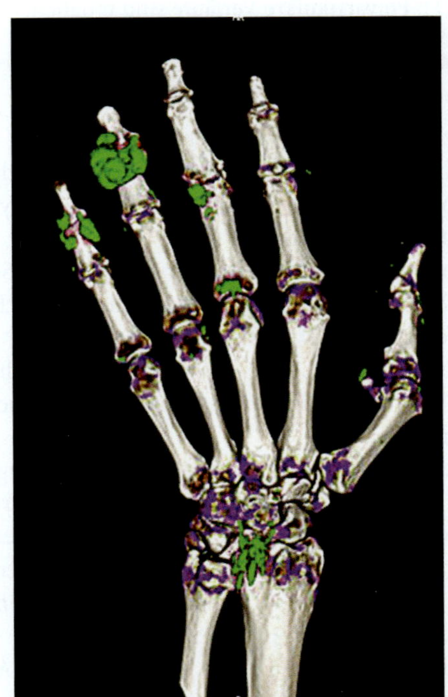

Abb. 7.4 Dual Energy CT [T1210]
grün = Nachweis von Natriumuraablageurng = Tophi; lila = Bänder/Sehnenstruktur

Tab. 7.2 Akuter Gichtanfall: Klassifikationskriterien[1]

Kriterium		Kategorie	Score
Klinik	Muster der Gelenk-/Bursa-Beteiligung	Sprunggelenk **oder** Mittelfuß (mono-/oligo-)	1
		MTP1 (mono-/oligo-)	2
	Charakteristika der Episoden überhaupt	1 Charakteristikum	1
		2 Charakteristika	2
		3 Charakteristika	3
	Zeitlicher Ablauf der Episode/n überhaupt	1 typische Episode	1
		Wiederholte typische Episoden	2
	Klinische Evidenz eines Tophus	Positiv	4
Labor	Harnsäurewert	< 4 mg/dl [< 0,24 mM]	-4
		6 ≤ 8 mg/dl [0,36 ≤ 0,48 mM]	2
		8 ≤ 10 mg/dl [0.,48 ≤ 0,60 mM]	3
		≥ 10 mg/dl [≥ 0,60 mM]	4
	Negativer Befund der Synovialflüssigkeitsanalyse (Polarisationsmikroskopie)	Negativ	-2
Bildgebung	Nachweis von Natriumuratablagerung mittels Bildgebung	Positiv	4
	Evidenz für gichtspezifische Schädigung am Gelenk	Positiv	4
Maximal möglicher Punktewert			23

[1] adaptiert nach 2015 ACR/EULAR-Gicht-Klassifikationskriterien; Neogi et al.; Arthritis & Rheumatology 2015

Mittels Dual Energy CT lässt sich das Ausmass (Volumen) an den betroffenen Stellen quantifizieren und somit im Verlauf das Ansprechen unter einer adäquaten Therapie beurteilen.

Die **Uratnephropathie** (Gichtniere) ist durch rezidivierend auftretende, röntgennegative Harnsäuresteine sowie oft auch durch arterielle Hypertonie und einen langsam fortschreitenden Nierenfunktionsverlust gekennzeichnet.

7.3 Therapie

Die **Therapie der Gicht** umfasst

- die Akutbehandlung des Gichtanfalls mit rascher Schmerzlinderung und Entzündungshemmung,
- die kausale Langzeittherapie mit dem Ziel einer dauerhaften konsequenten Senkung des Harnsäurespiegels auf einen Serumharnsäure-Zielwert < 6 mg/dl (< 360 µmol/l) bzw. bei großer Harnsäurelast z. B. tophöser Gicht < 5 mg/dl (< 300 µmol/l).
- Therapeutische Ziele der Langzeittherapie sind:
  - Ggf. Änderung der Lebensgewohnheiten
  - Hemmung der Kristallbildung
  - Verhinderung weiterer Gichtanfälle
  - Auflösung von Tophi
  - Verhinderung der Progredienz einer chronischen Arthritis
  - Gegebenenfalls günstige Beeinflussung von Komorbiditäten (z. B. Niereninsuffizienz)
  - Remission der Erkrankung

7.3.1 Allgemeine Maßnahmen

Allgemeine Maßnahmen mittels evtl. Ruhigstellung des betroffenen Gelenks sowie ausreichende Flüssigkeitszufuhr zur Steigerung der Diurese (Evidenzgrad C).

7.3.2 Physikalische Therapie

Eine lokale Kryotherapie kann der Linderung der Schmerzen und der Entzündungshemmung dienen (Evidenzgrad B).

7.3.3 Medikamentöse Therapie des akuten Gichtanfalls

Nichtsteroidale Antirheumatika (NSAR)

ALS FAUSTREGEL GILT

Im **akuten Gichtanfall** können **nichtsteroidale Antirheumatika** (NSAR), Glukokortikoide und/oder Colchicin zum Einsatz kommen. Es handelt sich hierbei um eine symptomatische (antiinflammatorische), zeitlich befristete Therapie. Welche Substanzgruppe zum Einsatz kommt, hängt von der individuellen Nutzen-Risiko-Abwägung des Arztes (Komorbiditäten, Medikamenteninteraktionen, Nebenwirkungen) ab (alle Substanzgruppen: Evidenzgrad A; ➤ Tab. 7.3).

In Studien konnte bisher keine Überlegenheit eines bestimmten NSAR gezeigt werden. Entscheidend sind vielmehr die frühzeitige Therapie und die ausreichend hohe Dosierung der eingesetzten Substanz (Evidenzgrad A).

Zum Einsatz kommen heute meist **Diclofenac** (max. 150 mg/d) oder **Ibuprofen** (bis max. 2400 mg/d) bzw. das für die Therapie des akuten Gichtanfalls zugelassene Coxib **Etoricoxib** (120 mg/d; ➤ Tab. 7.3) unter Berücksichtigung der Kontraindikation bzw. Komorbiditäten.

Die Therapie mit NSAR kann meist innerhalb von 5–7 d beendet werden, sodass die Therapie im Allgemeinen gut verträglich ist.

! Bei **Patienten mit erhöhtem gastrointestinalem Risiko** (Ulkus, Blutung oder Perforation in der Anamnese, hohes Alter, Antikoagulanzientherapie etc.) muss der Einsatz von Protonenpumpenblockern bzw. eines Coxibs auch bei Therapie nur über einige Tage erwogen werden.

! **Indometacin** hat aufgrund der **häufigen zentralen Nebenwirkungen** der Substanz eine untergeordnete Bedeutung.

Tab. 7.3 Medikamentöse Therapie des akuten Gichtanfalls

	Indikation	Dosierung		Nebenwirkungen
Nichtsteroidale Antirheumatika (NSAR)	• Therapieoption bei Kontraindikation Colchicum/Glukokortikoide • NSAR: Kontraindiziert bei GI-Anamnese • Coxibe: Kontraindiziert bei KHK • Beide: häufige Medikamenteninteraktionen • Einsatz limitiert bei Komorbiditäten (z. B. eingeschränkte Nierenfunktion)	Diclofenac	1–3 × 50 mg, 2 × 75 mg p. o. bis zu einer Tageshöchstdosis von 150 mg	• **Häufig** gastrointestinale Nebenwirkungen • Niereninsuffizienz (**cave:** Dosisanpassung bei NI) • Leberwerterhöhungen (häufig z. B. gGT-Erhöhung unter Diclofenac) • Blutbildveränderungen
		Ibuprofen	1–3 × 800 mg p. o. bis zu einer Tageshöchstdosis von 2400 mg	
		Indometacin	2–3 × 50 mg p. o. bis zu einer Tageshöchstdosis von 150 mg	
		Etoricoxib (bei erhöhtem GI-Risiko)	1 × 120 mg/d p. o.	
Glukokortikoide	Therapieoption bei Kontraindikation von Colchicin u. NSAR (z. B. Niereninsuffizienz)	• Prednisolonäquivalent 20 mg • Bei schweren Anfällen 40 mg über 2–3 d • Rasche Dosisreduktion innerhalb weniger Tage • Intraartikuläre Gabe möglich u. effektiv z. B. Triamcinolon 20 mg in Kniegelenk		
Colchicin	• Therapieoption bei Kontraindikation NSAR/Glukokortikoide • Anfallsprophylaxe	• Initiale Dosis 1 mg, nach 1 h nochmals 0,5 mg, dann 3 × 0,5 mg/d p. o. • Prophylaxe mit 0,5–1 mg/d bei Einleitung der Therapie mit Allopurinol o. Febuxostat		• Gastrointestinale NW (Übelkeit, Erbrechen, Durchfälle) bei höherer Dosis • **Selten** Myopathie, Myelosuppression **Cave:** Niereninsuffizienz, Lebererkrankungen, Medikamenteninteraktionen (CYP3A4-Inhibitoren)

Glukokortikoide

Insbesondere **bei häufig manifesten Komorbiditäten** wie eingeschränkter Niereninsuffizienz, aber auch Herz-Kreislauf-Erkrankungen oder NSAR-Unverträglichkeit können Glukokortikoide systemisch (i. d. R. p. o.) oder (selten) auch intraartikulär mit gutem Erfolg zum Einsatz kommen.

Bei kurzzeitiger Gabe ist die Steroidtherapie meist aufgrund der guten antiphlogistischen Wirksamkeit rasch effektiv und gut verträglich (Evidenzgrad A).

Colchicin

Colchicin ist das Hauptalkaloid der Herbstzeitlose und als **Colchicin-Ysat** (in Deutschland) in einer Dosierung von 0,5 mg, **Colchisat Trpf.** (25 Trpf. = 0,5 mg Gesamtalkaloide berechnet als Colchicin), **Colchicin Opocalcium** (in Frankreich) in einer Dosierung von 1 mg/d verfügbar.

Die Substanz hemmt die Produktion und Freisetzung chemotaktischer Faktoren in den Leukoyzten (Migration und Phagozytose, Freisetzung von lysosomalen Enzymen und Entzündungsmediatoren). Colchicin hat eine **enge therapeutische Breite.**

In einer prospektiven-randomisierten Studie konnte gezeigt werden, dass eine niedrige Dosis von Colchicin vergleichbar effektiv mit einer höheren Dosis ist, jedoch deutlich weniger Nebenwirkungen auftreten.

Empfohlen wird daher eine Loading Dose von 1 mg Colchicin, nach 1 h nochmals 0,5 mg und nach 12 h bis zu 3 × 0,5 mg/d. Colchicin sollte abends eingenommen werden.

Cave

- Colchicin ist ein Trockenextrakt aus Herbstzeitlosensamen. Es ist plazentagängig und besitzt als Mitosehemmstoff mutagene und genotoxische Eigenschaften.
- Colchicin ist bei eingeschränkter Nierenfunktion und bei Kinderwunsch gemäß Fachinformation kontraindiziert. Allerdings ist Colchicin die einzige wirksame Therapie zur Vorbeugung von Attacken beim familiären Mittelmeerfieber (FMF) und der sich bei FMF-Patienten entwickelnden Amyloidose der Niere. Eine Weiterführung der Colchicin-Therapie in der Schwangerschaft bei FMF ist nicht nur für die Mutter wichtig, sondern scheint sich auch günstig auf den Schwangerschaftsverlauf und -ausgang auszuwirken. Ein Anstieg von chromosomalen Anomalien, der aufgrund der Wirkungsweise von Colchicin diskutiert wurde, ließ sich bisher weder bei mütterlicher noch bei väterlicher Therapie nachweisen.
- Es bestehen zahlreiche Medikamenteninteraktionen (z. B. Clarithromycin, Verapamil, Diltiazem, Statine; **cave: Interaktion mit CYP3A4-Inhibitoren**).

Niedrig dosiert wird Colchicum auch als **Anfallsprophylaxe** (0,5–1 mg/d) bei Beginn einer harnsäuresenkenden Therapie über ca. 3–6 Mon. als Standard empfohlen (Evidenzgrad A). Ggf. können hier auch NSAR als sog. Pocket-Medikation zum Einsatz kommen.

Interleukin-1-Antagonisten

Das **Zytokin Interleukin-1β** ist das proinflammatorische Schlüsselzytokin bei der Gicht. Es wird nach Aktivierung des sog. Inflammasoms durch Harnsäurekristalle in großer Menge von Makrophagen und Monozyten freigesetzt und triggert über vermehrte Freisetzung anderer proinflammatorischer Zytokine die Entzündungsreaktion.

Canakinumab, ein monoklonalen Antikörper gegen Interleukin-1β, ist u. a. zur Therapie der Gicht zugelassen. Die Zulassung beschränkt sich auf sog. therapierefraktäre Fälle (ca. 5 %), d. h., Patienten mit häufigen Attacken (mind. 3 in den letzten 12 Mon.), bei denen die herkömmliche Therapie (mit NSAR und Colchicin) nicht ausreichend wirksam ist bzw. Kontraindikationen gegen diese Therapie (z. B. Niereninsuffizienz, kardiovaskuläre Erkankungen) vorliegen und wiederholte Gaben von Glukokortikoiden ebenfalls problematisch sind. Canakinumab wird 1 × in einer Dosis von 150 mg s. c. appliziert; bei Bedarf ist die wiederholte Gabe möglich. In der Praxis wird der Einsatz der Substanz durch den **hohen Preis** des Medikaments auf wenige Patienten beschränkt.

7.3.4 Therapie der Hyperurikämie als Rezidivprophylaxe und Dauertherapie

Die Therapie der Hyperurikämie strebt eine **dauerhafte Senkung des Harnsäurespiegels** an. Dabei wird ein **Zielwert** von < 6 mg/dl (360 µmol/l), bei hoher Harnsäurelast von < 5 mg/dl (300 µmol/l) angestrebt. Um zu garantieren, dass der Serumharnsäure-Zielwert erreicht wird, sollte er unter harnsäuresenkender Therapie regelmäßig kontrolliert werden. Hierdurch lässt sich auch die Therapieadhärenz verbessern, die bei der Gicht im Vergleich zu anderen chronischen Krankheiten wie arterieller Hypertonie und Diabetes mellitus deutlich geringer ist.

Diätetische Maßnahmen

Diätetische Maßnahmen umfassen die Empfehlung einer **purinarmen Kost** (weniger Innereien, Hülsenfrüchte, Sardinen etc.) sowie die **Einschränkung des Alkokolkonsums,** da Alkohol über eine Zunahme der Laktatbildung eine Abnahme der renalen Harnsäureausscheidung bewirkt. Dabei hat v. a. Bier zusätzlich zur Wirkung des Alkohols auf die renale Harnsäureausscheidung per se noch einen hohen Puringehalt.

- Die Zufuhr von Milchprodukten (z. B. fettarmer Joghurt), Vitamin C und Kirschen wird empfohlen (Evidenzgrad B).
- Rotes Fleisch sowie (fruktosehaltige) Softdrinks sollten reduziert werden (Evidenzgrad B).
- Auch die ausreichende Flüssigkeitszufuhr (mind. 2–3 l/d) ist für eine optimale renale Harnsäurelimination wichtig (Evidenzgrad B).
- Eine **Harnalkalisierung** kann dabei z. B. bei Nierensteinanamnese ebenfalls indiziert sein.

Da die meisten Patienten übergewichtig sind, muss fast immer auch eine **Gewichtsreduktion** empfohlen werden, die zur Vermeidung einer Ketonämie jedoch nicht mehr als 0,5–1 kg/Wo. betragen sollte (Evidenzgrad B).

- Dabei ist oftmals **zu Beginn** der Gewichtsreduktion eine eher **großzügig indizierte Gabe von einem Urikostatikum** sinnvoll, um das Auslösen eines Gichtanfalls zu vermeiden.
- **Moderates Ausdauertraining** kann die langsame Gewichtsreduktion gut unterstützen und auch andere oft bestehende Komorbiditäten (z. B. Diabetes mellitus, arterielle Hypertonie etc.) günstig beeinflussen (Evidenzgrad B).

ALS FAUSTREGEL GILT

In den meisten Fällen erreicht man durch **nicht pharmakologische Maßnahmen lediglich eine Reduktion der Harnsäure um 10–15 %!**

Medikamentöse Therapie

Eine klare **Indikation** zur medikamentösen Therapie (➤ Tab. 7.4) besteht

- bei rezidivierenden Gichtanfällen (mind.1–2 ×/J.),
- beim Vorliegen von Tophi,
- bei einer chronischen Arthritis,
- bei Nierensteinanamnese sowie
- bei Niereninsuffizienz ab Stadium 2 (Kreatinin-Clearance 60–89 ml/Min.) bei früheren Gichtanfällen und Hyperurikämie (Evidenzgrad C).

Die aktuelle **EULAR-Leitlinie** (2015) **empfiehlt** bereits beim ersten Gichtanfall und gesicherter Diagnose die harnsäuresenkende Therapie in Betracht zu ziehen und mit dem Patienten zu diskutieren. Eine **asymptomatische Hyperurikämie** stellt derzeit nach den aktuellen Leitlinienempfehlungen **keine Therapieindikation** dar.

Zur **Harnsäuresenkung** kommen in erster Linie die beiden Urikostatika **Allopurinol** und **Febuxostat** infrage (Evidenzgrad A).

Cave

! Beide Substanzen (Allopurinol und Febuxostat) hemmen das Enzym Xanthinoxidase und dürfen daher **nicht mit Azathioprin oder Mercaptopurin** (Gefahr der Neutropenie) kombiniert werden.

Urikostatische Therapie mit Allopurinol

Allopurinol wird üblicherweise in einer **Tagesdosis** von 200–300 mg/d eingesetzt, wobei meist einschleichend dosiert wird (Anfangsdosis 50–100 mg). Teilweise sind bei guter Verträglichkeit, aber auch Dosierungen von **bis zu 800 mg/d** möglich. Bei **Niereninsuffizienz** muss die Dosis reduziert werden, um eine toxische Akkumulation von Oxipurinol, dem lang wirksamen Metaboliten von Allopurinol, zu vermeiden.

Für diesen Arzneistoff kann eine Dosisreduktion (bzw. eine Verlängerung des Dosisintervalls) bei eingeschränkter Nierenfunktion nach dem **Q0-Konzept** berechnet werden. Der Hersteller empfiehlt:

- > 20 ml/Min.: Standarddosis
- 10–20 ml/Min.: 100–200 mg/d

7

Tab. 7.4 Medikamentöse Therapie der Hyperurikämie.

Präparat/Indikation	Wirkmechanismus	Dosierung	Nebenwirkungen
Urikostatika			
Allopurinol	Hemmung der Xanthinoxidase	• 100–300 mg/d, selten bis 600 mg/d • Einschleichende Dosierung wegen erhöhtem Risiko für Gichtanfall • Colchicin-prophylaxe zu Beginn der Therapie	• Gastrointestinale Nebenwirkungen • Leberfunktionsstörungen • Blutbildveränderungen • **Selten:** generalisierte Überempfindlichkeitsreaktionen, Vaskulitis; **cave:** Dosisreduktion bei Niereninsuffizienz; **cave:** Gleichzeitige Gabe von Azathioprin und 6-Mercaptopurin
Febuxostat	Hemmung der Xanthinoxidase	• 1 × 80 bzw. 120 mg/d • Colchicin-prophylaxe zu Beginn der Therapie über 3–6 Mon. • Keine Dosisanpassung bei eingeschränkter Nierenfunktion • Prophylaxe u. Therapie des TLS mit 120 mg	• Kopfschmerzen • Gastrointestinale Nebenwirkungen • Leberfunktionsstörungen • Hautausschläge; **cave:** Gleichzeitige Gabe von Azathioprin und 6-Mercaptopurin
Urikosurika			
Benzbromaron	Hemmung der tubulären Harnsäurerückresorption	1 × 20–100 mg/d p. o.	• Kopfschmerzen • Gastrointestinale Nebenwirkungen • Allergische Reaktionen
Probenicid (Ausweichpräparat z. B. bei Benzbromaron-Unverträglichkeit)	Hemmung der tubulären Harnsäurerückresorption	3 × 1 g p. o.	**Cave:** Hemmt u. a. die renale Elimination von Sulfonylharnstoffen, damit Gefahr der Hypoglykämie
Harnalkalisierung • Patienten mit erniedrigtem Urin-pH • Patienten mit manifester Uratnephropathie		Bis zu 3 × 1 Btl., z. B. Uralyt U	

7

- < 10 ml/Min.: 100 mg/d
- Hämodialysepatienten: 300–400 mg nur am Dialysetag nach Dialyse

In Europa ist Allopurinol die häufigste Ursache für ein **Hypersensitivitätssyndrom** (Stevens-Johnson-Syndrom, toxische epidermale Nekrolyse [TEN]), dessen Mortalität bei ca. 20 % liegt und das vor allem bei HLA-B58-positiven Personen vorkommt (HLA-Subtyp häufig z. B. bei Asiaten). Eine routinemäßige HLA-Typisierung wird allerdings vor Therapiebeginn nicht empfohlen. Diese schwere Nebenwirkung tritt vor allem in den ersten Monaten der Therapie auf und ist weitgehend dosisunabhängig.

Bei Einleitung einer **Zytostatikatherapie** kann kurzzeitig zur Vermeidung eines Tumor-Lyse-Syndroms die Dosis auch auf 600–800 mg/d erhöht werden (Evidenzgrad B).

Cave

! Bei ausreichender antinflammatorischer Therapie kann direkt mit einer harnsäuresenkenden Therapie (Allopurinol bzw. Febuxostat) begonnen werden.

Nebenwirkungen unter Allopurinol sind insgesamt **selten** und beinhalten:

- Gastrointestinale Beschwerden und allergische Reaktionen, z. B. Hautausschläge, werden am häufigsten beobachtet.
- Vaskulitiden und granulomatöse Hepatitiden wurden als Nebenwirkungen beschrieben.

Urikostatische Therapie mit Febuxostat

Seit 2010 ist mit **Febuxostat** ein weiterer Hemmer der Xanthinoxidase für die Therapie der chronischen Hyperurikämie bei Patienten mit Uratablagerungen (einschließlich Gichtknoten oder Gichtarthritis) zugelassen. In Europa steht Febuxostat in einer **Dosierung** von 80 mg und 120 mg zur Verfügung.

Für Febuxostat sind weniger Arzneimittelinteraktionen (z. B. mit Marcumar) als bei Allopurinol beschrieben. Da Febuxostat außerdem nicht über die Niere ausgeschieden wird, ist eine Dosisanpassung bei milder bis moderater Niereninsuffizienz (Kreatinin-Clearance 30–80 ml/Min.) nicht erforderlich.

Nebenwirkungen unter Therapie sind z. B. Diarrhö und Leberwerterhöhungen sowie Übelkeit.

Febuxostat kann bei Patienten mit Allopurinol-Unverträglichkeit eingesetzt werden, da es eine unterschiedliche chemische Struktur besitzt. In sehr **seltenen Fällen** wurden allerdings auch unter Febuxostat **schwere Hypersensitivitätsreaktionen** beobachtet.

Unter Einbeziehung aller Studiendaten wurde in einem Cochrane Review die Daten zu Febuxostat zusammengefasst und ausgewertet. Patienten, die mit 80 bzw. 120 mg Febuxostat behandelt werden, erreichen einen Harnsäurewert von < 6 mg/dl mit einer 2-fach höheren Wahrscheinlichkeit (1,8- bzw. 2,2-fach) als mit einer Standarddosis von 300 mg Allopurinol.

Seit 2015 ist Febuxostat in einer Dosierung von 120 mg auch zur **Prophylaxe** und **Therapie** des **Tumor-Lyse-Syndroms** zugelassen.

Cave

! Febuxostat ist in Bezug auf kardiovaskuläre Sicherheit dem Allopurinol bei der Therapie von Gichtpatienten mit erhöhtem kardiovaskulären Risiko nicht unterlegen.

Uricase (Pegloticase)

Zwischen 2013 und 2016 war in Europa die rekombinante **pegylierte Uricase** (Pegloticase) zugelassen. Diese wird intravenös verabreicht und reduziert rasch den Harnsäurewert auf Werte < 2 mg/dl. Bei etwa der Hälfte der Patienten lässt jedoch die Wirkung rasch nach, da Antikörper gegen die Substanz gebildet werden. In diesen Fällen geht der Wirkverlust auch mit einem hohen Risiko für allergische Reaktionen (z. B. anaphylaktische Infusionsreaktionen) einher. Mittlerweile gibt es Daten, dass in der Kombination mit Methotrexat die Antikörperbildung reduziert werden kann.

Durch die starke Reduktion der Harnsäure können sich Tophi sehr rasch zurückbilden, was bei schwerer tophöser Gicht zu einer raschen klinischen und radiologischen Besserung führt.

Cave

Seit 2016 ist die Pegloticase in Europa (EMA) nicht mehr zugelassen und wird nur noch in den USA vertrieben. Die weitere Zukunft dieser Substanz ist daher in Europa unklar.

Urikosurische Therapie

Urikosurika wie z. B. **Benzbromaron** hemmen die tubuläre Rückresorption der Harnsäure und steigern so die renale Harnsäureausscheidung (Urikosurika).

- **Kontraindiziert** ist diese Substanzgruppe bei Patienten mit eingeschränkter Nierenfunktion, Uratnephropathie und Harnsäureüberproduktion.
- Um tubuläre Harnsäureausfällungen zu vermeiden, müssen Urikosurika einschleichend dosiert werden, eine ausreichende Flüssigkeitszufuhr muss sichergestellt sein und auch eine Neutralisierung des Harns auf einen pH-Wert von 6,5–7 sollte erfolgen (Evidenzgrad B).

In der Praxis werden Urikosurika meist nur in Kombination mit einem Urikostatikum zur Steigerung der Wirksamkeit der Therapie eingesetzt bzw. wenn ein Urikostatikum kontraindiziert ist.

Neue Therapieansätze

Derzeit werden verschiedene neue Therapie, die zum einen entweder die Harnsäure senken (Levotofisopam, Ulodesine, Verinurad, Merbarone, KUX-1151, UR-1102, FYU-981, SEL-212), die tubuläre Rückresoprtion hemmen (Dotinurad), die Entzündung unterbinden (Bucillamine) oder beides in Kombination angehen (Arhalofenate, Diacerein), aktuell in Studien untersucht.

Chirurgische Therapie

Eine chirurgische Therapie kann in seltenen Fällen zur Entfernung großer Gichttophi oder auch bei sekundär-arthrotischen Veränderungen großer betroffener Gelenke erforderlich werden, spielt aber **in der Praxis eine untergeordnete Rolle.**

7.4 Andere Kristallarthropathien

Die sonstigen Kristallarthropathien sind **im klinischen Alltag seltener.** Am häufigsten ist die Calciumpyrophosphaterkrankung (Chondrokalzinose), die auf der **Ausfällung von Kalziumpyrophosphat-Dihydrat-Kristallen** (CPPD) beruht.

7.4.1 Kalziumpyrophosphat-Erkrankung (CPPD; Chondrokalzinose, früher „Pseudo-Gicht")

Diagnostik

Die **CPPD (Chondrokalzinose)** entsteht durch Ablagerung von **CPPD-Kristallen** v. a. im Faserknorpel von Menisken, aber auch im hyalinen Knorpel. Die Chondrokalzinose tritt v. a. als sekundäre Form bei bestimmten Stoffwechselerkrankungen auf wie z. B. primärem und sekundärem Hyperparathyreoidismus, Hämochromatose, Gicht, Morbus Wilson u. a.. Es bestehen ebenfalls Assoziationen zu Traumata oder Operationen. Hereditäre Formen sind selten. Betroffen sind v. a. die großen Gelenke bei älteren Patienten.

Diagnostisch beweisend sind **typische Röntgenbefunde** (zarte, kalkdichte, streifige Veränderungen im Faserknorpel, sehr hohe Inzidenz im Röntgenbild, > 50 % der > 80-Jährigen) sowie der polarisationsoptische Nachweis positiv doppeltbrechender rhombenförmiger CPPD-Kristalle in der Synovialflüssigkeit (➤ Abb. 7.5).

Klinisch kann sich die Chondrokalzinose auf verschiedenste Weise manifestieren. Die Veränderungen können asymptomatisch, akut, subakt oder chronisch sein. Bei symptomatischem Verlauf im höheren Alter bestehen Monarthritiden, selten auch Oligoarthritiden der großen Gelenke, wobei die Kniegelenke häufig betroffen sind. Durch Einlagerung der CPPD-Kristalle ensteht mit der Zeit

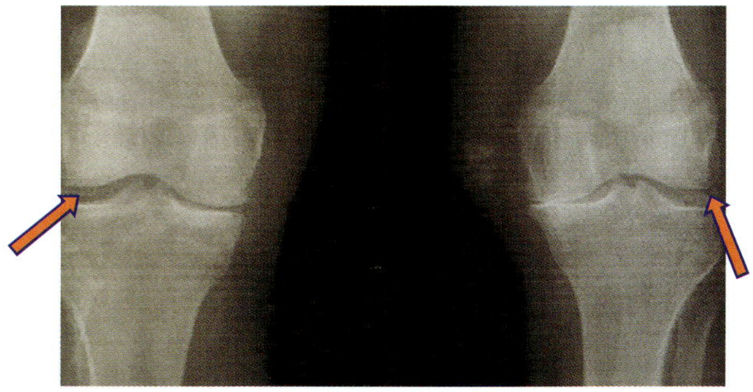

Abb. 7.5 Chondrokalzinose (CPPD) mit Kalzium-Pyrophosphat-Ablagerungen im Bereich der Menisci [M1105]

eine sekundäre Arthrose. Eine Chondokalzinose kann auch gleichzeitig mit einer Gicht bestehen. Das Crowned Dens Syndrome ist die axiale Beteiligung des Atlantodentalgelenks mit dem dafür typischen Crowned Dens Sign. Die diagnostische Herausforderung besteht in der richtigen Einschätzung der häufig geäußerten Symptome mit Nackenschmerzen (in 100 % d. F.) und -steifigkeit (in 98 % d. F.) in Verbindung mit Fieber (in 80 % d. F.) und hohen Entzündungsparametern (in 88 %). Differenzialdiagnostisch wird zunächst an Erkrankungen wie Meningitis, Polymyalgia rheumatica, Riesenzellarteriitis oder Spondylodiszitis gedacht

Therapie

Therapieziele sind wie bei der Gicht Schmerzlinderung, Entzündungshemmung sowie Vermeidung von Folgeschäden und Funktionseinschränkungen.

- **Allgemeinmaßnahmen** sind Ruhigstellung und Entlastung des betroffenen Gelenks (Evidenzgrad B).
- **Physikalische Therapie:** Wie auch beim Gichtanfall lokale Kältetherapie.
- **Medikamentöse Therapie** (➤ Tab. 7.4): Die medikamentöse Therapie richtet sich nach der Verlaufsform.
  - NSAR und Colchicum (3–4 × 0,5 mg/d) werden bei akuter Arthritis eingesetzt.Bei unzureichendem Ansprechen ist eine kurze Therapie mit oralen Glukokortikoiden in absteigender Dosierung möglich.
  - **Im Einzelfall** können bei größeren Gelenken auch **Glukokortikoide intraartikulär** verabreicht werden (z. B. Kniegelenk 20 mg Triamcinolon).
  - Eine Anfallsprophylaxe bei häufig rezidivierenden akuten CPPD-Arthritiden ist mit Colchicin (0,5–1 mg/d) oder niedrig dosierten NSAR möglich.
  - In Fallberichten ist zudem der kurzfristige Einsatz von IL1-Blockern wie Kineret bei therapierefraktärer Erkrankung gezeigt worden.
  - Die Therapie der Arthrose mit CPPD unterscheidet sich nicht von der einer Arthrose ohne CPPD.
  - Bei chronischer CPPD-Arthritis können (probatorisch) NSAR und/oder Colchicin, niedrig dosierte Glukokortikoide zum Einsatz kommen. Erfolge mit Methotrexat und Hydroxychloroquin sind beschrieben.

Kausale Therapiemöglichkeiten, die die Entstehung und Ablagerung der CCPD-Kristalle verhindern, sind **nicht gesichert.**

Bei allen Formen der **sekundären Chondrokalzinose** empfiehlt sich die **Therapie der Grunderkrankung.** Eine asymptomatische CPPD wird nicht behandelt.

7.4.2 Hydroxyapatitkrankheit

Die Erkrankung wird durch periartikulär in Kapseln, Sehnen und Bursen, seltener auch intraartikulär **abgelagerte Hydroxyapatitkristalle** verursacht. Am häufigsten ist dabei die Ablagerung von **basischen Kalziumphosphatkristallen** (BCP).

Diagnostik

Radiologisch findet man kalkdichte Weichteildepots in Projektion auf Gelenkkapsel, Sehnen oder Bursen.

Therapie

Eine kausale Therapie analog der harnsäuresenkenden Therapie bei Gicht gibt es nicht. Im Wesentlichen umfasst die **medikamentöse Therapie** die

- Therapie mit NSAR,
- lokale Infiltrationstherapien mit Lokalanästhethika sowie
- intraartikuläre Injektionen von Glukokortikoiden.

Essentials für die Hausarztpraxis

- Die **am häufigsten diagnostizierte akut-entzündliche Gelenkerkrankung in der täglichen Praxis ist die Gicht!** Das Managment der Gichtpatienten ist weiterhin unzureichend. Weniger als 50 % der Betroffenen erhalten eine spezifische Therapie verordnet.
- **Ursache** der Gicht ist eine **Hyperurikämie.**
- Bei **rezidivierenden Gichtattacken, manifester Nephrolithiasis** und **Gichttophi** sowie einer **chronisch-aktiven Gicht** ist die **Indikation zur dauerhaften Harnsäuresenkung** gegeben.
- Im akuten Anfall ist eine **Therapieeinleitung mittels NSAR** bzw. Glukokortikoide sowie Colchicin als Mittel der 1. Wahl, ggf. bei vorliegenden Kontraindikation die IL-1 Inhibition (2. Wahl) empfohlen.

LITERATUR

Altomare A, Corrado A, Maruotti N et al.: The role of Interleukin-1 receptor antagonist as a treatment option in calcium pyrophosphate crystal deposition disease. Mol Biol Rep Jun 1 (2021) doi: 10.1007/s11033-021-06457-z. Epub ahead of print. PMID: 34075537

Christiansen SN, Østergaard M, Slot O et al.: Assessing the sensitivity to change of the OMERACT ultrasound structural gout lesions during urate-lowering therapy. RMD Open 6 (2020) e001144. doi: 10.1136/rmdopen-2019-001144

Cutolo M, Cimmino MA, Perez-Ruiz F: Potency on lowering serum uric acid in gout patients: a pooled analysis of registrative studies comparing febuxostat vs. allopurinol. Eur Rev Med Pharmacol Sci Sep;21(18) (2017) 4186–4195. PMID: 29028079

Dalal DS, Mbuyi N, Shah I et al.: Prescription Opioid Use Among Patients With Acute Gout Discharged From the Emergency Department. Arthritis Care Res (Hoboken). Aug;72(8) (2020) 1163–1168. doi: 10.1002/acr.23928. Epub 2020 Jul 5. PMID: 31267696

Dalbeth N, House ME, Aati O, et al. Urate crystal deposition in asymptomatic hyperuricaemia and symptomatic gout: a dual energy CT study. Ann Rheum Dis 74 (2015) 908–911

Ebstein E, Forien M, Norkuviene E et al.: Ultrasound evaluation in follow-up of urate-lowering therapy in gout: the USEFUL study. Rheumatol 58 (2019) 410–417. doi: 10.1093/rheumatology/key303

Ellmann H, Bayat S, Araujo E et al.: Effects of Conventional Uric Acid-Lowering Therapy on Monosodium Urate Crystal Deposits. Arthritis Rheumatol Jan;72(1) (2020) 150–156. doi: 10.1002/art.41063. Epub 2019 Dec 10. PMID: 31353871

FitzGerald JD, Dalbeth N, Mikuls T. et al.: 2020 American College of Rheumatology Guideline for the Management of Gout. Arthritis Rheumatol Jun;72(6) (2020) 879–895. doi: 10.1002/art.41247. Epub 2020 May 11. Erratum in: Arthritis Rheumatol. 2021 Mar;73(3):413. PMID: 32390306

Garcia GM, McCord GC, Kumar R: Hydroxyapatite crystal deposition disease. Semin Musculoskelet Radiol Sep;7(3) (2003) 187–193. doi: 10.1055/s-2003-43229. PMID: 14593560

Hongsmatip P, Cheng KY, Kim C et al.: Calcium hydroxyapatite deposition disease: Imaging features and presentations mimicking other pathologies. Eur J Radiol Nov;120 (2019) 108653. doi: 10.1016/j.ejrad.2019.108653. Epub 2019 Sep 8. PMID: 31550638

Hosoya T, Sano T, Sasaki T et al.: Dotinurad versus benzbromarone in Japanese hyperuricemic patient with or without gout: a randomized, double-blind, parallel-group, phase 3 study. Clin Exp Nephrol Mar;24(Suppl 1) (2020) 62–70. doi: 10.1007/s10157-020-01849-0. Epub 2020 Jan 24. PMID: 31980978; PMCID: PMC7066104

Kiltz U, Alten R, Fleck M et al.: S2e guidelines on gouty arthritis: evidence-based guidelines of the German Society of Rheumatology (DGRh). Z Rheumatol Suppl 2 (2016) 75: 11–60

Kim A, Kim Y, Kim GT et al.: Comparison of persistence rates between allopurinol and febuxostat as first-line urate-lowering therapy in patients with gout: an 8-year retrospective cohort study. Clin Rheumatol Dec;39(12) (2020) 3769–3776. doi: 10.1007/s10067-020-05161-w. Epub 2020 May 26. PMID: 32458236

Mackenzie IS, Ford I, Nuki G et al.: FAST Study Group. Long-term cardiovascular safety of febuxostat compared with allopurinol in patients with gout (FAST): a multicentre, prospective, randomised, open-label, non-inferiority trial. Lancet Nov 28;396(10264) (2020) 1745–1757. doi: 10.1016/S0140-6736(20)32234-0. Epub 2020 Nov 9. PMID: 33181081

Manger B, Lell M, Wacker J et al.: Detection of periarticular urate deposits with dual energy CT in patients with acute gouty arthritis [letter]. Ann Rheum Dis 71 (2012) 470–472

Mattiuzzi C, Lippi G: Recent updates on worldwide gout epidemiology. Clin Rheumatol Apr;39(4) (2020) 1061–1063. doi: 10.1007/s10067-019-04868-9. Epub 2019 Dec 13. PMID: 31836936

Neogi T, Jansen TL, Dalbeth N et al.: 2015 Gout classification criteria: an American College of Rheumatology/European League Against Rheumatism collaborative initiative [published correction appears in Ann Rheum Dis Feb;75(2) (2016) 473]. Ann Rheum Dis. 4(10) (2015) 1789–1798. doi:10.1136/annrheumdis-2015-208237

Neogi T, Jansen TL, Dalbeth N et al.: 2015 gout classification criteria: an American College of Rheumatology/European League Against Rheumatism collaborative initiative. Arthritis Rheumatol 67 (2015) 2557–2568

Parperis K, Papachristodoulou E, Kakoullis L, Rosenthal AK: Management of calcium pyrophosphate crystal deposition disease: A systematic review. Semin Arthritis Rheum Feb;51(1) (2021) 84–94. doi: 10.1016/j.semarthrit.2020.10.005. Epub 2020 Dec 21. PMID: 33360232

Rosenthal AK: Pathogenesis of calcium pyrophosphate crystal deposition disease. Curr Rheumatol Rep 3, 17–23 (2001) doi.org/10.1007/s11926-001-0046-x

Smolen LJ, Gahn JC, Mitri G, Shiozawa A: Febuxostat in the management of gout: a cost-effectiveness analysis. J Med Econ 19(3) (2016) 265–276. doi: 10.3111/13696998.2015.1116990. Epub 2015 Nov 23. PMID: 26535593

Villa Zapata L, Hansten PD, Horn JR, et al. Evidence of Clinically Meaningful Drug-Drug Interaction With Concomitant Use of Colchicine and Clarithromycin. Drug Saf Jul;43(7) (2020) 661–668. doi: 10.1007/s40264-020-00930-7. PMID: 32274687; PMCID: PMC7592308

Zhang WZ: Why Does Hyperuricemia Not Necessarily Induce Gout? Biomolecules Feb 14;11(2) (2021) 280. doi: 10.3390/biom11020280. PMID: 33672821; PMCID: PMC7918342

Zhang X, Wan D, Yang G et al.: Febuxostat is superior to allopurinol in delaying the progression of renal impairment in patients with chronic kidney disease and hyperuricemia. Int Urol Nephrol 51 (2019) 2273–2283. doi.org/10.1007/s11255-019-02318-8

KAPITEL

8

Hans-Dieter Carl

Infektiös-eitrige Arthritiden

Kernaussagen

- Die **biologischen Therapieprinzipien gegen entzündlich-rheumatische Erkrankungen** haben nicht nur neue Möglichkeiten der Basistherapie geschaffen, sondern auch das klinische Erscheinungsbild septischer Komplikationen verändert.
- Bei **Patienten mit einer immunmodellierenden medikamentösen Therapie** ist eine sorgfältige Abwägung zwischen Nutzen und potenziellen Risiken einer Gelenkpunktion angezeigt.
- **Septische Arthritiden bei rheumatoider Arthritis** können ohne die klassischen Entzündungszeichen auftreten und sind oftmals nur schwer von einem akuten Rheumaschub zu unterscheiden. Zum Teil sind auch die üblichen serologischen Entzündungsmarker nur unwesentlich erhöht.
- Zum **Nachweis einer septischen Arthritis** ist die Gelenkpunktion mit Erregernachweis obligat.
- Sind beim Patienten **Fremdkörper** vorhanden (Endoprothesen, Platten o. Nägel zur Osteosynthese, Implantate im Bereich der Wirbelsäule), ist im Falle einer septischen Arthritis eine **Punktion oder Probeentnahme** zum Ausschluss einer zusätzlichen Infektion durchzuführen.
- Bei **V. a. eine septische Arthritis** ist bei der körperlichen Untersuchung stets ein Ganzkörperstatus zu erheben, um alle schmerzhaften oder geschwollenen Gelenke zu erfassen.
- Die **Antibiotika-Therapie** erfolgt zuerst kalkuliert, dann antibiogrammgerecht. Allerdings ist beim Nachweis septischer Arthritiden eine **chirurgische Intervention unumgänglich.**
- Alle **biologischen antirheumatischen Therapien** sollten bei septischen Komplikationen pausiert werden.

8.1 Vorbemerkungen

Das Auftreten von infektiös-eitrigen Arthritiden bei Patienten mit entzündlich-rheumatischen Erkrankungen stellt eine ernsthafte Komplikation dar. Während in früheren Zeiten noch *S. aureus* und *S. epidermidis* über 80 % der Erreger ausmachten, so ist in der heutigen Zeit eine **Vielzahl von bakteriellen Erregern** bekannt.

Für die Behandlung einer derart schweren Komplikation sollte der Patient in ein spezialisiertes Zentrum überwiesen werden, z. B. in ein Spezialzentrum für operative Rheumatologie (Liste der Spezialzentren: www.dgorh.de)

Je aggressiver die medikamentöse Immunsuppression, desto wichtiger ist es, an die **Möglichkeit septischer Komplikationen** zu denken.

8.1.1 Prädisponierende Faktoren

Zur generellen **Abschätzung des Infektrisikos** ist es insbesondere wichtig, in der Anamneseerhebung vorangegangene Infektionen zu erfassen.

- Eine mögliche Eintrittspforte stellen **wiederkehrende Ulkus- oder Klavusbildungen** im Bereich der Füße dar. Eine sorgfältige körperliche Untersuchung ist unerlässlich, um diese potenziellen Eintrittspforten für bakterielle Infekte zu erkennen.

- Bei **chronischer Ulkusbildung oder Klavusbildung** ist eine **chirurgische Sanierung,** z. B. durch operative Vorfußrekonstruktion, empfehlenswert.
- **Wichtige Hinweise auf ein erhöhtes Infektionsrisiko** bei der Anamnese: stattgehabte Abszessbildungen, rezidivierende Harnwegsinfektionen.

Cave

Unverzichtbar: alle Fremdkörper bzw. Implantate wegen der Möglichkeit einer Besiedlung bzw. Superinfektion (Endoprothesen, Platten o. Nägel zur Osteosynthese, Implantat im Bereich der Wirbelsäule, Herzschrittmacher etc.) erfragen.

MERKE

Jede offene Stelle der Haut oder Schleimhaut stellt eine **potenzielle Eintrittspforte** dar. **Wenn möglich,** sollte eine **chirurgische Sanierung** angestrebt werden.

Auch **intraartikuläre Infiltrationen** sind prinzipiell mit dem Risiko behaftet, infektiöse Arthritiden zu verursachen. Aus diesem Grund muss jeder Patient vor einer Gelenkpunktion zwingend in schriftlicher oder mündlicher Form über dieses Risiko aufgeklärt werden.

Wir empfehlen **eine sorgfältige Abwägung zwischen Nutzen und potenziellen Risiken** einer Gelenkpunktion, um letztlich nutzlose und für den Patienten potenziell risikoreiche invasive Maßnahmen zu vermeiden.

8.1.2 Klinisches Bild septischer Arthritiden

Die klassischen **Entzündungszeichen** (Rötung, Überwärmung, Schwellung, Schmerz u. Bewegungseinschränkung) können vorhanden sein, sind aber **bei Patienten mit entzündlich-rheumatischen Erkrankungen nicht wegweisend.**

Das klinische Bild eines akuten Schubes ist von einer mono- oder oligoartikulären septischen Arthritis nicht immer zu unterscheiden.

Insbesondere bei immunsupprimierten Patienten (biologische Therapieprinzipien der rheumatoiden Arthritis) können die klassischen Entzündungszeichen oftmals sehr dezent ausgebildet sein oder gar fehlen.

In Einzelfällen kann die Anamnese wegweisend sein, wenn die Betroffenen in der Lage sind das Schmerzerleben bei einer septischen Arthritis zu unterscheiden von dem Schmerz bei einem akuten Schub der Grunderkrankung.

8.2 Diagnostische Voraussetzungen

8.2.1 Labordiagnostik

Ebenso wie das klinische Bild ist die Labordiagnostik bei der Diagnostik von septischen Arthritiden **nur eingeschränkt verwertbar.**

- Bedingt durch die medikamentöse Begleittherapie können die klassischen serologischen Entzündungswerte (C-reaktives Protein, Leukozytenzahl, Blutsenkung) nur unwesentlich erhöht oder nicht hilfreich bei der Differenzierung zwischen einem akuten Schub der entzündlich-rheumatischen Erkrankung und dem septischen Geschehen sein.
- Die Bestimmung des **Serum-Prokalzitonins** als Sepsis-Marker kann hilfreich sein zur Eingrenzung der Diagnose, ist jedoch nicht zu 100 % sensitiv oder spezifisch für bakterielle septische Arthritiden.

ALS FAUSTREGEL GILT

Bei V.a. septische Arthritis soll eine **Gelenkpunktion** durchgeführt werden.

8.2.2 Gelenkpunktion

Zum **Nachweis** einer septischen Arthritis ist die **Gelenkpunktion mit Erregernachweis obligat.**

Zur korrekten Einhaltung der Hygienemaßnahmen bei intraartikulären Punktionen oder Injektionen liegt eine gemeinsame Leitlinie der Deutschen Gesellschaft für Orthopädie und Orthopädische Chirurgie (DGOOC) sowie des Berufsverbandes der Ärzte für Orthopädie (BVO), zusammen mit dem Arbeitskreis Krankenhaus- und Praxishygiene der AWMF vor und ist im Internet einsehbar (www.awmf.org/leitlinien/detail/ll/029-006.html).

Vom Aspirat ist eine **Gramfärbung** anzufertigen, ebenso eine **Synovia-Analyse** einschließlich des Nachweises von Kristallen mittels Polarisationslichtmikroskopie.

Der **bakterielle Nachweis** erfolgt kulturell einschließlich Antibiogramm.

Bei antibiotischer Vorbehandlung kann eine **molekularbiologische Diagnostik** mit Keimdifferenzierung über Bestimmung der 16Sr-DNA mittels Polymerase-Kettenreaktion (PCR) erfolgen. Allerdings kann bei molekularbiologischem Nachweis einer septischen Arthritis naturgemäß keine Resistenzbestimmung erfolgen.

MERKE

! **Wichtig:** Der Anforderungsschein zur mikrobiologischen Diagnostik sollte ggf. auch seltene Erreger, wie z. B. atypische Mykobakterien oder Pilzinfektionen berücksichtigen.

8.2.3 Bildgebende Diagnostik

Zur Diagnostik von septischen Arthritiden haben bildgebende Maßnahmen einen **untergeordneten Stellenwert.**

- Die **Arthrosonographie** kann dienlich sein zur Differenzierung zwischen intraartikulärer Ergussbildung/Synovitis oder extraartikulärem Prozess.
- Ein **Röntgenbild** des betroffenen Kniegelenks erlaubt die Abschätzung des Gelenkstatus, jedoch keine Diagnose von septischen Prozessen.

- Falls ein **MRT** der betroffenen Körperregion erforderlich ist, sollte bei der Verdachtsdiagnose eines septischen Geschehens **stets die Kontrastmittelgabe ergänzend** erfolgen, da hierdurch die Aussagekraft des MRT für diese Fragestellung deutlich erhöht wird.

ALS FAUSTREGEL GILT

- Bei **jeglichem V. a. septische Arthritis** ist bei der körperlichen Untersuchung stets ein **Ganzkörperstatus** zu erheben, um alle schmerzhaften oder geschwollenen Gelenke zu erfassen.
- Falls sich **sonographisch** bei mehreren Gelenken eine **intraartikuläre Flüssigkeitsansammlung und/oder Synovitis** zeigen sollte, ist eine **diagnostische Punktion** aller betroffenen Gelenke sinnvoll, um oligoartikuläre septische Prozesse nicht zu übersehen.

Sind Implantate vorhanden, ist der Ausschluss einer Infektion über Punktion oder Probeentnahme zu erzwingen.

MERKE

! **Wichtig:** Hierbei ist eine **korrekte Beschriftung der Proben** (Seitenangabe rechts/links, Angabe des Gelenkes, Angabe der vor Punktion gegebenen Anti-Infektiva mit Dosierung und Zeitintervall sowie der Verdachtsdiagnose) erforderlich.

8.2.4 Begleitmaßnahmen

Wird der V. a. eine septische Arthritis im Rahmen der ambulanten Patientenbetreuung gestellt, sollte der **Patient bis zur Diagnosesicherung nüchtern** bleiben, damit operative Maßnahmen ohne Zeitverzögerung bzw. ohne Erhöhung des perioperativen Risikos für den Patienten durchgeführt werden können.

! Idealerweise wird die Klinik vor der notfallmäßigen Patienteneinweisung telefonisch informiert, damit eine schnellstmögliche Versorgung der Patienten erfolgen kann.

8.3 Therapie

8.3.1 Medikamentöse Therapie

ALS FAUSTREGEL GILT

Die **Antibiotika-Therapie** erfolgt zuerst kalkuliert, dann antibiogrammgerecht.

Wenn im Rahmen der Gelenkpunktion der **V. a. eine septische Arthritis** besteht, kann nach Asservierung des Punktats zur mikrobiologischen Diagnostik eine **kalkulierte Antibiose** erfolgen. Die Wahl des Antibiogramms ist abhängig vom Ergebnis des Grampräparates sowie vom zu erwartenden Erreger.

- Es erfolgt i. d. R. eine **parenterale Antibiotikatherapie,** welche neben grampositiven Kokken auch wirksam gegen gramnegative Kokken oder Stäbchen sein sollte, insbesondere bei gleichzeitig vorhandenem Harnwegsinfekt.

Hierzu kommen **Cephalosporine der 3. Generation** plus **Clindamycin** infrage, in **Kombination mit Fluorchinolon.**

- Aufgrund der **zunehmenden Resistenzentwicklung** ist stets das Antibiogramm spätestens nach 48 h abzufragen, um die **Antibiose resistenzgerecht** verabreichen zu können.

8.3.2 Chirurgische Therapie

MERKE

Beim **Nachweis septischer Arthritiden** ist eine **chirurgische Intervention unumgänglich.**

Im Falle von septischen **Arthritiden ohne Anwesenheit von Fremdkörpern** erfolgt die offene Revision, Entfernung von erkranktem Gewebe (Débridement), Lavage und ggf. die Einlage von antibiotikahaltigen Medikamententrägern, z. B. antibiotikahaltigen Kollagenvliesen. In Abhängigkeit der Synovialitis ist auch eine Synovektomie empfohlen.

- Bis zum Abklingen der akuten Infektion wird das betroffene Gelenk mittels Schiene oder Weißgips ruhig gestellt.
- Die intraoperativ eingelegten Drainagen werden, in Abhängigkeit von der Förderleistung, frühestens nach 48 h gezogen. Bei kleinen Gelenken erfolgt die Einlage einer Kunststofflasche, um das Gelenksekret auszuleiten.

Bei **fremdkörperassoziiertem Infekt** (Osteosynthesen, Endoprothesen) kann ein Ausheilen des Infekts meist nur durch temporäre oder endgültige **Entfernung der Implantate** erfolgen. Für infizierte Endoprothesen werden einzeitige, zweizeitige oder mehrzeitige Wechseloperationen durchgeführt, abhängig von Gegebenheiten des Falles. Nicht immer gelingt es, das Gelenk zu erhalten.

Falls Osteosynthesen ohne vorherige knöcherne Frakturkonsultierung entfernt werden müssen, erfolgt die Rückstellung im initial gespaltenen Weißgips, da dieser Gips im Vergleich zu Kunststoffgipsen besser modellierbar ist.

8.4 Infizierter Gelenkersatz

Die Infektion von Endoprothesen stellt beim Rheumatiker eine große Herausforderung dar. In solchen Fällen ist die Keimlast i. d. R. gering. Zudem ist aufgrund der Eigenschaft der Keime, Biofilme zu bilden, **zur definitiven Infektsanierung** die vorübergehende oder vollständige und dauerhafte Entfernung der Implantate erforderlich.

MERKE

! **Wichtig:** Fragen Sie den Patienten nach dem Prothesenpass, er enthält wichtige Informationen für den operierenden Arzt.

- Ein **einzeitiger Prothesenwechsel** wird empfohlen bei kurzer Infektdauer (2–4 Wo.), bekanntem Keim sowie vorhandenem Antibiogramm.
- Bei **zwei- oder mehrzeitigem Prothesenwechsel** wird zunächst im Rahmen der ersten Operation das vorhandene Kunstgelenk

entfernt und das betroffene Gelenk mittels Weißgips oder Orthese ruhig gestellt. Es erfolgt eine resistenzgerechte i. v. Antibiose für 14 d postoperativ, Die Entscheidung über das weitere Vorgehen erfolgt im Anschluss nach den Gegebenheiten des Falles. Wenn eine Re-Implantation vorgesehen ist, kann diese nach einem kurzen Intervall (2 Wo.), nach einem langen Intervall (6 Wo.) oder nach mehreren Zwischenschritten mit wiederholten Gelenkrevisionen (Débridement, Entfernung erkranktes Gewebe, ggf. Einlage eines Medikamententrägers) erfolgen.

- Erlaubt der Allgemeinzustand des Patienten keine erneute Operation, muss ein dauerhafter Ausbau des Gelenks hingenommen werden, falls keine Arthrodese (Gelenkeinstreifung) sinnvoll oder möglich ist.
- Am **Hüftgelenk** ist die sog. Girdlestone-Situation (dauerhaft entferntes Kunstgelenk) funktionell einer Hüftgelenkarthrodese überlegen, beim **Kniegelenk** erfolgt i. d. R. der Versuch einer Arthrodese in etwa 10°-Kniegelenkflexion. Nach septischen Arthritiden des **oberen Sprunggelenks** ist eine adäquate orthopädieschuhtechnische Versorgung mit überknöchelhohem Schuhwerk, Keilabsatz, fester Fersenfassung und mittlerer Abrollhilfe indiziert.

8.4.1 Basistherapie und septische Arthritiden

ALS FAUSTREGEL GILT

Alle biologischen Therapien sollten bei septischen Komplikationen abgesetzt werden.

Das **perioperative Management** der Basistherapeutika ist insbesondere beim Vorliegen von septischen Arthritiden nicht evidenzbasiert. Es wird generell empfohlen, beim Vorliegen einer septischen Arthritis jegliche biologische Therapie abzusetzen. Für die DMARDs (Disease-modifying Antirheumatic Drugs) existieren keine einheitlichen Empfehlungen.

- Nach unserer Erfahrung ist es jedoch vorteilhaft, jegliche Basistherapie bei septischen Komplikationen zu unterbrechen.
- Bei Behandlung mit Leflunomid kann im Notfall ein Auswaschen mittels Colestyramin erfolgen.

Ein **Wiederbeginn der Basistherapie** wird frühestens nach definitiver Ausheilung des Infekts empfohlen.

! Hierbei gilt der Grundsatz, dass die **Gefahr einer Infektreaktivierung** mit der immunsuppressiven Potenz des Basistherapeutikums ansteigt.

Für solche Patienten ist eine **enge interdisziplinäre Zusammenarbeit** zwischen internistischem und orthopädischem Rheumatologen erforderlich, um die Vor- und Nachteile einer erneuten Basistherapie abzuwägen und engmaschige klinische Kontrollen durchzuführen.

8.4.2 Postoperative Behandlung

- Bei nicht vorhandenem oder entferntem Fremdkörper erfolgt die **Ruhigstellung des betroffenen Gelenks** bis zur Entfernung der Drainagen, welche frühestens 48 h postoperativ erfolgt.
- Anschließend beginnt die **vorsichtige Remobilisierung des Gelenks** unter engmaschigen Kontrollen der klinischen bzw. laborchemischen Entzündungszeichen.

Bei **blandem klinischem Verlauf** und Normalisierung der serologischen Entzündungszeichen und Beschwerdefreiheit der Patienten kann von einer erfolgreichen Infektsanierung ausgegangen werden.

Bei klinischem V. a. **persistierenden Infekt** empfiehlt sich die erneute Gelenkpunktion mit Keimnachweis kulturell sowie mittels PCR.

Cave

Bei **Rheumatikern** ist der Rückgang des CRP-Werts auf Normalwerte nicht immer zu erwarten. Wichtig ist die Einholung von CRP-Werten vor Infektbeginn als Vergleichswerte.

Die **Dauer der antibiotischen Behandlung** erfolgt ebenfalls in Abhängigkeit vom postoperativen Heilungsverlauf, wobei in den meisten Fällen eine **mehrwöchige Behandlung** erforderlich i Der Anforderungsschein zur mikrobiologischen Diagnostik sollte ggf. auch seltene Erreger, wie z. B. atypische Mykobakterien oder Pilzinfektionen berücksichtigen.st.

- Bei initial i. v. Antibiotikagabe kann bei regelrechtem Heilungsverlauf die Umstellung auf die p. o. Gabe etwa 14 d postoperativ erfolgen.

! Wichtig ist es, die **Patienten nach Absetzen des Antibiotikums engmaschig zu überwachen,** um eine Reaktivierung des Infekts nicht zu übersehen.
In diesem Fall ist dann die erneute Punktion des Gelenks mit mikrobiologischer Diagnostik (Kultur, PCR) sinnvoll.
  - Bei positivem Keimnachweis ist dann i. d. R. der Erhalt eines Gelenkersatzes oder einer Osteosynthese nicht möglich, sodass eine vollständige Explantation erfolgen muss (s. o.).
  - Das anschließende weitere Vorgehen (Alternativen: zweitzeitiger Wechsel, Arthrodese, dauerhafte Explantation) wird dann im Einzelfall mit dem Betroffenen erörtert.

8

Essentials für die Hausarztpraxis

- **Jede offene Stelle der Haut oder Schleimhaut** stellt eine **potenzielle Eintrittspforte** dar. Wenn
- möglich, sollte eine chirurgische Sanierung angestrebt werden.
- Der Anforderungsschein zur **mikrobiologischen Diagnostik** sollte ggf. auch seltene Erreger, wie z. B. atypische Mykobakterien oder Pilzinfektionen berücksichtigen.
- Beim **Nachweis septischer Arthritiden** ist eine **chirurgische Intervention unumgänglich.**
- Die Infektion von Endoprothesen stellt beim Rheumatiker eine große Herausforderung dar. In solchen Fällen ist die Keimlast i. d. R. gering. Ist **zur definitiven Infektsanierung** die vorübergehende oder vollständige und dauerhafte Entfernung der Implantate erforderlich, fragen Sie den Patienten nach dem **Prothesenpass,** er enthält wichtige Informationen für den operierenden Arzt.

KAPITEL

9 Arthropathien bei anderen Grunderkrankungen

Verena Schönau

Kernaussagen

- Die häufigste muskuloskelettale Manifestation der Sarkoidose ist die akute Sarkoidose (Löfgren-Syndrom). **Nichtsteroidale Antiphlogistika** sind die Medikamente der Wahl zur Therapie der akuten Sarkoidose. **Bei therapierefraktären Verläufen** können MTX und TNF-Inhibitoren eingesetzt werden.
- Bei **Hämochromatose** sollte immer eine **Aderlasstherapie** veranlasst werden. Für die Arthropathie kommen je nach Ausprägung nichtsteroidale Antiphlogistika, Colchicin oder IL-1-Rezeptorantagonisten zur Anwendung.
- Für die **Ochronose** sind Bewegungstherapie/Krafttraining und Physiotherapie wichtige Behandlungsansätze. In Studien konnte **Nitisinon** die Ausscheidung von Homogentisinsäure reduzieren und Symptome verbessern.
- Beim familiären Mittelmeerfieber ist die dauerhafte Colchicintherapie Mittel der 1. Wahl zur Reduktion der Attacken und Vermeidung von Folgeschäden.
- Bei **paraneoplastischen Arthritiden** führt die Therapie des zugrunde liegenden Tumors (OP, Chemotherapie) zur Verbesserung der Symptome.
- **Bei zahlreichen Viruserkrankungen können Arthritiden, Arthralgien und weichteilrheumatische Symptome** als Begleiterscheinungen auftreten. Sie sind meist nur von kurzer Dauer.

9.1 Muskuloskelettale Manifestationen bei Sarkoidose

Die Sarkoidose ist eine Erkrankung, die durch eine (nicht verkäsende) granulomatöse Entzündung fast jedes Organsystem befallen kann (Bechman et al. 2018) und in Deutschland mit einer Prävalenz von 20–40 Fällen pro 100.000 Einwohner auftritt (Frye et al. 2016). ⅓ der Sarkoidosepatienten leidet unter muskuloskelettalen Beschwerden, die von leichten Arthralgien bis zu schweren destruktiven Gelenkveränderungen reichen können. Klinisch zeigen sich Tenosynovitiden und Periarthritiden und meist keine Arthritiden.

Zu den muskuloskelettalen Manifestationen der Sakoidose zählen die akute Sarkoidose (Löfgren-Syndrom), die chronische Arthritis, die Jaccoud-Arthropathie, die axiale Beteiligung, Daktylitiden, die Knochensarkoidose (Ostitis cystoides multiplex, Morbus Jüngling) und Myopathien (Bechman et al. 2018).

Die häufigste muskuloskelettale Manifestation ist die akute Sarkoidose (Löfgren-Syndrom) mit der Trias:

- **Bihiläre Lymphadenopathie (in 90 % der Patienten, meist asymptomatisch)**
- **Erythema nodosum** (in 40–70 % der Patienten)
- **Gelenkschmerz: meist (Peri-)Arthritis** der Sprunggelenke (teilweise auch Arthritis der Knie, Handgelenke, Ellenbogen, Inter-

phalangealgelenke, Metacarpophalangealgelenke, Schultern und des Achsenskeletts)

Zusätzlich können Allgemeinsymptome wie Fieber, gestörtes Allgemeinbefinden und Muskelschmerzen auftreten (Bechman et al. 2018).

Das Löfgren-Syndrom zeigt saisonale Häufungen insbesondere im Frühling und es gibt eine genetische Disposition mit HLA-DRB1-Allelen.

Trotz sehr typischer Klinik ist die Bestimmung von Entzündungswerten (C-reaktives Protein, BKS) und ein Rö-Thorax (ggf. eine CT Thorax) obligat.

Hilfreich, aber nicht beweisend für die Diagnose und als laborchemische Verlaufsparameter geeignet sind Angiotensin Converting Enzym (ACE), löslicher IL-2-Rezeptor und Neopterin.

Differenzialdiagnostisch sollten als Ursachen für eine Polyarthritis mit Erythema nodosum insbesondere bakterielle, virale oder Pilzinfektionen mit in Betracht gezogen werden.

Bei unklarem Befund sollte eine histologische Sicherung der Diagnose angestrebt werden (Bastian et al. 2019).

9.1.1 Therapie

Therapieziele sind die Reduktion der entzündlichen Aktivität und des Schmerzes.

Viele Patienten mit Sarkoidose haben einen asymptomatischen Verlauf und benötigen keine Therapie.

Physikalische Therapie

Lokale Kryotherapie (je 20–30 Min. in bis zu 2-stündigen Intervallen) der (Peri-)Arthritis und des Erythema nodosum hat einen analgetischen und antiinflammatorischen Effekt.

Ziele der krankengymnastischen Therapie sind die sanfte Mobilisierung und der Erhalt der Gelenkfunktion.

Nichtsteroidale Antiphlogistika

Bei der akuten Arthritis ist in den meisten Fällen eine alleinige Therapie mit nichtsteroidalen Antiphlogistika ausreichend antiphlogistisch und analgetisch.

Glukokortikoide

Die Therapie mit systemischen Glukokortikoiden ist indiziert bei unzureichendem Ansprechen der muskuloskelettalen Sarkoidose auf nichtsteroidale Antiphlogistika. Meist ist eine initiale Prednisolonäquivalenzdosis von 15–20 mg/d ausreichend, um die Symptome der akuten Arthritis kontrollieren zu können.

Sollte es zur Entwicklung schwerer viszeraler Manifestationen (z. B. pulmonale, kardiale, neurologische, okuläre) kommen, werden zur Behandlung der Symptome höhere Prednisolonäquivalenzdosen benötigt (initial 0,5 mg/kg KG). Bei Neurosarkoidose sind i. d. R. noch höhere Initialdosen notwendig (Prasse 2016).

Die Prednisolontherapie sollte bei schwereren Manifestationen mind. 6 Mon. betragen und schrittweise auf eine Erhaltungsdosis von 5–10 mg Prednisolonäquivalent täglich reduziert werden (Frye et al. 2016).

Steroidsparende Medikamente

Die Behandlung mit steroidsparenden Medikamenten kann bei Patienten mit langem und hohem Prednisolonbedarf oder bei **chronischen Verläufen** notwendig werden.

Die meiste Evidenz für einen kortikoidsparenden Effekt liegt für Methotrexat (MTX) und Azathioprin bei pulmonaler Sarkoidose vor (Vorselaars 2013).

Für den Einsatz von steroidsparenden Medikamenten bei muskuloskelettalen Manifestationen liegen keine randomisierten kontrollierten Studien vor. In mehreren Fallberichten konnte eine Wirkung für MTX nachgewiesen werden. Einzelne Fallberichte gibt es zur Wirkung von Leflunomid, Hydroxychloroquin, Mycophenolat-Mofetil (Bechman et al. 2018).

Monoklonale Antikörper gegen TNF (Infliximab und Adalimumab) kommen v. a. als Drittlinientherapie bei schwerer Sarkoidose zum Einsatz (Sweiss, Baughman 2007). Rituximab konnte bei refraktärer pulmonaler Sarkoidose einen positiven Effekt zeigen (Sweiss et al. 2014).

9.2 Arthropathie bei Hämochromatose

Die Hämochromatose ist eine der häufigsten Erbkrankheiten in Europa (Prävalenz 3–5 Fälle/1000 Einwohner). Die meisten Patienten weisen eine Mutation im HFE-Gen auf, allerdings können auch andere Mutationen zu einer Hämochromatose führen. Aufgrund der Mutation kommt es zu einer gesteigerten Resorption und zu Hämosiderinablagerung in multiplen Organen. Typische Langzeitfolgen der vermehrten Hämosiderinablagerungen sind Hauthyperpigmentierung, Diabetes, Kardiomyopathie, endokrine Dysfunktion, Leberzirrhose und Arthropathien (Powell et al. 2016).

Heutzutage werden durch verbesserte Diagnostik häufig asymptomatische Patienten oder Patienten mit lediglich minimalen Symptomen diagnostiziert. Häufige Frühsymptome der Erkrankung sind Arthralgien und Fatigue (Radford-Smith et al. 2018). Fast ⅔ der Patienten entwickeln im Laufe der Erkrankung eine Arthropathie und diese geht bei vielen Patienten einer klinisch manifesten Erkrankung der parenchymatösen Organe voraus.

Die muskuloskelettalen Symptome bei Hämochromatose können klinisch einer Polyarthrose ähneln, es können aber auch Mono-, Oligo- und Polyarthritiden auftreten. Gerade bei letzteren Fällen kann es schwierig sein, eine Hämochromatose von einer akuten rheumatoiden Arthritis zu unterscheiden, da auch bei der Hämochromatose symmetrische Gelenkbeschwerden an den Metacarpophalangeal-II- und -III-Gelenken auftreten können.

Personen mit Hämochromatose haben ein erhöhtes Risiko, eine Arthrose der großen Gelenke zu entwickeln (Hüfte, Knie), die dann einen Gelenkersatz notwendig macht (Husar-Memmer et al. 2014). In 50 % der Fälle liegt zusätzlich zur Hämochromatose eine Chondrokalzinose in den Knie- und/oder Handgelenken vor, die durch eine reduzierte Aktivität der alkalischen Phosphatase aufgrund der Eisenüberladung hervorgerufen wird und zu Pseudogichtanfällen führen kann (Radford-Smith et al. 2018).

Osteoporose wurde ebenfalls bei Patienten mit Hämochromatose beschrieben. Diese ist allerdings am ehesten auf den durch die Hämochromatose ausgelösten Hypogonadismus und die fortgeschrittene Lebererkrankung zu erklären (Husar-Memmer et al. 2014).

Erhöhte Ferritinwerte und eine erhöhte Transferrinsättigung sind diagnostisch richtungsweisend, wobei die Transferrinsättigung sensitiver und spezifischer ist. Die Transaminasen sind häufig nur leichtgradig erhöht. Die Entzündungswerte (CRP und BSG) liegen meist im Normbereich. Bereits in der konventionellen Röntgendiagnostik der Hände kann eine Unterscheidung zwischen Hämochromatose und anderen entzündlichen Erkrankungen getroffen werden. Insbesondere an den MCP-2- und -3-Gelenken zeigten sich oft hakenförmige Osteophyten, subchondrale Sklerose, Gelenkspaltverschmälerungen und im Discus triangularis kann eine Chondrokalzinose, teilweise auch als einziges radiologisches Zeichen für die Hämochromatose, auffallen (Bastian et al. 2019).

Zur Diagnosesicherung und weiteren Risikoabschätzung sollte eine Genanalyse durchgeführt werden. In Deutschland findet man bei den meisten der Patienten mit Typ-1-Hämochromatose die C282Y-Mutation in homozygoter Ausprägung (Husar-Memmer et al. 2014).

9.2.1 Therapie

Zur Behandlung der Hämochromatose und ihrer Spätfolgen sollte frühzeitig eine lebenslange Aderlasstherapie initial in wöchentlichen Abständen bis zum Erreichen des Ziel-Ferritinwerts von < 50 µg/l durchgeführt werden. Der Ferritinwert sollte dann durch regelmäßigen Aderlass in größeren Abständen auf Werte von 50 bis max. 100 µg/l dauerhaft eingestellt werden. Die Aderlasstherapie wirkt sich positiv auf die Haut-, Leber- und endokrinologischen Manifestationen aus. Leider hat die eisenreduzierende Therapie oftmals keinen oder nur einen geringen Einfluss auf die Arthropathie, die sich auch noch nach Beginn der Aderlasstherapie entwickeln kann (Radford-Smith 2018).

Für die Therapie der Arthropathie bei Hämochromatose orientiert man sich an der Therapie der Polyarthrose. Zur symptomatischen Therapie der Arthropathie werden nichtsteroidale Antiphlogistika oder Analgetika sowie physikalische Maßnahmen angewendet. Bei nachgewiesener Chondrokalzinose kann Colchicum in niedriger Dosierung (0,5–1 mg/d) rezidivierende Pseudogichtanfälle minimieren. Auch Glukokortikosteroide können intraartikulär appliziert werden (Guggenbuhl et al. 2011). In refraktären Fällen kann eine Therapie mit dem Interleukin-1-Rezeptorantagonist (100 mg/d s. c.) zu einer Reduktion der Arthritis und der Schmerzen führen (Latourte et al. 2013).

9.3 Ochronose (Alkaptonurie)

Die Alkaptonurie ist eine seltene hereditäre autosomal-rezessive Störung des Tyrosinstoffwechsels (Prävalenz 1 : 250.000–1.000.000). Durch die Fehlfunktion des Enzyms Homogentisinsäure-1,2-Dioxygenase kommt es zur vermehrten Ablagerung von Homogentisinsäure in Knorpel, Gefäßendothel, Bandscheiben und inneren Organen.

Klinisch kann sich die Alkaptonurie initial mehrere Jahre asymptomatisch präsentieren oder nur durch einen sehr dunklen Urin auffallen. Die Dunkelfärbung entsteht dadurch, dass die nicht weiter verstoffwechselte Homogentisinsäure über den Urin ausgeschieden wird und an der Luft zu Benzochinonessigsäure oxidiert wird, die durch Polymerbildung den dunklen Urin bedingt (Zatkova et al. 2020). Ab ungefähr dem 30. Lj. kommt es zur Ochronose (Pigmentierung) von bradytrophen Geweben (hyaliner Gelenkknorpel, Gelenkkapsel, Sklera, Haut und Ohrknorpel, Herzklappen). Im Verlauf (um das 40. Lj.) entwickeln sich schwere progrediente degenerative Gelenkveränderungen, die sich an den peripheren Gelenken, an den Enthesen im Sinne von Enthesiopathien und auch axial im Sinne einer Spondylarthropathie mit ausgeprägten Verkalkungen der Bandscheiben manifestieren können (Ali, Stratton 2020; Wu et al. 2019). Das häufigste Symptom bei Alkaptonurie ist die Arthropathie, die bereits vor dem 55. Lj. bei den Betroffenen zu degenerativen Veränderungen an Knien, Schultern und Hüftgelenken führen kann. Zusätzlich gibt es ein erhöhtes Risiko für eine Osteoporose (Lange et al. 2014; Ranganath et al. 2020). Extraartikuläre Manifestationen sind Homogentisinsäure-Ablagerungen in den Herzklappen mit daraus resultierender Sklerosierung und Steinbildung insbesondere in der Niere, Prostata, Gallenblase und den Speicheldrüsen. Aufgrund der Seltenheit der Erkrankung und von Symptomen, die andere rheumatische Erkrankungen imitieren können, wird die Diagnose häufig erst intraoperativ aufgrund der typischen blauschwarzen Verfärbung im Gelenk diagnostiziert (Ali, Stratton 2020).

9.3.1 Therapie

Eine Enzymersatztherapie gibt es bislang für die Alkaptonurie noch nicht. Eine phenylalanin- und tyrosinarme Diät kann durch eine proteinarme Ernährung erreicht werden, der Effekt einer Diät ist allerdings sehr begrenzt. Ein kompletter Verzicht auf Phenylalanin und Tyrosin ist nicht möglich, da Phenylalanin und Tyrosin essenzielle Aminosäuren sind (Mistry et al. 2013).

Physikalische Therapie

Bewegungstherapie, Krafttraining und Physiotherapie werden als entscheidende Maßnahmen zur Verbesserung der Skelettmanifestationen gesehen. Aufgabe dieser Therapien ist es, die Störungen in der Statik zu verbessern und patientenorientiert individuelle Trainingsprogramme zu entwerfen.

Medikamentöse Therapie

Symptomatische Therapie mit nichtsteroidalen Antiphlogistika kann intermittierend bei schweren degenerativen Veränderungen eingesetzt werden. In einer Untersuchung zu Ascorbinsäure (Vitamin C) konnte diese die Homogentisinsäure-Ausscheidung im Urin nicht reduzieren (Mistry et al. 2013).

2014 wurde die Open-Label-Studie SONIA 2 mit Nitisinon an 139 Patienten durchgeführt und der klinische Schweregrad wurde durch einen Score (Alkaptonuria Severity Score Index) erfasst (Ranganath et al. 2020). Nach 12 Mon. war die Urinausscheidung von Homogentisinsäure in der Nitisinon-Gruppe um 99,7 % geringer als in der Kontrollgruppe. 48 Mon. nach Beginn der Therapie mit Nitisinon war der Alkaptonuria Severity Score Index im Behandlungsarm signifikant weniger angestiegen als in der Kontrollgruppe. Im Behandlungsarm waren mehr unerwünschte Arzneimittelwirkungen (UAW) aufgetreten als im Kontrollarm (Ranganath et al. 2020).

Noch ist nicht endgültig klar, wie der Stellenwert dieser neuen Therapie einzuschätzen ist.

9.4 Arthritis bei familiärem Mittelmeerfieber

Das **familiäre Mittelmeerfieber (FMF)** ist eine autoinflammatorische Erkrankung, die insbesondere durch rezidivierende Fieberschübe klinisch manifest wird (Sohar et al. 1967). Es ist eine vererbte Erkrankung des angeborenen Immunsystems, die bevorzugt in Familien aus den Anrainerstaaten des Mittelmeers auftritt und mit Mutationen im **Me**diterranean **Fe**ver-Gen (MEFV) assoziiert ist (Kallinich et al. 2017).

Der Krankheitsbeginn ist in ⅔ der Fälle vor dem 5. Lj. Neben dem Fieber treten klinische Zeichen einer akuten serösen Entzündung auf. Diese können sich als eine Peritonitis, Pleuritis oder Perikarditis manifestieren. In mehr als 50 % der Patienten kommt es zu Arthritiden der großen Gelenken (Knie, Hüft- und Sprunggelenke) und es können erysipelähnliche Hautveränderungen insbesondere an der unteren Extremität auftreten. Die Krankheitsepisoden sind selbstlimitierend und dauern zwischen wenigen Stunden und mehreren Tagen (Egeli, Ugurlu 2020).

Therapieziel ist die Reduktion der Entzündung, die Vermeidung rezidivierender fieberhafter FMF-Attacken und möglicher Folgeschäden (Amyloidose; Kallinich et al. 2019).

9.4.1 Therapie

Medikamentöse Behandlung

Colchicin ist die Hauptstütze der pharmakologischen Therapie des familiären Mittelmeerfiebers. Es ist **Mittel der Wahl zur Reduktion der Anfallshäufigkeit und -schwere**. Die Anwendung sollte i. d. R. lebenslang erfolgen. Die Wirksamkeit konnte schon vor über 40 J. in 2 randomisierten kontrollierten Studien nachgewiesen werden (Zemer et al. 1974; Dinarello et al. 1974). In 5–10 % aller Patienten ist Colchicin unwirksam; dies ist möglicherweise auf mangelnde Compliance zurückzuführen (Kallinich et al. 2019). Die Colchicin-Dauerprophylaxe bietet einen wirksamen Schutz vor einer bei familiärem Mittelmeerfieber gehäuft auftretenden Amyloidose (Zemer et al. 1986). Je nach Ansprechen und Verträglichkeit werden 1–3 mg/d (als Einmaldosis oder in mehreren Dosen) als Dauertherapie gegeben (das Medikament hat eine geringe therapeutische Breite. **Cave:** schwere Nierenfunktionsstörung, schwere Leberfunktionsstörung, Störungen des Blutbilds, Wechselwirkung mit anderen Medikamenten; Ozen et al. 2016).

Im akuten Schub sind häufig nichtsteroidale Antiphlogistika, in den Schmerzen angepasster Dosierung, notwendig. Bei abdominalen Attacken und bei protrahiert verlaufenden fieberhaften Myalgien kann die Anwendung von Glukokortikoiden (0,5–1 mg Prednisolonäquivalent/kg KG) notwendig werden (Ozen et al. 2016).

Bei unzureichender Colchicinwirkung, Colchicinunverträglichkeit oder therapieresistenten Anfällen sollte eine Therapieintensivierung mit einem IL-1-Antagonisten erwogen werden. Es kann sowohl eine Therapie mit dem Anti-IL-1-Rezeptorantagonisten Anakinra (100 mg s. c. 1×/d) als auch dem Anti-IL-1-monoklonalen Antikörper Canakinumab (150 mg s. c. alle 4 Wo., ggf. bis zu 300 mg s. c. alle 4 Wo.) durchgeführt werden (Kallinich et al. 2019; Ozen et al. 2020).

Bei persistierenden Arthritiden kann in Abhängigkeit der Schwere und Häufigkeit die zusätzliche Gabe von nichtsteroidalen Antiphlogistika, lokalen Glukokortikoiden, Methotrexat oder TNF-α-Inhibitoren wie Infliximab, Adalimumab und Etanercept notwendig werden (Kallinich et al. 2019).

9.5 Paraneoplastische Arthropathien

Verschiedenartigste rheumatische Symptome können im Rahmen einer malignen Tumorerkrankung auftreten. Assoziiert sein können paraneoplastische Arthropathien mit diversen Tumoren, insbesondere mit Mamma- und Ovarialkarzinomen, Karzinomen des Gastrointestinaltrakts, Bronchialkarzinomen sowie myeloproliferativen und myelodysplastischen Erkrankungen, Leukämien und Lymphomen. Zusätzlich können Tumortherapien (z. B. Aromatasehemmer, Checkpoint-Inhibitoren) zu systemisch-rheumatischen Symptomen führen.

9.5.1 Paraneoplastische Arthritis

Klinisch manifestiert sich die paraneoplastische Arthritis meist sehr akut mit einer asymmetrischen Poly-, Oligo- oder Monoarthritis. Laborchemisch liegen meist stark erhöhte systemische Entzündungszeichen vor. Bei bis zu 23 % der Fälle können ein positiver Rheumafaktor und bei 11 % positive anticitrullinierte Proteine nachgewiesen werden (Kisacik et al. 2014). Sie tritt gehäuft bei älteren Patienten, bevorzugt bei Männern auf und zeigt therapeutisch ein schlechtes Ansprechen auf Glukokortikoide und Disease Modifying Antirheumatic Drugs (DMARD; Manger, Schett 2018). Therapie des zugrunde liegenden Tumors (OP, Chemotherapie) führt i. d. R. zur Verbesserung der Symptome.

9.5.2 Remitting Seronegative Symmetrical Synovitis with Pitting Edema (RS3PE)

Bei RS3PE kommt es zu einer symmetrischen Polyarthritis der Finger- und Zehengelenke mit zusätzlichen Ödemen an Hand- und Fußrücken, ohne Nachweis eines Rheumafaktors. In ungefähr 30 % der Fälle konnte ein Malignom festgestellt werden (Li et al. 2015).

RS3PE zeigt ein gutes und promptes Ansprechen auf Prednisolon. Insbesondere bei schlechtem Ansprechen auf Prednisolon sollte an eine Paraneoplasie dringend gedacht und eine Tumorsuche veranlasst werden (Manger, Schett 2014).

9.5.3 Palmare Fasziitis und Polyarthritis (PFPAS)

Charakteristisch für die PFPAS ist eine Entzündung der palmaren und plantaren Faszien mit einer Polyarthritis der MCP, PIP und Handgelenke. An den Händen entwickeln sich symmetrische, schmerzhafte Schwellungen mit Verhärtungen (Woody Hands), die bis zu einer Beugekontraktur führen können und dann klinisch an einen Morbus Dupuytren erinnern können. Zusätzlich tritt gehäuft ein Karpaltunnelsyndrom auf. PFPAS kommt 4-mal häufiger bei Frauen vor und ist hauptsächlich mit Ovarialkarzinomen oder anderen urogenitalen Karzinomen assoziiert (Manger, Schett 2014). Nichtsteroidale Antiphlogistika und Prednisolon und andere Immunsuppressiva zeigen kaum einen Effekt. Die Prognose der Patienten ist schlecht, da meist ein weit fortgeschrittenes Tumorstadium besteht (Manger, Schett 2014). In Einzelfällen führte allerdings eine chirurgische Entfernung des Tumors zur Besserung der klinischen Symptome der PFPAS.

9.5.4 Hypertrophe Osteoarthropathie (Marie-Bamberger-Syndrom, HOA)

Die HOA weist klinisch zwei typische Symptome auf. Zum einen kommt es zur Entwicklung von Trommelschlägelfingern und -zehen. Zum anderen kommt es zu Osteoproliferationen insbesondere an der Tibia, Fibula und dem Femur. Zusätzlich können aufgrund der Osteoproliferationen Knochenschmerzen, Arthralgien und Arthritiden auftreten (Manger et al. 2011).

Die HOA tritt hauptsächlich bei primären Lungenkarzinomen und bei intrathorakalen Tumoren auf (Ito et al. 2010). Nach Resektion und Erreichen einer Remission des Primarius, können sich die osteoproliferativen Veränderungen vollständig zurückbilden. Analgetisch zeigen nichtsteroidale Antiphlogistika einen guten Effekt. Sollte dies nicht ausreichen, kann ein Therapieversuch mit Zolendronsäure durchgeführt werden (Manger, Schett 2014).

9.5.5 Weitere paraneoplastische Syndrome

➤ Tab. 9.1.

Tab. 9.1 Paraneoplastische Syndrome und assoziierte Tumoren (Manger, Schett 2014)

Syndrom	Klinik	Assoziierte Tumoren
Paraneoplastische Vaskulitis	Kutane leukozytoklastische Vaskulitis, palpable Purpura der unteren Extremität	Hämatoonkologische Tumoren (myelodysplastisches Syndrom, Non-Hodgkin-Lymphome) Solide Tumoren (Mamma-, Lungen- und urogenitale Tumoren)
Tumorinduzierte Osteomalazie	Knochenschmerzen, Spontanfrakturen, Fatigue und Muskelschmerzen	Mesenchymale Tumoren (hauptsächlich benigne Weichteiltumoren)
Paraneoplastische Myositis	Dermatomyositis mit ausgeprägter Hautmanifestation	Gastrointestinale Tumoren, Ovarial- und Pankreaskarzinom
Pankreatische Pannikulitis mit Polyarthritis	Erythema nodosum, Polyarthritis (Knie, Sprunggelenke, Handgelenke und MCP-Gelenke), Pankreatitis	Pankreaskarzinom

9.6 Viral bedingte Arthritiden

Bei Viruserkrankungen kann es in der Prodromalphase der Erkrankung zur Entwicklung von Arthritiden, Arthralgien und weichteilrheumatischen Symptomen kommen. Es kann ein symmetrisches polyartikuläres Befallsmuster insbesondere der MCP-Gelenke auftreten, sodass sie sehr schwer von einer entzündlich rheumatischen Gelenkerkrankung zu unterscheiden sind. Die Symptomdauer ist meist kurz (einige Tage bis 4 Wo.). In seltenen Fällen kann es zu prolongierten Verläufen kommen.

Die in Europa am häufigsten auftretenden virusassoziierten Arthritiden sind in Zusammenhang mit einer Hepatitis-B-Virusinfektion, einer Hepatitis-C-Virusinfektion oder einer humanen Parvovirus-B19-Infektion (Gunther et al. 2017).

In ➤ Tab. 9.2 sind die Charakteristika der verschiedenen virusassoziierten Arthritiden aufgeführt.

Tab. 9.2 Charakteristika virusassoziierter Arthritiden (Gunther et al. 2017)

Virus	Klinik	Diagnostik	Therapie
Humanes Parvovirus B19	Polyarthritis der MCP- und PIP-Gelenke, RA-ähnlich Exanthem (bei Kindern Ringelröteln, beim Erwachsenen uncharakteristisch) Klinisches Bild eines grippalen Infekts	Positive HPV-B19-IgM-Antikörper	Selbstlimitierend, symptomatische Therapie mit NSAR
Hepatitis-B-Virus	Symmetrische Polyarthritis, teils migratorisch (Hand-, Knie-, Sprung- und, DIP-Gelenke) Fieber, Myalgien, Übelkeit, abdominelle Beschwerden Urtikarielles makulopapulöses Exanthem	HBsAg, Anti-HBc-IgM, Anti-HBc-IgG, HBV-DNA	Selbstlimitierend, NSAR wegen Lebertoxizität zurückhaltend
Hepatits-C-Virus	RA-ähnliches Gelenkbefallsmuster Bei kryoglobulinämischer Vaskulitis nur Mono- oder Oligoarthritis	HCV-Antikörper, HCV-RNA	Antivirale Therapie, Glukokortikoide, Rituximab
Humanes Immundefizienz-Virus (HIV)	Oligoartikuläre Arthritis der großen Gelenke (selbstlimitierend)	HIV-1/2-ELISA, Immunoblot, HIV-RNA	Highly Active Antiretroviral Therapy (HAART) NSAR oder intraartikuläre Glukokortikoide
Rötelnvirus	Polyartikuläre migratorische Arthritis 1 Wo. vor bis 1 Wo. nach Exanthem insbesondere Ellenbogen-, PIP-, Knie- und Handgelenke	Röteln-IgM-AK	Meist selbstlimitierend, symptomatische Therapie
Humanes T-Zell-lymphotropes Virus Typ 1 (HTLV-1)	Chronische, symmetrische Polyarthritis (klinisch nicht von RA zu unterscheiden), teils erosiver Verlauf	ELISA, Western blot, proviraler DNA aus Synovia und PBMC	Schlechtes Ansprechen auf Glukokortikoide oder csDMARD, positive Fallberichte zu anti-TNF-AK
Arthritigene Alphaviren: Chikungunya-Virus Ross-River-Virus Barmah-Forest-Virus Sindbis-Virus O'nyong-nyong-Virus Mayaro-Virus	Febrile Temperaturen, Hautausschläge, Myalgien und Gelenkbeschwerden Symmetrische Polyarthritiden und Arthralgien (teils chronische Verläufe v. a. bei Chikungunya-Virus)	IgM-, IgG-ELISA, RNA (PCR)	Symptomatisch mit Schonung, Rehydration, Analgetika und Antipyretika
Arthritigene Flaviviren: Dengue-Virus Zika-Virus	Febrile Temperaturen, Hautausschläge, Myalgien und Gelenkbeschwerden Nur Arthralgien, keine Arthritiden	IgM-, IgG-ELISA, RNA (PCR)	Symptomatisch mit Schonung, Rehydration, Analgetika und Antipyretika **Kein** ASS, **keine** NSAR Blutungskomplikationen

Essentials für die Hausarztpraxis

- Die häufigste muskuloskelettale Manifestation der Sarkoidose ist die **akute Sarkoidose** (Löfgren-Syndrom). **Nichtsteroidale Antiphlogistika** sind die Medikamente der Wahl zur Therapie der akuten Sarkoidose.
- Bei **Hämochromatose** sollte immer eine **Aderlasstherapie** veranlasst werden.
- Für die **Ochronose** sind Bewegungstherapie/Krafttraining und Physiotherapie wichtige Behandlungsansätze. In Studien konnte **Nitisinon** die Ausscheidung von Homogentisinsäure reduzieren und Symptome verbessern.
- Beim familiären Mittelmeerfieber ist die dauerhafte Colchicintherapie Mittel der 1. Wahl zur Reduktion der Attacken und Vermeidung von Folgeschäden.
- Bei **paraneoplastischen Arthritiden** führt die Therapie des zugrunde liegenden Tumors (OP, Chemotherapie) zur Verbesserung der Symptome.

9

LITERATUR

Ali MA, Stratton R: Ochronotic arthropathy in alkaptonuria. Rheumatology (Oxford) (2020)

Bastian H et al.: [Rheumatoid arthritis-mimics: When appearances are deceptive]. Z Rheumatol 78(1) (2019) 6–13

Bechman K et al.: A review of the musculoskeletal manifestations of sarcoidosis. Rheumatology (Oxford) 57(5) (2018) 777–783

Dinarello CA et al.: Colchicine therapy for familial mediterranean fever. A double-blind trial. N Engl J Med 291(18) (1974) 934–937

Egeli BH, Ugurlu S: Familial Mediterranean Fever: Clinical State Of The Art. QJM (2020)

Frye BC et al.: [Sarcoidosis]. Z Rheumatol 75(4) (2016) 389–401

Guggenbuhl P, Brissot P, Loreal O: Miscellaneous non-inflammatory musculoskeletal conditions. Haemochromatosis: the bone and the joint. Best Pract Res Clin Rheumatol,. 25(5) (2011) 649–664

Gunther F, Fleck M, Bach B: [Virus-associated arthritis]. Z Rheumatol 76(8) (2017) 693–704

Husar-Memmer E et al.: HFE-related hemochromatosis: an update for the rheumatologist. Curr Rheumatol Rep 16(1) (2014) 393

Ito T et al.: Hypertrophic pulmonary osteoarthropathy as a paraneoplastic manifestation of lung cancer. J Thorac Oncol 5(7) (2010) 976–980

Kallinich T, Orak B, Wittkowski H: [Role of genetics in familial Mediterranean fever]. Z Rheumatol 76(4) (2017) 303–312

Kallinich T et al.: [Evidence-based treatment recommendations for familial Mediterranean fever : A joint statement by the Society for Pediatric and Adolescent Rheumatology and the German Society for Rheumatology]. Z Rheumatol 78(1) (2019) 91–101

Kisacik B et al.: Diagnostic dilemma of paraneoplastic arthritis: case series. Int J Rheum Dis 17(6) (2014) 640–645

Manger B, Schett G: Palmar fasciitis and polyarthritis syndrome-systematic literature review of 100 cases. Semin Arthritis Rheum 44(1) (2014) 105–111

Manger B, Schett G: Paraneoplastic syndromes in rheumatology. Nat Rev Rheumatol 10(11) (2014) 662–670

Manger B, Schett G: Rheumatic paraneoplastic syndromes – A clinical link between malignancy and autoimmunity. Clin Immunol 186 (2018) 67–70

Manger B et al.: [Hypertrophic osteoarthropathy. Bamberger-Marie disease]. Z Rheumatol,. 70(7) (2011) 554–560

Mistry JB, Bukhari M, Taylor AM: Alkaptonuria. Rare Dis 1 (2013) e27475

Lange U, Müller-Ladner U, Dischereit G: [Severe osteoarthritic manifestations of ochronosis]. Z Rheumatol 73(5) (2014) 420–423

Latourte A et al.: Interleukin-1 receptor antagonist in refractory haemochromatosis-related arthritis of the hands. Ann Rheum Dis 72(5) (2013) 783–784

Li H, Altman RD, Yao Q: RS3PE: Clinical and Research Development. Curr Rheumatol Rep 17(8) (2015) 49

Ozen S et al.: EULAR recommendations for the management of familial Mediterranean fever. Ann Rheum Dis 75(4) (2016) 644–651

Ozen S et al.: Long-term efficacy and safety of canakinumab in patients with colchicine-resistant familial Mediterranean fever: results from the randomised phase III CLUSTER trial. Ann Rheum Dis 79(10) (2020) 1362–1369

Powell LW, Seckington RC, Deugnier Y: Haemochromatosis. Lancet 388(10045) (2016) 706–716

Prasse A: The Diagnosis, Differential Diagnosis, and Treatment of Sarcoidosis. Dtsch Arztebl Int 113(33–34) (2016) 565–74

Radford-Smith DE, Powell EE, Powell LW: Haemochromatosis: a clinical update for the practising physician. Intern Med J 48(5) (2018) 509–516

Ranganath LR et al.: Efficacy and safety of once-daily nitisinone for patients with alkaptonuria (SONIA 2): an international, multicentre, open-label, randomised controlled trial. Lancet Diabetes Endocrinol 8(9) (2020) 762–772

Ranganath LR et al.: Frequency, diagnosis, pathogenesis and management of osteoporosis in alkaptonuria: data analysis from the UK National Alkaptonuria Centre. Osteoporos Int 32(5) (2021) 927–938

Sohar E et al.: Familial Mediterranean fever. A survey of 470 cases and review of the literature. Am J Med 43(2) (1967) 227–253

Sweiss NJ, Baughman RP: Tumor necrosis factor inhibition in the treatment of refractory sarcoidosis: slaying the dragon? J Rheumatol 34(11) (2007) 2129–2131

Sweiss NJ et al.: Rituximab in the treatment of refractory pulmonary sarcoidosis. Eur Respir J 43(5) (2014) 1525–1528

Vorselaars ADM et al.: Methotrexate vs azathioprine in second-line therapy of sarcoidosis. Chest 144(3) (2013) 805–812

Wu K et al.: Musculoskeletal manifestations of alkaptonuria: A case report and literature review. Eur J Rheumatol 6(2) (2019) 98–101

Zatkova A, Ranganath L, Kadasi L: Alkaptonuria: Current Perspectives. Appl Clin Genet 13 (2020) 37–47

Zemer D et al.: A controlled trial of colchicine in preventing attacks of familial mediterranean fever. N Engl J Med 291(18) (1974) 932–934

Zemer D et al.: Colchicine in the prevention and treatment of the amyloidosis of familial Mediterranean fever. N Engl J Med 314(16) (1986) 1001–1005

KAPITEL

10 Systemischer Lupus erythematodes

Matthias Schneider und Johanna Mucke

Kernaussagen

- Der **systemische Lupus erythematodes** (*Syn.:* Lupus erythematodes disseminatus, Lupus, SLE) umfasst ein breites Spektrum verschiedenster Erkrankungsausprägungen, die die notwendige Therapie diktieren.
- Gerade zu Beginn kann das klinische Bild durch **Allgemeinsymptome** wie Fieber, Müdigkeit und Abgeschlagenheit geprägt sein, im Verlauf kann die Lebensqualität der SLE-Patienten durch eine **Fatigue** deutlich eingeschränkt sein.
- **Antikörper** gegen Zellkernstrukturen, insbesondere dsDNA, sind das serologische Merkmal von SLE-Patienten.
- Wie auch die **ACR/EULAR-Klassifikationskriterien** stützt sich die ärztliche Diagnose auf die Kombination typischer klinischer und immunserologischer Befunde.
- Die sehr **variable Prognose** des SLE wird bestimmt durch das Ausmaß und die Art der Beteiligung der Organe, das frühzeitige Erkennen neuer Organmanifestationen, das Ansprechen auf die Therapie sowie durch die unerwünschten Langzeiteffekte der Therapie.
- **Hydroxychloroquin** ist die zentrale medikamentöse Substanz für die so elementare Sekundärprävention beim SLE.
- Für die **Therapie** des Lupus und von Organbeteiligungen wie der **Lupus-Nephritis** gibt es nationale und internationale **Empfehlungen und Leitlinien,** die die bestehende Evidenz hervorragend abbilden. Darin sind 2 wesentliche neue Strategien empfohlen:
  - Der frühzeitige Einsatz von **Immunsuppressiva** zur Vermeidung einer langfristigen, eher nebenwirkungsbehafteten Glukokortikoid-Therapie.
  - Eine **zielgerichtete Therapie** (Treat to Target) mit Remission oder zumindest niedriger Krankheitsaktivität als Target.
- Zahlreiche neue **biologisch wirksame Substanzen** werden derzeit in klinischen Therapiestudien auf ihre Effizienz geprüft, die eine signifikante Erweiterung unseres Therapie-Repertoires für den SLE darstellen können. Belimumab, ein Antikörper gegen BAFF, ist das erste zugelassene Biologikum.
- Lupus-Patienten versterben vorzeitig v. a. an **Infektionen** oder **akzelerierter Arteriosklerose** und sekundären Organschäden, weswegen deren Prävention zentrales Element jeder Lupus-Therapie sein muss.

10.1 Diagnostik

Die **Diagnostik** bei einer Patientin mit systemischem Lupus erythematodes (SLE) **endet nie:** Zunächst geht es um die Zuordnung spezifischer und meist vieler eher unspezifischer Symptome zur Diagnose SLE. Auch dabei besteht bereits die Frage, welche Beschwerden von einem bestehenden Symptomenkomplex gehören zum SLE, welche nicht. Im zweiten Schritt geht es darum neue Manifestationen des SLE frühzeitig zu erkennen und dabei sicher zu stellen, dass diese neuen Symptome auch wirklich durch den Lupus selbst bedingt sind, und nicht durch Infektionen oder durch die durchgeführte Therapie – und natürlich haben SLE Patientinnen auch andere Erkrankungen, die ebenfalls abgegrenzt werden müssen. Im Laufe der Zeit treten neue Organmanifestationen zunehmend seltener auf, dafür rücken dann

Manifestationen des Organschadens („Damage") in den Vordergrund, die diagnostisch abgegrenzt werden müssen, weil diese nicht (mehr) auf eine immunsuppressive Therapie ansprechen. Eine der größten diagnostischen Herausforderung stellt die Einschätzung einer guten Krankheitskontrolle dar, die es erlaubt die Immunsuppression zu reduzieren.

Da jede Patientin ihre ganz eigene Krankheitsgeschichte schreibt, stellt die Versorgung der Betroffenen für alle Beteiligten v. a. zu Beginn eine große Herausforderung dar. Das gilt für die Erkrankten selbst, die die große Aufgabe haben, sich vom passiven Betroffensein zu lösen und zum aktiven Manager ihrer chronischen Erkrankung werden. Alle anderen Beteiligten (Angehörige, Ärzte, Physiotherapeuten, Pflegekräfte, Sozialarbeiter, Psychologen und viele andere) können und sollten die Betroffenen dabei unterstützen und damit die Entwicklung zum Selbstmanagement kontinuierlich fördern. Das Ausmaß der Übernahme von Verantwortlichkeit sollte dabei an die individuellen Wünsche und Möglichkeiten der Patienten angepasst werden. Das ist die Basis von Shared Decision Making, ein Grundprinzip auch in der Behandlung des SLE.

Der erste Schritt, die exakte diagnostische Einordnung, ist dabei von großer Bedeutung. Er ist komplex durch die vielfältigen Symptome und Manifestationen, die bereits zu Beginn des SLE vorliegen können. Je spezifischer die vorliegenden Symptome sind, z. B. ein Schmetterlingserythem (➤ Abb. 10.1), desto einfacher wird die Diagnose. Allgemeinsymptome wie Fieber, Müdigkeit und Abgeschlagenheit sind gerade zu Beginn häufig, allerdings völlig unspezifisch und damit für die Einordnung der Erkrankung wenig hilfreich und erlauben allein keine endgültige Diagnose. Die spezifischeren Symptome und Manifestationen finden sich typischerweise in den Klassifikationskriterien, die entwickelt werden, um homogenere Patientengruppen in klinische Studien einschließen zu können. Von diesen Kriterien kann man sich Anhalte für die Diagnose holen, obwohl diese Kriterien, von denen aktuell 3 unterschiedliche Versionen zur Verfügung stehen (Tan et al 1982; Petri et al., 2012; Aringer et al. 2019), dafür nicht validiert wurden. Allerdings zeigen Ansätze für einen diagnostischen Algorithmus weitgehend die gleichen Items (Adamichou et al. 2021). Ganz wichtig ist in diesem Kontext, dass die Diagnosestellung immer eine ärztliche Aufgabe ist; bei einem einfachen Abzählen von Items der Klassifikationskriterien gehen viele Informationen verloren, die man zur Diagnose verwenden kann, wie die Verknüpfung von Befunden auch der Einschluss unspezifischer Befunde wie Fieber oder Fatigue. Zudem braucht es auch für die Klassifikationskriterien für jede Manifestation der Beurteilung eines Arztes, dass diese jeweils nicht besser durch eine andere Ursache als den SLE erklärbar ist.

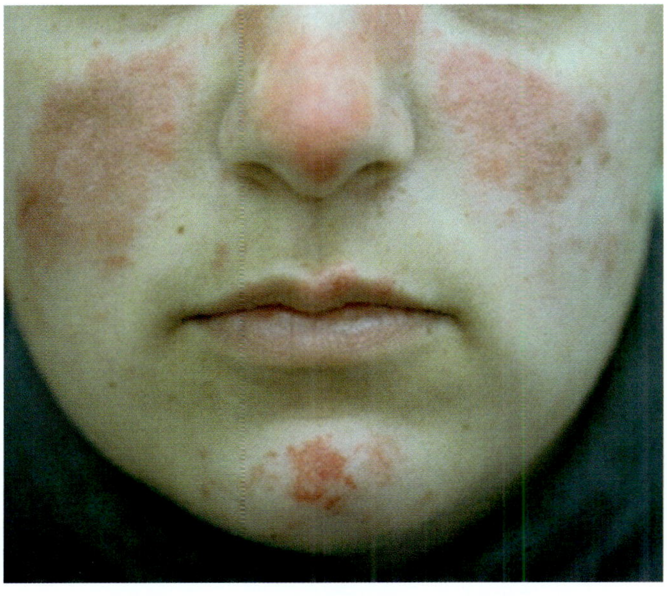

Abb. 10.1 Systemische Schmetterlingserythem bei SLE [T568]

Für die SLE-International-Collaborating-Clinics (SLICC)- und die American Collage of Rheumatology (ACR)/European League Against Rheumatism (EULAR)-Kriterien gilt als zentraler Anker für die Zuordnung eines Symptomenkomplexes zum Lupus die Verbindung einer entsprechenden Klinik mit einem positiven Zellkernantikörper-Befund. Bei Verwendung von HEp-2-Zellen in der ANA-Diagnostik schließt ein negativer Befund einen aktiven Lupus nahezu aus. Ergänzend nachweisbare spezifischere Autoantikörper wie gegen doppelsträngige DNA (dsDNA), Sm oder auch Ro und La erhöhen die diagnostische Sicherheit. Zur Beurteilung solcher Antikörper-Befunde sollte man wissen, dass diese bei vielen Erkrankten bereits Jahre vor Ausbrechen der Erkrankung nachgewiesen werden (Arbuckle et al. 2003). Ein ANA-Nachweis ohne sichernde Klinik sollte daher v. a. bei jüngeren Menschen Anlass zur Verlaufskontrolle sein.

Wichtige weitere Indikatoren für eine Verdachtsdiagnose SLE sind Symptome an mehr als einem Organ, eine ausgeprägte Allgemeinsymptomatik **ohne akute Phase Reaktion** oder eine Leuko- und Thrombozytopenie. Eine englische Studie identifizierte Arthritis oder Arthralgien, Hautveränderungen, Fatigue, Kopfschmerzen und Depression als die häufigsten klinischen Erstmanifestationen der Betroffenen. Nephrotisches Syndrom, Raynaud Phänomen, Thrombozytopenie, die Familienanamnese für eine rheumatoide Arthritis (RA) oder eine vorherige Diagnose einer anderen systemischen Bindegewebserkrankung unterscheiden SLE Fälle am besten von Kontrollpatienten (Rees et al. 2017). Letztendlich bestand das beste Prädiktionsmodell aus den Variablen Alter, Geschlecht, Arztbesuchsrate, Arthralgien oder Arthritis, Hautausschlag, Alopezie, Sicca-Syndrom, Raynaud Phänomen, Serositis und Fatigue. Weiterhin passt die Erstmanifestation bei einer jungen Frau nach der Pubertät am besten, viele Diagnosen werden heute aber durchaus auch in höherem Lebensalter gestellt (➤ Kap. 10.2).

Für die Diagnose bedarf es letztlich einer Zuordnung der verschiedenen Symptome und Manifestationen zu einem gemeinsamen immunologischen Geschehen. In den wenigsten Fällen wird man dafür eine Organbiopsie (z. B. Haut oder Niere) benötigen oder gar erzwingen. Die vorliegenden Krankheitszeichen sollten jedoch ausreichend durch eine Autoimmunreaktion erklärbar sein und bestimmen letztlich auch die Therapieauswahl. Zu Beginn der Erkrankung hat man dabei den Vorteil, dass als Ursache der Symptomatik ein möglicher Krankheitsschaden (Damage). Diese Ursachen sind im längeren Verlauf eine relevante Differentialdiagnose (➤ Kap. 10.4).

Es ist auch im gesamten Krankheitsverlauf wichtig, die Diagnose zu hinterfragen, v. a. dann, wenn die Standardtherapie nicht hilft. Darüber hinaus bedarf es einer kontinuierlichen Diagnostik, ob neue

10

Manifestationen hinzugekommen sind. In den meisten Fällen wird dies durch den Patienten berichtet, allerdings gilt es auch nach klinisch stummen Manifestationen (z. B. Lupus-Nephritis) zu suchen.

10.1.1 Prognose

Eigentlich dient jede Diagnosestellung einer Prognosezuordnung; eine solche ist mit der Diagnose SLE nicht gegeben, da dafür die individuellen Prognosen unter dieser Diagnose zu heterogen sind.

Über alle Patienten betrachtet, hat sich die Prognose von an SLE Erkrankten in den letzten Jahrzehnten dramatisch verbessert. In einer Auswertung von insgesamt 77 Einzelstudien mit fast 20.000 Lupus Patienten in aller Welt konnte dies eindrücklich belegt werden (Mak et al. 2012). So stieg die 5-Jahres-Überlebensrate von 74,7 % im Jahr 1950 auf 94,8 % in 2000. Die 10-Jahres-Überlebensrate stieg im gleichen Zeitraum von 63,2 % auf 91,4 %. Diese Daten werden durch eine Metaanalyse aus 2017 bestätigt (Tektonidou et al. 2017). Allerdings ist für die Jahre 2000 bis 2016 keine wesentlichen Veränderungen mehr festzustellen. Die 5-Jahres-Gesamtüberlebensrate in Industrienationen lag in diesem Zeitraum kontinuierlich über 95 %.

Die standardisiere Mortalitätsratio (SMR) ist damit von fast 14 in den 70er-Jahren des 20. Jahrhunderts auf unter 4 Anfang des 21. Jahrhunderts abgefallen (Urowitz et al. 2008). Das bedeutet aber auch, dass im Vergleich zur Normalbevölkerung immer noch 4-mal mehr Lupus-Patienten und Patientinnen in einem definierten Zeitraum versterben. Für Deutschland zeigen Kohortenstudien eine SMR von 2,3 (Manger et al. 2002), was wohl auf eher mildere Verläufe bei Kaukasiern zurückzuführen ist. Internationale Untersuchungen belegen den Beitrag v. a. von Nierenschäden infolge einer Glomerulonephritis an der erhöhten SMR (Mok et al. 2013).

In den ersten 5 Jahren versterben die Patienten am ehesten an Infektionen infolge der notwendigen Immunsuppression, v. a. durch hochdosierte Glukokortikoide (GC), auch wenn diese Komplikation über die Jahre immer weiter abgenommen hat (Bernatsky et al. 2006). In den Jahren danach sind kardiovaskuläre Komplikationen bei beschleunigter Arteriosklerose die häufigste Todesursache.

Die aktuellen und zukünftigen Therapiekonzepte müssen so angelegt werden, dass sowohl die Komplikationen der Therapie als auch die der unkontrollierten Entzündung weiter reduziert werden. So sollen die Prognose und auch die Lebensqualität der Patienten weiter verbessert werden. Als wesentlicher Risikofaktor wurde dabei in den letzten Jahrzehnten die Zunahme von Krankheitsschaden erkannt. Dabei könnte der Langzeiteinsatz von GC als wesentlicher Risikofaktor für die Entwicklung von irreversiblem Gewebeschaden identifiziert werden (Bruce et al. 2015).

10.1.2 Einteilung

Für die meisten Erkrankungen In der Rheumatologie gibt es Klassifikationskriterien, die dazu dienen, für klinische Studien eine weitgehend homogene Population Erkrankter einzuschließen. Die ersten validierten Kriterien stammen aus 1982 (1997 modifiziert) und waren sicher eine entscheidende Basis für die Entwicklung des SLE-Managements, weil in ihnen die Kardinalsymptome des SLE gelistet sind (Tan et al, 1982), die eine Abgrenzung des SLE zu anderen rheumatologischen Erkrankungen ermöglichen.

Die ersten internationalen multizentrischen klinischen Studien zum SLE erbrachten den Befund, dass ein immunologisches Signal im Sinne eines Autoantikörper-Nachweises für die Klassifikation die Population homogener macht. Zudem ist ein Trend in der Rheumatologie, Erkrankungen möglichst früh im Krankheitsverlauf klassifizieren zu können, da eine frühzeitige Intervention die Prognose i. d. R. verbessert. In den ersten Klassifikationskriterien fehlte zudem eine Wichtung der verschiedenen Symptome und Befunde, die erstmals in den 2012 von der SLICC -Gruppe entwickelten Kriterien vorgenommen wurde (Petri et al. 2012). Eine mittels Punktion (Biopsie) gesicherter Nierenbeteiligung in Kombination mit einem ANA ist nach diesen Kriterien für die Klassifikation SLE hinreichend. Diese Kriterien werden damit komplexer, sind etwas sensitiver, aber weniger spezifisch als die Kriterien von 1982.

EULAR und ACR haben 2019 in einem aufwendigen Entwicklungsprozess neue logisch aufgebaute Kriterien auch zur frühen Erkennung der Erkrankung veröffentlicht (➤ Tab. 10.1; Aringer et al. 2019).

Tab. 10.1 ACR/EULAR-2019-Klassifikationskriterien des SLE (Aringer et al. 2019)

	Domäne/Kriterium	Wichtung	Domänen/Kriterium	Wichtung	Domänen/Kriterium	Wichtung
Niere	Klasse-III/IV-Nephritis	10	Klasse-II/V-Nephritis	8	Proteinurie ≥ 0,5 g/d	4
Spezifische Antikörper	Anti-Sm o. Anti-dsDNA	6				
Hautschleimhaut	ACLE	6	SCLE o. DLE	4	Alopezie o. orale Ulzera	2
Serosa	Akute Perikarditis	6	Erguss	5		
Muskuloskeletal	Arthritis	6				
ZNS	Epilepsie	5	Psychose	3	Delir	2
Blut	Autoimmun Hämolyse o. Thrombozytopenie	4	Leukopenie	3		
Komplement	Niedriges C3 u. C4	4	Niedriges C3 o. C4	3		
Anti-phospholipid	Anti-Cardiolipin o. anti-β2-GPI o. Lupus-Antikoagulans	2				
Konstitutionell	Fieber	2				

ACLE = akut kutaner Lupus erythematodes, DLE = diskoider Lupus erythematodes, SCLE = subakut kutaner Lupus erythematodes

10

Das gewählte Konzept geht davon, dass nahezu alle Patienten mit aktivem SLE ANA-positiv sind, deswegen sollen bei Verdacht auf die Erkrankung zuerst ANA als Suchtest bestimmt werden. Nur, wenn diese positiv sind, sind die weiteren Kriterien für die Klassifikation anwendbar. Die Wichtung der Kriterien soll die Bedeutung der einzelnen Aspekte/Items für die Klassifikation widerspiegeln. Sie erlauben keine Zuordnung zur Schwere der Erkrankung. Vielfältige Versuche einer Clusterbildung zur differenzierteren Einordnung eines SLE in milde oder schwere Verlaufsformen sind bisher gescheitert.

10.2 Verbreitung und Häufigkeit

Der SLE betrifft Frauen über alle Altersschichten betrachtet etwa 9- bis 10-mal häufiger als Männer, die schwarze und die spanisch-stämmige Bevölkerung ist etwa 3-mal häufiger betroffen als Weiße. Das führt zu regional unterschiedliche Prävalenzen mit 80–100 Fällen/100.000 Einwohner von SLE in den USA und 20–40 Fällen/100.000 Einwohner in Europa. Auch die Krankheitsausprägung und Frequenz einzelner Symptome ist bei Menschen mit schwarzafrikanischer Abstammung anders, wie auch das Ansprechen auf bestimmte Therapieformen (McCarty et al. 1995).

In Deutschland gibt es aus Daten der deutschen gesetzlichen Krankenversicherungen von 2002 Zahlen (2,3 Mio. Personen) zur Prävalenz des SLE mit 37/100.000 Personen (Brinks et al. 2014). Frauen sind mit 55/100.000 weit häufiger betroffen sind als Männer (15/100.000). Damit gab es 2002 hochgerechnet auf die Gesamtbevölkerung in Deutschland rund 30.000 Personen mit diagnostiziertem SLE (davon etwa 6400 Männer); diese Prävalenz ist vergleichbar zu Frankreich und Griechenland (Borchers et al. 2010). Wendet man die gefundenen Prävalenzen auf die Bevölkerungsvorausberechnungen des Statistischen Bundesamtes an, ergibt sich für die nächsten 2 Jahrzehnte keine wesentliche Veränderung dieser Fallzahlen in Deutschland,

Das Hauptmanifestationsalter des SLE liegt zwischen dem 25. und 35. Lj. Eine erhöhte Inzidenz zeigt sich v. a. für junge schwarze Frauen (McCarty et al. 1995; López et al. 2003). Für Deutschland kann man die Inzidenz mathematisch aus den o. g. Prävalenzdaten für Männer und Frauen abschätzen. Das Risiko für eine Neuerkrankung ist bei Frauen mit etwa 2,6 Fällen/100.000 Personen/J. zwischen dem 20. und 30. Lj. am höchsten, bei Männern ist das Risiko im Alter von etwa 70 J. am größten!

10.3 Ätiopathogenese

In den letzten Jahrzehnten wurden viele mögliche Bausteine der Pathophysiologie des SLE aufgedeckt, einige davon werden auf ihre therapeutische Option evaluiert. Auf Basis des heutigen Kenntnisstands der vielfältigen Kontrollmechanismen des Immunsystems und auch mit Blick auf die so verschiedenartigen Ausprägungen der Erkrankung ist anzunehmen, dass es nicht einen einzelnen Auslöser des SLE gibt. Eine weitere Ursache für die Herausforderung, Auslöser zu erkennen, liegt wohl auch darin, dass sich die Krankheit über viele Jahre entwickelt (Adamichou et al. 2021). Deshalb sind die Auslöser, die zum Ausbruch der Erkrankung geführt haben, oftmals nicht mehr erkennbar oder nicht mehr vorhanden.

Wir gehen heute von einem multifaktoriellen Geschehen mit einem genetischen Hintergrund aus. Das größte monogenetische Risiko besteht dabei in einem C1q-Defekt mit einer Erkrankungswahrscheinlichkeit von 93 % bei Vorliegen eines Defekts. Auch ein genetisch bedingter C2- oder C4-Mangel begünstigt die Entwicklung eines SLE. All diese Komplementdefekte betreffen den klassischen Komplementaktivierungsweg durch Immunkomplexe.

Die Konkordanzrate von 30–40 % unter eineiigen Zwillingen ist 8- bis 20-mal höher als unter zweieiigen Zwillingen, was die genetische Veranlagung zum SLE belegt (Tsokos 2011). Die Odds Ratio der in genomweiten Analysen detektieren Variationen einzelner Gene liegt allerdings nur zwischen 1,2 und 2,4, einzelne Gene haben somit eine relativ geringe Bedeutung (Rioux et al. 2009; Barcellos et al. 2009). Das genetisch definierte Risiko für die Entwicklung eines SLE liegt bei insgesamt etwa 15 % (Manolio et al. 2009). Mit der Zahl vorhandener Risikoallele scheint die Wahrscheinlichkeit für das Ausbrechen der Erkrankung zu steigen (Webb et al. 2011).

Das höchste genetische Risiko findet sich im **MHC-Komplex,** hier insbesondere für HLA-DRB1 (Rioux et al. 2009; Barcellos et al. 2009). Die weiteren identifizierten Polymorphismen betreffen Gene der T- und B-Zell-Funktion und deren Signaling, der dendritischen Zellenfunktion und des Interferon-Signaling, der Apoptose, des angeborenen Immunsystems und der Regulation der Transkription (Ghodke-Puranik, Niewold 2015).

Eine häufige monogenetische Ursache für SLE sind Mutationen im Three-Prime-Repair-Exonuclease 1 (TREX1)-Gen (Lee-Kirsch et al. 2007). Mutationen im TREX1, das für DNAse I codiert, führen über einen Mangel an IFR 3 zu einem Interferon-Anstieg und werden daher zu den Interferonopathien gezählt. Klinisch imponiert v. a. ein Chilblain Lupus, der Defekt ist aber auch mit beschleunigter Arteriosklerose und Fehlgeburten assoziiert, einer Konstellation wie man sie von SLE und APS kennt. Mutationen im TREX1-Gen können auch ein Aicardi-Goutiéres-Syndrom (AGS) verursachen, das sich bereits in den ersten Lebensmonaten mit motorischen Ausfällen und weiteren neurologischen Auffälligkeiten manifestiert (Orcesi et al. 2009).

Neben genetischen Veränderungen spielen epigenetische Modifikationen offensichtlich eine große Rolle bei der Entwicklung des SLE. Hierdurch wirken wahrscheinlich auch umweltbedingte Faktoren wie Ernährung, Medikamente, UV-Strahlen oder virale Infektionen (z. B. EBV) auf die Entstehung der Erkrankung ein (Long et al. 2016). Hydralazin oder Procainamid-induzierte DNA-Hypomethylierung findet sich beim medikamenteninduzierten SLE.

In all den benannten immunologischen Reaktionen wurden prädisponierende genetische Modifikationen detektiert, die zum Bruch der Selbsttoleranz beitragen und damit zu Autoimmunität (Liu, Davidson 2012). Dabei kommt es zur Aktivierung sog. plasmazytoider dendritischer Zellen, die dann vermehrt Interferon α/β (IFNα/β) freisetzen. In vielen Untersuchungen wurde eine solche Interferon-Signatur für den SLE nachgewiesen und erste klinische Studien belegen, dass IFNα ein geeignetes Zielantigen für eine Intervention sein könnte.

Das Manifestationsalter und auch das häufigere Auftreten im weiblichen Geschlecht deuten darauf hin, dass **Östrogene** die Entstehung des SLE begünstigen. Östrogene verstärken die humorale Autoimmunität und stimulieren eine SLE-typische T-Zell-Antwort mit erhöhter Produktion von IL-4, IL-5, IL-10 und IL-13. Eine orale Antikonzeption und ein postmenopausaler Hormonersatz sind mit einem erhöhten Risiko für die Entwicklung eines SLE assoziiert, dabei zeigt sich eine Dosis-Response-Kurve für die Östradiol-Dosis. Im Tiermodell (NZB X NZWF1) entwickeln weibliche Mäuse Lupus früher und sterben eher. Ovarektomie dagegen verzögert den Krankheitsbeginn. Mäuse, die mit dem Östrogenrezeptor-Antagonisten Tamoxifen behandelt werden, haben eine mildere Erkrankung und leben länger. Eine **orale Antikonzeption** – jemals – und eine **postmenopausale Hormontherapie** scheinen mit einem leicht erhöhten Risiko für die Entwicklung eines SLE verbunden zu sein (Sanchez-Guerrero et al. 1997).

UV-Bestrahlung kann Hautmanifestationen von Lupus-Patienten auslösen und verstärken. Zu viel UV-Licht, z. B. ein Sonnenbrand, führt zur Apoptose mit Aktivierung von Zytokinen, Chemokinen, NO-Synthase und Zelladhäsionsmolekülen (Kuhn et al. 2006) und zum Absterben von Hautzellen. Wenn diese nicht angemessen abgeräumt werden, zerfallen sie und setzen u. a. ihre Zellkernbestandteile einschließlich **dsDNA** frei. Dies ist ein wichtiges Autoantigen beim SLE und seine Freisetzung in Form von Nukleosomen kann eine Autoimmunreaktion auslösen oder verstärken. Eine andere Quelle für dsDNA scheint mitochondriale DNA aus Erythrozyten zu sein (Caielli et al. 2021).

Mikrobielle Substanzen und **Viren** werden häufig als Auslöser des SLE diskutiert. Infektionen führen über eine Toll-like-Rezeptor (TLR)-gesteuerte Aktivierung des angeborenen Immunsystems zur Freisetzung von Typ-1-Interferonen und können somit einen Krankheitsschub verursachen. **Exazerbationen** eines SLE nach viralen und bakteriellen Infektionen sind nicht selten und stellen eine differenzialdiagnostische Herausforderung dar.

Neben Infektionen können auch einige **Medikamente** zu einer Aktivierung eines SLE führen und ein Lupus-ähnliches Krankheitsbild auslösen. Letzteres wird **medikamenteninduzierter Lupus** (Drug Induced Lupus, DIL) bezeichnet. Typisch ist dabei, dass die Symptome in einem zeitlichen Zusammenhang mit einem neu eingesetzten Medikament erstmalig auftreten und nach Absetzen dieses Medikaments wieder vollständig verschwinden.

Schätzungen gehen davon aus, dass etwa in 10 % aller Lupus-Fälle ein **DIL** vorliegt. Besonders deutlich ist der Zusammenhang für die Medikamente **Hydralazin** und **Procainamid.** Bei deren Einsatz entwickeln bis zu 20 % der Patienten innerhalb eines Jahres einen DIL (Rubin 2005). Die **klinischen Symptome** beginnen zumeist plötzlich (beim SLE eher schleichend) und sind milder. Es bestehen v. a. Gelenk- und Muskelbeschwerden, eine Rippenfellentzündung und Allgemeinsymptome wie Müdigkeit und Abgeschlagenheit. Schwere Organbeteiligungen sind sehr selten. Beim DIL lassen sich zumeist ANA im Blut nachweisen, im Gegensatz zum SLE finden sich jedoch keine Antikörper gegen dsDNA. Typisch sind eher Antikörper gegen Histone. Solche Antikörper bleiben auch nach Abklingen der Symptome weiter nachweisbar, sie stellen jedoch keine Therapieindikation dar.

10.4 Monitoring

Wenn man den SLE als eine Erkrankung mit sehr heterogener Ausprägung beschreibt, dann deutet das an, vor welchen Herausforderungen man bei der Behandlung der Betroffenen steht. Zu jeder Zeit kann es zu einem Schub (etwa 3 Schübe/10 Patientenjahre), zu einer neuen Organbeteiligung und Komplikationen der Therapie kommen. Auch wenn die Patienten im Verlauf der Erkrankungen ihr ganz eigenes Muster der Erkrankung ausbilden und gänzlich neue Krankheitsausprägungen seltener werden, so nimmt die Zahl möglicher anderer Ursachen von neuen Krankheitserscheinungen über die angewandte Therapie und durch Organschäden in dieser Zeit kontinuierlich zu.

Das bedeutet: das **exakte und regelmäßige Monitoring** ist die Grundlage für die richtige Therapie jedes einzelnen Patienten.

Solange wir den SLE nicht heilen können, besteht eine wichtige Aufgabe in der **Sekundär-** und **Tertiärprävention** sowohl durch Immunsuppression/-modulation als auch durch eine optimale begleitende Therapie von Komorbiditäten (z. B. Hypertonie und Osteoporose). Ganz vordringlich ist dabei das frühzeitige Erkennen von neu auftretenden Organmanifestationen. Dabei ist Beteiligung multipler Organe beim SLE zu beachten. Darüber hinaus steuern Einschränkungen der Lebensqualität und viele Symptome, die nicht direkt einer Organbeteiligung zugeordnet werden können, die Therapie. Die Prognose der Patienten ist dann durch die zeitnahe Therapie und Kontrolle neuer Manifestationen, durch schwerwiegende Infektionen und eine beschleunigte Arteriosklerose determiniert. Damit sind alle aktuellen **Stellgrößen** in der Versorgung von SLE Patienten benannt:

- Aktuelle Krankheitsaktivität – Ausprägung der Erkrankung
- Begleiterkrankungen
- Schaden
- Lebensqualität

Diese Faktoren korrekt zu erfassen, zu differenzieren und zu bewerten ist die Basis eines regelmäßigen, systematischen Monitorings. Dies erlaubt eine zielgerichtete Therapie, die auf den erhobenen lupus- als auch nicht lupusassoziierten Befunden und identifizierten Risikofaktoren basiert. Dieser Prozess wird heute durch die Nutzung validierter Instrumente sehr vereinfacht.

Natürlich lässt man sich zunächst von den Symptomen und Beschwerden der Erkrankten leiten, z. B. durch Schmerzen, Dyspnoe oder auch Schwäche. Einige Organprozesse entziehen sich lange eines solch einfachen Zugangs, sie werden erst bei größerem Schaden – wenn es eigentlich schon zu spät ist – klinisch manifest, z. B. eine Nierenbeteiligung oder eine fortschreitende Arteriosklerose. Deshalb gehört zum Monitoring auch die Überwachung der Kontrolle der **BASIC-Maßnahmen** erfassen (➤ Kap. 10.5).

MERKE

BASIC:

- **B**[one] = Knochenschutz
- **A** = Antimalariamittel
- **S** = Sonnenschutz
- **I** = Impfschutz
- **C**[ardiovascular] = Arterioskleroseprävention

Die Empfehlungen der EULAR zum Monitoring des SLE machen deutlich, dass die Überwachung bei jeder Vorstellung eine Anamnese und eine körperliche Untersuchung umfasst (Mosca et al. 2010). Dabei gilt es nicht nur lupusspezifisch zu suchen, denn Lupus-Patienten erleiden häufiger zusätzliche Erkrankungen, insbesondere Infektionen und kardiovaskuläre Manifestationen.

Die erhobenen Befunde sind die Basis für Dokumentation der Krankheitsaktivität mittels eines der validierten Standardinstrumente. Leider gibt es davon für den SLE eine Vielfalt an Instrumenten, die alle gleichwertig verwendbar sind. Auf Patientenpopulationen bezogen korrelieren diese Instrumente sehr gut miteinander, auf der individuellen Ebene können sie durchaus divergierend sein. Eine internationale Übung mit Experten hat zudem gezeigt, dass kein guter Standard für die Erfassung einer stabilen Krankheitssituation mit einem solchen Instrument besteht. Zudem haben Laborbefunde sowie Informationen wie Fatigue, die von Patienten berichtet wurden, in diesen Instrumenten unterschiedliche Gewichte, was aber für die individuelle Verlaufsbeobachtung bei Verwendung nur eines Instruments nicht wirklich relevant ist.

MERKE

Zum **Monitoring** eines Patienten mit SLE sollte **ein validiertes Instrument** verwendet und kontinuierlich beibehalten werden.

Letztendlich kann man jedes dieser validierten Instrumente verwenden, man sollte sich nur für eines entscheiden: Für die Standarddokumentation im Rahmen des deutschen Kompetenznetzes wurde der **ECLAM** gewählt als ein europäisches Instrument, das mit einem Wert von 0 bis 10 eine überschaubare Skalierung hat, die eine direkte Zuordnung der Krankheitsaktivität in mild, moderat oder schwer einfach erlaubt (Vitali et al. 1992). Der ECLAM erfasst weitgehend alle typischen Lupus-Manifestationen, wichtet diese ein wenig, graduiert allerdings kaum in der Ausprägung. Das erschwert die Verlaufsbeurteilung, wenn es zwar zu einer Verbesserung, aber noch nicht zu einem Sistieren der Manifestationen gekommen ist. Leider wird das Instrument international nicht sehr verbreitet eingesetzt, was eine Nutzung auch für die Forschung erschwert. Zudem ist ein bestimmter Algorithmus zur Berechnung hinterlegt, weswegen eher eine digitale Anwendung empfohlen wird.

Die FDA fordert für alle Zulassungsstudien den Einsatz des **SLEDAI-2k**, der mit einer Ausprägung von 0 bis 104 daherkommt, wobei schon ab 10 Punkten eine hohe Krankheitsaktivität besteht (Gladman et al. 2002). Der Score wird durch neurologische Symptome dominiert und erlaubt eine 0- oder 1- (bzw. 4 oder 8, je nach Graduierung der Symptome) Einschätzung, was eine Verlaufsbeurteilung einer einzelnen Manifestation im klinischen Alltag unmöglich macht. Aktuell besteht eine Diskussion darüber, ob man einen klinischen SLEDAI-Score (ohne Erfassung von Komplement und Antikörper gegen dsDNA) als Basis für die Einschätzung von Remission oder Low Disease Activity verwenden soll.

Der **BILAG** ist das komplexeste Instrument (Isenberg et al. 2005). Er bildet in seinen Graduierungen die Notwendigkeit zur Änderung der immunsuppressiven Therapie ab. Er erlaubt eine umfassende Abbildung der klinischen Ausprägung (Castrejón et al 2014). Damit ist der BILAG sehr gut für klinische Verlaufsbeobachtungen geeignet, die Anwendung wird allerdings durch den zeitlichen Aufwand und die nicht ganz einfache Graduierung behindert.

Ähnlich differenziert in der Erfassung der Krankheitsausprägung ist der **SLAM,** der auch eine Wichtung der Ausprägung der einzelnen Manifestationen erlaubt (Liang et al. 1989). Er ist v. a. durch seine einfache Anwendung und leicht erfassbare Ausprägung für die klinische Praxis hervorragend geeignet, findet allerdings international kaum Anwendung.

Die standardisierte Dokumentation bietet zunächst einmal eine gewisse Sicherheit, alles, was Indiz für die bestehende Krankheitsaktivität sein kann, hinterfragt und erfasst zu haben. Zudem ermöglicht jede Veränderung im Score eine sichere Verlaufsbeurteilung eines Patienten, was nicht zuletzt für die geforderte zielgerichtete Therapiestrategie dringend erforderlich ist. Man sollte sich dabei ein Instrument auswählen, mit dem man ein gutes Gefühl für die Krankheitssituation bekommt. Für den Unerfahrenen ist ein umfassenderes Instrument mit differenzierter Erfassung, z. B. BILAG oder SLAM, eine sehr gute Option, auch wenn man eine gewisse Einarbeitungszeit benötigt.

Bei Diagnosestellung sollte einmal der komplette ANA-Status plus anti-Phospholipid-Antikörper analysiert werden. Leider eignen sich die ANA nicht für die Krankheitsaktivitätseinschätzung, sondern eher für eine Zuordnung zu einer gewissen Ausprägung. Wenn bei den Erkrankten dsDNA-Antikörper vorliegen, empfiehlt sich in größeren Abständen oder bei klinischen Änderungen eine Bestimmung. Denn zusammen mit C3- und C4-Spiegeln sind dsDNA-Antikörper die besten laborchemischen Aktivitätsmarker und Prädiktoren für die Entwicklung einer Lupus-Nephritis. Die übrigen Autoantikörper müssen nur im Bedarfsfall, d. h. bei Vorliegen einer Indikation bzw. bei anzunehmenden therapeutischen Konsequenzen (Operationen, thrombembolisches Ereignis, geplante Schwangerschaft) wiederholt werden.

Trotz der offensichtlich entzündlichen Genese der meisten Manifestationen des SLE eignen sich allgemeine Entzündungsparameter wie Blutsenkungsgeschwindigkeit und C-reaktives Protein (CRP) beim SLE nur sehr begrenzt zur Aktivitätsbeurteilung. Ein erhöhtes CRP spricht eher für eine Infektion, der **wichtigsten und bedeutsamsten Differenzialdiagnose** zum Krankheitsschub. Eine **Leukozytopenie** mit Werten < 4000/µl, meist bedingt durch eine absolute Lymphozytopenie, kann bei jedem fünften SLE-Patienten festgestellt werden. Im Krankheitsverlauf ist es immer wieder schwierig zwischen der unerwünschten Wirkung einer immunsuppressiven Therapie und der Aktivierung eines SLE als Ursache der Leukozytopenie zu unterscheiden. Dies hat erhebliche therapeutische Implikationen mit weitgehend gegensätzlichen Konsequenzen: Intensivierung der Immunsuppression vs. Pausieren.

Zum weiteren Monitoring gehört die regelmäßige **Überwachung der Organfunktionen** (inkl. Urinanalyse!). Ein differenziertes Monitoring mit spezifischen Laborparametern oder Bildgebung benötigen v. a. die Organe, die im Einzelfall vom SLE betroffen sind (z. B. Herz, Lunge oder Niere). Nur so lässt sich die Effektivität der Therapie beurteilen. Darüber hinaus werden laborchemische Untersuchungen v. a. zur Erfassung von unerwünschten Wirkungen unter bestimmten Therapieformen, z. B. Transaminasen oder Blutbild bei den meisten Immunsuppressiva, benötigt.

Damit werden auch Begleiterkrankungen erfasst und beurteilt und der Schaden, der durch die Erkrankung und die Therapie eintreten kann. Dieser sollte einmal jährlich mittels des **SLICC-ACR-Damage-Index** (SDI) erfasst werden (Gladman et al. 1997). In diesen Score gehen irreversible Veränderungen wie Katarakt, Herzinfarkt oder auch ein terminaler Nierenschaden ein. Die jährliche Erfassung dieses Scores ist vergleichbar mit der jährlichen radiologischen Kontrolle bei der rheumatoiden Arthritis, denn hier wird der Erfolg der bislang durchgeführten Therapie abschließend bewertet. Ein Anstieg dieses Wertes ist somit ein Hinweis auf eine nicht oder nicht ganz erfolgreiche Therapie und sollte ggf. Anlass zu einer möglichen Änderung bzw. Ergänzung der Therapie geben. Ein Anstieg des SDI ist auch ein prognostisch ungünstiges Zeichen (Bruce et al. 2015), denn es ist z. B. nicht die akute Lupus-Nephritis, welche die Prognose verschlechtert, sondern erst der eingetretene Nierenfunktionsschaden. Die Unterscheidung zwischen Ausprägungen/Symptomen durch Krankheitsaktivität oder durch Schaden ist nicht immer einfach. Sie ist allerdings sehr wichtig für die Entscheidung der besten Therapie: denn nur die Krankheitsaktivität ist durch eine Immunsuppression behandelbar. Ein Schaden ist dadurch nicht mehr veränderbar, weswegen in diesen Situationen eine Immunsuppression den Patienten nur zusätzlich gefährdet.

Natürlich ist auch wichtig, wie es dem Patienten mit seiner Erkrankung geht und wie sehr seine **Lebensqualität** durch den SLE eingeschränkt wird. Patienten haben dafür andere Stellgrößen als ihre behandelnden Ärzte, was gerade beim Lupus eine besondere Herausforderung darstellt. Denn die Lebensqualität von Lupus-Patienten lässt sich nur zum kleineren Teil durch Krankheitsaktivität und eingetretenen Schaden erklären, vielmehr dominieren hier Schmerzen und Fatigue, die nur zum Teil der immunsuppressiven Therapie zugängig sind.

Klassischerweise wird der SLE als schubartig verlaufende Systemerkrankung beschrieben; es gibt aber auch eine große Zahl von Patienten, bei denen die Krankheit nicht schubartig verläuft, sondern bei denen eine kontinuierliche Krankheitsaktivität besteht (Nikpour et al. 2009). Die Beteiligung lebenswichtiger innerer Organe bestimmt wesentlich die Prognose der Erkrankten.

10.5 Therapie

Bevor im Weiteren einzelne Substanzen mit ihrem Einsatzgebiet beim SLE dargestellt werden, gilt es, sich die grundlegenden Konzepte der Behandlung des SLE zu verdeutlichen. Der SLE ist bis heute nicht heilbar, die nachfolgend skizzierten **Behandlungskonzepte** haben die Prognose jedoch signifikant verbessert:

- Die Therapie dient v. a. der **Sekundär- und Tertiärprävention.** Damit wird auch deutlich, dass es um mehr als die Immunsuppression geht.
- Die **krankheitsaktivitätsunabhängige, grundlegende Therapie** (BASIC) ist der zentrale Baustein der Sekundärprävention, die jeder Patient erhalten soll, wenn keine Kontraindikationen bestehen.
- Ergänzt wird diese Therapie durch eine von der Krankheitsausprägung und -aktivität abhängigen Behandlung vornehmlich mit **Immunsuppressiva,** deren Grundlage das frühzeitige Erkennen neuer Ausprägungen des SLE ist.
- Das **Therapieziel** ist heute die **Remission** oder, wenn diese nicht möglich ist, ein **Zustand niedriger Krankheitsaktivität** (Low Disease Activity, LDA). Damit ist klar festgelegt, welches Ziel eine neu eingeleitete Therapie verfolgt. Es muss dann zu Therapiebeginn noch das Zeitfenster festgelegt werden, in dem das Ziel erreicht werden soll.
- Im optimalen Fall wird dies alles mit jedem Patienten im Sinne einer **partizipativen Entscheidungsfindung** (Shared Decision Making) abgestimmt.

Die Evidenz für die Behandlung des SLE legen die Empfehlungen der EULAR zum generellen Management (Fanouriakis et al. 2019), für neuropsychiatrische Manifestationen (Bertsias et al. 2010), die Lupus-Nephritis (Fanouriakis et al. 2020) und die Familienplanung (Andreoli et al. 2017) dar.

10.5.1 Treat to Target

Mit der **zielgerichteten Therapie** (Treat to Target, T2T), hält ein neues Therapiekonzept Einzug in die Behandlung des SLE. Dieses besagt, dass zu Beginn einer Therapie ein Ziel festgelegt wird, welches dann durch engmaschige Kontrollen und Therapieanpassungen in einem bestimmten Zeitrahmen erreicht werden soll. Im Lupus stellt dieses Ziel die **Remission** oder ein **Zustand niedriger Krankheitsaktivität** dar. Hierfür existieren international anerkannte Definitionen, die die Krankheitsaktivität, eine maximale Kortisondosis und die ärztliche Einschätzung zum Gesundheitszustand umfassen. Für die Remission sind dies die Definitions-of-Remission-in-SLE (DORIS)-Kriterien (van Vollenhoven et al. 2017), die niedrige Krankheitsaktivität wird durch den **Lupus Low Disease Activity State** (LLDAS; Franklyn et al. 2016) abgebildet (➤ Tab. 10.2). Derzeit erreichen in gut dokumentierten Kohorten etwa 20–50 % der Patienten Remission bzw. 37–75 % niedrige Krankheitsaktivität (Mucke et al. 2021; Ugarte-Gil et al. 2017; Tani et al. 2018; Zen et al. 2018; Sharma et al. 2019). Bekannt ist, dass der Zustand im Ziel mit einer niedrigeren Zunahme

Tab. 10.2 Zielgerichtete SLE-Therapie: DORIS und LLDAS

	DORIS-Remission	Lupus Low Disease Activity State (LLDAS)
cSLEDAI (ohne C3c, C4, dsDNA-Antikörper)	0	SLEDAI < 4 Keine Krankheitsaktivität großer Organe Keine neue Manifestation
PGA (0–3)	< 0,5	≤ 1
Prednisolon (mg/d)	≤ 5	≤ 7,5
Immunsuppressiva	Erlaubt	Erlaubt
Serologische Aktivität (C3c, C4, dsDNA-Antikörper)	Erlaubt	Erlaubt

cSLEDAI = Clinical Systemic Lupus Erythematosus Disease Activity Index, dsDNA = doppelsträngige DNA, PGA = Physician Global Assessment (ärztliche Einschätzung)

10

an Schaden und einer besseren Lebensqualität einhergehen (Petri, Magder 2018; Tsang-A-Sjoe et al. 2017; Tsang-A-Sjoe et al. 2019; Zen et al. 2018; Mok et al. 2017). Bislang noch nicht getestet ist, ob und wie Lupus-Patienten in das Ziel gebracht werden können und welchen Vorteil dies hat. Dies gilt es, in kontrollierten Studien zu untersuchen. Dennoch sind die Ziele Remission und niedrige Krankheitsaktivität bereits jetzt in den EULAR-Empfehlungen zum Management des SLE verankert.

10.5.2 BASIC

Basis jeder Behandlung des SLE ist der Einsatz von **Antimalariamitteln** (AM), für die in den letzten Jahrzehnten viele positive Effekte belegt wurden (Ruiz-Irastorza et al. 2010). Am besten gesichert sind Effekte auf die Krankheitsaktivität, die Verhinderung von Schaden und damit insgesamt ein günstiger Einfluss auf die Mortalität. Wichtig sind auch die antithrombotischen und die lipidsenkenden Eigenschaften des Präparats. Auch wenn letztlich höchste Evidenz im Sinne von kontrollierten Studien fehlt, soll jeder Patient **Hydroxycloroquin** in einer Dosis von 5 mg/kg KG/d einnehmen. Da Patienten selten einen direkten Effekt der Substanz bemerken, Ärzte lange Zeit keine sichere Effektivität erfassen können und auch laborchemisch die Wirksamkeit nicht ablesbar ist, ist es für die Adhärenz besonders wichtig, dass die Patienten über diese Umstände aufgeklärt werden. Aus verschiedenen Studien mit Messungen des Wirkstoffs im Blut wurde deutlich, dass < 50 % der Patienten AM konsequent einnehmen.

Viele Patienten fürchten v. a. die toxische Retinopathie, deren Auftreten allerdings bei Einhaltung der an das Körpergewicht angepassten täglichen Dosierung (s. o.) extrem unwahrscheinlich ist. Das Risiko steigt nach 5-jähriger Einnahme etwas an, deswegen sind ab dann jährliche augenärztliche Kontrolluntersuchungen empfohlen (und nicht mehr wie früher ab Therapiebeginn). Auch die beschriebene Kardiotoxizität ist zum Glück eine Rarität.

AM stehen für das **A** in **BASIC,** dem Grundkonzept der Behandlung des SLE. In Deutschland werden bis zu 70 % der Patienten AM verordnet, was sicher noch steigerbar ist. Die anderen Buchstaben in BASIC stehen für **B** = Bone, **S** = Sonnenschutz, **I** = Impfung und **C** = (c)kardiovaskulär. Hier geht es, wie oben bereits angesprochen, um Prävention.

Lupus-Patienten leiden oft an **Osteoporose:** Von Beginn an ist daher ein Knochenschutz notwendig. Jede Gabe von GC macht eine begleitende Vitamin-D-Substitution erforderlich – auch schon zu Beginn der Erkrankung. Ob eine weitere knochenschützende Therapie erforderlich ist, hängt dann von der individuellen Situation ab und richtet sich nach den Osteoporose-Leitlinien.

Auch wenn „nur" etwa 50 % der Patienten anamnestisch eine besondere UV-Empfindlichkeit haben, sollte man alle Patienten über eine UV-Protektion aufklären. Denn nicht immer folgt einem Sonnenbad eine Hautreaktion, es kann auch verzögert ein systemischer Schub auftreten, den man möglicherweise gar nicht mehr in Zusammenhang mit der UV-Bestrahlung bringt. Zudem begünstigen die meisten Immunsuppressiva NMSC (nichtmelanozytärer Hautkrebs), was eine UV-Protektion ebenfalls sinnvoll macht.

In den ersten 5 J. der Erkrankung sind Infektionen die häufigste Todesursache. Dabei handelt es sich zumeist um bakterielle Infektionen, die durch die immunsuppressive Therapie begünstigt werden. Deshalb gilt es erst einmal, jede unnötige Immunsuppression zu vermeiden und hierbei nach der aktuellen Daten- und Erfahrungslage insbesondere die eingesetzte GC-Dosierung so gering wie möglich zu halten (s.u). Ebenso wichtig ist die **Differenzierung zwischen Infektion und Krankheitsschub:**

! Wenn man eine Infektion wie einen Krankheitsschub behandelt, ist dies lebensgefährlich. Im Zweifelsfall behandelt man die Symptomatik besser zunächst wie eine Infektion!

Nicht erst seit der COVID-19-Pandemie wissen wir, wie wichtig Impfungen sind. Zwar stehen virale Infektionen bei Lupus-Patienten nicht im Vordergrund, doch können diese das Krankheitsbild komplizieren oder bestimmte Therapien verunmöglichen. Deshalb ist es mit Diagnosestellung notwendig, einen optimalen Impfschutz herzustellen. Dabei müssen die Limitationen durch die Immunsuppression beachtet werden – nicht nur für Lebendimpfungen. Die ruhigen Phasen der Erkrankung müssen für die Optimierung des Impfstatus genutzt werden. Eine Krankheitsaktivierung durch eine dieser Impfungen ist extrem unwahrscheinlich, bei den berichteten Einzelfällen ist der kausale Zusammenhang häufig nicht gesichert.

Im Verlauf der Erkrankung werden dann kardiovaskuläre Ereignisse zum größten Risiko für die Betroffenen. Dies ist in mehreren Kohorten verschiedener Regionen der Welt gesichert worden. Die Ursachen dafür sind vielfältig, allgemein wird zwischen krankheitsbezogenen und allgemeinen Faktoren unterschieden. Es ist bekannt, dass eine chronische Entzündung Arteriosklerose begünstigt – diese zu kontrollieren ist der Ansatz der zielgerichteten Therapie mit dem Ziel der Remission. Da GC ein krankheitsbezogener Risikofaktor für die Entwicklung einer Arteriosklerose zu sein scheinen, sollten GC nur in möglichst niedrigster Dosis verwendet und im Idealfall vollständig ausgeschlichen werden.

In vielen Fällen, die auf die **Reduktion des kardiovaskulären Risikos** abzieken, sind die allgemeinen Faktoren scheinbar einfacher umzusetzen:

- Rauchstopp,
- optimale Blutdruckkontrolle,
- optimal eingestellte Blutfette,
- ein normales Körpergewicht und
- angemessene Bewegung.

Gerade Letzteres stellt für Patienten mit Fatigue eine besondere Herausforderung dar. Und auch die anderen Interventionen können sowohl für den Arzt als auch den Patienten schwierig sein. Sie sind jedoch für die Langzeitprognose sehr bedeutend.

An dieser Stelle einige wenige Sätze zur **Behandlung der Fatigue,** die das häufigste und das einschränkendste Symptom der Lupus-Patienten ist, auch weil Ärzte meist zu wenig darauf eingehen. Bis heute ist nicht geklärt, was die Ursache dieser ausgeprägten Ermüdbarkeit und Erschöpfung der Lupus-Patienten ist. Die Krankheitsaktivität, zumindest die, die wir mit o. g. Instrumenten als solche erfassen, spielt dabei eine untergeordnete Rolle. Eher besteht ein Zusammenhang zu Depression, Angst und Schmerzen. Die Therapie besteht damit nicht allein aus Immunsuppression. Um das deutlich zu machen und

10

hier eine medikamentöse Übertherapie, v. a. mit GC, zu verhindern, haben amerikanische Kollegen den Vorschlag gemacht, die Symptomatik um Fatigue als Typ-2-SLE zu klassifizieren und damit von der typischen Krankheitsaktivität z. B. mit Arthritis und Nephritis (Typ 1) zu trennen (Rogers et al. 2021). Dieses Konzept birgt Risiken, biete aber auch die Chance, dass man sich spezifisch um die Typ-2-Symptomatologie kümmert. Evidenzbasierte Therapien sind hier regelmäßige körperliche Aktivität und psychologische Intervention z. B. über Psychoedukation (Haupt et al. 2005).

10.5.3 Glukokortikoide (GC)

Die Therapie mit AM kann für die Kontrolle eines SLE völlig ausreichend sein, wenn keine Organbeteiligung z. B. von Niere, ZNS oder Lunge vorliegt. Es besteht keine Notwendigkeit, jeden SLE-Patienten mit GC zu behandeln. Vielmehr sollte der Einsatz von GC immer auf einer speziellen Indikation beruhen.

Die Therapie mit GC ist das **unsicherste Feld in der Behandlung** des SLE. Sie ist im Wesentlichen mit keiner oder nur geringer Evidenz belegt, birgt für die Patienten das höchste Risiko für langfristigen Schaden und ist mit den meisten Anwendungsfehlern behaftet. Aus diesem Grund und weil GC nach AM aktuell das zweithäufigste Medikament in der Lupus-Therapie darstellen, sind GC ein eigenes Kapitel gewidmet: Etwa ⅔ der Patienten nimmt regelmäßig GC ein. GC sind auch – bis heute – nicht wegzudenken aus der Behandlung des SLE, denn es existiert keine Alternative in akuten Krankheitssituationen. Bisher ist keine andere Substanz verfügbar, die so schnell und effektiv Entzündlichkeit beim SLE kontrolliert. Wird der Einsatz von GC auf Akutsituationen beschränkt, bringt dies für Patienten den entscheidenden Unterschied im Sinne einer Reduktion von langfristigem Schaden durch GC. Diese Aussage beruht auf der Analyse von retrospektiven Daten und Beobachtungsstudien und ist nicht durch kontrollierte Studien belegt (Ruiz-Arruza et al. 2014 und 2015), erscheint aber auf der Grundlage bisheriger Erfahrungen logisch.

Das Grundprinzip besteht also nicht darin, GC als einen essenziellen Bestandteil der Therapie des SLE zu betrachten, sondern GC nur in besonderen Situationen über einen möglichst kurzen Zeitraum einzusetzen. Die neue Normalsituation sollte also sein, dass SLE Patienten möglichst keine GC einnehmen.

Wenn man von dieser Basis startet, kann man sich für den Einsatz von GC an den folgenden, evidenzbasierten Empfehlungen orientieren.

Der Einsatz von GC sollte ein definiertes Ziel verfolgen (mit Indikation und bereits initial festgelegter Zeit bis zum Ansprechen) und sollte hinsichtlich seines Ansprechens überprüft werden.

Das Ziel ist bei jeder Indikation das vollständige Absetzen der GC (wenn das Ziel erreicht ist). Gelingt dies nicht, sind GC ineffektiv für bestehende Manifestation und eine andere Immunsuppression wird möglicherweise benötigt oder die Symptome sind durch Immunsuppression nicht anzugehen.

Bei jeder neuen Organmanifestation und bei einer rezidivierenden Indikation zum Einsatz von GC sollte parallel zu den GC die Immunsuppression angepasst werden.

MERKE

- Überprüfen Sie die Notwendigkeit jeder GC-Behandlung/-Dosierung bei jeder Vorstellung.
- Behandeln Sie nur Krankheitsaktivität mit GC; setzen Sie GC **nicht** ein, wenn Sie nicht wissen, was Sie behandeln.
- Erweitern Sie die Immunsuppression, wenn Sie GC nicht auf max. 5 mg/d Prednisolon reduzieren können (besser ist komplettes Absetzen).
- Besprechen Sie dieses Vorgehen mit Ihren Patienten und kommen Sie zu einer gemeinsamen Entscheidung für den Therapieweg.

Letztlich beruht jede Empfehlung zum Einsatz von GC nicht auf den Ergebnissen kontrollierter Studien, sondern basiert auf Erfahrungen und wird v. a. getrieben durch die Sorge, andernfalls etwas zu unterlassen. Dagegen steht das Risiko für Osteoporose, Infektionen und beschleunigte Arteriosklerose, das häufig ausgeblendet wird, da der Zusammenhang nicht direkt erlebt wird.

Selbstverständlich gibt es weiterhin Indikationen für eine GC-Therapie beim SLE. Die Empfehlungen dazu sind jedoch mehr Kunst als Wissenschaft (Luijten et al. 2013). Bei nur **milder Krankheitsaktivität,** z. B. Arthralgien ohne Arthritiden, kann ganz auf GC verzichtet werden. Wenn man sie zum Bridging bis zum Wirkungseinsatz von AM benötigt, sind Dosen bis max. 7,5 mg/d Prednisolon ausreichend. Die Dauer sollte, die sukzessive Reduktion (Tapering) miteingeschlossen, auf 6 Wo. beschränkt bleiben. Ein vollständiges Absetzen ist immer das Ziel!

Bei **mittlerer Krankheitsaktivität,** z. B. Arthritiden oder neuen Hautmanifestationen, sollte eine tägliche Dosis von 25 mg Prednisolon nicht überschritten und bei Erstmanifestation ohne sicheren besonderen Auslöser (z. B. ein Sonnenbad) parallel gleichzeitig die immunsuppressive Therapie modifiziert werden, um GC einzusparen. Ein Start der GC-Therapie mit einem 3-tägigen Puls mit Methylprednisolon (125–250 mg/d) soll z. B. bei hämolytischer Anämie eingesetzt werden und dient dazu, die Dauer und die anschließend folgende p. o. GC-Dosierung zu verringern. Bei Anwendung der Puls-Therapie wird die nichtgenomische Wirkung von GC genutzt.

Diese ist deutlich besser geprüft für die **schwerwiegenden Manifestationen** des SLE wie Pneumonitis (**cave:** DD Infektion!) und eine ausgeprägte Thrombozytopenie. Die empfohlenen Dosierungen reichen dann sogar bis 500 mg Methylprednisolon für 3 d. Dieses Konzept – Bolus und anschließend p. o. Therapie – wird auch für die neu aufgetretene Lupus-Nephritis empfohlen. Auch bei schwerwiegenden Verläufen der Lupus-Nephritis sollte die dem Puls folgende p.o GC-Therapie initial 30 mg/d Prednisolon nicht überschreiten. Falls erforderlich kann stattdessen der Puls – im Abstand von 4–6 Wo. – noch einmal wiederholt werden. Das Ausschleichen der GC-Therapie, das im besten Fall in einem vollständigen Absetzen der GC-Therapie mündet, hängt in diesen Fällen von dem Ansprechen der behandelten Manifestation auf die Therapie ab.

Cave

Die Einleitung und Aufrechterhaltung einer GC-Therapie setzt – v. a. bei febrilen Schubsituationen – immer den **Ausschluss von Infektionen** voraus!

10.5.4 Immunsuppressiva

Immunsuppression – aktuelle Empfehlungen

Allgemeine Krankheitsaktivität

Eine Möglichkeit GC einzusparen, ist der frühzeitige **Einsatz von Immunsuppressiva**, was auch der aktuellen Empfehlung der EULAR entspricht. Erlaubt die Klinik keine Reduktion der Prednisolon-Dosis auf < 7,5 mg/d, müssen andere, nicht durch Lupus-Aktivität bedingte Ursachen zunächst ausgeschlossen werden: Fatigue und Depression sind häufig Anlass für einen höheren GC-Bedarf (wenn auch dafür nur wenig wirksam), ebenso wie fehlende Adhärenz z. B. für AM und Schmerzen anderer Genese. Eine sekundäre Nebennierenrinden-insuffizienz wird häufig als Ursache für Müdigkeit gedeutet und als Grund genannt, GC nicht zu reduzieren, ist aber extrem selten und sollte dann auch gesichert werden.

Liegen derartige Ursachen nicht vor, besteht auch ohne weitere Organbeteiligung die Indikation für eine weitergehende **immunsuppressive Therapie** (Fanouriakis et al. 2019). **Ziel** ist es, hierdurch die Krankheitsaktivität vollständig und dauerhaft zu kontrollieren. In Deutschland ist für diese Indikation eigentlich nur **Azathioprin** zugelassen. Die EULAR empfiehlt jedoch ohne weitere Differenzierung auch **Mycophenolat-Mofetil** (MMF) und **Methotrexat,** für das an dieser Stelle der Therapieeskalation, dem Vorhandensein von allgemeiner Krankheitsaktivität trotz AM-Therapie in ausreichender Dosierung und Prednisolon > 7,5 mg/d, die höchste Evidenz besteht. In der nächsten Stufe findet sich in dieser Indikation **Belimumab** (BEL), das über kontrollierte Studien gute Evidenz aufweist (Furie et al. 2011; Navarra et al. 2011). Orientiert man sich an der Zulassungssituation in Deutschland, würde BEL bereits nach Azathioprin zum Einsatz kommen, da BEL für Patienten mit autoantikörper-positivem SLE zugelassen ist, die trotz Standardtherapie eine hohe Krankheitsaktivität aufweisen. Meist wird jedoch gerade bei Arthritiden auch Methotrexat in der RA-üblichen Dosierung eingesetzt. Von Belimumab profitieren die Patienten auch im Langzeit-Outcome. Ein Vergleich von Kohortendaten mit Patienten der BEL-Studien konnte zeigen, dass der Einsatz von BEL die Entwicklung von Schaden deutlich vermindert (Urowitz et al. 2019).

Lupus-Nephritis

Die Lupus-Nephritis wird anhand morphologischer Befunde in 6 verschiedene Klassen eingeteilt, von denen die häufigste und schwerwiegendste die Klasse IV ist. Fast wichtiger ist die Differenzierung von Aktivität (A) und Chronizität (C) und eine mögliche tubuläre Mitbeteiligung, da sie ebenfalls für die Prognose relevant sind. Die Behandlung der Lupus-Nephritis ist im Vergleich zu anderen spezifischen Organmanifestationen besser durch Studien belegt. In Analogie zu onkologischen Therapiekonzepten unterscheidet man eine Induktions- von einer Erhaltungstherapie, auch wenn es sich z. T. um die gleiche Medikation und eine ähnliche Dosierung handelt. Ziel ist es auch hier, zunächst die renale Inflammation zu stoppen (Induktion) und diesen Zustand anschließend aufrechtzuerhalten (Erhaltung) – auch wenn die Nomenklatur hier letztlich nicht relevant ist. Bester Outcome-Parameter für die gute Kontrolle der Entzündung ist eine Reduktion der Proteinurie auf < 700 mg/g Crea nach spätestens 1 J. Therapie (Dall'Era et al. 2015), die Forschung nach besseren Parametern, die es z. B. erlauben den immunologischen Prozess und die Entwicklung der Vernarbung differenziert zu betrachten, war bisher trotz intensiver Anstrengungen noch ohne durchgreifenden Erfolg.

Die EULAR empfiehlt als Induktionstherapien bei Klasse-IIIA (oder IIIA/C [±V])- und Klasse-IVA (oder IVA/C [±V])-Nephritis gleichwertig entweder **Mycophenolat-Mofetil** (MMF; oder dosisäquivalent andere Mycophenolsäure (MPA)-Substanzen) mit einer Zieldosis von 3 g/d für 6 Mon. oder **Cyclophosphamid** 3 g über 3 Mon. (Eurolupus-Protokoll: 6 × mg 500 mg, 14-tägig). Ergänzt werden diese Therapien durch einen GC-Puls und selbstverständlich eine AM-Therapie. Zum Schutz der Nieren sollten bei Hypertonie oder signifikanter Proteinurie > 500 mg/g Crea zudem ACE-Hemmer oder Angiotensin-II-Rezeptorblocker ergänzt werden.

Bei initial bereits schlechten prognostischen Parametern (reduzierte GFR, histologischer Nachweis von Halbmonden, fibrinoider Nekrose oder schwerer interstitieller Inflammation) kann weiter das NIH-Protokoll mit höheren Cyclophosphamid-Dosen von 0,5–0,75 g/m^2 KO/Mon. für 6 Mon. indiziert sein (Austin et al. 1986), das, betrachtet man die Gesamtpopulation der Lupus-Nephritis-Patienten, dem Eurolupus-Protokoll nicht überlegen ist. Bei sehr ausgeprägter Proteinurie sollte eine Kombinationstherapie aus MMF und Calcineurin-Inhibitor erwogen werden. Dazu gibt es eine erfolgreich abgeschlossene Phase-3-Studie mit Voclosporin, sodass nach Zulassung diese Substanz der zu erwartende Kombinationspartner sein wird. Es zeigt sich ein etwa 20-prozentig höheres Ansprechen in der Kombination (Rovin et al. 2021).

Dem gleichen aktuellen Konzept – unterschiedliche therapeutische Ansätze zu kombinieren – folgt die neu zugelassene Indikation Lupus-Nephritis für BEL in Kombination mit der Standardtherapie (Standard of Care, SOC; Furie et al. 2020a). In den beiden Zulassungsstudien konnte bereits eine Abnahme der Proteinurie festgestellt werden. In dem 2-Jahre-BLISS-Lupus-Nephritis-Trial konnte gezeigt werden, dass eine Add-on-Gabe von BEL zu SOC (mit minimalen Dosen von Prednisolon) die Wahrscheinlichkeit eines Ansprechens um 10 % erhöht und das Risiko für eine renale Funktionsverschlechterung halbiert. Dieser Benefit konnte für MMF als SOC gesehen werden, allerdings nicht zusätzlich zum Eurolupus-Schema mit CYC und AZA. Ein Effekt auf eine reine Klasse-V-Nephritis war nicht sichtbar.

Voclosporin (VS) ist strukturell ähnlich zu Ciclosporin, inhibiert Calcineurin und reduziert damit die Aktivierung von T-Zellen. Darüber hinaus stabilisiert VS über den gleichen Effekt auch die Podozyten und schützt vor den Folgen der Proteinurie. Die Kombinationstherapie mit MMF erreichte über 1 J. ein fast doppelt so hohes Ansprechen (gepoolt 43,7 %) wie die MMF-Monotherapie, wobei der Effekt bei MMF > 2 g/d nicht mehr signifikant war. Die Prednisolon-Dosis konnte durch den Einsatz von VS deutlich reduziert werden (Rovin et al. 2019 und 2021). In der Phase-2-Studie zu VS gab es in einem VS-Arm mehr Todesfälle, was sich in der Phase-3-Studie jedoch nicht bestätigte.

Die **Erhaltungstherapie** der Lupus-Nephritis Typ III und IV sollte in MMF (2 g/d) bestehen, wenn die Patienten primär auf MMF angesprochen haben. Nach Cyclophosphamid-Induktion kann gleichwertig auch Azathioprin (2 mg/kg KG/d) verwendet werden (Fanouriakis et al. 2019). Den weiteren Einsatz der potenziellen Kombinationspartner wird man zunächst vom klinischen Verlauf abhängig machen und selbstverständlich von der Verträglichkeit. Es besteht ohnehin eine sehr unsichere Datenlage dazu, wann die Immunsuppression wieder abgebaut bzw. abgesetzt werden darf/soll. Für die Lupus-Nephritis empfiehlt die EULAR im Anschluss an ein komplettes Ansprechen eine Immunsuppression von mind. 3–5 J.

Nicht weniger unsicher ist die Datenlage für die Patienten, die primär auf die Induktionstherapie nicht (ausreichend) ansprechen. Mit den jetzt neuen **Kombinationstherapien** scheint sich die Zahl dieser Patienten zumindest erst einmal zu reduzieren. Für Patienten, die nicht ansprechen, wird ein Wechsel auf das jeweils andere Therapieregime (MMF vs. Cyclophosphamid) oder auch auf Rituximab (RTX) empfohlen, auch wenn die kontrollierten Studien die in vielen Einzelfällen gesehene Effektivität von RTX nicht bestätigt haben. Möglichweise kommen statt RTX zukünftig eher CD20-Inhibitoren der 2. und 3. Generation zum Einsatz.

Ein ähnliches Vorgehen wie bei Nichtansprechen wird auch bei Rezidiven empfohlen, wobei hierbei immer zu berücksichtigen ist, unter welcher Therapie sich das **Rezidiv** ereignete.

Es gibt eine intensive Diskussion darüber, ob jede Therapie einer Lupus-Nephritis mit einer erneuten Biopsie abgesichert werden sollte (Re-Biopsie per Protokoll). Zumindest aber im Fall von unzureichendem Ansprechen oder einem Rezidiv sollte man prüfen, ob man die Therapie durch zusätzliche Informationen aus der Histologie besser steuern kann.

Die reine **Klasse-V-Nephritis** (membranöse Lupus-Nephritis), die klinisch meist durch ein nephrotisches Syndrom imponiert, wird initial mit MMF (bzw. MPA) plus GC behandelt, um gegenüber einer reinen GC-Therapie Kortison zu sparen. Alternative Therapieoptionen bei Kontraindikationen oder unzureichendem Ansprechen sind Calcineurin-Inhibitoren, Cyclophosphamid oder auch RTX (Fanouriakis et al. 2019). Calcineurin-Inhibitoren sind auch zur Erhaltungstherapie der Klasse-V-Nephritis geeignet.

Finden sich in der Nierenhistologie **Hinweise auf eine thrombotische Mikroangiopathie** muss an eine Manifestation eines Anti-Phospholipid-Syndroms (APS) gedacht werden. Liegt ein solches vor, ist das therapeutische Vorgehen eher aus den bestehenden anderen Manifestationen des APS abgeleitet. In jedem Fall sinnvoll erscheint der Einsatz von ASS. Ob eine p. o. Antikoagulation erforderlich ist, wird man von der Bedeutung der Mikroangiopathie im pathologischen Bild abhängig machen, wird also unter Abwägung von Nutzen und Risiko individuell entschieden werden müssen. Nicht nur bei dieser Manifestation, sondern bei allen anderen Formen der Lupus-Nephritis ist die Kontrolle des Blutdrucks relevant für die Prognose. Bevorzugt werden ACE-Inhibitoren und AR-Blocker eingesetzt.

Bei terminalem Nierenversagen sind alle Methoden der Ersatztherapie möglich, wobei bei Patienten, die weiterhin eine immunsuppressive Therapie benötigen, die Peritonealdialyse mit einem erhöhten Infektionsrisiko verbunden ist. Die Nierentransplantation ist mit einem besseren Gesamtüberleben assoziiert.

Besonders Erfolg versprechend ist diese bei kontrollierter Krankheitsaktivität und bei Lebendorganspende (Fanouriakis et al. 2019).

Steuerung der Immunsuppression bei nichtrenalen Organmanifestationen

Die immunsuppressive Therapie für andere Organbeteiligungen ist deutlich weniger gut geprüft, folgt aber im Wesentlichen einem ähnlichen Schema. Immer muss bei neuer Manifestation eine Differenzierung der Genese erfolgen, auch wenn bis heute keine guten Indikatoren für die verschiedenen pathophysiologischen Prozesse des SLE zur Verfügung stehen. Wichtig ist z. B. die Differenzierung zum APS, welches klinisch große Überschneidungen mit dem SLE hat. Die andere notwendige Abgrenzung muss zu infektiös ausgelösten Organbeteiligungen erfolgen, z. B. für die Myokarditis. Eine dritte wichtige Unterscheidung ist die zu medikamentös ausgelösten Ereignissen, wie z. B. die Entwicklung einer aseptischen Meningitis unter Ibuprofen oder anderen NSAR.

Die Sicherung der Genese ist v. a. für die neuropsychiatrischen Manifestationen eine Herausforderung, da auch die deutlich verbesserte Bildgebung nur selten eine klare Zuordnung erlaubt. Ein Krampfanfall kann Zeichen einer zerebralen Beteiligung eines SLE, eine Manifestation eines APS oder auch durch AM begünstigt sein. Von der endgültigen Zuordnung ist dann abhängig, ob eine ergänzende immunsuppressive Therapie zur antikonvulsiven Therapie erforderlich ist.

Eine akute Konfusion, eine aseptische Meningitis (wenn sie nicht durch NSAR-Gabe ausgelöst wurde), eine Myelitis, eine kraniale oder periphere Neuropathie und Psychosen stellen eine **Indikation zur Immunsuppression** dar. Die Auswahl des Immunsuppressivums wird dabei kaum durch Evidenz gesteuert, vielmehr durch Erfahrungen und die Dramatik der Situation. Bei den zentralen Manifestationen wird die Akuttherapie fast immer in GC-Pulsen bestehen (**cave:** Psychosen als UAW von GC). Die meisten Erfahrungen bestehen danach mit Cyclophosphamid und bei Non-Respondern mit RTX, entsprechend den Empfehlungen der EULAR für schwere Verläufe. Für die Myelitis ist RTX die Therapie der 1. Wahl, v. a., wenn man die Ergebnisse zur Neuromyolitis optica (NMO) mitberücksichtigt (klinisch kann die Differenzierung schwierig sein, es kann sogar ein Overlap zur NMO vorliegen). Über die NMO zeichnen sich hier zukünftig weitere mögliche Therapieoptionen mit monoklonalen Antikörpern gegen CD19, IL-6-Rezeptor und C5-Komplement ab.

Bei **zerebralen Manifestationen,** die einem APS zuzuordnen sind, besteht keine Indikation zur Immunsuppression. Diese Patienten benötigen eine dauerhafte orale Antikoagulation.

Periphere Neuropathien werden v. a. mit Azathioprin oder MMF behandelt.

Auch die **Myokarditis** beim SLE stellt, nach Ausschluss einer viralen Genese, eine Indikation zu einer immusuppressiven Therapie dar. **Perikarditis** wie auch **Pleuritis** sind häufig mit NSAR oder Kolchizin ausreichend gut behandelt. Die nichtbakterielle Endokarditis (Libman-Sachs) bedarf am ehesten einer Thrombozytenaggregationshemmung, da sie in der Genese dem APS zugeordnet wird.

Die **akute Lupus-Pneumonitis** ist ein sehr seltener Notfall. Sie bedarf einer sofortigen GC-Pulstherapie, gefolgt von einer weiteren Immunsuppression. Die **pulmonale Hypertonie,** die v. a. bei Overlap-Syndromen mit der systemischen Sklerose (SSc) vorkommt, wird nicht immunsuppressiv, sondern wie bei der SSc mit Endothelin-Rezeptor-Antagonisten, Phosphodiesterase-5-Inhibitoren oder Prostazyklin-Analoga behandelt. Bei thombembolischer Genese, z. B. im Rahmen eines APS, besteht die Therapie in einer oralen Antikoagulation.

Einige Besonderheiten hat die **Therapie der verschiedenen Hautveränderungen** beim SLE. GC und Calcineurin-Inhibitoren (Tracrolismus, Pimecrolimus) helfen lokal, während systemisch AM am besten geprüft sind. Neben den anderen systemischen Immunsuppressiva, die bereits oben genannt wurden und für die es jeweils auch Daten zur Effektivität der kutanen Manifestation gibt, steht für bullöse Hautreaktionen, die Lupus-Pannikulitis und den subakut kutanen Lupus erythematodes (SCLE) Dapson als Option zur Verfügung. Auch ein kurzzeitiger Einsatz von Thalidomid kann bei schweren Hautbeteiligungen erfolgreich sein.

Bei **Immunzytopenien** hängt die immunsuppressive Therapie im Wesentlichen vom Ausmaß und damit vom Risiko durch die Zellverminderung ab. Leukozytopenien ohne deutlich erhöhtes Risiko für rezidivierende Infektionen und Thrombozytopenien ohne Blutungsrisiko können durchaus auch nur beobachtet und kontrolliert werden, wenn sie nicht Zeichen einer bestehenden Krankheitsaktivität sind. Auch das APS ist nicht selten mit einer gewissen Thrombozytenverminderung vergesellschaftet, die sicher nicht Anlass für eine Immunsuppression sein darf. Bei der Leukozytopenie besteht immer die Abgrenzung zur Knochenmarksuppression durch die durchgeführte immunsuppressive Therapie. So muss bei hämatologischen Manifestationen stets die optimale Balance zwischen Immunsuppression und möglicher Myelosuppression gefunden werden. Deshalb bieten sich in diesen Indikationen GC (befristete Zeit), BEL, Calcineurin-Inhibitoren und RTX besonders an, wobei die Evidenz auch hierzu gering ist.

Erfreulicherweise gab es in den vergangenen Jahren mehrere positive Phase-2- und -3-Studien und die Auswahl an Biologika für den Lupus scheint sich zu erweitern. Die Aufgabe wird es dann sein BEL, die weiteren noch kommenden Biologika sowie die targetspezifischen DMARDs besser in das Behandlungskonzept des SLE zu integrieren.

Immunmodulation – Perspektiven

In den letzten Jahrzehnten hat sich die Prognose des SLE durch den optimierten Einsatz bekannter Immunsuppressiva und eine frühere Diagnosestellung sowohl bei Diagnose als auch neu hinzugekommenen Organbeteiligungen verbessert. Aktuell erhoffen sich Patienten und Experten eine weitere Verbesserung der Langzeitprognose durch das T2T-Konzept (➤ Kap. 10.5.1). Für die Umsetzung dieser Strategie werden neue Interventionsmöglichkeiten benötigt. So erreichen selbst in aktuellen Zulassungsstudien nur etwa 30 % eine Low Disease Activity. Im Hinblick auf die komplexe Pathophysiologie des SLE ist eine Vielzahl an Targets für eine gezielte Intervention denkbar und in der Tat werden aktuell > 70 verschiedene Substanzen in der Indikation SLE getestet. Teilweise ist es denkbar, den Zulassungsweg dadurch abzukürzen, dass, wie bei MMF, Substanzen geprüft werden, die bereits in anderer Indikation zugelassen sind (z. B. bei RA, NMO, Lymphomen etc.). Alle aktuell in der Entwicklung befindlichen Substanzen hier vollständig abzubilden, sprengt den Rahmen eines Therapie-Handbuchs. Deswegen erfolgt hier eine Beschränkung auf Targets, die bereits vielversprechende klinische Ergebnisse erbracht haben.

Dabei können **4 Prozesse des SLE als Hauptinterventionsbereiche** gesehen werden:

1. Die Verbindung angeborenes/erworbenes Immunsystem,
2. B-Zell-Inhibition,
3. T-/B-Zell-Interaktionen und
4. weitere Zytokin-Hemmung.

Typ-1-Interferone verbinden das angeborene und das erworbene Immunsystem und scheinen in der Pathophysiologie des SLE eine entscheidende Rolle zu spielen. Deswegen sind sie ein potenzielles Target für die Behandlung des SLE. Nach einigen widersprüchlichen Ergebnissen beim Einsatz verschiedener Antikörper gegen Interferon-α führen vielversprechende Ergebnisse von zwei Phase-3-Studien mit dem Einsatz des Interferon-Typ-1-Rezeptor-Antikörpers **Anifrolumab** zu einer Zulassung der Substanz. Es konnte gezeigt werden, dass Anifrolumab die Zytokin-Produktion von plasmazytoiden dendritischen Zellen reduziert und die darüber induzierte B-Zell-Differenzierung in antikörperproduzierende Plasmazellen verhindert (Riggs et al. 2018). Im klinischen Einsatz lässt sich über Anifrolumab die bei den meisten SLE-Patienten vorliegende Interferon-Signatur kontrollieren (Tanaka, Tummala 2021; Tummala et al. 2018). Dennoch sprechen klinisch nicht alle Patienten an, die durch die Therapie ihre erhöhte Interferon-Signatur verlieren, und es zeigen auch Patienten ein Therapieansprechen, die die Signatur nicht verlieren. Für die Entwicklung personalisierter Therapieansätze wäre es hilfreich, pathophysiologisch relevante Marker zu finden, die eine klare Aussage darüber erlauben, was durch die Substanz pathophysiologisch verändert wird. Das gilt nicht nur für Typ-1-Interferone als Zielstruktur.,

In den klinischen Studien ist Anifrolumab, gemessen an einer klinischen Response basierend auf dem BILAG-Score (BICLA), signifikant besser als Placebo. Das gilt interessanterweise auch für Patienten, die keine Interferon-Signatur haben. Insgesamt hatten Patienten unter Anifrolumab weniger Schübe und konnten häufiger erfolgreich ihre GC-Dosis reduzieren (Furie et al. 2021a). Vor allem akute Hautmanifestationen sprachen gut an (Tanaka, Tummala 2021; Morand et al. 2020) und auch Gelenkschwellungen und -schmerzen nahmen signifikant ab. Diese Effekte waren über 3 J. unter Therapie nachweisbar. Dabei zeigten sich auch positive Effekte auf die Lebensqualität der Patienten.

Die Zahl unerwünschter Wirkungen der Therapie waren in den kontrollierten Studien und den ersten Langzeitbeobachtungen erfreulich gering. Das galt auch für virale Infektionen wie Herpes zoster, die durch eine Blockade des Typ-1-Interferon-Signalweges begünstigt werden. Zwar war die Rate an Herpes-zoster-Infektionen bei Patienten mit Anifrolumab erhöht, jedoch war der Großteil der Infektionen mild bis moderat und eine Unterbrechung der Therapie war meist nicht notwendig (Tummala et al. 2018). Interferone führen zu einer Erhöhung von Lipiden und zur Endothelzelldysfunktion, was möglicherweise eine der Ursachen für die beschleunigte Arteriosklerose beim SLE ist. Langzeitergebnisse müssen zeigen, ob die Inhibition durch Anifrolumab hier die erwarteten positiven Effekte zeigt.

Zielstrukturen in einem ähnlichen Kontext wie Interferone sind **TLR,** für deren Inhibition sowohl im Mausmodell als auch in Phase-

1-Studien erste positive Ergebnisse gezeigt werden konnten (Port et al. 2021). Auch über einen anti-IgE-Antikörper (Omalizumab) wird versucht, die Typ-1-Interferon-Aktivierung zu kontrollieren (Hasni et al. 2019).

In der Verbindung von angeborenem und erworbenen Immunsystem spielen die Zytokine **Interleukin (IL)-12 und IL-23** eine ergänzende Rolle. Für Ustekinumab, ein für die Psoriasis-Arthritis zugelassener Antikörper gegen diese Zytokine, wurden in einer Phase-2-Studie für den SLE positive Ergebnisse erzielt (van Vollenhoven et al. 2020). Allerdings wurde die Phase-3-Studie aufgrund in der Studie fehlender Wirksamkeit vorzeitig abgebrochen. Ob die reine IL-23-Blockade bessere Ergebnisse erzielen kann, bleibt abzuwarten.

Große Erfolgsaussichten werden in einer **Inhibition von B-Zellen** gesehen, wohlwissend dass deren Funktion weit über die Antikörperproduktion hinausgeht. Die ersten kontrollierten Studien mit dem CD20-Antikörper RTX waren allerdings wenig vielversprechend (Rovin et al. 2012; Merrill et al. 2010b), was jedoch wesentlich auch dem Studiendesign zugeschrieben wurde. Auch heute wird RTX insbesondere bei ZNS- und hämatologischen Manifestationen, v. a. als Reservepräparat, weitverbreitet eingesetzt. Die Effektivität auf die Haut ist dabei eher schlecht, v. a. beim chronisch kutanen Lupus gibt es kein erkennbares Ansprechen (Vital et al. 2015). Einige kleinere Studien versuchen durch die Kombination mit BEL eine komplettere B-Zell-Inaktivierung zu erzielen. Die Ergebnisse zeigen bislang keine Überlegenheit der Kombinationstherapie im Hinblick auf Krankheitskontrolle (Atisha-Fregoso et al. 2021; Aranow et al. 2021). Andere Alternativen sind CD20-Antikörper der 2. und 3. Generation, die eine deutlichere Depletion CD-20-positiver Zellen zur Folge haben. Mit einer dieser Substanzen, Obinutuzumab, die zur Behandlung der chronischen lymphatischen Leukämie zugelassen ist, konnte in Kombination mit MMF bei der Lupus-Nephritis nach 2 J. eine komplette renale Response in 41,3 % der Patienten erzielt werden (im Vergleich zu 22,6 % bei MMF + Placebo; Furie et al., 2021b).

Eine weitere Zielstruktur ist **CD19,** was auf vergleichbar entwickelten B-Zellen wie CD20 exprimiert ist. Es gibt mit Inebilizumab einen monoklonalen Antikörper, der für die Therapie der NMO zugelassen ist (Cree et al. 2019). Sehr frühe Ergebnisse implizieren, dass sich eventuell auch eine CAR-T-Tell-Therapie für eine gezielte Depletion von pathogenen CD19-B-Lymphozyten eigenen könnte (Mougiakakos et al. 2021).

Eine weitere Möglichkeit ist die **direkte Depletion von Plasmablasten,** die als zentrale Effektorzelle im Autoimmungeschehen des SLE angesehen wird. Auch gegen ein spezifisches Target dieser Zellen steht aus der Onkologie mit Daratumumab (anti-CD38) ein monoklonaler Antikörper zur Verfügung, der erste vielversprechende Einsätze beim Lupus und APS hatte (Ostendorf et al. 2020; Pleguezuelo et al. 2021). Auch die plasmazytoiden dendritischen Zellen mit dem Marker BDCA2 stellen eine mögliche Zielzelle dar. Ein dagegen gerichteter spezifischer Antikörper wurde bisher mit ersten positiven Ergebnissen beim kutanem Lupus und bei Lupus-Arthritis eingesetzt (Furie et al. 2019 und 2020b).

Weitere Optionen bestehen in der **Inhibition der B-Zell Aktivierung.** Dieses Prinzip ist mit dem B-lymphozyten Stimulator (BlyS)-Antikörper **BEL** bereits erfolgreich in der Klinik angekommen. Eine breitere Blockade durch Inhibition von APRIL (A Proliferation-inducing Ligand) hat in effektiver Dosierung in einer Studie über einen Immunglobulin-Mangel zu vermehrten schwerwiegenden Infektionen geführt (Ginzler et al. 2012). Eine andere Phase-2-Studie zeigte ein besseres Sicherheitsprofil bei erhaltener Effektivität der Therapie (Merrill et al. 2018). Diese Studiendaten können als Indikator dafür angesehen werden, dass eine hoch effektive Blockade der B-Zellen ein höheres Risiko mit sich bringt und das therapeutische Fenster damit kleiner wird. Die Herausforderung wird sein, die Grenzen dieser Therapie auszuloten, um ein optimales Nutzen-Risiko-Verhältnis zu erzielen.

Ein weiterer Weg, die B-Zell Aktivierung beim SLE zu inhibieren, ist es, die Interaktion zwischen B- und T-Zellen zu blockieren. Mit den Co-Stimulatoren CD40/40L, CD28, Inducible T Cell Co-Stimulator Ligand (ICOSL) und CD80/CD86 stehen verschiedene Targets zur Verfügung. Die am besten untersuchte Substanz ist CTLA4-Ig, **Abatacept,** das für die Behandlung der RA zugelassen ist. Mehrere Studien, v. a. zur Lupus-Nephritis, haben immer wieder knapp das primäre Studienziel verpasst (Merrill et al. 2010a; ACCESS Trial Group 2014; Furie et al. 2014).

Die erste CD40L-Inhibitionsstudie wurde nach sehr kurzer Laufzeit wegen thrombembolischer Komplikationen abgebrochen. Mittlerweile steht ein pegyliertes Fab-Fragment gegen CD40L zur Verfügung, das sich aktuell in Phase 3 beim SLE befindet (Chamberlain et al. 2017).

Auch die eher breite Wirksamkeit von **Januskinase-Inhibitoren,** mit Effekt auch auf Typ-1-Interferone, macht diese Substanzen für den Einsatz beim SLE interessant. In einer ersten Phase-2-Studie mit Baricitinib konnte mit 4 mg/d der primäre Endpunkt erreicht werden: Gegenüber Placebo und der 2 mg-Dosierung zeigte sich eine deutliche Abnahme der Gelenk- und Hautbeteiligung (Wallace et al. 2018). Tofacitinib wurde unter der Perspektive der Inhibition der arteriosklerotischen Progression in einer Phase-1-Studie ohne deutliche Sicherheitssignale eingesetzt (Hasni et al., 2021). Eine Studie zur Lupus-Nephritis an einer kleinen Patientenzahl ergab einen deutlichen Effekt von Filgotinib auf die Proteinurie (Baker et al. 2020).

Ein **Mangel an IL-2** scheint ein begünstigender Faktor für den SLE. Durch eine geringe IL-2-Substitution soll eine Re-Bilanzierung des Immunsystems über einen Anstieg der regulatorischen T-Zellen erzielt werden, was beim SLE erreicht werden konnte (He et al. 2016; Spee-Mayer et al. 2016). Eine doppelblinde randomisiert-kontrollierte Phase-2-Studie zu diesem Ansatz hat zwar den primären Endpunkt der Reduktion der Krankheitsaktivität verpasst, zeigte jedoch eine gute Verträglichkeit und ein deutliches renales Ansprechen (He et al. 2020). Es gibt eine Reihe weiterer Zytokine (z. B. IL-6 und IL-17), deren Inhibition eine vielversprechende Intervention beim SLE darstellen könnte, für die klinische Daten jedoch noch fehlen.

Einen Grund für die vielen gescheiterten Therapiestudien beim SLE stellt das Fehlen eines optimalen Studiendesigns dar, das u. a. der Heterogenität des Lupus geschuldet ist. Mit einer wachsenden Zahl erfolgreicher Studien und Zulassungen besteht Hoffnung auf ein Standardstudiendesign, von dem weitere Substanzen dann profitieren können.

Mit den heute zur Verfügung stehenden Substanzen lassen sich mit dem hier vorgestellten Konzept die meisten Patienten gut behandeln; für die angestrebte anhaltende Remission werden aber noch einige weitere effektive Substanzen benötigt.

Essentials für die Hausarztpraxis

- Gerade zu Beginn kann das klinische Bild durch **Allgemeinsymptome** wie Fieber, Müdigkeit und Abgeschlagenheit geprägt sein.
- **Antikörper** gegen Zellkernstrukturen, insbesondere dsDNA, sind das serologische Merkmal von SLE-Patienten.
- Die ärztliche Diagnose stützt sich auf die Kombination typischer klinischer und immunserologischer Befunde.
- **Hydroxychloroquin** ist die zentrale medikamentöse Substanz für die so elementare Sekundärprävention beim SLE.
- Für die **Therapie** des Lupus und von Organbeteiligungen wie der **Lupus-Nephritis** gibt es nationale und internationale **Empfehlungen und Leitlinien.**
- Zahlreiche neue **biologisch wirksame Substanzen** werden derzeit in klinischen Therapiestudien auf ihre Effizienz geprüft, die eine signifikante Erweiterung unseres Therapie-Repertoires für den SLE darstellen können. Belimumab, ein Antikörper gegen BAFF, ist das erste zugelassene Biologikum.

LITERATUR

ACCESS Trial Group. Treatment of lupus nephritis with abatacept: the Abatacept and Cyclophosphamide Combination Efficacy and Safety Study. Arthritis & rheumatology (Hoboken, N.J.) 2014; 66(11): 3096–3104

Adamichou C, Genitsaridi I, Nikolopoulos D, Nikoloudaki M, Repa A, Bortoluzzi A, et al. Lupus or not? SLE Risk Probability Index (SLERPI): a simple, clinician-friendly machine learning-based model to assist the diagnosis of systemic lupus erythematosus. Ann Rheum Dis 2021

Andreoli L, Bertsias GK, Agmon-Levin N, Brown S, Cervera R, Costedoat-Chalumeau N, et al. EULAR recommendations for women's health and the management of family planning, assisted reproduction, pregnancy and menopause in patients with systemic lupus erythematosus and/or antiphospholipid syndrome. Ann Rheum Dis 2017; 76(3): 476–485

Aranow C, Allaart C, Amoura Z, Bruce I, Cagnoli P, Furie R, et al. Efficacy and Safety of Subcutaneous Belimumab (BEL) and Rituximab (RTX) Sequential Therapy in Patients with Systemic Lupus Erythematosus: The Phase 3, Randomized, Placebo-Controlled BLISS-BELIEVE Study [abstract]. Arthritis Rheumatol. 2021(73 (suppl 10))

Arbuckle MR, McClain MT, Rubertone MV, Scofield RH, Dennis GJ, James JA, et al. Development of autoantibodies before the clinical onset of systemic lupus erythematosus. N Engl J Med 2003; 349(16): 1526–1533

Aringer M, Costenbader K, Daikh D, Brinks R, Mosca M, Ramsey-Goldman R, et al. 2019 European League Against Rheumatism/American College of Rheumatology classification criteria for systemic lupus erythematosus. Ann Rheum Dis 2019; 78(9): 1151–1159

Atisha-Fregoso Y, Malkiel S, Harris KM, Byron M, Ding L, Kanaparthi S, et al. Phase II Randomized Trial of Rituximab Plus Cyclophosphamide Followed by Belimumab for the Treatment of Lupus Nephritis. Arthritis & rheumatology (Hoboken, N.J.) 2021; 73(1): 121–131

Austin HA, Klippel JH, Balow JE, Le Riche NG, Steinberg AD, Plotz PH, et al. Therapy of lupus nephritis. Controlled trial of prednisone and cytotoxic drugs. N Engl J Med 1986; 314(10): 614–619

Baker M, Chaichian Y, Genovese M, Derebail V, Rao P, Chatham W, et al. Phase II, randomised, double-blind, multicentre study evaluating the safety and efficacy of filgotinib and lanraplenib in patients with lupus membranous nephropathy. RMD Open 2020; 6(3)

Barcellos LF, May SL, Ramsay PP, Quach HL, Lane JA, Nititham J, et al. High-density SNP screening of the major histocompatibility complex in systemic lupus erythematosus demonstrates strong evidence for independent susceptibility regions. PLoS Genet 2009; 5(10): e1000696

Bernatsky S, Boivin J-F, Joseph L, Manzi S, Ginzler E, Gladman DD, et al. Mortality in systemic lupus erythematosus. Arthritis Rheum 2006; 54(8): 2550–2557

Bertsias GK, Ioannidis JPA, Aringer M, Bollen E, Bombardieri S, Bruce IN, et al. EULAR recommendations for the management of systemic lupus erythematosus with neuropsychiatric manifestations: report of a task force of the EULAR standing committee for clinical affairs. Ann Rheum Dis 2010; 69(12): 2074–2082

Borchers AT, Naguwa SM, Shoenfeld Y, Gershwin ME. The geoepidemiology of systemic lupus erythematosus. Autoimmun Rev 2010; 9(5): A277-87

Brinks R, Fischer-Betz R, Sander O, Richter JG, Chehab G, Schneider M. Age-specific prevalence of diagnosed systemic lupus erythematosus in Germany 2002 and projection to 2030. Lupus 2014; 23(13): 1407–1411

Bruce IN, O'Keeffe AG, Farewell V, Hanly JG, Manzi S, Su L, et al. Factors associated with damage accrual in patients with systemic lupus erythematosus: results from the Systemic Lupus International Collaborating Clinics (SLICC) Inception Cohort. Ann Rheum Dis 2015; 74(9): 1706–1713

Caielli S, Cardenas J, Jesus AA de, Baisch J, Walters L, Blanck JP, et al. Erythroid mitochondrial retention triggers myeloid-dependent type I interferon in human SLE. Cell 2021; 184(17): 4464–4479.e19

Castrejón I, Tani C, Jolly M, Huang A, Mosca M. Indices to assess patients with systemic lupus erythematosus in clinical trials, long-term observational studies, and clinical care. Clin Exp Rheumatol 2014; 32(5 Suppl 85): S85–95

Chamberlain C, Colman PJ, Ranger AM, Burkly LC, Johnston GI, Otoul C, et al. Repeated administration of dapirolizumab pegol in a randomised phase I study is well tolerated and accompanied by improvements in several composite measures of systemic lupus erythematosus disease activity and changes in whole blood transcriptomic profiles. Ann Rheum Dis 2017; 76(11): 1837–1844

Cree BAC, Bennett JL, Kim HJ, Weinshenker BG, Pittock SJ, Wingerchuk DM, et al. Inebilizumab for the treatment of neuromyelitis optica spectrum disorder (N-MOmentum): a double-blind, randomised placebo-controlled phase 2/3 trial. Lancet 2019; 394(10206): 1352–1363

Dall'Era M, Cisternas MG, Smilek DE, Straub L, Houssiau FA, Cervera R, et al. Predictors of long-term renal outcome in lupus nephritis trials: lessons learned from the Euro-Lupus Nephritis cohort. Arthritis & rheumatology (Hoboken, N.J.) 2015; 67(5): 1305–1313

Fanouriakis A, Kostopoulou M, Alunno A, Aringer M, Bajema I, Boletis JN, et al. 2019 update of the EULAR recommendations for the management of systemic lupus erythematosus. Ann Rheum Dis 2019; 78(6): 736–745

Fanouriakis A, Kostopoulou M, Cheema K, Anders H-J, Aringer M, Bajema I, et al. 2019 Update of the Joint European League Against Rheumatism and European Renal Association-European Dialysis and Transplant Association (EULAR/ERA-EDTA) recommendations for the management of lupus nephritis. Ann Rheum Dis 2020; 79(6): 713–723

Franklyn K, Lau CS, Navarra SV, Louthrenoo W, Lateef A, Hamijoyo L, et al. Definition and initial validation of a Lupus Low Disease Activity State (LLDAS). Ann Rheum Dis 2016; 75(9): 1615–1621

Furie R, Morand EF, Askanase AD, Vital EM, Merrill JT, Kalyani RN, et al. Anifrolumab reduces flare rates in patients with moderate to severe systemic lupus erythematosus. Lupus 2021a; 30(8): 1254–1263

Furie R, Nicholls K, Cheng T-T, Houssiau F, Burgos-Vargas R, Chen S-L, et al. Efficacy and safety of abatacept in lupus nephritis: a twelve-month, randomized, double-blind study. Arthritis & rheumatology (Hoboken, N.J.) 2014; 66(2): 379–389

Furie R, Petri M, Zamani O, Cervera R, Wallace DJ, Tegzová D, et al. A phase III, randomized, placebo-controlled study of belimumab, a monoclonal antibody that inhibits B lymphocyte stimulator, in patients with systemic lupus erythematosus. Arthritis Rheum 2011; 63(12): 3918–3930

Furie R, Rovin BH, Houssiau F, Malvar A, Teng YO, Contreras G, et al. Two-Year, Randomized, Controlled Trial of Belimumab in Lupus Nephritis. N Engl J Med 2020a; 383(12): 1117–3328

Furie R, van Vollenhoven R, Kalunian K, Navarra S, Romero-Díaz J, Werth V, et al. Efficacy and Safety Results from a Phase 2, Randomized, Double-Blind Trial of BIIB059, an Anti-Blood Dendritic Cell Antigen 2 Antibody, in SLE [abstract]. Arthritis Rheumatol. 2020b(72 (suppl 10).)

Furie R, Werth VP, Merola JF, Stevenson L, Reynolds TL, Naik H, et al. Monoclonal antibody targeting BDCA2 ameliorates skin lesions in systemic lupus erythematosus. J Clin Invest 2019(3): 1359–1371
Furie RA, Aroca G, Cascino MD, Garg JP, Rovin BH, Alvarez A, et al. B-cell depletion with obinutuzumab for the treatment of proliferative lupus nephritis: a randomised, double-blind, placebo-controlled trial. Ann Rheum Dis 2021b
Ghodke-Puranik Y, Niewold TB. Immunogenetics of systemic lupus erythematosus: A comprehensive review. J Autoimmun 2015; 64: 125–136
Ginzler EM, Wax S, Rajeswaran A, Copt S, Hillson J, Ramos E, et al. Atacicept in combination with MMF and corticosteroids in lupus nephritis: results of a prematurely terminated trial. Arthritis Res Ther 2012; 14(1): R33
Gladman DD, Ibañez D, Urowitz MB. Systemic lupus erythematosus disease activity index 2000. J Rheumatol 2002; 29(2): 288–291
Gladman DD, Urowitz MB, Goldsmith CH, Fortin P, Ginzler E, Gordon C, et al. The reliability of the Systemic Lupus International Collaborating Clinics/American College of Rheumatology Damage Index in patients with systemic lupus erythematosus. Arthritis Rheum 1997; 40(5): 809–813
Hasni S, Gupta S, Davis M, Poncio E, Temesgen-Oyelakin Y, Joyal E, et al. Safety and Tolerability of Omalizumab: A Randomized Clinical Trial of Humanized Anti-IgE Monoclonal Antibody in Systemic Lupus Erythematosus. Arthritis & rheumatology (Hoboken, N.J.) 2019; 71(7): 1135–1140
Hasni SA, Gupta S, Davis M, Poncio E, Temesgen-Oyelakin Y, Carlucci PM, et al. Phase 1 double-blind randomized safety trial of the Janus kinase inhibitor tofacitinib in systemic lupus erythematosus. Nat Commun 2021; 12(1): 3391
Haupt M, Millen S, Jänner M, Falagan D, Fischer-Betz R, Schneider M. Improvement of coping abilities in patients with systemic lupus erythematosus: a prospective study. Ann Rheum Dis 2005; 64(11): 1618–1623
He J, Zhang R, Shao M, Zhao X, Miao M, Chen J, et al. Efficacy and safety of low-dose IL-2 in the treatment of systemic lupus erythematosus: a randomised, double-blind, placebo-controlled trial. Ann Rheum Dis 2020; 79(1): 141–149
He J, Zhang X, Wei Y, Sun X, Chen Y, Deng J, et al. Low-dose interleukin-2 treatment selectively modulates CD4(+) T cell subsets in patients with systemic lupus erythematosus. Nat Med 2016; 22(9): 991–993
Isenberg DA, Rahman A, Allen E, Farewell V, Akil M, Bruce IN, et al. BILAG 2004. Development and initial validation of an updated version of the British Isles Lupus Assessment Group's disease activity index for patients with systemic lupus erythematosus. Rheumatology (Oxford) 2005; 44(7): 902–906
Kuhn A, Krammer PH, Kolb-Bachofen V. Pathophysiology of cutaneous lupus erythematosus--novel aspects. Rheumatology (Oxford) 2006; 45 Suppl 3: iii14-6
Lee-Kirsch MA, Gong M, Chowdhury D, Senenko L, Engel K, Lee Y-A, et al. Mutations in the gene encoding the 3'-5' DNA exonuclease TREX1 are associated with systemic lupus erythematosus. Nat Genet 2007; 39(9): 1065–1067
Liang MH, Socher SA, Larson MG, Schur PH. Reliability and validity of six systems for the clinical assessment of disease activity in systemic lupus erythematosus. Arthritis & Rheumatism 1989; 32(9): 1107–1118
Liu Z, Davidson A. Taming lupus-a new understanding of pathogenesis is leading to clinical advances. Nat Med 2012; 18(6): 871–882
Long H, Yin H, Wang L, Gershwin ME, Lu Q. The critical role of epigenetics in systemic lupus erythematosus and autoimmunity. J Autoimmun 2016; 74: 118–138
López P, Mozo L, Gutiérrez C, Suárez A. Epidemiology of systemic lupus erythematosus in a northern Spanish population: gender and age influence on immunological features. Lupus 2003; 12(11): 860–865
Luijten RKMAC, Fritsch-Stork RD, Bijlsma JWJ, Derksen RHWM. The use of glucocorticoids in systemic lupus erythematosus. After 60 years still more an art than science. Autoimmun Rev 2013; 12(5): 617–628
Mak A, Cheung MW-L, Chiew HJ, Liu Y, Ho RC. Global trend of survival and damage of systemic lupus erythematosus: meta-analysis and meta-regression of observational studies from the 1950s to 2000s. Semin Arthritis Rheum 2012; 41(6): 830–839
Manger K, Manger B, Repp R, Geisselbrecht M, Geiger A, Pfahlberg A, et al. Definition of risk factors for death, end stage renal disease, and thromboembolic events in a monocentric cohort of 338 patients with systemic lupus erythematosus. Ann Rheum Dis 2002; 61(12): 1065–1070
Manolio TA, Collins FS, Cox NJ, Goldstein DB, Hindorff LA, Hunter DJ, et al. Finding the missing heritability of complex diseases. Nature 2009; 461(7265): 747–753
McCarty DJ, Manzi S, Medsger TA, Ramsey-Goldman R, LaPorte RE, Kwoh CK. Incidence of systemic lupus erythematosus. Race and gender differences. Arthritis Rheum 1995; 38(9): 1260–1270
Merrill JT, Burgos-Vargas R, Westhovens R, Chalmers A, D'Cruz D, Wallace DJ, et al. The efficacy and safety of abatacept in patients with non-life-threatening manifestations of systemic lupus erythematosus: results of a twelve-month, multicenter, exploratory, phase IIb, randomized, double-blind, placebo-controlled trial. Arthritis Rheum 2010a; 62(10): 3077–3087
Merrill JT, Neuwelt CM, Wallace DJ, Shanahan JC, Latinis KM, Oates JC, et al. Efficacy and safety of rituximab in moderately-to-severely active systemic lupus erythematosus: the randomized, double-blind, phase II/III systemic lupus erythematosus evaluation of rituximab trial. Arthritis Rheum 2010b; 62(1): 222–233
Merrill JT, Wallace DJ, Wax S, Kao A, Fraser PA, Chang P, et al. Efficacy and Safety of Atacicept in Patients With Systemic Lupus Erythematosus: Results of a Twenty-Four-Week, Multicenter, Randomized, Double-Blind, Placebo-Controlled, Parallel-Arm, Phase IIb Study. Arthritis & rheumatology (Hoboken, N.J.) 2018; 70(2): 266–276
Mok CC, Ho LY, Tse SM, Chan KL. Prevalence of remission and its effect on damage and quality of life in Chinese patients with systemic lupus erythematosus. Ann Rheum Dis 2017; 76(8): 1420–1425
Mok CC, Kwok RCL, Yip PSF. Effect of renal disease on the standardized mortality ratio and life expectancy of patients with systemic lupus erythematosus. Arthritis Rheum 2013; 65(8): 2154–2160
Morand EF, Furie R, Tanaka Y, Bruce IN, Askanase AD, Richez C, et al. Trial of Anifrolumab in Active Systemic Lupus Erythematosus. N Engl J Med 2020; 382(3): 211–221
Mosca M, Tani C, Aringer M, Bombardieri S, Boumpas D, Brey R, et al. European League Against Rheumatism recommendations for monitoring patients with systemic lupus erythematosus in clinical practice and in observational studies. Ann Rheum Dis 2010; 69(7): 1269–1274
Mougiakakos D, Krönke G, Völkl S, Kretschmann S, Aigner M, Kharboutli S, et al. CD19-Targeted CAR T Cells in Refractory Systemic Lupus Erythematosus. N Engl J Med 2021; 385(6): 567–569
Mucke J, Düsing C, Klose N, Schneider M, Chehab G. Remission in SLE-do DORIS criteria match the treating physician's judgment? A cross sectional study to assess reasons for discordance. Rheumatology (Oxford) 2021
Navarra SV, Guzmán RM, Gallacher AE, Hall S, Levy RA, Jimenez RE, et al. Efficacy and safety of belimumab in patients with active systemic lupus erythematosus: a randomised, placebo-controlled, phase 3 trial. The Lancet 2011; 377(9767): 721–731
Nikpour M, Urowitz MB, Ibañez D, Gladman DD. Frequency and determinants of flare and persistently active disease in systemic lupus erythematosus. Arthritis Rheum 2009; 61(9): 1152–1158
Orcesi S, La Piana R, Fazzi E. Aicardi-Goutieres syndrome. Br Med Bull 2009; 89: 183–201
Ostendorf L, Burns M, Durek P, Heinz GA, Heinrich F, Garantziotis P, et al. Targeting CD38 with Daratumumab in Refractory Systemic Lupus Erythematosus. N Engl J Med 2020; 383(12): 1149–1155
Petri M, Magder LS. Comparison of Remission and Lupus Low Disease Activity State in Damage Prevention in a United States Systemic Lupus Erythematosus Cohort. Arthritis & rheumatology (Hoboken, N.J.) 2018; 70(11): 1790–1795
Petri M, Orbai A-M, Alarcón GS, Gordon C, Merrill JT, Fortin PR, et al. Derivation and validation of the Systemic Lupus International Collaborating Clinics classification criteria for systemic lupus erythematosus. Arthritis & Rheumatism 2012; 64(8): 2677–2686
Pleguezuelo DE, Díaz-Simón R, Cabrera-Marante O, Lalueza A, Paz-Artal E, Lumbreras C, et al. Case Report: Resetting the Humoral Immune Response

by Targeting Plasma Cells With Daratumumab in Anti-Phospholipid Syndrome. Front Immunol 2021; 12 667515
Port A, Shaw JV, Klopp-Schulze L, Bytyqi A, Vetter C, Hussey E, et al. Phase 1 study in healthy participants of the safety, pharmacokinetics, and pharmacodynamics of enpatoran (M5049), a dual antagonist of toll-like receptors 7 and 8. Pharmacol Res Perspect 2021; 9(5): e00842
Rees F, Doherty M, Lanyon P, Davenport G, Riley RD, Zhang W, et al. Early Clinical Features in Systemic Lupus Erythematosus: Can They Be Used to Achieve Earlier Diagnosis? A Risk Prediction Model. Arthritis Care Res (Hoboken) 2017; 69(6): 833–841
Riggs JM, Hanna RN, Rajan B, Zerrouki K, Karnell JL, Sagar D, et al. Characterisation of anifrolumab, a fully human anti-interferon receptor antagonist antibody for the treatment of systemic lupus erythematosus. Lupus Sci Med 2018; 5(1): e000261
Rioux JD, Goyette P, Vyse TJ, Hammarström L, Fernando MMA, Green T, et al. Mapping of multiple susceptibility variants within the MHC region for 7 immune-mediated diseases. Proc Natl Acad Sci U S A 2009; 106(44): 18680–18685
Rogers JL, Eudy AM, Pisetsky D, Criscione-Schreiber LG, Sun K, Doss J, et al. Using Clinical Characteristics and Patient-Reported Outcome Measures to Categorize Systemic Lupus Erythematosus Subtypes. Arthritis Care Res (Hoboken) 2021; 73(3): 386–393
Rovin BH, Furie R, Latinis K, Looney RJ, Fervenza FC, Sanchez-Guerrero J, et al. Efficacy and safety of rituximab in patients with active proliferative lupus nephritis: the Lupus Nephritis Assessment with Rituximab study. Arthritis Rheum 2012; 64(4): 1215–1226
Rovin BH, Solomons N, Pendergraft WF, Dooley MA, Tumlin J, Romero-Diaz J, et al. A randomized, controlled double-blind study comparing the efficacy and safety of dose-ranging voclosporin with placebo in achieving remission in patients with active lupus nephritis. Kidney Int 2019; 95(1): 219–231
Rovin BH, Teng YKO, Ginzler EM, Arriens C, Caster DJ, Romero-Diaz J, et al. Efficacy and safety of voclosporin versus placebo for lupus nephritis (AURORA 1): a double-blind, randomised, multicentre, placebo-controlled, phase 3 trial. Lancet 2021; 397(10289): 2070–2080
Rubin RL. Drug-induced lupus. Toxicology 2005; 209(2): 135–147
Ruiz-Arruza I, Barbosa C, Ugarte A, Ruiz-Irastorza G. Comparison of high versus low-medium prednisone doses for the treatment of systemic lupus erythematosus patients with high activity at diagnosis. Autoimmun Rev 2015; 14(10): 875–879
Ruiz-Arruza I, Ugarte A, Cabezas-Rodriguez I, Medina J-A, Moran M-A, Ruiz-Irastorza G. Glucocorticoids and irreversible damage in patients with systemic lupus erythematosus. Rheumatology (Oxford) 2014; 53(8): 1470–1476
Ruiz-Irastorza G, Ramos-Casals M, Brito-Zeron P, Khamashta MA. Clinical efficacy and side effects of antimalarials in systemic lupus erythematosus: a systematic review. Ann Rheum Dis 2010; 69(1): 20–28
Sanchez-Guerrero J, Karlson EW, Liang MH, Hunter DJ, Speizer FE, Colditz GA. Past use of oral contraceptives and the risk of developing systemic lupus erythematosus. Arthritis Rheum 1997; 40(5): 804–808
Sharma C, Raymond W, Eilertsen G Nossent J. Achieving Lupus Low Disease Activity State (LLDAS-50) is associated with both reduced damage accrual and mortality in patients with Systemic Lupus Erythematosus. Arthritis Care Res (Hoboken) 2019; 01: 1
Spee-Mayer C von, Siegert E, Abdirama D, Rose A, Klaus A, Alexander T, et al. Low-dose interleukin-2 selectively corrects regulatory T cell defects in patients with systemic lupus erythematosus. Ann Rheum Dis 2016; 75(7): 1407–1415
Tan EM, Cohen AS, Fries JF, Masi AT, McShane DJ, Rothfield NF, et al. The 1982 revised criteria for the classification of systemic lupus erythematosus. Arthritis Rheum 1982; 25(11): 1271–1277
Tanaka Y, Tummala R. Anifrolumab, a monoclonal antibody to the type I interferon receptor subunit 1, for the treatment of systemic lupus erythematosus: an overview from clinical trials. Mod Rheumatol 2021; 31(1): 1–12
Tani C, Vagelli R, Stagnaro C, Carli L, Mosca M. Remission and low disease activity in systemic lupus erythematosus: an achievable goal even with fewer steroids? Real-life data from a monocentric cohort. Lupus Sci Med 2018; 5(1): e000234
Tektonidou MG, Lewandowski LB, Hu J, Dasgupta A, Ward MM. Survival in adults and children with systemic lupus erythematosus: a systematic review and Bayesian meta-analysis of studies from 1950 to 2016. Ann Rheum Dis 2017; 76(12): 2009–2016
Tsang-A-Sjoe MWP, Bultink IEM, Heslinga M, van Tuyl LH, van Vollenhoven RF, Voskuyl AE. The relationship between remission and health-related quality of life in a cohort of SLE patients. Rheumatology (Oxford) 2019; 58(4): 628–635
Tsang-A-Sjoe MWP, Bultink IEM, Heslinga M, Voskuyl AE. Both prolonged remission and Lupus Low Disease Activity State are associated with reduced damage accrual in systemic lupus erythematosus. Rheumatology (Oxford) 2017; 56(1): 121–128
Tsokos GC. Systemic lupus erythematosus. N Engl J Med 2011; 365(22): 2110–2121
Tummala R, Rouse T, Berglind A, Santiago L. Safety, tolerability and pharmacokinetics of subcutaneous and intravenous anifrolumab in healthy volunteers. Lupus Sci Med 2018; 5(1): e000252
Ugarte-Gil MF, Wojdyla D, Pons-Estel GJ, Catoggio LJ, Drenkard C, Sarano J, et al. Remission and Low Disease Activity Status (LDAS) protect lupus patients from damage occurrence: data from a multiethnic, multinational Latin American Lupus Cohort (GLADEL). Ann Rheum Dis 2017; 76(12): 2071–2074.
Urowitz MB, Gladman DD, Tom BDM, Ibañez D, Farewell VT. Changing patterns in mortality and disease outcomes for patients with systemic lupus erythematosus. J Rheumatol 2008; 35(11): 2152–2158.
Urowitz MB, Ohsfeldt RL, Wielage RC, Kelton KA, Asukai Y, Ramachandran S. Organ damage in patients treated with belimumab versus standard of care: a propensity score-matched comparative analysis. Ann Rheum Dis 2019; 78(3): 372–379
van Vollenhoven R, Voskuyl A, Bertsias G, Aranow C, Aringer M, Arnaud L, et al. A framework for remission in SLE: consensus findings from a large international task force on definitions of remission in SLE (DORIS). Ann Rheum Dis 2017; 76(3): 554–561
van Vollenhoven RF, Hahn BH, Tsokos GC, Lipsky P, Fei K, Gordon RM, et al. Maintenance of Efficacy and Safety of Ustekinumab Through One Year in a Phase II Multicenter, Prospective, Randomized, Double-Blind, Placebo-Controlled Crossover Trial of Patients With Active Systemic Lupus Erythematosus. Arthritis & rheumatology (Hoboken, N.J.) 2020; 72(5): 761–768
Vital EM, Wittmann M, Edward S, Md Yusof MY, MacIver H, Pease CT, et al. Brief report: responses to rituximab suggest B cell-independent inflammation in cutaneous systemic lupus erythematosus. Arthritis & rheumatology (Hoboken, N.J.) 2015; 67(6): 1586–1591
Vitali C, Bencivelli W, Isenberg DA, Smolen JS, Snaith ML, Sciuto M, et al. Disease activity in systemic lupus erythematosus: report of the Consensus Study Group of the European Workshop for Rheumatology Research. II. Identification of the variables indicative of disease activity and their use in the development of an activity score. The European Consensus Study Group for Disease Activity in SLE. Clin Exp Rheumatol 1992; 10(5): 541–547
Wallace DJ, Furie RA, Tanaka Y, Kalunian KC, Mosca M, Petri MA, et al. Baricitinib for systemic lupus erythematosus: a double-blind, randomised, placebo-controlled, phase 2 trial. The Lancet 2018; 392(10143): 222–231
Webb R, Kelly JA, Somers EC, Hughes T, Kaufman KM, Sanchez E, et al. Early disease onset is predicted by a higher genetic risk for lupus and is associated with a more severe phenotype in lupus patients. Ann Rheum Dis 2011; 70(1): 151–156
Zen M, Iaccarino L, Gatto M, Saccon F, Larosa M, Ghirardello A, et al. Lupus low disease activity state is associated with a decrease in damage progression in Caucasian patients with SLE, but overlaps with remission. Ann Rheum Dis 2018; 77(1): 104–110

KAPITEL

11 Myositiden

Georg Pongratz und Johannes Knitza

Kernaussagen

- Typisch für **Dermatomyositis** (DM) und **Polymyositis** (PM) ist die symmetrische Muskelschwäche der Schulter- und Beckenmuskulatur einhergehend mit Erhöhung von Muskelenzymen (CK, GOT, LDH), auffälligem Elektromyogramm (EMG), Kernspintomographie (MRT) und Muskelbiopsie.
- **PM- und insbesondere DM-Patienten mit TIF-1γ- und NXP-2-Antikörpern** haben ein erhöhtes Neoplasie-Risiko (v. a. innerhalb der ersten 3 J. nach Diagnose) und sollten entsprechend den üblichen Vorgaben gescreent werden.
- **Typische DM-Hautmanifestationen** sind Gottron-Papeln, heliotropes Exanthem, V-Sign und Hautulzerationen.
- Verschiedene **Myositis-assoziierte Autoantikörper** geben Hinweise auf das Risiko für Organmanifestation und die Prognose. MDA-5-AK gehen oft mit Hautulzerationen und einer schnell fortschreitenden Lungenfibrose einher.
- Bei fehlendem Ansprechen auf **Immunsuppressiva** sollte die Diagnose kritisch überprüft werden und Differenzialdiagnosen in Betracht gezogen werden.

11.1 Vorbemerkungen

Myositiden sind **entzündliche Muskelerkrankungen** mit lokaler oder ausgedehnter entzündlicher Infiltration der Skelettmuskulatur, häufig begleitet von funktioneller und/oder struktureller Schädigung der Muskelfasern.

Nach der **klinischen Ausprägung** unterscheidet man

- Krankheiten, die auf die Skelettmuskulatur beschränkt sind, von
- Krankheitsbildern, bei denen (auch) andere Organe wie Haut oder Lunge betroffen sind.

Die Myositis kann auch Organmanifestation anderer rheumatischer Erkrankungen sein, wie z. B. dem SLE, der systemischen Sklerose oder der Sarkoidose. Bei Patienten mit pulmonalen Symptomen ist zwischen interstitieller Lungenerkrankung (ILD) und Schwäche der Atemmuskulatur zu differenzieren. Ebenso sollte eine Herzbeteiligung nicht übersehen werden. Bei Schluckstörungen ist an eine ösophageale Beteiligung zu denken. Die Hälfte der Patienten klagt auch über Arthralgien. Die Krankheitsbilder unterscheiden sich im Verlauf, durch Besonderheiten des Befalls der Skelettmuskulatur, histologische Muster, krankheitsspezifische Antikörper und durch die extramuskulären Manifestationen (➤ Tab. 11.1). **Idiopathische Myositiden** sind mit einer Inzidenz von 4,2–7,9/100.000 selten und damit auch seltener als vererbbare Muskeldystrophien mit einer Inzidenz von 14–25,3/100.000.

11.2 Diagnostik

Klinisch besteht der V. a. eine **idiopathische Myositis** bei Muskelschwäche, insbesondere der Schulter- und Beckengürtelmuskulatur (Treppen steigen, Hände über den Kopf heben), und extramuskulären Symptomen der Haut (heliotropes Exanthem: periorbitale Ödeme und Dyskolorierung; an den Händen: Gottron-Zeichen, Nagelfalzveränderungen [Keining-Zeichen] oder im Dekolletébereich [V-Sign] und im Nacken [Shawl-Sign]). Hautsymptome können bei der DM der Myositis vorausgehen. Die Fingerflexoren und die Gesichtsmuskulatur sollten neben Schulter und Rumpfmuskulatur getestet werden. Neben der reinen Kraft, die oft einem Ceiling-Effekt unterliegt, ist auch die Muskelausdauer oft eingeschränkt und lässt sich einfach z. B. mittels 30-Sekunden-Sit-to-stand-Test überprüfen.

Der Verdacht wird durch erhöhte Aktivitäten der Kreatinkinase (CK) und anderer Skelettmuskelenzyme bekräftigt, des Weiteren durch EMG (Fibrillationen, positive scharfe Wellen) und insbesondere durch MRT der Muskulatur. Die CK dient als Maß für die Muskelschädigung und ist als Verlaufsparameter geeignet. Es sollte auch gezielt abgefragt werden: B-Symptomatik (Malignome), Dyspnoe (ILD), Schluckstörungen, Ulzerationen, Familienanamnese, Medikamente (Statine), Sport (unspezifische CK-Erhöhung nach intensivem Training). Differenzialdiagnostisch zu bedenken ist, dass einige der

Tab. 11.1 Charakteristika verschiedener idiopathischer Myositiden

	Dermatomyositis	Polymyositis	Nekrotisierende Myositis	Antisynthetase-Syndrom
Muskelschwäche	Proximal	Proximal	Proximal	Proximal
CK-Erhöhung	Leicht bis stark	Leicht bis stark	Stark	Leicht bis stark
Extramuskuläre Manifestationen	Gottron, Exanthem, ILD, Arthritis	Manchmal	Selten	Gottron, Fieber, Raynaud, Exanthem, ILD, Polyarthritis, Mechanic's Hands
Assoziierte Antikörper	Mi-2,MDA-5 (ILD), **TIF-1⊠ (Neoplasie!), NXP2 (Neoplasie!), SAE**	Unspezifisch	SRP, HMGCR	Jo-1, PL-7, PL-12, EJ, OJ, KS
Therapie	Initial: GC, MTX/AZA/MMF; bei Eskalation: RTX, IVIG, CYC, TAC; bei progressiver ILD: Nintedanib	Initial: GC, MTX/AZA/MMF; bei Eskalation: RTX, IVIG, CYC, TAC; meist gutes Ansprechen	Initial: GC, MTX/AZA/MMF; bei Eskalation: RTX, IVIG, CYC, TAC; häufig Eskalation notwendig	Initial: GC, MTX/AZA/MMF; bei Eskalation: RTX, IVIG, CYC, TAC; bei progressiver ILD: Nintedanib

AZA = Azathioprin; CYC = Cyclophosphamid; GC = Glukokortikoide; ILD = interstitielle Lungenerkrankung; IVIG = Immungloubline; MMF = Mycophenolat-Mofetil; MTX = Methotrexat; RTX = Rituximab; TAC = Tacrolimus

Tab. 11.2 Differenzialdiagnosen

Medikamente	Statine, Interferon, Penicillin, Colchicin, Amiodaron, Antimalariamittel, Alkohol, Steroide, Kokain
Neuromuskuläre Erkrankungen	• Dystrophien (FSHD, PROMM, Duchenne) • Myasthenien (Myasthenia gravis) • Amyotrophe Lateralsklerose
Endokrine Ursachen	Hypo-/Hyperthyreose, Akromegalie, Morbus Cushing, Morbus Addison
Infektiöse Ursachen	• Bakteriell (Staphylokokken, Streptokokken) • Viral (HIV, Adenoviren, Influenza)
Metabolische Ursachen	• Glykogenspeicherkrankheiten (Pompe, McArdle) • Lipidspeichermyopathien (Carnitinmangel, CPT-II-Mangel) • Mitochondriopathien • Mangelernährung (Vitamin D, E) • E'lytstörungen (Hypo-/Hyperkalzämie, Hypokaliämie, Hypophosphatämie)
Andere	Einschlusskörpermyositis, Akute Rhabdomyolyse (Sport), rheumatische Erkrankungen (SLE, Sarkoidose, PMR, Vaskulitis), Organversagen (Urämie, Leberversagen), Amyloidse

häufigsten Myopathien autosomal-rezessiv vererbt werden, sodass die Familienanamnese auch hier oft negativ ist (> Tab. 11.2). Zur Diagnosesicherung sollte i. d. R. eine Biopsie durchgeführt werden, die im Idealfall aus einem zuvor mittels MRT (Muskelödem) definierten betroffenen Bereich erfolgt.

Cave

Fehlendes Ansprechen auf Immunsuppressiva, langsam progessiver Verlauf (Autoimmunmyosititden verlaufen i. d. R. akut [DM] oder subakut [PM]), positive Familienanamnese (DD erbliche Muskelerkrankung), Schwäche der Gesichtsmuskulatur (DD Myasthenie), Scapula alata (DD fazio-skapulo-humerale Muskeldystrophie [FSHD]), fehlende Autoantikörper, Faszikulationen, asymmetrische/distale Schwäche (DD Einschlusskörpermyositis [Mup-44-Antikörper]) und alleinige muskuläre Beteiligung sprechen eher gegen autoimmune Myositiden.

11.3 Therapie idiopathischer Myositiden

11.3.1 Medikamentöse Therapie

Glukokortikoide (GC)

Für die Initialtherapie werden GC verwendet. Die Startdosis beträgt üblicherweise 1 mg/kg/d Prednisolon (bzw. äquivalente Dosis für andere GC), d. h. meistens zwischen 60 und 80 mg/d. Eine höhere Dosis wird bei Patienten mit massiver Muskelschwäche oder extramuskulärer Beteiligung verabreicht (z. B. interstitielle Lungenbeteiligung). Hier ist ein übliches Vorgehen ein i. v. Puls mit 0,5–1 g Methylprednisolon über 3–5 d gefolgt von Prednisolon 1 mg/kg/d. Alle 2 Wo. sollte die Prednisolon-Dosis um ca. 20 % reduziert werden, so dass nach ca. 6 Mon. eine Dosis von 5–10 mg/d erreicht ist. Bei fehlendem Ansprechen sollte die Diagnose erneut überprüft werden (**cave:** Malignom). Bei der amyopathischen Dermatomyositis wird die initiale systemische Gabe von GC nicht empfohlen (eher dermatologische Lokaltherapie oder Hydroxychloroquin). Bei Steroiddosen > 20 mg/d ist eine Pneumocystis-Prophylaxe mit Cotrimoxazol 960 mg Mo.-Mi.-Frei. empfohlen.

Auf eine ausreichende **Osteoporoseprophylaxe** ist zu achten. Eine Knochendichtemessung kann zu Beginn der Therapie erfolgen.

Immunsuppressiva und Biologika

Es wird mehrheitlich empfohlen, Immunsuppressiva gerade bei schweren Verlaufsformen schon **zur Primärtherapie in Kombination mit Glukokortikoiden** einzusetzen, um Glukokortikoide einsparen zu können und die Rezidivrate zu senken.

- **Insbesondere** erfolgt die Therapie mit diesen Substanzen **bei Rezidiv oder Persistenz** unter Glukokortikoidtherapie.
- Häufig erfolgt die immunsuppressive Behandlung als **Dauertherapie.**

Methotrexat (MTX)

➤ Kap. 15 u. ➤ Kap. 16.

- Methotrexat (Ziel 15–20 mg/Wo.) wird neben Azathioprin häufig als erstes Basismedikament eingesetzt, es sei denn, es bestehen schwerwiegende Kontraindikationen wie Leberfunktionsstörungen oder schwere Niereninsuffizienz. Bei der juvenilen Dermatomyositis konnte der Mehrwert von Methotrexat in Kombination in einer randomisierten Studie gezeigt werden. Bei Erwachsenen wurde der primäre Endpunkt nicht erreicht.
- **Dosierung:** Methotrexat wird in Tablettenform p. o. oder als Injektion (s. c.) 1 x/Wo. abends in einer Dosis von 15–25 mg empfohlen, meist mit Folsäuresupplementation von 5 mg 1 d nach Applikation zur Vermeidung von Nebenwirkungen. Die s. c. Gabe ist der p. o. Gabe aufgrund besserer Wirksamkeit und weniger Nebenwirkungen bei gleicher Dosis vorzuziehen.

Mycophenolat-Mofetil (MMF)

➤ Kap. 15 u. ➤ Kap. 16.

MMF kann ebenfalls als **Basismedikament** eingesetzt werden, z. B. nach Wirkversagen von MTX oder AZA. Insbesondere bei interstitieller Lungenerkrankung existieren Daten, die Hinweise auf eine Abnahme des Verlusts der forcierten Vitalkapazität nahelegen.

Dosierung: p. o.; Beginn mit 250–500 mg 2 x/d und wöchentlicher Steigerung auf 2–3 g/d. Blutbild, Leber- und Nierenwerte sollten monitoriert werden.

Azathioprin (AZA)

➤ Kap. 15 u. ➤ Kap. 16.

- Azathioprin wird ebenfalls häufig als **erstes Basismedikament** eingesetzt werden.
- **Dosierung:** 2 mg/kg/d Azathioprin, initial 50–100 mg/d mit nachfolgender Steigerung.
- **Nebenwirkungen:** Limitierend in der Therapie ist die Ausbildung einer Leukozytopenie (Thrombozytopenie) oder einer Cholestase. **Cave:** Entwicklung einer Pankreatitis.

Cyclophosphamid (CYC)

➤ Kap. 15 u. ➤ Kap. 16.

- **Therapeutischer Wert:** Cyclophosphamid kommt bei Versagen der herkömmlichen Therapie, z. B. mit Azathioprin zum Einsatz, insbesondere dann, wenn schwere internistische (z. B. pulmonale, renale, kardiale) Organkomplikationen vorliegen und ein rascher Wirkungseintritt erforderlich ist. Bei besonders schwerem Verlauf wird es auch z. B. mit Rituximab und Immunglobulinen kombiniert.
- **Dosierung:** orale Applikation von 2–3 mg/kg/d oder Pulstherapie mit 500–1000 mg als Infusion alle 4 Wo. **Cave:** Pneumocystis-Prophylaxe erforderlich mit Cotrimoxazol 960 mg Mo.-Mi.-Frei., mögliche hämorrhagische Zystitis (prophylaktisch: Mesna-Gabe, ausreichend Flüssigkeit).

Ciclosporin A und Tacrolimus (TAC)

Zur Wirksamkeit von Calcineurin-Inhibitoren in der Therapie der Polymyositis/Dermatomyositis gibt es lediglich Daten aus retrospektiven Studien und Einzelfallberichten.

- **Ciclosporin** (2,5–5 mg/kg KG/d, in 2 Dosen, je nach Plasmaspiegel und Wirkung) wurde sowohl in der Primärtherapie als auch bei Erkrankungen, die auf Methotrexat, Azathioprin und Cyclophosphamid nicht ausreichend angesprochen haben, erfolgreich eingesetzt (➤ Kap. 15 u. ➤ Kap. 16).
- **Tacrolimus** kann bei besonders refraktären Fällen verwendet werden (➤ Kap. 20). Die Dosis muss hier engmaschig überwacht werden (Talspiegel im Bereich von 2,5 und 6,0 ng/ml, oft durch Nebenwirkungen limitiert). **Cave:** gute Compliance erforderlich.

Hoch dosierte i. v. Immunglobulin-Therapie (IVIG)

- **Therapeutischer Wert:** Die Gabe von Immunglobulinen ist als Add-on-Therapie bei Patienten mit unzureichendem Ansprechen möglich. In einem größeren Kollektiv zeigte sich sowohl bei Poly- als auch Dermatomyositis ein positiver Effekt, der oft auch länger anhält. Auch eine große Phase-3-Studie konnte hier einen Mehrwert belegen. Zur primären Therapie mit IVIG sind die Ergebnisse widersprüchlich. Wenn ein Erfolg der Therapie mit IVIG nach 3 Mon. ausbleibt, sollte diese nicht weitergeführt werden. Bei Ansprechen sollte die Therapie mind. 6 Mon. fortgeführt werden.
- **Dosierung:** Die Dosierung ist je nach Studienprotokoll unterschiedlich (meist 2 g/kg über 2 d/Mon.)

Die i. v. Immunglobulin-Therapie kann **bei therapierefraktärer Dermatomyositis bzw. Polymyositis des Erwachsenen** nach Beschluss des G-BA in Off-Label-Indikation verordnet werden.

Rituximab (RTX; Mabthera®)

Die größte Studie zu Myositis-Patienten konnte insbesondere bei autoantikörperpositiven Patienten (Jo-1, Mi-2) mit geringem irreversiblen Schaden eine gute Rückbildung muskulärer als auch extramuskulärer Symptome zeigen, wobei die Qualität dieser Studie angezweifelt wurde. Fallserien und retrospektive Untersuchungen sprechen aber ebenfalls für eine Wirksamkeit, sodass Rituximab bei schwerem oder refraktärem Verlauf als gute Alternative gilt.

Dosierung: Infusion (1 g an d 0 und 14) dann alle 6–9 Mon. Kontrollen der B-Zellen und Immunglobuline sind insbesondere bei längerer Therapie nötig.

Nintedanib (Ofev®) bei ILD im Rahmen der Myositis

Der Tyrosinkinasehemmer Nintedanib zeigte in einer großen Phase-3-Studie bei verschiedenen Erkrankungen mit progressiver ILD (inkl. Myositiden) Wirkung mit Reduktion des Verlusts der forcierten Vitalkapazität. Nintedanib ist für die Therapie progredienter fibrosierender ILD auch im Rahmen der Myositis zugelassen. Für Details zur Dosierung und Nebenwirkungen von Nintedanib wird auf ➤ Kap. 12 verwiesen.

11

Andere Biologika

Die Ergebnisse mit TNF-Inhibitoren (Infliximab, Etanercept) sind uneinheitlich, deshalb ist ihr Einsatz aktuell nicht zu empfehlen. Tocilizumab hat erst kürzlich in einer Phase-2B-Studie den primären und alle sekundären Endpunkte nicht erreicht. Neuere Substanzen, wie JAK-Inhibitoren müssen für diese Indikation erst getestet werden, erste kleinere Studien zeigen aber vielversprechende Ergebnisse, z. B. Tofacitinib bei refraktärer DM.

11.3.2 Nichtmedikamentöse Therapie

Physikalische Therapie

Physiotherapie wird in allen Phasen einer Myositis empfohlen.

- Das Training sollte eine Kombination aus submaximaler aerober physischer Aktivität (spazieren gehen, Fahrrad fahren) und Muskeltraining sein. Wichtig ist das Patienten nie bis zur maximalen Erschöpfung trainieren.
- Im Muskeltraining sollten insbesondere die betroffenen Muskelgruppen trainiert werden. Je nach vorhandener Kraft können Widerstandsbänder und leichte freie Gewichte verwendet oder komplett freies Training durchgeführt werden.
- Kreatin kann zur Unterstützung des Muskeltrainings eingenommen werden, beginnend mit 8 g/d für 3 d und anschließend 3 g/d für 3 Mon. Die Studienlage ist hier jedoch widersprüchlich.
- Auch eine Pneumonie-Prophylaxe und Stärkung der Atemmuskulatur durch gezieltes Atemtraining ist sinnvoll.
- Aufgrund der Photosensibilität sollten Patienten mit DM auf entsprechenden Schutz vor starker Sonnenexposition achten.

Essentials für die Hausarztpraxis

- Typisch für **Dermatomyositis** und **Polymyositis** ist die symmetrische Muskelschwäche der Schulter- und Beckenmuskulatur einhergehend mit Erhöhung von Muskelenzymen, abnormalem Elektromyogramm, Kernspintomographie und Muskelbiopsie.
- **PM- und insbesondere DM-Patienten besonders mit TIF-1γ- und NXP-2-Antikörpern** haben ein erhöhtes Neoplasie-Risiko und sollten entsprechend den üblichen Vorgaben gescreent werden.
- **Typische DM-Hautmanifestationen** sind Gottron-Papeln, heliotropes Exanthem, V-Sign und Hautulzerationen.
- Verschiedene **Myositis-assoziierte Autoantikörper** geben Hinweise auf das Risiko für Organmanifestation und die Prognose. MDA-5-AK gehen oft mit Hautulzerationen und einer schnell fortschreitenden Lungenfibrose einher.
- Bei fehlendem Ansprechen auf **Immunsuppressiva** sollte die Diagnose kritisch überprüft werden und Differenzialdiagnosen in Betracht gezogen werden.

LITERATUR

Aggarwal R, Oddis C: Managing Myositis: A Practical Guide. Springer International Publishing (2020)

Alexanderson H: Exercise effects in patients with adult idiopathic inflammatory myopathies. Curr Opin Rheumatol 21 (2009) 158–163

Cavagna L, Trallero-Araguás E, Meloni F et al.: Influence of Antisynthetase Antibodies Specificities on Antisynthetase Syndrome Clinical Spectrum Time Course. J Clin Med 8 (2019). doi.org/10.3390/jcm8112013

Myositis Support & Understanding (MSU). www.understandingmyositis.org

Oddis CV, Reed AM, Aggarwal R et al.: Rituximab in the treatment of refractory adult and juvenile dermatomyositis and adult polymyositis: a randomized, placebo-phase trial. Arthritis Rheum 65 (2013) 314–324. doi.org/10.1002/art.37754

Paik J, Casciola-Rosen L, Shin JY et al.: Study of Tofacitinib in Refractory Dermatomyositis: An open-Label Pilot Study of Ten Patients. Arthritis Rheum (2020). doi: 10.1002/art.41602. Online ahead of print

Schmidt J: Current Classification and Management of Inflammatory Myopathies. Journal of Neuromuscular Diseases 5 (2018) 109–129. doi.org/10.3233/JND-180308

KAPITEL

12 Systemische Sklerose

Christina Bergmann

Kernaussagen

- Die SSc ist eine heterogene Erkrankung mit Befall multipler Organsysteme. Die Festlegung der Therapiestrategie ist **individuell** und richtet sich **nach den vorhandenen Organmanifestationen.**
- Das **Therapieziel** besteht für die fibrotischen Manifestationen aktuell in der **Verlangsamung eines progressiven Spontanverlaufs**. Bei der Hautfibrose kann es im Verlauf auch zu spontaner Verbesserung kommen.
- Die **pulmonalarterielle Hypertonie,** die **Lungenfibrose** und die **kardiale Beteiligung** sind die führenden Ursachen für die krankheitsbezogene Letalität. Ein regelmäßiges Monitoring und der frühzeitige Therapiebeginn sind essenziell.
- Für die **Behandlung der PAH** stehen die Substanzklassen Endothelin-Rezeptor-Antagonisten (ERA, Bosentan, Macitentan, Ambrisentan), Phosphodiesterase-5-Hemmer (Tadalafil, Sildenafil) und Prostanoidanaloga sowie ggf Kombinationstherapien zur Verfügung
- Wichtig für den Erfolg einer PAH-Therapie ist die **Früherkennung.** Hierbei wurden unterstützend Algorithmen wie der **DETECT Score** entwickelt, die auch in Zusammenarbeit mit den Hausärzten und niedergelassenen Kollegen (Stufe 1) angewandt werden können.
- Der **Verlauf einer ILD ist schwierig vorherzusagen.** Ein regelmäßiges Monitoring der Lungenfunktion und mittels HRCT ist essenziell, um Therapieentscheidungen zeitnah anpassen zu können.
- Für die Behandlung der Lungenfibrose steht mit **Nintedanib** erstmals ein Inhibitor profibrotischer Wachstumsfaktoren zur Verfügung. Im Weiteren bestehen immunsuppressive Therapiemöglichkeiten mit Mycophenolat-Mofetil und Tocilizumab. Cyclophosphamid i. v. wird aufgrund des ungünstigen Risiko-Nutzen Profils mittlerweile seltener verwendet. In ausgewählten Fällen kommen eine Lungentransplantation oder eine Hochdosis-Chemotherapie mit autologer Stammzelltransplantation in Betracht.
- Der **Verlauf der Hautfibrose** wird anhand des Modified Rodnan Skin Score (mRSS) beurteilt. Es stehen weniger Substanzen als für die ILD zur Verfügung; diese umfassen MTX und MMF.
- Die **renale Krise** ist eine **schwere, SSc-spezifische renale Komplikation,** die pathophysiologisch einer thrombotischen Mikroangiopathie ähnelt und zeitnah mit ACE-Hemmern behandelt werden sollte. Prednisolonstöße > 10–15 mg/d als Risikofaktor für eine renale Krise sollten vermieden werden.
- Häufige **Manifestationen des Gastrointestinalsystems** sind gastroösophagealer Reflux, Motilitätsstörungen, bakterielle Dünndarmüberwucherung und fäkale Inkontinenz. Die medikamentöse Behandlung umfasst Protonenpumpeninhibitoren, Prokinetika und antibiotische Therapien.
- Für die **Prävention von digitalen Ulzerationen ist Bosentan** die Therapie der Wahl.

12.1 Vorbemerkungen

Die systemische Sklerose (SSc) ist eine seltene, chronische Bindegewebserkrankung, die durch die Symptomkomplexe Fibrose (Haut-und Organfibrose), vaskuläre Veränderungen (u. a. Raynaud-Phänomen und pulmonalarterielle Hypertonie) sowie Autoimmunphänomene (SSc-spezifische Autoantikörper) gekennzeichnet ist. Obwohl einige Symptome wie z. B. das Raynaud-Phänomen bei nahezu jedem Patienten festzustellen sind, ist das Spektrum der möglichen Organbeteiligungen und deren Ausprägung vielfältig und die SSc kann bei den Patienten sehr unterschiedlich verlaufen. Die Therapiestrategie wird deshalb individuell für jeden Patienten anhand der vorhandenen Manifestationen und deren Ausprägung festgelegt. Dieses Kapitel ist deshalb für die Therapiehinweise nach Organmanifestationen gegliedert.

Aufgrund der Beteiligung vielfältiger Organsysteme ist die enge Vernetzung mit anderen Fachdisziplinen (z. B. Pulmologie, Kardiologie, Gastroenterologie sowie Ergo-und Physiotherapie und ggf. Psychologie) dringend anzuraten.

Epidemiologie: Die Prävalenz der SSc in Europa ist im Bereich von 7,2 bis 33,9 Fälle/100.000, die Inzidenz von 0,6 bis 2,3/100.000 Menschen beschrieben (Bergamasco et al. 2019). Durch die Anwendung der ACR/EULAR-Kriterien von 2013 besteht im Vergleich mit den „alten“ ACR-Kriterien von 1980 eine um etwa 30 % höhere Prävalenz (Andréasson et al. 2014). Dies berücksichtigend ist die SSc eine seltene Erkrankung (Orphan Disease). Frauen sind deutlich häufiger betroffen als Männer (3 : 1–14 : 1; Gabrielli et al. 2009).

Sehr frühe SSc: Das Raynaud-Phänomen ist i. d. R. eines der ersten Symptome der systemischen Sklerose, aber nicht SSc-spezifisch.

MERKE

Die Trias aus Raynaud-Phänomen, Puffy Fingers und positivem ANA-Titer gilt als Red Flag für die Entwicklung einer systemischen Sklerose und sollte zeitnah rheumatologisch u. a. mit einer Kapillarmikroskopie, der Bestimmung der Autoantikörper und einem Organscreening abgeklärt werden.

Evidenzlage: In der europäischen Very-Early-Diagnosis-of-Systemic-Sclerosis (VEDOSS)-Kohorte zeigten 89 % der Patienten mit dieser Trias mind. ein weiteres diagnostisches Kriterium einer VEDOSS wie SSc-spezifische Antikörper oder auffällige Kapillarmikroskopie (Minier et al. 2014); 48 % der Patienten erfüllten die ACR/EULAR-Kriterien systemische Sklerose 2013.

12.1.1 Klassifikationskriterien der systemischen Sklerose

ACR/EULAR-Kriterien von 2013

Die ACR/EULAR-Kriterien von 2013 (➤ Tab. 12.1; van den Hoogen F et al. 2013) wurden primär für die Klassifikationskriterien für Studienpopulationen entwickelt, ist jedoch auch für die Diagnosestellung im klinischen Alltag nützlich.

Tab. 12.1 ACR/EULAR-Klassifikationskriterien systemische Sklerose 2013

Kriterium	Subkriterium	Punkte
Hautverdickung der Finger beider Hände proximal der MCP-Gelenke (als Diagnosekriterium ausreichend)	–	9
Hautverdickung der Finger (nur den höheren Punktwert addieren)	Fingerödeme	2
	Sklerodaktylie (distal der MCP-Gelenke, proximal der PIP-Gelenke)	4
Läsionen der Fingerspitze (nur den höheren Punktwert addieren)	Ulzera der Fingerspitze	2
	Grübchenförmige Narben an der Fingerspitze	3
Teleangiektasien	–	2
Raynaud-Phänomen	–	3
SSc-Muster in der Kapillarmikroskopie	–	2
Pulmonalarterielle Hypertonie oder interstitielle Lungenerkrankung (max. 2 Punkte)	Pulmonalarterielle Hypertonie	2
	Interstitielle Lungenerkrankung	2
SSc-assoziierte Autoantikörper (max. 3 Punkte)	Anti-Zentromer-Antikörper	3
	Anti–Topoisomerase I (Anti-Scl70-Antikörper)	3
	Anti–RNA Polymerase III	3
Diagnose SSc: ≥ 9 Punkte (sofern die Symptome durch keine andere Erkrankung zu erklären sind)		

Einteilung nach LeRoy

Entsprechend LeRoy (LeRoy et al. 1988) wird nach Ausmaß des Hautbefalls unterschieden in limitiert-kutane SSc und diffus-kutane SSc, welche sich in der Frequenz der Organmanifestationen und damit auch in der Prognose unterschieden:

- Bei der **limitierten SSc** beschränkt sich die Hautfibrose auf die Areale distal der Ellenbogen und Knie (Ausnahme: Gesicht). Die Patienten sind häufig anti-Centromer-AA/B-positiv und haben ein erhöhtes Risiko für vaskuläre Komplikationen wie PAH und ausgeprägtes Raynaud-Phänomen sowie digitale Ulzerationen.
- Bei der **diffusen SSc** sind dagegen auch Hautareale proximal der Ellenbogen und Knie betroffen. Anti-SCL-70-Antikörper sind häufiger positiv und das Risiko für die Ausbildung einer Lungenfibrose und anderer fibrotischer Organmanifestationen ist erhöht.

Weitere Begriffsdefinitionen: Von der systemischen Sklerose abzugrenzen sind lokalisierte oder zirkumskripte Sklerodermieformen wie Morphea oder lineare Sklerodermie, welche schwerpunktmäßig auf die Haut und das subkutane Fettgewebe beschränkt bleiben, sowie kutane „Sklerodermie-Mimics“ wie das Sklerödem. Die Behandlung dieser Veränderungen ist in diesem Kapitel nicht thematisiert. Es wird auf die dermatologische Fachliteratur verwiesen.

Weitere Informationen

S2k-Leitlinie Diagnostik und Therapie der zirkumskripten Sklerodermie der Deutschen Dermatologischen Gesellschaft (DDG) und der Gesellschaft für Kinder- und Jugendrheumatologie (GKJR) in Zusammenarbeit mit der Sklerodermie Selbsthilfe e. V.

12.2 Pathogenese der SSc

Die Pathogenese der SSc ist gekennzeichnet durch

- vaskuläre Veränderungen,
- Fehlaktivierung des Immunsystems und
- Akkumulation von extrazellulärer Matrix.

Die **vaskulären Veränderungen** und die Aktivierung des Immunsystems gehen dabei der Matrixakkumulation voraus. Als frühe Veränderung bei Patienten mit SSc gilt eine vermehrte Apoptose von Endothelzellen. Die Ursache für die Auslösung der Krankheitskaskaden ist unklar, jedoch ist von einem Trigger der Endothelzellapopotose in einem genetisch Prädisponierten auszugehen (Distler et al. 2019). Aufgrund der gestörten Angiogenese und Vaskulogenese kommt es bei Patienten mit SSc trotz der Überexpression proangiogener Faktoren zu einer insuffizienten Neubildung von Gefäßen. Hieraus entwickelt sich eine **Mikroangiopathie,** welche klinisch bereits in frühen Stadien durch die **Nagelfalz-Kapillarmikroskopie** untersucht werden kann. **Hier zeigen sich strukturelle Veränderungen der Kapillaren und eine Abnahme der Kapillardichte.** Durch den verminderten Blutfluss entsteht im Gewebe ein Mangel an Sauerstoff und Nährstoffen, der zu trophischen Störungen und zur Nekrose des Gewebes führen kann (Gabrielli et al. 2009).

Entzündungszellinfiltrate im betroffenen Gewebe sind v. a. in den frühen Erkrankungsstadien nachweisbar und hauptsächlich perivaskulär lokalisiert. In den letzten Jahren konnte gezeigt werden, dass ein **komplexes Zusammenspiel aus Zellen und Mediatoren des angeborenen Immunsystems** (Makrophagen, Innate Lymphoid Cells) und **des erworbenen Immunsystems** (T-Zellen v. a. mit Th2-Polarisierung, T-Reg-Zellen, auch B-Lymphozyten) mit Endothelzellen und Fibroblasten wichtige Rollen in den frühen Erkrankungsstadien und bei der Initiierung profibrotischer Ereigniskaskaden spielen (Distler et al. 2017). Dies spiegelt sich auch in der **partiellen Wirksamkeit von Immunsuppressiva** bei der Verlangsamung fibrotischer Organmanifestationen wider, die z. B. den Einsatz von Mycophenolat-Mofetil oder Tocilizumab zur Behandlung der Lungenfibrose rechtfertigt (➤ Kap. 12.2.2). Allerdings sprechen nicht alle Patienten auf eine immunsuppressive Therapie an. Dies spricht dafür, dass neben der Immunzellaktivierung andere Mechanismen bei der Ausbildung und Aufrechterhaltung fibrotischer Organmanifestationen eine Rolle spielen.

Die **Organfibrose** kann mit einer **anhaltenden, überschießenden Narbenbildung** mit insuffizienten Terminationsmechanismen verglichen werden. Sie ist durch die exzessive Anhäufung von extrazellulärer Matrix (z. B. Kollagenproteine, Fibronektin) charakterisiert. Neben der **chronischen Aktivierung von profibrotischen Wachstumsfaktoren** spielen **epigenetische Mechanismen hierbei eine Rolle** (Bergmann, Distler 2015). Nintedanib wurde als erste Medikation, die an fibroblastenstimulierenden Wachstumsfaktoren angreift, für die Behandlung der Lungenfibrose zugelassen (➤ Kap. 12.2.2).

Obgleich wichtige Fortschritte bei dem Vertändnis der SSc gemacht wurden und zunehmend antifibrotisch und antientzündliche Medikationen zur Behandlung der systemischen Sklerose zur Verfügung stehen, besteht das Therapieziel in der Praxis weiterhin in der „Verlangsamung" eingetretener Krankheitsprozesse und supportiver Maßnahmen. Die gezielte Rückbildung bereits eingetretener fibrotischer Veränderungen durch spezifische Therapien ist aktuell nicht möglich.

12.2.1 Pulmonalarterielle Hypertonie

Die pulmonalarterielle Hypertonie ist neben der Lungenfibrose die führende Ursache für krankheitsbezogene Letalität in der systemischen Sklerose (Tyndall et al. 2010). Die PAH ist durch den **Gefäßwandumbau der kleinen und mittleren Lungenarterien** charakterisiert. Dies führt zu der Verringerung der pulmonalen arteriellen Strombahn und der **Erhöhung des pulmonalvaskulären Widerstands** (PVR; Galiè N et al. 2016). Zusätzlich nimmt die Dehnbarkeit (Compliance) der Gefäßwände ab. Die Kombination von beidem führt im Verlauf zu rechtsventrikulärer Dysfunktion. Unbehandelt verläuft die PAH i. d. R. letal (Hsu et al. 2019). Hämodynamisch war die PAH bis 2018 definiert als ein mittlerer pulmonalarterieller Druck > 25 mmHg in Ruhe, bei einem **kapillären Verschlussdruck von < 15 mmHg und einem erhöhten PVR > 3 Woods-Einheiten, gemessen mittels Rechtsherzkatheter und nach Ausschluss anderer Differenzialdiagnosen** wie z. B. der chronisch thrombembolischen pulmonalen Hypertonie (CTEPH). Eine Erhöhung des pulmonalarteriellen Drucks > 25 mmHg entspricht jedoch bereits dem Verlust von 50 % der pulmonalvaskulären Gefäßstrombahn und somit einem fortgeschrittenen PAH-Stadium. Deshalb wurde auf der 6. PH-Weltkonferenz 2018 in Nizza das Absenken der Druckgrenze auf einen **mPAP von 20 mmHg** empfohlen (Thomas et al. 2019).

Zum **noninvasiven Screening** für die PAH werden die Doppler-Echokardiographie, die Messung der Diffusionskapazität (TLCO) bei erhaltener FVC, die Messung des NT-proBNP und die Spiroergometrie verwendet (Galiè et al. 2016). Gerade in frühen Stadien der PAH können diese Untersuchungen jedoch gering ausgeprägte Befunde ergeben, weshalb eine Rechtsherzkatheteruntersuchung zur Diagnosestellung und Abgrenzung anderer PH-Formen notwendig ist. Um die Entscheidung für die Indikationsstellung zur Rechtsherzkatheteruntersuchung zu unterstützen, wurden multimodale Algorithmen mit einer hohen Sensitivität wie z. B. der **DETECT Score** entwickelt (Coghlan et al. 2014): In diesem zweistufigen Algorithmus werden serologische Parameter (Serum-Harnsäure, NT-Pro-BNP und Antikörperstatus) und Lungenfunktionsparameter (Stufe 1) und die Befunde einer Echokardiographie (Stufe 2) einbezogen. Für Patienten mit einem Gesamtpunktscore > 335 ist eine RHK-Untersuchung empfohlen. Weitere Untersuchungen zur differenzialdiagnostischen Abklärung schließen u. a. die Ventilations-/Perfusionsszintigraphie, CT Thorax und Kardio-MRT mit ein.

Da die PAH bei SSc-Patienten häufig mit Komorbiditäten wie der Lungenfibrose und Herzinsuffizienz einhergeht, sollte die Diagnostik,

Differenzialdiagnostik und Therapieeinleitung der PAH und anderer PH Formen bei systemischer Sklerose unbedingt an einem spezialisierten Zentrum erfolgen In der Rechtsherzkatheteruntersuchung kann bei iPAH-Patienten eine Vasoreaktivitätstestung mit Stickstoffmonoxid oder Adenosin durchgeführt werden. Bei Patienten, die hierbei ein signifikantes Ansprechen zeigen, kann zuerst ein Therapieversuch mit Kalziumantagonisten unternommen werden.

Cave

Die Ansprechrate auf Kalziumantagonisten erscheint bei SSc-Patienten mit PAH allerdings noch niedriger als bei idiopathischer PAH, sodass die meisten Autoren diesen Ansatz nicht mehr empfehlen.

Ältere Metaanalysen legen nahe, dass das Ansprechen bei CTD-PAH auf die zu dieser Zeit verfügbaren Medikamente (ERA, PDE-5-Hemmer, Prostazyklinanaloga) im Vergleich zu den Vergleichsgruppen mit idiopathischer PAH abgeschwächter ausfallen kann. Als mögliche Ursachen werden u. a. Komorbiditäten wie zusätzliche postkapilläre Veränderungen der Lungenstrombahn sowie die Gefäßveränderungen in der SSc diskutiert (Rhee et al. 2015).

Medikamentöse Therapie

Spezifische PAH-Therapie → Medikamentenklassen:

- Endothelin-Rezeptor-Antagonisten (ERA: Ambrisentan, Macitentan, Bosentan)
- Phosphodiestaerase-5-Inhibitoren (PDE5-Inhibitoren; Sildenafil, Taldalafil)
- Stimulator der löslichen Guanylatzyklase (Riociguat)
- Prostanoidanaloga (Epoprostenol, Iloprost, Treprostinil) und der Prostazyklin-Rezeptor-Agonist Selexipag

Evidenzlage: ERA, PDE-5-Inhibitoren und Riociguat sind für die Behandlung der PAH im Rahmen von Kollagenosen zugelassen. Die Zulassungen basieren auf randomisierten, kontrollierten Studien (RKS) mit ätiologisch heterogenen PAH-Patientenkollektiven, die Patienten mit PAH im Rahmen einer Kollagenose einschließen. Da nur ein Bruchteil des Gesamtpatientenkollektivs in den Studien an SSc-PAH erkrankt ist, ist die statistische Aussagekraft geringer und es besteht für die Behandlung der SSc-PAH mit diesen Substanzen der Empfehlungsgrad B (Kowal-Bielecka et al. 2017). Die Wirksamkeit intravenöser Applikationen von Epoprostenol wurde in einer randomisierten, kontrollierten Studie in SSc-PAH-Patienten untersucht (Badesch et al. 2000). Hier besteht eine Empfehlung des Evidenzgrads A für die Behandlung von SSc-Patienten mit PAH der WHO-Funktionsklassen III und IV. Andere Prostazyklinanaloga (Iloprost, Treprostinil) wurden in RKS in Patienten mit PAH bei Kollagenosen untersucht. Analog zu den ERA- und PDE-5-Inhibitoren besteht für diese Substanzen zum Einsatz bei SSc-PAH der Evidenzgrad B. Für Selexipag wurde durch die europäischen Expertengremien noch kein Evidenzgrad veröffentlicht. Die Wirksamkeit bei kollagenosenassoziierter PAH wurde 2017 in einer Subgruppenanalyse der Griphon-Studie untersucht (Gaine et al. 2017).

Endothelin-Rezeptor-Antagonisten (ERA)

Bosentan ist ein nicht selektiver Endothelin-Rezeptor-Antagonist, welcher in Dosierungen von 2 × 62,5 mg/d bis max. 2 × 125 mg/d p. o. eingenommen wird. Eine häufige und kontrollbedürftige Nebenwirkung von Bosentan ist eine Erhöhung der Transaminasen in bis zu 10 % der Patienten. Eine weitere gängige Nebenwirkung bei allen Endothelin-Rezeptor-Antagonisten sind Ödeme. Als seltene Nebenwirkung wurden in den Zulassungsstudien für alle ERA Anämien beschrieben (Enevoldsen et al. 2020). Bosentan wirkt teratogen, gleichzeitig kann die Wirkung oraler Kontrazeptiva während der Einnahme von Bosentan reduziert sein. Dies muss bei der Beratung von Patientinnen berücksichtigt werden (s. u.). Für weitere detaillierte Informationen zu möglichen Nebenwirkungen dürfen wir für diesen und die anderen Wirkstoffe auch auf die jeweilige Fachinformation hinweisen.

Ambrisentan ist ein selektiver Endothelin-Rezeptor-A-Antagonist, welcher nur 1 ×/d eingenommen werden muss. Bei Therapiebeginn werden 5 mg/d p. o. eingenommen und können bei guter Verträglichkeit auf 10 mg/d p. o. gesteigert werden. Transaminasenerhöhungen sind unter Ambrisentan seltener als unter Bosentan. Ein theoretischer Vorteil ist die geringere Interaktion mit anderen PAH-Medikamenten.

Macitentan ist ein nicht selektiver ERA mit der Einnahmeempfehlung 10 mg p. o. 1 ×/d. Auf molekularer Ebene unterscheidet sich Macitentan von Bosentan und Ambrisentan durch eine langsamere Dissoziation vom Rezeptor und blockiert endothelinvermittelte Signalwege theoretisch effektiver als die anderen ERA.

PDE-5-Inhibitoren

- Sildenafil ist für die Einnahme mit 20 mg p. o. 3 ×/d zugelassen. Für höhere Dosierungen von 3 × 40 mg/d p. o. und 3 × 80 mg/d p. o. konnte in einer verblindeten, kontrollierten Studie dosisabhängige Verbesserungen des PVR gezeigt werden (Galiè et al. 2005), der Einsatz dieser Dosierungen liegt jedoch streng formal im Off-Label-Bereich. Neben der Tablettenform steht Sildenafil auch in modifizierter Formulierung zur i. v. Anwendung zur Verfügung.
- Als weiterer PDE-5-Inhibitor ist **Tadalafil** mit der Dosis 1 × 40 mg/d p.o zugelassen. Dosisanpassungen sind bei Nieren- und Leberinsuffizienz empfohlen.

Sildenafil und Tadalafil unterscheiden sich hinsichtlich ihrer Pharmakokinetik und Selektivität für verschiedene Isoenzyme. Direkte Head-zu-Head-Vergleiche hinsichtlich ihrer Wirksamkeit stehen zum aktuellen Zeitpunkt nicht zur Verfügung. Zu den häufigen Nebenwirkungen zählen Kopfschmerzen, Flush-Symptomatik, Verdauungsstörungen, Myalgien.

Riociguat

Riociguat stimuliert die lösliche Guanylatzyklase und wird p. o. mit einschleichendem Dosierungsschema eingenommen: Die empfohlene Anfangsdosis beträgt 1 mg p. o. 3 ×/d und sollte bei guter Verträglichkeit schrittweise (Steigerung der Tagesdosis alle 2 Wo.

um 0,5 mg/Gabe) auf die Maximaldosis von 2,5 mg p. o. 3 ×/d gesteigert werden. Riociguat ist zur Behandlung der CTEPH und der PAH unterschiedlicher Ätiologien zugelassen.

Evidenzlage: Ähnlich wie bei ERA- und PDE-5-Inhibitoren leitet sich die Wirksamkeit bei der SSc-PAH aus RKS mit ätiologisch heterogener Studienpopulation ab (PATENT-1- und -2-Studie), wobei die Wirkung von Riociguat auf die Belastungstoleranz von Patienten mit SSc weniger stark ausgeprägt war als bei Patienten mit PAH anderer Ätiologie (Humbert et al. 2017). Riociguat könnte bei einer Subgruppe von PAH-Patienten mit erniedrigten cGMP-Spiegeln besonders hilfreich sein: So konnte in der RESPITE-Studie gezeigt werden, dass 54 % der PAH-Patienten (Funktionsklasse III) eine Verbesserung des PVR und der 6-Minuten-Gehstrecke sowie weiterer hämodynamischer Parameter nach einem Wechsel von PDE-5-Inhibitoren auf Riociguat zeigten (Hoeper et al. 2017).

Prostazyklinanaloga

Aus der Gruppe der Prostazyklinanaloga sind Iloprost, Epoprostenol und Treprostinil zur Therapie der PAH zugelassen. Sie sind die 1. Wahl bei Patienten mit fortgeschrittener PAH, Funktionsklasse IV sowie bei Patienten, die trotz Therapie mit anderen PAH-spezifischen Medikamenten einen progressiven Krankheitsverlauf zeigen.

- **Epoprostenol** hat nur eine sehr kurze Halbwertszeit und muss daher durch kontinuierliche i. v. Infusion verabreicht werden. Die Dosis wird anhand des Ansprechens und der Toleranzgrenze des Patienten austitriert, als initiale Laufrate wird 2 ng/kg/Min. empfohlen. Für die Anwendung in der SSc-PAH, Funktionsklassen 3 und 4, besteht der Empfehlungsgrad A (Kowal-Bielecka et al. 2017; Badesch et al. 2000).
- **Treprostinil** wird über kontinuierliche s. c. Infusion verabreicht, die Applikationsform kann bei lokaler Unverträglichkeit ggf. auf die i. v. Dauerinfusion umgestellt werden (Jing et al. 2013). Eine orale Formulierung steht zur Verfügung, die bisher jedoch nur in den USA zugelassen ist. Erste Ergebnisse der Freedom-EV-Studie, die den zusätzlichen Nutzen einer p. o. Treprostinil-Medikation zu einer bestehenden PAH-Monotherapie beschreibt, wurden 2020 veröffentlicht (White et al. 2020).
- **Iloprost** kann i. v. oder mittels Inhalator verabreicht werden. Die Wirksamkeit ist dabei in der i. v. Anwendung besser gesichert, welche daher meist bevorzugt wird. Ein weiterer Nachteil der inhalativen Präparation besteht in der häufigen Applikation (6–9 ×/d; Taichman et al. 2014).
- **Selexipag** ist ein p. o. Prostazyklinrezeptoragonist und ist in Kombination mit PDE-5-Inhibitoren oder ERA für die Behandlung der PAH-Funktionsklasse 2 oder 3 oder als Monotherapie im Fall von Unverträglichkeit der o. g. Substanzklassen zugelassen. Die Dosis wird individuell titriert und liegt im Bereich 200 mcg p. o. 2 ×/d und 1600 mcg p. o. 2 ×/d. Die Wirksamkeit für SSc-PAH wurde in einer Subgruppenanalyse der GRIPHON-Studie, die sich auf Patienten mit kollagenosen-assoziierter PAH (überwiegend SSc-PAH) untersucht. Ähnlich wie in der gesamten Studienpopulation reduzierte Selexipag das Risiko für den kombinierten primären Endpunkt Mortalität/Morbidität um 41 % in der Selexipag-Gruppe vs. Placebo (Gaine et al. 2017).

Kombinationstherapien

In der AMBITION-Studie wurde erstmals in einer RKS die Überlegenheit einer primären Kombinationstherapie von **Tadalafil und Ambrisentan** verglichen mit einer Monotherapie mit Tadalafil oder Ambrisentan für das Auftreten eines Ereignisses des primären Endpunkts (u. a. Verschlechterung, Tod, Hospitalisierung) in Patienten mit PAH-Funktionsklasse 2 und 3 gezeigt (Galiè et al. 2015). In der Subgruppenanalyse für Patienten mit kollagenosenassoziierter PAH zeigte sich ein ähnliches Ergebnis. Positive Effekte einer primären Kombinationstherapie mit Tadalafil und Ambrisentan auf die rechtsventrikuläre Funktion in Patienten mit SSc-PAH wurden in einer open-gelabelten Beobachtungsstudie gezeigt (Hassoun et al. 2021). Positive Effekte einer Kombinationstherapie aus **Macitentan und einem PDE-Inhibitor** wurden in der SERAPHIN-Studie beschrieben. In einer Subgruppenstudie der GRIPHON-Studie konnten die Autoren zeigen, dass die Ergänzung von Selexipag zu einer Zweifachtherapie positive Effekte auf die PAH hat (Coghlan et al. 2018). Die Resultate einer weiteren Studie zur Untersuchung des Effekts einer Dreifach-Kombinationstherapie (Macitentan, Tadalafil, Selexipag) vs. dualer Therapie (Macitentan, Tadalafil, Placebo) werden erwartet (TRITON-Studie). Entsprechend den EULAR-Empfehlungen von 2016 ist eine Kombinationstherapie spezifischer PAH-Medikamente im Besonderen bei Patienten mit progressiver Erkrankung und schwerem Verlauf zu erwägen einer. Der primäre Einsatz von Kombinationstherapien von ERA und PDE-5/sGC-Hemmern in therapienaiven Patienten entspricht bereits der gängigen Praxis in SSc/PAH-Zentren. Generell ist eine Anbindung von SSc-Patienten mit PAH an ein spezialisiertes Zentrum unbedingt empfehlenswert.

Supportivtherapie

Die Supportivtherapie bei PAH umfasst (Galiè et al. 2016):

- **Behandlung der Rechtsherzinsuffizienz (Diuretika).** Bei rechtsventrikulären Dekompensationen sowie Komorbiditäten kann eine **intensivmedizinische Behandlung** einschließlich extrakorporaler Membranoxygenierung (ECMO) notwendig werden. In selektierten Patienten kann eine **atriale Septostomie** sinnvoll sein. Dieser interatriale Rechts-links-Shunt führt zur Druckentlastung der rechten Herzkammer und erhöht die linksventrikuläre Vorlast. Die atriale Septostomie kommt z. B. für Patienten mit PAH Funktionsklasse 4, refraktär auf medikamentöse Behandlung oder als Überbrückung für eine Lungentransplantation zum Einsatz.
- Kontinuierliche Sauerstoffgabe (im Besonderen bei Sauerstoffpartialdruck < 60 mmHg arteriell).
- Für eine p. o. Antikoagulation besteht bei kollagenosenassoziierter PAH keine generelle Empfehlung, hier wird i. d. R. eine Einzelfallentscheidung getroffen.
- **Eisensubstitution** im Fall einer Eisenmangelanämie.

Lungentransplantation

Als letzte Option ist bei Patienten mit therapierefraktärer schwerer PAH eine Lungentransplantation zu erwägen. Diese kann als alleinige Lungentransplantation oder als kombinierte Herz-Lungen-Transplantation durchgeführt werden (➤ Kap. 12.2.2).

Allgemeine Maßnahmen

- Eine **Schwangerschaft** ist bei Patientinnen mit PAH mit dem deutlich erhöhten Risiko mütterlicher Letalität verbunden: Retrospektive multizentrische Fallserien beschreiben eine mütterliche Letalitätsrate zwischen 12 und 17 % der Schwangeren (Galiè et al. 2016). Vor diesem Hintergrund ist entsprechend den ESC-Leitlinien eine Schwangerschaft bei Patientinnen mit PAH zu vermeiden und eine sichere Kontrazeption unbedingt notwendig.
- Im Fall **einer Pneumonie** besteht bei PAH-Patienten ein erhöhtes Risiko für Komplikationen. Auch wenn hierfür keine Studien verfügbar sind, ist die Aktualisierung des Impfplans hinsichtlich **Pneumokokken- und Influenza-Impfung** empfohlen. Eine umfragenbasierte amerikanische Studie legt auch ein erhöhtes Risiko für ein schlechtes Outcome im Fall einer Infektion mit **COVID-19 nahe** (Lee et al. 2020), weshalb auch hier ein vollständiger Impfstatus anzustreben ist, im Besonderen bei weiteren Komorbiditäten wie Lungenfibrose.
- Die Patienten müssen zusätzlich zu der Situation einer chronischen Grunderkrankung mit den Unsicherheiten, die sich durch die PAH als möglichem Risikofaktor für einen schweren Krankheitsverlauf ergibt, zurechtkommen, sodass ggf. **psychosoziale Unterstützung** oder die Teilnahme an Selbsthilfegruppen sinnvoll sein kann.
- Körperliche starke Aktivität sollte vermieden werden, bei Dekonditionierung kann jedoch **angeleitete Physiotherapie** sinnvoll sein.

12.2.2 Lungenfibrose

Die Lungenfibrose ist zusammen mit der PAH aktuell die häufigste Ursache für krankheitsbezogene Sterblichkeit bei SSc-Patienten (17 % in der europäischen EUSTAR-Kohorte; Elhai et al. 2017). Das Ausmaß der Lungenfibrose ist hierbei mit der Letalität vergesellschaftet (Hoffmann-Vold et al. 2021; Goh et al. 2008). Obwohl auf Populationsebene mehrere Risikofaktoren für die Entwicklung oder Verschlechterung einer Lungenfibrose beschrieben wurden, u. a. diffuser Hautbefall und eine niedrige FVC und DLCO bei Diagnosestellung, ist der **Verlauf bei dem individuellen Patienten schwer vorherzusagen** (Distler O et al. 2020). Dies führt bei der Beurteilung der **Therapiedringlichkeit** zu einer schwierigen Situation: In einer Analyse der EUSTAR-Kohorte wurde kürzlich anhand des Verlaufs der FVC-Werte beschrieben, dass 37 % der Patienten mit SSc-ILD im 5-Jahresverlauf einen Progress der ILD zeigten, davon 24 % mit einem starken FVC-Verlust > 20 %, während 39 % der Patienten einen stabilen und 24 % sogar einen leicht gebesserten FVC-Verlust zeigten (Hoffmann-Vold et al. 2021). Die Identifikation von Biomarkern und Möglichkeiten, den individuellen Krankheitsverlauf abzuschätzen, ist Gegenstand zahlreicher aktueller Studien und möglicherweise können neue bildgebende Verfahren, wie das FAPI-PET/CT hier in Zukunft Abhilfe schaffen (Bergmann et al. 2021). Aktuell besteht in der Routinediagnostik die **Notwendigkeit eines regelmäßigen Monitorings der Patienten, um ggf zeitnah mit einer Therapie zu beginnen.** Für das „Screening" einer Lungenfibrose sowie für die Häufigkeit der Kontrolluntersuchungen gibt es aktuell keine Konsensusempfehlungen (Distler O et al. 2020). Prinzipiell stehen die High-Resolution-Computertomographie (HRCT) des **Thorax und die Lungenfunktion (i. B. FVC) mit Diffusionsmessung (DLCO, KCO)** zur Verfügung. **Der 6-Minuten-Gehtest** kann ggf zusätzliche Informationen über die Belastungstoleranz des individuellen Patienten geben. An SSc-Zentren werden beide Untersuchungen (Lungenfunktion und HRCT) üblicherweise bei Diagnosestellung der SSc durchgeführt. Lungenfunktion und ggf. auch HRCT werden abhängig vom individuellen Krankheitsverlauf mind. 1 ×/J. wiederholt, bei V. a. Progress ggf. häufiger. Bei der Diagnosestellung muss das mögliche Vorliegen anderer Ursachen für eine interstitielle Lungenerkrankung berücksichtigt werden (z. B. überlappende andere Autoimmunerkrankungen wie Sarkoidose oder rheumatoide Arthritis, Pneumokoniosen, medikamentös-toxisch bedingte Pneumopathien, Infektionen). Hier ist die enge Zusammenarbeit mit den Kollegen der Pneumologie erforderlich. Die Lungenfibrose bei systemischer Sklerose ist am häufigsten histologisch und CT-morphologisch durch ein NSIP-Muster gekennzeichnet (Denton et al. 2018), ein kleinerer Anteil zeigt ein UIP-Muster. Bei passendem Muster, typischer Serologie und ohne Hinweise auf eine andere Ursache der Lungenfibrose kann auf eine Lungenbiopsie verzichtet werden.

Medikamentöse Therapie

- Antifibrotische Therapieansätze: Nintedanib
- Immunsuppressive Therapieansätze:
  - Mycophenolat-Mofetil
  - Cyclophosphamid
  - Tocilizumab
- Kombinationstherapien. Mycophenolat-Mofetil (MMF) und Nintedanib
- Ausblick: Pirfenidon

Nintedanib

Nintedanib ist ein Multikinaseinhibitor, der die Aktivierung von Fibroblasten und auch die Sekretion profibrotischer Zytokine hemmt (Huang et al. 2016; Wollin et al. 2019). Die Zieldosis beträgt 150 mg p. o. 2 ×/d, bei gastrointestinalen Nebenwirkungen ist eine Dosisreduktion auf 100 mg p. o. 2 ×/d möglich. Zu den häufigsten Nebenwirkungen zählen nichtinfektiöse Durchfälle und Übelkeit, die nach Ausschluss einer zusätzlichen infektiösen Genese symptomatisch mit Loperamid behandelt werden können. Bei Transaminasenerhöhung unter Therapie sollte die Medikation mit Nintedanib pausiert werden. Patienten mit Vollantikoagulation und erhöhtem Blutungsrisiko wurden aufgrund der möglichen VEGF-R-Hemmung durch Nintedanib von den Zulassungsstudien ausgeschlossen (Distler O et al. 2019), ebenso Patienten mit erhöhtem Risiko für thrombembolische Ereignisse, nachdem sich in den INPULSIS-Studien (IPF) eine leicht erhöhte Herzinfarktrate gezeigt hatte (Richeldi et al. 2016). Bei Patienten dieser Kollektive darf der Einsatz von Nintedanib nur unter sorgfältiger Nutzen-Risiko-Bewertung stattfinden. Weitere Informationen sind der zugehörigen Fachinformation zu entnehmen. Einen besonderen Stellenwert hat die Therapie mit Nintedanib bei Patienten, die unter MMF-Therapie einen progressiven Verlauf der ILD zeigen, und bei Patienten, die z. B. aufgrund der Infektionshistorie keine dauerhafte Immunsuppression erhalten sollten.

Evidenzlage: Die Wirksamkeit von Nintedanib in der SSc-ILD wurde in einer weltweiten, multizentrischen RKS (SENSCIS-Trial) untersucht und 2019 von der FDA und 2020 von der EMA zur Behandlung von Erwachsenen mit interstitieller Lungenfibrose bei systemischer Sklerose zugelassen. In einer Subgruppenanalyse konnte gezeigt werden, dass die sequenzielle Ergänzung von Nintedanib zusätzlich zu einer bestehenden Therapie mit MMF eine zusätzliche Abschwächung des FVC bringen kann (s. u.).

Mycophenolat-Mofetil (MMF)

Mycophenolat-Mofetil ist ein Prodrug und wird nach p. o. Einnahme zu dem aktiven Metaboliten Mycophenolsäure verstoffwechselt. Mycophenolsäure hemmt die Inosinmonophosphat-Dehydrogenase, ein Schlüsselenzym der Guanosin-Synthese, die besonders für die Proliferation von T-und B-Lymphozyten unerlässlich ist. MMF hemmt daher hauptsächlich die Lymphozytenproliferation. Die Evidenz für den Einsatz bei SSc-ILD leitet sich v. a. aus der Scleroderma Lung Study 2 ab (s. u.). Die Zieldosis entspricht der Studiendosis mit 1 g p. o. 3 ×/d nach initialer schrittweiser Aufdosierung. Sollte diese Dosis nicht vertragen werden, kann eine niedrigere Dosis fortgeführt werden, z. B. 1 g p. o. 2 ×/d. Die Aufdosierung des Medikaments ist unter regelmäßigem Monitoring des klinischen Zustands und der Transaminasen, der renalen Retentionswerte und des Blutbildes entsprechend den Empfehlungen der Deutschen Gesellschaft für Rheumatologie empfohlen.

Weitere Informationen

Therapieinformationsbögen mit Empfehlungen für das klinische und laborchemische Monitoring für mitbetreuende Haus-und Fachärzte und Patienten sind auf der Homepage der Deutschen Gesellschaft für Rheumatologie verfügbar: https://dgrh.de/Start/Versorgung/Therapieinformationen/Therapieinformationsbögen.html.

MERKE

Vor Beginn der Therapie müssen eine aktive Infektion einschließlich Hepatitis B und C und eine Schwangerschaft ausgeschlossen werden. Zudem ist die Aktualisierung des Impfplans vor Therapiebeginn empfohlen, da die Impfantwort unter Therapie reduziert ausfallen kann. Lebendimpfungen sind während einer Therapie mit MMF wie bei anderen Immunsuppressiva kontraindiziert (➤ Kap. 12.2.2).

Evidenzlage: Die Wirksamkeit von MMF in der SSc-ILD leitet sich aus der Scleroderma Lung Study 2 ab (Tashkin et al. 2016), in der eine 24-monatige p. o. MMF-Therapie (3 g/d p. o.) mit einer 12-monatigen p. o. Cyclophosphamid-Therapie verglichen wurde. In dieser Studie zeigte sich, dass beide Therapien eine vergleichbare Verbesserung des FVC-Abfalls im 2-Jahresverlauf erbrachten, bei besserer Verträglichkeit von MMF. Ein reduzierter jährlicher FVC-Verlust in MMF behandelten Patienten im Vergleich mit Placebo zeichnete sich auch in einer Subgruppenanalyse der SENSCIS-Studie ab, wobei diese nicht für die primäre Beurteilung der MMF Wirkung ausgelegt war.

Cyclophosphamid (CYC)

Zwei große, kontrollierte Studien, eine Studie mit p. o. Einnahme von Cyclophosphamid (Scleroderma Lung Study 1 und 2, Tashkin et al. 2006; Tashkin et al. 2016) und eine Studie mit i. v. Cyc-Applikation (FAST-Trial; Hoyles et al. 2006), untersuchten die Wirksamkeit von Cyclophosphamid bei interstitieller Lungenbeteiligung bei SSc-Patienten. In der ersten Studie zeigte sich nach 1 J. bei den Patienten mit oralem Cyclophosphamid in einer Dosierung von bis zu 2 mg/kg KG/d eine klinisch geringe, statistisch jedoch signifikant bessere forcierte Vitalkapazität (FVC), eine Besserung der Dyspnoe und der Lebensqualität im Vergleich zu den Patienten im Placebo-Arm. Diese Verbesserung hielt bis knapp 1 J. nach Therapieende an (keine Erhaltungstherapie). Außerdem fand sich auch eine signifikante Verminderung des Modified Rodnan Skin Scores (mRSS) als Marker für die Hautfibrose (➤ Kap. 12.2.5).

Zu vergleichbaren Ergebnissen kam auch die zweite Studie, bei der Cyclophosphamid-Stöße i. v. alle 6 Mon. zusammen mit 20 mg Prednisolon jeden 2. d verabreicht wurden, gefolgt von einer Erhaltungstherapie mit Azathioprin oder Placebo. Die Inzidenz toxischer Arzneimittelwirkungen wie Hämaturie und Zytopenien scheint bei der i. v. Stoßtherapie geringer als bei p. o. Verabreichung.

Cave

Aufgrund seiner Toxizität bei geringer Wirksamkeit und angesichts neuerer Therapieoptionen (Nintedanib, in ausgewählten Fällen Tocilizumab) wird die i. v. Cyclophosphamid-Therapie nur noch in seltenen ausgesuchten Fällen eingesetzt, z. B. bei rasch progredienter Lungenfibrose unter Ausschöpfung anderer Therapieoptionen.

Tocilizumab

Eine Therapie mit Tocilizumab kann bei Patienten mit einem frühen Stadium der SSc-ILD sowie dem gleichzeitigen Vorliegen erhöhter Entzündungszeichen sinnvoll sein. Eine weitere Situation zur Favorisierung von Tocilizumab ist das Vorliegen einer beginnenden ILD sowie eine periphere Arthritis. Tocilizumab wird wie bei der rheumatoiden Arthritis mit 162 mg s. c. 1 ×/Wo. appliziert.

MERKE

Vor Beginn der Tocilizumab-Therapie müssen eine aktive Infektion einschließlich **Tuberkulose** (Rö-Thorax und geeignete Screeningtests) und eine **Hepatitis B** ausgeschlossen werden. Bei Hinweisen auf eine latente TBC und nach Ausschluss einer manifesten TBC ist eine Prophylaxe (1. Wahl: Isoniazid [+ Pyridoxinhydrochlorid]) ab 4 Wo. vor Beginn der Tocilizumab-Therapie über insgesamt 9 Mon. bei strenger Indikationsstellung und unter regelmäßigen Kontrollen notwendig. Zusätzlich sind vor Therapiebeginn die **Bestimmung des Lipidprofils (LDL, HDL, Triacylglyceride)** und ggf. Einleitung einer entsprechenden Therapie bei Hypercholesterinämie und Hypertriglycerinämie empfohlen sowie die Aktualisierung des Impfplans. Bei Anamnese von **gastrointestinalen Ulzerationen, Divertikulitis oder wiederkehrenden unklaren Darminfektionen sollte Tocilizumab nicht angewandt werden**, da sich hier in den Zulassungsstudien ein erhöhtes Risiko für gastrointestinale Perforationen gezeigt hatte. Während der Therapie mit Tocilizumab sind regelmäßige klinische und laborchemische Kontrollen entsprechend den DGRh-Kontrollen empfohlen. Es ist zu beachten, dass **das CRP unter Therapie mit Tocilizumab falsch niedrig und somit weniger aussagekräftig sein kann.** Hier sollten im Rahmen der Therapieüberwachung ggf. andere Entzündungszeichen wie BKS und Leukozytenzahl im Serum verwendet werden. Bei klinischem Bild eines Infekts/einer Sepsis darf das CRP auf keinen Fall als führendes Entscheidungskriterium verwendet werden.

Evidenzlage: Die Rationale für den Einsatz von Tocilizumab bei SSc-ILD ergibt sich aus einer weltweiten Phase-III-Studie, die 2020 veröffentlicht wurde (Khanna D et al. 2020).

Medikamentöse Kombinationstherapien

Die sequenzielle Kombination **von Nintedanib mit Mycophenolat-Mofetil** wurde in einer Subgruppenanalyse des SENSCIS-Trial untersucht, mit dem Ergebnis einer gewissen zusätzlichen Verminderung der FVC-Reduktion im Vergleich mit der MMF-Therapie allein. Für eine primäre Kombination beider Substanzen gibt es bisher keine kontrollierten Daten. Bei progredienter Lungenfibrose und dem Risiko eines relevanten Zeitverlusts bei sequenziellem Einsatz scheint jedoch eine primäre Kombination beider Substanzen sinnvoll und wird in Zentren praktiziert.

Ausblick

Die Ergebnisse folgender Studien für potenzielle Therapieoptionen zur Behandlung der SSc-ILD werden in Kürze erwartet:

- **Pirfenidon** (Multikinaseinhibitor, seit 2011 zugelassen für IPF)
  - NCT03221257 (Phase II, Scleroderma Lung Study 3, USA)
  - NCT03856853 (Phase III, Peking, China)
- **Rituximab**
  - NCT02990286 (Phase III; EverILD; Frankreich)
  - NCT04274257 (Phase II/III, DesiRes; Japan)

Für die beiden genannten Präparate besteht bereits eine Zulassung; für Pirfenidon für die idiopathische Lungenfibrose, für Rituximab für die rheumatoide Arthritis und Granulomatosis mit Polyangiitis und hämatologische Erkrankungen. Deshalb wäre im Fall positiver Resultate ein relativ schneller Transfer in den klinischen Einsatz zu erwarten. Weitere vielversprechende Phase-II/III-Studien über verschiedene Substanzen sind in Vorbereitung.

Hämatopoetische Stammzelltransplantation

Evidenzlage: Der Effekt einer **autologen Stammzelltransplantation** im Vergleich zu einer i. v. Cyclophosphamid-Therapie wurde in 3 Studien bei Patienten mit diffuser systemischer Sklerose untersucht: ASTIS-Trial (myeloablative Konditionierung, Phase III; van Laar et al. 2014), SCOT-Trial (myeloablative Konditionierung, Phase II/III; Sullivan et al. 2018), ASSIST-Trial (nichtmyeloablative Konditionierung, Phase I/II; Burt et al. 2011). In allen 3 Studien konnte ein Vorteil hinsichtlich des ereignisfreien Überlebens ab 1 J. nach Transplantation (Ereignis definiert als Tod infolge der Grunderkrankung oder Diagnose einer Organbeteiligung) beschrieben werden. Allerdings zeigte sich in den beiden größeren Studien mit myeloablativer Konditionierung (ASTIS- und SCOT-Trial) eine erhöhte therapieassoziierte Letalität (10 % im 1. J. im ASTIS-Trial; 3 % nach 54 Mon. und 6 % nach 72 Mon. im SCOT-Trial). Die therapieassoziierte Letalität erschwert die Indikationsstellung für eine autologe Stammzelltransplantation, zumal die Transplantation in einem Zeitfenster erfolgen sollte, in dem noch keine ausgeprägten Organveränderungen im Rahmen der Grunderkrankung vorliegen.

MERKE

Die hämatopoetische Stammzelltransplantation unterliegt einer sehr strengen Indikationsstellung in selektierten Patienten und sollte nur in Zentren mit Erfahrung in der Transplantation von SSc-Patienten durchgeführt werden.

12.2.3 Lungentransplantation

Für ausgewählte Patienten, die auch unter maximaler Ausschöpfung der medikamentösen Therapieoptionen einen Progress der Lungenfibrose zeigen, kann eine Lungentransplantation erwogen werden. Die Abwägung zwischen dem Risiko der Morbidität im Rahmen eines weiteren Progresses der Lungenfibrose einerseits und möglichen transplantationsassoziierten Komplikationen andererseits ist nicht einfach und individuell in einem Zentrum mit Erfahrung in der Lungentransplantation bei SSc Patienten zu stellen (Kowal-Bielecka et al. 2017). Fallserien einzelner Zentren beschreiben ein vergleichbares Langzeitüberleben von SSc-Patienten mit Lungentransplantation im Vergleich zu anderen pulmonalen Grunderkrankungen. Eine nationsweite Kohorte in den USA zwischen 2005 und 2014 beschreibt, dass das Überleben im 1. J. nach Transplantation bei SSc-Patienten geringer als bei vergleichbaren Patienten mit einer anderen ILD-Form ist, jedoch vergleichbar mit Patienten, die aufgrund einer idiopathischen PAH transplantiert wurden (Bernstein et al. 2015). Keine Unterschiede der Mortalität wurden in der unmittelbaren Post-Transplantationszeit (30 d) und in der mittelfristigen Follow-up-Zeit (> 1 J.) zwischen Patienten mit SSc-ILD und anderen ILD-Formen festgestellt. Inwiefern der gastroösophageale Reflux (GERD) zu dem schlechteren Abschneiden von SSc-Patienten im Vergleich zu ILD-Patienten beiträgt, konnte aufgrund der hohen Prävalenz in der SSc-Gruppe in dieser Studie nicht geklärt werden. GERD wurde in vorhergehenden Fallserien als Risikofaktor für Pneumonie und Bronchiolitis obliterans nach Transplantation diskutiert (Cantu et al. 2004).

Allgemeine Maßnahmen

- **Prävention von Infektionen des Respirationssystems** einschließlich Durchführung der **Pneumokokken- und Influenza-Impfung** sowie **Impfung gegen COVID 19.** In einzelnen Patienten mit wiederkehrenden häufigen respiratorischen Infektionen kann eine dauerhafte Antibiotikaprophylaxe sinnvoll sein, hier sollte der lokale Infektiologe kontaktiert werden.
- Bestmögliche Kontrolle der **häufig begleitenden GERD-Erkrankung** (Volkmann et al. 2017).
- **Ambulante Sauerstofftherapie** bei respiratorischer Partialinsuffizienz entsprechend separater Leitlinie.

12.2.4 Hautfibrose

Entsprechend der Ausdehnung der Hautfibrose (➤ Abb. 12.1) werden nach LeRoy (Ref) die limitiert-kutane SSc und die diffus-kutane SSc beschrieben, welche sich in der Frequenz der Organmanifestationen und damit auch in der Prognose unterscheiden:

- Bei der **limitierten SSc** beschränkt sich die Hautfibrose auf die Areale distal der Ellenbogen und Knie (Ausnahme: Gesicht).
- Bei der **diffusen SSc** (dcSSC) sind dagegen auch Hautareale proximal der Ellenbogen und Knie betroffen.

Die Ausdehnung und der Verlauf der Hautfibrose wird anhand des Modified Rodnan Skin Score (mRSS; Khanna et al. 2017) dokumentiert: Der mRSS wird durch manuelle Palpation an 17 definierten Hautarealen bestimmt: Nicht betroffene Hautareale erhalten den Score 0, betroffene Hautareale werden mit 1 (mild), 2 (moderat) oder 3 (ausgeprägt) beurteilt und das Ergebnis zu einem Gesamtscore aufaddiert. Der Score eignet sich im Besonderen zur Verlaufsdokumentation einzelner Patienten und sollte möglichst immer von dem gleichen Behandler erhoben werden. Nachteile ergeben sich durch die Intra- und Inter-Untersucher-Variabilität. Dieser Aspekt sowie die Möglichkeit der spontanen Verbesserung der Hautfibrose im Langzeitverlauf tragen möglicherweise dazu bei, dass der sekundäre Endpunkt „Haut/mRSS" in den Zulassungsstudien für antifibrotisch wirksame Substanzen wie z. B. Nintedanib kein signifikantes Ergebnis erbrachte. Im Gegensatz zur Lungenfibrose sind die medikamentösen Therapieoptionen zur Behandlung der Hautfibrose deshalb limitierter. Kürzlich konnte gezeigt werden, dass eine kurzfristige Zunahme des mRSS (> 5 Punkte über 1 J.) ein Risikofaktor für eine längerfristige Abnahme der Lungenfunktion oder eine erhöhte Mortalität in der dcSSc sein kann.

Stabile Hautfibrose allein ohne Hinweise auf fibrotischen Umbau innerer Organe ist oft keine systemische Therapieindikation. Dies gilt insbesondere bei Patienten mit limitiert-kutaner SSc.

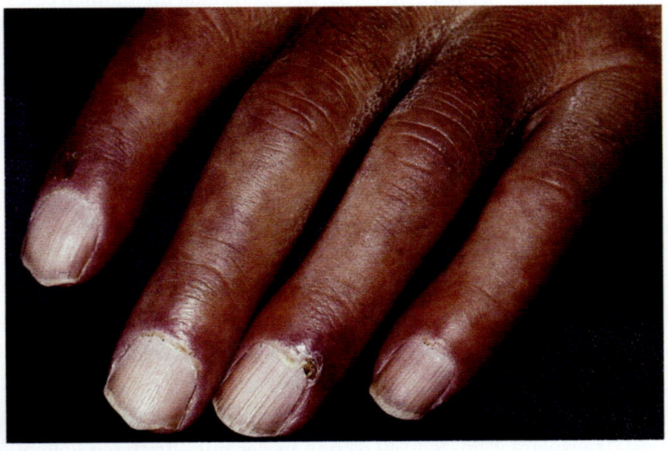

Abb. 12.1 Progressive systemische Sklerose – Hautfibrose. Straffe Haut über den distalen Fingerabschnitten mit Nagelbettveränderungen und Mikronekrosen der Haut am 2. und 4. Finger; Weiß- und Rillennägel bei limitierter systemische Sklerose Typ I (Akrosklerodermie) [R415]

Medikamentöse Therapie

Mycophenolat-Mofetil

Für die Dosierungen und Hinweise sei auf ➤ Kap. 12.2.3 hingewiesen. Aufgrund des relativ guten Verträglichkeitsprofils und der zusätzlichen positiven Wirkung auf die Lungenfibrose, wird MMF in vielen Zentren bevorzugt bei progredienter Hautfibrose verwendet.

Evidenzlage: Die Wirksamkeit von MMF in der Hautfibrose bei SSc-Patienten leitet sich aus einer Post-Hoc-Analyse der Scleroderma Lung Study 2 ab (Tashkin et al. 2016): Hier zeigte sich eine Verbesserung des mRSS im MMF-Arm und im Cyclophosphamid-Arm (CYC: –5·35; MMF: –4·90) ohne signifikanten Unterschied.

Cyclophosphamid

Für die Dosierungen und Hinweise sei auf ➤ Kap. 12.2.3 hingewiesen. Die Evidenz für den Einsatz von Cyclophosphamid leitet sich aus 2 RKS, unter ihnen auch die Scleroderma Lung Study, ab. Aufgrund der erhöhten Toxizität, im Besonderen im Vergleich mit MMF bei ungefähr gleicher Wirksamkeit in der Scleroderma Lung Study 2 wird Cyclophosphamid bei isoliertem Progress der Hautfibrose heute weitestgehend vermieden.

Methotrexat

Methotrexat stellt eine Therapieoption bei Patienten mit progredienter Hautfibrose dar, sofern sich kein Hinweis auf eine Lungenfibrose ergibt. Besonders für Patienten mit dem gleichzeitigen Vorliegen einer peripheren Arthritis kann MTX eine therapeutische Option darstellen. MTX wird 1 ×/Wo. p.o. oder s. c. abends appliziert (Dosisbereich 10–20 mg/Gabe), gefolgt von der Einnahme von 5 mg Folsäure, jeweils 24 h später.

Evidenzlage: Eine randomisierte und kontrollierte Studie fand nach 6 Mon. einen Trend zu einer Reduktion der Hautfibrose (gemessen als mRSS), der jedoch statistisch nicht signifikant war. Die Methotrexat-Dosis betrug in dieser Studie 10–17,5 mg/Wo. p.o. (van den Hoogen et al. 1996). Eine weitere randomisierte und kontrollierte Studie bestätigte, dass eine MTX-Therapie 10 mg/Wo. über einen Zeitraum von 12 Wo. positive Effekte auf den mRSS haben kann, wenn auch mit niedriger Effektstärke (Pope JE et al. 2001).

MERKE

Während einer Therapie mit MTX sind regelmäßige fach- und hausärztliche Kontrollen der klinischen Verträglichkeit und der Laborwerte (Transaminasen, Blutbild, renale Retentionswerte, alkalische Phosphatase) entsprechend auch den Empfehlungen der Deutschen Gesellschaft für Rheumatologie notwendig. Bei **Therapiestart** sind die Kontrollen zunächst im Abstand von 1–2 Wo., dann erneut nach 3–4 Wo., dann alle 4 Wo. empfohlen. In der klinischen Untersuchung sollte auf Zeichen eines Exanthems, Stomatitis, gastrointestinale Symptome, Fieber, Luftnot, Husten (**cave:** Pneumonitis), sowie Blutungen geachtet und die Therapie mit MTX ggf. pausiert werden. Bei Patienten mit **Niereninsuffizienz** ist der Einsatz nicht oder – bei leichter Niereninsuffizienz – unter sehr engmaschiger Überwachung empfohlen, da MTX renal ausgeschieden wird. Im Fall des **Nierenversagens** kommt es zur Akkumulation von MTX und folglich sind schwere Toxizitäten wie Myelosuppression, schwere Infektionen und schmerzhafte Stomatitis mit Notwendigkeit der parenteralen Ernährung möglich. In der **Schwangerschaft** ist eine Therapie mit MTX aufgrund des hohen Risikos für fetale Fehlbildungen absolut kontraindiziert. Auf eine sichere Kontrazeption muss bei Einnahme von MTX unbedingt geachtet werden.

12.2.5 Puffy Fingers

Manuelle Lymphdrainage – Evidenzlage: In einer kleineren, randomisierten, nicht verblindeten Studie wurden positive Effekte von manueller Lymphdrainage auf die Fingerödeme beschrieben (Bongi et al. 2011).

12.3 Renale Beteiligung bei SSc

12.3.1 Renale Krise

Die renale Krise, eine schwere, SSc-spezifische Komplikation, ähnelt pathophysiologisch einer thrombotischen Mikroangiopathie und ist typischerweise durch die folgenden Symptome gekennzeichnet:

- Abrupter Blutdruckanstieg (**cave:** bis zu 10 % der Patienten zeigen einen normotensiven Verlauf!).
- Rasche Verschlechterung der Nierenfunktion (z. B. innerhalb 1 Mon.).
- Retinopathie (Hämorrhagien und Cotton-Wool-Herde) und Perikardergüsse häufig begleitend.
- Laboranomalien: erhöhte renale Retentionswerte, Thrombozytopenie, mikroangiopathische Hämolyse (Fragmentozyten im Blutausstrich, Erhöhung von LDH, Erniedrigung von Haptoglobin, erhöhte Fibrinspaltprodukte). Urinanalyse: Begleitende Proteinurie möglich, mikroskopische Hämaturie und einzelne Zylinder möglich
- Histologisch zeigt sich bei einer Nierenbiopsie das Bild einer thrombotischen Mikroangiopathie.

Die renale Krise war bis in die 1970er-Jahre die führende Todesursache bei SSc-Patienten. Der Anteil der SSc-bedingten Letalität infolge der renalen Krise ist erfreulicherweise von 42 % in den 1970er-Jahren auf 3 % zurückgegangen, was u. a. an der verbesserten Aufmerksamkeit für diese schwere Komplikation, der Identifikation von Risikofaktoren, dem frühen Einsatz von ACE-Hemmern, aber auch der früheren Diagnose milder SSc-Formen sowie dem intensivierten Sreening liegen dürfte (Distler O et al. 2020). In einer retrospektiven Kohortenstudie aus den USA wurden 2019 die folgenden Risikofaktoren für die Entwicklung einer renalen Krise bei SSc-Patienten identifiziert: Proteinurie, Anämie, Thrombozytopenie, arterielle Hypertonie, chronische Nierenerkrankung, erhöhte BKS; Hypothyreose und positive anti-Ro-Antikörper oder positive anti-RNAP-III-Antikörper. Das Vorliegen von ≥ 3 der genannten Punkte zeigte eine Sensitivität von 77 % und eine Spezifität von 97 % als Risikofaktor für eine renale Krise (Gordon SM et al. 2019). Diese Patienten sollten ggf. regelmäßig hinsichtlich Blutdruck, GFR und Proteinurie überwacht werden. Ein weiterer, anhand mehrerer retrospektiver Studien vorbeschriebener Risikofaktor für eine renale Krise sind Hochdosis-Steroid-Pulse (Iudici et al. 2014).

Cave

Hoch dosierte Kortikosteroide gelten als Risikofaktor für die Entwicklung einer renalen Krise bei SSc-Patienten. Daher sollten Kortikosteroide in einer Dosis > 15 mg/d Prednisolonäquivalent möglichst vermieden werden.

Medikamentöse Therapie

Angiotensin-Converting-Enzyme (ACE)-Inhibitoren

ACE-Inhibitoren sollten **schon bei begründetem Verdacht sofort** verabreicht werden. Hierbei sollte eine Reduktion des systolischen Blutdrucks um 20 mmHg binnen 24 h angestrebt und eine Hypotension vermieden werden. Danach sollten normotensive Blutdruckwerte angestrebt und die Therapie mit ACE-Hemmern dauerhaft fortgeführt werden.

RKS existieren keine für den Einsatz von ACE-Hemmern bei der renalen Krise. Seit den ersten Fallberichten wurden jedoch mehrere unkontrollierte Studien und retrospektive Kohortenanalysen veröffentlich (Kowal-Bielecka et al. 2017). Häufig wurden Captopril und Enalapril eingesetzt.

Weitere Therapieoptionen

Bei unzureichender Kontrolle des Blutdrucks bei einer Therapie mit ACE-Inhibitoren allein empfehlen einige Autoren die Ergänzung eines Kalziumantagonisten (z. B. Nifedipin).

Daneben gibt es auch fallbasierte Hinweise für eine positive Wirkung von Prostazyklinen und Endothelinrezeptorantagonisten.

Bei 50–60 % der Patienten besteht im Verlauf der 24 Mon. nach Diagnose die Notwendigkeit einer Hämodialyse.

Cave

Eine Erholung der Nierenfunktion kann auch noch Monate nach Eintreten der Niereninsuffizienz auftreten.

- Daher sollte die Behandlung mit ACE-Inhibitoren nicht vorzeitig abgebrochen und
- eine Entscheidung über eine mögliche Nierentransplantation frühestens nach 2 J. gefällt werden.

12.3.2 Andere Nierenveränderungen bei SSc

Die Möglichkeit einer anderen Ursache einer thrombotischen Mikroangiopathie sollten in der Differenzialdiagnostik berücksichtigt werden sowie andere Glomerulopathien wie z. B. die diabetische Nephropathie bei entsprechender Komorbidität. In seltenen Fällen wurde auch das Vorliegen einer ANCA-assoziierten Glomerulonephritis zusätzlich zur SSc bei Patienten beschrieben (Kao, Weyand 2010).

12.3.3 Gastroenterologische Manifestationen

Durch neuromuskuläre Veränderungen und Fibrose im Bereich der Muscularis propria und der Submukosa, v. a. im unteren Ösophagusdrittel, wird die Kontraktionsfähigkeit des Ösophagus beeinträchtigt und es entsteht eine Motilitätsstörung. Außerdem wird der untere Ösophagussphinkter insuffizient und es kommt zu gesteigertem gastroösophagealem Reflux.

Dieser stellt ein erhöhtes Risiko für die Entwicklung von Strikturen, eines Barrett-Ösophagus und von Adenokarzinomen dar (Miller et al. 2018).

Ähnliche neuromuskuläre Veränderungen können auch in anderen Teilen des Magen-Darm-Trakts zu Motilitätsstörungen führen:

- Hieraus können hartnäckige Obstipationen entstehen, welche durch bakterielle Überwucherung aufgrund der gestörten Clearance in Diarrhöen umschlagen können.
- Im Bereich des Anorektums kann sich durch Fibrose des inneren Sphinkters eine Pseudoobstruktion entwickeln.
- Bei gleichzeitiger Fibrose der Rektumwand mit reduzierter Compliance können sich zusätzlich eine Inkontinenz und ein Rektumprolaps entwickeln.

Das obere GI-System

Diagnostische Eckpunkte: Diagnostisch stehen neben der klinischen Untersuchung/Anamnese und dem Ansprechen auf PPI zur Diagnostik des GERD die **pH-Metrie** und **Endoskopie** im Vordergrund. Die endoskopische Diagnostik ist im Besonderen für das Screening einer Barrett-Mukosa, Ulzerationen und zum Ausschluss einer begleitenden *Helicobacter-pylori*-Gastritis notwendig. Für die ausführlichere Beschreibung von Diagnostik, Monitoring und Therapie sei auf die entsprechenden gastroentreologischen Kapitel hingewiesen. Für die Diagnose der ösophagealen Dysmotilität ist die **Ösophagusmanometrie** der Goldstandard (McMahan, Hummers 2018). In einer retrospektiven Beobachtungsstudie wurde zudem eine **Häufung von anorektaler Dysfunktion bei Patienten mit ösophagealer Dysfunktion festgestellt** (Luciano et al. 2016). Letztere kann mithilfe anorektaler Manometrie festgestellt werden.

Gastroösophagealer Reflux

MERKE
Bis zu 90 % der Patienten mit systemischer Sklerose leiden an GERD.

Protonenpumpeninhibitoren und Antazida: Zur Behandlung des GERD sind Protonenpumpenblocker die Mittel der 1. Wahl. Diese werden aufgrund der gestörten Peristaltik und der Sphinkterinsuffizienz i. d. R. als Dauertherapie eingesetzt. Bei der SSc sind oft hohe Dosen nötig. Die Substanzgruppe gilt als sehr gut verträglich. Potenzielle Nebenwirkungen wie bakterielle Fehlbesiedelung des Magens und Dünndarms treten selten auf.

Weitere Informationen

Es sei auch auf die S2-Leitlinie Gastroösophageale Refluxkrankheit unter Federführung Deutschen Gesellschaft für Gastroenterologie, Verdauungs- und Stoffwechselkrankheiten, DGVS; Koop et al. 2014) hingewiesen.

Evidenzlage: Es besteht entsprechend den EULAR-Empfehlungen der Evidenzgrad B. Für SSc-Patienten existiert eine kleine RKS (Pakozdi et al. 2009) und Beobachtungsstudien. In der allgemeinen Bevölkerung ist die Effizienz von PPI für die Behandlung der GERD gut in RKS belegt.

Medikamentöse Alternativen wie H_2-Rezeptor-Antagonisten und Antazida sind bei SSc-Patienten selten ausreichend, können jedoch unterstützend eingesetzt werden.

Neben der medikamentösen Therapie ist die Einhaltung allgemeiner Verhaltensempfehlungen bei GERD sinnvoll: Schlafen mit erhöhtem Oberkörper, Nikotin- und Alkoholkarenz, das Meiden stark gewürzter Speisen.

Hypomotile Störungen von Magen und Ösophagus

Zur Behandlung hypomotiler Störungen im Magen-Darm-Trakt kann ein Versuch mit Prokinetika unternommen werden, z. B. Metoclopramid. Hier ist eine Anregung der Motilität im Magen zu erwarten, die Effekte auf den Darm sind jedoch begrenzt. Neue Behandlungsansätze, die auch die Motalität im unteren GI-System anregen könnten, umfassen 5-HT4-Agonisten (Prucalopride) und sind nachfolgend beschrieben.

MERKE
Der Einsatz von Prokinetika wie Metoclopramid oder Domperidon sollte unter Monitoring der QTc-Zeit durchgeführt werden.

Evidenzlage: In einer kleineren RKS in SSc-Patienten wurde gezeigt, dass die Ergänzung von Domperidon die Häufigkeit einer Refluxsymptomatik verbessern kann bei partiellem Ansprechen auf PPI

(Foocharoen et al. 2017). Die Evidenz für den Einsatz von Prokinetika stützt sich auf nicht randomisierte und unkontrollierte Studien und ist entsprechend den EULAR-Empfehlungen als Grad C eingestuft.

Das untere GI-System

Dünndarm

12–55 % der Patienten sind von einer Beteiligung des Dünndarms betroffen (McMahan, Hummers 2018). Hypomotilität und die bakterielle Dünndarmüberwucherung sind hierbei typische Manifestationen. Zudem legen Fallserien nahe, dass die Prävalenz einer Laktoseintoleranz in Patienten mit gastrointestinalen Motilitätsstörungen erhöht ist (Marie et al. 2016).

Diagnostische Eckpunkte: Die bakterielle Dünndarmüberwucherung wird mittels Kultur aus dem Duodenalsekret bewiesen. Weitere diagnostische Optionen sind der Glukose-H_2-Atemtest, der bei ausgeprägter Hypomotilität des Ösophagus und verzögertem Signal jedoch schwieriger zu beurteilen sein kann. Mittels Laktulose-H_2-Atemtests kann die oral-coekale Transitzeit untersucht werden. Weitere Untersuchungsmöglichkeiten der Dünndarmmotilität sind die Darmsonographie. Für die weiterführende Diagnostik des Darms sollte ein Gastroenterologe konsultiert werden.

Bakterielle Dünndarmüberwucherung

Antibiotische Therapie: Kontrollierte Studien zur antibiotischen Behandlung stehen nicht zur Verfügung. Die eingesetzten Substanzen umfassen Aminopenicilline, Tetrazyklin-Abkömmlinge oder Gyrasehemmer. In Metaanalysen, die allerdings nicht speziell in SSc-Patienten durchgeführt wurden, konnte gezeigte werden, dass Rifaximin bei ca. ⅔ der Patienten zu einer Symptomverbesserung und Eradikation bei guter Verträglichkeit führt (Gatta, Scarpignato 2017). Ein weiterer Vorteil von Rifaximin ist, dass es aufgrund seiner Struktur fast nicht aus dem Darm resorbiert wird. Ein mögliches Einnahmeschema ist **Rifaximin 200 mg p. o. 3 ×/d für 7–14 d, die Dosissteigerung ist auf 400 mg 2 ×/d möglich.**

MERKE
Rifaximin ist in Deutschland nur für die Behandlung der Reisediarrhö und der hepatischen Enzephalopathie zugelassen.

Aufgrund der chronischen Motilitätsveränderungen des GI-Systems bei SSc-Patienten besteht das Risiko für wiederkehrende Episoden der bakteriellen Überwucherung. Einige Autoren empfehlen daher, verschiedene Antibiotika im Wechsel einzusetzen. Dies ist jedoch nicht durch größere Studien belegt.

Probiotika: Eine Metaanalyse, die nicht ausschließlich an SSc-Patienten durchgeführt wurde, zeigte, dass die Anwendung von Probiotika die Dekontamination und Symptomverbesserung bei bakterieller Dünndarmwucherung unterstützt (Zhong et al. 2017). Häufig angewandte Substanzen umfassen *E. coli Nissle* und *Saccharomyces boulardii* (Perenterol®).

Ernährungsberatung: Eine Ernährungsberatung ist bei Patienten mit bakterieller Dünndarmüberwucherung unbedingt empfohlen. Hiermit kann die Erholung der Darmflora unterstützt **(Haferflocken, Flohsamenschalen, laktosefreier Quark)** und auf die häufig vorliegende **(sekundäre) Laktoseintoleranz** eingegangen werden. Weitere Ernährungsempfehlungen beziehen sich auf fettarme Ernährung, ggf. Supplementation mittelkettiger Triglyceride und das Meiden von Fruktose und großer Mengen verarbeiteter Lebensmittel.

Intestinale Pseudoobstruktion

Die intestinale Pseudoobstruktion (Obstruktion ohne mechanische Blockade) kann infolge intestinaler Hypomotilität und bakterieller Überwucherung akut oder chronisch auftreten. Die Diagnose erfolgt mittels CT Abdomen. Die Prävalenz bei SSc-Patienten wird mit 3,7–5,4 % beschrieben (Sakkas et al. 2018). Die akute intestinale Pseudoobstruktion ist ein gastroenterologischer Notfall und sollte akut stationär behandelt werden. Meistens löst sich die Situation mit konservativer Behandlung (nasogastrale Sonde, i. v. Flüssigkeitssubstitution, Korrektur von E'lytstörungen). In refraktären Fällen kann, basierend auf Fallberichten- und Serien, Octreotid eingesetzt werden (Sakkas et al. 2018). Die chronische intestinale Pseudoobstruktion geht mit einem erhöhten Risiko der bakteriellen Translokation und Sepsis einher. Behandlungsansätze umfassen intermittierende Kurse von Antibiotika (z. B. Rifaximin), Prokinetika und ggf. Octreotid.

MERKE
Bei Patienten mit Beteiligung des unteren GI-Systems sollte Tocilizumab nicht eingesetzt werden, da IL-6 eine protektive Rolle bei intestinaler Dysintegrität hat und da Darmperforationen bei Patienten mit rheumatoider Arthritis unter Tocilizumab-Therapie beschrieben wurden.

Dickdarm

Obstipation und fäkale Inkontinenz treten bei bis zu 50 % der SSc-Patienten auf (McMahan, Hummers 2018).

Obstipation

Leichte Formen können mit Ernährungsanpassung, Laxanzien und Stuhlweichmachern behandelt werden.

Prucalopride (Resolor®): In einer offenen Cross-over-Studie (PROGASS) zeigten die Autoren, dass die Einnahme des 5-HT4-Rezeptor-Agonisten mit 2 mg p. o. 1 ×/d die oral-coekale Transitzeit, Symptome der Obstipation und die Anzahl der Defäkationen bei SSc-Patienten erhöht (Vigone et al. 2017). Prucalopride ist für die Behandlung der chronischen Obstipation bei Erwachsenen zugelassen.

Inkontinenz

Bei Patienten mit SSc-assoziierter Inkontinenz sind die Möglichkeiten begrenzt. Auf die Behandlung von Diarrhöen und Obstipation sollte geachtet werden. Eine skandinavische Fall-Kontroll-Studie legt den positiven Effekt von Biofeedback nahe (Collins et al. 2016). Beckenbodentraining kann positive Wirkung haben. In ausgeprägten Fällen kann eine sakrale Nervenstimulation erwogen werden (Falletto et al. 2018). Hierbei wird der Plexus sacralis durch Elektroden stimuliert, welche über die Foramina sacrales ins kleine Becken vorgeschoben werden. Patienten, bei denen ein vorheriger Testlauf mit temporärer Stimulation erfolgreich war, profitieren oft anhaltend von der Implantation eines permanenten sakralen Nervenstimulators mit Rückgang der Inkontinenz bei erhöhten Ruhe- und Verschlussdrücken und deutlicher Verbesserung der Lebensqualität. Allerdings ist die Langzeitwirkung dieses Therapieansatzes umstritten.

Malabsorption

Das Screening einer Malabsortion bei SSc-Patienten umfasst neben der Klinik und Anamnese Laboruntersuchungen einschließlich Albumin, Vitamin-B_{12}-Spiegel, Vitamin-D-Spiegel, Vitamin K, Prothrombinzeit, Transthyretin-Spiegel und Screening auf Oxalatnephropathie. Eine gastroenterologische und diätetische Mitbetreuung ist anzustreben.

Allgemeine Ernährungsempfehlungen umfassen häufige, kleinere Mahlzeiten und weitere Empfehlungen wie in den Abschnitten „Bakterielle Dünndarmüberwucherung“ (s. o.) und „Gastroösophagealer Reflux“ (s. o.) beschrieben. Gegebenenfalls sollte frühzeitig die Ergänzung einer parenteralen Ernährung erwogen werden, bevor ein zu starker Gewichtsverlust eintritt.

12.3.4 Überschneidung mit autoimmunen Lebererkrankungen

Bei der systemischen Sklerose besteht ein erhöhtes Risiko für überlappende autoimmune Lebererkrankungen wie z. B. der primären biliären Cholangitis. Erste Auffälligkeit ist häufig eine erhöhte alkalische Phosphatase, die ggf. diesbezüglich weiter abgeklärt werden sollte. Für die Behandlung dürfen wir auf die entsprechende gastroenterologische Fachlektüre verweisen.

Raynaud-Phänomen

Das Raynaud-Phänomen ist eines der frühesten Symptome bei SSc und Ausdruck der gestörten Mikrovaskularisation (➤ Abb. 12.2). Es tritt bei 95 % der Patienten auf. Die restlichen 5 % der Patienten, welche die Diagnosekriterien formal nicht erfüllen, zeigen Zeichen einer Mikroperfusionsstörung (Hughes et al. 2020). Im Besonderen bei der limitiert-kutanen systemischen Sklerose kann das Raynaud-Phänomen anderen Krankheitsmanifestationen um Jahre vorausgehen.

Diagnostische Eckpunkte: Eine zentrale Rolle bei der Diagnostik des Raynaud-Phänomen im Rahmen von Kollagenosen spielt die Kapillarmikroskopie, die Hinweise auf ein SSc-typisches Muster geben kann. Im Rahmen der Differenzialdiagnostik und zum Ausschluss einer Makrovaskulopathie werden zudem die Doppler-Sonographie und ggf. eine MR-Angiographie eingesetzt. Die Differenzialdiagnostik des Raynaud-Phänomens ist breit und umfasst neben weiteren rheumatologischen Erkrankungen, u. a. aus dem vaskulitischen Formenkreis, auch die Hepatitis C, Hyperviskositätssyndrome im Rahmen hämatologischer Veränderungen, endokrine Erkrankungen, arterielle Verschlusskrankheit, Thoracic-outlet-Syndrom, Karpaltunnelsyndrom u. v. m.

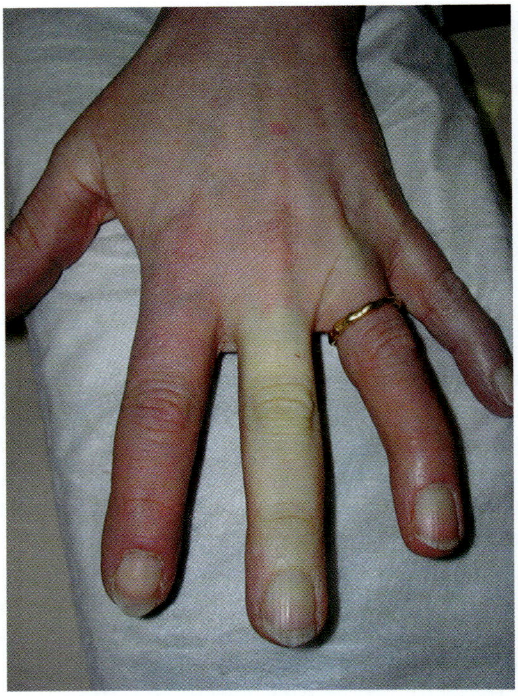

Abb. 12.2 Raynaud-Phänomen [T568]

MERKE

Bei **erstmaligem Auftreten** eines Rayanud-Phänomens im Erwachsenenalter sollte eine fachärztliche rheumatologische Abklärung erfolgen, im Besonderen wenn gleichzeitig ein positiver ANA-Titer und geschwollene Finger vorliegen.
Weitere **Red Flags** hinsichtlich eines sekundären Raynaud-Phänomens sind: asymmetrisches Auftreten, topische Fingerveränderungen (Ulzera), proximale ischämische Veränderungen, Sklerodaktylie, auffällige Kapillarmikroskopie, Verschlechterung der Symptome auch bei Wärme.

Allgemeine Behandlungsgrundlagen

Die Grundlage der Behandlung der Raynaud-bedingten Beschwerden ist die konsequente Anwendung supportiver Maßnahmen. Diese beinhalten einen strikten Kälteschutz, nicht nur an den betroffenen Extremitäten, sondern am gesamten Körper. Zum Warmhalten der Hände eignen sich z. B. speziell beschichtete isolierende Handschuhe, beheizbare Handschuhe oder sog. „Taschenwärmer“. Außerdem sollte den Patienten dringend ein Nikotinverzicht empfohlen werden.

Aufgrund vasokonstriktorischer Effekte sollte auf die Einnahme sympathomimetischer Medikamente wenn möglich verzichtet werden. Selektive Betablocker scheinen dagegen entgegen früheren Annahmen den Blutfluss bei Raynaud-Patienten nicht wesentlich negativ zu beeinflussen und sind damit nach gegenwärtiger Datenlage nicht generell kontraindiziert.

Kalziumantagonisten

Kalziumantagonisten des Dihydropyridin-Typs senken die Frequenz und die Häufigkeit von Raynaud-Attacken. Häufig eingesetzt wird Nifedipin retard 20 mg p. o. 2 ×/d. Die Aufdosierung sollte schrittweise unter Blutdruckkontrollen folgen. Unerwünschte Arzneimittelwirkungen sind z. B. Hypotonus, Schwindel, Kopfschmerzen und periphere Ödeme. Als 2. Wahl kann auch Amlodipin zur Behandlung des Raynaud-Phänomens eingesetzt werden.

Evidenzlage: Die Evidenz für den Einsatz von Kalziumantagonisten wird in einer Metaanalyse von RKS zusammengefasst (Thompson et al. 2001). Entsprechend den EULAR-Empfehlungen von 2016 besteht der Empfehlungsgrad A. Kalziumantagonisten sind zur symptomatischen Therapie des Raynaud-Phänomens die 1. Wahl.

PDE-5-Inhibitoren (Sildenafil, Tadalafil)

Evidenzlage: Die Evidenz für die Wirksamkeit von Sildenafil und Tadalafil auf das Raynaud-Phänomen (Reduktion von Schwere und Häufigkeit der Attacken) wird exemplarisch in einer Metaanalyse über mehrere RKS beschrieben (Roustit et al. 2013). Entsprechend den EULAR-Empfehlungen von 2016 besteht der Empfehlungsgrad A (Kowal-Bielecka et al. 2017).

Cave

- Sildenafil und Tadalafil sind für den Einsatz beim Raynaud-Phänomen trotz bestehender Evidenz nicht zugelassen. Ihr Einsatz fällt in den Off-Label-Bereich.
- Bei der Anwendung von Phospodiesterase-5-Inhibitoren ist die gleichzeitige Gabe von Stickstoffmonoxid-Donoren wie Nitraten kontraindiziert.
- Bei vorbestehenden Herz-Kreislauf-Erkrankungen ist Vorsicht geboten.

Prostazyklinanaloga

Intravenöse Prostanoide reduzieren die Schwere und Häufigkeit von Raynaud-Attacken. Ihr Einsatz ist bei schwerem SSc-Raynaud-Phänomen empfohlen. Einige Patienten profitieren von wiederholten Applikationen, z. B. über die Wintermonate verteilt. Die Dosierungsschemata variieren stark und systematische Vergleiche der einzelnen Schemata sind nicht verfügbar. Mögliches Dosierungsspektrum: Iloprost 0,5–2 ng/kg/Min. i.v. für 5 d. Häufige Nebenwirkungen umfassen Schwindel, Herzklopfen, Unruhe, Parästhesien, Agitiert- oder Benommenheit. Vorsicht ist bei der gleichzeitigen Anwendung anderer Vasodilatatoren geboten.

Evidenzlage: Die Evidenz für die Wirksamkeit von i. v. Iloprost auf das Raynaud-Phänomen (Reduktion von Schwere und Häufigkeit der Attacken) wird in einer Metaanalyse über mehrere RKS zusammengefasst (Pope et al. 2000). Entsprechend den EULAR-Empfehlungen von 2016 besteht der Empfehlungsgrad A (Kowal-Bielecka et al. 2017).

Fluoxetin

Fluoxetin kommt als therapeutische Option im Besonderen für Patienten in Betracht, die Vasodilatatoren aufgrund der Blutdruckverhältnisse nicht tolerieren. Die Startdosis beträgt 20 mg p. o. 1 ×/d. Der Einsatz fällt formal in den Off-Label-Bereich.

Evidenzlage: Die Evidenz für den Einsatz von Fluoxetin bei Patienten mit Raynaud-Phänomen leitet sich aus einer kleinen, randomisierten Cross-Over-Studie ab (Coleiro et al. 2001). Entsprechend den EULAR-Empfehlungen von 2016 besteht der Empfehlungsgrad C (Kowal-Bielecka et al. 2017).

Weitere

- **Losartan: Evidenzlage:** In einer älteren, 15-wöchigen, randomisierten, kontrollierten Parallelgruppen-Designstudie wurden positive Effekte von Losartan 50 mg p. o. 1 ×/d auf die Schwere und Häufigkeit von Raynaud-Attacken beschrieben und zeigte diesbezüglich eine bessere Wirksamkeit als Nifedipin 40 mg p. o. 1 ×/d (Dziadzio et al. 1999).
- **Für den α-Rezeptorblocker Prazosin** konnte in 2 kontrollierten Studien ein mäßiger positiver Effekt gezeigt werden (Pope et al. 2000). Allerdings steht einem breiten klinischen Einsatz von Prazosin die hohe Frequenz von oft schweren orthostatischen Störungen entgegen.
- Von den rheologisch wirksamen Medikamenten zeigte niedrig dosierte Acetylsalicylsäure keinen Effekt.
- Diskrete positive Effekte konnten für niedermolekulares Heparin (Denton et al. 2000) und Ginkgo biloba (Muir et al. 2002) gezeigt werden.

12.3.5 Digitale Ulzerationen

Digitale Ulzerationen sind eine der häufigsten Ursache für SSc-assoziierte Schmerzen bei den Patienten. Die Punktprävalenz liegt bei 5–10 %. Im Verlauf ihrer Erkrankung entwickeln 50–70 % der Patienten digitale Ulzerationen (➤ Abb. 12.3; Hughes et al. 2020; Wirz EG et al. 2016).

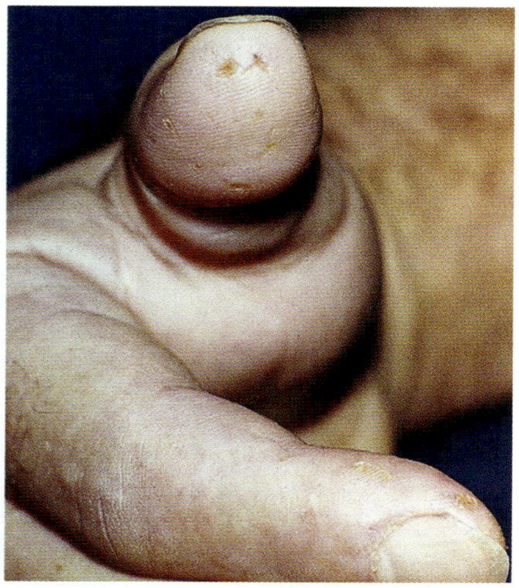

Abb. 12.3 Progressive systemische Sklerose. Derbe, indurierte Haut an allen Fingern (Sklerodaktylie) mit akralen Hautnekrosen am Daumen (sog. Rattenbissnekrosen) [R415]

Prostazyklinanaloga

Evidenzlage: Intravenöse Prostazykline (0,5–2 ng/kg/Min. für mind. 5 d i. v.) zeigten in mehreren RKS positive Effekte auf das Abheilen von digitalen Ulzerationen (Tingey et al. 2013; Wigley et al. 1992). Für die Prävention der Ausbildung neuer Ulzerationen konnte in Meta-Analysen, die den Effekt von 4 RKS zusammenfassten kein signifikanter Effekt gezeigt werden (Tingey et al. 2013). In einer RKS mit p. o. Treprostinil zeigte sich ebenfalls ein positiver Effekt auf das Abheilen der digitalen Ulzerationen, die Substanz ist in Deutschland jedoch aktuell nicht zugelassen.

Für weitere Anmerkungen ➤ Kap. 12.3.4 (Raynaud-Phänomen).

Bosentan

Evidenzlage: Für Bosentan konnte in 2 großen placebokontrollierten Studien eine **präventive** Wirkung auf die Entwicklung von Fingerkuppenulzera bei Patienten mit multiplen Fingerkuppenulzera gezeigt werden (Korn et al. 2004; Matucci-Cerinic et al. 2011). Die Abheilung bereits bestehender Ulzera wurde jedoch durch Bosentan nicht beeinflusst. Auch bei Patienten mit nur einzelnen wenigen Ulzera konnte Bosentan keine wesentliche Besserung bewirken. Die Indikation sind daher multiple, rezidivierende Fingerkuppenulzera. Für weitere Anmerkungen ➤ Kap. 12.2.1 (Pulmonalarterielle Hypertonie).

PDE-5-Inhibitoren (Sildenafil, Tadalafil)

Evidenzlage: Entsprechend den EULAR-Empfehlungen von 2016 können PDE-5-Inhibitoren zur Behandlung von digitalen Ulzerationen in Erwägung gezogen werden (Kowal-Bielecka et al. 2017). Eine Metaanalyse von RKS hatte gezeigt, dass PDE-5-Inhibitoren die Abheilung von digitalen Ulzerationen fördern können (Tingey et al. 2013). Allerdings zeigte sich in der Digital Ulcer healing in sClerodErma (SEDUCE)-Studie kein signifikanter Effekt von Sildenafil 20 mg p. o. 3 ×/d auf die Abheilung der digitalen Ulzerationen verglichen mit der Placebogruppe, auch bei niedrigerer Dosis im Vergleich zu den vorherigen Studien (Hachulla et al. 2016).

Chirurgische Therapie

Digitale Sympathektomie:

- Beruht auf der Durchtrennung der efferenten autonomen Schmerzbahn und Reduktion der Vasokonstriktion, die durch die sympathischen Nervenfasern des Fingers vermittelt werden.
- Sollte nur in Zentren mit Expertise für diese Operation durchgeführt und kann bei selektiven Patienten mit ernsten digitalen Ischämien erwogen werden, die auf die medikamentösen Therapien nicht ansprechen.

Evidenzlage: Die Evidenz basiert auf Fallserien. Ein systematischer Review über das Outcome der digitalen Sympathektomie beschreibt, dass bei Ischämien infolge systemischer Sklerose mehr postoperative Komplikationen als bei Ischämien anderer Ursachen auftraten (Kotsis, Chung 2003). Für die lokalisierte digitale Sympathektomie wurde in einer kleinen Studie über einen kurzen Beobachtungszeitraum eine Verbesserung der Perfusion berichtet. Allerdings existieren hierzu keine Langzeitdaten. Dieses Verfahren ist daher einigen wenigen ausgewählten und i. d. R. stark therapierefraktären Fällen vorbehalten.

Lokale chirurgische Therapie: Bei Fällen irreversibler digitaler Ischämie kann ein chirurgisches Ulkusdébridement oder im Einzelfall einer Fingergliedamputation angezeigt sein

12.4 Sonstige Therapieansätze

Die im Folgenden beschriebenen Therapieansätze basieren jeweils auf Erfahrungsberichten, Case-Reports und kleineren, meist nicht kontrollierten Studien oder sind an Studien mit Patienten anderer Diagnosen (z. B. Kollagenosen, rheumatoide Arthritis) angelehnt. Der Evidenzgrad für diese Therapien ist damit niedrig. Dennoch sind diese Strategien weithin anerkannt.

Calcinosis cutis: Die Calcinosis cutis (➤ Abb. 12.4) bezeichnet Ablagerungen von unlöslichen Kalziumsalzen in der Haut und dem Subkutangewebe, häufig an Stellen mit wiederkehrenden Mikrotraumata. Leider gibt es bisher keine fundierten medikamentösen Therapieoptionen (Traineau et al. 2020): In 2 kleinen Fallserien wurde der Effekt von Diltiazem untersucht, mit 0 % response in einer Studie

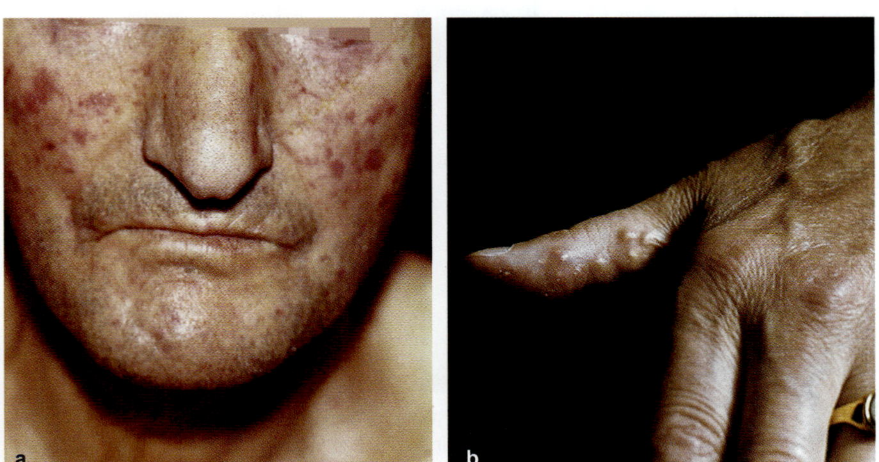

Abb. 12.4 Progressive systemische Sklerose. **a** Multiple Teleangiektasien, z. T. im Wangenbereich flächig bei CREST-Syndrom (limitierte kutane Sklerodermie) **b** Subkutane knotenförmige Vorwölbungen im Daumenbereich bei progressiver systemischer Sklerose (Thibierge-Weissenbach-Syndrom) [R415]

(n = 12) und 64 % Ansprechen in einer anderen Studie (n = 14). Der Effekt von Bisphosphonaten wurde in 4 kleineren retrospektiven Studien untersucht, mit partiellem Ansprechen in 3/3 Patienten in einer Fallserie und in 3/6 Patienten in einer weiteren Fallserie. Eine sehr kleine Fallserie von 5 Patienten hat positives partielles Ansprechen von intralesionalen Natriumthiosulfat-Applikationen beschrieben, bei Komplikationen mit lokalen Schmerzen (n = 3) und Infektion (n = 1). Die medikamentösen Therapieansätze sind überwiegend auf die Schmerzlinderung sowie Prophylaxe und Therapie infektiöser Komplikationen beschränkt ist. Bei Calcinosis-cutis-Herden mit stammnaher Lokalisation kann eine operative Entfernung erwogen werden.

Myokardfibrose: Eine Herzinsuffizienz ist bei SSc-Patienten häufig mit einem breiten differenzialdiagnostischen Spektrum. Fleckförmige Myokardfibrose bei unauffälligen Koronargefäßen wurde in einer älteren Autopsiestudie bei bis zu 50 % der SSc-Patienten beschrieben (Bulkley et al. 1976). Der Goldstandard für die Diagnosestellung ist das Kardio-MRT. Zur Therapieentscheidung fehlen Studien mit Endpunkt Myokardfibrose bisher gänzlich. Bei Diagnose einer Myokardfibrose im Rahmen der SSc wird häufig auf Immunsuppressiva zurückgegriffen, die auch zur Behandlung anderer fibrotischer Organmanifestationen eingesetzt werden: Fallberichte existieren für MMF, CYC und TOZ. Da CYC selbst mit einer Kardiotoxizität einhergehen kann, ist der Einsatz ambivalent. Dieser Toxizitätseffekt ist nach einer älteren Fallserie dosisabhängig und wurde mit 25 % bei Dosen > 1,55 g/m²/d angegeben und bei 3 % < 1,55 g/m²/d (Goldberg et al. 1986). Der in der Rheumatologie eingesetzte Dosisbereich liegt bei 0,5–1 g/m²/d. Eine sorgfältige Risiko-Nutzen-Abwägung ist dennoch unerlässlich.

Arthritis und Arthralgien: Milde Arthralgien ohne Entzündungszeichen können kurzfristig symptomatisch mit NSAR behandelt werden, sofern bezüglich gastrointestinaler Nebenwirkungen toleriert. Die Therapie von Arthritiden ist an die Erfahrungen aus der rheumatoiden Arthritis angelehnt, die als „Overlap" mit der systemischen Sklerose auftreten kann (1–5 % der Patienten). Bei der Auswahl der Immunsuppressiva sollten die Effekte auf mögliche andere Organmanifestationen wie die Haut- und Lungenfibrose berücksichtigt werden. Häufig eingesetzte Substanzen sind MTX (solange keine Zeichen einer Lungenfibrose vorhanden), Tocilizumab, gelegentlich Rituximab. JAK-Inhibitoren können bei Overlap zur RA zur Behandlung von Arthritiden eingesetzt werden, die Beurteilung des möglichen Effekts auf fibrotische Organmanifestationen ist aktuell nicht RKS-getestet. TNF-α-Blocker können zur Behandlung von Arthritiden in der SSc eingesetzt werden, wenn andere Optionen nicht infrage kommen (Distler JH et al. 2011). Aufgrund einzelner Berichte über eine Exazerbation fibrotischer Manifestationen sollte dies aber nur nach sorgfältiger Abwägung erfolgen.

Myopathie und Myositis: Milde Myalgien ohne Entzündungszeichen können kurzfristig symptomatisch mit NSAR behandelt werden, sofern bezüglich gastrointestinaler Nebenwirkungen toleriert. Auch Myositiden können bei SSc-Patienten auftreten, häufig im Rahmen eines Overlap-Syndroms von SSc und Polymyositis. Die Behandlung der Myositis bei SSc-Patienten orientiert sich an der Dermato- und Polymyositis.

Kontrakturen: Entsprechend Expertenmeinungen und eigenen Beobachtungen verbessern sich Fingerkontrakturen i. d. R. nicht durch Immunsuppressiva (➤ Abb. 12.5). Hier ist Ergotherapie für

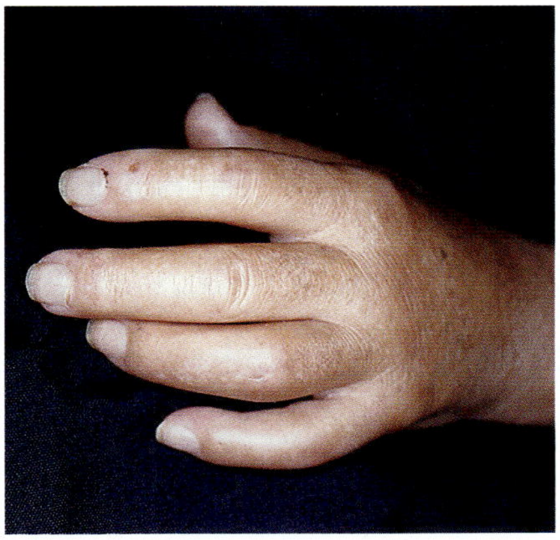

Abb. 12.5 Progressive systemische Sklerose – Kontrakturen. Derbe Schwellung aller Finger (Sklerodaktylie) und des Handrückens mit teilweisem Verlust der Hautfältelung, umschriebener Abblassung der Haut sowie kleinen dunklen Bezirken am Nagelfalz und akral-paraungual am 2. Finger [R415]

das Training der Range of Motion sinnvoll. In sehr schweren Fällen kann ggf. eine handchirurgische Vorstellung erwogen werden (Young A, Namas R, Dodge C, et al).

Akro-Osteolysen: Akro-Osteolysen entsprechen einer Knochenresorption meistens im Bereich der Fingerendglieder und sind häufig mit schweren Verläufen und vaskulären Komplikationen vergesellschaftet (Young et al. 2016). Die Behandlung ist weitgehend symptomatisch. Bei schweren Fällen mit Instabilität der Finger kann ggf. eine handchirurgische Vorstellung für eine operative Rückkürzung mit knöchernem Debridement erwogen werden. Auf Infektprävention, im Besonderen bei zusätzlichen digitalen Ulzerationen, sollte maximal geachtet werden.

Pruritus: In den Frühphasen der SSc kann bei einigen Patienten ein intensiver Pruritus auftreten, welcher jedoch im weiteren Verlauf oft spontan abklingt. Zur Behandlung des Pruritus eignen sich Antihistaminika. Außerdem sollte die Haut mit Feuchtigkeitscremes gepflegt werden. In extremen Fällen kann der Einsatz niedrig dosierter p. o. Kortikosteroide nötig werden. Topische Applikation von Kortikosteroiden ist dagegen meist erfolglos.

Teleangiektasien: Teleangiektasien können als kosmetisches Problem für die Patienten zu einer psychischen Belastung werden. Bei besonders ausgeprägten Teleangiektasien, die sich kosmetisch nicht überdecken lassen, kann eine Laserbehandlung erwogen werden (➤ Abb. 12.4; ➤ Abb. 12.6).

12.4.1 Komorbiditäten

Koronare Herzerkrankung: In Metaanalysen wird die SSc als unabhängiger Risikofaktor für eine koronare Herzerkrankung beschrieben (Ali et al. 2015). In einer cross-sektionalen Studie von 2019 wurde die Prävelenz einer KHK zwischen SSc-Patienten und Patienten mit Diabetes mellitus untersucht und festgestellt, dass bei älteren Patienten die KHK-Prävalenz zwischen SSc-Patienten und Diabetes-Patienten ähnlich ist (Colaci et al. 2019).

Auf das Monitoring und die Behandlung kardiovaskulärer Risikofaktoren (Nikotinverzicht, regelmäßige Kontrolle der HDL/LDL-

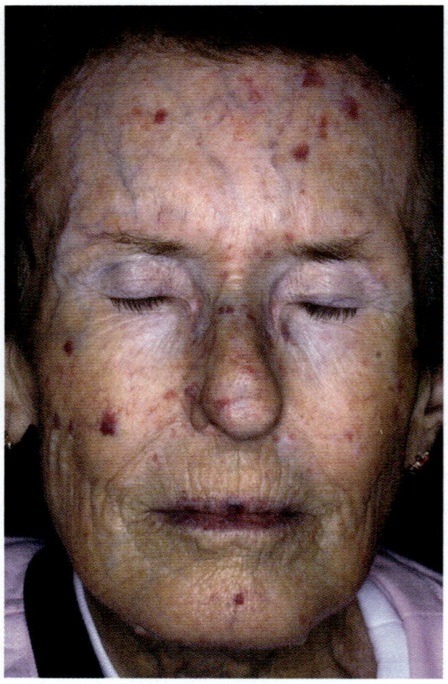

Abb. 12.6 Telangiektasien bei systemischer Sklerose. Zu erkennen ist auch eine periorale Verfestigung der Haut. [G888]

Cholesterine und Triacylglycerine, Behandlung von artierieller Hypertonie, Bewegung) sollte unbedingt geachtet werden.

Neoplasien: Die Studienlage zur SSc als Risikofaktor für neoplastische Erkrankungen ist teilweise divergent. Allgemein wird in älteren Studien ein erhöhtes Risiko für Neoplasien einschließlich Lungenkrebs beschrieben, das absolute Risiko ist jedoch eher gering (Onishi et al. 2013). Etabliert ist die Beobachtung, dass einige Formen der diffusen systemischen Sklerose, insbesondere Patienten mit RNAPIII-Antikörpern, mit einem erhöhten Risiko assoziiert sind. In diesen Fällen sollte besonders auf die altersadaptierte Tumorvorsorge geachtet werden. Allgemein sollte bei Patienten mit langjähriger Immunsuppression auf die regelmäßige Tumorvorsorge geachtet werden.

Essentials für die Hausarztpraxis

- Ein **regelmäßiges Screening** auf Organbeteiligungen ist für die Behandlung von SSc-Patienten essenziell. Untersuchungen, die für die Errechnung des DETECT-PAH-Score notwendig sind, können ggf. teilweise über die Hausarztpraxis erhoben werden (Serum-Harnsäue, NT-proBNP, anti-Centromer A/B).
- Eine Zusammenfassung des empfohlenen klinischen und serologischen Überwachungsprogramms der einzelnen Medikamente findet sich auf der **Homepage der DGRh, Abschnitt „Therapieüberwachung"**. Das regelmäßige Monitoring bei Fach- und Hausärzten ist für die sichere und nebenwirkungsarme Anwendung der immunsuppressiven Medikamente essenziell.
- Die **Empfehlungen für die Aktualisierung des Impfplans unter Immunsuppression** sind ebenfalls auf der Homepage der DGRh zusammengefasst
- Aufgrund des erhöhten Risikoprofils bei SSc-Patienten sollte auf das **Monitoring** und die **strenge Einstellung von kardiovaskulären Risikofaktoren** geachtet werden.
- Auf die **regelmäßige altersadaptierte Tumorvorsorge** sollte geachtet werden, im Besonderen bei langjähriger Immunsuppression und bei Patienten mit positivem anti-RNAPIII-Antikörperstatus.
- **Prednisolonstöße** > 15 mg/d sollten aufgrund des erhöhten Risikos einer renalen Krise unbedingt vermieden werden.
- Eine **Eisenmangelanämie** sollte bei SSc-Patienten, im Besonderen bei Organbeteiligung wie Lungenfibrose oder PAH, substituiert werden. Bei gleichzeitiger Beteiligung des GI-Systems ist häufig eine i. v. Eisensubstitution zum Ausgleich des Eisendefizits indiziert.

LITERATUR

Ali H, Ng KR, Low AH: A qualitative systematic review of the prevalence of coronary artery disease in systemic sclerosis. Int J Rheum Dis 18(3) (2015) 276–286

Andréasson K, Saxne T, Bergknut Cet al.: Prevalence and incidence of systemic sclerosis in southern Sweden: population-based data with case ascertainment using the 1980 ARA criteria and the proposed ACR-EULAR classification criteria. Ann Rheum Dis 73(10) (2014) 1788–1792

Badesch DB, Tapson VF, McGoon MD et al.: Continuous intravenous epoprostenol for pulmonary hypertension due to the scleroderma spectrum of disease. A randomized, controlled trial. Ann Intern Med 132(6) (2000) 425–434

Bergamasco A, Hartmann N, Wallace L, Verpillat P: Epidemiology of systemic sclerosis and systemic sclerosis-associated interstitial lung disease. Clin Epidemiol 11 (2019) 257–273

Bergmann C, Distler JH Canonical Wnt signaling in systemic sclerosis. Lab Invest 96(2) (2016) 151–155

Bergmann C, Distler JH: [Systemic sclerosis – an update]. Dtsch Med Wochenschr 140(7) (2015) 504–507

Bergmann C, Distler JH: Epigenetic factors as drivers of fibrosis in systemic sclerosis. Epigenomics 9(4) (2017) 463–477

Bergmann C, Distler JHW Treutlein C et al.: 68Ga-FAPI-PET/CT for molecular assessment of fibroblast activation and risk evaluation in systemic sclerosis associated interstitial lung disease. The Lancet Rheum (2021)

Bernstein EJ, Peterson ER, Sell JL et al.: Survival of adults with systemic sclerosis following lung transplantation a nationwide cohort study. Arthritis Rheumatol 67(5) (2015) 1314–1322

Bongi SM, Del Rosso A, Passalacqua M et al.: Manual lymph drainage improving upper extremity edema and hand function in patients with systemic sclerosis in edematous phase. Arthritis Care Res (Hoboken) 63(8) (2011) 1134–1141

Bulkley BH, Ridolfi RL, Salyer WR, Hutchins GM: Myocardial lesions of progressive systemic sclerosis. A cause of cardiac dysfunction. Circulation 53(3) (1976) 483–490

Burt RK, Shah SJ, Dill K et al.: Autologous non-myeloablative haemopoietic stem-cell transplantation compared with pulse cyclophosphamide once per month for systemic sclerosis (ASSIST): an open-label, randomised phase 2 trial. Lancet 378(9790) (2011) 498–506

Cantu E, 3rd, Appel JZ, 3rd, Hartwig MG et al.: J. Maxwell Chamberlain Memorial Paper. Early fundoplication prevents chronic allograft dysfunction in patients with gastroesophageal reflux disease. Ann Thorac Surg 78(4) (2004) 1142–1151; discussion -51

Coghlan JG, Channick R, Chin K et al.: Targeting the Prostacyclin Pathway with Selexipag in Patients with Pulmonary Arterial Hypertension Receiving Double Combination Therapy: Insights from the Randomized Controlled GRIPHON Study. Am J Cardiovasc Drugs 18(1) (2018) 37–47

Coghlan JG, Denton CP, Grünig E et al.: Evidence-based detection of pulmonary arterial hypertension in systemic sclerosis: the DETECT study. Ann Rheum Dis 73(7) (2014) 1340–1349

Colaci M, Giuggioli D, Spinella A et al.: Established coronary artery disease in systemic sclerosis compared to type 2 diabetic female patients: a cross-sectional study. Clin Rheumatol 38(6) (2019) 1637–1642

Coleiro B, Marshall SE, Denton CP et al.: Treatment of Raynaud's phenomenon with the selective serotonin reuptake inhibitor fluoxetine. Rheumatology (Oxford) 40(9) (2001) 1038–1043

Collins J, Mazor Y, Jones M et al.: Efficacy of anorectal biofeedback in scleroderma patients with fecal incontinence: a case-control study. Scand J Gastroenterol 51(12) (2016) 1433–1438

Denton CP, Khanna D: Systemic sclerosis. Lancet 390(10103) (2017) 1685–1699

Denton CP, Wells AU, Coghlan JG: Major lung complications of systemic sclerosis. Nat Rev Rheumatol 14(9) (2018) 511–527

Denton CP, Howell K, Stratton RJ, Black CM: Long-term low molecular weight heparin therapy for severe Raynaud's phenomenon: a pilot study. Clin Exp Rheumatol 18(4) (2000) 499–502Distler JH, Feghali-Bostwick C, Soare A et al.: Review: Frontiers of Antifibrotic Therapy in Systemic Sclerosis. Arthritis Rheumatol 69(2) (2017) 257–267

Distler JH, Györfi AH, Ramanujam M, et al. Shared and distinct mechanisms of fibrosis. Nat Rev Rheumatol 15(12) (2019) 705–730

Distler JH, Jordan S, Airo P et al.: Is there a role for TNFα antagonists in the treatment of SSc? EUSTAR expert consensus development using the Delphi technique. Clin Exp Rheumatol 29(2 Suppl 65) (2011) 40–45

Distler O, Assassi S, Cottin V et al.: Predictors of progression in systemic sclerosis patients with interstitial lung disease. Eur Respir J 55(5) (2020)

Distler O, Highland KB, Gahlemann M et al.: Nintedanib for Systemic Sclerosis-Associated Interstitial Lung Disease. N Engl J Med 380(26) (2019) 2518–2528

Duarte AG, Thomas S, Safdar Z et al.: Management of pulmonary arterial hypertension during pregnancy: a retrospective, multicenter experience. Chest 143(5) (2013) 1330–1336

Dziadzio M, Denton CP, Smith R et al.: Losartan therapy for Raynaud's phenomenon and scleroderma: clinical and biochemical findings in a fifteen-week, randomized, parallel-group, controlled trial. Arthritis Rheum 42(12) (1999) 2646–2655

Elhai M, Meune C, Boubaya M et al.: Mapping and predicting mortality from systemic sclerosis. Ann Rheum Dis 76(11) (2017)1897–1905

Enevoldsen FC, Sahana J, Wehland M et al.: Endothelin Receptor Antagonists: Status Quo and Future Perspectives for Targeted Therapy. J Clin Med 9(3) (2020)

Falletto E, Brown S, Gagliardi G: Sacral nerve stimulation for faecal incontinence and constipation in adults. Tech Coloproctol 22(2) (2018) 125–127

Foocharoen C, Chunlertrith K, Mairiang P et al.: Effectiveness of add-on therapy with domperidone vs alginic acid in proton pump inhibitor partial response gastro-oesophageal reflux disease in systemic sclerosis: randomized placebo-controlled trial. Rheumatology (Oxford) 56(2) (2017) 214–222

Gabrielli A, Avvedimento EV, Krieg T: Scleroderma. N Engl J Med 360(19) (2009) 1989–2003

Gaine S, Chin K, Coghlan G et al.: Selexipag for the treatment of connective tissue disease-associated pulmonary arterial hypertension. Eur Respir J 50(2) (2017)

Galiè N, Barberà JA, Frost AE et al.: Initial Use of Ambrisentan plus Tadalafil in Pulmonary Arterial Hypertension. N Engl J Med 373(9) (2015) 834–844

Galiè N, Ghofrani HA, Torbicki A et al.: Sildenafil citrate therapy for pulmonary arterial hypertension. N Engl J Med 353(20) (2005) 2148–2157

Galiè N, Humbert M, Vachiery JL et al.: 2015 ESC/ERS Guidelines for the diagnosis and treatment of pulmonary hypertension: The Joint Task Force for the Diagnosis and Treatment of Pulmonary Hypertension of the European Society of Cardiology (ESC) and the European Respiratory Society (ERS): Endorsed by: Association for European Paediatric and Congenital Cardiology (AEPC), International Society for Heart and Lung Transplantation (ISHLT). Eur Heart J 37(1) (2016) 67–119

Gatta L, Scarpignato C: Systematic review with meta-analysis: rifaximin is effective and safe for the treatment of small intestine bacterial overgrowth. Aliment Pharmacol Ther 45(5) (2017) 604–616

Goh NS, Desai SR, Veeraraghavan S et al.: Interstitial lung disease in systemic sclerosis: a simple staging system. Am J Respir Crit Care Med 177(11) (2008)1248–1254

Goldberg MA, Antin JH, Guinan EC, Rappeport JM: Cyclophosphamide cardiotoxicity: an analysis of dosing as a risk factor. Blood 68(5) (1986) 1114–1118

Gordon SM, Stitt RS, Nee R et al.: Risk Factors for Future Scleroderma Renal Crisis at Systemic Sclerosis Diagnosis. J Rheumatol 46(1) (2019) 85–92

Hachulla E, Hatron PY, Carpentier P et al.: Efficacy of sildenafil on ischaemic digital ulcer healing in systemic sclerosis: the placebo-controlled SEDUCE study. Ann Rheum Dis 75(6) (2016) 1009–1015

Hassoun PM, Zamanian RT, Damico R et al.: Efficacy and safety of nintedanib in patients with systemic sclerosis-associated interstitial lung disease treated with mycophenolate: a subgroup analysis of the SENSCIS trial. Lancet Respir Med 9(1) (2021) 96–106

Hoeper MM, Simonneau G, Corris PA et al.: RESPITE: switching to riociguat in pulmonary arterial hypertension patients with inadequate response to phosphodiesterase-5 inhibitors. Eur Respir J 50(3) (2017)

Hoffmann-Vold AM, Allanore Y, Alves M et al.: Progressive interstitial lung disease in patients with systemic sclerosis-associated interstitial lung disease in the EUSTAR database. Ann Rheum Dis 80(2) (2021) 219–227

Hoffmann-Vold AM, Fretheim H, Halse AK et al.: Tracking Impact of Interstitial Lung Disease in Systemic Sclerosis in a Complete Nationwide Cohort. Am J Respir Crit Care Med 200(10) (2019) 1258–1266

Hoyles RK, Ellis RW, Wellsbury J et al.: A multicenter, prospective, randomized, double-blind, placebo-controlled trial of corticosteroids and intravenous cyclophosphamide followed by oral azathioprine for the treatment of pulmonary fibrosis in scleroderma. Arthritis Rheum 54(12) (2006) 3962–3970

Hsu VM, Chung L, Hummers LK et al.: Risk Factors for Mortality and Cardiopulmonary Hospitalization in Systemic Sclerosis Patients At Risk for Pulmonary Hypertension, in the PHAROS Registry. J Rheumatol 46(2) (2019) 176–183

Huang J, Beyer C, Palumbo-Zerr K et al.: Nintedanib inhibits fibroblast activation and ameliorates fibrosis in preclinical models of systemic sclerosis. Ann Rheum Dis 75(5) (2016) 883–890

Hughes M, Allanore Y, Chung L et al.: Raynaud phenomenon and digital ulcers in systemic sclerosis. Nat Rev Rheumatol 16(4) (2020) 208–221

Humbert M, Coghlan JG, Ghofrani HA et al.: Riociguat for the treatment of pulmonary arterial hypertension associated with connective tissue disease: results from PATENT-1 and PATENT-2. Ann Rheum Dis 76(2) (2017) 422–426

Iudici M, Fasano S, Iacono D et al.: Prevalence and factors associated with glucocorticoids (GC) use in systemic sclerosis (SSc): a systematic review and meta-analysis of cohort studies and registries. Clin Rheumatol 33(2) (2014) 153–164

Jing ZC, Parikh K, Pulido T et al.: Efficacy and safety of oral treprostinil monotherapy for the treatment of pulmonary arterial hypertension: a randomized, controlled trial. Circulation 127(5) (2013) 624–633

Kao L, Weyand C: Vasculitis in systemic sclerosis. Int J Rheumatol 2010 2010 385938

Khanna D, Lin CJF, Furst DE, et al. Tocilizumab in systemic sclerosis: a randomised, double-blind, placebo-controlled, phase 3 trial. Lancet Respir Med 8(10) (2020) 963–974

Khanna D, Furst DE, Clements PJ et al.: Standardization of the modified Rodnan skin score for use in clinical trials of systemic sclerosis. J Scleroderma Relat Disord 2(1) (2017)11–18

Korn JH, Mayes M, Matucci Cerinic M et al.: Digital ulcers in systemic sclerosis: prevention by treatment with bosentan, an oral endothelin receptor antagonist. Arthritis Rheum 50(12) (2004) 3985–3993

Kotsis SV, Chung KC: A systematic review of the outcomes of digital sympathectomy for treatment of chronic digital ischemia. J Rheumatol 30(8) (2003) 1788–1792

Kowal-Bielecka O, Fransen J, Avouac J et al.: Update of EULAR recommendations for the treatment of systemic sclerosis. Ann Rheum Dis 76(8) (2017) 1327–1339

Kotsis SV, Chung KC: A systematic review of the outcomes of digital sympathectomy for treatment of chronic digital ischemia. J Rheumatol 30(8) (2003) 1788–1792

Lee JD, Burger CD, Delossantos GB et al.: A Survey-based Estimate of COVID-19 Incidence and Outcomes among Patients with Pulmonary Arterial Hypertension or Chronic Thromboembolic Pulmonary Hypertension and Impact on the Process of Care. Ann Am Thorac Soc 17(12) (2020) 1576

Luciano L, Granel B, Bernit E et al.: Esophageal and anorectal involvement in systemic sclerosis: a systematic assessment with high resolution manometry. Clin Exp Rheumatol 34 Suppl 100(5) (2016) 63–69

LeRoyEC, BlackC, Fleischmajer R, Jablonska S et al.: Scleroderma (systemic sclerosis): classification, subsets and pathogenesis. J Rheumatol 15 (1988) 202–205

Marie I, Leroi AM, Gourcerol G et al.: Lactose malabsorption in systemic sclerosis. Aliment Pharmacol Ther 44(10) (2016) 1123–1133

Mathai SC: Ambrisentan and Tadalafil Up-front Combination Therapy in Scleroderma-associated Pulmonary Arterial Hypertension. American journal of respiratory and critical care medicine, 192(9) (2015) 1102–1110

Matucci-Cerinic M, Denton CP, Furst DE et al.: Bosentan treatment of digital ulcers related to systemic sclerosis: results from the RAPIDS-2 randomised, double-blind, placebo-controlled trial. Ann Rheum Dis 70(1) (2011) 32–38

McMahan ZH, Hummers LK: Gastrointestinal involvement in systemic sclerosis: diagnosis and management. Curr Opin Rheumatol 30(6) (2018) 533–540

Miller JB, Gandhi N, Clarke J, McMahan Z: Gastrointestinal Involvement in Systemic Sclerosis: An Update. J Clin Rheumatol 24(6) (2018) 328–337

Minier T, Guiducci S, Bellando-Randone S et al.: Preliminary analysis of the very early diagnosis of systemic sclerosis (VEDOSS) EUSTAR multicentre study: evidence for puffy fingers as a pivotal sign for suspicion of systemic sclerosis. Ann Rheum Dis 73(12) (2014) 2087–2093

Muir AH, Robb R, McLaren M et al.: The use of Ginkgo biloba in Raynaud's disease: a double-blind placebo-controlled trial. Vasc Med 7(4) (2002) 265–267

Onishi A, Sugiyama D, Kumagai S, Morinobu A: Cancer incidence in systemic sclerosis: meta-analysis of population-based cohort studies. Arthritis Rheum 65(7) (2013) 1913–1921

Pakozdi A, Wilson H, Black CM, Denton CP: Does long term therapy with lansoprazole slow progression of oesophageal involvement in systemic sclerosis? Clin Exp Rheumatol 27(3 Suppl 54) (2009) 5–8

Pope JE, Bellamy N, Seibold JR et al.: A randomized, controlled trial of methotrexate versus placebo in early diffuse scleroderma. Arthritis Rheum 44(6) (2001) 1351–1358

Pope J, Fenlon D, Thompson A et al.: Iloprost and cisaprost for Raynaud's phenomenon in progressive systemic sclerosis. Cochrane Database Syst Rev 1998(2) (2000) Cd000953

Pope J, Fenlon D, Thompson A et al.: Prazosin for Raynaud's phenomenon in progressive systemic sclerosis. Cochrane Database Syst Rev 1998(2) (2000) Cd000956

Rhee RL, Gabler NB, Sangani S et al.: Comparison of Treatment Response in Idiopathic and Connective Tissue Disease-associated Pulmonary Arterial Hypertension. Am J Respir Crit Care Med 192(9) (2015) 1111–1117

Richeldi L, Cottin V, du Bois RM et al.: Nintedanib in patients with idiopathic pulmonary fibrosis: Combined evidence from the TOMORROW and INPULSIS(®) trials. Respir Med 113 (2016) 74–79

Roustit M, Blaise S, Allanore Y et al.: Phosphodiesterase-5 inhibitors for the treatment of secondary Raynaud's phenomenon: systematic review and meta-analysis of randomised trials. Ann Rheum Dis 72(10) (2013) 1696–1699

Sakkas LI, Simopoulou T, Daoussis D et al.: Intestinal Involvement in Systemic Sclerosis: A Clinical Review. Dig Dis Sci 63(4) (2018) 834–844

Sullivan KM, Goldmuntz EA, Keyes-Elstein L et al.: Myeloablative Autologous Stem-Cell Transplantation for Severe Scleroderma. N Engl J Med 378(1) (2018) 35–47

Taichman DB, Ornelas J, Chung L et al.: Pharmacologic therapy for pulmonary arterial hypertension in adults: CHEST guideline and expert panel report. Chest 146(2) (2014) 449–475

Tashkin DP, Elashoff R, Clements PJ, et al. Cyclophosphamide versus placebo in scleroderma lung disease. N Engl J Med 354(25) (2006) 2655–2666

Tashkin DP, Roth MD, Clements PJ et al.: Mycophenolate mofetil versus oral cyclophosphamide in scleroderma-related interstitial lung disease (SLS II): a randomised controlled, double-blind, parallel group trial. Lancet Respir Med 4(9) (2016) 708–719

Thomas CA, Anderson RJ, Condon DF, de Jesus Perez VA: Diagnosis and Management of Pulmonary Hypertension in the Modern Era: Insights from the 6th World Symposium. Pulm Ther 2020 6(1) 9–22.PHAROS Registry. J Rheumatol 46(2) (2019) 176–183

Thompson AE, Shea B, Welch V et al.: Calcium-channel blockers for Raynaud's phenomenon in systemic sclerosis. Arthritis Rheum 44(8) (2001) 1841–1847

Tingey T, Shu J, Smuczek J, Pope J: Meta-analysis of healing and prevention of digital ulcers in systemic sclerosis. Arthritis Care Res (Hoboken) 65(9) (2013) 1460–1471

Traineau H, Aggarwal R, Monfort JB et al.: Treatment of calcinosis cutis in systemic sclerosis and dermatomyositis: A review of the literature. J Am Acad Dermatol 82(2) (2020) 317–325

Tyndall AJ, Bannert B, Vonk M et al.: Causes and risk factors for death in systemic sclerosis: a study from the EULAR Scleroderma Trials and Research (EUSTAR) database. Ann Rheum Dis 69(10) (2010) 1809–1815

van den Hoogen FH, Boerbooms AM, Swaak AJ et al.: Comparison of methotrexate with placebo in the treatment of systemic sclerosis: a 24 week randomized double-blind trial, followed by a 24 week observational trial. Br J Rheumatol 35(4) (1996) 364–372

van den Hoogen F, Khanna D, Fransen J et al.: 2013 classification criteria for systemic sclerosis: an American college of rheumatology/European league against rheumatism collaborative initiative. Ann Rheum Dis 72(11) (2013) 1747–1755

van Laar JM, Farge D, Sont JK et al.: Autologous hematopoietic stem cell transplantation vs intravenous pulse cyclophosphamide in diffuse cutaneous systemic sclerosis: a randomized clinical trial. Jama 311(24) (2014) 2490–2498

Vigone B, Caronni M, Severino A et al.: Preliminary safety and efficacy profile of prucalopride in the treatment of systemic sclerosis (SSc)-related intestinal involvement: results from the open label cross-over PROGASS study. Arthritis Res Ther 19(1) (2017) 145

Volkmann ER, Chung A, Tashkin DP: Managng systemic sclerosis-related intersitital lung disease in the modern era. J. Scleroderma Relat. Disord. 2 72–83 (2017)

White RJ, Jerjes-Sanchez C, Bohns Meyer GM et al.: Combination Therapy with Oral Treprostinil for Pulmonary Arterial Hypertension. A Double-Blind Placebo-controlled Clinical Trial. Am J Respir Crit Care Med 201(6) (2020) 707–717

Wigley FM, Seibold JR, Wise RA et al.: Intravenous iloprost treatment of Raynaud's phenomenon and ischemic ulcers secondary to systemic sclerosis. J Rheumatol 19(9) (1992) 1407–1414

Wirz EG, Jaeger VK, Allanore Y et al.: Incidence and predictors of cutaneous manifestations during the early course of systemic sclerosis: a 10-year longitudinal study from the EUSTAR database. Ann Rheum Dis 75(7) (2016) 1285–1292

Wohlfahrt T, Usherenko S, Englbrecht M et al.: Type 2 innate lymphoid cell counts are increased in patients with systemic sclerosis and correlate with the extent of fibrosis. Ann Rheum Dis 75(3) (2016) 623–626

Wollin L, Distler JHW, Redente EF et al.: Potential of nintedanib in treatment of progressive fibrosing interstitial lung diseases. Eur Respir J 54(3) (2019)

Young A, Namas R, Dodge C, Khanna D: Hand Impairment in Systemic Sclerosis: Various Manifestations and Currently Available Treatment. Curr Treatm Opt Rheumatol 2(3) (2016) 252–269

Zhong C, Qu C, Wang B et al.: Probiotics for Preventing and Treating Small Intestinal Bacterial Overgrowth: A Meta-Analysis and Systematic Review of Current Evidence. J Clin Gastroenterol 51(4) (2017) 300–311

KAPITEL

13

Christian Tomiak und Thomas Dörner

Sjögren-Syndrom

Kernaussagen

- Das Sjögren-Syndrom (SjS) ist eine entzündlich-rheumatische **Autoimmunerkrankung** unklarer Genese mit klinisch führender Sicca-Symptomatik infolge einer Entzündung vornehmlich der Epithelien exokriner Drüsen, aber auch extraglandulärer Organe und wird zu den Kollagenosen gerechnet.
- Man unterscheidet ein **primäres** Sjögren-Syndrom von einem mit anderen Autoimmunerkrankungen assoziierten **sekundären** Sjögren-Syndrom, wenn auch die stringente Trennung der beiden Formen einerseits wenig erforscht, andererseits deren Notwendigkeit Gegenstand der wissenschaftlichen Diskussion ist. In dem Zusammenhang wird auch das sekundäre Sjögren von einigen Experten als assoziiertes Sjögren-Syndrom bezeichnet.
- Die **Lebenserwartung** der Patienten entspricht der der Normalbevölkerung, wobei viele Betroffene keine bedrohlichen Organmanifestationen aufweisen, jedoch erhebliche Einschränkungen in der Lebensqualität haben.
- Ein typischer **histologischer Befund** sind Infiltrate aus überwiegend $CD4^+$-T- und z. T. B-Lymphozyten mit Plasmazellen (extralymphatische Follikel) in Form von Foci (definiert als mind. 50 Zellen/4 mm^2) in den Drüsengeweben mit lokaler Autoantikörperproduktion.
- Das Sjögren-Syndrom ist die Autoimmunkrankheit mit dem höchsten derzeit bekannten relativen Risiko, an einem malignen Lymphom zu erkranken, überwiegend diffuse, großzellige B-Zell-Non-Hodgkin-Lymphome.
- Die **Therapie** erfolgt überwiegend symptomatisch mit lokalen, systemisch-medikamentösen und nichtmedikamentösen Behandlungsstrategien.
- Im Vordergrund der Therapie steht die **Reduktion der Schleimhauttrockenheit** sowie der extraglandulären Beschwerden. Selten sind Immunsuppressiva bei schweren Organmanifestationen angezeigt.
- Die **Lymphombehandlung** sollte den aktuellen hämatologisch-onkologischen Grundsätzen folgen und stadien- und subtypengerecht erfolgen.
- Bei sekundärem oder **assoziiertem Sjögren-Syndrom** bestimmt oftmals die primäre Erkrankung die Behandlung; es gibt keine gesonderten Therapieempfehlungen dieses Sjögren.

13.1 Vorbemerkungen

Der schwedischer Augenarzt Henrik Samuel Conrad Sjögren (1899–1986) veröffentlichte 1933 seine Dissertation mit einer umfassenden Beschreibung der Entität. Das Sjögren-Syndrom ist eine **entzündlich-rheumatische Autoimmunerkrankung** unklarer Genese aus der Gruppe der Kollagenosen mit Befall der exokrinen Drüsen. Die Entzündung betrifft dabei zwar vornehmlich die **Epithelien exokriner Drüsen,** aber auch extraglanduläre Organe. Man unterscheidet das **primäre** Sjögren-Syndrom von einem mit anderen Autoimmunerkrankungen assoziierten sog. **sekundären** Sjögren-Syndrom.

Die **Prävalenz** wird mit 0,33–4 % mit Zunahme im höheren Lebensalter angegeben. Das **Geschlechterverhältnis** der Erkrankten beträgt ungefähr 9 : 1 zwischen Frauen und Männern.

Die **Diagnose** wird überwiegend zwischen dem 20. und 50. Lj. gestellt, sehr selten erkranken Kinder. Nicht selten bestehen schon Jahre vor der Diagnosestellung typische, schleichend beginnende, i. d. R. von den Patienten initial wenig wahrgenommene Beschwerden, ebenso kann die Sicca-Symptomatik längere Zeit fehlen oder gering ausgeprägt sein.

Das Sjögren-Syndrom verursacht eine Vielzahl von die Lebensqualität einschränkenden **Beschwerden**, z. B.:

- Die klinisch führende Sicca-Symptomatik v. a. an Augen, Mundhöhle und Atemwegen mit Keratokonjunktivitis sicca sowie Stomatitis sicca, chronischem trockenem Husten, Müdigkeit, Gelenkschmerzen v. a. der MCP- und PIP-Gelenke, mit oder häufig ohne Schwellungen
- Schwellungen der großen Mundspeicheldrüsen, v. a. der Gl. parotis, aber auch insbesondere zervikaler Lymphknoten
- Das Raynaud-Phänomen

Schwerwiegendere **Organmanifestationen** sind

- die interstitielle Lungenmanifestation,
- interstitielle Nephritis mit tubulärer Azidose, leukozytoklastische Vaskulitiden, Immunzytopenien und
- der Befall des zentralen oder peripheren Nervensystems.

Die **Lebenserwartung** der bisher untersuchten Patientenkollektive entspricht der der Normalbevölkerung, wobei viele Betroffene keine bedrohlichen Organmanifestationen aufweisen. Allerdings führt das Sjögren-Syndrom zu erheblicher Fatigue und resultierender Leistungsinsuffizienz.

Das Sjögren-Syndrom ist die Autoimmunkrankheit mit dem **höchsten** derzeit bekannten **Risiko**, an einem **malignen Lymphom zu erkranken**: Etwa 5 % der Patienten erkranken überwiegend an B-Zell-Non-Hodgkin-Lymphomen. Klinisch wichtig ist die **rechtzeitige Erkennung** eines sich entwickelnden Lymphoms, wobei nunmehr bessere Behandlungsmöglichkeiten für B-Zell-Lymphome verfügbar sind.

13.2 Diagnostik

13.2.1 Einteilung

Die derzeit am häufigsten verwendeten ACR/EULAR-**Klassifikationskriterien** wurden 2016 publiziert (➤ Tab. 13.1). Wichtigste Kriterien sind objektive Parameter wie die Serologie und/oder Histologie mit jeweils 3 Punkten.

Die Kriterien können auf folgende Patienten angewandt werden (es muss mind. 1 Symptom einer Augen- oder Mundtrockenheit vorliegen [mind. 1 Frage mit Ja beantwortet]):

- Haben Sie persistierende und lästige Augenbeschwerden seit > 3 Mon.?
- Haben Sie regelmäßig ein Fremdkörpergefühl in den Augen?
- Verwenden Sie Tränenersatzpräparate > 3 ×/d?
- Besteht ein tägliches, lästiges Gefühl der Mundtrockenheit seit > 3 Mon.?
- Trinken Sie regelmäßig, um das Schlucken von Nahrungsmitteln zu unterstützen?
- Alternativ: ein positives Item im ESSDAI-Fragebogen (➤ Kap. 13.2.3)

Ausschlusskriterien: Bestrahlung im Kopf-Hals-Bereich, aktive Hepatitis C, AIDS, Sarkoidose, Amyloidose, Graft-versus-Host-Erkrankung, IgG4-assoziierte Erkrankung

Vorsicht bei medikamenteninduzierter Trockenheit (z. B. Antihistaminika, Diuretika, Antidepressiva etc.).

Ein **primäres** Sjögren-Syndrom ist zu diagnostizieren, wenn **mind. 4 Punkte** erreicht werden. Das sekundäre SjS wird in dieser Klassifikation nicht mehr gesondert erwähnt, da die Klassifikation der Erkrankung der Erfassung homogener Patientengruppen für klinische Studien dient. Es gibt derzeit keine Diagnosekriterien für das Sjögren-Syndrom.

Tab. 13.1 Europäisch-amerikanische Klassifikationskriterien

Kriterium	Punktzahl
Lippenbiopsie mit Nachweis einer lymphozytären Sialadenitis u. ein Fokus-Score ≥ 3 (1 Fokus = 50 Zellen/4 mm²; Pathologe mit Expertise)	3
Anti-Sjögren-Syndrom-A (Anti-Ro-)-Antikörper positiv	3
Ocular Staining Score ≥ 5 oder van-Bijsterfeld-Score ≥ 4 an mind. 1 Auge	1
Schirmer-Test ≤ 5 mm/5 Min. an mind 1 Auge	1
Unstimulierte Speichelflussrate ≤ 0,1 ml/Min.	1

Cave

Der Kriterienkatalog eignet sich nur **eingeschränkt zur Frühdiagnose**, da u. a. subjektive Beschwerden und objektive Befunde diskrepant sein können, z. B. hochpathologischer Schirmer-Test und kaum empfundene Augentrockenheit. Bei Patienten > 60 J. besteht bzgl. der diagnostischen Verwertbarkeit des Schirmer-Tests Einschränkungen aufgrund der Involution der Drüsen.

13.2.2 Untersuchungen

Wesentliche **Untersuchungsmethoden** zur Diagnosesicherung sind:

- Schirmer-Test: objektive Messung der Bildung und des Vorhandenseins von Tränenflüssigkeit mithilfe von in beide Unterlider eingelegten Löschblattstreifen
- Augenärztliche Vitalfarbstoffteste der Hornhautintegrität
- Direkte Messungen der Speichelsekretion
- Sialographie (Kontrastdarstellung der Speicheldrüsengänge)
- Speicheldrüsenszintigraphie
- Speicheldrüsenbiospsie aus der Unterlippenmundschleimhaut

In **Einzelfällen** können auch die **Sonographie** und **Kernspintomographie** zur Diagnostik beitragen. Für die Speicheldrüsensonographie (SUS) konnte eine Korrelation mit der Krankheitsaktivität gezeigt werden. Von normaler Echotextur (Grad 0), über milde Veränderungen mit isolierten echoarmen Arealen (Grad 1) und moderat inhomogenen Drüsen (Grad 2) bis zu ausgeprägter Inhomogenität (Grad 3) kann die Ultraschalluntersuchung einen Betrag zur Einschätzung der Aktivität und des Schadens beim primären Sjögren-Syndrom leisten.

Zur gezielten Erfassung einzelner **Organmanifestationen** müssen entsprechend herangezogen werden:

- Bildgebung
- Ergebnisse der Labordiagnostik, z. B. Serum-Kreatinin, Säure-Base-Status, Urinsediment, Schilddrüsenparameter
- Funktionsdiagnostik, z. B. Bodyplethysmographie

Ein typischer **histologischer Befund** sind Infiltrate aus überwiegend T- (ca. 70 %) und B-Lymphozyten (ca. 20 %), welche sich in 17–25 % der Fälle zu sog. **extralymphatischen Follikeln** organisieren. In infiltrierten Geweben werden **Kryoglobuline**, **Zytokine**, **Chemokine** und **Wachstumsfaktoren** wie z. B. IL-1, TNF-α, B-cell activating factor BAFF/BLys, gebildet. Der Nachweis von **Plasmazellen** in den Gewebsinfiltraten geht mit lokaler Autoantikörperproduktion – Rheumafaktoren, Anti-SS-A-, Anti-SS-B-, Anti-M3-muskarinerge Rezeptorantikörper – am Ort der Entzündung einher.

Differenzialdiagnostisch sind bei einer Sicca-Symptomatik auszuschließen:

- (Medikamentös behandelte) Depressionen oder Fibromyalgie
- Virusinfektionen: HIV, Hepatitis B, Hepatitis C
- Diabetes
- Amyloidose
- Sarkoidose (bei Speicheldrüsenbefall als Heerfordt-Syndrom bekannt)
- Hypertriglyzeridämie
- Bulimie
- Nebenwirkungen von Medikamenten: v. a. Antihypertensiva, Antidepressiva, Antihistaminika (etwa 300 Medikamente können als NW eine Sicca-Symptomatik hervorrufen bzw. verstärken)

13.2.3 Messung der Krankheitsaktivität

Nach wie vor nicht gesichert ist sowohl für Studien als auch den klinischen Alltag eine Erfassung der Krankheitsaktivität beim SS. Jüngst wurde der standardisierte EULAR Sjögren's Syndrome Disease Activity Index (ESSDAI) publiziert. Dieser Index ist aus **zwölf Domänen** aufgebaut:

- Konstitution
- Lymphadenopathie
- Drüsenbefall
- Gelenkbeteiligung
- Kutane, pulmonale, renale, muskuläre Manifestationen
- Periphere Polyneuropathie
- ZNS-Erkrankung
- Hämatologische Erscheinungen
- C4-Erniedrigung
- C3-Erniedrigung
- Hypergammaglobulinämie
- Abfall der IgG-Spiegel

Eine Graduierung erfolgt für jede Domäne mit 0 (keine Manifestation) bis max. 3 (hochgradige Beteiligung) und bestimmt den aktuellen Aktivitätsscore. Der EULAR Sjögren's Syndrome Patient Reported Index (ESPRI) ergänzt als Patientenfragebogen das Instrumentarium.

Neue Untersuchungen weisen darauf hin, dass die Symptome der Patienten (ESPRI) nicht unbedingt mit der Krankheitsaktivität (ESSDAI) korrelieren. Es werden daher beide Instrumente verwendet, um die therapeutischen Strategien neben ihrer Wirkung auf die Erkrankungsaktivität auch auf ihre Auswirkungen auf die Funktion der Patienten (PRO) zu prüfen (Seror 2013).

Zudem wurden Fragebögen zu Evaluation der Trockenheit und der Müdigkeit (Profile of Fatigue and Discomfort, PROFAD) entwickelt. Schwierigkeiten ergeben sich, Zerstörung (Damage) und Krankheitsaktivität (Disease Activity) differenziert zu erfassen.

Die aufgeführten Instrumente bedürfen weiterer Testungen und einer Anpassung für den klinischen Alltag.

13.3 Therapie

ALS FAUSTREGEL GILT

Die meisten Sjögren-Patienten benötigen eine umfangreiche symptomatische Therapie ihrer **Sicca-Symptomatik.**

Die Wirksamkeit einer **systemischen immunsuppressiven Therapie** ist für die meisten Wirkstoffe unzureichend belegt. Daher beschränkt sich deren Einsatz auf schwerwiegende systemische Verläufe sowie auf Patienten, die auf symptomatische Maßnahmen nicht ausreichend ansprechen. Je nach Manifestation orientiert sich die Therapie hierbei an der Behandlung anderer Kollagenosen, insbeondere dem SLE (➤ Kap. 10), oder einer evtl. zugrunde liegenden Vaskulitis.

Die **symptomatische Therapie** wird nach Lokalisation und Ausprägung gezielt individuell abgestimmt und umfasst insbesondere:

- Flüssigkeitssubstitutionen: Tränenersatz einschl. der augenärztlichen Prüfung antiinflammatorischer Augentropfen (CyA) und Speichelflüssigkeit bzw. Cholinergika zur Stimulation residualer Drüsenfunktion
- Antiinflammatorische Medikamente

Dabei kommen **lokale sowie systemische Behandlungsformen** zum Einsatz. Den nichtmedikamentösen Maßnahmen, insbesondere physikalischen Anwendungen, kommt eine große Bedeutung zu. Die Behandlung sollte im interdisziplinären Team mit Rheumatologen, Ophthalmologen, HNO-Ärzten, Dermatologen, Gynäkologen, Zahnmedizinern und ggf. anderen Spezialisten anderer Fachgebiete, z. B. Neurologen und Psychiater erfolgen.

Grundsätzlich haben sich **Patienteninformation und -schulungen** für die Patienten mit Sjögren-Syndrom bewährt.

Niedrigmaligne lymphoproliferative Erkrankungen können in asymptomatischen Stadien beobachtet werden (Watch and Wait), symptomatische niedrigmaligne und hochmaligne werden medikamentös entsprechend aktueller NHL-Protokolle therapiert.

13

13.3.1 Trockenheit

Die chronische Entzündung der exokrinen Drüsen (exokrine Epithelitis) führt zu deren Insuffizienz, wobei auch bei stark ausgeprägter Trockenheit nur geringe Beschwerden vorhanden sein können und vice versa. Darüber hinaus konnte gezeigt werden, dass trotz ausgeprägter Trockenheit die Sekretion zumindest partiell stimulierbar bleibt, wohl als Folge einer reversiblen Funktionsstörung durch Zytokine.

Die **Drüsensekrete** haben je nach Lokalisation der Drüsen eine komplexe Zusammensetzung und sind meist nicht vollständig zu substituieren. Ihr Mangel verursacht Reizzustände mit entsprechenden Beschwerden, kann aber auch strukturelle Schäden, z. B. an Cornea und Zähnen, durch reduzierte Nutrition und Protektion oder Infektionen infolge verminderter lokaler Abwehr bedingen.

Therapie

Die Behandlung zielt zum einem auf eine Beschwerdelinderung ab, zum anderen sollen Schäden durch Befeuchtung und verbesserte Immunabwehr vorgebeugt werden. Zur **Prophylaxe von Karies** sind fluorhaltige Zahncremes und konsequente Mundhygiene zu empfehlen.

Die **medikamentösen und nichtmedikamentösen Maßnahmen** lassen sich wie folgt einteilen:

- Prophylaxe verstärkter Sicca-Symptomatik. Vermeiden:
  - Medikamente mit entsprechenden Nebenwirkungen
  - Exsikkose durch mangelnde Flüssigkeitszufuhr
  - Lufttrockenheit
  - Lange Bildschirmarbeit
- Drüsenstimulation:
  - Olfaktorisch, chemisch
  - Mechanisch durch zuckerfreie Lutschbonbons und Kaugummis
  - Medikamentös mit Parasympathomimetika (z. B. Pilocarpin)
  - Im Teststadium: elektrostimulatorisch durch Stimulation des Nervus trigeminus
- Sekretsubstitution:
  - Augentropfen und -gele, insbesondere CyA-haltige Augentropen (z. B. Ikervis®; Augenarztvorbehalt)
  - Eigenserum-Augentropfen
  - Salben
  - Mund-Speichelsprays
  - Gleitgele
  - Inhalationen
- Bei gegebener Indikation: **Drosselung** des Sekretabflusses und/oder der Sekretverdunstung
  - Punctum-Plugs
  - Windschutz- und Schwimmbrille
  - Spezielle Kontaktlinsen
- Prophylaxe und Behandlung von Komplikationen:
  - Zahnpflege, Mundhygiene
  - Behandlung von Mykosen und bakteriellen Infektionen

Eine sorgfältige Anamnese und fachärztliche Untersuchung ist für eine **individuelle Therapieanpassung** wichtig. Angepasst an Schweregrad und Lokalisation erfolgt unter Abwägung von Wirksamkeit und Verträglichkeit eine systemische Therapie (➤ Tab. 13.2). Von Patienten in Eigenregie durchführbare nichtmedikamentöse Anwendungen, z. B. Flüssigkeitsverdunster und Vermeidung von Zugluft, unterstützen die subjektive Krankheitsverarbeitung.

Einige wenige, jedoch vorliegende Studien zum Effekt von **Immunsuppressiva**, z. B. Azathioprin und Metotrexat, konnten keine sichere Wirkung auf die Trockenheit sichern.

Der Einsatz von **α-Interferon-Lutschtabletten** (3 × 150 IE) war in einer großen placebokontrollierten Phase-III-Studie wirksam zur Besserung der oralen Trockenheit. Der Wirkstoff ist zur Behandlung jedoch nicht zugelassen. Eine von der FDA geforderte erneute Zulassungsstudie wird von der Firma nicht angestrebt. Neue Acetylcholin-Rezeptor-Agonisten zur erhöhten Drüsensekretion werden gegenwärtig entwickelt.

Zwischenzeitlich können **Eigenserum-Augentropfen** (20–100 % verdünntes Patientenserum) durch lizensierte Labors (z. B. auch Blutspendedienste) hergestellt werden. Die notwendige Blutabnahme erfolgt im Labor, die Herstellung erfolgt nach strengen Vorschriften der AM-Herstellung einschl. Reinraumbedingungen; der Vertrieb über eine Apotheke ist vorgeschrieben. Eine Erstattung durch die gesetzlichen Krankenkassen ist derzeit noch nicht vorgesehen, dies kann jedoch beantragt werden (Kosten aktuell ca. 1200 EUR/J. je nach Verbrauch).

13.3.2 Polyarthritis

Arthritiden und Arthralgien sind neben der Sicca-Symptomatik eine der häufigsten Manifestationen beim primären Sjögren-Syndrom. Da es sich in der Regel um **nichtdestruierende Arthritiden** handelt, wird zunächst symptomatisch behandelt. Analgetika, systemische oder intraartikulärer Steroide, selten Radiosynoviorthesen und Synovialektomien gehören zum therapeutischen Spektrum.

Bei **therapieresistenten Verläufen** mit polyartikulären Synovialitiden kann eine antientzündliche Langzeittherapie erwogen werden.

Die Therapieprinzipien orientieren sich an dem **Vorgehen bei der rheumatoiden Arthritis** (➤ Kap. 1), wobei sich die Antimalariapräparate Chloroquin und Hydroxychloroquin, Methotrexat, Azathioprin und Leflunomid als hilfreich erwiesen haben.

Die TNF-α-Hemmer Enbrel sowie Infliximab haben sich als unwirksam beim SjS erwiesen, auch eine Studie mit Abatacept (Orencia, CD 80/86-basierte Hemmung der T-Zell-Co-Stimulation) konnte keine Wirksamkeit des Therapieprinzips nachweisen.

Rituximab, welches bei schweren Organmanifestationen mit Erfolg eingesetzt wurde, kommt vorrangig bei komplizierten extraglandulären Manifestationen sowie zur Behandlung eines **NH-Lymphoms** zum Einsatz, ist aber für die Indikation nicht zugelassen (Off Label Use).

13.3.3 Organbeteiligungen und andere Manifestationen

Organmanifestationen beim Sjögren-Syndrom können sehr vielfältig sein (➤ Tab. 13.3) und werden i. d. R. durch periepitheliale und

Tab. 13.2 Therapieoptionen für die Trockenheit beim Sjögren-Syndrom

Manifestation	Symptome, Erkrankungen	Therapieoptionen (einzeln oder in Kombination)
Keratoconjunctivitis sicca	• Reiben • Fremdkörpergefühl • Schmerzen • Blepharitis	Differenzierte augenärztliche Therapie nach Befunderhebung (je nach Wassermangel = Aqueous-deficient Dry Eye Syndrom oder Verdunstugsproblematik = Evaporative Dry Eye Syndrome) • Augentropfen, -gele, -salben (polymere Basis, Viskosität (Methylzellulose, Hyaluronsäure, ohne Konservierungsmittel), Eigenserumaugentropfen, Vitamin-A-haltige Augenpräparate • Topische Steroide (bei längerfristiger Gabe Fluorometholon. Loteprednol) • NSAR-haltige Augenpräparate (max. 24 Wo.) • Topisches Ciclosporin • Lid- u. Lidrandpflege • Bewusstes Blinzeln, Pausen bei konzentrierter Arbeit (z. B. Bildschirmarbeit) • Ggf. Antibiotika • Parasympathomimetikum: Pilocarpinhydrochlorid, Cevimeline • Passager Punctum-Plugs • Dauerhafte Punctum-Obliteration durch Koagulation • Boston Scleral Lense (Spezialkontaktlinse mit Flüssigkeitsdepot) • Windschutz- u. Schwimmbrillen
Stomatitis sicca	• Probleme beim Kauen • Brennen bei Scharfem u. Saurem • Rhagaden • Cheilitis • Glossitis • Karies • Soor (erythematöser Typ) • Mundgeruch	Orientiert an der Messung des stimulierten Gesamtspeichelflusses (SWSF) milde (< 0,7 ml/Min.), moderate (0,1–0,7 ml/Min.), schwere < 0,1 ml/Min.) Einschränkungen • Nichtpharmakologische Stimulation, Speichelersatz, ggf. pharmakologische Stimulation, ggf. Mukolyse, Acetylcholinagonist, Elektrostimulation • Nichtpharmakologische Intervention: – Gustatorisch (zuckerfr. Lutschbonbons, Lutschtabletten, Xylitol) – Mechanisch (zuckerfr. Kaugummi) • Pharmakologische Intervention: – Pilocarpinhydrochlorid, Cevimeline (USA) – Anetoltrithion (Sulfarlem S25, Choletikum) – Mukolyse (Bromhexin, N-Acetylcytein) – Nicht empfohlen: Hydroxycholoroquin, Glukokortikoid, Immunsuppressiva, Rituximab • Speichelsubstitution: – pH-neutral, fluoridiert, E'lyte – Sprays, Gele, Mundspülungen
Rhinitis sicca	• Schmerzen • Juckreiz • Gestörte Nasenatmung • Verkrustungen	• Raumluftbefeuchtung • Nasenöl, Salben, Nasenspülung bei Verkrustungen • Inhalation • Parasympathikomimetikum: Pilocarpinhydrochlorid, Cevimeline
Sinusitis sicca	• Schmerzen • Infekte	• Inhalation, evtl. Inhalationsgerät mit Oszillationsfunktion • Kochsalzlösung zum Abschwellen • Parasympathikomimetikum: Pilocarpinhydrochlorid, Cevimeline • Raumluftbefeuchtung
Pharyngitis sicca	• Dysphagie • Odynophagie • Schmerzen	• Inhalation • Trinken von reichlich Flüssigkeit • Parasympathikomimetikum: Pilocarpinhydrochlorid, Cevimeline • Raumluftbefeuchtung
Laryngitis sicca	• Heiserkeit • Schmerzen	• Inhalation • Trinken von Flüssigkeit • Panthenol-Lutschtabletten • Protonenpumpenhemmer bei gastroösophagolaryngealer Reflux • Parasympathikomimetikum: Pilocarpinhydrochlorid, Cevimeline • Raumluftbefeuchtung • Ggf. Steroid u.Antibiose nach HNO-Befund
Tracheitis sicca	• Trockener Husten • Rezidivierende Infekte • Atemwegobstruktion	• Inhalation; auf kleine Partikelgröße achten! • Trinken von Flüssigkeit • Sekretolytikum: Bromhexin • Parasympathikomimetikum: Pilocarpinhydrochlorid, Cevimeline
Bronchitis sicca	• Trockener Husten • Infekte	• Inhalation; auf kleine Partikelgröße achten! • Trinken von Flüssigkeit • Ggf. Bronchodilatation • Parasympathikomimetikum: Pilocarpinhydrochlorid, Cevimeline

Tab. 13.2 Therapieoptionen für die Trockenheit beim Sjögren-Syndrom (*Forts.*)

Manifestation	Symptome, Erkrankungen	Therapieoptionen (einzeln oder in Kombination)
Hauttrockenheit	• Juckreiz • Abschuppung • Dermatitis	• Cremes (Pflege, ggf. antiinfammatorisch, antipruriginös, ggf. Optionen der dermatologischen Behandlung wie bei Lupus-Manifestationen) • Austrocknung vermeiden, z. B. Hautpflege nach Sonnen- o. Wannenbad)
Vaginaltrockenheit	• Juckreiz • Schmerz • Dyspareunie • Mykosen • Rhagaden • Pilzinfektion	• Hautpflege • Konservierungsmittelfreie, neutrale Gleitgele • Parasympathomimetikum: fraglicher Effekt • Östrogen-Ovula • Ggf. Antimykotika

Tab. 13.3 Organmanifestationen des Sjögren-Syndroms

Schwerwiegende Veränderungen	• Leukozytoklastische Vaskulitiden der Haut • Polyserositiden mit Ergussbildungen an Pleurahöhle u. Perikardbeutel • Glomerulonephritis mit Niereninsuffizienz • ZNS-Manifestationen: Vaskulitis, Encephalitis-disseminata-ähnliche Krankheitsbilder • Myelitis transversa • Ausfälle von Hirnnerven o. Mononeuritis multiplex • Unspezifische lymphozytäre interstitielle Pneumonie mit Entwicklung einer Lungenfibrose • Primär-biliäre Leberzirrhose • Hashimoto-Thyreoiditis • Myositis • Autoimmune Thrombopenie • Antiphospholipidantikörper-Syndrom
Veränderungen mit weniger bedrohlichen, jedoch behandlungsbedürftigen Folgen	• Interstitielle Nephritis mit distaler tubulärer Azidose • Periphere Polyneuropathie • Chronische Pankreatitis, selten mit exokriner Pankreasinsuffizienz, sehr selten mit endokriner Insuffizienz • Refluxösophagitis • Nichtdestruierende Arthritiden • Raynaud-Syndrom • Osteoporose
Manifestationen, die in der Regel keine zwingende Therapieindikation sind	• Asymptomatische interstitielle Nephritis o. Glomerulonephritis ohne Nierenfunktionsstörung • Mäßige Leukopenie • Moderate Thrombopenie • Antiphospholipid-Antikörper ohne thromboembolisches Ereignis u. ohne habituelle Abortneigung

extraepitheliale Infiltrate von Lymphozyten sowie vaskulitische Veränderungen bedingt.

Da **schwerwiegende Organbeteiligungen** beim primären Sjögren-Syndrom vergleichsweise selten sind, liegen keine randomisierten, doppelblinden, placebokontrollierten Studien bezüglich der klinisch eingesetzten Immunsuppressiva vor. Die **Behandlung** folgt den allgemeinen Prinzipien der Therapie derselben Manifestationen bei anderen Kollagenosen.

Schwere Erkrankungen – zunehmender Funktionsverlust der Nieren, systemische Vaskulitiden, schwere ZNS-Erkrankungen – werden mit einer **i. v. Pulstherapie** mit Cyclophosphamid 0,5 mg/m^2 in 1- bis 3-monatigen Intervallen und hoch dosierten Glukokortikoiden (Bolus Methylprednisolon 1000 mg/d i. v.) behandelt.

Kasuistiken berichten über erfolgreiche Anwendungen von
- hoch dosierten i. v. Immunglobulinen bei Myositis und Thrombopenie sowie
- B-Zelldepletion mit Rituximab, z. B. bei Myelitis transversa.

Als **Erhaltungstherapie** oder bei weniger aggressiven systemischen Manifestationen wurden eingesetzt:
- Azathioprin 2,5–4,0 mg/kg KG
- Mycophenolat-Mofetil 2–3 g/d bei Glomerulonephritis
- Methotrexat 15–25 mg/Wo. und
- Leflunomid 20 mg/d bei Arthritiden.

Eine Aufklärung und Therapieüberwachung entsprechend den Empfehlungen der Deutschen Gesellschaft für Rheumatologie sollte durch Fachärzte erfolgen. Individuelle Heilversuche sind unter den gegebenen gesetzlichen Grundlagen durch den Spezialisten möglich.

In **Schubsituationen** unterschiedlicher Manifestationen empfiehlt sich mittelhoch dosiertes Glukokortikoid 0,5–1 mg/kg KG/d über 2–4 Wo.

Mit Abstand die am häufigsten eingesetzten **Basistherapeutika** beim SjS sind die sog. **Antimalariamedikamente** Hydroxychloroquin 200–400 mg/d und Chloroquin 250 mg/d, welche Müdigkeit, Hauterscheinungen, Arthritiden und Myalgien positiv beeinflussen sollen. Darüber hinaus weisen Antimalariamittel protektive Effekte hinsichtlich reduzierter Infektionen, kardiovaskulärer Komplikationen auf, die zumindest beim SLE zu erhöhter Lebenserwartung führen. Eine französische Mulitzenterstudie (JOQER) konnte für das Sjögren-Syndrom keinen Beleg der Wirksamkeit von Antimalariamitteln erbringen; allerdings begrenzen methodische Mängel des Studiendesigns die Schlussfolgerungen aus dieser Studie.

ALS FAUSTREGEL GILT

Antimalariamittel sind bei individueller Verträglichkeit als Basistherapeutika weit verbreitet, obwohl nur unzureichend kontrollierte Studien vorliegen, die zudem nur an kleinen Patientenkollektiven durchgeführt wurden.

Als **adjuvante Therapien** bei wichtigen, individuellen Organmanifestationen sind anzuführen:
- Schilddrüsenhormonsubstitution bei Hypothyreose
- Antikoagulation bei assoziiertem Antiphospholipidsyndrom

- Ursodeoxycholsäure 12–15 mg/kg KG/d bei primär biliärer Cholangitis
- Protonenpumpenhemmer bei Refluxösophagitis
- NSAR und niedrig dosiertes Glukokortikoid bei Arthritiden
- Kalzium, Vitamin D und ggf. Bisphosphonate bei Osteoporose
- Bikarbonat 1–4 mmol/kg KG/d: Ziel ist ein Serum-Bikarbonat > 22 mmol/l bei tubulärer Azidose
- Kaliumsubstitution bei Hypokaliämie bei tubulärer Azidose nach Serumkalium

Die **Physiotherapie** ergänzt das therapeutische Spektrum und ist zur Prävention v. a. von Osteoporose, Inaktivitätsatrophie und Kontrakturen geeignet.

Experimentell sind bzw. in der klinischen Entwicklung stehen verschiedene Konzepte der Immuntherapie:

- Autologe Stammzelltransplantation bei sehr schwerem Verlauf und Organbeteiligung
- Umfangreiche Studien in verschiedenen Phasen untersuchen die Wirksamkeit neuer Behandlungszugänge, einschl.
  - B-Zell- und Zytokin-blockierender Therapien (BAFF/BAFF-R Inhibition Ianalumab, JAK-Inhbition),
  - Niedrig dosiertes IL-2 zur Verbesserung der Immunregulation,
  - Blockade der Co-Stimulation mit Anti-CD40 oder Anti-CD154 sowie
  - Cathepsin-S-Inhibition.

Neben der besseren Kontrolle der Sjögren-Aktivität geht es auch um die Verbesserung der Patientenfunktion und -fatigue.

Cave

Eine immunsuppressive Therapie ist beim Sjögren-Syndrom **nur bei beeinträchtigenden Organmanifestationen** angezeigt:

- Kontrollierte Studien zur Effektivität liegen häufig nicht in ausreichendem Umfang vor
- Sowohl die Trockenheit als auch die Fatigue werden durch verschiedene immunsuppressive Therapien nicht beeinflusst.

Müdigkeit

Tagesmüdigkeit und Leistungsinsuffizienz sind häufige Symptome, über die viele Betroffene auch in Phasen geringer oder fehlender Entzündungsaktivität berichten. Deren Genese ist unklar und wahrscheinlich komplex und multifaktoriell. Es werden somatisch, psychosomatische, psychosoziale, durch das Sjögren-Syndrom bedingte und nicht durch die Grunderkrankung bedingte Komponenten bei der Entstehung diskutiert.

Hohe Entzündungszeichen, eine Hypothyreose, eine Anämie oder ein Lymphom sollten ausgeschlossen werden.

Regelmäßiges **körperliches Training**, z. B. 3 × 30–45 Min./Wo. Walking, kann die Symptome nichtmedikamentös bessern.

! Wichtig ist – wie oben angeführt – eine konsequente Behandlung der Sicca-Symptomatik, von Schlafproblemen, eine gute Schmerzkontrolle und ggf. die Behandlung, um die Lebensqualität zu verbessern. Auf die Co-Morbidität, z. B. eine Depression, ist zu achten.

Raynaud-Syndrom

Neben Kälteschutz, Wärmeapplikation und Vermeidung von vasopressorischer Pharmaka, z. B. Migränemedikamente, β-Rezeptorenblocker kommen verschiedene Vasodilatanzien zum Einsatz:

- Kalziumantagonisten, insbesondere Nifedipin.
- ACE-Hemmer, AT-1-Rezeptorenblocker, v. a. Losartan.
- Phosphodiesterase-Inhibitoren.
- Prostaglandine: Bei schweren Formen können Ilomedin-Infusionszyklen die Beschwerden lindern und Nekrosenbildungen eindämmen.

Bewährt haben sich **warme Sand-, Linsen- und Paraffinbäder** mehrmals täglich.

Krankheitsbewältigung

Information, Schulung und empathische Patientenführung im Langzeitverlauf verbessern den alltäglichen Umgang mit der Erkrankung. Eine gute Kontrolle der Schmerzen und Sicca-Symptomatik trägt zur Verbesserung der Lebensqualität und damit zur Alltagsbewältigung bei.

Bei gravierenden Problemen sollte vor einer **psychologischen Betreuung** nicht zurückgeschreckt werden.

13.3.4 Zusammenfassung der Therapieoptionen

In ➤ Tab. 13.4 sind die möglichen Therapieoptionen, gewichtet nach ihrer Evidenzstärke, zusammenfassend dargestellt.

➤ Abb. 13.1 zeigt einen Algorithmus für die Behandlung des Sjögren-Syndroms.

Ergänzend zu ➤ Abb. 13.1 nachstehend die EULAR-Empfehlungen für das Management des Sjögren-Syndrom mit topischen und systemischen Therapien (➤ Tab. 13.5; Ramos-Casals et. al. 2010).

Die Empfehlungen enthalten detaillierte Algorithmen zur Evaluation und Therapie der oralen und okulären glandulären Funktionsstörung sowie zur Therapie organspezifischer systemischer Beteiligungen (renal, hämatologisch, zerebral, peripheres Nervensystem, neuropathisch) einschließlich der Prävention und Behandlung des kongenitalen Herzblocks in der Schwangerschaft von Anti-SjS-A (und Anti-SjS-B) positiven Schwangeren.

13.4 Schwangerschaft und Sjögren-Syndrom

Bei Patientinnen **mit Anti-SjS-A-** und seltener **-SjS-B-Antikörpern** ist die Gefahr eines sog. **neonatalen Lupus-Syndroms** – reversibel – und eines kompletten **kongenitalen Herzblocks (CHB)** beim Kind – i. d. R. irreversibel – erhöht. Als Ursache wird eine autoimmune Myokarditis bis zur Fibrosierung des AV Knotens angesehen.

Tab. 13.4 Evidenzstärke von medikamentösen und nichtmedikamentösen Therapieempfehlungen beim Sjögren-Syndrom

Evidenzstärke I	Evidenzstärke II	Evidenzstärke III
Klasse A: eindeutige Empfehlung		
• Pilocarpinhydrochlorid 4–6 × 5 mg/d • Cevimeline 3 × 30 mg/d; Parasympathomimetikum bei therapieresistenter Sicca-Symptomatik (Cevimeline nur über die int. Apotheke, keine Kostenerstattung) • Sekretolyse: Bromhexin 3 × 16 mg/d • Choleretikum: N-Acetylcystein 3 × 16 mg/d, Anetoltrithion (Sulfarlem S25, 3 × 25 mg präprandial, rezeptfrei) • Bei Müdigkeit, Osteoporose u. zur Herz-Kreislauf-Prophylaxe: 3 × 30–45 Min./Wo. • Bei assoziierter PBC: Ursodeoxycholsäure 12–15 mg/kg KG • Bei Osteoporose: Bisphosphonate • Bei Refluxösophagitis: PPI in Standarddosis • Augentropfen, -gele; bevorzugt konservierungsmittelfrei • Bei stark entzündlicher Keratoconjunctivitis sicca: Ciclosporin-Augentropfen • Behandlung der pulmonalen Hypertonie mit Prostanoiden, Endothelin-Antagonisten u. Phosphodiesterasehemmer, ggf. Kalziumantagonisten, Diuretika u. Antikoagulation	• Bei Antiphospholipidantikörper-Syndrom: orale Antikoagulation mit VKA • ASS 75–100 mg/d + Heparin bei assoziiertem APS o. Schwangerschaft • Kalzium 500–1000 mg/d + Vitamin D zur Osteoporoseprophylaxe unter Glukokortikoidmedikation • Antimalaria-Prophylaxe bei Risiko für die Entwicklung eines kongenitalen Herzblocks während der Schwangerschaft bei Anti-SjS-A-pos. Frauen	• Analgetika, NASR • Schulung, Information, Krankheitsbewältigung • Dexametason u./o. Herzschrittmacher bei kongenitalem AV-Block (II–)III • Cyclophosphamid 0,5 g/m² KO bei schweren Organbeteiligungen, z. B. Glomerulonephritis • Eigenserum-Augentropfen 20–50 % (keine Erstattung, lizensierte Zulassung der Herstellung vereinzelt unter mit Herstellungszulassung u. Vertrieb nur über Apotheken)
Klasse C: vertretbar		
• Bei stark entzündlicher Keratoconjunctivitis sicca: Glukokortikoid-Augentropfen (unter Verwendung von Lotepronol o. Fluorometholon bei längerfristiger Anwendung) • Eigenserum-Augentropfen 20–50 % (keine Erstattung; Voraussetzung: Zulassung für die Herstellung u. Apothekenvertrieb)	• Ambroxol 2 × 60 mg/d • Linolensäure • Prednisolon 5–20 mg/d • Bei Arthritis: MTX 0,2 mg/kg KG • Bei Arthritis: Leflunomid 20 mg/d	• Rituximab, 2 Infusionen in wöchentlichem Abstand à 375 mg/m2 i. v. mit 100 mg Prednisolon i. v. zur Infusion, entspricht einem Zyklus
Experimentell, in klinischer Entwicklung		
• Thalidomid bis 300 mg/d • Nandrolondecanoat 100 mg 14 d	• Zidovudin 2 × 250 mg/d • i. v. Immunglobuline	

Das **Risiko** für Anti-SjS-A positive Mütter (besonders die p-200-Domäne von Ro-52), ein Kind mit Herzblock zu gebären, liegt bei ca. 2 %, bei Anti-SjS-A- und –SjS-B-Positivität bei 3 %. Das relative Risiko bei einer 2. Schwangerschaft nach CHB während der 1. Schwangerschaft wird mit 9-fach angegeben, entsprechend einer Häufigkeit von 16–18 %. Weitere Manifestationen wie Leberwertanstiege werden selten beobachtet und sind meist unproblematisch. Typisch bei Hochrisikopatientinnen sind zusätzlich positive Rheumafaktoren sowie der Nachweis einer Typ-I-IFN-Signatur mit erhöhter CD169 R-Expression auf peripheren Monoyzten/Makrophagen.

Als **Prophylaxe (primär und sekundär)** hat sich die Gabe von **400 mg Hydroxychoroquin** etabliert. Nach initialen Registerdaten konnte eine Phase-2-Studie bei einer 2. Schwangerschaft die Zahl der Kinder mit **kongenitalem Herzblock (CHB) um >50 % reduziert werden.** Wegen der guten Verträglichkeit empfiehlt sich bei jeder CHB-Risikokonstellation der Einsatz von Hydroxychloroquin bei Schwangeren mit entsprechenden Antikörpern.

Ein **Antiphospholipidantikörper-Syndrom** kann zu Früh- und Spätaborten führen.

Cave

Immunsuppressive Medikamente müssen wegen **potenzieller Keimschädigung** bei Konzeptionswunsch abgesetzt werden. In **Vorbereitung auf eine Schwangerschaft** sollten Anti-SjS-A- und -SjS-B-Antikörper sowie Anticardiolipin-Antikörper und das Lupusantikoagulans bestimmt werden.

Der **neonatale Lupus mit Hautmanifestationen** bildet sich häufig spontan durch Abbau der mütterlichen Antikörper im geborenen Kind innerhalb der ersten 3–6 Lebensmonate zurück. Eine Glukokortikoidbehandlung ist nur selten erforderlich. Häufig ist eine UV-Expositionsprophylaxe unterstützend wirksam.

Feten mit **komplettem Herzblock** sollten bereits **ab Diagnosesicherung in utero** an einem Zentrum betreut werden. Diagnostisch wird ab der 16. SSW die „mechanische" Messung des PR-Intervalls mittels fetaler Echokardiographie empfohlen (Inzision zwischen E/A-Welle und Beginn des LV-Ausflusses, Cut-off 150 ms). Initial kann mit dem plazentagängigen **Dexamethason** 4 mg/d und bei fetaler Bradyarrhythmie mit Sympathomimetika über die Mutter

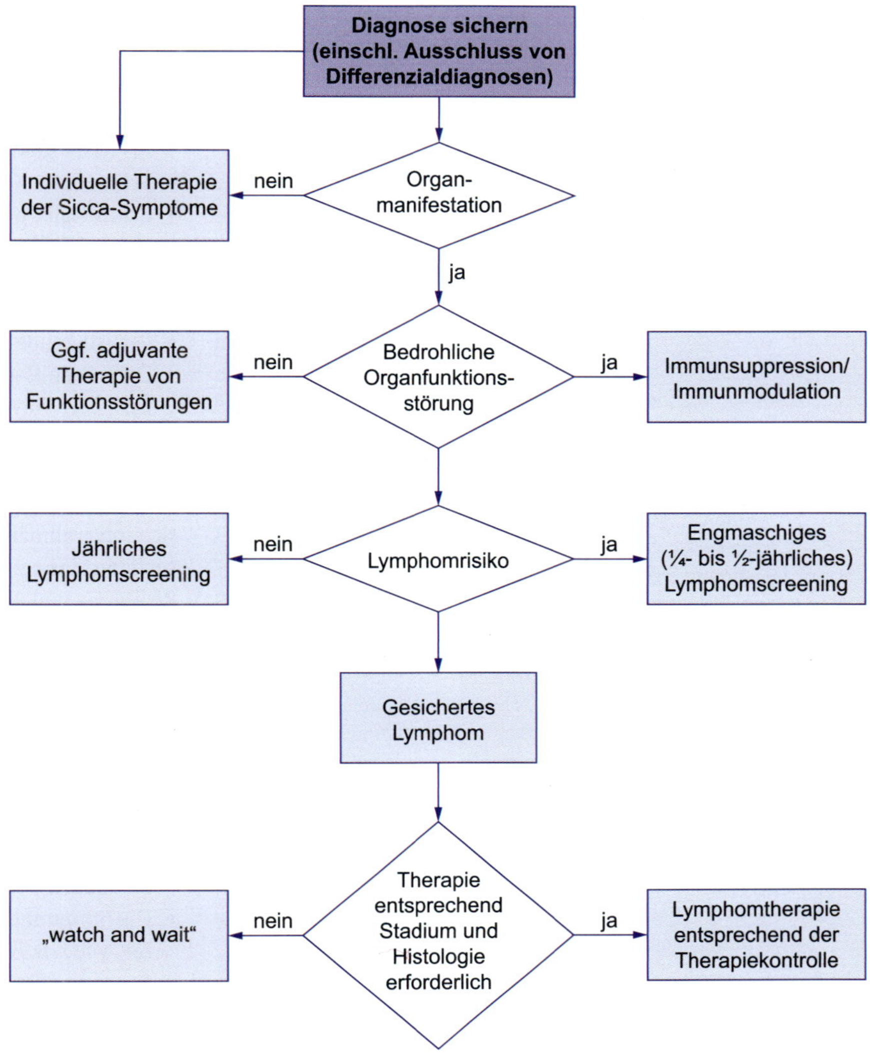

Abb. 13.1 Therapie des Sjögren-Syndroms und seiner Komplikationen [L231]

behandelt werden. **Postnatal** besteht nach Ausschöpfung einer **Glykosidtherapie** die Möglichkeit der **Schrittmacherbehandlung** (80 % Lebendgeburten innerhalb der ersten 3 Lj.). .

Die peripartale Überwachung und sofortige Bereitschaft zur postnatalen Schrittmacherimplantation erfordern eine enge interdisziplinäre Zusammenarbeit.

Eine sorgfältige Schwangerschaftsvorbereitung und -beratung – Medikamente, Antikörperbestimmung, Organscreening – und -überwachung durch Gynäkologen/Geburtsmediziner einschließlich sonographischer und echokardiographischer Feindiagnostik ist in jedem Fall zu empfehlen.

Cave

Schwangerschaften von Sjögren-Patientinnen bedürfen einer besonderen Vorbereitung und ggf. Überwachung aufgrund des **erhöhten Risikos für einen kongenitalen Herzblock**. Elektrokardiographische Kontrollen und ab der 16. bis einschl. 31. SSW echokardiographische Untersuchungen sind empfehlenswert, wenn Anti-SjS-A-Antikörper nachweisbar sind.

Niedrig dosierte **Acetylsalicylsäure** und **Heparin** werden zur Prävention von Schwangerschaftskomplikationen beim **Antiphospholipid-Antikörper-Syndrom** eingesetzt.

13.5 Lymphomrisiko

1978 wurde erstmals erkannt, dass das primäre Sjögren-Syndrom mit einem erhöhten Lymphomrisiko assoziiert ist. Die **Häufigkeit** im Gesamtkollektiv wird mit etwa 5 % angegeben. Unterschiedliche Studien haben eine bis zu 44-fache Risikoerhöhung, im Mittel 16-fache gegenüber der Normalbevölkerung errechnet. Die **Genese** der Lymphomentwicklung ist **unklar**, obwohl eine lokal exzessive B-Zellaktivierung in den entzündeten Drüsen vermutet wird.

Die weit überwiegende Mehrzahl erkrankt an einem **B-Zell-Non-Hodgkin-Lymphom**, wobei die Angaben zur Dignität in der Literatur widersprüchlich sind: Fanden Voulgarelis et al. in 32 von 38 Fällen – entsprechend bei 69,7 % – niedrigmaligne MALT-Lymphome, so berichteten Theander et al. ein umgekehrte Verhältnis: 58 %

Tab. 13.5 EULAR-Empfehlungen für das Management des Sjögren-Syndrom mit topischen und systemischen Therapien (nach Ramos-Casals et. al. 2010)

Übergeordnete Empfehlungen (A–C) und spezifische (1–12)
A) Patienten, die an einem Sjögren-Syndrom leiden, sollten an oder in Zusammenarbeit mit einem Zentrum im Rahmen eines multidisziplinären Ansatzes betreut werden.
B) Der erste therapeutischen Ansatz soll in Form einer symptomatischen Besserung der Trockenheit durch topische Behandlungen erfolgen.
C) Systemische Therapien können bei aktiven systemischen Erkrankungen in Erwägung gezogen werden.
1. Vor Beginn der Behandlung der Mundtrockenheit wird empfohlen, einen Ausgangsbefund in Bezug auf die Funktion der Speicheldrüsen zu erheben.
2. Der bevorzugte erste therapeutische Ansatz zur Behandlung der Xerostomie kann sein 2.1 Nichtpharmakologische Stimulation bei milder Speicheldrüsendysfunktion 2.2 Pharmakologische Stimulation bei moderater Dysfunktion 2.3 Speichelsubstitution bei schwerer Dysfunktion
3. Therapeutischer First-line-Ansatz für die okuläre Trockenheit beinhaltet künstliche Tränen und Augengele und -salben.
4. Therapieresistente/schwere Augentrockenheit kann mit Immunsuppressiva-haltigen Augentropfen (Cyclosporin A) und autologen Serumaugentropfen bahendlet werden.
5. Begleiterkrankungen sollten wie Fatigue, Schmerzen sollten berücksichtigt werden, spezifischen Score sollen hierzu verwendet werden.
6. Ziehen Sie Analgetika oder andere schmerzmodifizierende Medikamente in Erwägung zur Behandlung muskuloskeletaler Schmerzen unter Abwägung des Nutzen-Risiko-Verhältnisse in Erwägung.
7. Die Behandlung einer systemischen Manifestation sollte auf den organspezifischen Schweregrad unter Nutzung des ESSDAI (➤ Kap. 13.2.3) zugeschnitten sein.
8. Glukokortikoide sollten in der niedrigsten wirksamen Dosis und Dauer angewandt werden, um entzündliche Manifestationen einer systemischen Erkrankung zu kontrollieren.
9. Immunsuppressive sollten hauptsächlich zur Steroideinsparung eingesetzt werden, ohne dass es Evidenz für die Überlegenheit des einen oder anderen Wirkstoffs gibt.
10. B-Zell-gerichtete Therapien sollte nur bei schwerer, therapieresistenter systemischer Erkrankung eingesetzt werden.
11. Der systemische therapeutische Ansatz kann – als generelle Regel – sequenziell oder kombiniert in Form von Glukokortikoiden, Immunsuppressiva und Biolgika erfolgen.
12. Die Behandlung eines Lymphoms wird individuell nach spezifischem histologischem Subtyp und Krankheitsstadium durchgeführt.

hochmaligne NHL. Es dominiert jedoch das sog. diffuse großzellige B-Zell-Lymphom.

Für die Langzeitbetreuung der Patienten mit SjS ist die Lymphomgefährdung von Bedeutung, wenn auch die Prognose bei den niedrigmalignen Erkrankungen durch Früherkennung nicht verbessert wird.

! Patienten, die die amerikanisch-europäischen Klassifikationskriterien nicht erfüllen, scheinen kein erhöhtes NHL-Risiko aufzuweisen.

Grundsätzlich unterliegen Patienten mit sekundärem/assoziiertem Sjögren-Syndom nicht demselben erhöhten Risiko wie Patienten mit primärem Sjögren, wobei ein erhöhtes Risiko für B-Zell-NHL auch bei rheumatoider Arthritis und SLE besteht.

Als **Risikofaktoren** für die Entwicklung von Lymphomen gelten:

- Erniedrigter Komplementfaktor C3
- Erniedrigter und erhöhter Komplementfaktor C4
- $CD4^+$-T-Zell-Lymphompenie
- Erniedrigte $CD4^+/CD8^+$-Ratio
- Palpable Purpura, kutane Vaskulitis
- Persistierende Parotisschwellung
- Organmanifestationen mit lymphatischen Infiltrationen wie die periphere Polyneuropathie, eine Vaskulitis oder die Glomerulonephritis, die von periepithelialen Infiltrationen z. B. bei interstitieller Nephritis abgegrenzt werden müssen.

Liegt ein oder liegen mehrere dieser Risikofaktoren vor, so empfehlen sich intervallmäßige **Kontrolluntersuchungen**: Anamnese, Untersuchung, Sonographie der Halsweichteile und der Speicheldrüsen, Rö Thorax und Abdomensonographie.

In den publizierten größeren Fallserien waren die malignen Lymphome vorwiegend im Kopf-Hals-Bereich lokalisiert, selten pulmonal oder abdominell, sehr selten wird über isolierte Knochenmarkinfiltrate berichtet. Allerdings sind Lymphome an anderen Körperregionen durchaus möglich.

Therapieoptionen für Lymphome sind neben der Verlaufsbeobachtung (Watch and Wait) bei niedrigmalignen NHL:

- Verschiedene Chemotherapien als Monotherapie oder Kombinationen
- Die Immuntherapie mit Rituximab, Signaltransduktionsinhibitoren, wie z. B. BTK-Inhibitoren im Rahmen aktueller Lymphom-Behandlungsprotokolle
- Ggf. Radiatio
- Neuerdings die Radioimmuntherapie: ^{90}Yttrium-Ibritumomab-Tiuxetan – Ziel-Antigen ist CD20, Tiuxetan = Chelator (in den USA zugelassen als Zevalin™) – in Kombination mit Rituximab 250 mg/m^2 und ^{111}Indium-Ibritumomab

Die Behandlung orientiert sich an den aktuellen NHL-Protokollen und sollte an Zentren erfolgen.

Die **Lebenserwartung** des Gesamtkollektivs der Patienten mit einem primären Sjögren-Syndrom entspricht derjenigen der vergleichbaren Normalbevölkerung. Ein erhöhtes Mortalitätsrisiko besteht bei Auftreten eines Lymphoms. Das Lymphomrisiko steigt mit zunehmender Krankheitsdauer.

ALS FAUSTREGEL GILT

Patienten mit **primärem** Sjögren-Syndrom und **extraglandulären Manifestationen** haben ein erhöhtes Risiko für ein B-Zell-NHL. Diese Risikopatienten bedürfen einer Langzeitüberwachung. Auch eine Komplementverminderung ist mit einem schlechteren Verlauf als unabhängiger prognostischer Faktor assoziiert.

Essentials für die Hausarztpraxis

- Das Sjögren-Syndrom (SjS) ist eine entzündlich-rheumatische **Autoimmunerkrankung** unklarer Genese mit klinisch führender Sicca-Symptomatik.
- Die **Lebenserwartung** der Patienten entspricht der der Normalbevölkerung, wobei viele Betroffene keine bedrohlichen Organmanifestationen aufweisen, jedoch erhebliche Einschränkungen in der Lebensqualität haben.
- Ein typischer **histologischer Befund** sind Infiltrate aus überwiegend CD4⁺-T- und z. T. B-Lymphozyten mit Plasmazellen in Form von Foci in den Drüsengeweben mit lokaler Autoantikörperproduktion.
- Die **Therapie** erfolgt überwiegend symptomatisch mit lokalen, systemisch-medikamentösen und nichtmedikamentösen Behandlungsstrategien.
- Im Vordergrund der Therapie steht die **Reduktion der Schleimhauttrockenheit** sowie der extraglandulären Beschwerden. Selten sind Immunsuppressiva bei schweren Organmanifestationen angezeigt.
- Die **Lymphombehandlung** sollte den aktuellen hämatologisch-onkologischen Grundsätzen folgen und stadien- und subtypengerecht erfolgen.
- Bei sekundärem oder **assoziiertem Sjögren-Syndrom** bestimmt oftmals die primäre Erkrankung die Behandlung; es gibt keine gesonderten Therapieempfehlungen dieses Sjögren.

LITERATUR

Brito-Zerón P, Retamozo S, Kostov B et al.: Efficacy and safety of topical and systemic medications: a systematic literature review informing the EULAR recommendations for the management of Sjögren's syndrome. RMD Open Oct 28;5(2) (2019) e001064

Cummins MJ, Papas A, Kammer GM, Fox PC: Treatment of primary Sjögren's syndrome with low-dose human interferon-a administered by the oromucosal route: combined phase III results. Arthritis Rheum 49 (2003) 585–593

De Carolis S, Garufi C, Garufi E et al.: Autoimmune congenital heart block: A Review of Biomarkers and Management of Pregnancy. Front Pediatr 8 (2020) 6075

Schrezenmeier E, Dörner T: Mechanisms of action of hydroxychloroquine and chloroquine: implications for rheumatology. Nat Rev Rheumatol Mar;16(3) (2020) 155–166

Ioannidis JP, Vassiliou VA, Moutsopoulos HM: Long-term risk of mortality and lymphoproliferative disease and predictive classification of primary Sjögren's syndrome. Arthritis Rheum 46(3) (2002) 741–747

Jousse-Joulin S, Gatineau F, Baldini C et al.: Weight of salivary gland ultrasonography compared to other items of the 2016 ACR/EULAR classification criteria for Primary Sjögren's syndrome. J Intern Med Feb;287(2) (2020) 180–188

Whitcher JP, Shiboski CH, Stephen C et al.; Sjögren's International Collaborative Clinical Alliance (SICCA) Research Groups: A Simplified Quantitative Method for Assessing Keratoconjunctivitis Sicca from the Sjögren's Syndrome International Registry. Am J Ophthalmol Mar; 149(3) (2010) 405–415

Kollert F, Fisher BA: Equal rights in autoimmunity: is Sjogren's syndrome ever 'secondary'? Rheumatology (Oxford) Jun 1;59(6) (2020) 1218–1225

Lisney AR, Szelinski F, Reiter K et al.: High maternal expression of SIGLEC1 on monocytes as a surrogate marker of a type I interferon signature is a risk factor for the development of autoimmune congenital heart block. Ann Rheum Dis Aug;76(8) (2017) 1476–1480

Mavragani CP, Moutsopoulos NM, Moutsopoulos HM: The management of Sjögren's syndrome. Nature Clinical Practice Rheumatology 2 (2006) 252–261

Messmer EM: Differenzierte Therapie der Keratoconjunctivitis sicca beim Sjögren-Syndrom. Akt Rheumatol 30 (2005) 59–65

Noble BA, Loh RSK, MacLennan S et al.: Comparison of autologous serum eye drops with conventional therapy in a randomised controlled crossover trial for ocular surface disease. Br J Opthalmol 88 (2004) 647–652

Ramos-Casals M, Brito-Zerón P, Bombardieri S et al.; EULAR-Sjögren Syndrome Task Force Group. EULAR recommendations for the management of Sjogren's syndrome with topical and systemic therapies. Ann Rheum Dis Jan;79(1) (2020) 3–18

Seror R, Ravaud P, Bowman S et al.; EULAR Sjögren's Syndrome Disease Activity Index (ESSDAI): Development of a consensus systemic disease activity index in primary Sjögren's syndrome. Ann Rheum Dis Jun;69(6) (2010) 1103–1109

Seror R, J. E. Gottenberg, V. Devauchelle-Pensec et al.; European League Against Rheumatism Sjögren's Syndrome Disease Activity Index and European League Against Rheumatism Sjögren's Syndrome Patient-Reported Index: A Complete Picture of Primary Sjögren's Syndrome Patients; Arthritis Care Res 65(8) (2013) 1358–1364

Shiboski CH, Shiboski SC, Seror R et al.; International Sjögren's Syndrome Criteria Working Group. 2016 American College of Rheumatology/European League Against Rheumatism Classification Criteria for Primary Sjögren's Syndrome: A Consensus and Data-Driven Methodology Involving Three International Patient Cohorts. Ann Rheum Dis Jan;76(1) (2017) 9–16.

Sjögren HSC: Zur Kenntnis der Keratoconjunctivitis sicca (Keratitis filiformis bei Hypofunktion der Tränendrüsen). Acta Ophthalmologica, Copenhagen (1933) supplement II. 1–151

Stefanski AL, Tomiak C, Pleyer U et al.: The Diagnosis and Treatment of Sjogren's Syndrome. Dtsch Arztebl Int. May 26;114(20) (2017) 354–361. doi: 10.3238/arztebl.2017.0354

Stiller M: Die orale Komponente des Sjögren-Syndroms – diagnostische Aspekte und zahnmedizinisch-therapeutische Konsequenzen. Akt Rheumatol 30 (2005) 41–45

Tezcan ME, Kucuk H, Goker B. American College of Rheumatology/European League Against Rheumatism Sjögren's Syndrome Classification Criteria May Not Be Adequate for Extraglandular Disease and Necessitate Defining „Seronegative Sjögren's Syndrome": Comment on the Article by Shiboski et al. Arthritis Rheumatol. Jun;69(6) 82017) 1341–1342

Theander E, Henriksson G, Ljungberg O et al.: Lymphoma and other malignancies in primary Sjögren's syndrome: a cohort study on cancer incidence and lymphoma predictors. Ann Rheum Dis 65 (2006) 796–803

Tomiak C, Dörner T: Sjögren-Syndrom – Aktuelle Aspekte aus rheumatologischer Sicht. Z Rheumatol 65 (2006) 505–519

Vivino FB, Al-Hashimi I, Khan Z et al.: Pilocarpine tablets for the treatment of dry mouth and dry eye symptoms in patients with Sjögren syndrome: a randomized, placebo-controlled, fixed-dose, multicenter trial. P92-01 Study Group; Arch Intern Med 159 (1999) 174–181

Wei W, Ahmad SS, Chi S et al.: From Molecular Mechanism to the Etiology of Sjogren Syndrome. Curr Pharm Des 24(35) (2018) 4177–4185

Zintzaras E, Voulgarelis M, Moutsopoulos HM: The risk of lymphoma development in autoimmune diseases: a meta-analysis. Arch Intern Med 165(20) (2005) 2337–2344

KAPITEL

14 Mischkollagenose und undifferenzierte Kollagenose

Andrea-Hermina Györfi und Alexandru-Emil Matei

Kernaussagen

- Die **Mischkollagenose** ist eine eigenständige Bindegewebserkrankung mit spezifischen genetischen, serologischen und klinischen Eigenschaften (Sharp et al. 1972).
- Das Vorhandensein hoher Titer von **Antikörpern gegen U1-RNP** stellt eine Conditio sine qua non für die Diagnosestellung der Mischkollagenose gemäß den meisten gängigen Kriterien dar. Antikörper allein sind aber ohne entsprechende klinische Symptomatik nicht ausreichend zur Diagnosestellung (Gunnarsson et al. 2016).
- Das **Krankheitsbild der Mischkollagenose ist heterogen** und schließt eine Mischung von klinischen Manifestationen der systemischen Sklerose, des systemischen Lupus Erythematodes, der rheumatoiden Arthritis und der Polymyositis/Dermatomyositis ein (Gunnarsson et al. 2016).
- Bisher gibt es **keine einheitlichen Klassifikationskriterien** für die Mischkollagenose, mehrere Kriterien werden parallel nebeneinander verwendet (Gunnarsson et al. 2016).
- Die **undifferenzierte Kollagenose** stellt ebenso eine eigenständige Bindegewebserkrankung dar (LeRoy et al. 1980; Mosca et al. 2014).
- Bis dato wurden **keine Klassifikationskriterien für die undifferenzierte Kollagenose** erstellt (Mosca et al. 2014).
- Die **Diagnose einer undifferenzierten Kollagenose** wird bei Patienten gestellt, die Kollagenose-Merkmale aufweisen und keine Diagnosekriterien für eine spezifische Kollagenose erfüllen (Mosca et al. 2014).
- Die **Behandlung der Mischkollagenose sowie der undifferenzierten Kollagenose** hängt von den klinischen Manifestationen ab und basiert auf Daten von Patienten mit anderen immunmodulierten Bindegewebserkrankungen sowie Einzelzentrum-Studien bzw. Studien mit kleiner Anzahl an Mischkollagenose- oder undifferenzierten Kollagenose-Patienten.

14.1 Vorbemerkungen

Die Mischkollagenose (MCTD), früher als Sharp-Syndrom bezeichnet, wurde vor mehr als 40 J. als eine eigenständige Bindegewebserkrankung beschrieben (Sharp et al. 2016). Obwohl mehrere Autoren die Eigenständigkeit der MTCD kontrovers diskutieren, genetische, serologische und klinische Faktoren sprechen dafür (Gunnarsson et al. 2016).

Die Erkrankung wird durch das Vorhandensein hoher Titer von IgG-Antikörpern gegen U1-snRNP mit spezifischer Antigenerkennung gekennzeichnet (Sharp et al. 2016; Tani et al. 2014). Die Klinik der MCTD ist sehr heterogen und stellt eine Mischung der Erscheinungsbilder der systemischen Sklerose (SSc), des systemischen Lupus Erythematodes (SLE), der rheumatoiden Arthritis (RA) und der Polymyositis/Dermatomyositis (PM/DM) dar (Gunnarsson et al. 2016). Zu den häufigsten klinischen Manifestationen zählen:

- Raynaud-Phänomen (RP)
- Geschwollene Hände (Puffy Hands)
- Ösophageale Dysmotilität
- Interstitielle Lungenfibrose
- Pulmonalarterielle Hypertonie (PAH)
- Pleuritis

- Perikarditis
- Arthritis
- Myositis (Gunnarsson et al. 2016)

Diese entwickeln sich über mehrere Jahre und das komplette Krankheitsbild ist im Frühstadium der Erkrankung selten vorhanden. Entsprechend werden manche MCTD-Patienten im Frühstadium mit einer UCTD diagnostiziert. Die bei SLE öfter auftretende Nierenbeteiligung mit diffus-proliferativer Glomerulonephritis oder Zentralennervensystembeteiligung mit Psychose oder Krampfanfällen kommt bei MCTD-Patienten selten vor (Tani et al. 2014).

Es wurden bisher 4 gängige Klassifikationskriterien entwickelt: die Sharp-, Alarcon-Segovia-, Kahn- und die Kasukawa-Kriterien (➤ Tab. 14.1, ➤ Tab. 14.2, ➤ Tab. 14.3 u. ➤ Tab. 14.4; Alarcon-Segovia, Villarreal 1987; Kahn 1990; Kasukawa et al. 1987; Scharp 1987). Die Alarcon-Segovia- und Kasukawa-Kriterien werden in der Forschung am häufigsten verwendet, die letzten hauptsächlich bei der juvenilen MCTD.

Patienten mit Kollagenose-Merkmalen, die aber keine Diagnosekriterien für eine spezifische Kollagenose erfüllen, werden mit einer undifferenzierten Kollagenose diagnostiziert. UCTD-Patienten stellen daher eine sehr heterogene Population dar. Klassifikationskriterien für die UCTD wurden bisher keine erstellt (Mosca et al. 2014).

UCTD-Patienten zeigen meistens ein Raynaud-Phänomen mit kapillarmikroskopischen Auffälligkeiten und haben oft spezifische Autoantikörper und dazu klinische Merkmale rheumatischer Erkrankungen, ohne die Kriterien einer spezifischen rheumatischen Erkrankung zu erfüllen (Tani et al. 2014).

Zu den initialen Manifestationen zählen (Danieli et al. 1999; Mosca et al. 2002):

- Raynaud-Phänomen (80 %)
- Arthralgien (60–70 %)/Arthritiden (30–40 %)
- Sicca-Symptomatik (25 %)
- Alopezie (20 %)/Lichtempfindlichkeit (15–25 %)/Schmetterlingserythem (3–10 %)
- Sklerodaktylie (10 %)
- Leukopenie (10–25 %)/Thrombopenie (5–15 %)/Anämie (5 %)

Prospektive Studien haben gezeigt, dass der Phänotyp der UCTD-Patienten oft über mehrere Jahre stabil bleibt, sodass nur eine Minderheit der Patienten eine spezifische rheumatische Erkrankung entwickelt oder in Remission eintritt. Wenn sich eine andere spezifische rheumatologische Erkrankung diagnostizieren lässt, so handelt es sich meistens um SSc, SLE, RA oder MCTD (Danieli et al. 1999; Wiliams et al. 1999). Ein Vergleich der klinischen Manifestationen bei der Erstdiagnose sowie 5 J. nach der Erstdiagnose zwischen MCTD und UCTD ist in ➤ Tab. 14.5 zu finden.

Die Behandlung der MCTD sowie der UCTD hängt wie bei anderen Bindegewebserkrankungen von den vorliegenden klinischen Manifestationen ab und basiert auf Daten von Patienten mit SSc, SLE oder PM/DM sowie Einzelzentrum-Studien bzw. Studien mit kleiner Anzahl an MCTD/UCTD-Patienten.

Tab. 14.1 Scharp-Kriterien (Scharp 1987)

Hauptkriterien	Nebenkriterien
1. Schwere Myositis 2. Lungenbeteiligung mit DLCO < 70 % u./o. PAH u./o. proliferative Vaskulopathie (Biopsie) 3. Raynaud-Phänomen u./o. ösophageale Hypomotilität 4. Puffy Hands u./o. Sklerodaktylie 5. Anti-ENA ≥ 1 : 10000, Anti-U1-RNP-Positivität u. Fehlen von Anti-Sm-Antikörpern	1. Alopezie 2. Leukopenie 3. Anämie 4. Pleuritis 5. Perikarditis 6. Arthritis 7. Trigeminusneuralgie 8. Schmetterlingserythem 9. Thrombozytopenie 10. Milde Myositis 11. Puffy Hands in der Vorgeschichte
MCTD: 4 Hauptkriterien, Fehlen von Anti-Sm-Antikörpern, Anti-U1-RNP-Antikörper > 1 : 4000	

Tab. 14.2 Alarcon-Segovia-Kriterien (Alarcon-Segovia, Villarreal 1987)

Klinische Kriterien	Serologische Kriterien
1. Puffy Hands 2. Sklerodaktylie 3. Raynaud-Phänomen 4. Myositis 5. Synovitis	Anti-RNP-Antikörper > 1 : 1600
MCTD: serologisches Kriterium + mind. 3 klinische Kriterien (wenn 1, 2 u. 3 vorhanden, so werden 4 u. 5 ebenso benötigt, um die MCTD von der SSc zu unterscheiden)	

Tab. 14.3 Kahn-Kriterien (Kahn 1990)

Klinische Kriterien	Serologische Kriterien
1. Raynaud-Phänomen 2. Puffy Fingers 3. Myositis 4. Synovitis	Hohe Titer von Anti-RNP-Antikörpern
MCTD: serologisches Kriterium + Raynaud-Phänomen + mind. 2 von den übrigen 3 klinischen Kriterien	

Tab. 14.4 Kasukawa-Kriterien (Kasukawa et al.1987)

Übliche Symptome	SLE-, SSc- und PM-Symptome	Serologische Kriterien
1. Raynaud-Phänomen 2. Puffy Fingers	**SLE:** 1. Polyarthritis 2. Lymphadenopathien 3. Schmetterlingserythem 4. Serositis 5. Leukopenie u./o. Thrombozytopenie **SSc:** 1. Sklerodaktylie 2. Lungenfibrose u./o. restriktive Ventilationsstörung u./o. erniedrigter DLCO 3. Ösophageale Hypomotilität o. Dilatation **PM:** 1. Muskelschwäche 2. Erhöhte Muskelenzyme 3. Myopathisches Muster im EMG	Anti-snRNP-Antikörper
MCTD: mind. 1 von den üblichen Symptomen + mind. 1 Symptom von mind. 2 von den 3 erwähnten Kollagenosen: SLE, SSc u. PM sowie das serologische Kriterium		

Tab. 14.5 Vergleich von klinischen Manifestationen zwischen MCTD und UCTD (Danieli et al. 1999; Swanton, Isenberg 2005; Burdt et al. 1999)

	MCTD	UCTD		
	Bei der Erstdiagnose [%]	5 J. nach der Erstdiagnose [%]	Bei der Erstdiagnose [%]	5 J. nach der Erstdiagnose [%]
Raynaud-Phänomen	89	96	50–60	89
Puffy Hands	60	66		
Ösophageale Dysfunktion	47	66	5	7
Hautfibrose	4	19	5	5
Erniedrigte DLCO	43	66	7	8
PAH	9	23		
Arthralgien/Arthritis	85	96	35–50	89
Myositis	28	51	0–1	0–1
Sicca-Symptomatik	Bis auf 30		10–25	15–25
Schmetterlingserythem	30	53	25–50	30–55
Serositis	34	43	5–10	5–15
Hämatologische Auffälligkeiten	30	53	20–30	20–40
Neurologische Symptome	0	17	5–10	5–15
Nierenbeteiligung	2	11	0	0

14.2 Therapie

14.2.1 Raynaud-Phänomen und digitale Ulzerationen

Das Raynaud-Phänomen kommt bei > 90 % der MCTD-Patienten und > 50 % der UCTD-Patienten vor (Danieli et al. 1999; Mosca et al. 2002; Williams et al. 1999; Burdt et al. 1999). Kapillarmikroskopisch weisen MCTD-Patienten i. d. R. ein SSc-artiges Muster auf. Die Behandlung des RP schließt nichtmedikamentöse Maßnahmen ein wie z. B. konsequenten Kälteschutz und Vermeiden von Nikotinkonsum sowie medikamentöse Therapien mit oralen Kalziumblockern vom Nifedipin-Typ, Phosphodiesterase-5-Hemmern oder intravenösen Prostaglandin-Analoga (Landry 2013; Ko, Berbrayer 2002; Goodfield et al. 1990; Thompson et al. 2001; Fries et al. 2005; Pope et al. 2000). Kalziumantagonisten vom Nifedipin-Typ stellen die Erstlinientherapie dar. Die am häufigsten verwendeten Medikamente sind Nifedipin (20 mg 2 ×/d), Amlodipin (5 mg 2 ×d) und Felodipin (bis auf max. 5 mg 2 ×/d; Kallenberg et al. 1991; La Civita et al. 1993; Schmidt et al. 1989). Der Phosphodiesterase-5-Hemmer Sildenafil kann für die Behandlung des Raynaud-Phänomens bei MCTD-Patienten mit meist 20 mg 3 ×/d eingesetzt werden, ist allerdings für diese Indikation nicht offiziell zugelassen (Fries et al. 2005). Der Angiotensin-II-Rezeptor-Typ-1-Antagonist Losartan (50 mg/d) oder der Serotonin-Wiederaufnahmehemmer Fluoxetin (20 mg/d initial) können auch in Betracht gezogen werden (Coleiro et al. 2001; Dziadzio1999). Fluoxetin stellt insbesondere bei Patienten mit hypotoniebedingten Nebenwirkungen eine Option dar.

Für die Behandlung der digitalen Ulzerationen können intravenöse Prostaglandin-Analoga wie z. B. Alprostadil oder Phosphodiesterase-5-Hemmer (Sildenafil) eingesetzt werden (Pope et al. 2000; Tingey et al. 2013). Digitale Sympathektomie oder lokale Spritzen mit Botulinumtoxin A stellen bei schwerwiegenden Verläufen eine Alternative dar (de Trafford et al. 1988; Ruch et al. 2002; Costedoat et al. 2021). Bosentan (Endothelin-1-Rezeptor-A- und -B-Antagonist) kann bei rezidivierenden digitalen Ulzerationen zur Prophylaxe verwendet werden (62,5–125 mg 2 ×/d p. o., Zulassung offiziell nur zur Fingerkuppenulzeraprophlaxe bei SSc; Korn et al. 2004). Vor Beginn der Therapie mit Bosentan sowie während der Therapie sind monatliche Kontrollen der Transaminasen notwendig. Außerdem müssen Frauen im gebärfähigen Alter zusätzlich zu hormonalen Kontrazeptiva eine zuverlässige Empfängnisverhütung verwenden, weil Bosentan aufgrund von pharmakokinetischen Wechselwirkungen hormonale Kontrazeptiva wirkungslos machen kann. Bei Patienten mit UAW wie Hypotonie oder Leberwerterhöhung kann die Dosis von Bosentan auf 62,5 mg 2 ×/d reduziert werden.

14.2.2 Gastrointestinale Beteiligung

Ösophagusdysmotilität/-hypomotilität ist eine häufige klinische Manifestation und die häufigste gastrointestinale Manifestation der MCTD (Gunnarsson et al. 2016). Die Dysmotilität kann auch andere Teile des Verdauungstrakts betreffen. Eine kausale Behandlung der ösophagealen Dysmotilität ist zurzeit nicht möglich. Behandelt wird symptomatisch die durch die Ösophagusdysmotilität entstehende Refluxerkrankung mit Protonenpumpeninhibitoren in Standard- oder doppelter Dosierung. Prokinetika oder Fundoplikatio stellen eine Option für refraktäre Fälle dar.

Es gibt vereinzelt Berichte in der Literatur über Autoimmunhepatitis, primär biliäre Cholangitis, Protein-Leak-Gastropathie, Budd-Chiari-Syndrom und mesenteriale Vaskulitis bei Patienten mit MCTD (Gunnarsson er al. 2016; Marshall et al. 1990).

14.2.3 Pulmonalarterielle Hypertonie (PAH)

Die pulmonale Hypertonie (PH) trägt signifikant zu der erhöhten Mortalitätsrate bei (Burdt et al. 1999; Gunnarsson et al. 2013). Das Screening auf PAH erfolgt in der Klinik anhand transthorakaler Echokardiographie, der Lungenfunktionsprüfung und des NtProBNP. Der bei der SSc-PAH verwendete DETECT-Algorithmus kann auch bei der MTCD benutzt werden (Bruni et al. 2020). Die Diagnose wird mittels Rechtsherzkatheteruntersuchung bestätigt, bei einem mittleren pulmonalarteriellen Druck (mPAP) in Ruhe von > 20 mmHg und gleichzeitig einem Lungenkapillarenverschlussdruck (PCWP) von max. 15 mmHg (Simonneau et al. 2019).

Die Therapie der PAH bei Kollagenosen basiert auf die Richtlinien der idiopathischen PAH sowie Daten bei CTD/SSc-PAH und ist gegen die folgenden 3 pathogenetischen Signalwege der PAH gerichtet (Burks et al. 2018):

- Endothelin-Signalweg, gezielt durch Endothelin-Rezeptorantagonisten (ERA)
- Stickstoff-Signalweg, gezielt durch Phosphodiesterase-5-Hemmer (PDE5) und Guanylatcyclase-Stimulator
- Prostacyclin-Signalweg, gezielt durch Prostaglandin-Analoga und Prostaglandin-Rezeptoragonisten

Folgende Therapien sind für die Behandlung der PAH zugelassen:

- ERA: Macitentan 10 mg/d, Bosentan 125 mg 2 ×/d, Ambrisentan 5 o. 10 mg/d, Macitentan 10 mg/d
- PDE5-Hemmer: Tadalafil 40 mg/d, Sildenafil 20 mg 3 ×/d, Tadalafil 40 mg/d
- Guanylatcyclase-Stimulator: Riociguat 2,5 mg 3 ×/d
- Prostaglandin-Analoga: Epoprostenol i. v., Treprostinil oral/inhalativ/i. v./s. c., Iloprost inhalativ
- Prostaglandin-Rezeptoragonist: Selexipag 2 × 200 µg/d (bis auf eine max. Dosis von 2 × 1600 µg/d)

Die Therapie der PAH sollte von einem spezialisierten PAH-Zentrum geleitet werden.

Kombinationstherapien der o. g. medikamentösen Klassen stellen den aktuellen Standard der PAH-Therapie dar (Burks et al. 2018). Die Entscheidung bezüglich des Beginns der Kombinationstherapie sowie der Bestandteile der Kombination hängt primär vom individuellen 1-Jahres-Mortalitätsrisiko ab (➤ Tab. 14.6). Die Mehrheit der Patienten bekommt als initiale Kombinationstherapie einen ERA (z. B. Macitentan) und einen PDE5-Hemmer (z. B. Tadalafil). Alle PAH-Therapien können mit arterieller Hypotonie einhergehen. Diese treten bei Kombinationstherapien häufiger auf. Die sequenzielle Kombination kann zu einer besseren Verträglichkeit führen. Es wurden auch hypotonieunabhängige UAW der PAH-Therapien beschrieben wie z. B. Anämie unter der Behandlung mit ERA, PDE5-Hemmern oder Riociguat (Burks et al. 2018).

Höhere Dosierungen von Sildenafil bis zu 80 mg 3 ×/d haben dosisabhängige Besserungen der Hämodynamik gezeigt, sodass eine Dosissteigerung bei Verträglichkeit versucht werden konnte (Garg et al. 2007).

Aufgrund ihrer Notwendigkeit zur häufigen oder kontinuierlichen Applikation werden Prostaglandin-Analoga in der Klinik seltener verwendet. Sie werden in spezialisierten PAH-Zentren hauptsächlich bei Patienten mit Dyspnoe von WHO-Klasse III mit schlechter Prognose oder progredienter Erkrankung trotz anderer Therapien oder bei Patienten mit Dyspnoe von WHO-Klasse IV (Epoprostanil) als Doppel- oder Tripeltherapie eingesetzt.

Zur Behandlung der PAH gehören auch supportive therapeutische Maßnahmen wie Sauerstofftherapie, Diuretikatherapie sowie in Einzelfällen eine Antikoagulation abhängig von der individuellen thrombophilen Disposition (keine generelle Empfehlung bei kollagenoseassoziierter PAH).

Tab. 14.6 Geschätzte 1-Jahres-Mortalität bei der PAH (Galie et al. 2016)

		Geschätzte 1-Jahres-Mortalität		
Parameter	**Messgröße**	Geringes Risiko (< 5 %)	Mittleres Risiko (5–10 %)	Hohes Risiko (> 10 %)
Klinik	Ödeme		Beherrschbar	Progredient
	Synkope		Selten	Häufig
	Symptomprogredienz		Progression langsam	Progression rasch
Funktionelle Parameter	WHO-Funktionsklasse	I–II	III	IV
	6-Minuten-Gehstrecke			Reduktion ≥ 15 %
	Spiroergometrie: O_2-Aufnahme	Höchstwert VO_2 ≥ 15 ml/Min./kg KG bzw. ≥ 65 % Normwert	Höchstwert VO_2 11–15 ml/Min./kg KG bzw. 35–65 % Normwert	Höchstwert VO_2 < 11 ml/Min./kg KG bzw. < 35 % Normwert
	Spiroergometrie: VE/VCO_2-Slope	< 36	36–44,9	≥ 45
RV-Funktion	BNP	< 50 ng/l	50–300 ng/l	> 300 ng/l
	NTproBNP	< 300 ng/l	300–1400 ng/l	> 1400 ng/l
	TTE: RA-Fläche	< 18 cm²	18–26 cm²	> 26 cm²
	TTE: Perikarderguss	Nein	Nein bis minimal	Ja
Hämodynamik	Rechtsatrialer Druck	< 8 mmHg	8–14 mmHg	> 14 mmHg
	Herzindex	≥ 2,5 l/Min./m²	2–2,4 l/min/m²	< 2 l/min/m m²
	SvO_2	> 65 %	60–65 %	< 60 %

VO_2 = Sauerstoffverbrauch; TTE = transthorakale Echokardiographie; RA = rechtes Atrium; SvO_2 = venöse Sauerstoffsättigung

Fallberichte und Studien mit kleiner Anzahl an Patienten zeigen, dass immunsuppressive Therapien mit Glukokortikoiden und Cyclophosphamid (500–1000 mg/m² monatlich über 3–12 Mon.) einen positiven Effekt insbesondere im Frühstadium der MCTD-PAH haben könnten (Jais et al. 2008). Eine konkrete therapeutische Empfehlung lässt sich allerdings anhand der aktuellen Daten nicht erteilen.

Therapierefraktäre Patienten sollten rechtzeitig für eine Lungentransplantation oder Herz- und Lungentransplantation in einem Lungentransplantationszentrum evaluiert werden.

14.2.4 Interstitielle Lungenbeteiligung (ILD)

Die Daten zur Prävalenz der ILD bei MCTD zeigen, dass von 35 % bis auf 67 % der MCTD-Patienten betroffen sind (Black, Isenberg 1992; Gunnarssocn et al. 2012). CT-morphologisch wird meistens ein SSc-ähnliches Muster (NSIP, bibasilär) beschrieben. Ungefähr die Hälfte der MCTD-Patienten mit ILD weisen einen relevanten Progress im HRCT auf mit Verschlechterung der Lungenfunktionsparameter und ca. 10 % der Patienten entwickeln eine extensive Lungenfibrose (Reiseter et al. 2018). Als Risikofaktoren für Progression wurden männliches Geschlecht, ein hoher Anti-U1-RNP Titer, Anti-Ro52-Antikörper und das Fehlen von Arthritis identifiziert (Reiseter et al. 2018). Darüber hinaus geht die ILD wie auch bei anderen Kollagenosen mit einer hohen Mortalitätsrate einher (Gunnarsson et al. 2012).

Verschiedene Berichte legen ein Ansprechen der MCTD-ILD auf Glukokortikoide nahe. Die Therapie der MCTD-ILD schließt dementsprechend i. d. R. ein Glukokortikoid sowie ein glukokortikoidsparendes Immunsuppressivum ein. Als glukokortikoidsparende Medikamente werden Mycophenolat-Mofetil (MMF) 2–3 g/d oder auch Azathioprin 150 mg/d eingesetzt (Mathai, Danoff 2016). Die Daten der INBUILD-Studie weisen auf einen potenziellen Nutzen des Tyrosinkinasehemmers Nintedanib (150 mg 2 ×/d) auch bei progredienter MCTD-ILD hin (jedoch nur wenige Patienten innerhalb der Studienpopulation; Wells et al. 2020). Bei gastrointestinalen UAW kann das Nintedanib in reduzierter Dosierung mit z. B. 100 mg 2 ×/d verabreicht werden und Loperamid versucht werden. Cyclophosphamid i. v. stellt eine therapeutische Option bei Patienten mit rasch progredienter ILD dar.

Seltene Manifestationen der Lungenbeteiligung bei der MCTD beinhalten diaphragmale Dysfunktion, alveoläre Hämorrhagie und Vaskulitis im Lungenkreislauf (Prakash 1998).

14.2.5 Myositis

Myalgien treten bei vielen MCTD-Patienten auf. Diese Patienten weisen oft keine Muskelschwäche, elektromyographische Auffälligkeiten, CK-Erhöhung oder Myositis im MRT auf. Bei Patienten mit Myositis im Rahmen der MCTD sind histopathologisch PM-/DM-typische Veränderungen zu finden. Die Behandlung basiert wesentlich auf Studien mit PM-/DM-Patienten (Hall, Hanrahan 2005). Die meisten Fälle sprechen auf Glukokortikoide (0,5–1 mg/kg KG) an (Burdt et al. 1999). Patienten mit Rezidiven unter Glukokortikoid-Tapering oder Glukokortikoid-Resistenz werden meistens mit Methotrexat (MTX) bis zu 25 mg 1 ×/Wo. oder Azathioprin 150–200 mg/d behandelt. Andere Therapien schließen MMF 2–3 g/d p. o., den monoklonalen Anti-CD20-Antikörper Rituximab (2 × 1 g/Wo. i.v. im Abstand von 2 Wo. mit meist ½-jährlicher Wiederholung), hoch dosierte Immunglobuline (2 g/kg KG i. v.) oder Cyclophosphamid (15 mg/kg KG i. v.) ein (Ortega-Hernandez, Shoenfeld 2012).

14.2.6 Arthritis

Arthralgien sind eine häufige Manifestation der MCTD. Etwa 60 % der MCTD-Patienten entwickeln eine Arthritis, die erosiv verlaufen kann und zu RA-typischen Deformitäten führen kann (Gunnarsson 2016). Die Gelenkbeteiligung bei der MCTD weist ein RA-typisches Muster auf, mit einer symmetrischen Polyarthritis der kleinen Gelenke der Hände und Füße (Piirainen 1990). Ein erhöhter Rheumafaktor findet sich bei bis zu 70 % der Patienten (O'Connell, Bennet 1977). Obwohl initial als eine glukokortikoidresponsive Erkrankung beschrieben, haben Folgedaten gezeigt, dass dies nur für einen Teil der MCTD-Patienten gilt. Bei isolierter Arthritis wird meistens Hydroxychloroquin (200–400 mg/d p. o.) oder MTX bis zu max. 25 mg 1 ×/Wo. s.c. eingesetzt (Ortega-Hernandez, Shoenfeld 2012). Ansonsten erfolgt die Therapieauswahl in Zusammenschau aller Manifestationen. In der Literatur werden Einzelfälle von TNF-induziertem SLE mit Fieber, generalisierten Arthralgien und Myalgien, Anämie, Anti-Doppelstrang-Antikörpern und Komplementverbrauch bei MCTD-Patienten mit refraktärer Arthritis behandelt mit TNF-Blockern beschrieben, sodass die Indikation für TNF-Blocker zurückhaltend gestellt werden sollte (Richez et al. 2005; Christopher-Stine, Wigley 2003).

14.2.7 Perikarditis und Pleuritis

Die kardiale Beteiligung bei der MCTD kann alle Herzstrukturen betreffen. Sie kommt bei 13 bis 65 % der MCTD-Patienten vor und trägt ca. 20 % zur MCTD-assoziierten Gesamtmortalität bei. Die Perikarditis stellt die häufigste kardiale Beteiligung der MCTD dar und geht meistens mit einem Perikarderguss ohne hämodynamische Relevanz einher (Ungprasert et al. 2014). Nichtsdestotrotz werden in der Literatur auch Einzelfälle mit hämorrhagischem Perikarderguss mit Herztamponade berichtet (Abugroun et al. 2018).

Symptomatische Pleuritis und/oder Perikarditis können mit nichtsteroidalen Antirheumatika (NSAR) behandelt werden. In refraktären Fällen können Glukokortikoide (Prednisolon mit max. 1 mg/kg KG) eingesetzt werden. Die Herztamponade benötigt eine Perikardiozentese und intensivmedizinische Maßnahmen.

Die Myokarditis stellt eine potenziell lebensbedrohliche Komplikation dar, die eine aggressivere Behandlung erfordert. Mildere Fälle können mit einem oralen Prednisolonstoß mit 1 mg/kg KG behandelt werden (Fairley et al. 2014). Schwerere Fälle können mit einer i. v. Glukokortikoid-Pulstherapie über 3 d (gefolgt von einer p. o. Therapie) und/oder Cyclophosphamid-Pulstherapie behandelt werden (Hammann et al. 1999). Im Falle eines Rezidivs, kann eine Erhaltungstherapie mit Azathioprin oder MMF eingesetzt werden.

14.2.8 Nierenbeteiligung

Die Nierenbeteiligung bei der MCTD tritt i. d. R. in Form einer membranösen Glomerulonephritis auf, mit Proteinurie bis zum nephrotischen Syndrom (Kitridou et al. 1986). Eine diffus-proliferative Glomerulonephritis kommt bei MCTD-Patienten selten vor (Lemmer et al. 1982). Die Behandlung der membranösen Glomerulonephritis hängt von der Nierenfunktion sowie vom Grad der Proteinurie ab. Zur Behandlung können MMF, Rituximab und Cyclophosphamid in den o. g. Dosierungen oder Tacrolimus 0,06–0,1 mg/kg KG eingesetzt werden. Die Blutdruckeinstellung, die Reduktion der Proteinurie mittels Renin-Angiotensin-Inhibitoren, die Behandlung der Dyslipidämie und in Einzelfällen eine Antikoagulation stellen wichtige supportive Maßnahmen bei der Behandlung der membranösen Glomerulonephritis dar. Therapierefraktäre Fälle können eine Nierentransplantation oder ein Nierenersatzverfahren nötig machen.

Eine hypertensive Krise ähnlich der SSc-renalen Krise wurde in Einzelfällen bei MCTD-Patienten beschrieben (Satoh et al. 1994; Andersen, Vasko 2002). Ein Teil davon wurde erfolgreich mit Angiotensin-Converting-Enzyme-Hemmern behandelt (Madieh et al. 2021).

14.2.9 Neurologische Beteiligung

Die Trigeminusneuralgie und die aseptische Meningitis stellen die am häufigsten vorkommenden neurologischen Manifestationen der MCTD dar (Gunnarsson et al. 2016). Histopathologisch sind bei der Trigeminusneuralgie im Rahmen der MCTD vaskulitische und fibrotische Veränderungen sowie Infarktläsionen mit Myelin- und axonalen Schäden zu finden (Hamour et al. 2014). Sowohl die Trigeminusneuralgie als auch die aseptische Meningitis sind meist glukokortikoid-responsiv. Vaskuläre Kopfschmerzen kommen bei MCTD-Patienten öfter vor. Diese können mit NSAR, niedrig dosierten trizyklischen Antidepressiva oder selektiven Serotonin-Wiederaufnahmehemmern behandelt werden. Triptane sollten bei MCTD/UCTD mit Vorsicht angewendet werden, da diese das Raynaud-Phänomen verschlechtern können. NSAR können ebenso Kopfschmerzen verursachen, insbesondere bei längerem Gebrauch. Außerdem können NSAR eine aseptische Meningitis verursachen, sodass im Falle einer aseptischen Meningitis NSAR abgesetzt werden müssen.

In der Literatur werden bei MCTD-Patienten Einzelfälle von CNS-Hämorrhagien, Myelitis und retinaler Vaskulitis beschrieben (Toyoda et al. 1994; Bhinder et al. 2007).

Die Antikörper gegen U1-RNP im Liquor cerebrospinalis sind sowohl beim SLE als auch bei der MCTD mit neuropsychiatrischen Manifestationen (aseptischer Meningitis, Demyelinisierungen, kognitiver Dysfunktion, Krampfanfällen und Psychose) assoziiert (Sato et al. 2010).

Cave

- Triptane können das Raynaud-Phänomen verschlechtern, weswegen diese bei MCTD/UCTD nur mit Vorsicht angewandt werden sollten.
- NSAR können eine aseptische Meningitis verursachen und sollten im Falle einer aseptischen Meningitis abgesetzt werden.

14.2.10 Schwangerschaft

Auch MCTD-Patientinnen sollten vor einer geplanten Schwangerschaft oder bei Erstdiagnose einer Schwangerschaft für Anti-Ro/La-, Lupus-Antikoagulans- und Anti-Phospholipid-Syndrom-Antikörper gescreent werden. Patientinnen mit Anti-Ro/La-Antikörpern haben ein erhöhtes Risiko für einen kongenitalen AV-Block und sollten insbesondere zwischen der 18. und 28. Schwangerschaftswoche (SSW) engmaschig gynäkologisch untersucht werden.

Die Literatur über Schwangerschaft bei der MCTD ist limitiert und z. T. widersprüchlich. Eine retrospektive Studie von 1991 mit 40 Schwangeren mit hohen Titern von Anti-U1-RNP-Antikörpern zeigte ein geringes Risiko für einen Abort oder Zunahme der Krankheitsaktivität während der Schwangerschaft oder post partum (Lundberg, Hedfors 1991).

Ein klinischer Fall mit zwei Schwangerschaften bei einer MCTD-Patientin mit sauerstofftherapiebedürftiger ILD zeigte keine Verschlechterung der Krankheitsaktivität während der Schwangerschaft. Eine Sectio wurde allerdings in der 29. bzw. 30. SSW elektiv durchgeführt (Hoshino et al. 2008).

Auf der anderen Seite wird in der Literatur vereinzelt über Schwangere mit MCTD berichtet, die während der Schwangerschaft eine (progressive) PAH oder post partum eine SRC entwickelten (Tardif, Mahone 2019).

So kommt ein Review von Kitridou et al. von 2005 zum Schluss, dass die Allgemeinprognose bei Schwangeren MCTD-Patientinnen bis auf vereinzelte Fälle mit PAH und SRC generell günstig ist (Kitridou 2005).

Daten einer Fallserie mit 12 MCTD-Schwangeren zwischen 1986 und 2015 sowie eine systematische Literaturrecherche mit 60 MCTD-Schwangeren zeigten dagegen, dass 27 % der Schwangeren mit vordiagnostizierter MCTD ein Rezidiv der Erkrankung während der Schwangerschaft erlitten. Bei diesen Patientinnen wurde eine PAH bei 9 %, eine ILD bei 14 %, eine präeklamptische Proteinurie bei 14 % und eine SRC bei 1,3 % diagnostiziert. Als obstetrische Komplikationen traten bei 18 % eine Präeklampsie und 2,5 % thromboembolische Ereignisse auf. Die maternale Mortalitätsrate lag bei 2,5 %. Als fetale Komplikationen wurden Frühgeburt bei 48 %, eine intrauterine Wachstumsverzögerung bei 39 % und ein neonataler Lupus bei 10 % der Geburten beobachtet. Eine erhöhte Aktivität der MCTD wurde mit einer erhöhten Frühgeburtsrate und perinatalen Mortalität assoziiert. Das Risiko für Präeklampsie bei MCTD-Schwangeren mit erhöhter Krankheitsaktivität war in dieser Studie nicht signifikant erhöht. Das maternale und fetale Risiko bei der MCTD war in dieser Studie vergleichbar mit anderen systemischen Autoimmunerkrankungen wie dem SLE oder der SSc (Tardif, Mahone 2019). Diese Daten implizieren ein systematisches Screening für PAH und ILD in allen MCTD-Patientinnen vor einer geplanten Schwangerschaft und engmaschige Kontrollen der Blutdruckwerte und Nierenfunktionsparameter während der Schwangerschaft.

14

Essentials für die Hausarztpraxis

- Die **Mischkollagenose** ist eine eigenständige *Bindegewebserkrankung mit spezifischen genetischen, serologischen und klinischen Eigenschaften (Sharp et al. 1972).
- Das **Krankheitsbild der Mischkollagenose ist heterogen** und schließt eine Mischung von klinischen Manifestationen der systemischen Sklerose, des systemischen Lupus Erythematodes, der rheumatoiden Arthritis und der Polymyositis/Dermatomyositis ein (Gunnarsson et al. 2016).
- Die **Diagnose einer undifferenzierten Kollagenose** wird bei Patienten gestellt, die Kollagenose-Merkmale aufweisen und keine Diagnosekriterien für eine spezifische Kollagenose erfüllen (Mosca et al. 2014).
- Die **Behandlung der Mischkollagenose sowie der undifferenzierten Kollagenose** hängt von den klinischen Manifestationen ab und basiert auf Daten von Patienten mit anderen immunmodulierten Bindegewebserkrankungen sowie Einzelzentrum-Studien bzw. Studien mit kleiner Anzahl an Mischkollagenose- oder undifferenzierten Kollagenose-Patienten.

LITERATUR

Abugroun A, Hallak O, Ahmed F, Gaznabi S: Massive Hemorrhagic Pericardial Effusion With Cardiac Tamponade as Initial Manifestation of Mixed Connective Tissue Disease. Cardiol Res 9(1) (2018) 68–71

Alarcon-Segovia D, Villarreal M: Classification and diagnostic criteria for mixed connective tissue disease. Elsevier, Amsterdam (1987) 33–40

Andersen GN, Vasko J: Scleroderma renal crisis and concurrent isolated pulmonary hypertension in mixed connective tissue disease and overlap syndrome: report of two cases. Clin Rheumatol 21(2) (2002) 164–169

Bhinder S, Harbour K, Majithia V: Transverse myelitis, a rare neurological manifestation of mixed connective tissue disease--a case report and a review of literature. Clin Rheumatol 26(3) (2007) 445–447

Black C, Isenberg DA: Mixed connective tissue disease--goodbye to all that. Br J Rheumatol31(10) (1992) 695700

Bruni C, De Luca G, Lazzaroni MG et al.: Screening for pulmonary arterial hypertension in systemic sclerosis: A systematic literature review. Eur J Intern Med 78 (2020) 17–25

Burdt MA, Hoffman RW, Deutscher SL et al.: Long-term outcome in mixed connective tissue disease: longitudinal clinical and serologic findings. Arthritis Rheum 42(5) (1999) 899–909

Burks M, Stickel S, Galie N: Pulmonary Arterial Hypertension: Combination Therapy in Practice. Am J Cardiovasc Drugs 18(4) (2018) 249–257

Christopher-Stine L, Wigley F. Tumor necrosis factor-alpha antagonists induce lupus-like syndrome in patients with scleroderma overlap/mixed connective tissue disease. J Rheumatol 30(12) (2003) 2725–2727

Coleiro B, Marshall SE, Denton CP et al.: Treatment of Raynaud's phenomenon with the selective serotonin reuptake inhibitor fluoxetine. Rheumatology (Oxford) 40(9) (2001) 1038–1043

Costedoat I, Masson M, Barnetche T et al.: Locoregional Treatments for Digital Ulcers in Systemic Sclerosis: A Systematic Review. Acta Derm Venereol 101(6) (2021) adv00478

Danieli MG, Fraticelli P, Franceschini F et al.: Five-year follow-up of 165 Italian patients with undifferentiated connective tissue diseases. Clin Exp Rheumatol 17(5) (1999) 585–591

de Trafford JC, Lafferty K, Potter CE et al.: An epidemiological survey of Raynaud's phenomenon. Eur J Vasc Surg 2(3) (1988) 167–170

Dziadzio M, Denton CP, Smith R, et al. Losartan therapy for Raynaud's phenomenon and scleroderma: clinical and biochemical findings in a fifteen-week, randomized, parallel-group, controlled trial. Arthritis Rheum 42(12) (1999) 2646–2455

Fairley SL, Herron B, Wilson CM, Roberts MJ: Acute fulminant necrotising lymphocytic myocarditis in a patient with mixed connective tissue disease: a rapid clinical response to immunosuppression. Ulster Med J 83(2) (2014) 119–120

Fries R, Shariat K, von Wilmowsky H, Bohm M: Sildenafil in the treatment of Raynaud's phenomenon resistant to vasodilatory therapy. Circulation 112(19) (2005) 2980–2985

Galie N, Humbert M, Vachiery JL et al.: 2015 ESC/ERS Guidelines for the diagnosis and treatment of pulmonary hypertension: The Joint Task Force for the Diagnosis and Treatment of Pulmonary Hypertension of the European Society of Cardiology (ESC) and the European Respiratory Society (ERS): Endorsed by: Association for European Paediatric and Congenital Cardiology (AEPC), International Society for Heart and Lung Transplantation (ISHLT). Eur Heart J 37(1) (2016) 67–119

Garg N, Sharma MK, Sinha N: Role of oral sildenafil in severe pulmonary arterial hypertension: clinical efficacy and dose response relationship. Int J Cardiol 120(3) (2007) 306–313

Goodfield MJ, Hume A, Rowell NR: The acute effects of cigarette smoking on cutaneous blood flow in smoking and non-smoking subjects with and without Raynaud's phenomenon. Br J Rheumatol 29(2) (1990) 89–91

Gunnarsson R, Aalokken TM, Molberg O et al.: Prevalence and severity of interstitial lung disease in mixed connective tissue disease: a nationwide, cross-sectional study. Ann Rheum Dis 71(12) (2012) 1966–1972

Gunnarsson R, Andreassen AK, Molberg O et al.: Prevalence of pulmonary hypertension in an unselected, mixed connective tissue disease cohort: results of a nationwide, Norwegian cross-sectional multicentre study and review of current literature. Rheumatology (Oxford) 52(7) (2013) 1208–1213

Gunnarsson R, Hetlevik SO, Lilleby V, Molberg O: Mixed connective tissue disease. Best Pract Res Clin Rheumatol 30(1) (2016) 95–111

Hall S, Hanrahan P: Muscle involvement in mixed connective tissue disease. Rheum Dis Clin North Am 31(3) (2005) 509–517, vii

Hammann C, Genton CY, Delabays A et al.: Myocarditis of mixed connective tissue disease: favourable outcome after intravenous pulsed cyclophosphamide. Clin Rheumatol 18(1) (1999) 85–87

Hamoir B, Giroux M, Outteryck O et al.: Mixed connective tissue disease presenting as trigeminal neuropathy. Acta Neurol Belg 114(3) (2014) 245–246

Hoshino T, Kita M, Takahashi T'et al.: Management of two pregnancies in a woman with mixed connective tissue disease, pulmonary fibrosis, frequent pneumothorax and oxygen inhalation therapy along with a published work review. J Obstet Gynaecol Res 34(4 Pt 2) (2008) 613–618

Jais X, Launay D, Yaici A et al.: Immunosuppressive therapy in lupus- and mixed connective tissue disease-associated pulmonary arterial hypertension: a retrospective analysis of twenty-three cases. Arthritis Rheum 58(2) (2008) 521–531

Kahn MF: [Sharp's syndrome]. Rev Prat 40(21) (1990) 1944–1945

Kallenberg CG, Wouda AA, Meems L, Wesseling H: Once daily felodipine in patients with primary Raynaud's phenomenon. Eur J Clin Pharmacol 40(3) (1991) 313–315

Kasukawa R, Miyawaki S, Yoshida H et al.: Preliminary diagnostic criteria for classification of mixed connective tissue disease. Elsevier, Amsterdam (1987) 41–47

Kitridou RC: Pregnancy in mixed connective tissue disease. Rheum Dis Clin North Am 31(3) (2005) 497–508, vii

Kitridou RC, Akmal M, Turkel SB et al.: Renal involvement in mixed connective tissue disease: a longitudinal clinicopathologic study. Semin Arthritis Rheum 16(2) (1986) 135–145

Ko GD, Berbrayer D: Effect of ceramic-impregnated "thermoflow" gloves on patients with Raynaud's syndrome: randomized, placebo-controlled study. Altern Med Rev 7(4) (2002) 328–335

Korn JH, Mayes M, Matucci Cerinic M et al.: Digital ulcers in systemic sclerosis: prevention by treatment with bosentan, an oral endothelin receptor antagonist. Arthritis Rheum 50(12) (2004) 3985–3993

La Civita L, Pitaro N, Rossi M et al.: Amlodipine in the treatment of Raynaud's phenomenon. Br J Rheumatol 32(6) (1993) 524–525

Landry GJ: Current medical and surgical management of Raynaud's syndrome. J Vasc Surg 57(6) (2013) 1710–1716
Lemmer JP, Curry NH, Mallory JH, Waller MV: Clinical characteristics and course in patients with high titer anti-RNP antibodies. J Rheumatol 9(4) (1982) 536–542
LeRoy EC, Maricq HR, Kahaleh MB: Undifferentiated connective tissue syndromes. Arthritis Rheum 23(3) (1980) 341–343
Lundberg I, Hedfors E: Pregnancy outcome in patients with high titer anti-RNP antibodies. A retrospective study of 40 pregnancies. J Rheumatol 18(3) (1991) 359–362
Madieh J, Khamayseh I, Hrizat A et al.: Scleroderma Renal Crisis in a Case of Mixed Connective Tissue Disease Treated Successfully with Angiotensin-Converting Enzyme Inhibitors. Case Rep Nephrol 2021 (2021) 8862405
Marshall JB, Kretschmar JM, Gerhardt DC et al.: Gastrointestinal manifestations of mixed connective tissue disease. Gastroenterology 98(5 Pt 1) (1990) 1232–1238
Mathai SC, Danoff SK: Management of interstitial lung disease associated with connective tissue disease. BMJ 352 (2016) h6819
Mosca M, Neri R, Bencivelli W et al.: Undifferentiated connective tissue disease: analysis of 83 patients with a minimum followup of 5 years. J Rheumatol 29(11) (2002) 2345–2349
Mosca M, Tani C, Vagnani S et al.: The diagnosis and classification of undifferentiated connective tissue diseases. J Autoimmun 48–49 (2014) 50–52
O'Connell DJ, Bennett RM: Mixed connective tissue disease--clinical and radiological aspects of 20 cases. Br J Radiol 50(597) (1977) 620–625
Ortega-Hernandez OD, Shoenfeld Y: Mixed connective tissue disease: an overview of clinical manifestations, diagnosis and treatment. Best Pract Res Clin Rheumatol 26(1) (2012) 61–72
Piirainen HI. Patients with arthritis and anti-U1-RNP antibodies: a 10-year follow-up. Br J Rheumatol 29(5) (1990) 345–348
Pope J, Fenlon D, Thompson A et al.: Iloprost and cisaprost for Raynaud's phenomenon in progressive systemic sclerosis. Cochrane Database Syst Rev (2) (2000) CD000953
Prakash UB: Respiratory complications in mixed connective tissue disease. Clin Chest Med 19(4) (1998) 733–746, ix
Reiseter S, Gunnarsson R, Mogens Aalokken T et al.: Progression and mortality of interstitial lung disease in mixed connective tissue disease: a long-term observational nationwide cohort study. Rheumatology (Oxford) 57(2) (2018) 255–262
Richez C, Blanco P, Dumoulin C, Schaeverbeke T: Lupus erythematosus manifestations exacerbated by etanercept therapy in a patient with mixed connective tissue disease. Clin Exp Rheumatol 23(2) (2005) 273
Ruch DS, Holden M, Smith BP et al.: Periarterial sympathectomy in scleroderma patients: intermediate-term follow-up. J Hand Surg Am 27(2) (2002) 258–264
Sato T, Fujii T, Yokoyama T, Fujita Y et al.: Anti-U1 RNP antibodies in cerebrospinal fluid are associated with central neuropsychiatric manifestations in systemic lupus erythematosus and mixed connective tissue disease. Arthritis Rheum 62(12) (2010) 3730–3740
Satoh K, Imai H, Yasuda T et al.: Sclerodermatous renal crisis in a patient with mixed connective tissue disease. Am J Kidney Dis 24(2) (1994) 215–218
Scharp G: Diagnostic criteria for classification of MCTD. Elsevier, Amsterdam (1987) 23–32
Schmidt JF, Valentin N, Nielsen SL: The clinical effect of felodipine and nifedipine in Raynaud's phenomenon. Eur J Clin Pharmacol 37(2) (1989) 191–192
Sharp GC, Irvin WS, Tan EM et al.: Mixed connective tissue disease--an apparently distinct rheumatic disease syndrome associated with a specific antibody to an extractable nuclear antigen (ENA). Am J Med 52(2) (1972) 148–159
Simonneau G, Montani D, Celermajer DS et al.: Haemodynamic definitions and updated clinical classification of pulmonary hypertension. Eur Respir J (2019) 53(1)
Swanton J, Isenberg D: Mixed connective tissue disease: still crazy after all these years. Rheum Dis Clin North Am 31(3) (2005) 421–436
Tani C, Carli L, Vagnani S, Talarico R et al.: The diagnosis and classification of mixed connective tissue disease. J Autoimmun 48–49 (2014) 46–49
Tardif ML, Mahone M: Mixed connective tissue disease in pregnancy: A case series and systematic literature review. Obstet Med 12(1) (2019) 31–37
Thompson AE, Shea B, Welch V et al.: Calcium-channel blockers for Raynaud's phenomenon in systemic sclerosis. Arthritis Rheum 44(8) (2001) 1841–1847
Tingey T, Shu J, Smuczek J, Pope J: Meta-analysis of healing and prevention of digital ulcers in systemic sclerosis. Arthritis Care Res (Hoboken) 65(9) (2013) 1460–1471
Toyoda K, Tsuji H, Sadoshima S et al.: Brain hemorrhage in mixed connective tissue disease. A case report. Angiology 45(11) (1994) 967–971
Ungprasert P, Wannarong T, Panichsillapakit T et al.: Cardiac involvement in mixed connective tissue disease: a systematic review. Int J Cardiol 171(3) (2014) 326–330
Wells AU, Flaherty KR, Brown KK et al.: Nintedanib in patients with progressive fibrosing interstitial lung diseases-subgroup analyses by interstitial lung disease diagnosis in the INBUILD trial: a randomised, double-blind, placebo-controlled, parallel-group trial. Lancet Respir Med 8(5) (2020) 453–460
Williams HJ, Alarcon GS, Joks R et al.: Early undifferentiated connective tissue disease (CTD). VI. An inception cohort after 10 years: disease remissions and changes in diagnoses in well established and undifferentiated CTD. J Rheumatol 26(4) (1999) 816–825

KAPITEL

15 Systemische Vaskulitiden – Große Gefäße

Regina Max, Norbert Blank und Hanns-Martin Lorenz

Kernaussagen

- Vaskulitiden werden **nach der Größe der befallenen Blutgefäße** eingeteilt.
- Vaskulitiden **können jedes Organsystem betreffen** und zeigen ein **breites klinisches Spektrum.**
- **Ziel der Therapie** ist die **Induktion einer Remission** und eine **Erhaltung der Remission.**
- Die **Therapie** besteht im Wesentlichen aus **Glukokortikosteroiden und immunsuppressiven Substanzen (cDMARD).** Zugelassen sind für einzelne Vaskulitiden zwischenzeitlich auch **bDMARD (Rituximab und Tocilizumab).**

15.1 Einleitung

Eine Vaskulitis ist eine **entzündliche Systemerkrankung, die verschiedene arterielle, kapilläre und venöse Gefäßsysteme befallen kann.** Je nach Größe und Lokalisation der betroffenen Gefäße können die Haut, das muskuloskelettale System und alle inneren Organe betroffen sein.

ALS FAUSTREGEL GILT

Da die verschiedenen Vaskulitiden **häufig überlappende Merkmale mit zahlreichen anderen Erkrankungen** bieten können, sollten sie **immer in die Differenzialdiagnose von entzündlichen Prozessen und unklaren Krankheitsbildern einbezogen** werden.

Nach der Konsensuskonferenz von Chapel Hill 2012 (Jennette et al. 2012) werden die primären Vaskulitiden nach Art und Größe der betroffenen Blutgefäße eingeteilt (➢ Abb. 15.1).

Häufig zeigt sich eine **unspezifische Allgemeinsymptomatik** mit
- Fieber,
- Nachtschweiß,
- Gewichtsverlust und
- schwerem Krankheitsgefühl.

Infektiöse und maligne Erkrankungen müssen immer ausgeschlossen werden.

Eine humorale (CRP und BKS) und zelluläre (Leukozytose) Entzündungskonstellation sind unspezifische laborchemische Merkmale.

Zusätzlich zu den primären Vaskulitiden gehören auch folgende Krankheitsentitäten in diese Gruppe:

Vaskulitiden mit einer variablen Gefäßbeteiligung:
- Behçet-Syndrom und
- Cogan-Syndrom.

Vaskulitiden mit Beteiligung einzelner Organe:
- Kleingefäßvaskulitis der Haut und
- Vaskulitis des zentralen Nervensystems.

Sekundäre Vaskulitiden bei Systemerkrankungen:
- Rheumatoide Vaskulitis
- Vaskulitis bei SLE, Mischkollagenosen und Sjögren-Syndrom
- Vaskulitis bei Sarkoidose

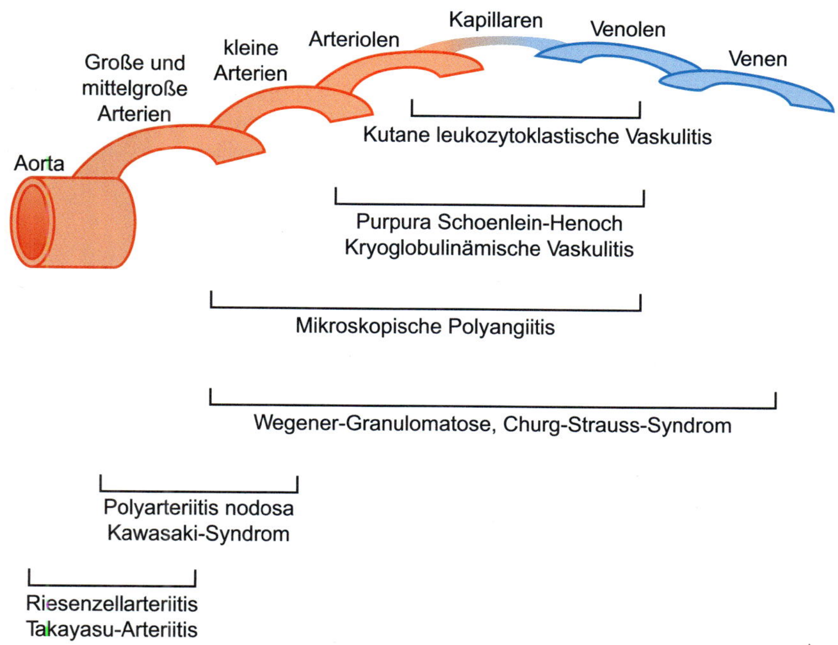

Abb. 15.1 Gefäßgröße und Krankheitsentitäten bei primären Vaskulitiden [L231]

Vaskulitiden mit wahrscheinlicher Ätiologie:
- Hepatitis-C-assoziierte kryoglobulinämische Vaskulitis
- Hepatitis-B-assoziierte Vaskulitis
- Malignom-assoziierte Vaskulitis

15.2 Allgemeine Therapieprinzipien

Das klinische Spektrum reicht von milden, selbstlimitierenden bis zu schweren Verläufen mit Organbeteiligung und möglicher Todesfolge. Die **Therapie** muss sich **am Schweregrad des klinischen Bildes orientieren.**

Cave

! Es ist notwendig **nach Organbeteiligungen** (z. B. Niere, Lunge, ZNS) zu **suchen**, da diese die Therapieintensität bestimmen.

15.2.1 Glukokortikosteroide

Im Allgemeinen wird die Behandlung weiterhin mit **Kortikosteroiden** eingeleitet. Insbesondere in Zusammenhang mit den Biologika-Therapien werden absolute Dosis und Dauer der Kortikosteroid-Therapie im Hinblick auf Nebenwirkungen (u. a. kardiovaskulär) hinterfragt.

ALS FAUSTREGEL GILT

Bei **Langzeittherapie mit Steroiden** ist eine **Osteoporoseprophylaxe** mit Kalzium (bevorzugt über die Ernährung) und Vitamin D notwendig. Die **Knochendichte** sollte gemäß den Empfehlungen der DVO-Leitlinie Osteoporose (AWMF-Register-Nr. 183/001) überwacht werden.

15.2.2 Cyclophosphamid

- **Bei organbedrohenden Erkrankungen** folgt auf die Induktionstherapie mit hoch dosierten Steroiden eine **Cyclophosphamid-Pulstherapie** über 3–6 Mon.
- Bei Cyclophosphamidgabe ist eine **supportive Therapie** mit
  - ausreichender Flüssigkeitszufuhr am Tag der Infusion,
  - Blasenschutz mit Uromitexan (z. B. Mesna 300–400 mg, Stunde 0, 3, 6 nach Cyclophosphamid-Infusion),
  - ggf. Antiemetika (z. B. Granisetron 2 mg),
  - Pneumocystis-jirovecii-Prophylaxe mit Trimethoprim/Sulfamethoxazol (800/160 mg 3 ×/Wo.)

  empfohlen.
- Die **Knochenmarktoxizität** und die **Häufigkeit von Sekundärneoplasien** korreliert mit der **kumulativen Cyclophosphamid-Dosis**, wobei bei kumulativ > 30–40 g ein erhöhtes Risiko besteht. Angesichts der zunehmenden Therapiealternativen sollte heutzutage diese hohe kumulative Dosis vermieden werden. Bei gleicher Wirksamkeit zeigt die intravenöse Pulstherapie im Vergleich zur täglichen oralen Einnahme eine geringere Nebenwirkungsrate, die kritische kumulative Dosis wird später erreicht.
- Nach erfolgter Cyclophosphamid-Therapie wird ein standardisiertes Malignom-Screening gemäß nationalen Leitlinien empfohlen.
- Bei Frauen in konzeptionsfähigem Alter und bestehendem Kinderwunsch sollte parallel eine Ovarialprotektion mitgeführt werden.

15.2.3 Rituximab

Für die ANCA-assoziierten Vaskulitiden GPA und MPO zugelassen, stellt Rituximab auch für andere primäre Vaskulitiden bei organbedrohenden Verläufen eine sehr gute Alternative zu Cyclophosphamid dar, vor allem bei rezidivierenden Verläufen.

Cave

Bei wiederholten **Rituximab-Gaben** kann es zu Hypogammaglobulinämie und vermehrten Infektkomplikationen kommen. Die Serumimmunglobulinkonzentrationen sollten im Verlauf kontrolliert und ggf. substituiert werden.

15.2.4 Tocilizumab

Tocilizumab ist das erste zur Therapie der Riesenzellarteriitis zugelassene Biologikum. Mitbetreuende Ärzte und Patienten müssen u. a. darauf hingewiesen werden, dass die Bestimmung des CRP unter Therapie zu falsch niedrigen Werten führt und hierdurch auch bei schwerwiegenden Infekten CRP-Anstiege unterbleiben können.

15.2.5 Basistherapie

Bei nicht organbedrohenden Erkrankungen in der Induktionstherapie, bei organbedrohenden Verläufen nach Erreichen einer Remission, wird häufig eine Basistherapie eingeleitet. Zum Einsatz kommen hierbei insbesondere:
- Methotrexat,
- Azathioprin,
- Leflunomid,
- Mycophenolat-Mofetil oder
- Calcineurinantagonisten (Ciclosporin A, Tacrolimus).

Cave

! Die **Basistherapie** muss **an die aktuelle Nierenfunktion angepasst** werden:
- Bei Niereninsuffizienz ist eine **Dosisreduktion** von **Cyclophosphamid, MTX und Azathioprin** notwendig, die **Indikation für Calcineurin-Inhibitoren muss streng gestellt werden**!
- **Arzneimittelinteraktionen** v. a. in der Co-Medikation mit Calcineurin-Inhibitoren müssen bedacht und vermieden werden:
  - **Niemals** Azathioprin und Allopurinol oder Febuxostat kombinieren.
  - **Vorsicht** bei MTX und NSAR (häufiger MTX-Nebenwirkungen).
  - **Vorsicht** bei MTX und Leflunomid (Lebertoxizität).

15.3 Klinik und Therapie

Zu den Großgefäßvaskulitiden gehören die Riesenzellarteriitis (RZA) und die Takayasu-Arteriitis (TAK).

Die Riesenzellarteriitis ist die häufigste systemische Vaskulitis. Unterschieden werden
- RZA der Kopfarterien, z. B. Arteriitis temporalis und
- Großgefäß-RZA.

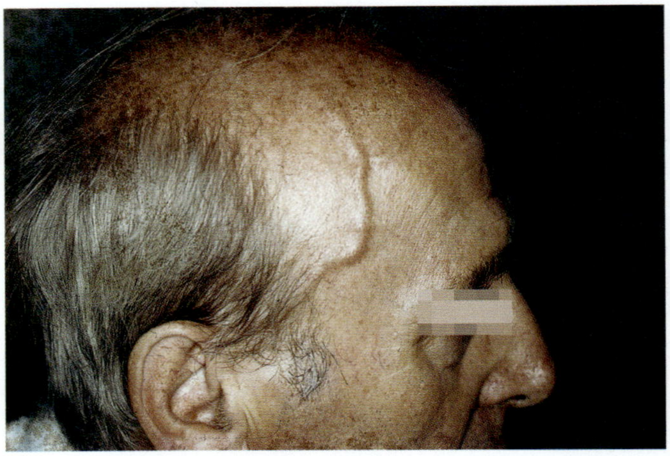

Abb. 15.2 Arteriitis temporalis [R415]

15.3.1 Riesenzellarteriitis der Kopfarterien/ Arteriitis temporalis (AT)

Die Bezeichnungen **Riesenzellarteriitis, Arteriitis cranialis** und **Morbus Horton** werden häufig synonym verwendet. Es handelt sich um eine Vaskulitis der mittelgroßen und großen extrakraniellen Arterien, auch der großen Arterien der oberen Extremität (➤ Abb. 15.2).

Nach den ACR-Kriterien kann die Diagnose einer Arteriitis temporalis gestellt werden, wenn mindestens drei der folgenden fünf **Kriterien** erfüllt sind:
1. Alter bei Krankheitsbeginn ≥ 50
2. Neu aufgetretene umschriebene Kopfschmerzen
3. Auffällige Temporalarterien mit Druckschmerz und Pulsverlust
4. Blutsenkung ≥ 50 mm/h
5. Histologie mit einer Arteriitis der A. temporalis superficialis mit mononukleären Zellen, Granulomen und multinukleären Riesenzellen

Weitere typische Symptome sind Schmerzen beim Kauen (Kiefer-Claudicatio), Überempfindlichkeit der Kopfhaut und Sehstörungen (Amaurosis fugax, Verschwommenes Sehen, evtl. Doppelbilder). Diese treten bei bis zu 70 % der Erkrankten auf. Es besteht die Gefahr der Erblindung. Ein neu aufgetretener Tinnitus passt ebenfalls zur Symptomatik dieser Vaskulitisform.

Cave

! Falls die Erkrankung nicht erkannt wird droht die **Komplikation** einer **plötzlichen, irreversiblen Erblindung.**

Fließende Übergänge zu einer Polymyalgia rheumatica mit symmetrischen starken Schmerzen der Schultern, Oberarme, des Beckens und der Oberschenkel sind möglich.

15.3.2 Großgefäß-Riesenzellarteriitis

Bei der Großgefäß-RZA zeigt sich eine Beteiligung der Aorta und ihrer großen Seitenäste. Es finden sich eher unspezifische Symptome. In der Regel bestehen ein **schweres Krankheitsgefühl mit B-Sympto-**

matik und eine **ausgeprägte serologische Entzündungsreaktion.** Darüber hinaus können Myalgien und eine Claudicatio der gesamten Muskulatur der betroffenen Extremität auftreten.

Therapie

Gemäß der aktuellen S2 K-Leitlinie zum Management der Großgefäßvaskulitiden (Schirmer et al. 2020) soll bei Erstdiagnose einer aktiven Riesenzellarteriitis eine **Glukokortikoid-Therapie** begonnen werden. Die Dosis hängt vom Vorliegen einer Sehstörung (Amaurosis fugax, Visusverlust) ab.

Bei therapierefraktärer oder rezidivierender Erkrankung, aber auch bei erhöhtem Risiko für Glukokortikoid-Komplikationen soll eine steroideinsparende Therapie mit Tocilizumab, alternativ mit Methotrexat (geringerer Evidenzgrad) erfolgen.

Glukokortikosteroide (Empfehlungsgrad A)

Dosierung:

- Ohne Sehstörung: 40–60 mg
- Mit Sehstörungen Methylprednisolon 500 mg–1 g i. v. für 3–5 d

Bei Ansprechen auf die Therapie ist eine schrittweise Reduktion der Glukokortikosteroide auf zunächst **10–15 mg/d nach 3 Mon.,** im Verlauf auf **max. 5 mg/d nach 12 Mon.** vorgesehen. Bei anhaltender Remission soll individuell die niedrigste effektive Dosis angestrebt werden. Nach Remission von > 1 J. kann ein Absetzversuch erfolgen.

Methotrexat

Methotrexat ist zur Therapie der Riesenzellarteriitis formal nicht zugelassen, wird aber explizit in der aktuellen Leitlinie erwähnt. Eingesetzt wird es meist in Dosierungen, die an die Therapie der rheumatoiden Arthritis angelehnt sind (z. B. 7,5–20 mg 1 ×/Wo. s.c. oder p. o.).

Tocilizumab (Empfehlungsgrad A)

Tocilizumab ist das erste zugelassene Biologikum zur Therapie der Riesenzellarteritiden.

Dosierung:

- 162 mg 1 ×/Wo. s.c.
- Kortikosteroid-Reduktion schneller als bei Monotherapie (z. B. angelehnt an GIACTA-Studie mit komplettem Ausschleichen der Steroide nach 6 Mon)
- Therapiedauer mind. 52 Wo., danach individuelle Entscheidung über Therapiefortführung durch Arzt und Patient.

Cave

- Unter Therapie mit Tocilizumab ist das **CRP nicht verwertbar** (falsch niedrig). Entzündungsaktivität kann/muss über Serum-amyloid-A-Bestimmung erfolgen.
- Ein besonderes Augenmerk soll auf **gastrointestinale Beschwerden** gerichtet werden, da Perforationen in Ösophagus, Magen und Darm als potenzielle Nebenwirkungen der Therapie beschrieben sind.

Weitere potenziell wirksame Medikamente

Im Hinblick auf die Pathophysiologie erscheint der therapeutische Einsatz von bereits in anderen Indikationen zugelassenen Biologika sinnvoll und wird in kontrolliert randomisierten bzw. in offenen Studien untersucht.

Leflunomid (Empfehlungsgrad C)
In offenen Fall-/Kontrollstudien zeigte Leflunomid eine signifikant geringere Relapserate als Kortikosteroide allein. Mehr als die Hälfte der Patienten konnte zudem die Kortikosteroide komplett ausschleichen (Hocevar et al. 2019)

Abatacept
Im Vergleich zu einer Kortikosteroid-Monotherapie konnte Abatacept in Kombination mit Kortikosteroiden in einer kontrollierten doppelt-blind randomisierten Studie ein signifikantes Ansprechen zeigen (Langford et al. 2017).

Ustekinumab
Ustekinumab wurde in einer prospektiven offenen Studie bei Patienten mit refraktärer Riesenzellarteriitis untersucht. Die Kortikosteroide konnten reduziert bzw. komplett beendet werden. Bildgebend zeigte sich in CT-Angiographien durchgehend eine Besserung, zum Teil auch eine komplette Remission. (Conway et al. 2018)

15.3.3 Takayasu-Arteriitis (TAK)

Bei der Takayasu-Arteriitis handelt es sich um ein sehr seltenes Krankheitsbild. Während die klassische Riesenzellarteriitis vorwiegend Personen im mittleren (histologisch findet man ebenfalls Riesenzellen) bis höheren Lebensalter (> 50 J.) betrifft, tritt die Takayasu-Arteriitis meist bei Frauen < 40 J. auf.

Nach den ACR-Kriterien kann die Diagnose einer TAK gestellt werden wenn mindestens drei der folgenden sechs Kriterien erfüllt sind:

1. Alter bei Krankheitsbeginn ≤ 40 J.
2. Claudicatio der oberen Extremitäten
3. Abgeschwächte Pulse an den oberen Extremitäten
4. Blutdruckseitendifferenz > 10 mmHg
5. Strömungsgeräusche über A. subclavia oder Aorta
6. Angiographie mit entzündlichen Stenosen der Aorta oder der großen Gefäße

Die **Diagnose** kann auch durch Duplexsonographie, MRT, CT-Angiographie oder PET-Szintigraphie bestätigt werden (➤ Abb. 15.3),

ALS FAUSTREGEL GILT

- Blutdruckmessung immer an beiden Armen vornehmen.
- Bei Auskultation auf Strömungsgeräusche achten.
- Pulsstatus der oberen und unteren Extremitäten erheben.

Therapie

Auch bei der Takayasu-Arteriitis (TAK) werden gemäß der aktuellen S2 K-Leitlinie **initial Kortikosteroide** eingesetzt. Zusätzlich

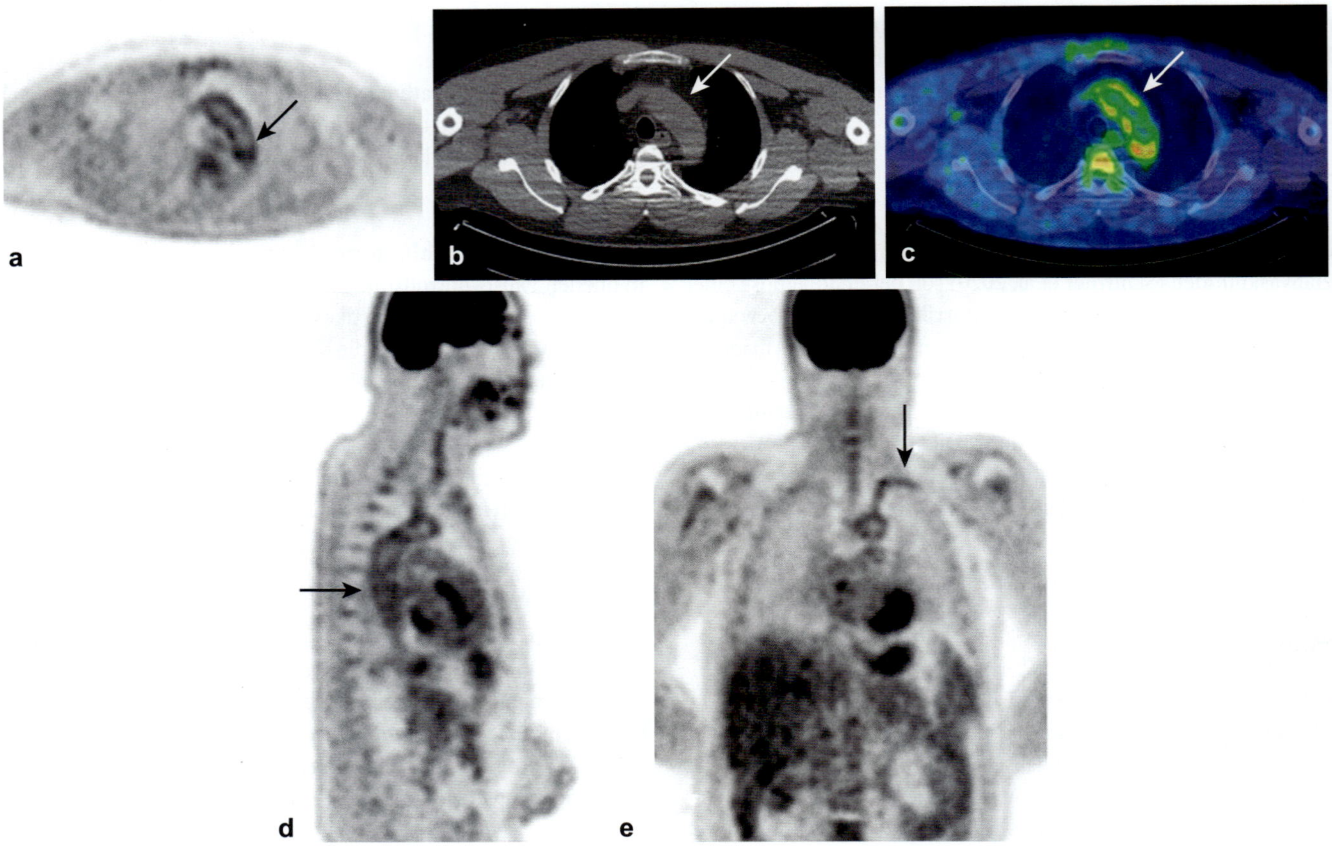

Abb. 15.3 PET-Szintigraphie: Vaskulitis des Aortenbogens, der supraaortalen Gefäße und der Aortenbifurkation bei Takayasu-Arteriitis (mit freundlicher Genehmigung der Abteilung Nuklearmedizin, Radiologische Klinik der Universität Heidelberg, Direktor: Prof. Dr. Haberkorn) [E1074]

sollte eine konventionelle steroideinsparende DMARD-Therapie erfolgen.

Bei hierunter refraktären oder rezidivierenden Verläufen sollen TNF-α-Inhibitoren oder Tocilizumab erwogen werden.

Glukokortikosteroide (Empfehlungsgrad A)

Dosierung: initiale Dosis: 40–60 mg/d

Nach Erreichen einer Remission soll die Glukokortikoid-Therapie schrittweise auf eine Dosis von 15–20 mg nach 3 Mon. reduziert werden. Nach 12 Mon. sollte die Kortikosteroid-Dosis max. 10 mg/d betragen. Auch bei der TAK ist bei anhaltender Remission die individuell niedrigste Dosis bzw. ein komplettes Ausschleichen empfohlen.

Steroideinsparende cDMARD-Therapien

Die hohe Rezidivrate unter Glukokortikoid-Monotherapie mit dem Risiko von progredienten arteriellen Läsionen hat zur Empfehlung einer bereits initialen Basistherapie geführt. Welches Medikament am Besten geeignet ist, kann derzeit nicht beantwortet werden. Hierzu kann lediglich auf Fallserien mit zumeist kleinen Fallzahlen und eine Metaanalyse zurückgegriffen werden (Barra et al. 2018; Misra et al. 2019).

Azathioprin

Azathioprin (2 mg/kg KG) kann in der Initial- oder Erhaltungstherapie zur **Reduktion der Steroiddosis** eingesetzt werden und ist eine Alternative bei **MTX-Unverträglichkeit.**

Methotrexat

Methotrexat konnte den Steroidbedarf in einer offenen Studie deutlich senken und zeigte eine hohe Remissionsrate. Eingesetzt werden ebenfalls – analog zur Therapie der rheumatoiden Arthritis – 10–20 mg 1 ×/Wo.

Cyclophosphamid und MTX-Erhaltung

Die **Initialtherapie** der TAK erfolgte in einer offenen Studie mit Cyclophosphamid p. o. über 3 Mon.gefolgt von einer **Erhaltungstherapie** mit Methotrexat. Eine anhaltende Remission konnte bei der Hälfte der Erkrankten erzielt werden.

Leflunomid

Leflunomid (20 mg/d) konnte in einer kleinen prospektiven Studie eine hohe Remissionsrate und einen glukokortikosteroideinsparenden Effekt bei akzeptabler Verträglichkeit zeigen.

Mycophenolat-Mofetil

Mycophenolat-Mofetil zeigte in 3 kleinen Studien eine Reduktion der Krankheitsaktivität und eine Glukokortikoid-Einsparung bei guter Verträglichkeit.

Steroideinsparende bDMARD-Therapien

Auch hier gibt es keine valide Evidenz aus kontrollierten Studien. Daten liegen aus prospektiven und retrospektiven Fallserien von Erkrankten mit überwiegend therapierefraktärem Verlauf vor.

Infliximab

Zu Infliximab liegen die meisten Fallberichte vor. Es kann zur **Initial- oder Erhaltungstherapie in cDMARD-refraktären Fällen** eingesetzt werden. Unter Infliximab-Therapie sind **hohe Remissionsraten** beschrieben.

Etanercept/Adalimumab/Certolizumab/Golimumab

Auch zu den s. c. zu verabreichenden TNF-α-Blockern gibt es Fallberichte mit hohen Remissionsraten und der Möglichkeit des kompletten Ausschleichens der Steroide.

Tocilizumab

Dosierung: 162 mg 1 ×/Wo. s.c.

Tocilizumab ist das erste zugelassene Biologikum zur Therapie der Riesenzellarteriitiden. Fallberichte belegen eine Wirksamkeit auch bei der Takayasu-Arteriitis (TAK) als eine der Unterformen der Riesenzellarteriitis.

Thrombozytenaggregationshemmer, Antikoagulanzien, Statine

Frühere retrospektive Untersuchungen hatten einen protektiven Effekt der Einnahme von ASS, anderen Thrombozytenaggregationshemmern und oralen Antikoagulanzien beschrieben. Dies konnte in aktuelleren Auswertungen nicht bestätigt werden. Derzeit wird der routinemäßige Einsatz lediglich aufgrund einer Großgefäßvaskulitis nicht mehr empfohlen.

Für den Einsatz von Statinen besteht aktuell keine ausreichende Inzidenz, die den routinemäßigen Einsatz rechtfertigt.

Die begleitende Therapie mit den erwähnten Substanzen aufgrund üblicher Indikationen (z. B. koronare Herzererkrankung, signifikante Gefäßstenosen) ist jedoch zu befürworten.

Gefäßchirurgische Maßnahmen

Diese sind **nur in Kombination mit einer antiinflammatorischen Therapie** als ergänzende Maßnahme bei Stenosen unter einer immunsuppressiven Therapie Erfolg versprechend. Sie sollten wenn möglich in Remissonsphasen erfolgen. Rezidivstenosen treten jedoch dennoch in ca. 20–50 % der Fälle auf!

Infrage kommen insbesondere die perkutane transluminale **Angioplastie** (PTA) und **Stent**implantationen.

15.3.4 Polyarteriitis nodosa (PAN)

Bei der PAN zeigt sich eine nekrotisierende Entzündung v. a. in den mittleren muskulären Arterien (➤ Abb. 15.4).

Nach den ACR-Kriterien kann die Diagnose der PAN gestellt werden, wenn mindestens drei der folgenden zehn **Kriterien** erfüllt sind:

1. Gewichtsverlust ≥ 4 kg, der nicht auf andere Ursachen zurückgeführt werden kann.
2. Livedo reticularis.
3. Schmerzen oder Druckempfindlichkeit der Hoden, die nicht auf andere Ursachen zurückgeführt werden können.
4. Schwäche und Muskelschmerzen.
5. Mono- oder Polyneuropathie (tritt in 80 % der Fälle auf).
6. Bluthochdruck (diastolisch > 90 mmHg).
7. Erhöhung von Kreatinin oder Harnstoff im Serum.
8. Nachweis einer chronisch aktiven Infektion mit Hepatitis B (oder Hepatitis C).
9. Angiographische Auffälligkeiten (DSA oder Angio-CT/MRT).
10. Ein entsprechender pathologischer Befund einer Arterienbiopsie.

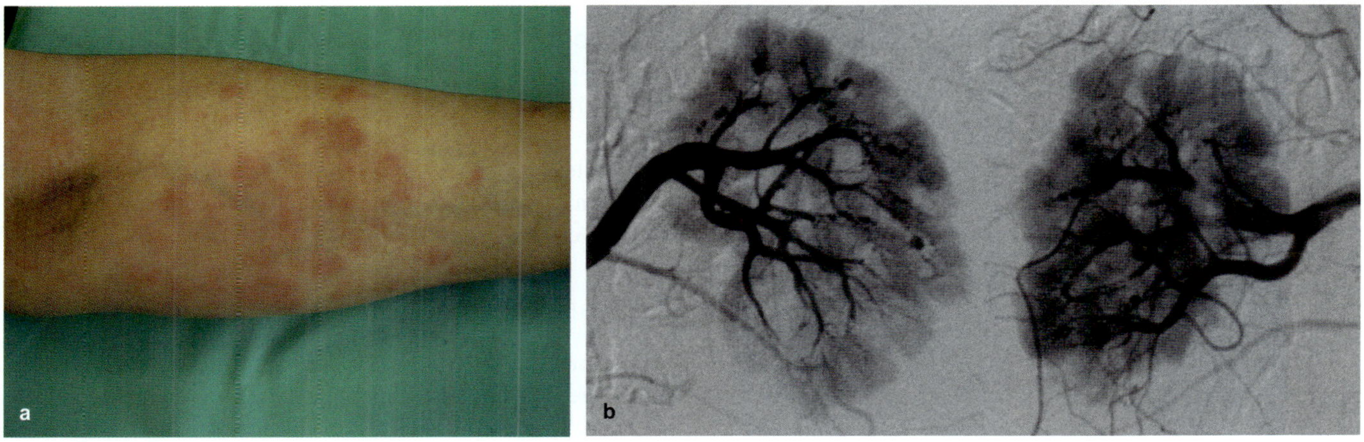

Abb. 15.4 Polyarteriitis nodosa: subkutane Knoten mit Erythema nodosum (A), Mikroaneurysmen und Perfusionsdefekte der Nierengefäße (B) [R731]

Bei Polyarteriitis nodosa ist die Hepatitis-B-Serologie in bis zu 30 % der Fälle positiv, häufig besteht eine Beteiligung der A. mesenterica mit Angina abdominalis. ANCA sind meist negativ.

Therapie

Therapiert wird in Abhängigkeit von der Form der PAN. Unterschieden werden

- Idiopathische PAN
- Hepatitis-B-assoziierte PAN (HBV-PAN): hier steht die Viruseradikation an erster Stelle der Therapie.
- Kutane Arteriitis

Glukokortikosteroide

Dosierung:

- **Nicht organbedrohende Erkrankung:** Bei der **idiopathischen PAN** werden Kortikosteroide in einer initialen Dosis von 1 mg/kg KG eingesetzt. Eine Tagesdosis von < 7,5 mg Prednison wird nach 12 Wo. angestrebt.
  Auch bei der **Hepatitis-B-assoziierten PAN** werden Kortikosteroide initial in einer Dosierung von 1 mg/kg KG eingesetzt, jedoch bereits in der 2. Wo. komplett ausgeschlichen.
  Für die **kutane Arteriitis** liegen lediglich Fallserien und Fallberichte vor. Sie hat eine gute Prognose, daher ist der Einsatz einer niedrig dosierten Steroidtherapie (Prednison < 30 mg/d) bei unkomplizierten Fällen häufig ausreichend
- **Organbedrohende Erkrankung:** Bei der **idiopathischen PAN** wird Methylprednisolon 7,5–15 mg/kg KG (max. 1 g) i. v. für 1–3 d als Bolustherapie verabreicht. Ein validiertes Steroidreduktionsschema besteht derzeit nicht. Vorgeschlagen wird die Reduktion auf 20 mg/d Prednison im 3. Mon. gefolgt von 10 mg/d im 6. Mon. 5 mg Prednison/d sollen nach 12 Mon. erreicht werden.

Cyclophosphamid

Dosierung: Cyclophosphamid-Pulstherapie mit 0,6 g/m^2 d 1, 15, 29, dann 0,7 mg/m^2 alle 3 Wo. (für weitere 3–6 Boli)

Eine Therapie mit Cyclophosphamid wird insbesondere bei Vorliegen prognostisch ungünstiger Faktoren (Proteinurie > 1 g/d, Kreatinin > 1,58 mg/dl, Kardiomyopathie, schwere gastrointestinale Manifestation, ZNS Beteiligung) eingesetzt.

Azathioprin

Dosierung: 2–3 mg/kg KG (max. 200 mg/d)

Aus Studien mit gemischten Patientenkollektiven einer nekrotisierenden Vaskulitis kann extrapoliert werden, dass Azathioprin bei geringerem Risikoprofil einer Therapie mit Cyclophosphamid ebenbürtig sein könnte.

Plasmapherese

Bei HBV-PAN werden die Kortikosteroide mit einer **Plasmapherese** (1–3 ×/Wo. über 2–3 Mon.) kombiniert (Empfehlungsgrad B). **Zusätzlich** erfolgt eine **antivirale Therapie** gemäß dem aktuellen Therapiestandard für die Hepatitis B (Empfehlungsgrad A). Kann eine Serokonversion erreicht werden, treten i. d. R. keine Rezidive der PAN auf.

Erhaltungstherapie

Daten zu Dauer bzw. Notwendigkeit einer Erhaltungstherapie nach Erreichen einer Remission liegen nicht in ausreichendem Maße vor. Eine individuelle Entscheidung ist notwendig. Eingesetzt wird angelehnt an die ANCA-Vaskulitiden Methotrexat oder Azathioprin.

Rezidivtherapie

Auch zur Rezidivtherapie liegen keine ausreichenden Daten zur Erstellung einer konkreten Therapieempfehlung vor. Einzelfallberichte und kleine Fallserien berichten über Wirksamkeit von Rituximab, TNF-α-Hemmern oder Tocilizumab.

15.3.5 Kawasaki-Syndrom (KS)

Das KS tritt i. d. R. bei Kindern auf und wird auch als **mukokutanes Lymphknotensyndrom** bezeichnet. Histologisch zeigt sich eine nekrotisierende Vaskulitis der mittelgroßen Arterien. Eine Assoziation mit akuten Virusinfektionen (z. B. EBV) wird vermutet.

Nach den ACR-Kriterien kann die Diagnose des KS gestellt werden, wenn mindestens vier der folgenden fünf **Kriterien** erfüllt sind:

1. Ungeklärtes Fieber über mind. 5 d und eine beidseitige Konjunktivitis
2. Rötungen der Mundschleimhaut (Enanthem), Lacklippen, trocken-rissige Lippen oder Erdbeerzunge
3. Lamelläre Hautschuppungen an den Handinnenflächen und Fußsohlen
4. Polymorphes Exanthem
5. Akute, zervikale Lymphadenopathie

Die Prognose der Erkrankung hängt im Wesentlichen von der Beteiligung der Koronargefäße ab.

Therapie

I. v. Immunglobuline (IVIG)

IVIG gelten als Therapie der ersten Wahl und werden in einer Dosierung von 2 g/kg KG in Kombination mit Aspirin (initial 30–50 mg/kg KG) verabreicht

Infliximab

Infusionen mit Infliximab (**Dosierung:** 5 mg/kg KG) können in refraktären Fällen zusätzlich zur Standardtherapie gegeben werden. Infliximab reduziert das Fieber und die Entzündungsmarker sowie die Infusionsreaktionen gegen IVIG.

Weitere Therapien in Fallserien

Neben Infliximab wird auch Etanercept insbesondere bei Kindern eingesetzt. Einige Daten zu Ciclosporin und Anakinra liegen ebenfalls vor.

Essentials für die Hausarztpraxis

- Vaskulitiden **können jedes Organsystem betreffen** und zeigen ein **breites klinisches Spektrum.**
- Die **Therapie** besteht aus **Glukokortikosteroiden, häufig in Kombination mit immunsuppressiven Substanzen (cDMARD) bzw. Biologika (bDMARD).**
- **Therapiebegleitende Labor- und klinische Untersuchungen** sollen gemäß den Empfehlungen der Deutschen Gesellschaft für Rheumatologie (DGRh) erfolgen.
- Thrombozytenaggregationshemmer, orale Antikoagulanzien und Statine sollen **nicht routinemäßig eingesetzt** werden, sofern keine anderen Indikationen hierfür bestehen.

LITERATUR

Nomenklatur und Einteilung der Vaskulitiden.

Jennette JC, Falk RJ, Bacon PA et al.: 2012 Revised International Chapel Hill Consensus Conference Nomenclature of Vasulitides. Arthritis Rheum 65 (1) (2013) 1–11

Polyarteriitis nodosa, Kawasaki-Syndrom.

Mukhtyar C, Guillevin L, Cid MC et al.: EULAR recommendations for the management of primary small and medium vessel vasculitis, Ann Rheum Dis 68 (2018) 310–317

Thiel J: On- und Off-Label-Therapien von Vaskulitiden. Arthritis + Rheuma 41 (2021) 81–92

Tremoulet A: Adjunctive therapies in Kawasaki disease. Int J Rheum Dis 21(1) (2018) 76–79

Arteriitis temporalis/Riesenzellarteriitis.

Conway R, ÓNeill L, Gallagher P et al.: Ustekinumab for refractory giant cell arteritis: a prospective 52week trial. Semin Arthritis Rheum 48 (2018) 523–528

Hocevar A, Jese R, Rotar Z, Tomsic M: Does leflunomide have a role in giant cell arteritis? An open label study. Clin Rheumatol 38(2) (2019) 291–296

Langford CA, Cuthbertson D, Ytterberg SR et al.: A randomized double-blind trial of abatacept (CTLA-4Ig) for the treatment of giant cell arteritis. Arthritis Rheumatol 69 (2017) 837–845

Schirmer JH, Aries PM, Balzer K et al.: S2 K-Leitlinien Management der Großgefäßvaskulitiden. Z Rheumatol 79(Supp 3) (2020) S67–S95

Takayasu-Arteriitis.

Barra L, Yang G, Pagnoux C: Non-glucocorticoid drugs for the treatment of Takayasu's arteritis: a systemic review and meta-analysis. Atuoimmun Rev 17 (2018) 683–693

Matsuura K, Ogino H, Matsuda H et al.: Surgical outcome of aortic arch repair for patients with Takayasu arteritis. Ann Thorac Surg 81(1) (2006) 178–182

Misra DP, Wakhlu A, Agarwal V, Danda D: Recent advances in the management of Takayasu arteritis. Int J Rheum Dis 22(Supp1) (2019) 60–68

Shinjo SK, Pereira RM, Tizziani VA et al.: Mycophenolate mofetil reduces disease activity and steroid dosage in Takayasu arteritis. Clin Rheumatol 26 (11) (2007) 1871–1875

KAPITEL

16

Regina Max, Norbert Blank und Hanns-Martin Lorenz

Systemische Vaskulitiden – mittlere, kleine und variable Gefäße

Kernaussagen

- Vaskulitiden werden **nach der Größe der befallenen Blutgefäße** eingeteilt.
- Vaskulitiden **können jedes Organsystem betreffen** und zeigen ein **breites klinisches Spektrum.**
- **Ziel der Therapie** ist die **Induktion einer Remission** und eine **Erhaltung der Remission.**
- Die **Therapie** besteht im Wesentlichen aus **Glukokortikosteroiden und immunsuppressiven Substanzen (cDMARD).** Zugelassen sind für einzelne Vaskulitiden zwischenzeitlich auch **bDMARD (Rituximab und Tocilizumab).**

16.1 ANCA-assoziierte Vaskulitiden der kleinen und mittelgroßen Gefäße

Zu den ANCA-assoziierten Vaskulitiden (AAV) der kleinen und mittelgroßen Gefäße gehören:

- Granulomatose mit Polyangiitis (GPA, ehemals: Morbus Wegener),
- Mikroskopische Polyangiitis (MPA),
- Eosinophile Granulomatose mit Polyangiitis (EGPA, ehemals Churg-Strauss-Vaskulitis)

Im Gegensatz zu den Immunkomplex-vermittelten Vaskulitiden finden sich histologisch keine Immunglobulinablagerungen (pauci-immun).

16.1.1 Stadien

In Anlehnung an die Empfehlungen der European Vasculitis Society (EUVAS) werden folgende **Krankheitsstadien** unterschieden.

- **Lokalisiert:** auf HNO-Trakt und Lunge begrenzt, Organfunktion nicht bedroht, keine Allgemeinsymptomatik, ANCA oft negativ, Kreatinin < 1,4 mg/dl
- **Frühsystemisch:** nicht auf HNO-Trakt und Lunge begrenzt, Organfunktion nicht bedroht, Allgemeinsymptomatik, ANCA positiv oder negativ, Kreatinin < 1,4 mg/dl
- **Generalisiert:** nicht auf HNO-Trakt und Lunge begrenzt, Organfunktion bedroht, ANCA positiv, Kreatinin < 5,8 mg/dl
- **Schwer:** Nicht auf HNO-Trakt und Lungen begrenzt, Organversagen, ANCA positiv, Kreatinin ≥ 5,8 mg/dl
- **Refraktär:** nicht auf HNO-Trakt und Lunge begrenzt, Organfunktion bedroht, refraktär auf Standardtherapie

16.1.2 Granulomatose mit Polyangiitis (GPA)

Nach den ACR-Kriterien kann die **Diagnose** einer GPA (ehemals Wegener-Granulomatose) gestellt werden, wenn mindestens zwei der folgenden vier Kriterien erfüllt sind:

1. Nasale oder orale Entzündung mit schmerzhaften Ulzera oder blutig-eitriger Rhinitis
2. Granulome, Infiltrate oder Kavernen im Rö Thorax
3. Nephritisches Urinsediment
4. Gewebebiopsie mit granulomatöser Arteriitis intra-, peri- oder extravaskulär

Bei der GPA finden sich in Abhängigkeit vom Stadium cANCA-Antikörper (im Zytoplasma lokalisierte Antineutrophilen-Antikörper, die gegen Proteinase 3 gerichtet sind) mit Prävalenz von < 50 % (lokalisiert) bis zu > 95 % im aktiven generalisierten Stadium.

Eine typische Manifestation im HNO-Trakt ist die Sattelnase (➤ Abb. 16.1).

16.1.3 Mikroskopische Polyangiitis (MPA)

Die mikroskopische Polyangiitis zeigt **klinisch** ein ganz ähnliches Bild wie eine GPA oder eine Polyarteriitis nodosa, eine **Nierenbeteiligung ist häufig** und verschlechtert die Prognose.

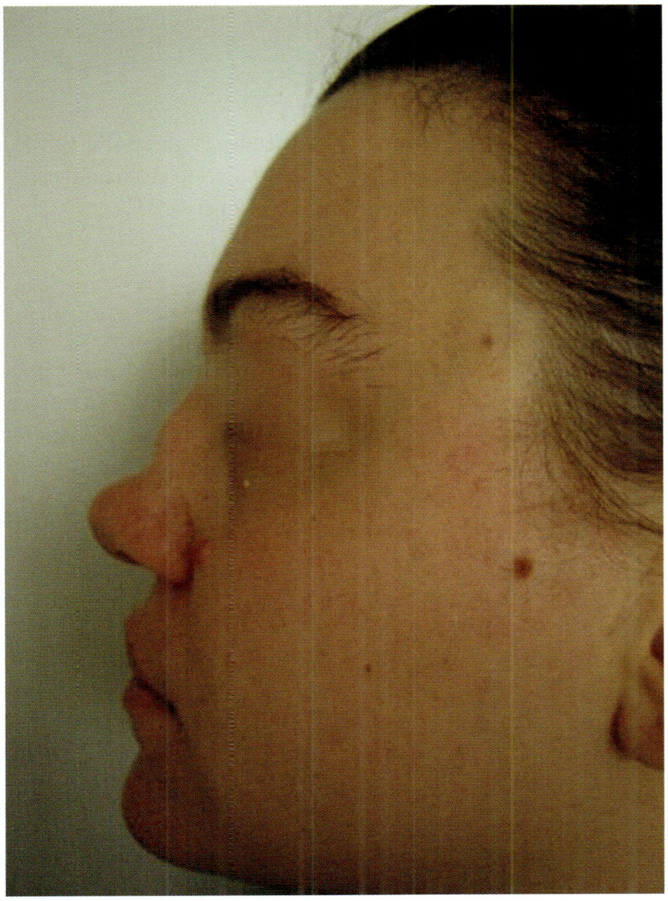

Abb. 16.1 Sattelnase bei Granulomatose mit Polyangiitis [P731]

Besonders die mikroskopisch kleinen Arteriolen werden durch neutrophile Granulozyten infiltriert:

- Es kommt zur Gefäßwandnekrose, Thrombosierung und Infarzierung der Endstrombahn in dem betroffenen Gewebe.
- Bei der MPA finden sich **pANCA-Antikörper** (perinukleär lokalisierte Antineutrophilen-Antikörper, die gegen die Myeloperoxidase gerichtet sind) mit einer Prävalenz von 60 %.

16.1.4 Eosinophile Granulomatose mit Polyangiitis (EGPA)

Die EGPA (ehemals: Churg-Strauss-Syndrom) wird durch eine **Trias aus Vaskulitis, Allergie und Polyneuropathie** charakterisiert. Nach den ACR-Kriterien kann die Diagnose einer EGPA gestellt werden, wenn mindestens vier der folgenden sechs **Kriterien** erfüllt sind:

1. Allergisches Asthma
2. Eosinophilie > 10 %
3. Mono- oder Polyneuropathie
4. Wandernde oder flüchtige pulmonale Infiltrate
5. Akute oder chronische Sinusitis
6. Histologie mit extravaskulären Eosinophilen bei Arterien, Arteriolen oder Venolen

Im Serum können **pANCA** in bis zu 40 % der Fälle nachgewiesen werden. Es können zudem **erhöhtes IgE** und **IgE-haltige Immunkomplexe** auftreten.

Allgemeine Therapie

Glukokortikosteroide (GC)

Dosierung: 1 mg/kg KG, max. 80 mg/d

Die Remissionsinduktion der GPA und MPA erfolgt gemäß den aktuellen Empfehlungen in o. a. Dosierung (Schirmer et al. 2017; Yates et al. 2016)

Bei kritischem Organbefall kommt auch Methylprednison (250–1000 mg) über 1–3 d zum Einsatz.

Die Glukokortikoide werden in Kombination mit Basistherapeutika eingesetzt. Die Wahl des Basistherapeutikums richtet sich nach der Schwere der Erkrankung

Die Glukokortikoidzieldosis nach 12 Wo. soll je nach Leitlinien 7,5–10 mg/d Prednison betragen. Eine Steroiddosis von < 7,5 mg ist im Rahmen der Erhaltungstherapie vorgesehen. Zur Dosis und Dauer bestehen keine konkreten Empfehlungen. Studiendaten legen jedoch nahe, dass die begleitende Glukokortikoidtherapie zumindest für 12 Mon. sinnvoll ist, da bei früherer Beendigung der Therapie ein erhöhtes Rezidivrisiko beobachtet wurde.

Bei der EGPA wird die Glukokortikoidtherapie analog zu GPA/MPA durchgeführt. In der Langzeittherapie besteht häufig trotz Basistherapie ein höherer GC-Bedarf.

16

Avacopan

Avacopan ist ein Small Molecule. Es beeinflusst das Komplementsystem und ist gegen den C5a-Rezeptor gerichtet. Eine kürzlich publizierte Studie (ADVOCATE) konnte zeigen, dass die Kombination von Rituximab bzw. Cyclophosphamid mit Avacopan ein höheres Ansprechen induziert als die Kombination mit dem üblichen Glukokortikoidschema (Jayne DRW et al. 2021).

Es wird davon ausgegangen, dass eine Zulassung von Avacopan zur GC-Einsparung in der Therapie von GPA/MPA demnächst erteilt wird.

Akuttherapie bei organbedrohender Erkrankung

Cyclophosphamid (CYC)

16

Dosierung:
- 2 mg/kg KG p. o., max. 200 mg/d oder
- Cyclophosphamid-**Pulstherapie** mit 15 mg/kg KG i. v., max. 1200 mg absolut, mit Wiederholung alle 2–3 Wo., insgesamt 6 Zyklen, bei Bedarf Fortführung bis zu 12 Zyklen. Dosisanpassung an Alter und Serumkreatinin notwendig.

Der Akuttherapie folgt eine **Erhaltungstherapie** (s. u.), um weitere Schübe zu verhindern.

ALS FAUSTREGEL GILT

Cyclophosphamid wird als **Standardtherapie der AAV** eingesetzt, um eine Remission zu erreichen, wobei die **Pulstherapie** mit **deutlich weniger Nebenwirkungen** behaftet ist, aber eine **etwas höhere Rezidivrate** aufweist (de Groot et al. 2001).

Rituximab (RTX)

Dosierung:
- 4×375 mg/m^2 KOF alle 6 Monate in 4 Wo. (zugelassen für GPA und MPA) oder
- 2×1000 mg absolut im Abstand von 2 Wo.

In Studien wurde ein vergleichbares Ansprechen von Cyclophosphamid und Rituximab in der Akuttherapie bei ähnlicher Verträglichkeit gezeigt (Stone 2010).

V. a. bei jungen Patienten wird im Hinblick auf den Erhalt der Fertilität eher Rituximab als Cyclophosphamid eingesetzt.

Gemäß der Deutschen S1-Leitlinie können beide Medikamente in der Induktionstherapie eingesetzt werden. Bei refraktären Verläufen erfolgt ein Wechsel bzw. eine Kombination der beiden Substanzen. Eine sequenzielle Therapie (Cyclophosphamid gefolgt von Rituximab) kann insbesondere bei schwerer Nierenbeteiligung sinnvoll sein (Kant et al. 2019).

Weitere Auswertungen der RAVE-Studie implizieren, dass PR3-ANCA-positive Patienten eher von einer Therapie mit Rituximab statt Cyclophosphamid profitieren. Bei rezidivierenden Fällen wirkt Rituximab laut Studienlage besser.

Für die EGPA ist Rituximab nicht zugelassen. Es gibt jedoch Hinweise auf eine Wirksamkeit insbesondere bei ANCA-positiven EGPA-Patienten bzw. bei Vorliegen einer Glomerulonephritis.

Cave

! Bei wiederholten **Rituximab-Gaben** kann es zur Hypogammaglobulinämie und vermehrten Infektkomplikationen kommen. Die Serumimmunglobulinkonzentrationen sollten im Verlauf kontrolliert und ggf. substituiert werden (Tieu 2021).

Cotrimoxazol zur PjP-Prophylaxe

Dosierung: 3×960 mg/Wo.

In der Remissionsinduktion wird Cotrimoxazol zur Prophylaxe einer Pneumocystis-jiroveci-Pneumonie (PjP) eingesetzt. Risikofaktoren für eine PjP sind insbesondere Kortikosteroide > 15 mg/d.

Akuttherapie bei nicht organbedrohender Erkrankung

Methotrexat (MTX)

Dosierung: 0,3 mg kg/KG (bis zu 25 mg Methotrexat 1 ×/Wo. s.c. oder p. o.)

Gemäß S1-Leitllinie (Schirmer 2017) ist die Therapie in Kombination mit Kortikosteroiden empfohlen. Daten liegen v. a. für Patienten mit GPA vor.

Mycophenolat-Mofetil (MMF)

Dosierung: 1,5–3 g/d

Eine aktuelle Metaanalyse zu vergleichenden Studien MMF vs. CYC i.v. kommt zu dem Schluss, dass MMF dem Cyclophosphamid in der Initialtherapie nicht unterlegen ist (Kuzuya et al. 2020).

Azathioprin (AZA)

Dosierung: 2–3 mg/kg/d

Für die MPA liegen Daten zur Induktion mit Azathioprin vor (Ribi et al. 2010). Auch bei der EGPA kann AZA initial eingesetzt werden (Ribi et al. 2008). Die Therapie ist in Kombination mit Kortikosteroiden empfohlen und stellt eine Alternative bei Unverträglichkeit/Kontraindikation für Methotrexat dar.

Cotrimoxazol

Dosierung: 2×960 mg/d

Bei der lokoregionären GPA oder **zusätzlich zur Remissionserhaltung** kann lt. S1-Leitlinie (Schirmer et al. 2017) Cotrimoxazol eingesetzt werden (Reinhold-Keller et al. 1996).

Neuere Untersuchungen stellen den Benefit einer systemischen bzw. lokalen Antibiotikatherapie allerdings infrage.

Erhaltungstherapie

Nach Erreichen einer Remission durch die Akuttherapie werden zur Reduktion des Rezidivrisikos verschiedene Therapieregime eingesetzt.

Der optimale Zeitpunkt des Beginns der Erhaltungstherapie ist nicht untersucht. Im Allgemeinen wird 2–3 Wo. nach Abschluss der Therapie mit Cyclophosphamid bzw. 4 Mon. nach Ende der Rituximab-Induktionstherapie gestartet (Pagnoux et al. 2008; Pendergraft et al. 2014).

Rituximab bei schwerer GPA/MPA, sonst **MTX** und **AZA** stellen die Erhaltungstherapie der ersten Wahl dar und zeigten sich in Studien bezüglich Effektivität und Verträglichkeit gleichwertig.

Die Erhaltungstherapie soll für mind. 24 Mon. nach Erreichen der Remission durchgeführt werden.

Methotrexat (MTX)

Dosierung: 15–25 mg Methotrexat 1 ×/Wo. s.c. oder p. o.

Azathioprin (AZA)

Dosierung: 2–3 mg/kg KG

Cave

! **Niemals Azathioprin mit Allopurinol oder Febuxostat** kombiniert einsetzen, da es zu einer Abbaublockade und damit zu einer erheblichen Wirkungsverstärkung des Azathioprin mit teils lang anhaltender Panzytopenie kommen kann.

Rituximab (RTX)

Dosierung: 500 mg i. v. Wo. 0 und 2, danach alle 6 Mon. (Dauer: unklar, mind. 4 J.)

Seit Januar 2019 besteht zusätzlich zur Remissionsinduktion auch eine Zulassung in der Erhaltungstherapie der GPA und MPA. Dies wird zukünftig in neuen Leitlinien berücksichtigt werden. Diskutiert wird die gleichrangige Empfehlung mit Azathioprin und MTX bzw. sogar der Einsatz als First-Line-Erhaltungstherapie.

Untersucht wird neben festen Infusionsintervallen auch die „Therapie nach Bedarf" z. B. in Abhängigkeit von ANCA oder peripheren B-Zellen (Charles et al. 2018).

Reserveoptionen

In kontrollierten Studien und Fallserien konnte für weitere Medikamente Wirksamkeit nachgewiesen werden. Als Reserveoptionen zur Erhaltungstherapie können erwogen werden:

Leflunomid (LEF)
Dosierung: 20–30 mg/d

Wirksamkeit wurde bei GPA/MPA und EGPA gezeigt (Mustapha et al. 2021). Insgesamt jedoch geringere Evidenzlage.

Mycophenolat-Mofetil (MMF)
Dosierung: 2–3 g/d

MMF zeigte sich in einer randomisierten kontrollierten Studie bei GPA und MPA Azathioprin unterlegen (Hiemstra et al. 2010) kann jedoch bei Unverträglichkeit eingesetzt werden.

Ciclosporin A (CsA)
Dosierung: 2,5–5 mg/kg KG/d

Fallserien liefern Hinweise für eine Effektivität von CsA in der Erhaltungstherapie von AAV (Szpirt et al. 2011).

Rezidivtherapie

Bei einem Rezidiv mit organbedrohender Manifestation soll erneut eine Akuttherapie eingeleitet werden.

- Bei vorausgegangener Remission durch Cyclophosphamid soll bevorzugt Rituximab eingesetzt werden
- Bei Rezidiv ohne organbedrohende Manifestation sollen die Kortikosteroide vorübergehend erhöht und die Erhaltungstherapie in der Dosis optimiert werden

Medikamente in Studien

Einige bereits in anderen Indikationen zugelassene, aber auch noch nicht zugelassene Medikamente werden bei den AAV untersucht und haben zum Teil bereits vielversprechende Effekte gezeigt.

Belimumab

Belimumab, ein Antikörper gegen lösliches BlyS, ist zugelassen zur Therapie des SLE. In der BREVAS-Studie konnte in der Kombination mit Azathioprin keine signifikante Reduktion der Rezidive im Vergleich zu Azathioprin allein gezeigt werden, allerdings war die Rezidivrate in der Kontrollgruppe sehr niedrig. Die Kombinationsgruppe zeigte kein Rezidiv (Jayne et al. 2019)

Abatacept (ABA)

Abatacept, ein Fusionsprotein, das an CD80/86 bindet, ist zugelassen zur Therapie der rheumatoiden Arthritis und der Psoriasis-Arthritis.

In Kombination mit MTX, Azathioprin oder MMF wurde Abatacept bei nicht schweren Verläufen einer GPA untersucht. Eine hohe Rate an Remissionen und steroidfreien Patienten konnten gezeigt werden (Langford et al. 2014). Hierauf basierend untersucht die ABROGATE-Studie aktuell Ansprechen und Sicherheit bei rezidivierender GPA.

Tocilizumab (TOZ)

Tocilizumab, ein Interleukin-6-Rezeptor-Antagonist, ist zugelassen zur Therapie der rheumatoiden Arthritis und der Riesenzellarteriitis. Einige Fallberichte beschreiben Ansprechen von Tocilizumab in der Akuttherapie verschiedener AAV. Schwerwiegende Infektkom-

16

plikationen in Kombination mit hoch dosierten Steroiden wurden in diesem Kollektiv jedoch ebenfalls berichtet (Sakai 2017).

Mepolizumab bei EGPA

Mepolizumab, ein Interleukin-5-neutralisierendes Biologikum, ist zur Therapie des schweren, refraktären eosinophilen Asthmas zugelassen. Auch bei der EGPA ist die Eosinophilie ein wesentliches Kennzeichen der Erkrankung. Ergebnisse der MIRRA-Studie zeigen Wirksamkeit von Mepolizumab in Kombination mit üblichen konventionellen Basistherapeutika bei der refraktären oder rezidivierenden EGPA (Wechsler et al. 2017).

Alternative Therapien

Autologe Stammzelltransplantation

Ultima Ratio zur **Induktionstherapie bei Cyclophosphamid-refraktären Patienten** ist die autologe Stammzelltransplantation. Ihr Einsatz ist immer eine **Einzelfallentscheidung**. Sie kann nur in erfahrenen Transplantationszentren durchgeführt werden. Es sind nur Einzelfallberichte bekannt (Alexander et al. 2020).

16.2 Immunkomplex-vermittelte Vaskulitiden

- Vaskulitiden der kleinen Gefäße treten gelegentlich nach bakteriellen oder viralen Infektionen oder nach Exposition gegenüber neuen Medikamenten auf.
- Sie werden ausgelöst durch **zirkulierende Immunkomplexe und durch Aktivierung des Komplementsystems.**
- Im Vordergrund steht häufig eine **Vaskulitis der Haut,** die auch isoliert vorkommen kann.
- Zu den Immunkomplex-vermittelten Vaskulitiden der kleinen Gefäße zählen
  - die **IgA-vermittelte Vaskulitis (ehemals: Purpura Schoenlein-Henoch):** Vaskulitis der Haut mit viszeraler Beteiligung (Niere, GI-Trakt), Patienten sind meist < 20 J., seltener tritt die IgA-vermittelte Vaskulitis auch bei Erwachsenen auf;
  - die **Kryoglobulin-assoziierte Vaskulitis:** Vaskulitis der Haut mit viszeraler Beteiligung (Niere, peripheres Nervensystem).
  - Sonderform (Vaskulitis mit möglicher Ätiologie): Hepatitis-C-assoziierte kryoglobulinämische Vaskulitis;
  - die **(hypokomplementämische) Urtikariavaskulitis:** Vaskulitis der Haut mit anhaltender Urtikaria, Obstruktion der Atemwege und periorbitalen Ödemen, assoziiert mit Antikörpern gegen Komplement C1q;
  - die **antiglomeruläre Basalmembran-Vaskulitis (GBM):** Vaskulitis der glomerulären Basalmembran und der pulmonalen Kapillaren, verursacht ein pulmorenales Syndrom.

16.2.1 Immunglobulin-A (IgA)-Vaskulitis

Die **Diagnose** einer IgA-vermittelten Vaskulitis (Schoenlein-Henoch) kann gestellt werden, wenn mindestens zwei der vier **Kriterien** erfüllt sind:
1. Palpable Purpura
2. Alter < 20 J. bei Krankheitsbeginn
3. Bauchschmerzen
4. Histologie mit Granulozyten intramural oder perivaskulär an Arteriolen oder Venolen

Häufig besteht eine Trias aus einer Vaskulitis der Haut, Bauchschmerzen und einer Arthritis. Eine mögliche **Nierenbeteiligung** ist die **primäre Ursache der erhöhten Morbidität und Mortalität.** Bei ansonsten häufig selbstlimitierendem Verlauf erfordert die Nierenbeteiligung insbesondere bei Erwachsenen eine frühzeitige intensive Therapie.

Cave

! Im **Urinsediment** muss nach **Hinweisen für eine Glomerulonephritis** (dysmorphe Erythrozyten oder auch Erythrozytenzylinder) gesucht werden.

16.2.2 Therapie

Die Therapie der IgA-Vaskulitis im Erwachsenenalter wird insbesondere vom Vorliegen und Schweregrad der Nierenbeteiligung bestimmt.

Glukokortikosteroide

Dosierung:
- 1–2 mg/kg KG über 1–2 Wo. mit stufenweiser Reduktion oder
- Methylprednison i. v. 0,5–1 g für 3 d, anschließend 60 mg Prednison p. o. mit stufenweiser Reduktion

Cyclophosphamid (CYC)

Dosierung:
- 2 mg/kg KG/d p. o. oder
- Pulstherapie mit 15–20 mg/kg KG i. v. alle 3–4 Wo.

Cyclophosphamid ist bei der IgA-Vaskulitis eher selten nötig. Es wird eingesetzt **bei hochaktiver Glomerulonephritis** und führt zu einer **signifikanten Reduktion der Proteinurie im Kindesalter** (Tarshish et al. 2004).

Bei der einzigen randomisierten Studie bei Erwachsenen mit Nierenbeteiligung konnte Cyclophosphamid die Nierenfunktion nicht verbessern und hatte keinen Einfluss auf das Gesamtüberleben (Maritati et al. 2020).

Mycophenolat-Mofetil (MMF)

Dosierung: 1–2 g/d p. o.

Es sind **keine Daten** für den Einsatz von Mycophenolat-Mofetil zu diesem Krankheitsbild bekannt. Die Empfehlung erfolgt in Analogie zum Einsatz bei Glomerulonephritis anderer Genese

Azathioprin (AZA)

Dosierung: 2–3 mg/kg KG p. o.

Kleine Studien bei Kindern mit aktiver Glomerulonephritis zeigen ein Ansprechen in Kombination mit Kortikosteroiden. Positiv beeinflusst wird insbesondere die Proteinurie.

Ciclosporin A (CsA)

Dosierung: 2,5–5 mg/kg KG p. o.

Limitierte Daten liegen zum Einsatz von Ciclosporin A bei Kindern mit ausgeprägter Proteinurie/nephrotischem Syndrom vor, die bei fehlendem Ansprechen auf Steroide in einzelnen Fällen einen Benefit zeigen.

Rituximab (RTX)

Dosierung:
- 4 × 375 mg/m^2 KOF in 4 Wo. oder
- 2 × 1.000 mg absolut in 2 Wo.

Ein systematischer Review belegt Sicherheit und Wirksamkeit von Rituximab sowohl bei Kindern als auch bei Erwachsenen (Hernández-Rodríguez et al. 2020).

Plasmapherese

Diese Behandlungsmethode ist eine Option für **therapierefraktäre Fälle.** Es sind nur geringe Fallzahlen bekannt, die Wirksamkeit wurde jedoch in zwei kleinen Studien gezeigt.

16.2.3 Kryoglobulinämische Vaskulitis

Bei der kryoglobulinämischen Vaskulitis finden sich Ablagerungen von Kryoglobulinen (Immunkomplexe, die bei Kälte entstehen) in kleinen Gefäßen v. a. Kapillaren, Venolen und Arteriolen. Kryoglobuline werden auch im Serum nachgewiesen. Neben der Haut können Niere, Leber und peripheres Nervensystem involviert sein.

Eine Sonderform stellt die **Hepatitis-C-assoziierte kryoglobulinämische Vaskulitis** dar. Bei Nachweis von gemischten Kryoglobulinen sollte immer eine Hepatitis-Diagnostik erfolgen. Durch die neuen Therapieformen mit direkt wirkenden antiviralen Medikamenten (DAA) konnten die Ansprechraten der Hepatitis-C-assoziierten kryoglobulinämischen Vaskulitis gesteigert und die Notwendigkeit immunsuppressiver Medikamente reduziert werden. Die DAA-Therapie gilt als Erstlinientherapie der HCV-assoziierten gemischten Kryoglobulinämie. Bei schweren oder lebensbedrohlichen Erkrankungen bzw. fehlendem Ansprechen auf DAA wird neben Kortikosteroiden, Cyclophosphamid, Azathioprin, Mycophenolatmofetil zunehmend Rituximab (off label) eingesetzt (Mazzaro C et al. 2021).

16.2.4 (Hypokomplementämische) Urtikariavaskulitis

Die Urtikariavaskulitis kann mit und ohne Komplementverminderung auftreten. Im Gegensatz zur Urtikaria persistieren die uritikariellen Papeln über mehrere Tage. Bisher gibt es keinen Therapiealgorithmus, randomisierte Studien existieren ebenfalls nicht.

Glukokortikosteroide allein oder in Kombination mit Antihistaminika führen bei > 80 % der Betroffenen zu einer Verbesserung bzw. Remission der Hautmanifestation. Steroidsparende Medikamente mit berichtetem Ansprechen in kleinen Kohorten umfassen Azathioprin, Ciclosporin, Colchicum, Cyclophosphamid, Dapson, Hydroxychloroquin, Immunglobuline i. v., Methotrexat und Mycophenolat-Mofetil.

Darüber hinaus werden auch Biologika wie Anakinra, Canakinumab, Etanercept, Infliximab, Rituximab, Omalizumab und Tocilizumab eingesetzt (Kolkhir et al. 2019).

16

16.3 Kleingefäßvaskulitis der Haut

Die kutane (leukozytoklastische) Vaskulitis wird von den systemischen Vaskulitiden abgegrenzt. Infekte der oberen Atemwege oder des Gastrointestinaltrakts sowie Medikamente können eine kutane Vaskulitis auslösen. Klinisch zeigen sich neben palpablen Purpura, Petechien, Knötchen, Ulzera und Livedo reticularis (➤ Abb. 16.2). Die Prognose ist relativ günstig, eine Langzeittherapie ist nur selten erforderlich.

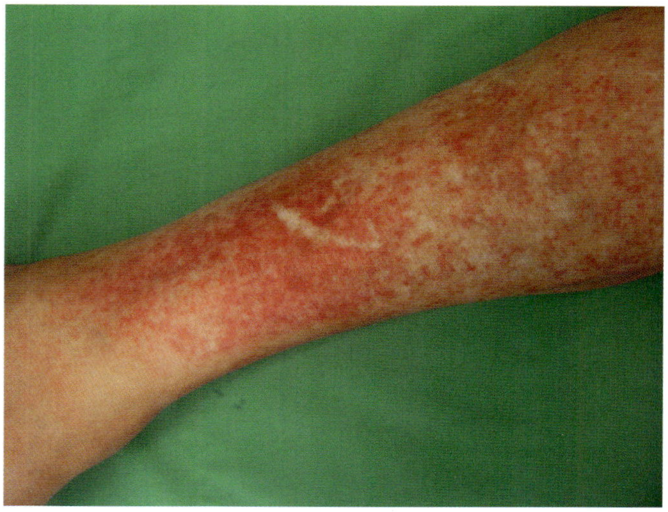

Abb. 16.2 Leukozytoklastische Vaskulitis: Purpura und Hautnekrosen [P731]

Therapieprinzipien sind
- das Absetzen der auslösenden Medikamente bzw. die Therapie der auslösenden Infektion,
- niedrig dosierte Steroide mit Ausschleichen über 4–6 Wo. in Abhängigkeit vom klinischen Befund.
- Selten ist eine steroideinsparende Basistherapie notwendig. Eingesetzt werden dann Methotrexat, Azathioprin, Mycophenolat Mofetil, Dapson, Cyclophosphamid oder Immunglobuline intravenös (Baigrie et al. 2021).

16.4 Morbus Behçet

Der Morbus Behçet ist eine Vaskulitis variabler Gefäße. Die Diagnose eines Behçet-Syndroms ist wahrscheinlich, wenn **4 Punkte** erreicht werden:
- Jeweils 2 Punkte für: Augenläsionen, genitale Apthen, orale Apthen
- Jeweils 1 Punkt für: Hautläsionen, neurologische Manifestationen, vaskuläre Manifestationen
- Optionaler Extrapunkt: positiver Pathergietest

16.4.1 Therapie

Die Therapie orientiert sich wie bei den anderen Vaskulitiden an der Schwere der Erkrankung bzw. der Organmanifestation.

Glukokortikosteroide

Dosierung: 0,5 mg/kg KG/d–1,5 mg/kg KG/d

Cyclophosphamid (CYC)

Dosierung:
- 2 mg/kg KG/d p. o. oder
- Pulstherapie mit 15–20 mg/kg KG i. v. alle 3–4 Wo.

Cyclophsophamid ist für alle Vaskulitiden zugelassen. Beim Morbus Behçet wird es v. a. bei pulmonalarteriellen Aneurysmata eingesetzt. Für die übrigen Manifestationen ist es zwischenzeitlich eher ein Reservemedikament.

TNF-α-Hemmer: Infliximab und Adalimumab

Dosierung:
- Infliximab: 5–10 mg kg KG alle 4 Wo. i.v.
- Adalimumab: 1. Wo. 80 mg s. c., ab der 2. Wo. 40 mg alle 2 Wo. s.c.

Insbesondere bei der ZNS-Beteiligung hat Infliximab das zuvor übliche Cyclophosphamid ersetzt. Adalimumab wird insbesondere bei der Augenbeteiligung primär eingesetzt.

Azathioprin (AZA)

Dosierung: 2,5 mg kg KG/d

Formal sind Azathioprin und Ciclosporin A nur für die Behandlung der Behçet-Uveitis zugelassen, können aber bei allen milden bis mittelschweren Verläufen eingesetzt werden.

Ciclosporin A (CsA)

Dosierung: 2–5 mg/kg KG/d

Einsatz bei milden bis mittelschweren Verläufen.

Cave

! **Ciclosporin A nicht bei ZNS-Manifestationen** einsetzen, da es diese begünstigen kann.

Colchicin

Dosierung: 2 × 0,5–1 mg/d

Wird insbesondere bei milden Verläufen eingesetzt, mit guter Wirkung auf mukokutane und Gelenksymptomatik.

Apremilast

Dosierung: 2 × 30 mg/d, einschleichende Dosierung

Apremilast wurde kürzlich zur Therapie der oralen und genitalen Aphten zugelassen.

Antikoagulation bei venösen Thrombosen

Eine langfristige Antikoagulation wird bei venösen Thrombosen nicht mehr, wenn überhaupt, empfohlen. Die Therapie soll (ausschließlich) immunsuppressiv erfolgen (Desbois et al. 2012).

Essentials für den Hausarzt

- Vaskulitiden **können jedes Organsystem betreffen** und zeigen ein **breites klinisches Spektrum.**
- Die **Therapie** besteht aus **Glukokortikosteroiden** häufig in Kombination mit **immunsuppressiven Substanzen (cDMARD)** bzw. **Biologika (bDMARD). Therapiebegleitende Labor- und klinische Untersuchungen** sollen gemäß den Empfehlungen der Deutschen Gesellschaft für Rheumatologie (DGRh) erfolgen. Therapieinformationsbögen: https://dgrh.de.
- In der Remissionstherapie, v. a. bei Einsatz von Glukokortikosteroiden > 15 mg/d, wird **Cotrimoxazol** zur Prophylaxe einer Pneumocystis-jiroveci-Pneumonie (PjP) eingesetzt.
- Venöse Thrombosen beim Morbus Behçet benötigen eine immunsuppressive Therapie, keine (langfristige) Antikoagulation.

LITERATUR

Vaskulitis der kleinen Gefäße.

Baigrie D, Bansal P, Goyal A, Crane JS: Leukocytoclastic vasculitis. In: StatPearls [Internet]. Treasure Island (FL): StatPearls Publishing (1) (2021)

Hernández-Rodríguez J, Carbonell C, Mirón-Canelo JA et al.: Rituximab therapy for IgA vasculitis: a systematic review. Autoimmun Rev 19(4) (2020) 102490

Kolkhir P, Grakhova M, Bonnekoh H et al.: Treatment of urticarial vasculitis: a systematic review. J Allergy Clin Immunol 143 (2019) 458–466

Maritati F, Canzian A, Fenaroli P, Vaglio A: Adult-onset IgA vasculitis (Henoch-Schoenlein): Update on therapy. Presse Med 49(3) (2020) 104035

Mazzaro C, Mauro E, Ermacora A et al.: Hepatitis C virus related cryoglobulinemic vasculitis. Minerva Med 112(2) (2021) 175–187

Tarshish P, Bernstein J, Edelmann CM Jr: Henoch-Schonlein purpura nephritis: course of disease and efficacy of cyclophosphamide. Pediatr Nephrol 19 (2004) 51–56

Granulomatose mit Polyangiitis, mikroskopische Polyangiitis, EGPA.

Alexander T, Samuelson C, Daikeler T et al.: Autologous haematopietic stem cell transplantation (HSCT) for anti-neurtophil cytoplasmic antibody (ANCA)-associated vasculitis. Bone Marrow Transplant 55(7) (2020) 1512–1515

Charles P, Terrier B, Perrodeau E et al.: Comparison of individually tailored versus fixed-scheduled rituximab regimen to maintain ANCA-assozciated vasculitis remission, Ann Rheum Dis 77(8) (2018) 1144–1150

de Groot K, Adu D, Savage CO: EUVAS (European vasculitis study group): The value of pulse cyclophosphamide in ANCA-associated vasculitis: meta-analysis and critical review. Nephrol Dial Transplant 16(10) (2001) 2018–2027

Hiemstra TF, Walsh M, Mahr A et al.: Mycophenolate mofetil vs azathioprine for remission maintenance in antineutrophil cytoplasmatic antibody associated vasculitis: a randomized controlled trial. JAMA 304(21) (2010) 2381–2388

Jayne DRW, Merkel PA, Schall TJ et al.: Avacopan fort he treatment of ANCA-associated vasculitis. New Engl J Med 384 (2021) 599–609

Jayne D, Blockmans D; Luqmani R et al.: Efficacy and Safety of Belimumab and Azathioprine for Maintenance of Remission in Antineutrophil Cytoplasmic Antibody–Associated Vasculitis: A Randomized Controlled Study. Arthritis Rheumatol 71 (2019) 952–963

Kant S, Habbach A, Gapud EJ et al.: Sequential therapy for remission induction in severe antineutrophil cytosplamatic antibody-associated glomerulonephritis. Am J Nephrol 50(5) (2019) 386–391

Kuzuya K, Morita T, Kumanogoh A: Efficacy of mycophenolate mofetil as a remission induction therapy in antineutrophil cytoplasmic antibody-associated vasculitis – a meta-analysis. RMD Open 6 (2020) e001195. doi:10.1136/rmdopen-2020-001195

Langford C, Monach, PA, Specks U, et al. An open-label trial of abatacept (CTLA4-IG) in non-severe relapsing granulomatosis with polyangiitis (Wegener's). Ann. Rheum. Dis 73 (2014) 1376–1379

Mustapha N, Barra L, Carette S et al.: Efficacy of lefluomid in the treatment of vasculitis. Clin Exp rheumatol 39 Suppl 129(2) (2021) 114–118

Pagnoux C, Mahr A, Hamidou MA et al.: Azathioprine or methotrexate maintenance for ANCA-associated vasculitis. N Engl J Med 359 (2008) 2790–2803

Pendergraft WF, Cortazar FB, Wenger J et al.: Long-term maintenance therapy using rituximab-induced continuous B-cell depletion in patients with ANCA vasculitis. Clin J Am Soc Nephrol 9 (2014) 736–744

Reinhold-Keller E, De Groot K, Rudert H et al.: Response to trimethoprim/sulfamethoxazole in Wegener's granulomatosis depends on the phase of disease. QJM 89 (1996) 15–23

Ribi C, CohenP, Pagnoux C et al.: Treatmentof polyarteritis nodosa and microscopic polyangiitis without poor-prognosis factors: a prospective randomized study of one hundred twenty-four patients. Arthritis Rheum 62 (2010) 1186–1197

Ribi C, Cohen P, Pagnoux C et al.: Treatmentof Churg-Strauss syndrome without poor-prognosis factors: a multicenter, prospective, randomized, open-label studyof seventy-two patients. Arthritis Rheum 58 (20089 586–594

Sakai R, Kondo T, Kurasawa T et al.: Current clinical evidence fort he treatment of ANCA-associated vasculitis. Clin Rheumatol 36(10) (2017) 2383–2392

Schirmer J H, Aries P M, de Groot K et al.: S1-Leitlinie der ANCA-assoziierten Vaskulitiden Z Rheumatol 76 (Suppl3) (2017) 77–102

Stone JH, Merkel PA, Spiera R et al.: Rituximab versus cyclophosphamide for ANCA-associated vasculitis. N Engl J Med 363(3) (2010) 221–232

Szpirt WM, Heaf JG, Petersen J: Plasma exchange for induction and cyclosporine A for maintenance of remission in Wegener's granulomatosis – aclinical randomized controlled trial. Nephrol Dial Transplant 26 (2011) 206–213

Tieu J, Smith RM, Gopaluni S et al.: Rituximab associated Hypogammaglobulinemia in Autoimmune Disease. Front. Immunol 12 May 2021. doi.org/10.3389/fimmu.2021.671503

Walsh M, Merkel PA, Mahr A, Jayne D: Effekcts of duration of glucocorticoid therapy on relapse rate in antineutrophil cytoplasmic antibody associated vasculitis: a meta-analysis. Arthritis Care Res 62(8) (20109 1166–1173

Wechsler M, Akuthota P, Jayne D et al.: Mepolizumab or Placebo for eosinophilic granulomatosis with polyangiitis. N Engl J Med 376 (2017) 1921–1932

Yates M, Watts RA, Bajema IM et al.: EULAR/ERA-EDTA-rcommendations for the management of ANCA-associated vasculitis. Ann Rheum Dis 75(9) (20169 1583–1594

Morbus Behçet.

Desbois AC, Wechsler B, Resche-Rigo M et al.: Immunosupression reduce venous thrombosis relapse in behcets disease. Arthritis Rheum 64 (2012) 2753–2760

Hatemi G, Christensen R, Bang D et al: 2018 update of the EULAR recommendations for the management of Behçet's syndrome. Annals of the Rheumatic Diseases 77 (2018) 808–818

Hatemi G, Silman A, Bang D et al.: EULAR recommendations for the management of Behçet disease Annals of the Rheumatic Diseases **67** (2008) 1656–1662

KAPITEL

17 Amyloidosen

Stefan Schönland und Ute Hegenbart

Kernaussagen

- Systemische extrazerebrale Amyloidosen sind **lebensbedrohliche** Komplikationen von **monoklonalen Gammopathien** und **chronischen Entzündungen** oder treten als **familiäre** Erkrankung mit autosomal-dominantem Erbgang auf. Zugrunde liegt eine **Ablagerung** von amyloidbildenden Serumproteinen in Organen, Gefäßen und Nerven.
- Die aktuelle Einteilung der Amyloidosen erfolgt nach dem **amyloidbildenden Protein.** Die häufigsten Amyloidosen sind vom Leichtketten (AL)- und nicht hereditärem Transthyretin (ATTRwt)-Typ. Insgesamt sind Amyloidosen jedoch seltene Erkrankungen.
- Das **klinische Bild** ist vielgestaltig und meist uncharakteristisch. Wegen der unterschiedlichen therapeutischen Konsequenzen ist es erforderlich, das ursächliche Protein eindeutig zu identifizieren.
- **Systemische AL-Amyloidosen** werden mit Chemotherapie behandelt, um die klonale Leichtketten-Eiweiß-Produktion der zugrunde liegenden Plasmazellerkrankung zu reduzieren.
- **AA-Amyloidosen** werden antiinflammatorisch behandelt, um die Aktivität der chronischen Entzündung und damit die Produktion von SAA zu unterdrücken.
- Seit 2011 ist eine **medikamentöse Therapie** der ATTR-Amyloidose mit Tafamidis und seit 2018 mit Patisiran oder Inotersen zugelassen. Lebertransplantationen werden nur noch selten durchgeführt.
- Da all diese **Therapieformen sehr spezifisch, komplex und eingreifend** sind, sollten Patienten an ein Zentrum mit speziellen Erfahrungen und der Möglichkeit einer interdisziplinären Betreuung überwiesen werden.

17.1 Vorbemerkungen

Amyloidosen sind **Proteinfehlfaltungskrankheiten**, bei denen sich lösliche Proteine infolge einer Konformationsänderung als unlösliche **fibrilläre Aggregate** ablagern. Dies kann extra- oder intrazellulär, systemisch oder lokalisiert erfolgen. (Merlini 2018)

Der **AL-Amyloidose** liegt eine monoklonale, meist nichtmaligne **B-Zellerkrankung** zugrunde. Die **AA-Amyloidose** wird v. a. bei persistierenden chronisch-entzündlichen Systemerkrankungen diagnostiziert. Das **familiäre Mittelmeerfieber** wird autosomal-rezessiv vererbt, ist durch rezidivierende Fieberschübe mit begleitender Polyserositis und das erhöhte Risiko der Entwicklung einer AA-Amyloidose charakterisiert. Selten ist die AA-Amyloidose Folge anderer periodischer Fiebersyndrome. **Hereditäre Amyloidosen** sind autosomal-dominant vererbt und manifestieren sich meist erst im Erwachsenenalter. Am häufigsten sind sie durch **Transthyretin-Varianten (ATTRv)** verursacht. Davon zu unterscheiden ist die nicht-hereditäre ATTRwt-Amyloidose, bei der im Alter v. a. im Herzen nicht-mutiertes Transthyretin als Amyloid abgelagert wird. Zwischen **lokalisierter** und **systemischer** Form muss differenziert werden, da eine lokale Amyloidose nicht systemisch behandelt werden und eine gute Prognose aufweisen.

Viele der Amyloidose-Patienten sind heute effektiv **behandelbar.** Durch Fortschritte in der Diagnostik ist die **Identifikation des Vorläuferproteins** in fast allen Fällen möglich geworden (Benson 2018). Die **Therapieansätze** reichen von der Chemotherapie über gentherapeutische Ansätze und Antikörpern bis zur Organtransplantation.

Patienten sollten bei Erstdiagnose in einem **Zentrum** zur Beratung hinsichtlich Diagnostik und Therapie vorgestellt werden.

Die folgenden Ausführungen beziehen sich nur auf systemische extrazerebrale Amyloidosen.

ALS FAUSTREGEL GILT

- Amyloidosen sind seltene, meist lebensbedrohliche Erkrankungen.
- Die AL-Amyloidose ist die in Mitteleuropa am häufigsten vorkommende Amyloidose. Die Inzidenz beträgt 5–13 Personen pro 1 Mio. Einwohner/J. in der nordamerikanischen Bevölkerung. Sehr typisch sind Makroglossie und periorbitale Einblutungen (Falk 1997), die allerdings nur bei ca. 20 % der Patienten auftreten.
- Nachdem sich klinisch ein Verdacht ergeben hat (➤ Tab. 17.1), muss die Amyloidose bioptisch gesichert werden (als Screening eignen sich Bauchfettaspirat [van Gameren 2010] oder Rektumbiopsie, bei negativen Befunden symptomatisches Organ biopsieren).

Tab. 17.1 Typische klinische und apparative Befunde der systemischen Amyloidosen

Systemische Amyloidose	Befund
Niere	• Nephrotisches Syndrom • Ödeme • Hypotonie
Herz	• Herzinsuffizienzsymptome • Ruhe-EKG – Pseudoinfarktzeichen – Niedervoltage • Echokardiographie – Septal betonte, konzentrische Herzwandverdickung – Diastolische Funktionsstörung – Reduktion des apikalen Strains • Herz-MRT: Late Enhancement nach KM-Gabe • Erhöhtes NT-ProBNP und Troponin T
Lunge	• Dyspnoe, Husten • Lungenfunktion: eingeschränkte Diffusionskapazität • CT Thorax – Infiltrate – Verdickung der Alveolarsepten
Peripheres Nervensystem	Motorische und sensible Polyneuropathie
Autonome Neuropathie	• Orthostatische Dysregulation, Schwindel • Im LZ-EKG verminderte Herzfrequenzvariabilität • Motilitätsstörungen des Magen-Darm-Kanals • Hoher Ruhepuls
Magen-Darm-Kanal	• Blutungen • Gewichtsverlust • Malabsorption • Sonographie/MRT: Darmwandverdickung
Leber	• Harte Hepatomegalie, Erhöhung der alkalischen Phosphatase • Aszites
Weichteile	• Makroglossie • Gelenkschwellungen • Hauteinblutungen • Lymphknotenschwellungen • Exanthem • Myopathie • Gerinnungsstörungen (meist Faktor-X-Mangel)

17.2 Diagnostik

Cave

- Die **Frühdiagnose** der Amyloidose ist entscheidend für die Prognose und die Therapie der Patienten (Palladini 2019; Merlini 2018; Wechalekar 2013 u. 2016).
- Für die **Therapie** kommt es darauf an, nach der histochemisch mittels **Kongo-Rot-Färbung** gesicherten Diagnose den Typ der Amyloidose zu bestimmen, d. h. das amyloidbildende Protein zu identifizieren, z. B. immunhistochemisch. Hinweise auf den Subtyp können auch die Begleitumstände, die (Familien-)Anamnese und die klinische Manifestation geben.
- Vor Einleitung der Therapie müssen die einzelnen Organe hinsichtlich eines Befalls und **Grad der Funktionsstörung** klinisch, laborchemisch und bildgebend evaluiert werden. Zusätzliche Biopsien sind nur bei kritischen Therapieentscheidungen und nicht eindeutiger kausaler Zuordnung der Amyloidose (z. B. lokal oder systemisch) in der Erstbiopsie notwendig.
- **AL-Amyloidose: Evaluierung der Gammopathie** (Vorliegen einer Plasmazellerkranung (monoklonale Gammopathie/smoldering Myelom/symptomatisches multiples Myelom) oder B-Zell-Non-Hodgkin-Lymphoms) vor Therapieeinleitung:
  - Immunfixation in Serum und Urin
  - Quantitative Messung der monoklonalen Leichtkette
  - Messung der **freien Leichtketten im Serum**
  - Knochenmarkpunktion und Biopsie (zur Abgrenzung B- oder plasmazellulärer Erkrankung)
  - Low-dose Ganzkörper-CT, ggf. MRT-Untersuchung des Skeletts
- **AA-Amyloidose**: Diagnostik der zugrunde liegenden entzündlichen Erkrankung; molekulargenetische Abklärung bei V. a. autoinflammatorische Syndrome (AIS), Messung des CRP und ggf. auch des SAA-Wertes. (Blank 2016).
- **Hereditäre Amyloidosen**: Identifikation der Mutation; Familienanamnese, humangenetische Beratung von Verwandten.

17.3 Therapie der systemischen Amyloidosen

17.3.1 Medikamentöse Therapie

AL-Amyloidose

- Ziel der Behandlung ist die Reduktion oder Eradikation der zugrunde liegenden Plasmazell- oder B-Zell-Erkrankung (Erreichen einer kompletten Remission) und die Stabilisierung oder Verbesserung der Funktionen befallener Organe. Das **„Organansprechen"** wird meist erst mehrere Monate nach Erreichen eines **hämatologischen Ansprechens** beobachtet (➤ Abb. 17.1). Die Effektivität der Chemotherapie wird zunächst allein anhand des hämatologischen Ansprechens beurteilt (Gertz 2005; Palladini 2012).

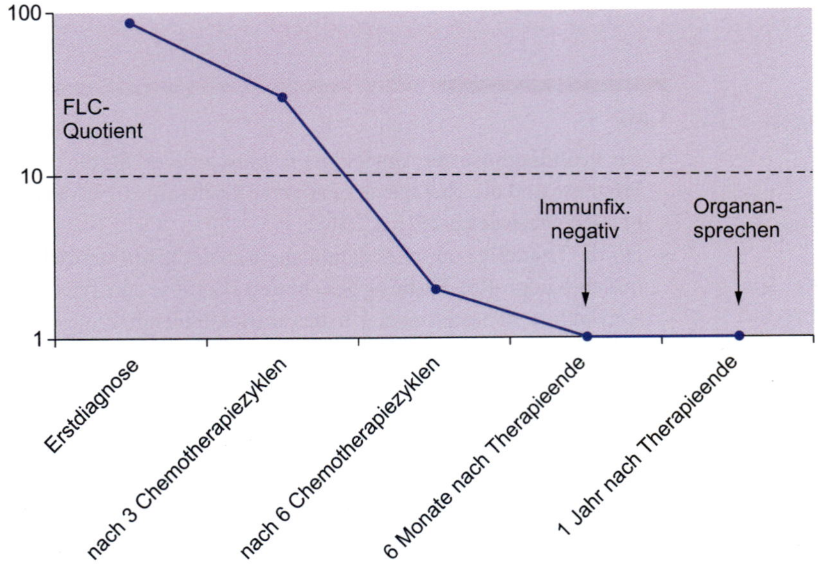

Abb. 17.1 Zeitlicher Zusammenhang von hämatologischem und Organansprechen [L231]

17

- Die **Auswahl der Chemotherapie** geschieht nach folgenden Kriterien:
  a) Alter des Patienten
  b) Schwere der Funktionsstörungen der Organe, insbes. der Herz- und Niereninsuffizienz
  c) Allgemeinzustand des Patienten
- Neuer therapeutischer Standard ist eine Chemotherapie mit Daratumumab-Bortezomib-Dexamethason (+ Cyclophosphamid) oder (Bortezomib-) Melphalan/Dexamethason (Palladini 2014 u. 2015; Kastritis 2021).
- Eine **Hochdosis-Melphalan-Therapie** mit autologer Stammzelltransplantation ist bei ausgewählten Patienten **(Alter < 70 J., guter AZ, Herzinsuffizienz < NYHA III, Kreatinin-Clearance > 30 ml/Min.)** zu diskutieren, da hiermit die höchsten Remissionsraten erreicht werden (Schönland 2012; Sidana 2019; Tsai, 2012). Für Patienten, die auf die Standard-Therapie nicht ansprechen oder ein Rezidiv erleiden, stehen **neue Medikamente** wie Lenalidomid, Pomalidomid, Bendamustin und Daratumumab (meist in Kombination mit Dexamethason) zur Verfügung, sind aber in Deutschland für die Behandlung der AL-Amyloidose noch nicht zugelassen (www.onkopedia.com/de/onkopedia/guidelines).

AA-Amyloidose

- Frühdiagnose und konsequente Therapie der zugrunde liegenden entzündlichen Erkrankung mit **antiinflammatorischen** Substanzen sind die Grundlagen für eine erfolgreiche Behandlung. Ziel ist die Normalisierung des CRP- und SAA-Werts.
- Bei ca. 25 % der Patienten kann keine zugrunde liegende entzündliche Erkrankung festgestellt werden („idiopathische AA-Amyloidose"). Diese Patienten müssen ebenfalls antientzündlich behandelt werden.
- Eine **Colchicin-Therapie** ist beim familiären Mittelmeerfieber effizient und muss lebenslang durchgeführt werden. Sie kann die Entwicklung einer Amyloidose verhindern.
- Für andere **genetisch bedingte autoinflammatorische Syndrome (AIS)** und chronisch-rheumatische Erkrankungen wurde die Wirksamkeit einer Behandlung mit verschiedenen Biologika gegen TNFβα-, Il1-β- und Interleukin-6-Rezeptor gezeigt (Blank 2016).

Hereditäre Amyloidosen

- Die **orthotope Lebertransplantation** war bis 2011 die einzige kausale Therapie für Amyloidosen, bei denen das amyloidbildende Protein ausschließlich in der Leber gebildet wird (Erikczon 2015).
- Seit 2011 ist das Medikament Tafamidis (Vindaqel) für die Behandlung von Patienten mit hereditärer ATTR-Amyloidose, die an einer Polyneuropathie im Stadium I leiden, zugelassen. Tafamidis stabilisiert das TTR-Molekül im Serum, sodass die Amyloidablagerung reduziert wird (Coelho 2012). Seit 2018 sind die Medikamente Patisiran (Onpattro) und Inotersen (Tegsedi) für ATTRv-Patienten mit Polyneuropathie im Stadium I und II zugelassen (Adams 2018, Benson 2018). Diese Medikamente hemmen die Transthyretinproduktion in der Leberzelle und führen so zu einer Senkung der TTR-Konzentration im Serum.
- In klinischen Studien werden derzeit Antikörper gegen abgelagertes Transthyretin und weitere TTR-Stabilisatoren getestet.

Wildtyp-Transthyretin-Amyloidose

- Bei Patienten im höheren Lebensalter (meist männlich, > 75 J.) kommt es zur Ablagerung von nicht mutiertem Transthyretin; die Ursache hierfür ist nicht klar. Typische Frühsymptome sind Karpaltunnelsyndrom, Spinalkanalstenose und Bizepssehnenabrisse, die der eigentlich bedeutsamen Herzamyloidose um Jahre vorausgehen können (Lane 2019). Die Diagnose kann mittels Biopsie oder nichtinvasiv mittels Skelettszintigrafie gestellt werden (Gillmore 2016). Eine randomisierte Phase-III-Studie zeigte einen signifikant positiven Effekt des Medikaments Tafamidis auf Überleben und kardiale Funktion. Die Zulassung in Europa erfolgte im Februar 2020 in einer Dosis von 61 mg (Maurer 2018). Aufgrund der nichttrivialen nichtinvasiven Diagnosestellung sollte die Indikation gemeinsam mit einem spezialisierten Zentrum gestellt werden.

17.3.2 Symptomatische Therapie

Diese hat einen wichtigen Stellenwert in der interdisziplinären Behandlung der Amyloidosen.

Therapie des nephrotischen Syndroms

- Kontrolle der Ödeme durch **Diuretikagabe**
- **ACE-Hemmer** (außer bei Hypotonie)
- **Lipidsenker**
- **Antikoagulation** je nach Risikoprofil
- Nierenersatztherapie

Therapie der Herzinsuffizienz

- Die **medikamentöse Standard-Therapie** ist oft wegen Unverträglichkeit (v. a. Hypotonie) **nicht** oder **nur eingeschränkt möglich/sinnvoll.**
- **Salzrestriktion**, vorsichtige Gabe von **Diuretika**, ggf. Addition von Spironolacton.

! **ACE Hemmer** sollen nicht gegeben werden und Betablocker (zur Frequenzsenkung) meist nur in niedriger Dosierung unter engmaschigen Blutdruckkontrollen

! **Digitalis** mit Vorsicht, aber ggf. nützlich bei VH-Flimmern

- **ICD-Implantation** in Einzelfällen oder **Amiodaron.**

Therapie des gastrointestinalen Befalls

- Imodium, Opium-Tropfen, ggf. Octreotid bei chronischen Diarrhöen
- Gegebenenfalls parenterale Flüssigkeitszufuhr und Ernährung bei Malabsorption

Therapie des peripheren Nervenbefalls

- **Autonome** Polyneuropathie mit orthostatischer Hypotension
  - Kompressionsstrümpfe
  - Midodrin und Astonin H
- **Sensomotorische** Polyneuropathie: Gabapentin oder Pregabalin zur Schmerzbehandlung

Therapie der Gerinnungsstörung

Vor operativen Eingriffen ist Rücksprache mit einem Gerinnungsspezialisten erforderlich.

17.3.3 Chirurgische Therapie

AL-Amyloidose

Bei Patienten < 65 J. mit systemischer Amyloidose und schwerem Herzbefall (Ergebnisse der Messung von Herzzeitvolumen und pulmonalvenöser Sättigung im Rechtsherzkatheter) und ohne weitere schwere Organbeteiligung kann eine Listung zur **dringlichen** Herztransplantation infrage kommen. Nach Erholung von der Organtransplantation sollte dann eine systemische Chemotherapie der Grunderkrankung erfolgen (Kristen 2018).

Hereditäre Amyloidosen

Die **orthotope Lebertransplantation** war früher die einzige kausale Therapie der **ATTRv-Amyloidose.** In frühen Krankheitsstadien kann durch die Entfernung der Leber als Hauptsyntheseort des amyloidogenen und mutierten Proteins die Krankheitsprogression gestoppt werden (Erikczon 2015).

! Da die Leber bis auf die Synthese des mutanten TTR-Proteins funktionsfähig ist, kann sie Empfängern mit verkürzter Lebenserwartung transplantiert werden (sog. **Dominotransplantation**). Diese Empfänger können allerdings nach wenigen Jahren ebenfalls an ATTR-Amyloidose erkranken.

Für Patienten mit führender Herzbeteiligung kann eine **Herztransplantation** indiziert sein (Kristen 2018).

Essentials für die Hausarztpraxis

- Das **klinische Bild** der Amyloidosen ist vielgestaltig und meist uncharakteristisch. Wegen der unterschiedlichen therapeutischen Konsequenzen ist es erforderlich, das ursächliche Protein eindeutig zu identifizieren.
- **Systemische AL-Amyloidosen** werden mit Chemotherapie behandelt.
- **AA-Amyloidosen** werden antiinflammatorisch behandelt.
- Seit 2011 ist eine **medikamentöse Therapie** der ATTR-Amyloidose mit Tafamidis und seit 2018 mit Patisiran oder Inotersen zugelassen. Lebertransplantationen werden nur noch selten durchgeführt.
- Da all diese **Therapieformen sehr spezifisch, komplex und eingreifend** sind, sollten Patienten an ein Zentrum mit speziellen Erfahrungen und der Möglichkeit einer interdisziplinären Betreuung überwiesen werden.

LITERATUR

Adams D, Gonzalez-Duarte A et al.: Patisiran, an RNAi Therapeutic, for Hereditary Transthyretin Amyloidosis. N Engl J Med 379 (2018) 11–21

Benson MD, Buxbaum JN, Eisenberg DS et al.: Amyloid nomenclature 2018: recommendations by the International Society of Amyloidosis (ISA) nomenclature committee. Amyloid 25 (2018) 215–219

Benson MD, Waddington-Cruz M, Berk JL et al.: Inotersen Treatment for Patients with Hereditary Transthyretin Amyloidosis. N Engl J Med 379 (2018) 22–31.

Blank N, Hegenbart U, Schönland S. Causes and treatment of systemic amyloidosis. Z Rheumatol 75 (2016) 141–150.

Coelho T, Maia LF, Martins da Silva A et al.: Tafamidis for transthyretin familial amyloid polyneuropathy: a randomized, controlled trial. Neurology 79 (2012) 785–792

Ericzon BG, Wilczek HE, Larsson M et al.: Liver Transplantation for Hereditary Transthyretin Amyloidosis: After 20 Years Still the Best Therapeutic Alternative? Transplantation 99 (2015) 1847–1854

Gertz MA, Comenzo R, Falk RH et al.: Definition of organ involvement and treatment response in immunoglobulin light chain amyloidosis (AL): A consensus opinion from the 10th International Symposium on Amyloid and Amyloidosis. Am J Hematol 79 (2005) 319–328

Gillmore JD, Maurer MS, Falk RH et al.: Nonbiopsy Diagnosis of Cardiac Transthyretin Amyloidosis. Circulation 133 (2016) 2404–2412

Kastritis E, Palladini G, Minnema MC et al.: ANDROMEDA Trial Investigators: Daratumumab-Based Treatment for Immunoglobulin Light-Chain Amyloidosis. N Engl J Med 385 (2021) 46–58

Kristen AV, Kreusser MM, Blum P et al.: Improved outcomes after heart transplantation for cardiac amyloidosis in the modern era. J Heart Lung Transplant 37 (2018) 611–618

Lane T, Fontana M, Martinez-Naharro A et al.: Natural History, Quality of Life, and Outcome in Cardiac Transthyretin Amyloidosis. Circulation 140 (2019) 16–26

Maurer MS, Schwartz JH, Gundapaneni B et al.: Tafamidis Treatment for Patients with Transthyretin Amyloid Cardiomyopathy. N Engl J Med 379 (2018) 1007–1016

Merlini G, Dispenzieri A, Sanchorawala V et al.: Systemic immunoglobulin light chain amyloidosis. Nat Rev Dis Primers 4 (2018) 38

onkopedia Leitlinien 2020: AL-Amyloidose. www.onkopedia.com/de/onkopedia/guidelines/amyloidose-leichtketten-al-amyloidose/@@guideline/html/index.html

Palladini G, Milani P, Foli A et al.: Oral melphalan and dexamethasone grants extended survival with minimal toxicity in AL amyloidosis: long-term results of a risk-adapted approach. Haematologica 99 (2014) 743–750.

Palladini G, Milani P, Merlini G.: Predicting survival in light chain amyloidosis. Haematologica 104 (2019) 1294–1296

Palladini G, Sachchithanantham S, Milani P et al.: A European collaborative study of cyclophosphamide, bortezomib, and dexamethasone in upfront treatment of systemic AL amyloidosis. Blood 126 (2015) 612–615

Palladini G, Dispenzieri A, Gertz MA: New Criteria for Response to Treatment in Immunoglobulin Light Chain Amyloidosis Based on Free Light Chain Measurement and Cardiac Biomarkers: Impact on Survival Outcomes. J Clin Oncol 30 (2012) 4541–4549

Schönland SO, Dreger P, de Witte T, Hegenbart U: Current status of hematopoietic cell transplantation in the treatment of systemic amyloid light-chain amyloidosis. Bone Marrow Transplant 47 (2012) 895–905

Sidana S, Sidiqi MH, Dispenzieri A et al.: Fifteen year overall survival rates after autologous stem cell transplantation for AL amyloidosis. Am J Hematol 2019 Jun 28. Epub before print

Tsai SB, Seldin DC, Quillen K et al.: High-dose melphalan and stem cell transplantation for patients with AL amyloidosis: trends in treatment-related mortality over the past 17 years at a single referral center. Blood 120 (2012) 4445–4446

van Gameren II, Hazenberg BP, Bijzet J et al.: Amyloid load in fat tissue reflects disease severity and predicts survival in amyloidosis. Arthritis Care Res (Hoboken) 62 (2010) 296–301

Wechalekar AD, Gillmore JD, Hawkins PN: Systemic amyloidosis. Lancet 387 (2016) 2641–2654

Wechalekar AD, Schönland SO, Kastritis E et al.: A European collaborative study of treatment outcomes in 346 patients with cardiac stage III AL amyloidosis. Blood 121 (2013) 3420–3427

KAPITEL

18

Andreas Ramming

IgG4-assoziierte Erkrankung

Kernaussagen

- Die IgG4-assoziierte Erkrankung ist eine **chronische, immunvermittelte Erkrankung,** die sich in einzelnen oder gleichzeitig in mehreren Organen manifestieren kann. Am häufigsten sind Pankreas, Gallengänge, Tränendrüsen, die großen Speicheldrüsen, die Lungen, die Nieren, die Aorta und das retroperitoneale Gewebe betroffen.
- **Definierte diagnostische Grenzwerte:** Serum-IgG4-Spiegel > 135 mg/dl; IgG4/IgG-Ratio: > 0,08 oder IgG4/IgG1-Ratio > 0,24.
- Die IgG4-assoziierte Erkrankung verursacht **kein Fieber.**
- **Erhöhte Serum-IgG4-Spiegel** sind hilfreich in der Diagnostik, aber weder hochsensitiv noch spezifisch.
- Die **Diagnose** basiert meistens auf einer Kombination von klinischen, radiologischen, histopathologischen Befunden mit Schwerpunkt auf der Gewebebiopsie.
- Die **Therapie** umfasst Kortikosteroide; bei multilokulären, therapierefraktären oder rezidivierenden Verläufen gibt es mehr und mehr Erfahrung im Einsatz von spezifischen immunmodulatorischen Therapien (z. B. B-Zell-Depletion)

18.1 Vorbemerkungen

Viele der Organmanifestationen, die jetzt unter der Bezeichnung IgG4-assoziierte Erkrankungen zusammengefasst werden, sind in den 1900er-Jahren identifiziert, aber als separate Erkrankungen und beschränkt auf Einzelkörperregionen statt als Teile einer systemisch-entzündlichen Erkrankung wahrgenommen worden. Bereits Ende des 19. Jahrhunderts wurde die hierzu zählende Mikulicz-Kranheit (gleichzeitige Erweiterung der Tränendrüsen und der großen Speicheldrüsen), der Küttner Tumor (isolierte submandibuläre Drüsenvergrößerung) und die Riedel-Thyreoiditis beschrieben. Erstmals im Jahr 2000 wurden bei einem Subtyp der autoimmun vermittelten Pankreatitis neben einer allgemeinen Hypergammaglobulinämie insbesondere stark erhöhte Konzentrationen der Immunglobulin-Subklasse IgG4 im Serum nachgewiesen. Auch im Pankreasgewebe selbst wurden IgG4-produzierende Zellen in lymphoplasmazellulären Infiltraten gezeigt. In den folgenden Jahren wurde deutlich, dass diese IgG4-positiven lymphoplasmazellulären Infiltrate mit einer histologisch charakteristischen Organfibrose einhergehen und dass derartige pathologische Veränderungen keineswegs auf die Bauchspeicheldrüse begrenzt sind, sondern praktisch in allen parenchymatösen Organen und anderen Geweben auftreten können. Diese Gruppe von Erkrankungen wird entsprechend dieser histologischen Gemeinsamkeiten seit 2003 als **IgG4-assoziierte Erkrankung (IgG4-related disease, IgG4-RD)** bezeichnet (Carruthers et al. 2012; Della-Torre et al. 2015).

18.2 Pathogenese

Die **Ursachen** der IgG4-RD sind unbekannt. Eine autoimmune Genese, bei der sowohl B- als auch T-Zellen eine wichtige Rollen spielen, ist sehr wahrscheinlich (Perugino, Stone 2020). Die charakteristischen IgG4-Antikörper selbst scheinen nicht pathogen zu sein, sondern ein Epiphänomen darzustellen. Der Nachweis von IgG4 sowohl im Serum als auch im Gewebe zeigt weder hohe Spezifität noch Sensitivität zur Diagnosestellung. Erhöhtes IgG4 findet sich bei allergischen Erkrankungen, eosinophiler Granulomatose mit Polyangiitis, Sarkoidose, Castleman-Krankheit und einer Vielzahl weiterer Erkrankungen. Mehrere mögliche Autoantigene inklusive Galectin-3, Laminin 111 und Annexin A11 wurden beschrieben. Mechanistische Studien hierzu fehlen jedoch. Die initiale Hypothese einer T-Helfer (Th)-2-vermittelten Autoimmunerkrankung wurde mittlerweile verworfen, da der vermehrte Nachweis von zirkulierenden Th2-Gedächtnis-Zellen auf eine definierte Untergruppe von Probanden mit gleichzeitiger Atopie beschränkt ist. Daher wird nicht mehr angenommen, dass die Th2-vermittelte Immunantwort für die Pathophysiologie der Erkrankung von zentraler Bedeutung ist. Neben Immunkomplex-Ablagerungen scheinen eher CD4-positive, zytotoxische T-Zellen mit der Produktion von Granzym B, Perforin, IL-1, Transforming Growth Factor (TGF)-β und Interferon-signaling Lymphocytic Activation Module F7 (SLAMF7) relevant zu sein. Darüber hinaus könnten follikuläre Th-Zellen (Tfh) funktionelle Bedeutung haben. Diese sind normalerweise v. a. in Keimzentren der Lymphknoten lokalisiert und spielen bei der Reifung adaptiver Immunantworten eine wesentliche Rolle. Bei IgG4-RD erscheinen diese Tfh-Zellen auch in der Zirkulation und im betroffenen Gewebe. Der mechanistische Nachweis fehlt jedoch noch und bleibt abzuwarten.

18

18.3 Histopathologische Diagnostik

Die **Histopathologie** ist der Schlüssel zur Diagnose von IgG4-RD. Die drei zentralen pathologischen Merkmale sind

A) lymphoplasmazytische Infiltration,
B) obliterative Phlebitis und
C) storiforme Fibrose (Deshpande et al. 2012; Lanzillotta et al. 2020).

Die Lymphozyten und Plasmazellen sind polyklonal. Häufig finden sich auch eosinophile Granulozyten, die die Abgrenzung zu eosinophilen Organopathien manchmal erschweren. Neutrophile Infiltrationen hingegen sind selten bei IgG4-RD. Eine Ausnahme bilden pulmonale Manifestationen, bei denen neutrophile Infiltrationen im Bereich der Alveolen vorkommen. Nekrosen, Granulome und xanthogranulomatöse Veränderungen sprechen histopathologisch gegen eine IgG4-RD. Diskrete Ausprägungen einer Fibrose finden sich bereits in Frühstadien (proliferatives Stadium), weshalb Fibrose als histologische Voraussetzung für die Diagnose IgG4-RD angesehen wird. Charakteristisch ist eine storiforme Fibrose, die durch radial angeordnete Kollagenfasern gekennzeichnet ist. Aufgrund ihrer uneinheitlichen Verteilung entgeht sie jedoch manchmal der pathologischen Diagnostik insbesondere bei Probenentnahmen mittels Nadelbiopsie. Differenzialdiagnostisch sind azelluläre, keloidale Fibrosen eher untypisch für IgG4-RD. Die darüber hinaus charakteristische, obliterative Phlebitis wird definiert als die teilweise oder vollständige Auslöschung von mittelgroßen Venen. Faserige venöse Okklusionen finden sich eher selten bei IgG4-RD und sprechen differenzialdiagnostisch für andere Ursache wie der primär sklerosierenden Cholangitis. Ausgelöschte Venen erscheinen häufig als entzündliche Knoten neben einer Arterie und können manchmal nur durch eine Elastin-Spezialfärbung identifiziert werden. Beim Auftreten obliterativer Arteriitis fehlen häufig Gefäßwandnekrosen, die differenzialdiagnostisch eher zu systemischen Vaskulitiden passen. Das histologische Erscheinungsbild ist für alle Organe gleich. Neben der histologischen Bewertung kommen **immunhistologische Färbungen** bei der Sicherstellung der Diagnose IgG4-RD zum Einsatz. Hier zeigt sich eine hohe Anzahl von IgG4-positiven Plasmazellen im Gewebe als charakteristisches Merkmal, auch wenn Serum-IgG4-Konzentrationen normal sind. IgG4-positive Plasmazellen finden sich i. d. R. diffus verteilt in der biopsierten Läsion. Fokale Aggregationen von IgG4-positiven Zellen sind atypisch. Auch die absolute Anzahl von IgG4-positiven Plasmazellen sollte bei der Diagnose Berücksichtigung finden. Eine internationale Pathologie-Konsenserklärung (Deshpande et al. 2012) schlug unterschiedliche Cut-off-Werte von IgG4-positiven Plasmazellen pro Gesichtsfeld (High Power Field, HPF) je nach Organ vor (z. B. für Sialadenitis mind. 100 Zellen/HPF). Als weiteres Kriterium wurde das Verhältnis von IgG4- zu IgG-positiven Plasmazellen definiert, das mind. 40 % betragen muss (es ist typischerweise ≥ 70 %). Wichtig ist, dass eine IgG4-RD nicht allein auf der Basis der Infiltration durch IgG4-positive Zellen diagnostiziert werden kann, da diese Plasmazellen in anderen entzündlichen und neoplastischen Erkrankungen ebenfalls vorhanden sein können (➤ Tab. 18.1).

18.4 Diagnostik durch bildgebende Verfahren

Schwierig kann sich die Etablierung der Diagnose gestalten, wenn keine Biopsie möglich ist oder die histologische Bewertung nicht eindeutig ist. Hier lassen sich durch **bildgebende Verfahren** wertvolle, zusätzliche Informationen gewinnen (Zheng et al. 2020). Sowohl **Computertomographie** (CT) als auch **Kernspintomographie** (MRT) zeigen zwar keine spezifischen, aber doch charakteristische Merkmale einer IgG4-RD. Im CT ist normalerweise das Pankreas bei IgG4-RD diffus vergrößert mit einem Verlust der lobulären Kontur und der angrenzenden Fettsträhne. Zusätzlich zeigt sich ein diffus vermindertes arterielles Enhancement. Im MRT erscheint das Pankreas bei IgG4-RD diffus T1-hypodens und leicht T2-hyperdens im Vergleich zum angrenzenden Leberparenchym. Das dynamische Enhancement ist ähnlich wie im CT. Ein weiteres charakteristisches Zeichen im MRT ist das umgebende, hypodense Halo mit verzögertem Enhancement. **Diffusion-weighted Imaging** (DWI) kann auch zur Differenzierung zwischen einer malignen Tumorläsion und IgG4-RD dienen, da eine IgG4-RD-Läsion im Pankreas normalerweise einen verringerten Apparent Diffusion Coefficient

Tab. 18.1 Differenzialdiagnosen zu IgG4-RD

Pankreato/hepatobiliär	Aortal/retroperitoneal	Kopf-Hals-Region	Systemisch/Drüsen/Lunge/Niere
Primär sklerosierende Cholangitis Cholangiokarzinom	Großgefäßvaskulitis Sarkoidose Erdheim-Chester-Erkrankung	Großgefäßvaskulitis GPA/GEPA Sarkoidose	Großgefäßvaskulitis GPA/GEPA Sarkoidose Sjögren Syndrom SLE Erdheim-Chester-Erkrankung Castleman-Erkrankung
Hepatozelluläres Karzinom	Lymphom Histiozytose Sarkom	Lymphom Histozytose Sarkom	Lymphom Histiozytose Bronchialkarzinom SD-Karzinom Nierenzellkarzinom Benigne Prostatahyperplasie
Pankreastumor	Infektiöse Aortitis	Polyposis nasi Sinusitis	Idiopathisch interstitielle Pneumonitis Sialodocholithiasis
	Methylsergid-induzierte Retroperitonealfibrose	Idiopathisch hypertrophe Pachymeningitis Primäre Hypophysitis Grave-Orbitopathie	Medikamenteninduzierte tubulo-interstitielle Nephritis Idiopathisch membranöse GN Nekrotisierende GN Pauci-Immune-GN

GPA = Granulomatose mit Polyangiitis; EGPA = eosinophile Granulomatose mit Polyangiitis; GN = Glomerulonephritis

(ADC) aufweist. Läsionen der Nieren lassen sich in parenchymale und extraparenchymale Läsionen einteilen. Parenchymale Läsionen differenzieren sich häufig nur marginal von anderen Krankheitsursachen wie malignen Tumoren, Granulomatosen, Vaskulitiden, vaskulären Insulten und Pyelonephritiden. Im MRT zeigen sich IgG4-RD-Läsionen in der Niere normalerweise als T1-isodense, T2-hypodense, DWI-hyperdense Läsion mit einem mildem graduellen Enhancement. IgG4-assoziierte Vaskulitiden betreffen v. a. die abdominale Aorta und die Iliakalarterien. Charakteristisch ist eine diffuse Wandverdickung von > 2 mm mit einem homogenen Wand-Enhancement und atherosklerotischen Veränderungen. Auch eine koronare Beteiligung kann bei ca. 5 % der Patienten mit IgG4-RD auftreten und sollte daher in der Diagnostik Berücksichtigung finden. In CT und MRT lässt sich nicht bewerten, ob es sich bei den pathologischen Organveränderungen eher um inflammatorische oder um bindegewebige Prozesse handelt. Sowohl Entzündung als auch Fibrose spielen in der Immunpathologie der IgG4-RD eine entscheidende Rolle und das Überwiegen der einen oder anderen Reaktionsform kann für das jeweilige therapeutische Vorgehen von Bedeutung sein. Mit zunehmender Krankheitsdauer kommt es zum Übergang vom entzündlichen (proliferativen) zum fibrotischen Phänotyp. Zur Unterscheidung eignet sich der sequenzielle Einsatz zweier metabolischer Bildgebungen (Schmidkonz et al. 2020) mittels **Positronenemissionstomographie/Computertomographie** (PET/CT). Seit Langem etablierte ^{18}F-Fluordeoxyglucose (FDG)-Tracer eignen sich zur Detektion der entzündlichen Aktivität. Zur Beurteilung der Aktivität des Bindegewebes (fibrotische Aktivität) eignet sich die Messung von Fibroblast Activation Protein (FAP) auf der Oberfläche von aktivierten Fibroblasten. Hierfür sind Positronenstrahler ^{68}Gallium, die an FAP-Inhibitoren (FAPI) gekoppelt sind, verfügbar (Schmidkonz et al. 2020). Fluor^{18}-gekoppelte FAPI-Tracer befinden sich in der klinischen Erprobung und werden in Zukunft ihren breiten Einsatz ermöglichen. Weiterer Vorteil der FAPI-Tracer ist ihr schwaches Hintergrundsignal (Rauschen), wodurch Läsionen auch in Organen mit hohem Glukoseumsatz (z. B. Zerebrum, Knochenmark) detektierbar sind, die mit FDG-Tracern kaum oder gar nicht abgrenzbar sind. Die sequenzielle metabolische Bildgebung mittels FDG und FAPI-PET/CT eignet sich auch insbesondere zur Verlaufskontrolle nach Therapieeinleitung, da CT und MRT häufig nur sehr eingeschränkte Aussagen zum Therapieansprechen zulassen.

18.5 EULAR/ACR-Klassifikationskriterien

Zur Erweiterung der auf immunhistopathologischen Charakteristika beruhende Einteilung der IgG4-RD wurden die folgenden **Klassifikationskriterien** im Konsensus zwischen EULAR und ACR erarbeitet (Wallace et al. 2020). Sie erleichtern insbesondere bei fehlender oder nicht eindeutiger Histopathologie die Diagnose einer IgG4-RD:

- **Schritt 1:** Eintrittskriterien: klinische oder radiologische Beteiligung eines typischen Organs oder histologischer Nachweis eines lymphoplasmazellulären Infiltrats unklarer Ätiologie.
- **Schritt 2: Ausschlusskriterien**: Vorliegen von Malignom, Autoimmunopathie, Vaskulitis oder anderen Erkrankungen, die die Veränderungen erklären können.
- **Schritt 3:** Falls 1. und nicht 2. vorliegen, Anwendung der folgenden Domänen und Items:

Domäne	Beschreibung	Punkte
Histologie	Dichte lymphozytäre Infiltrate	4
	+ obliterierende Phlebitis	6
	+ storiforme Fibrose	13
Immunhistologie	IgG4+/IgG-Ratio ≥ 41 % o. IgG4+ ≥ 10/HPF	7
	IgG4+/IgG-Ratio ≥ 41 % u. IgG4+ ≥ 10/HPF	14
	IgG4+/IgG-Ratio ≥ 71 % u. IgG4+ ≥ 51/HPF	16
Serum-IgG4-Konzentration	Zwischen 1- und 2-fachem oberem Normalwert	4
	Zwischen 2- und 5-fachem oberem Normalwert	6
	> 5-fachem oberem Normalwert	11
Tränen- und Speicheldrüsen-beteiligung	Ein Drüsenpaar beteiligt	6
	Mehrere Drüsenpaare beteiligt	14
Thorax	Peribronchovaskuläre und septale Verdickung	4
	Paravertebrales bandförmiges Weichteilgewebe	10
Pankreas und Gallenwege	Diffuse Pankreasvergrößerung (Verlust der Lobuli)	8
	+ hypodenser kapselartiger Randsaum	11
	+ Gallenwegsbeteiligung	19
Nieren	Hypokomplementämie	6
	Nierenmarkverdickung durch Weichteilgewebe	8
	Bilaterale hypodense Läsionen der Nierenrinde	10
Retroperitoneum	Diffuse Verdickung der Aortenwand	4
	Weichteilmanschette um Aorta oder Aa. iliacae	8

- **Schritt 4:** Addition der jeweils höchsten Punktezahl pro Domäne. Bei ≥ 20 Punkten kann eine Erkrankung mit einer Spezifität von 99 % und einer Sensitivität von 86 % als IgG4-RD klassifiziert werden.

MERKE
Mithilfe der EULAR/ACR-Klassifikationskriterien kann eine Klassifizierung auch dann erfolgen, wenn eine Biopsie nicht vorliegt oder nicht aussagekräftig ist.

18.6 Klinische Manifestationen

IgG4-RDs können ein oder mehrere Organe betreffen. Manifestationen dieser Erkrankung wurden in nahezu jedem Organsystem nachgewiesen. Patienten weisen häufig eine subakut auftretende Tumormasse im betroffenen Organ auf. Hierzu zählen orbitale Pseudotumoren, Nierengeschwulste, die einem Nierenzellkarzinom ähneln, aber auch knotige Läsionen der Lunge und diffuse Organvergrößerungen wie des Pankreas (Takahashi et al. 2010). Bei 60–90 % der IgG4-RD-Patienten sind mehrere Organe betroffen (Khosroshahi, Stone 2011). Lymphadenopathie ohne Fieber und/oder Symptome von Asthma oder Allergien treten bei etwa 40 % der Patienten auf. Gewichtsverlust tritt v. a. bei Manifestation in mehreren Organen und/oder bei exokriner Pankreasinsuffizienz, die durch IgG4-bedingte Autoimmunpankreatitis (AIP) verursacht wird. IgG4-RD wird häufig auch aufgrund einer radiologischen Auffälligkeit oder einer histopathologischen Untersuchung als Zufallsbefund diagnostiziert. Eine Reihe von Autoimmnerkrankungen aus dem rheumatologischen Formenkreis als auch maligne Erkrankungen gehören zur wichtigen Differenzialdiagnostik (➤ Tab. 18.1).

Aufgrund der Heterogenität der Organmanifestationen wurden anhand von 765 IgG4-RD-Patienten aus 52 Zentren in Europa, Amerika, Asien und Australien vier etwa gleich große Gruppen von unterschiedlichem Phänotyp definiert (Wallace et al. 2019):

- **Phänotyp 1** (pankreato-hepatobiliär)**:** 31 % der Patienten hatten eine vorwiegende Beteiligung von Pankreas und Gallenwegen.
- **Phänotyp 2** (aortal-retroperitoneal)**:** Bei 24 % standen die Verdickung der Aortenwand und eine Retroperitonealfibrose im Vordergrund.
- **Phänotyp 3** (auf die Kopf-Hals-Region beschränkt)**:** Eine weitgehend auf Tränen- und Speicheldrüsen sowie Orbita und Nasennebenhöhlen limitierte Entzündung lag bei 24 % der Patienten vor.
- **Phänotyp 4** (systemisch/Mikulicz-Syndrom)**:** Neben dem Befall der Drüsen wie bei Phänotyp 3 bestand bei weiteren 21 % auch eine Beteiligung viszeraler Organe (oft Lymphknoten, Lunge, Niere, Pankreas).

Phänotyp 3 tritt v. a. bei weiblichen Patienten auf, während von Phänotyp 1, 2 und 4 Männer häufiger betroffen sind. Der Anteil von Asiaten ist in den Phänotypen 3 und 4 mit Tränen-und Speicheldrüsenbefall signifikant höher als in den anderen Gruppen. Ebenfalls variieren die Serum-IgG4-Spiegel je nach Phänotyp. Während der Mittelwert beim aortal-retroperitonealen Phänotyp kaum über dem Normalbereich liegt, ist er beim systemischen (Mikulicz) Phänotyp um mehr als das Siebenfache erhöht (➤ Tab. 18.2).

Tab. 18.2 IgG4-Phänotypgruppen (nach Wallace et al. 2019)

Phänotyp	Frauen [%]	Alter [J.]	Asiaten [%]	Mittleres Serum-IgG4 (normal < 165 mg/dl) [mg/dl]
Pankreato-hepatobiliär	21	63	37	316
Aortal-retroperitoneal	25	58	25	178
Limitiert auf Kopf/Hals-Region	76	55	67	445
Systemisch (Mikulicz-Syndrom)	22	63	52	1170

18.6.1 Autoimmunpankreatitis Typ 1 (AIP)

Etwa 2 % der Patienten mit chronischer Pankreatitis leiden an Typ-1-AIP, die sich oft als Pankreasmasse oder als schmerzloser obstruktiver Ikterus präsentiert (Sah et al. 2010). Die Differenzierung zu Tumoren ist schwierig. Typ-1-AIP ist häufig mit Diabetes mellitus und weiteren IgG4-assoziierten Läsionen (sklerosierende Cholangitis, Lymphadenopathie, Speichel-/Tränendrüsenbeteiligung) assoziiert. Abzugrenzen ist die seltenere, nicht-IgG4-assoziierte Typ-2-AIP, die auch als idiopathische duktuszentrierte chronische Pankreatitis

(IDCP) oder granulozytäre epitheliale Pankreatitis bekannt ist und in 30 % der Fälle mit einer chronisch-entzündlichen Darmerkrankung einhergeht.

18.6.2 IgG4-assoziierte Cholangiopathien

IgG4-assoziierte Cholangiopathien treten sehr selten isoliert, am häufigsten in Verbindung mit einer Typ-1-AIP auf (Khosroshahi, Stone 2011). Die Kombination aus biliärer und pankreatischer Läsion spricht sehr für eine IgG4-RD. Die IgG4-assoziierte Cholangitis zeigt sich im Gegensatz zur primären sklerosierenden Cholangitis (PSC) steroidsensibel und weist in der Gewebebiopsie Infiltrate von IgG4-positiven Plasmazellen und eine ausgeprägte interstitielle Fibrose auf. Biopsien, die mittels endoskopischer retrograder Cholangiopankreatographie (ERCP) durchgeführt werden, sind selten tief genug, um die histopathologischen Merkmale von IgG4-RD zu definieren. Dies erschwert auch die klinische Unterscheidung zum Cholangiokarzinom.

18.6.3 Manifestationen im Kopf-Hals-Bereich

Hierzu zählen v. a. die chronisch-sklerosierende Sialadenitis, die Riedel-Struma, die chronisch-sklerosierende Dakryoadenitis, orbitale Pseudotumoren, die eosinophile angiozentrische und zervikale Fibrose und die IgG4-assoziierte hypertrophe Pachymeningitis (Khosroshahi, Stone 2011; AbdelRazek et al. 2018). Schwierig kann sich die Differenzierung zum primären Sjögren-Syndrom (PSjS) gestalten. Zu den Unterscheidungskriterien gehören:

A) weniger ausgeprägte Sicca-Symptomatik,
B) höhere Assoziation mit Allergien, Asthma bronchiale, AIP, interstitielle Nephritis und
C) selten Nachweis von Autoantikörpern (Rheumafaktor, ANA, anti-Ro/SSA, anti-La/SSB).

Bei Beteiligung der Augenmuskeln spricht man auch von einer Orbitalmyositis mit am häufigsten auftretender Proptosis.

18.6.4 Retroperitoneale Fibrose (RF)

Mit betroffen sind häufig die infrarenale Aorta und die Iliakalarterien. Zusätzlich kann die fibrotische Aktivität zur Kompression der Harnleiter und zu einer sekundären obstruktiven Uropathie führen (Khosroshahi et al. 2013). Es wird davon ausgegangen, dass die RF häufig mit weiteren IgG4-assoziierten Läsionen in weiteren Organen (v. a. Pankreas, Speicheldrüsen, Lymphknoten) verbunden ist, allerdings sind auch Fallbeschreibungen von isolierten RF bekannt.

18.6.5 IgG4-assoziierte Aortitis und Periaortitis

Am häufigsten sind die Aorta und ihre Hauptäste betroffen. Bis zu 9 % der nichtinfektiösen thorakalen Aortitis können auf IgG4-RD zurückgeführt werden (Stone 2011). Während thorakale und infrarenale Aorta Prädilektionsstellen darstellen, ist der suprarenale Teil der abdominalen Aorta häufig ausgespart. Histologisch ist am häufigsten die Adventitia betroffen. Die Mitbeteiligung der lamellären elastischen Fasern der Media wird häufig mit der Gefahr der aneurysmatischen Transformation in Zusammenhang gebracht.

18.6.6 IgG4-assoziierte Nierenerkrankungen

Am häufigsten treten IgG4-assoziierte Nierenerkrankungen als tubolointerstitielle Nephritis mit nichtnephrotischer Proteinurie, Hämaturie und Komplementerniedrigung auf (Pieringer et al. 2014). In der Histologie finden sich IgG4-positive Plasmazellen, ausgeprägte interstitielle Fibrose und Immunkomplexablagerungen entlang der tubulären Basalmembran. Auch glomeruläre Beteiligungen (v. a. als membranöse Glomerulonephritis, MGN) sind möglich. Hier können auch immunhistochemische Färbungen für Phospholipase-A2-Rezeptoren zur Differenzierung von klassischen Formen der MGN hilfreich sein.

18.6.7 IgG4-assoziierte Lungen-/Pleuraerkrankungen

Pulmonale und pleurale Manifestationen der IgG4-RD können sich sehr heterogen präsentieren und können alle morphologischen Strukturen inklusive Mediastinum betreffen (Zen et al. 2009). Neben asymptomatischen Verläufen können Husten, Dyspnoe, Hämoptysen, Brust- und pleuritische Schmerzen auftreten. Intrapulmonale Läsionen umfassen sowohl Knötchen, pseudotumorartige, bronchovaskuläre als auch diffus alveolär-interstitielle Läsionen. Bei Beteiligung der parietalen und viszeralen Pleura erscheinen am häufigsten knotige Veränderungen. Bronchiale Läsionen können zu ödematösen Schwellungen mit Stenosen führen. Auch das Auftreten mediastinaler Fibrosen gehört zum Spektrum der IgG4-RD.

18.7 Therapie

Mittel der 1. Wahl ist Prednisolon in einer Dosierung von initial 0,6–1 mg/kg (Perugino, Stone 2020; Lanzillotta et al. 2021). Die meisten steroidsensiblen Patienten zeigen ein Therapieansprechen innerhalb von 2–4 Wo. Anschließend sollte die Steroiddosis um ca. 10 % alle 2 Wo. reduziert werden. Rezidive sind während der Reduktion (25–40 %) und nach Absetzen (ca. 50 %) häufig. Es existieren Fallserien, aber keine kontrollierten Studien zur Wirksamkeit oder Steroideinsparung durch Methotrexat, Mycophenolat-Mofetil, Azathioprin, Leflunomid, Cyclosporin A, Tacrolimus (➤ Tab. 18.3).

Mittel der 2. Wahl ist Rituximab (1 g i. v. 2 × im Abstand von 2 Wo.), für das es nur offene, prospektive Studien und retrospektive Kohortenstudien gibt. Als Alternativen sind Azathioprin (2 mg/kg/d), Mycophenolat-Mofetil (≤ 2,5 g/d) beschrieben. Auch Abatacept zeigte sich in einer Fallbeschreibung als wirksam nach erfolglosem Einsatz

Tab. 18.3 Therapieansprechen

Pankreato/hepatobiliär	Aortal/retroperitoneal	Kopf-Hals-Region	Systemisch/Drüsen/Lunge/Niere
↑ **steroidsensibel**	↑ therapierefraktär	↑ therapierefraktär	↑ steroidsensibel
↓ **Fibrose**	↑ Fibrose	↑ Fibrose	↓ Fibrose

von Rituximab. Neben Rituximab ist auch Ocrelizumab als vollhumanisierter Anti-CD20-Antikörper verfügbar, für das bisher keine Fallberichte existieren. Die Rolle von RTX für die Erhaltungstherapie ist nicht eindeutig geklärt. Chirurgische Interventionen sollten speziellen Fällen vorbehalten bleiben (Zhang, Stone 2019). Hierzu zählen:

- Retroperitoneale Fibrose und Periaortitis mit assoziierter, therapierefraktärer Hydronephrose. Hier kann eine Uretherschienung, laparoskopische Ureterolysen oder Nephrostomien in Einzelfällen erwogen werden.
- Sklerosierende Mesenteritis.
- Aneurysmata.
- Kompressive Riedel-Struma: Bei zunehmenden Symptomen wie Heiserkeit, Dysphagie, Dyspnoe etc. sollte eine chirurgische Intervention erwogen werden.

18

Essentials für die Hausarztpraxis

- Die IgG4-assoziierte Erkrankung ist eine **chronische, immunvermittelte Erkrankung,** die sich in einzelnen oder gleichzeitig in mehreren Organen manifestieren kann. Am häufigsten sind Pankreas, Gallengänge, Tränendrüsen, die großen Speicheldrüsen, die Lungen, die Nieren, die Aorta und das retroperitoneale Gewebe betroffen.
- Die IgG4-assoziierte Erkrankung verursacht **kein Fieber.**
- **Erhöhte Serum-IgG4-Spiegel** sind hilfreich in der Diagnostik, aber weder hochsensitiv noch spezifisch.
- Die **Diagnose** basiert meistens auf einer Kombination von klinischen, radiologischen, histopathologischen Befunden mit Schwerpunkt auf der Gewebebiopsie.
- Die **Therapie** umfasst Kortikosteroide; bei multilokulären, therapierefraktären oder rezidivierenden Verläufen gibt es mehr und mehr Erfahrung im Einsatz von spezifischen immunmodulatorischen Therapien.

LITERATUR

AbdelRazek MA, Venna N, Stone JH: IgG4-related disease of the central and peripheral nervous systems. Lancet Neurol 17 (2018) 183–192

Carruthers MN, Stone JH, Khosroshahi A: The latest on IgG4-RD: a rapidly emerging disease. Curr Opin Rheumatol 24 (2012) 60–69

Della-Torre E, Lanzillotta M, Doglioni C: Immunology of IgG4-related disease. Clin Exp Immunol 181 (2015) 191–206

Deshpande V, Zen Y, Chan JK et al.: Consensus statement on the pathology of IgG4-related disease. Mod Pathol 25 (2012) 1181–1192

Khosroshahi A, Carruthers MN, Stone JH et al.: Rethinking Ormond's disease: „idiopathic" retroperitoneal fibrosis in the era of IgG4-related disease. Medicine (Baltimore) 92 (2013) 82–91

Khosroshahi A, Stone JH: A clinical overview of IgG4-related systemic disease. Curr Opin Rheumatol 23 (2011) 57–66

Lanzillotta M, Fernàndez-Codina A, Culver E et al.: Emerging therapy options for IgG4-related disease. Expert Rev Clin Immunol 17 (2021) 471–483

Lanzillotta M, Mancuso G, Della-Torre E: Advances in the diagnosis and management of IgG4 related disease. Bmj 369 (2020) m1067

Perugino CA, Stone JH: IgG4-related disease: an update on pathophysiology and implications for clinical care. Nat Rev Rheumatol 16 (2020) 702–714

Pieringer H, Parzer I, Wöhrer A et al.: IgG4- related disease: an orphan disease with many faces. Orphanet J Rare Dis 9 (2014) 110

Sah RP, Chari ST, Pannala R et al.: Differences in clinical profile and relapse rate of type 1 versus type 2 autoimmune pancreatitis. Gastroenterology 139 (2010) 140–148; quiz e12–3

Schmidkonz C, Rauber S, Atzinger A et al.: Disentangling inflammatory from fibrotic disease activity by fibroblast activation protein imaging. Ann Rheum Dis 79 (V) 1485–1491

Stone JR: Aortitis, periaortitis, and retroperitoneal fibrosis, as manifestations of IgG4-related systemic disease. Curr Opin Rheumatol 23 (2011) 88–94

Takahashi H, Yamamoto M, Suzuki C et al.: The birthday of a new syndrome: IgG4-related diseases constitute a clinical entity. Autoimmun Rev 9 (2010) 591–594

Wallace ZS, Naden RP, Chari S et al.: The 2019 American College of Rheumatology/European League Against Rheumatism classification criteria for IgG4-related disease. Ann Rheum Dis 79 (2020) 77–87

Wallace ZS, Zhang Y, Perugino CA et al.: Clinical phenotypes of IgG4-related disease: an analysis of two international cross-sectional cohorts. Ann Rheum Dis 78 (2019) 406–412

Zen Y, Inoue D, Kitao A et al.: IgG4-related lung and pleural disease: a clinicopathologic study of 21 cases. Am J Surg Pathol 33 (2009) 1886–1893

Zhang W, Stone JH: Management of IgG4-related disease. The Lancet Rheumatology 1 (2019) e55–e65

Zheng Y, Elsayes KM, Waranch C et al.: IgG4-related disease in the abdomen and pelvis: atypical findings, pitfalls, and mimics. Abdom Radiol (NY) 45 (2020) 2485–2499

KAPITEL

19 Osteoporose

Peter Oelzner

Kernaussagen

- Die Osteoporose ist eine **systemische Skeletterkrankung,** welche durch eine Verminderung der Knochenmasse und/oder eine Reduktion der Knochenqualität gekennzeichnet ist. Die **klinische Relevanz** der Osteoporose besteht im Auftreten **osteoporotischer Frakturen,** insbesondere von Wirbelkörper- und Hüftfrakturen.
- Eine wichtige Voraussetzung für eine **zielgerichtete Diagnostik und Therapie** der Osteoporose ist die **Einschätzung des Frakturrisikos** mittels Frakturrisikomodellen. Im deutschsprachigen Raum wird das Frakturrisikomodell des Dachverbandes Osteologie (DVO) verwendet.
- Eine **Basisdiagnostik** der Osteoporose ist indiziert, wenn das kalkulierte 10-Jahres-Risiko für Wirbelkörper- und proximale Femurfrakturen > 20 % liegt. Essenzieller Bestandteil der Basisdiagnostik ist die **Osteodensitometrie** mittels **dualer X-ray-Absorptiometrie** (DXA).
- Die **Prävention der Osteoporose** beginnt bereits im Kindesalter, wobei einer ausreichenden Kalziumzufuhr unter Vermeidung einer zu hohen Phosphatzufuhr und einer ausreichenden körperlichen Belastung eine wesentliche Rolle zukommt.
- Die Sicherstellung einer adäquaten **Vitamin-D-Versorgung** ist eine wichtige Maßnahme im Rahmen der Frakturprävention. Ferner muss parallel zur spezifischen Pharmakotherapie der Osteoporose eine ausreichende **Vitamin-D- und Kalziumversorgung** gewährleistet werden.
- Eine **spezifische medikamentöse Pharmakotherapie** der Osteoporose ist indiziert, wenn das kalkulierte 10-Jahresrisiko für Wirbelkörper- und proximale Femurfrakturen > 30 % liegt.
- Für die spezifische Pharmakotherapie der Osteoporose kommen entsprechend der DVO-Leitlinie **antiresorptive, osteoanabole und dual wirksame Substanzen** zum Einsatz.
- Die wichtigsten antiresorptiven Substanzen sind **Bisphosphonate, der RANKL-Antikörper Denosumab** sowie **selektive Östrogen-Rezeptor-Modulatoren.** Wichtige osteoanabole bzw. dual wirksame Medikamente sind **Teriparatid** bzw. der Sklerostin-Antikörper **Romosozumab.**

- Beim Einsatz der verschiedenen Substanzen müssen insbesondere auch **Zulassungsstatus, Therapiedauer** sowie spezifische **Nebenwirkungen** und **Kontraindikationen** beachtet werden.
- Da die Osteoporose zum **größten Teil ältere Menschen betrifft,** müssen in der analgetischen Pharmakotherapie bei osteoporotischen Frakturen besondere Risiken beachtet werden, welche aus Organinsuffizienzen sowie Arzneimittelinteraktionen resultieren.
- **Aktive Bewegungstherapie** zur Muskelkräftigung und **Sturzpävention** ist integraler Bestandteil jeder Osteoporose-Therapie.

19.1 Osteoporosebegriff, Definition der Osteoporose

Die Osteoporose ist eine systemische Skeletterkrankung, die durch eine niedrige Knochenmasse und eine mikroarchitektonische Verschlechterung des Knochengewebes charakterisiert ist. Daraus resultieren eine Zunahme der Knochenfragilität und die Neigung zu Frakturen. Sind bereits Frakturen als Folge der Osteoporose aufgetreten, liegt eine manifeste Osteoporose vor.

Abzugrenzen davon ist die auf dem Befund der Knochenmineraldichtemessung (Osteodensitometrie) mittels **dualer X-ray-Absorptiometrie** (DXA) basierende Definition der Osteoporose. Bei der DXA wird die Knochenmineraldichte (KMD) an 3 verschiedenen Messorten (Lendenwirbelsäule, Gesamthüfte u. Schenkelhals) ermittelt und der T-Score bestimmt. Der osteodensitometrischen Definition der Osteoporose liegt der niedrigste gemessene T-Score zugrunde. Der T-Score reflektiert die Standardabweichung (SD) des gemessenen Wertes von der sog. Peak Bone Mass. Die Peak Bone Mass wiederum ist die maximale während eines Lebens bis zum 30. Lj. erreichte Knochenmasse. Liegt die Knochenmineraldichte (KMD) innerhalb einer SD um den Mittelwert der Peak Bone Mass, liegt ein Normalbefund vor. Bei einer KMD > 2,5 SD unterhalb des Mittelwertes (T-Score < –2,5) liegt der Befund einer Osteoporose vor. Bei einer KMD, welche 1–2,5 SD unterhalb des Mittelwertes liegt (T-Score –1,0 bis –2,5) spricht man von einer Osteopenie.

MERKE

Im Hinblick auf die Definition der Osteoporose sind die Definition als Erkrankung und die auf dem Befund der Knochenmineraldichtemessung basierende Definition zu unterscheiden.

19.2 Frakturrisiko

Im Hinblick auf die auf der Osteodensitometrie basierende Definition der Osteoporose ist es wichtig, darauf hinzuweisen, dass der eigentliche Krankheitswert der Osteoporose auf dem **Auftreten osteoporotischer Frakturen,** insbesondere auch von **Wirbelkörper- und Hüftfrakturen** beruht. Wirbelkörpersinterungen können auch ohne Symptome auftreten. Daher wird insbesondere auch in Studien zwischen klinischen vertebralen Frakturen, welche mit Schmerzen einhergehen und radiologischen Frakturen, welche auch asymptomatische nur in der Bildgebung auffällige vertebrale Frakturen erfassen, unterschieden. Eine osteodensitometrisch erfasste niedrige KMD ist nur einer von mehreren Risikofaktoren für eine Fraktur. Eine reduzierte Knochenqualität, welche auch bei relativ hoher KMD das Frakturrisiko deutlich erhöhen kann, wird von der derzeit in der Routinediagnostik der Osteoporose eingesetzten DXA-Messung nicht erfasst. Eine Verminderung der Knochenqualität ist z. B. beim Glukokortikoid-induzierten Knochenmasseverlust sowie bei Diabetes mellitus eine wesentliche Ursache von Frakturen.

Mittels einer Software, welche in DXA-Scannern vorhanden ist kann der **Trabecular Bone Score** (TBS) ermittelt werden, welcher eine Beurteilung der Knochentextur ermöglicht und mit der Knochenmikrostruktur korreliert. Es gibt Hinweise darauf, dass der TBS bei Patienten mit Glukokortikoid-Therapie, das Frakturrisiko besser widerspiegelt als die Ergebnisse der DXA-Messung (Nowakowska-Plaza 2021).

Weitere Faktoren, welche neben der KMD und der Knochenqualität das Frakturrisiko bestimmen, sind Geschlecht, Alter und Sturzrisiko. Letzteres wird wiederum durch hohes Alter, Verlust an Muskelmasse und -funktion (Sarkopenie) und sturzbegünstigende Medikamente akzeleriert.

Zur Abschätzung des Frakturrisikos dienen **Frakturrisikomodelle** (Thomasius, Bühring 2021). Die komplexe Determinierung des Frakturrisikos hat zur Folge, dass die zur Indikationsstellung für eine spezifische medikamentöse Osteoporose-Therapie verwendeten Frakturrisikomodelle auf multiplen frakturbegünstigenden Faktoren basieren. Die Indikationsstellung für die spezifische Therapie wird dann vom individuellen Frakturrisiko abhängig gemacht.

Der weltweit am häufigsten verwendete Risikokalkulator ist das **Fracture Risk Assessment Tool** (FRAX). FRAX berechnet das länderspezifische 10-Jahres-Risiko für hüftnahe Frakturen und die sog. Major Osteoporotic Fractures, in denen hüftnahe Frakturen, klinische Wirbelkörper-, Humerus- und Unterarmfrakturen zusammengefasst werden. FRAX basiert auf demographischen Daten wie Alter, Geschlecht und BMI, der mittels DXA bestimmten KMD am Schenkelhals sowie weiteren klinischen Risikofaktoren. Die abgefragten Risikofaktoren sind

- frühere Fragilitätsfrakturen,
- elterliche Hüftfrakturen,
- Rauchen,
- systemische Glukokortikoid-Therapie,
- übermäßiger Alkoholkonsum,
- rheumatoide Arthritis und
- andere Ursachen der sekundären Osteoporose.

In Deutschland kommt i. d. R. das Fakturrisikomodell des Dachverbandes Osteologie (DVO) zur Anwendung, welches für postmenopausale Frauen und Männer ≥ 60. Lj. gilt. Es zielt auf die Vorhersage von klinischen und radiologischen Wirbelkörper- sowie von Hüftfrakturen. Das DVO-Risikomodell beruht im Wesentlichen auf Alter,

Geschlecht und KMD, wobei für Letztere der niedrigste an o. g. Messorten bestimmte T-Score verwendet wird. Ferner gehen in das DVO-Risikomodell multiple klinische Risikofaktoren ein, auf die noch eingegangen wird.

MERKE

Das **Frakturrisiko** wird nicht nur durch die Knochenmineraldichte, sondern auch durch Knochenqualität, Alter, Geschlecht, Sturzrisiko sowie multiple weitere Risikofaktoren bestimmt. Zur Einschätzung des Frakturrisikos dienen **Frakturrisikomodelle.**

Cave

Die **Knochenqualität** wird in der DXA-Messung der Knochenmineraldichte nicht abgebildet. Somit wird z. B. bei Patienten mit Langzeit-Glukokortikoid-Therapie das Frakturrisiko eher unterschätzt.

19.3 Epidemiologische Aspekte der Osteoporose

Epidemiologische Daten belegen, dass die Osteoporose insbesondere im höheren Lebensalter eine sehr häufige, jedoch leider zu selten diagnostizierte und untertherapierte Erkrankung ist.

In einer retrospektiven Kohortenanalyse auf Basis von Daten der AOK PLUS hatten 2016 in Deutschland 143.976 Frauen und 25.315 Männer die Diagnose einer Osteoporose (Hadji et al. 2020). Bei 20.425 Frauen und 5571 Männern wurde eine Osteoporose im Jahr 2016 neu diagnostiziert. Aus diesen Daten lässt sich eine extrapolierte Osteoporose-Prävalenz für Deutschland von 3,61 Mio. Patienten ableiten. Das entspricht 4,44 % der Bevölkerung. 68 % aller Osteoporose-Patienten waren älter als 70 J. Für die jährliche Inzidenz ergibt sich ein Wert von 620.000 Patienten. Die jährliche Inzidenz von vertebralen bzw. Hüftfrakturen lag bei 13.613 Patienten (extrapoliert auf die deutsche Bevölkerung 258.975 Patienten). Lediglich 36,88 % der Patienten mit prävalenter Osteoporose und 2016 neu aufgetretener Wirbelkörper- oder Hüftfraktur erhielt eine spezifische medikamentöse Osteoporose-Therapie. Eine europäische Studie hatte primär die Ermittlung der Unterversorgung bei Frauen mit einem Alter von ≥ 70 J. und erhöhtem Frakturrisiko zum Ziel (McCloskey et al. 2020). Als erhöhtes Frakturrisiko wurde gewertet:

- Anamnese mit osteoporotischer Fraktur nach dem 50. Lj.,
- ein 10-Jahres-Risiko für Hüftfrakturen und
- Major Osteoporotic Fractures oberhalb der länderspezifischen Schwelle, basierend auf FRAX und einem niedrigsten gemessenen T-Score von ≤ –2,5.

Es fand sich bei 3798 Patienten ein 10-Jahres-Risiko für Hüftfrakturen von 7,2 % und von 16,6 % für Major Osteoporotic Fractures. 55 % der Frauen erfüllten die Definition für ein erhöhtes Frakturrisiko. 74,6 % der Frauen mit indizierter Osteoporose-Therapie erhielten keine derartige Behandlung.

Cave

Die Osteoporose ist eine noch zu selten diagnostizierte und häufig untertherapierte Erkrankung.

19.4 Risikofaktoren für Osteoporose/osteoporotische Frakturen

Eine wichtige Voraussetzung für die Einleitung einer Osteoporose-Therapie ist die Erkennung von Risikofaktoren für Osteoporose und Frakturen, bei deren Vorliegen nach DVO-Leitlinie eine entsprechende Osteoporose-Basisdiagnostik einschließlich Osteodensitometrie angezeigt ist. Zu diesen **Risikofaktoren** zählen:

- **3 Konstellationen für definierte Frakturen:** niedrigtraumatische Wirbelkörperfraktur 2. Grades oder multiple Wirbelkörperfrakturen 1. Grades mit entsprechender Klinik oder im Falle multipler Frakturen sowie niedrigtraumatischer nichtvertebraler Frakturen mit Ausnahme von Finger-, Zehen-, Schädel- und Knöchelfrakturen
- **Allgemeine Risikofaktoren:** proximale Femurfraktur der Eltern, multiple Stürze und hohes Sturzrisiko, Immobilisation
- **8 endokrinologische Erkrankungen:** Cushing-Syndrom, primärer Hyperparathyreoidismus, Wachstumshormonmangel bei Hypophyseninsuffizienz, männlicher Hypogonadismus, subklinische und manifeste Hyperthyreose, persistierende Hyperthyreosis factitia, Diabetes mellitus Typ 1 und 2
- **3 rheumatologische Erkrankungen:** rheumatoide Arthritis, ankylosierende Spondylitis, systemischer Lupus erythematodes
- **2 gastroenterologische Erkrankungen:** einheimische Sprue, Billroth-II-Magenresektion und Gastrektomie
- **6 neurologische bzw. psychiatrische Erkrankungen:** Epilepsie, Schizophrenie, Schlaganfall, Morbus Alzheimer, Morbus Parkinson, Depression
- **5 weitere Erkrankungen aus verschiedenen Fachgebieten:** Herzinsuffizienz, COPD und Rauchen, Alkoholabusus und ethyltoxische Lebererkrankung, Anorexia nervosa, Monoklonale Gammopathie unklarer Signifikanz
- **Bestehende oder geplante Glukokortikoid-Therapie** mit Dosen von ≥ 2,5 mg/d Prednisolonäquivalent über mehr als 3 Mon.
- **9 weitere medikamentöse Therapien:** hormonablative Therapie, Aromatasehemmer, Glitazon-Therapie, sturzbegünstigende Medikamente, Antidepressiva, Antiepileptika, Opioide, hoch dosierte inhalative Glukokortikoide, chronische Einnahme von Protonenpumpenhemmern

19.5 Osteologische Basisdiagnostik

Nach DVO-Leitlinie ist eine Basisdiagnostik angezeigt, wenn das kalkulierte 10-Jahres-Risiko für vertebrale Frakturen und proximale Femurfrakturen bei > 20 % liegt. Die **Basisdiagnostik** umfasst neben der Osteodensitometrie mittels DXA eine ausführliche Anamnese bezüglich Frakturen und Osteoporose-Risikofaktoren (s. o.), die Beurteilung von Muskelkraft, Koordination und Sturzrisiko sowie ein auf Differenzialdiagnose und Erkennung sekundärer Osteoporosen fokussiertes Laborprogramm (Kalzium, Phosphat im Serum, Kreatinin-Clearance, γ-GT, alkalische Phosphatase, Blutbild, BSG, CrP, Eiweißelektrophorese, TSH). Liegen die Ergebnisse der Basisdiagnostik vor, kann basierend auf Alter, Geschlecht, KMD und weiteren die Therapieschwelle modifizierenden Risikofaktoren ermittelt werden, ob beim individuellen Patienten präventive Maßnahmen hinsichtlich Osteoporose und Frakturen ausreichend sind oder ob eine spezifische Osteoporose-Therapie indiziert ist. Die Indikation für eine spezifische medikamentöse Osteoporose-Therapie besteht bei einem 10-Jahres-Risiko für vertebrale und Hüftfrakturen von > 30 % (Thomasius, Bühring 2021). Bezüglich des detaillierten Vorgehens der Indikationsstellung für die spezifische Osteoporose-Therapie wird auf die DVO-Leitlinie verwiesen.

MERKE

Die **osteologische Basisdiagnostik** zielt auf die Bestimmung der Knochenmineraldichte als wichtigem Risikofaktor für Frakturen, die Erkennung weiterer Fraktur-Risikofaktoren einschließlich des Sturzrisikos sowie die differenzialdiagnostische Abgrenzung der Osteoporose gegenüber anderen Skeletterkrankungen.

19.6 Präventive Maßnahmen und Basismaßnahmen bei Osteoporose

19

19.6.1 Prävention im Kindes- und Jugendalter

Die Prävention beginnt sinnvollerweise bereits im Kindes- und Jugendalter durch Sicherstellung

- einer genügenden Kalziumzufuhr (1000–1500 mg/d) mit Vermeidung von zu viel Phosphat,
- ausreichende körperliche Belastung (z. B. Sprungsportarten wie Seilspringen) sowie
- das Vermeiden längerer Phasen eines Mangels an Sexualhormonen während des Knochenaufbaus bis zum Erreichen der maximalen Knochenmasse.

19.6.2 Hormonersatz nach der Menopause

Das **postmenopausale Östrogendefizit** ist der bedeutendste Risikofaktor bei der Entwicklung der Osteoporose der Frau. Somit könnte durch Östrogensubstitution der deutliche Abfall der KMD in der Menopause weitgehend verhindert werden. Seit dem vorzeitigen Ende der sog. Womens-Health-Initiative (WHI)-Studie im Mai 2002, werden jedoch Östrogene und/oder Gestagene weder zur Prävention noch zur Therapie der Osteoporose weiter empfohlen. Im Rahmen dieser prospektiven, randomisierten und Placebo-kontrollierten Studie (RCT) wurden bei 16.608 postmenopausalen Frauen zwischen 50 und 79 J. Risiko und Nutzen einer Therapie mit 0,625 mg konjugierten Östrogenen und zusätzlich 2,5 mg/d Medroxyprogesteronacetat über 5,2 J. untersucht (Rossouw et al. 2002). Es fand sich ein um 34 % vermindertes Risiko für Schenkelhalsfrakturen und für vertebrale Frakturen. Das generelle Frakturrisiko war um 24 % vermindert. Ferner wurde ein um 37 % geringeres Risiko für kolorektale Karzinome und ein 17 % niedrigeres Risiko für Karzinome des Endometriums beobachtet. Andererseits fanden sich erhöhte Risiken für Brustkrebs (+26 %), koronare Herzerkrankung mit Herzinfarkt (+29 %), Schlaganfall (+41 %) und Lungenembolie (+113 %). Die Studie wurde daher vorzeitig beendet. Als Konsequenz sollte die hormonersetzende Behandlung nur noch für kürzere Zeiträume von bis zu etwa 5 J. zur Behandlung klimakterischer Beschwerden eingesetzt werden. In der DVO-Leitlinie wird daher außerhalb der Indikation vasomotorische Symptome eine Östrogentherapie bei postmenopausalen Frauen mit hohem Frakturrisiko nur bei Kontraindikationen bzw. Unverträglichkeit gegenüber anderen zur Behandlung der Osteoporose geeigneten Substanzen unter sorgfältiger Risiko-Nutzen-Abwägung empfohlen.

19.6.3 Allgemeine präventive Maßnahmen, Ernährung

Zu den präventiven Maßnahmen bei Osteoporose bzw. Patienten mit Osteoporose-Risiko zählen die Sicherstellung einer ausreichenden **Vitamin-D- und Kalziumversorgung,** die **Vermeidung von Untergewicht** (BMI < 20 kg/m^2) sowie die **Beendigung eines Nikotinkonsums.** Eine ausreichende Kalziumzufuhr von ca. 1000 mg/d soll dabei über die Nahrung gewährleistet werden. Milch und Milchprodukte sind hier von herausragender Bedeutung. Bei Unverträglichkeiten wie z. B. bedingt durch Mangel oder Milcheiweißallergie können kalziumreiche Mineralwässer oder Kalziumpräparate mit einem Kalziumgehalt von 500–1000 mg/d eingesetzt werden.

Weitere Maßnahmen zielen auf eine **Reduktion von Sturzrisiko und Sarkopenie.** Dazu zählen Maßnahmen zur Förderung von Muskelkraft und Koordination sowie die Beseitigung vermeidbarer Ursachen für Stürze, z. B. die Beendigung einer sturzbegünstigenden Medikation und ggf. Veränderungen im häuslichen Umfeld wie der Beseitigung von „Stolperfallen".

Prinzipiell können **Hüftprotektoren** das Risiko von hüftnahen Frakturen bei Menschen in Altenpflegeeinrichtungen reduzieren. Effektivität und Adhärenz werden unterschiedlich beurteilt. Eine aktuelle Übersicht kommt zur Schlussfolgerung, dass Hüftprotektoren eine kosteneffektive Maßnahme zur Prävention von Hüftfrakturen bei Patienten mit hohem Frakturrisiko sind (de Bot et al. 2020). Allerdings zeigte eine Metaanalyse von 19 Studien nur eine relativ geringe Risikoreduktion (RR 0,82) entsprechend einer Reduktion um 11 Hüftfrakturen bei 1000 Patienten (Santesso et al. 2014). Ferner fand sich bei Einsatz von Hüftprotektoren ein erhöhtes Risiko für Beckenfrakturen (RR 1,27) und die Adhärenz wurde als niedrig eingeschätzt.

MERKE

Phosphatzufuhr (Colagetränke, Fleisch) vermindert die intestinale Kalziumresorption und muss daher begrenzt werden.

19.6.4 Sicherstellung einer adäquaten Vitamin-D-Versorgung

In Anbetracht der hohen Prävalenz eines Vitamin-D-Mangels in Europa und der zentralen Bedeutung einer Gabe von Vitamin D im Zusammenhang mit einer spezifischen Osteoporose-Therapie sollen Aspekte der Vitamin-D-Substitution gesondert dargestellt werden. Der beste Indikator für die Vitamin-D-Versorgung ist der **25OHD-Spiegel** im Serum bzw. Plasma. Leider gibt es keinen internationalen Konsensus bezüglich einer klaren Definition eines Vitamin-D-Mangels und einer suffizienten Vitamin-D-Versorgung (Lips et al. 2019).

Das Institute of Medicine (IOM) betrachtet einen 25OHD-Spiegel von < 30 nmol/l bzw. < 12 ng/ml als Zeichen einer Vitamin-D-Defizienz, während Spiegel zwischen 50 und 75 nmol/l bzw. zwischen 20 und 30 ng/ml als ausreichende Versorgung gewertet werden. Es wird davon ausgegangen, dass Werte im genannten Bereich für 97,5 % der Bevölkerung im Hinblick auf die Knochengesundheit ausreichend sind. Werte zwischen 30 nmol/l bzw. 12 ng/ml und 50 nmol/l bzw. 20 ng/ml werden als unsicher im Hinblick auf eine ausreichende Versorgung eingeschätzt.

Dagegen liegt die Schwelle für eine ausreichende Vitamin-D-Versorgung für 97,5 % der Bevölkerung nach den Leitlinien der Endocrine Society mit einem 25OHD-Spiegel von > 75 nmol/l bzw. 30 ng/ml deutlich höher. Spiegel < 50 nmol/l bzw. < 20 ng/ml werden von der Endocrine Society als Vitamin-D-Defizienz eingestuft, Spiegel zwischen 50 und 75 nmol/l bzw. 20 und 30 ng/ml als unzureichende Vitamin-D-Versorgung.

Legt man die Schwellenwerte der Endocrine Society für eine Vitamin-D-Defizienz zugrunde (50 nmol/l bzw. 20 ng/ml), findet sich ein Vitamin-D-Mangel in Nordeuropa in weniger als 20 % der Fälle, aber in 30–60 % der Fälle in West-, Süd- und Osteuropa. Eine schwere Defizienz mit 25OHD-Spiegeln < 30 nmol/l bzw. < 12 ng/ml findet sich bei > 10 % der Europäer.

Entsprechend den unterschiedlich definierten Schwellenwerten unterscheiden sich auch die Empfehlungen von IOM und Endocrine Society für die tägliche Vitamin-D-Zufuhr. Das IOM empfiehlt eine tägliche Vitamin-D-Zufuhr von 15 µg bzw. 600 IU im Alter von 1–70 J., bei älteren Menschen im Falle einer nur minimalen Sonnenexposition von 20 µg bzw. 800 IU täglich. Von der Endocrine Society werden 37,5–50 µg/d bzw. 1500–2000 IU/d empfohlen, um einen 25OHD-Spiegel von mind. 75 nmol/l bzw. 30 ng/ml zu erreichen. Ernährungsanalysen haben gezeigt, dass die p. o. Vitamin-D-Zufuhr selbst den Empfehlungen des IOM v. a.m in West-, Süd- und Osteuropa nicht gerecht wird. In den meisten europäischen Ländern liegt die tägliche Vitamin-D-Zufuhr bei < 5 µg bzw. 200 IU.

Im Hinblick auf das Frakturrisiko und Stürze haben mehrere randomisierte Studien gezeigt, dass die tägliche Gabe von 20 µg bzw. 800 IU Vitamin D in Kombination mit Kalzium bei alten Menschen im altersgerechten Wohnen Stürze und Frakturen insbesondere auch Hüftfrakturen reduziert. Eine Metaanalyse zu den Effekten einer Vitamin-D-Monotherapie auf Frakturen, Stürze und KMD zeigte im Hinblick auf die Outcome-Parameter keine Effekte, allerdings wurden hier keine Studien mit Vitamin D und Kalzium gegen Doppel-Placebo analysiert.

Der Vitamin-D-Bedarf ist auch vom Ausmaß eines bestehenden Defizits abhängig. Nach den Empfehlungen des DVO sollte die tägliche Dosis im Bereich von 800–1000 E Vitamin D_3 liegen. Alternativ können auch intermittierende Gaben z. B. mit 20.000 E alle 14 d zur Anwendung kommen. Es sollte ein Vitamin-D-Spiegel zwischen 50 und 125 nmol/l angestrebt werden, möglichst sollte der Vitamin-D-Spiegel bei mind. 75 nmol/l liegen (Bischoff-Ferrari et al. 2012).

MERKE

Die Gabe von 800–1000 IE Vitamin D_3 zählt zu den vom DVO empfohlenen Basismaßnahmen zur Frakturprophylaxe. Es sollte ein Vitamin-D-Spiegel von ≥ 75 nmol/l angestrebt werden.

19.7 Spezifische medikamentöse Therapie der Osteoporose

19.7.1 Grundsätzliche Bemerkungen

Die Entwicklung einer Osteoporose beruht auf einer Imbalance von Knochenresorption und Knochenformation mit negativer Umbaubilanz und geht häufig mit einem Qualitätsverlust des Knochens und reduzierter mechanischer Belastbarkeit einher. Die derzeit zur Verfügung stehenden pharmakologischen Möglichkeiten zur Osteoporose-Therapie basieren daher auf einer Hemmung der Knochenresorption **(antiresorptive Substanzen)** oder einer Steigerung der Knochenformation **(osteoanabole Substanzen).** Des Weiteren besteht die Möglichkeit des Einsatzes **dual wirksamer Substanzen,** welche sowohl die Knochenresorption hemmen als auch die Knochenformation stimulieren. Zu den antiresorptiven Substanzen zählen **Bisphosphonate** (BP), **selektive Östrogenrezeptormodulatoren** (SERMs) und der RANKL-Antikörper **Denosumab** (Dmab). Als selektiv osteoanabole Substanz ist **Teriparatid** zu nennen. Nachdem Strontiumranelat aufgrund des Nebenwirkungsprofils mit Erhöhung des Thromboembolie- und kardiovaskulären Risikos 2017 in Deutschland vom Markt genommen wurde, verbleibt der 2019 zugelassene Sklerostin-Antikörper **Romosozumab** als derzeit einzige dual wirksame Substanz. Die Anwendung von Teriparatid und Romosozumab ist auf relativ kurze Zeitintervalle begrenzt. Einer osteoanabolen Therapie muss der Konsolidierung des Therapieeffektes eine antiresorptive Therapie folgen (Obermayer-Pietsch et al. 2021).

Wichtig ist der Hinweis, dass allgemeine präventive Maßnahmen insbesondere zur Sicherstellung einer ausreichenden Vitamin-D- und Kalziumversorgung mit spezifischen medikamentösen Therapien kombiniert werden müssen. Entsprechend wurden die unten bei den einzelnen Medikamenten aufgeführten placebokontrollierten Studien auch vor dem Hintergrund einer Vitamin-D- und Kalzium-Substitution sowohl im Verum- als auch im Placebo-Arm durchgeführt. Aus Gründen der Übersichtlichkeit wird in der kurzen Darstellung ausgewählter Studien zur spezifischen medikamentösen Therapie der Osteoporose bis auf Ausnahmen auf die Dosierungen von Vitamin D und Kalzium verzichtet. Da die Reduktion von Frakturen das zentrale Ziel der Osteoporose-Therapie ist, konzentriert sich die Darstellung von Studienergebnissen auf die Frakturreduktion und geht i. d. R. nicht auf die Ergebnisse im Hinblick auf die KMD ein.

Die folgende Übersicht zur spezifischen medikamentösen Therapie der Osteoporose beschränkt sich auf die vom DVO mit einem Evidenzgrad A im Hinblick auf die Frakturreduktion versehenen Substanzen sowie auf die 2020 für die Behandlung der schweren postmenopausalen Osteoporose zugelassene Substanz Romosozumab.

MERKE

Einer osteoanabolen bzw. dual wirksamen Therapie muss zur Konsolidierung des Therapieeffektes eine antiresorptive Therapie angeschlossen werden.

19.7.2 Antiresorptive Therapie

Bisphosphonate

Bisphosphonate binden selektiv an den mineralisierten Knochen und werden während des Prozesses der Knochenresorption in reife Osteoklasten aufgenommen. Sowohl Nichtaminobisphosphonate (Clodronat, Etidronat, Tiludronat) als auch Aminobisphosphonate (Alendronat, Risedronat, Ibandronat, Pamidronat, Zoledronat, Incadronat, Minodronat) induzieren die Apoptose von Osteoklasten. Die molekularen Mechanismen der Apoptoseinduktion unterscheiden sich jedoch. Nichtaminobisphosphonate werden im Zytosol des Osteoklasten zu einem zytotoxischen Adenosintriphosphat-Biphosphat-Analog metabolisiert, welcher ATP-abhängige Enzyme inhibiert und Apoptose induziert. Dagegen interferieren Aminobisphosphonate mit dem Mevalonat-Stoffwechselweg durch Inhibierung der Farnesyl-Pyrophosphat (FFP)-Synthase. Dies verhindert die posttranslationale Modifikation kleiner Guanosin-Triphosphat (GTP)-bindender Proteine, welche für Funktion und Überleben von Osteoklasten notwendig sind.

Die Bindung an den mineralisierten Knochen mit entsprechender Persistenz führt dazu, dass der antiresoptive Effekt der Bisphosphonate auch nach Beendigung einer Therapie noch länger anhält. Dabei unterscheiden sich die einzelnen Substanzen bezüglich der Dauer einer auch nach Beendigung der Therapie anhaltenden antiresorptiven Wirkung. Die Retention im Knochen ist für Zoledronat offenbar ausgeprägter als für Alendronat und für beide Substanzen ausgeprägter als für Risedronat (Nancollas 2006). Entsprechend klingt der antiresorptive Effekt von Risedronat innerhalb eines Jahres nach Therapiepause ab, während nach einmaliger i. v. Zoledronat-Gabe für mind. 1 J. die Knochenresorption supprimiert bleibt. Auch nach kontinuierlicher Alendronat-Therapie über 5 J. wurde ein anhaltender antiresorptiver Effekt über bis zu 5 J. beobachtet (Nancollas et al. 2006). Im Gegensatz zu den Bisphosphonaten kommt es nach Pausierung von Denosumab nicht nur zu einer sehr raschen Abnahme der antiresorptiven Wirkung sondern zu einem Rebound-Phänomen. Diese grundlegenden Unterschiede der beiden antiresorptiven Prinzipien sind bei der praktischen Anwendung unbedingt zu beachten.

Oral applizierte Bisphosphonate

Alendronat

Ausgewählte Studienergebnisse: Daten zur Frakturreduktion liegen für Alendronat sowohl für postmenopausale Frauen als auch bei Glukokortikoid-induzierter Osteoporose vor. Bei 994 postmenopausalen Frauen, die mit verschiedenen Dosierungen Alendronat (5 mg/d o. 10 mg/d für 3 J. o. 20 mg/d für 2 J. gefolgt von 5 mg/d für 1 J.) behandelt wurden, fand sich unter Alendronat im Vergleich zu Placebo eine Reduktion neuer vertebraler Frakturen um 48 % (3,2 % unter Alendronat vs. 6,2 % unter Placebo p = 0,03; Liberman et al. 1995). In einer weiteren randomisierten kontrollierten Studie (RCT) mit 2027 postmenopausalen Frauen traten innerhalb von 3 J. bei 15 % unter Placebo und bei 8 % unter Alendronat neue vertebrale Frakturen auf, was einer Frakturreduktion um 47 % entspricht (p < 0,001; Black et al. 1996). Auch für alle klinischen Frakturen zeigte sich unter Alendronat eine Reduktion (14,7 % unter Placebo vs. 11,9 % unter Alendronat, p = 0,004). Bei 3658 postmenopausalen Frauen mit prävalenten vertebralen Frakturen oder einem T-Score < –2,5 zeigte sich nach 3–4 J. Behandlung unter Alendronat im Vergleich zu Placebo eine Reduktion der radiologischen vertebralen Frakturen um 48 % (p < 0,001), multipler vertebraler Frakturen um 87 % (p < 0,001), klinischer vertebraler Frakturen um 45 % (p = 0,003), von Hüftfrakturen um 53 % (p = 0,005) und aller klinischen Frakturen um 30 % (p = 0,001; Black et al. 2000). Bei 447 Frauen und Männern mit einer Glukokortikoiddosis von ≥ 7,5 mg Prednisolonäquivalent/d führte Alendronat im Vergleich zu Placebo zu einer Reduktion neuer vertebraler Frakturen um 40 % (2,3 % vs. 3,7 %) im ersten Jahr bzw. um 90 % im zweiten Jahr (p = 0,026; Saag et al. 1998, Adachi et al. 2001).

Empfehlungsgrad/Evidenzgrad: A.

Dosierung/Zulassungsstatus: Üblicherweise wird Alendronat in einer Dosierung von 70 mg 1 ×/Wo. angewandt. Für die Glukokortikoid-induzierte Osteoporose ist die Dosierung von 10 mg/d zugelassen.

Risedronat

Ausgewählte Studienergebnisse: Eine Frakturreduktion ist für Risedronat sowohl bei postmenopausalen Frauen als auch bei Glukokortikoid-behandelten Frauen und Männern belegt. Bei 2458 postmenopausalen Frauen mit vertebralen Frakturen oder einem T-Score von < 2,0 der LWS wurden unter Risedronat innerhalb von 3 J. folgende Effekte auf die Frakturinzidenz beobachtet: Reduktion vertebraler Frakturen um 41 % (11,3 % unter Risedronat vs. 16,3 % unter Placebo; p = 0,003), Reduktion nichtvertebraler Frakturen um 39 % (5,2 % unter Risedronat vs. 8,4 % unter Placebo; p = 0,02; Harris et al. 1999). In einer Post-hoc-Analyse konnte gezeigt werden, dass Risedronat bei Frauen im Alter von 70–79 J. mit einer besonders niedrigen KMD am Schenkelhals (T-Score < –3,0 SD) das Risiko von Hüftfrakturen innerhalb von 3 J. um 40 % (p=0,009), bei zusätzlich prävalenten vertebralen Frakturen um 60 % reduziert (Masud et al. 2009). In 2 weiteren Studien, in welche 184 Männer (Reid et al. 2001) bzw. 290 Frauen und Männer (Reid et al. 2000) mit einer Glukokortikoiddosis von ≥ 7,5 mg Prednisolonäquivalent/d eingeschlossen wurden, kam es unter Risedronat in Kombination mit Vitamin D und Kalzium zu einer signifikanten Reduktion vertebraler Frakturen um 82,4 % (p = 0,008) bzw. 70 % (p = 0,042).

Empfehlungsgrad/Evidenzgrad: A.

Dosierung/Zulassungsstatus: Üblicherweise wird Risedronat in einer Dosierung von 35 mg 1 ×/Wo. angewandt. Für die Glukokortikoid-induzierte Osteoporose ist die Dosierung von 5 mg/d für Frauen zugelassen.

Ibandronat

Ausgewählte Studienergebnisse: Die Frakturinzidenz wurde in einer über 3 J. angelegten Studie bei 2946 postmenopausalen Frauen mit mindestens einer prävalenten Wirbelkörperfraktur und einem T-Score von ≤ –2,0 im Bereich der Lendenwirbelsäule untersucht. Die Patientinnen erhielten Ibandronat in einer Dosierung von 2,5 mg/d, Ibandronat intermittierend (12 Dosen zu 20 mg/d innerhalb von 3 Mon.) oder Placebo. Unter täglicher bzw. intermittierender Gabe kam es gegenüber Placebo zu einer Reduktion neuer vertebraler Frakturen um 62 % (p = 0,0001) bzw. 50 % (p = 0,0006; Chesnut et al. 2004). Eine Post-hoc-Analyse zeigte für eine Hochrisikogruppe mit einem T-Score von < –3,0 am Schenkelhals auch eine signifikante Reduktion nichtvertebraler Frakturen um 69 % (p = 0,012) unter täglicher Applikation von Ibandronat. Bei 1395 postmenopausalen Frauen mit einem T-Score der LWS von < –2,5 und ≥ –5,0 wurde Ibandronat in einer Dosierung von 2,5 mg/d p. o. mit 2 mg i. v. alle 2 Mon. bzw. 3 mg i. v. alle 3 Mon. verglichen (Eismann et al. 2008). Im Hinblick auf den Anstieg der KMD der LWS waren die Dosierungen von 3 mg i. v. alle 3 Mon. (KMD-Anstieg um 6,3 %) und 2 mg alle 2 Mon. (KMD-Anstieg um 6,4 %) der p. o. Gabe (KMD-Anstieg um 4,8 %) überlegen (p < 0,001). Ähnliche Ergebnisse zeigten sich auch für den proximalen Femur. Da die Frakturreduktion in der früheren Studie bereits für die p. o. Gabe belegt war, wurde indirekt auf eine Frakturprävention auch durch die bezüglich der KMD noch effektivere i. v. Gabe geschlossen.

Dosierung/Zulassungsstatus: Üblicherweise wird Ibandronat p. o. in einer Dosierung von 150 mg 1 ×/Mon., i. v. in einer Dosierung von 3 mg alle 3 Mon. verabreicht. Ibandronat ist für die Osteoporose der postmenopausalen Frau zugelassen. Es besteht keine Zulassung für die Glukokortikoid-induzierte Osteoporose.

Zoledronat

Ausgewählte Studienergebnisse: Zur Wirksamkeit und Sicherheit von Zoledronat wurde ein sehr umfangreiches Studienprogramm vorgelegt. Bei insgesamt 7736 postmenopausalen Frauen im Alter von 65–89 J. wurde Zoledronat in einer Dosierung von 5 mg i. v. 1 ×/J. mit Placebo über einen Zeitraum von 3 J. verglichen (Black et al. 2007). Wesentliche Einschlusskriterien waren ein T-Score von ≤ –2,5 am Schenkelhals unabhängig von prävalenten vertebralen Frakturen oder ein T-Score ≤ –1,5 in Verbindung mit mind. 2 milden morphometrischen vertebralen Frakturen oder einer moderaten morphometrischen vertebralen Fraktur. Dabei war im Stratum 1 keine zusätzliche Osteoporose-Therapie zum Zeitpunkt der Randomisierung möglich, während im Stratum 2 eine Co-Medikation mit Hormonersatztherapie, Raloxifen oder Calcitonin erlaubt war. Eine Bisphosphonat-Vorbehandlung war erlaubt. Alle Patienten erhielten 1000–1500 mg Kalzium und 400–1200 IU/d Vitamin D. Die Zoledronat-Therapie reduzierte das Risiko neuer morphometrischer vertebraler Frakturen im Stratum 1 um 70 % (10,9 % unter Placebo vs. 3,3 % unter Zoledronat; p < 0,001). Das Risiko von Hüftfrakturen wurde um 41 % (2,5 % unter Placebo vs. 1,4 % unter Zoledronat; p = 0,002) konsistent in Stratum I und II reduziert. Auch das Risiko von nichtvertebralen Frakturen, klinischen Frakturen und klinischen vertebralen Frakturen wurde um 25 %, 33 % bzw. 77 % reduziert (p < 0,001). Schweres Vorhofflimmern trat mit 1,3 % vs. 0,5 % unter Zoledronat signifikant häufiger auf (p < 0,001).

Bei 2127 Patienten mit operativ versorgter Hüftfraktur wurde in einem RCT der Einfluss von 5 mg/J. Zoledronat i. v. auf das Frakturrisiko über im Mittel 1,9 J. untersucht (Lyles et al. 2007). Die erste Zoledronat-Infusion erfolgte dabei innerhalb von 90 d nach Operation. Bei einem 25-Hydroxycholecalciferol-Spiegel von < 15 ng/ml erhielten die Patienten eine vom Spiegel abhängige Loading-Dose Vitamin D von 50.000–125.000 IU p. o. oder i. m., anschließend täglich 1000–1500 mg Kalzium und 800–1200 IU Vitamin D. Unter Zoledronat war eine Reduktion des Risikos für alle Frakturen um 35 % zu verzeichnen (8,6 % unter Zoledronat vs. 13,9 % unter Placebo (p = 0,001) mit Reduktion vertebraler Frakturen um 46 % (p = 0,02) und nichtvertebraler Frakturen um 27 % (p = 0,03). Das Risiko neuer Hüftfrakturen wurde numerisch um 30 % reduziert. Interessant war ferner eine Reduktion der Mortalität unabhängig von der Ursache um 28 % in der Zoledronat-Gruppe (p = 0,01).

Bei Glukokortikoid-induzierter Osteoporose wurde Zoledronat bei 883 Frauen und Männern bzw. 265 Männern, welche mind. 7,5 mg/d Prednisolonäquivalent erhielten sowohl im präventiven als auch im therapeutischen Ansatz vor dem Hintergrund einer Therapie mit Kalzium und Vitamin D mit Risedronat verglichen (Reid et al. 2009; Sambrock et al. 2012). Hier fand unter Zoledronat im Vergleich zu Risedronat ein signifikant bis hochsignifikant ausgeprägterer Anstieg der KMD. Für das Frakturrisiko ergab sich kein signifikanter Unterschied zwischen beiden Bisphosphonaten.

Nebenwirkungen: Als häufigste Nebenwirkungen werden grippeartige Symptome mit Fieber, Schüttelfrost, Myalgien, Arthralgien und allgemeiner Abgeschlagenheit beschrieben. Diese Akut-Phase-Reaktion, welche durch Freisetzung von TNFα und IL-6 induziert wird, kann bei 5–25 % der Patienten meist bei der ersten Gabe beobachtet werden. Sie klingt i. d. R. innerhalb von 3 d ab und kann durch Prämedikation mit 500–1000 mg Paracetamol abgemildert werden. Weitere häufige Nebenwirkungen sind Zephalgien, Schwindel, Übelkeit, Erbrechen und Diarrhö, ferner Hyperämie der Augen und Hypokalzämie. Die oben beschriebene signifikante Erhöhung der Rate an schwerwiegendem Vorhofflimmern konnte in weiteren Studien nicht bestätigt werden. Sehr selten werden Kieferosteonekrosen oder atypische Femurfrakturen beobachtet.

Dosierung/Zulassungsstatus: Zoledronat wird als Infusion in einer Dosierung von 5 mg 1 ×/J. appliziert. Im Hinblick auf die Osteoporose ist Zoledronat zugelassen für Frauen mit postmenopausaler Osteoporose, erwachsene Männer mit Osteoporose sowie für die Behandlung der Glukokortikid-induzierten Osteoporose bei postmenopausalen Frauen und erwachsenen Männern.

Nebenwirkungen von Bisphosphonaten

Als häufige Nebenwirkungen p. o. Bisphosphonate werden gastrointestinale Beschwerden, Zephalgien, Myalgien und Arthralgien beschrieben. Bei der i. v. Gabe von Aminobisphosphonaten muss mit grippeartigen Symptomen mit Fieber, Schüttelfrost, Myalgien, Arthralgien und allgemeiner Abgeschlagenheit gerechnet werden. Im Falle von Zoledronat stellen diese die häufigste Nebenwirkung dar (s. o.). Sehr selten werden Kieferosteonekrosen (s. u.) oder atypische Femurfrakturen beobachtet. Die Erhöhung des absoluten Risikos für atypische Femurfrakturen wird mit 5 Fällen/10.000 Patientenjahre angegeben (Schilcher et al. 2011).

Dauer der Anwendung von Bisphosphonaten

In der Regel 5 J. für die p. o. Therapie und 3 J. für die i. v. Therapie, dann Re-Evaluation des Frakturrisikos und Entscheid bezüglich Fortsetzung der Therapie, Therapiepause oder Therapieänderung (niedriges bis moderates Frakturrisiko: Therapiepause mit Re-Evaluation des Frakturrisikos alle 2–4 J.; hohes Frakturrisiko: Fortsetzung der Therapie oder Therapiewechsel; Obermayer et al. 2021).

Kontraindikationen von Bisphosphonaten

Generelle Kontraindikationen für Bisphosphonate: Schwangerschaft und Stillzeit, Hypokalzämie, höhergradige Niereninsuffizienz mit Kreatinin-Clearance (für Alendronat und Zoledronat Kreatinin-Clearance < 35 ml/Min., für Risedronat und Ibandronat Kreatinin-Clearance < 30 ml/Min.). Vorsicht bei Zahnerkrankungen in der Anamnese, schlechter Mundhygiene, Parodontitis, invasiven zahnärztlichen Eingriffen und schlecht angepasstem Zahnersatz.

Zusätzliche Kontraindikationen bei oraler Therapie: Faktoren, welche eine verzögerte Ösophagusentleerung bedingen wie Anomalien, Schleimhautläsionen des Ösophagus wie Ösophagitis, Ulzera, Erosionen, Unmöglichkeit, die Einnahmebedingungen einzuhalten bei p. o. Gabe (s. u.).

Besonderheiten bei der Einnahme p. o. Bisphosphonate

Um eine ausreichende Wirkung zu gewährleisten und das Risiko insbesondere gastrointestinaler Nebenwirkungen zu minimieren, sind folgende Einnahmemodalitäten zu beachten: Einnahme oraler Bisphosphonate mit 200 ml Trinkwasser mind. 30 Min. vor der ersten Aufnahme von Nahrung, Flüssigkeit oder anderen Medikamenten, im Anschluss Beibehaltung einer aufrechten Körperposition für mind. 30 Min.

MERKE

Zu den wichtigen Kontraindikationen gegen Bisphosphonate zählen Schwangerschaft und Stillzeit, Hypokalzämie sowie eine höhergradige Einschränkung der Nierenfunktion. Bei p. o. Bisphosphonaten sind Läsionen im oberen Gastrointestinaltrakt sowie die Unmöglichkeit, die Einnahmebedingungen einzuhalten, als weitere Kontraindikationen zu beachten.

Denosumab

Ausgewählte Studienergebnisse: Der Einfluss einer Therapie mit 60 mg Denosumab s. c. alle 6 Mon. auf die Frakturinzidenz wurde über einen Zeitraum von 36 Mon. bei 7868 postmenopausalen Frauen mit einem Alter zwischen 60 und 90 J. und einem T-Score zwischen < –2,5 und –4,0 untersucht (Cummings et al. 2009). Im Vergleich zu Placebo zeigte sich eine Risikoreduktion für vertebrale Frakturen um 68 % (7,2 % unter Placebo vs. 2,3 % unter Denosumab; p < 0,001), für Hüftfrakturen um 40 % (1,2 % unter Placebo vs. 0,7 % unter Denosumab; p = 0,04) und für nichtvertebrale Frakturen um 20 % (8 % unter Placebo vs. 6,5 % unter Denosumab; p = 0,01). Bei 795 mit Glukokortikoiden (GK) in einer Dosis von mind. 7,5 mg Prednisolonäquivalent wurde Denosumab in einer Dosierung von 60 mg s. c. alle 6 Mon. mit 5 mg/d Risedronat über einen Zeitraum von 24 Mon. verglichen (Saag et al. 2019). Dabei fand sich unter Denosumab ein hochsignifikant ausgeprägterer Anstieg der KMD an LWS und Hüfte (p < 0,001) sowohl bei Patienten mit einer GK-Behandlungsdauer von < 3 Mon. als auch einer GK-Einnahme von ≥ 3 Mon. Es ergaben sich keine Unterschiede in der Frakturinzidenz zwischen Denosumab und Risedronat.

Empfehlungsgrad/Evidenzgrad: A.

Nebenwirkungen: Die häufigsten Nebenwirkungen unter Denosumab-Therapie sind Gliederschmerzen und muskuloskelettale Schmerzen. Selten, aber aufgrund der klinischen Relevanz bedeutsam sind Hypokalzämie, Osteonekrosen des Kiefers (s. u.) sowie atypische Femurfrakturen.

Dosierung: Denosumab kommt in einer Dosierung von 60 mg s. c. alle 6 Mon. zur Anwendung. Denosumab ist zugelassen zur Behandlung der Osteoporose bei postmenopausalen Frauen sowie bei Männern mit erhöhtem Frakturrisiko sowie bei Glukokortikoid-induzierter Osteoporose. Ferner besteht die Zulassung für die Osteoporose im Zusammenhang mit Hormonablation bei Männern mit Prostatakarzinom.

Dauer der Anwendung: Unter Denosumab-Therapie sollte das Frakturrisiko nach 5–10 J. reevaluiert werden (Obermayer-Pietsch et al. 2021). Im Gegensatz zu Bisphosphonaten, deren Effekt durch den Einbau in die Knochensubstanz auch nach Beendigung der Therapie noch länger anhält, kommt es nach Absetzen von Denosumab zu einem Rebound-Phänomen mit deutlichem Anstieg der Knochenresorption und erheblich erhöhtem Frakturrisiko. An die Beendigung einer Denosumab-Therapie muss sich daher eine zeitlich befristete antiresorptive Therapie, i. d. R. mit einem Bisphosphonat anschließen.

Kontraindikationen: Hypokalzämie.

Besonderheiten: Bei Absetzen von Denosumab und/oder Nichteinhalten der Applikationsintervalle kommt es zu einem Rebound-Effekt auf den Knochenumbau, der insbesondere bei vorbestehenden vertebralen Frakturen mit einem erhöhten Risiko des Auftretens multipler vertebraler Frakturen einhergeht. Daher ist nach Beendigung der Therapie eine Rebound-Prophylaxe mit einem Bisphosphonat erforderlich, welche 6 Mon. nach der letzten Denosumab-Injektion begonnen und unter Kontrolle von Knochenumbaumarker erfolgen sollte.

19

MERKE

Im Gegensatz zu Bisphosphonaten, bei denen auch nach Beendigung der Therapie durch die lange Persistenz im Knochen ein über unterschiedlich lange Zeit anhaltender Effekt zu beobachten ist, kommt es nach Absetzen von Denosumab zu einem raschen Rebound-Phänomen mit erheblich erhöhtem Frakturrisiko. Daher ist nach Beendigung einer Denosumab-Therapie eine Rebound-Prophylaxe mit einem Bisphosphonat erforderlich.

Antiresorptiva-assoziierte Kiefernekrosen

Kiefernekrosen sind sehr seltene, aber die Lebensqualität subjektiv und objektiv nachhaltig beeinträchtigende Komplikationen einer antiresorptiven Therapie mit Bisphosphonaten und Denosumab. Daher wurde von der Deutschen Gesellschaft für Mund-, Kiefer- und Gesichtschirurgie eine S3-Leitlinie Antiresorptiva-assoziierte Kiefernekrosen publiziert, in der u. a. Aussagen zur Häufigkeit, zu Risikofaktoren und präventiven Maßnahmen aufgeführt werden. Die Inzidenz von Kiefernekrosen unter Bisphosphonaten im Rahmen der Osteoporose-Therapie liegt zwischen 0,001 % und 0,01 % und ist somit marginal höher als in der gesamten Bevölkerung (Kahn et al. 2015). Unter Denosumab wurden Kiefernekrosen bei in der Osteoporose-Therapie verwendeten Dosen in ca. 0,04 % beschrieben (Eguia et al. 2020), wobei das Risiko mit der Anwendungsdauer steigt. In o. g. Leitlinie wird die Therapie der primären Osteoporose mit Bisphosphonaten oder Denosumab als niedriges Risikoprofil mit einer Risiko-Range von 0–0,5 % für Kiefernekrosen eingeordnet. Die Prävalenz ist hier wie folgt angegeben: 0,04 % bei Bisphosphonat-Therapie < 4 J., 0,21 % bei Bisphosphonat-Therapie > 4 J. und 0,13–0,21 % unter Denosumab. Ein höheres Risiko mit einer Risiko-Range bis 1 % wird bei gleichzeitiger Immunsuppression sowie bei Grunderkrankungen mit negativem Einfluss auf Wundheilung und Immunsystem wie Diabetes mellitus und Anämie gesehen. Das höchste Risiko resultiert bei den deutlich höheren Dosen für Bisphosphonate und Denosumab bei onkologischer Indikation. Wichtige Maßnahmen sind die Aufklärung des Patienten, die Information des behandelnden Stomatologen über die eingeleitete Therapie und das Risikoprofil. Vom Zahnarzt sollen vor Beginn der antiresorptiven Therapie Fokussuche, prothetische Anpassung sowie Sanierung von Infektionen und Bakterieneintrittspforten begonnen werden. Allerdings soll wegen des geringen Risikos, insbesondere bei Osteoporose-Patienten, die Einleitung der antiresorptiven Therapie nicht verzögert werden.

MERKE

Kiefernekrosen sind sehr seltene, aber schwerwiegende Nebenwirkungen unter Therapie mit Bisphosphonaten und Denosumab. Die Häufigkeit steigt mit der Dauer der Anwendung. Vor antiresorptiver Therapie mit Bisphosphonaten und Denosumab sollte eine stomatologische Sanierung erfolgen, ohne jedoch die Einleitung der antiresorptiven Therapie zu verzögern.

Selektive Östrogenrezeptormodulatoren (SERMs)

Raloxifen

Ausgewählte Studienergebnisse: Bei 7705 postmenopausalen Frauen, welche in Abhängigkeit von prävalenten vertebralen Frakturen nochmals in 2 Subgruppen unterteilt wurden, trat in der Placebogruppe mindestens eine neue vertebrale Fraktur bei 10,1 % der Patientinnen auf, in der Gruppe mit 60 mg/d Raloxifen dagegen in 6,6 % (RR 0,7) und unter 120 mg/d Raloxifen in 5,4 % (RR 0,6; Ettinger et al. 1999). Bei Frauen mit Osteoporose ohne vorbestehende vertebrale Fraktur war eine Reduktion neuer vertebraler Frakturen um 47 %, bei bereits vorbestehenden vertebralen Frakturen um 31 % zu verzeichnen. Für nichtvertebrale Frakturen ergaben sich keine signifikanten Unterschiede.

Bis zum Monat 40 traten venöse Thromboembolien bei 0,3 % der placebobehandelten Patientinnen auf, dagegen bei je 1 % in beiden Verumarmen (RR 3,1). Für neu aufgetretene Mammakarzinome zeigte sich unter Raloxifen ein reduziertes Risiko (RR 0,3). Dabei wurde das Risiko für ein invasives Mammakarzinom um 71 %, für ein Östrogen-Rezeptor-positives Mammakarzinom um 79 % reduziert.

Empfehlungsgrad/Evidenzgrad: A.

Nebenwirkungen: Sehr häufige bzw. häufige Nebenwirkungen sind Hitzewallungen durch Vasodilatation, Kopfschmerzen einschließlich Migräne, Übelkeit, Erbrechen; Bauchschmerzen, Wadenkrämpfe, periphere Ödeme und arterielle Hypertonie.

Dosierung: Raloxifen kommt in einer Dosierung von 60 mg/d zur Anwendung. Es besteht eine Zulassung für Prävention und Therapie der postmenopausalen Osteoporose.

Dauer der Anwendung: Aussagekräftige Daten zu den Auswirkungen einer Beendigung der Therapie liegen nicht vor (Obermayer-Pietsch et al. 2021).

Kontraindikationen: gebärfähiges Alter, Thromboembolieanamnese, eingeschränkte Leberfunktion, Cholestase, schwere Einschränkung der Nierenfunktion, Endometriumkarzinom, unklare uterine Blutungen.

Besonderheiten: Aufgrund des erhöhten Thromboembolierisikos wird empfohlen, Raloxifen in Phasen einer Immobilisierung zu pausieren bzw. bei voraussehbarer Immobilisation das Medikament bereits 3 d vor einer Immobilisation zu pausieren und die Therapie erst nach vollständiger Mobilisation wieder zu beginnen.

Bazedoxifen

Ausgewählte Studienergebnisse: Bazedoxifen wurde in einer Dosierung von 20 mg/d oder 40 mg/d mit 60 mg/d Raloxifen und Placebo bei 7492 postmenopausalen Frauen verglichen, welche entweder einen T-Score < –2,5 an LWS oder Schenkelhals aufwiesen oder bereits eine vertebrale Fraktur erlitten hatten (Kanis et al. 2009). Für Bazedoxifen konnte eine Reduktion neuer morphometrischer vertebraler Frakturen um 39 % ($p < 0{,}005$) und eine numerische Reduktion aller klinischen Frakturen um 16 % nachgewiesen werden. Bei Patienten mit einer Frakturwahrscheinlichkeit von ≥ 20 % ergab eine Post-hoc-Analyse eine Reduktion nichtvertebraler Frakturen um 55 %. Wie auch unter Raloxifen zeigte sich unter Bazedoxifen eine erhöhte Thromboembolierate (innerhalb von 3 J. 2,86 Ereignisse pro 1000 Patientenjahre unter 20 mg Bazedoxifen und 1,76 Ereignisse pro 1000 Patientenjahre unter Placebo). Mit einem relativen Risiko von 2,69 war die Thromboembolierate im ersten Behandlungsjahr am höchsten.

Empfehlungsgrad/Evidenzgrad: A.

Nebenwirkungen: Sehr häufige bzw. häufige Nebenwirkungen sind Hitzewallungen, Muskelkrämpfe, periphere Ödeme, Schläfrigkeit,

Urtikaria, Exanthem, Mundtrockenheit, Transaminasenerhöhungen, Erhöhung der Triglyzeride.

Dosierung: Bazedoxifen kommt in einer Dosierung von 20 mg/d zu Anwendung.

Dauer der Anwendung: Aussagekräftige Daten zu den Auswirkungen einer Beendigung der Therapie liegen nicht vor.

Kontraindikationen: gebärfähiges Alter, Thromboembolieanamnese, eingeschränkte Leberfunktion, Cholestase, schwere Einschränkung der Nierenfunktion, Endometriumkarzinom, unklare uterine Blutungen, keine Empfehlung bei eingeschränkter Leberfunktion.

Besonderheiten: Aufgrund des erhöhten Thromboembolierisikos wird empfohlen, Bazedoxifen in Phasen einer Immobilisierung zu pausieren und die Therapie erst nach vollständiger Mobilisation wieder zu beginnen.

MERKE

Vor bzw. unter Behandlung mit selektiven Östrogen-Rezeptor-Modulatoren müssen stattgehabte Thromboembolien als Kontraindikation sowie Maßnahmen zur Reduktion des Thromboembolierisikos unter Therapie besonders beachtet werden.

19.7.3 Osteoanabole Therapie

Teriparatid (Parathormon 1–34)

Ausgewählte Studienergebnisse: In der Zulassungsstudie wurden 1637 postmenopausale Frauen, welche mind. 1 moderate oder 2 milde atraumatische Wirbelkörperfrakturen erlitten hatten, entweder mit Placebo oder mit Teriparatid in einer Dosierung von 20 µg/d s. c. oder 40 µg/d s. c. über im Mittel 21 Mon. behandelt (Neer et al. 2001). Gegenüber Placebo führte Teriparatid in einer Dosierung von 20 bzw. 40 µg/d zu einer Reduktion des Risikos für eine oder mehrere neue vertebrale Frakturen um 65 % bzw. 69 %, für ≥ 2 vertebrale Frakturen um 77 % bzw. 86 % und für mind. 1 moderate oder schwere vertebrale Fraktur um 90 % bzw. 78 %. Bei 931 postmenopausalen Frauen mit prävalenten vertebralen Frakturen konnte in einem Zeitraum von 21 Mon. unter Placebo beobachtet werden, dass Frauen mit höherer initialer Frakturprävalenz und schwereren Frakturen auch im Verlauf häufigere und schwerere Frakturen aufwiesen ($p < 0,001$). Unter Teriparatid in einer Dosierung von 20 µg/d s. c. wurde dagegen keine Beziehung zwischen Häufigkeit und Schweregrad prävalenter Wirbelkörperfrakturen und der Frakturinzidenz im Verlauf beobachtet (Gallagher et al. 2005). Bei 428 Patienten mit einer Glukokortikoid-Therapie mit einer Dosierung von mind. 5 mg Prednisolonäquivalent über mind. 3 Mon. sowie einem T-Score von ≤ –2,0 an Lendenwirbelsäule, Gesamthüfte oder Schenkelhals oder einem T-Score ≤ –1,0 und einer prävalenten atraumatischen oder niedrigtraumatischen Fraktur wurde Teriparatid 20 µg/d s. c. mit Alendronat 10 mg/d verglichen (Saag et al. 2009). Der Anstieg der KMD war nach 36 Mon. unter Teriparatid an Lendenwirbelsäule, Gesamthüfte und Schenkelhals signifikant höher ($p < 0,001$). Die Inzidenz vertebraler Fakturen lag unter Teriparatid mit 1,7 % gegenüber Alendronat mit 7,7 % signifikant niedriger ($p = 0,007$). Für nichtvertebrale Frakturen ergaben sich keine signifikanten Unterschiede.

Empfehlungsgrad/Evidenzgrad: A.

Nebenwirkungen: Als relativ häufige Nebenwirkungen werden beschrieben: Gliederschmerzen, Schwindel, Kopfschmerzen, Übelkeit, Erbrechen, Dyspnoe, Palpitationen, Schwitzen. Auch eine Hyperkalzämie wird gelegentlich beobachtet.

Dosierung: Teriparatid wird in einer Dosierung von 20 µg/d s. c. eingesetzt. Die Anwendungsdauer ist auf 24 Mon. begrenzt. Die 24-monatige Therapie soll im Leben desselben Patienten nicht überschritten werden. Wichtig ist der Anschluss einer antiresorptiven Therapie, um den Behandlungserfolg zu konsolidieren.

Kontraindikationen: Schwangerschaft und Stillzeit sowie schwere Niereninsuffizienz, aber auch Hyperkalzämie, metabolische Osteopathien einschließlich Hyperparathyreoidismus und Morbus Paget, unklare Erhöhung der alkalischen Phosphatase, maligne Knochenerkrankungen sowie Zustand nach Strahlentherapie, bei der das Skelett im Strahlenfeld lag.

MERKE

Der Einsatz von Teriparatid ist auf die einmalige Gabe über 24 Mon. begrenzt.

19.7.4 Dual wirksame Therapie

Romosozumab

Ausgewählte Studienergebnisse: Romosozumab in einer Dosierung von 210 mg/Mon. s.c. wurde bei 7180 postmenopausalen Frauen, von denen 18 % vertebrale Frakturen aufwiesen, im Hinblick auf die Frakturreduktion untersucht (Cosman et al. 2016). In beiden Armen wurde nach einer 12-monatigen placebokontrollierten Phase eine Behandlung mit Denosumab (60 mg alle 6 Mon. s.c.) angeschlossen. Unter bzw. nach Therapie mit Romosozumab zeigte sich nach 12 Mon. eine Reduktion vertebraler Frakturen um 73 % (1,8 % unter Placebo vs. 0,5 % unter Romosozumab; $p < 0,001$) und nach 24 Mon. um 75 % (2,5 % unter Placebo vs. 0,6 % unter Romosozumab; $p < 0,001$). Unter Romosozumab war im Vergleich zu Placebo keine Häufung der Entwicklung von Hyperostose und Osteoarthrose sowie von Malignomen und kardiovaskulären Ereignissen zu beobachten. Im Romosozumab-Arm traten 2 Kiefernekrosen und eine atypische Femurfraktur auf.

In einer weiteren RCT mit 4093 postmenopausalen Frauen mit einer Prävalenz vertebraler Frakturen von 96 % wurde Romosozumab (210 mg/Mon. s.c.) über 12 Mon. mit 70 mg Alendronat 1 ×/Wo. verglichen, gefolgt von 70 mg/Wo. Alendronat über weitere 12 Mon. in beiden Armen (Saag et al. 2017). Unter Romosozumab war im Vergleich zu Alendronat nach 12 Mon. eine Reduktion neuer vertebraler Frakturen um 37 % (6,3 % unter Alendronat vs. 4,0 % unter Romosozumab; $p = 0,003$) zu verzeichnen. Nach 24 Mon. fand sich unter Romosozumab eine Reduktion vertebraler Frakturen um 48 % (11,9 % unter Alendronat vs. 6,2 % unter Romosozumab; $p < 0,001$). Beide Arme unterschieden sich nicht in der Inzidenz von Hyperostose, Osteoarthrose und Malignomen. Allerdings traten im Romosozumab-Arm häufiger schwere kardiovaskuläre Ereignisse im ersten Jahr der Therapie auf (2,5 % unter Romosozumab

19

vs. 1,9 % unter Alendronat). Die Differenzen basierten auf der häufigeren Inzidenz kardialer Ischämien und zerebrovaskulärer Ereignisse (für beide Manifestationen 0,8 % unter Romosozumab vs. 0,3 % unter Alendronat). Nach 2 J. wurde in beiden Armen eine Kiefernekrose beobachtet, atypische Femurfrakturen traten bei 4 Patienten unter Alendronat und bei 2 Patienten unter Romosozumab auf.

Bei 436 postmenopausalen Frauen mit prävalenten osteoporotischen Frakturen sowie einer Vortherapie mit einem p. o. Bisphosphonat wurde Romosozumab mit Teriparatid über einen Zeitraum von 12 Mon. verglichen (Langdahl et al. 2017). Der Anstieg der KMD war unter Romosozumab an allen 3 Messorten (Lendenwirbelsäule, Hüfte, Schenkelhals) signifikant ausgeprägter. Während es unter Romosozumab zu einem Anstieg der KMD an allen Messorten kam, war dies für Teriparatid nur an der Lendenwirbelsäule zu beobachten. Bezüglich des kortikalen Knochens war ein Zuwachs nur unter Romosozumab zu beobachten, während der trabekuläre Knochen unter Romosozumab und Teriparatid zunahm. Eine Verbesserung der Bruchfestigkeit der Hüfte war nur unter Romosozumab zu konstatieren. Dagegen war der Anstieg der Knochenumbaumarker unter Teriparatid ausgeprägter. Die Aussagekraft dieser Head-to-Head-Studie wird durch das Fehlen von Frakturdaten eingeschränkt

Nebenwirkungen: Als relativ häufige Nebenwirkungen werden beschrieben: Nasopharyngitis, Arthralgien, allergische Hautreaktionen, Kopfschmerzen, Husten, Nackenschmerzen, Muskelspasmen, periphere Ödeme, Reaktionen an der Injektionsstelle. Selten wurden Kiefernekrosen und atypische Femurfrakturen beobachtet.

Dosierung: Romosozumab wird in einer Dosierung von 210 µg 1 ×/Mon. (je 2 s. c. Injektionen zu 105 µg) verabreicht. Die Anwendungsdauer ist auf 12 Mon. begrenzt. Die 12-monatige Therapie soll im Leben desselben Patienten nicht überschritten werden. Wichtig ist der Anschluss einer antiresorptiven Therapie, um den Behandlungserfolg zu konsolidieren. Die Indikation für Romosozumab ist die schwere (manifeste) Osteoporose der postmenopausalen Frau mit hohem Frakturrisiko. Für die Glukokortikoid-induzierte Osteoporose besteht keine Zulassung.

Kontraindikationen: unkorrigierte Hypokalzämie. Myokardinfarkt oder Schlaganfall in der Anamnese. Romosozumab ist bei gebärfähigen oder schwangeren Frauen nicht angezeigt.

Besonderheiten: Bei Vorhandensein kardiovaskulärer Risikofaktoren soll vor Einsatz von Romosozumab eine kritische Risiko-Nutzen-Analyse erfolgen.

MERKE

Die Indikation für Romosozumab ist die schwere Osteoporose der postmenopausalen Frau mit hohem Frakturrisiko.

Cave

Myokardinfarkt und Schlaganfall in der Anamnese sind wichtige Kontraindikationen gegen den Einsatz von Romosozumab. Bei Vorhandensein kardiovaskulärer Risikofaktoren ist vor Einsatz eine sorgfältige Risiko-Nutzen-Analyse notwendig.

19.7.5 Weitere Substanzen

Etidronat

Für das orale Bisphosphonat Etidronat konnte eine effektive Sekundärprävention von vertebralen Frakturen nachgewiesen werden. Dagegen fanden sich keine signifikanten Effekte in der Primärprävention vertebraler Frakturen und keine signifikante Reduktion von nichtvertebralen Frakturen, Hüftfrakturen und Handgelenksfrakturen (Wells 2008).

Dosierung: Zyklische Gabe von 400 mg Etidronat über jeweils 14 d in vierteljährlichen Abständen im Wechsel mit Kalzium und gegebenenfalls auch Vitamin D (über jeweils 76 d)

Aktive Vitamin-D-Metaboliten

Die Datenlage für die aktiven Vitamin-D-Metaboliten Calcitriol (1,25-Dhydroxycholecalciferol) und Alfacalcidol ist insbesondere im Hinblick auf die Reduktion von Frakturen nicht einheitlich bzw. widersprüchlich. In einer randomisierten Studie bei 622 postmenopausalen Frauen mit mind. einer vertebralen Fraktur konnte unter 2 × 0,25 µg Calcitriol im Vergleich zu Kalzium bei guter Therapiesicherheit eine signifikante Reduktion neuer vertebraler und peripherer Frakturen nachgewiesen werden (Tilyard 1992). Eine weitere randomisierte Studie zeigte allerdings keine Reduktion vertebraler Frakturen. Ähnlich widersprüchlich ist die Datenlage zur Frakturreduktion unter Alfacalcidol. Eine Metaanalyse zur KMD und Frakturrate unter aktiven Vitamin-D-Metaboliten kommt zu der Schlussfolgerung, dass aktive Vitamin-D-Metabolite die Frakturrate bei Patienten ohne Glukokortikoide reduzieren, während sich für Glukokortikoid-behandelte Patienten ein präventiver Effekt auf den Knochenmasseverlust, jedoch keine signifikante Reduktion der Frakturrate nachweisen lässt (Richy 2004). Eine weitere Metaanalyse zur Glukokortikoid-induzierten Osteoporose kommt zu dem Schluss, dass aktive Vitamin-D-Metaboliten gegenüber keiner Therapie, Placebo sowie Vitamin D3 mit und ohne Kalzium im Hinblick auf die Reduktion des Knochenmasseverlustes überlegen sind und auch einen besseren Effekt auf die Frakturreduktion haben. Bisphosphonate haben dieser Metaanalyse zufolge jedoch eine effektivere Wirkung im Vergleich zu aktiven Vitamin-D-Metaboliten auf den Erhalt der Knochenmasse und die Reduktion vertebraler Frakturen bei Gukokortikoid-behandelten Patienten (de Nijs 2004).

Dosierung: 0,5 µg/d Calcitriol, 1 µg/d Alfacalcidol

Fluoride

Fluoride sind in Deutschland für die Behandlung der Osteoporose bei postmenopausalen Frauen und bei Männern zugelassen. Allerdings ist die Evidenz für ihre Wirksamkeit gering (Kasperk 2020). Der Anstieg der KMD unter Fluoriden geht nicht mit einer entsprechenden Frakturreduktion einher. Zudem steigt bei höheren Dosen das Risiko von nicht vertebralen Frakturen und gastrointestinalen Nebenwirkungen (Lin 2021). Ferner ist die Möglichkeit einer medikamentös induzierten Osteomalazie zu bedenken.

Calcitonin

Eine Metaanalyse zeigte unter Calcitonin im Vergleich zu Placebo eine Reduktion vertebraler Frakturen um 46% ohne signifikanten Effekt auf die Reduktion von Hüftfrakturen und nicht vertebralen Frakturen (Eastell 2019). Aufgrund dieser relativ geringen Wirksamkeit sollte Calcitonin nur dann erwogen werden, wenn Kontraindikationen gegen Bisphosphonate, Denosumab, SERMs und osteoanabole Substanzen bestehen bzw. wenn die genannten Substanzen nicht vertragen werden (Eastell 2019). Ferner wurde Calcitonin-Nasenspray für die Behandlung der Osteoporose aufgrund von Hinweisen auf ein erhöhtes Risiko für Malignome vom Markt genommen. Calcitonin s.c. sollte im Rahmen osteologischer Indikationen nur noch zur Behandlung von akutem Knochenmasseverlust bei plötzlicher Immobilisation für 2–4 Wo., zur Behandlung der Hyperkalzämie bei Malignomen sowie zur Therapie des Morbus Paget bei fehlenden Alternativen zur Anwendung kommen. Zur längerfristigen Therapie der Osteoporose ist Calcitonin somit nicht mehr angezeigt.

19.8 Analgetische medikamentöse Therapie bei Frakturschmerzen

Einer **schmerzarmen und raschen Mobilisation nach Wirbelkörperfrakturen** kommt zur Vermeidung von Sekundärkomplikationen wie Pneumonie, Thromboembolien, bleibender Immobilität und fortschreitender Sarkopenie eine wesentliche Bedeutung zu.

19

Prinzipiell sind NSAR/Coxibe, Paracetamol, Metamizol und Opioide bei Frakturschmerzen wirksam. Insbesondere auch in Anbetracht des meist höheren Lebensalters von Patienten mit osteoporotischen Frakturen muss jedoch in erheblichem Umfang mit Komorbiditäten (insbesondere auch kardiovaskuläre Komorbidität, Organinsuffizienzen wie z. B. chronische Niereninsuffizienz) sowie Polypharmazie kalkuliert werden. Daher muss bei diesen Patienten mit einer relativ hohen Rate von absoluten und relativen Kontraindikationen gegen die o. g. Substanzgruppen sowie von Nebenwirkungen und ungünstigen Arzneimittelinteraktionen gerechnet werden. Als Beispiel einer solchen Interaktion sei die Kombination von NSAR/Coxiben mit ACE-Hemmern bzw. AT_1-Blockern und/oder Diuretika genannt, welche mit einem deutlich erhöhten Risiko für eine renale Funktionsverschlechterung bzw. ein akutes Nierenversagen einhergeht. Bei Opioiden sind insbesondere eine Erhöhung des Sturzrisikos und eine Kumulation bei eingeschränkter Nierenfunktion mit entsprechend erhöhtem Nebenwirkungspotenzial zu bedenken. Metamizol sollte aufgrund der seltenen, aber schweren Nebenwirkung der Agranulozytose nur streng indikationsgerecht und nach Risikoaufklärung des Patienten eingesetzt werden. Aufgrund der o. g. Einschränkungen muss vom WHO-Stufenschema der Schmerztherapie häufig abgewichen werden und es muss beim Einsatz von Analgetika eine konsequente Risikostratifizierung erfolgen (Eidner et al. 2021).

MERKE

In Anbetracht des meist höheren Lebensalters von Patienten mit osteoporotischen Frakturen ist beim Einsatz von Analgetika ein erhöhtes Nebenwirkungsrisiko aufgrund von Komorbiditäten, Organinsuffizienzen sowie Arzneimittelinteraktionen zu beachten.

19.9 Nichtmedikamentöse Behandlungsmaßnahmen

19.9.1 Orthetische Versorgung

Zur schmerzarmen Mobilisation sollten (können) wirbelsäulenaufrichtende Orthesen eingesetzt werden (erwogen werden) und gemeinsam mit physiotherapeutischen Übungsprogrammen und Haltungsschulung zur Anwendung kommen (B). Die Rückenorthese **Spinomed** besteht aus einer kalt verformbaren Rückenpelotte, die über ein Gurtsystem mit Klettverschlüssen fixiert wird und nach dem sog. Rucksackprinzip im Sinn eines Biofeedback-Systems die aktive Aufrichtung des Rumpfes unterstützt. In einer prospektiven, randomisierten klinischen Studie bei 62 postmenopausalen Frauen mit mind. 1 klinischen vertebralen Fraktur konnte durch das Tragen der Spinomed bei Patientinnen nach Wirbelkörperfrakturen eine Zunahme der Rumpfmuskelkraft (+73 % Rückenextensoren u. +58 % Bauchflektoren), einhergehend mit einer Verminderung des Kyphosewinkels (−11 %), einer Verbesserung von Lungenfunktion (+7 %) und Lebensqualität (Schmerzreduktion −38 % u. Abnahme der Limitationen im Alltag −27 %) erreicht werden (Pfeifer et al. 2004). Empfohlen wird eine Tragezeit von etwa 4 h/d über 1 J., wobei diese Tragezeit nach insgesamt 8 Wo. nach einschleichendem Beginn von 30 Min./d erreicht wird. Eine Weiterentwicklung stellt die **Spinomed active** dar, wobei die Rückenpelotte in die Stofftasche eines Bodys eingeschoben und damit unsichtbar unter der Kleidung getragen wird. In einer weiteren RCT bei 108 postmenopausalen Frauen mit vertebralen Frakturen unter Einbeziehung der weiterentwickelten Orthese ließen sich die guten Ergebnisse bestätigen. Unter Einsatz von Spinomed bzw. Spinomed active fanden sich signifikante Verbesserungen folgender Parameter: Kraft der Rückenextensoren ($p < 0{,}01$) um 72 % bzw. 64 % und der Bauchflektoren ($p < 0{,}01$) um 44 % bzw. 55 %, Zunahme der Vitalkapazität ($p < 0{,}01$ bzw. $p < 0{,}03$) um 19 % bzw. 18 %, Verbesserung der Lebensqualität ($p < 0{,}01$) um 18 % unter beiden Orthesen. Ferner kam es zu einer Abnahme des Kyphosewinkels ($p < 0{,}01$) um 11 % unter beiden Orthesen, des Körperschwankens (Body Sway; $p = 0{,}01$ bzw. $p = 0{,}02$) um 23 % bzw. 20 %, der Schmerzstärke ($p < 0{,}01$) um 41 % bzw. 47 % und der Behinderung im täglichen Leben ($p < 0{,}01$) um 49 % bzw. 54 % (Pfeifer et al. 2011).

19.9.2 Kyphoplastie und Vertebroplastie

Bei der **Kyphoplastie** wird flüssiges Methylmethacrylat in eine mit Druckluft aufgeblasene Höhle in einen frakturierten Wirbelkörper in der Hoffnung injiziert, um dadurch eine Schmerzlinderung sowie eine Stabilisation und ggf. auch eine Wiederaufrichtung des Wirbelkörpers zu erreichen, nachdem das Methylmethacrylat auf Körpertemperatur „erkaltet“ ist und sich wie Plexiglas zementartig verfestigt hat.

Im Gegensatz dazu wird bei dem deutlich billigeren Verfahren der **Vertebroplastie** der Kunststoff nicht in eine präformierte Höhle, sondern direkt in den Wirbelkörper injiziert. Dadurch werden Zementaustritte und venöse Embolien zu häufigeren Komplikationen, wenngleich diese auch bei der Kyphoplastie beobachtet werden.

Für beide Verfahren ist ein additiver klinisch relevanter analgetischer Effekt bei Patienten mit frischeren Wirbelkörperfrakturen und einer Schmerzintensität auf der visuellen Analogskala (VAS) von > 5 belegt (Mc Girt et al. 2009; Wardlaw et al. 2009; Boonen et al. 2011). Konsistente Unterschiede des analgetischen Effekts beider Interventionen lassen sich nicht nachweisen (Xing et al. 2013). Andererseits gibt es auch gewisse Hinweise auf einen Placeboeffekt der Interventionen (Buchbinder et al. 2009; Firanescu et al. 2018). Die Datenlage bezüglich Folgefrakturen nach Intervention im Vergleich zu konservativ behandelten Wirbelkörperfrakturen ist inkonsistent. Eine Metanalyse zeigte keinen Unterschied in der Häufigkeit vertebraler Folgefrakturen nach Vertebroplastie bzw. Kyphoplastie einerseits und konservativer Therapie andererseits (Song et al. 2015). Zu einem identischen Ergebnis kommt eine randomisierte Studie (Firanescu et al. 2019). Asymptomatische pulmonale Segmentembolien und Leckagen können auftreten (Venmans et al. 2010). Nach DVO-Leitlinie wird empfohlen, eine Vertebroplastie oder Kyphoplastie in Erwägung zu ziehen bei einem Schmerzscore von > 5, einem intensiven erfolglosen konservativen Therapieversuch sowie unter Berücksichtigung anderer Schmerzursachen und nach dokumentierter interdisziplinärer Einzelfalldiskussion.

19.9.3 Physikalische Therapie/Rehabilitation

Bewegungstherapie zur Muskelkräftigung und Sturzprävention ist integraler Bestandteil jeder Osteoporose-Therapie. Sie kann idealerweise im Rahmen eines 3- bis 4-wöchigen stationären Heilverfahrens erlernt werden. Dabei kommen auch physikalisch-balneologische Maßnahmen zur Schmerzlinderung und unterstützende Psychotherapie zur Bewältigung der chronischen Beschwerden zur Anwendung.

Die Rehabilitation dient dem Erhalt der Selbstversorgungsfähigkeit und ist zur Verhinderung von Pflegebedürftigkeit in vielen Fällen absolut indiziert.

Der physikalischen Therapie kommt im Rahmen der komplexen Behandlung der Osteoporose und ihrer Folgen eine wesentliche Bedeutung zu (Uhlemann, Lange 2006). Die Krankengymnastik wird als formativer osteogener Reiz genutzt, wobei auch **Muskelaktivierungstechniken** sehr wichtig sind. Durch definierte mechanische Reize können die Osteoblastenproliferation stimuliert und die muskuläre Ausdauer gesteigert werden (Lange 2015). Differente physikalische Anwendungen mit analgetischer Zielsetzung kommen bei akuten Schmerzen wie bei Fraktur, Radikulär- und Pseudoradikulärsyndrom sowie bei Blockierung, bei chronischen und chronifizierten Schmerzen zum Einsatz (Uhlemann, Lange 2006). So können bei akuten Schmerzen milde Kälteanwendungen, entlastende Lagerungen und transkutane elektrische Nervenstimulation (TENS) eingesetzt werden. Zur Behandlung chronischer Schmerzen eignen sich u. a. Bewegungstherapie, manuelle Therapie, Thermo- und Ultraschalltherapie sowie hydrogalvanisches Vollbad. Bei chronifizierten Schmerzen können Bewegungstherapie, Reflextherapie, balneologische Thermotherapeutika und osteopathische Techniken zum Einsatz kommen.

MERKE

Aktive Bewegungstherapie zur Muskelkräftigung und Sturzprävention ist essenzieller Bestandteil der Osteoporosetherapie.

Essentials für die Hausarztpraxis

- Eine wichtige Voraussetzung für eine **zielgerichtete Diagnostik und Therapie** der Osteoporose ist die **Einschätzung des Frakturrisikos** mittels Frakturrisikomodellen.
- Das **Frakturrisiko** wird nicht nur durch die Knochenmineraldichte, sondern auch durch Knochenqualität, Alter, Geschlecht, Sturzrisiko sowie multiple weitere Risikofaktoren bestimmt.
- **Phosphatzufuhr** (Colagetränke, Fleisch) vermindert die intestinale Kalziumresorption und **muss daher begrenzt werden.**
- Die Gabe von 800–1000 IE **Vitamin D³** zählt zu den vom DVO empfohlenen Basismaßnahmen zur Frakturprophylaxe.
- Vor bzw. unter **Behandlung mit selektiven Östrogen-Rezeptor-Modulatoren** müssen stattgehabte **Thromboembolien** als Kontraindikation sowie Maßnahmen zur Reduktion des Thromboembolierisikos unter Therapie besonders beachtet werden.
- In Anbetracht des meist **höheren Lebensalters von Patienten mit osteoporotischen Frakturen** ist beim Einsatz von Analgetika ein erhöhtes Nebenwirkungsrisiko aufgrund von Komorbiditäten, Organinsuffizienzen sowie Arzneimittelinteraktionen zu beachten.

LITERATUR

Adachi JD, Saag KG, Delmas PD et al.: Two-Year effects of alendronate on bone mineral density and vertebral fracture in patients receiving glucocorticoids. A randomized, double-blind, placebo-controlled extension trial. Arthritis Rheum 44(1) (2001) 202–211

Bischoff-Ferrari HA, Willet WC, Orav EJ et al.: A pooled analysis of vitamin D dose requirements for fracture prevention. N Engl J Med 367(1) (2012) 40–-49

Black DM, Cummings SR, Karpf DB et al.: Randomised trial of effect of alendronate on risk of fracture in women with existing vertebral fractures. Fracture Intervention Trial Research Group. Lancet 348(9041) (1996) 1535–1541

Black DM, Thompson DE, Bauer DC et al.: Fracture risk reduction with alendronate in women with osteoporosis: the Fracture Intervention Trial. FIT Research Group. J Clin Endocrinol Metab 85(11) (2000) 4118–4124

Black DM, Delmas PD, Eastell R et al.: Once-yearly zoledronic acid for treatment of postmenopausal osteoporosis. N Engl J Med 356(18) (2007) 1809–1822

Boonen S, Van Meirhaeghe J, Bastian L et al.: Balloon kyphoplasty for the treatment of acute vertebral compression fractures: 2-year results from a randomized trial. J Bone Miner Res 26(7) (2011) 1627–1637

Buchbinder R, Osborne RH, Ebeling PR et al.: A randomized trial of vertebroplasty for painful osteoporotic vertebral fractures. N Engl J Med 361(6) (2009) 557–568

Chesnut CH, Skag A, Christiansen C et al.: Effects of oral ibandronate administered daily or intermittently on fracture risk in postmenopausal osteoporosis. J Bone Miner Res 19(8) (2004) 1241–1249

Cosman F, Crittenden DB, Adachi JD et al.: Romosozumab treatment in postmenopausal women with osteoporosis. N Engl J Med 375(16) (2016)1532–1543
Cummings SR, San Martin J, McClung MR et al.: Denosumab for prevention of fractures in postmenopausal osteoporosis: N Engl J Med 361(8) (2009) 756–765
De Bot RTAL, Veldman HD, Witlox AM et al.: Hip protectors are cost-effective in the prevention of hip fractures in patients with high fracture risk. Osteoporos Int 31(7) (2020) 1217–1229
De Nijs RNJ, Jacobs JWG, Algra A et al.: Prevention and treatment of glucocorticoid-induced osteoporosis with active vitamin D3 analogues: a review with meta-analysis of randomized controlled trials including organ transplantation studies. Osteoporos Int 15(8) (2004) 589–602
Eastell R, Rosen CJ, Black DM et al.: Pharmacological management of osteoporosis in postmenopausal women: An Endocrine Society Clinical Practice Guideline. J Clin Endocrinol Metab 104(5) (2019) 1595–1622
Eguia A, Bagan L, Cardona F: Review and update on drugs related to the development of osteonecrosis of the jaw. Met Oral Patol Oral Cir Bucal 25(1) (2020) 71–83
Eidner T, Wolf G. Oelzner P: Risikostratifizierung in der Rheumatologie: Analgetika-Therapie. Akt Rheumatol 46 (2021) 1–8
Eisman JA, Civitelli R, Adami S et al.: Efficacy and tolerability of intravenous ibandronate injections in postmenopausal osteoporosis : 2-year results from the DIVA study. J Rheumatol 35(3) (2008) 488–497
Ettinger B, Black DM, Mitlak BH et al.: Reduction of vertebral fracture risk in postmenopausal women with osteoporosis treated with raloxifene: results from a 3-year randomized clinical trial. Multiple Outcomes of Raloxifene Evaluation (MORE) Investigators. JAMA 282(7) (1999) 637–645
Firanescu CE, de Vries J, Lodder P et al.: Vertebroplasty versus sham procedure for painful acute osteoporotic vertebral compression fractures (VERTOS IV): randomized sham controlled clinical trial. BMJ 361 (2018) doi:10.1136/bmj.k1551
Firanescu CE, de Vries J, Lodder P et al.: Percutaneous vertebroplasty is no risk factor for new vertebral fractures and protects against further height loss (VERTOS IV). Cardiovasc Intervent Radiol 42(7) (2019) 991–1000
Gallagher JC, Genant HK, Crans GG et al.: Teriparatide reduces the fracture risk associated with increasing number and severity of osteoporotic fractures. J Clin Endocrinol Metab 90(3) (2005) 1583–1587
Hadji P, Hardtstock F, Wilke T et al.: Estimated epidemiology of osteoporosis diagnoses and osteoporosis-related high fracture risk in Germany: a German claims data analysis. Arch Osteoporos 15(1) (2020) 127. doi:10.1007/s11657-020-00800-w
Harris ST, Watts NB, Genant HK et al.: Effects of risedronate treatment on vertebral and nonvertebral fractures in women with postmenopausal osteoporosis: a randomized controlled trial. Vertebral Efficacy With Risedronate Therapy (VERT) Study Group. JAMA 282(14) (1999) 1344–1352
Kahn AA, Morrison A, Hanley DA et al.: Diagnosis and mangement of osteonecrosis of the jaw: a systematic review and internationel consensus. J Bone Miner Res 30(1) (2015) 3–23
Kanis JA, Johannsson H, Oden A, McCloskey EV: Bazedoxifene reduces vertebral and clinical fractures in postmenopausal women at high risk assessed with FRAX. Bone 44(6) (2009) 1049–1054
Kasperk HC: Zweckmäßige Diagnostik und medikamentöse Therapie der Osteoporose. Arzneimittelverordnung in der Praxis 2020
Langdahl BL, Libanati C, Crittenden DB et al.: Romosozumab (sclerostin monoclonal antibody) versus teriparatide in postmenopausal women with osteoporosis transitioning from oral bisphosphonate therapy: a randomised, open-label, phase 3 trial. Lancet 390(10102) (2017) 1585–1594
Lange U: Physiotherapie in der Rheumatologie. Z Rheumatol 74(8) (2015) 701–710
Lin SH, Hung MC, Chang SF et al.: Efficacy and safety of postmenopausal osteoporosis treatments: A systematic review and network meta-analysis of randomized controlled trials. J Clin Med 10(14) (2021) 3043. doi: 10.3390/jcm10143043.
Lips P, Cashmann KD, Lamberg-Allardt C et al.: Current vitamin D status in European and Middle East countries and strategies to prevent vitamin D deficiency: a position statement of the European Calcified Tissue Society: Eur J Endocrinol 180(4) (2019) P23–P54
Lyles KW, Colon-Emeric CS, Magaziner JS et al.: Zoledronic acid and clinical fractures and mortality after hip fracture. N Engl J Med 357(18) (2007) 1799–1809
Liberman UA, Stuart RW, Bröll J et al.: Effect of oral alendronate on bone mineral density and the incidence of fractures in postmenopausal osteoporosis. N Engl J Med 333(22) (1995) 1437–1443
Masud T, McClung M, Geusens P: Reducing hip fracture risk with risedronate in elderly women with established osteoporosis. Clin Interv Aging 4 (2009) 445–449
McCloskey E, Rathi J, Heijmans S et al.: The osteoporosis treatment gap in patients at risk of fracture in European primary care: a multi-country cross-sectional oberservational study. Osteoporos Int 32(2) (2020) 251–259
McGirt MJ, Parker SL, Wolinsky JP et al.: Vertebroplasty and kyphoplasty for the treatment of vertebral compression fractures: an evidenced-based review of the literature. Spine J 9(6) (2009) 501–508
Nancollas GH, Tang R, Phipps RJ et al.: Novel insights into actions of bisphosphonates on bone: Differences in interactions with hydroxyapatit. Bone 38(5) (2006) 617–627
Neer RM, Arnaud CD, Zanchetta JR et al.: Effect of parathyroid hormone (1–34) on fractures and bone mineral density in postmenopausal women with osteoporosis. N Engl J Med 344(19) (2001) 1434–1441
Nowakowska-Plaza A, Wronski J, Sudoł-Szopinska I, Głusko P, et al. Clinical Utility of Trabecular Bone Score (TBS) in fracture risk assessment of patients with rheumatic diseases treated with glucocorticoids. Horm Metab Res 53(8) (2021) 499–503
Obermayer-Pietsch B, Fössl I, Dimai HP: Langfristige Therapiekonzepte bei Osteoporose. Internist 62(5) (2021) 474–485
Pfeifer M, Bergerow B, Minne HW: Effects of a new spinal orthosis on posture, trunk strength and quality of life in women with postmenopausal osteoporosis: a randomized trial. Am J Phys Med Rehabil 83(3) (2004) 177–186
Pfeifer M, Kohlwey L, Bergerow B, Minne HW: Effects of two newly developed spinal orthoses on trunk muscle strength, posture and quality of life in women with postmenopausal osteoporosis: a randomized trial. Am J Phys Med Rehabil 90(10) (2011) 805–815
Reid DM, Adami S, Devogelaer JP, Chines AA: Risedronate increases bone density and reduces vertebral fracture risk within one year in men on corticosteroid therapy. Calcif Tissue Int 69(4) (2001) 242–247
Reid DM, Hughes RA, Laan RF et al.: Efficacy and safety of daily risedronate in the treatment of corticosteroid-induced osteoporosis in men and women: a randomized trial. European Corticosteroid-induced Osteoporosis Treatment Study. J Bone Miner Res 15(6) (2000) 1006–1013
Reid DM, Devogelaer JP, Saag K et al.: HORIZON investigators. Zoledronic acid and risedronate in the prevention and treatment of glucocorticoid-induced osteoporosis (HORIZON): a multicentre, double-blind, double-dummy, randomized controlled trial. Lancet 373(9671) (2009) 1253–1263
Richy F, Ethgen O, Bruyere O, Reginster JY: Efficacy of alphacalcidol and calcitriol in primary and corticosteroid-induced osteoporosis: a meta-analysis of their effects on bone mineral density and fracture rate. Osteoporos Int 15(4) (2004) 301–310
Rossouw JE, Anderson GL, Prentice RL, et al. Risks and benefits of estrogen plus progestin in healthy postmenopausal women: principal results from the Women's Health Initiative randomized controlled trial: JAMA 288(3) (2002) 321–333
Saag KG, Emkey R, Schnitzer TJ et al.: Alendronate for the prevention and treatment of glucocorticoid-induced osteoporosis. N Engl J Med 339(5) (1998) 292–299
Saag KG, Pannaccciulli N Geusens P et al.: Denosumab versus risedronate in glucocorticoid-induced osteoporosis: final results of a twenty-four-month randomized, double-blind, double-dummy trial. Arthritis Rheumatol 71(7) (2019) 1174–1184
Saag KG, Zanchetta JR, Devogelaer JP et al.: Effects of teriparatide versus alendronate for treating glucocorticoid-induced osteoporosis: thirty-six-month results of a randomized, double blind, controlled trial. Arthritis Rheum 60(11) (2009) 3346–3355

Saag KG, Petersen J, Brandi M et al.: Romosozumab or alendronate for fracture prevention in women with osteoporosis. N Engl J Med 377(15) (2017) 1417–1427

Sambrook PN, Roux C, Devogalaer JP et al.: Bisphosphonates and glucocorticoid osteoporosis in men: results of a randomized controlled trial comparing zoledronic acid with risedronate. Bone 50(1) (2012) 289–295

Santesso N, Carrasco-Labra A, Brignardello-Petersen R: Hip protectors for preventing hip fractures in older people. Cochrane Database Syst Rev 31;(3) (2014) CD001255.doi: 10.1002/14651858.CD001255.pub.5

Schilcher J, Michaelsson K, Aspenberg P: Bisphosphonate use and atypical fractures of the femoral shaft. N Engl J Med 364(18) (2011) 1728–1723

Song D, Meng B, Gan M et al.: The incidence of secondary vertebral fracture of vertebral augmentation techniques versus conservative treatment for painful osteoporotic vertebral fractures: a systematic review and meta-analysis. Acta Radiol 56(8) (V) 970–979

Thomasius F, Bühring B: Fisikoassessment bei Osteoporose. Internist 62(5) (2021) 463–473

Tilyard MW, Spears GF, Thomson J, Dovey S. Treatment of postmenopausal osteoporosis with calcitriol or calcium. N Engl J Med 326(6) (1992) 357–262

Uhlemann C, Lange U: Differenzialindikative physikalische Therapiestrategien der Osteoporose – Empfehlungen für den Praxisalltag. Z Rheumatol 65(5) (2006) 407–416

Venmans A, Klazen CA, Lohle PN et al.: Percutaneous vertebroplasty and pulmonary cement embolism: results from VERTOS II. AJNR Am J Neuroradiol 31(8) (2010) 1451–1453

Wardlaw D, Cummings SR, Van Meirhaeghe J et al.: Efficacy and safety of balloon kyphoplasty compared with nonsurgical care for vertebral compression fracture (FREE): a randomised controlled trial. Lancet 373(9668) (2009) 1016–1024

Wells GA, Cranney A, Peterson J et al.: Etidronate for the primary and secondary prevention of osteoporotic fractures in postmenopausal women. Cochrane Database Syst Rev 23(1) (2008) doi: 10.1002/14651858.CD003376.pub3.

Xing D, Ma JX, Ma XL et al.: A meta-analysis of balloon kyphoplasty compared to percutaneous vertebroplasty for treating osteoporotic vertebral compression fractures. J Clin Neurosci 20(6) (2013) 795–803

KAPITEL

20

Jürgen Rech[1]

Immunmodulatorische Therapie bei Autoimmunerkrankungen

Kernaussagen

- Moderne **immunmodulatorische Substanzen** ermöglichen eine an die jeweilige Krankheitsaktivität adaptierte und **nebenwirkungsärmere Behandlung.**
- **Niedermolekulare Wirkstoffe** greifen gezielt in den Metabolismus und die Signalmechanismen immunkompetenter Zellen ein.
- Die **Antimetaboliten** sind aufgrund ihrer biochemischen Wirkweise überwiegend teratogen bzw. embryotoxisch, sodass eine **sichere Kontrazeption unbedingt gewährleistet** werden muss.
- **Niedermolekulare Wirkstoffe mit gesichertem Einsatz** sind Methotrexat, Azathioprin, Chloroquin und Hydroxychloroquin, Leflunomid, Mycophenolat Mofetil und Mycophenolsäure, Sulfasalazin, Cyclophosphamid und die Calcineurin-Inhibitoren (Ciclosporin, Tacrolimus und Sirolimus).
- **Neuere Medikamente** sind i. d. R. zielgerichtete, synthetische Basismedikamente (Targeted Synthetic Disease Modifying Anti-Rheumatic Drug). Medikamente aus dieser Gruppe sind erst seit 2015 (Apremilast), 2017 (Tofacitinib und Baricitinib) und 2020 (Upadacitinib und Filgotinib) auf dem deutschen Markt erhältlich. Das Besondere an ihnen ist, dass sie speziell als Mittel gegen ein einzelnes „Ziel" (Janus-Kinasen oder Phosphodiesterase-4) entwickelt wurden.
- Auf **Nebenwirkungen** und vor allem **Arzneimittelinteraktionen** muss geachtet werden. **Regelmäßige Kontrollen während der Therapie** sind notwendig.
- Insgesamt **besser verträglich** erscheinen **Biologika,** jedoch müssen auch hier mögliche **Nebenwirkungen,** insbesondere eine **Schwächung der Immunabwehr** beachtet werden.
- **Vor Beginn einer Therapie** mit zielgerichteten synthetischen Basismedikamenten sowie Biologika müssen vorbestehende Infektionen (z. B. latente TB) ausgeschlossen bzw. behandelt werden, aktive schwerwiegende Infektionen, aber auch eine chronische Hepatitis B sind Kontraindikationen.

[1] Autoren der Vorauflage: Jochen Zwerina, Axel Hüber und Jörg H. W. Distler

- Der **Impfstatus** sollte am besten vor Einleitung einer Therapie überprüft und ggf. ergänzt werden.
- **Lebendimpfungen** sind bei allen immunsuppressiv Behandelten **kontraindiziert.**
- Im Hinblick auf das Thema „Schwangerschaft + immunmodulierende Medikamente" verweisen wir auf folgenden Link: www.embryotox.de (Embryotox – Arzneimittelsicherheit in Schwangerschaft und Stillzeit: Arzneimittel).
- Grundsätzlich kann es im Verlauf einer **Therapie mit Biologika** zum Auftreten von körpereigenen Antikörper gegen die therapeutischen Antikörper (Biologika), sog. („Anti-Antikörper"), kommen und diese dann in der Folge neutralisieren. Dies führt dann zu einem Wirkverlust der Medikamente.

20.1 Vorbemerkungen: Ätiopathogenetische Gesichtspunkte

Die Ätiologie der systemischen Autoimmunerkrankungen ist weiterhin ungeklärt, dennoch haben die Kenntnisse über immunpathogenetische Abläufe in den letzten Jahren erheblich zugenommen. In der Folge haben sich auch die Möglichkeiten der immunsuppressiven Therapieansätze bei diesen Erkrankungen erheblich erweitert.

Bei einer Reihe von Autoimmunerkrankungen wie dem systemischen Lupus erythematodes, aber auch bei systemischen Vaskulitiden wie der Granulomatose mit Polyangiitis (Morbus Wegener), hat sich die Prognose in den letzten Jahrzehnten deutlich verbessert. Durch den gezielteren Einsatz von immunmodulatorischen Substanzen ist heute eine besser **an die jeweilige Krankheitsaktivität adaptierte und nebenwirkungsärmere Behandlung** in greifbare Nähe gerückt. Grundsätzlich unterscheiden lassen sich

- **niedermolekulare Wirkstoffe**, die durch gezielten Eingriff in den Metabolismus und die Signalmechanismen immunkompetenter Zellen ihre Wirksamkeit entfalten (➤ Tab. 20.1),
- Zielgerichtete synthetische Basismedikamente (➤ Tab. 20.1).
- **Biologika** (Antikörper, Inhibitoren, Rezeptorkonstrukte; ➤ Tab. 20.2).

Für die **Nomenklatur der Biologika** wurden folgende Abkürzungen vorgeschlagen (Müller-Ladner 2005):

- Die ersten beiden Buchstaben sind die der generischen Bezeichnung des Wirkstoffs (z. B. IN für Infliximab).
- Der dritte Buchstabe steht für die biologische Struktur oder Klasse des Wirkstoffs:
  - X für einen chimären monoklonalen Antikörper,
  - Z für einen humanisierten monoklonalen Antikörper,
  - M für einen voll humanen monoklonalen Antikörper,
  - C für ein Rezeptor-Fusionsprotein und
  - R für einen Rezeptor-Antagonist.

20.2 Niedermolekulare Substanzen

20.2.1 Methotrexat

Präparate: Metex®, Lantarel®

Methotrexat (MTX) ist ein **Folsäure-Analogon** und gehört zur Gruppe der **Antimetaboliten.**

Pharmakokinetische Daten

MTX kann p. o., s. c. und i. m. 1 ×/Wo. appliziert werden.

- Bei p. o. Gabe wird MTX im Dosisbereich zwischen 5 mg und 30 mg/Wo. zu 60 % resorbiert.
- Bei s. c. oder i. m. Gabe wird MTX vollständig resorbiert.

MTX konkurriert mit Folsäure um den **aktiven Transport** in die Zelle.

Intrazellulär wird MTX polyglutamyliert und verbleibt oft lange in der Zelle.

MTX wird **überwiegend renal ausgeschieden.**

Tab. 20.1 Niedermolekulare Wirkstoffe zur Therapie systemischer Immunerkrankungen. IL, Interleukin

Substanzgruppe	Wirkstoff	Wirkmechanismus
Alkylanzien	Cyclophosphamid	• DNS-Kreuzvernetzung • B- u. T-Zell-Inhibition
Antimetaboliten	Azathioprin	• Purin-Antimetabolit • B- u. T-Zell-Inhibition
	Methotrexat	• Folsäureantagonist • Hemmung von IL-1 u. IL-6
	Mycophenolsäure	• Hemmung der Purinsynthese • B- u. T-Zell-Inhibition
	Leflunomid	• Hemmung der Pyrimidinsynthese • B- u. T-Zell-Inhibition
Calcineurin-Inhibitoren	Ciclosporin	• Hemmung der IL-2-Produktion u. der Lymphoproliferation
	Tacrolimus	• Hemmung der IL-2-Produktion u. der Lymphoproliferation
mTOR-Inhibitoren	Rapamycin	• Hemmung des Ansprechens auf IL-2 u. der Lymphoproliferation
Proteasomen-Inhibitoren	Bortezomib	• Hemmung des Abbaus intrazellulärer Proteine • B-Zell-Hemmung
JAK-Inhibitoren	Tofacitinib Baricitinib Upadacitinib Filgotinib	• Hemmung intrazellulärer proinflammatorischer Signale
PDE4 Inhibitoren	Apremilast	• Hemmung intrazellulärer proinflammatorischer Signale

Tab. 20.2 Biologika zur immunmodulatorischen Therapie von systemischen Autoimmunerkrankungen

Therapeutisches Target	Medikament	Abkürzung	Wirkmechanismus
Zytokine			
TNF-α	Infliximab®, Inflectra®, Remsima®, Flixabi®, Zessly®	INX	Bindung u. Neutralisation von TNF-α
	Etanercept® Benepali®, Erelzi®, Nepexto®	ETC	
	Adalimumab®, Amgevita®, Imraldi®, Hyrimoz®, Hulio®, Idacio®, Hefiya®, Amsparity®, Yuflyma®	ADA	
	Golimumab®	GOM	
	Certolizumab® (Polyethylen-gekoppelter Antikörper)	CEZ	
IL-1	Anakinra® Canakinumab®	AKI	Kompetitive Hemmung der IL-1β-Bindung an den Rezeptor Bindung u. Neutralisation von IL-1β
IL-6	Tocilizumab® Sarilumab®	TOZ SA	Hemmung der IL-6/IL-6-Rezeptor-Komplexbildung
BLyS	Belimumab®	BEM	Hemmung der B-Zell-Reifung
IL-12/IL-23	Ustekinumab®	USM	Bindung und Hemmung der p40-Untereinheit von IL-12 u. IL-23
IL-23	Guselkumab®		
IL-17	Secukinumab® Ixekizumab		Bindung u. Neutralisation proinflammatorischer Zytokine
Leukozytenmembranantigene			
CD80/86	Abatacept®	ABC	Hemmung der T-Zell-Aktivierung
CD20	Rituximab®	RIX	B-Zell-Depletion
CD11a	Efalizumab®	EFZ	T-Zell-Inhibition durch Hemmung der Interaktion mit LFA-1
CD58	Alefacept®	ALC	T-Zell-Inhibition durch Hemmung der Interaktion mit LFA-3
CD52	Alemtuzumab®	ALZ	Leukozytendepletion (Campath-1)
Sonstige			
RankL	Denosumab®	DEM	Osteoklastenhemmung
Sklerostin	Romosozumab®		Osteoanabole Wirkung
Rekombinantes humanes Parathormon Fragment	Teriparitid®		Osteoanabole Wirkung

TNF = Tumornekrosefaktor, IL = Interleukin, BLyS = B-lymphocyte Stimulator, RankL = Receptor Acitvator of Nuclear Factor, JAK = Januskinase, PDE = Phosphodiesterase

Cave

! **Bei plötzlicher Reduktion der Nierenfunktion** kann die Ausscheidung von MTX somit drastisch reduziert werden und es besteht die **Gefahr einer MTX-Intoxikation.**

! **Akute Vergiftungsgefahr** besteht auch bei gleichzeitiger Gabe anderer Folsäureantagonisten wie Cotrimoxazol.

Wirkmechanismus

Der Wirkmechanismus von MTX besteht in einer **Hemmung der Dihydrofolatreduktase.** Die Polyglutamatmetaboliten von MTX hemmen nicht nur das Enzym Dihydrofolatreduktase potenter als das unmetabolisierte MTX, sondern reduzieren auch die Aktivität anderer Enzyme des Folsäurestoffwechsels.

Aufgrund des hohen Folsäurebedarfs werden **Leukozyten** in ihrer Funktion durch MTX besonders beeinträchtigt.

- MTX hemmt die Lymphozytenproliferation,
- vermindert die Synthese von Interleukin-1 und Interleukin-6,
- induziert einen Th2-Shift,
- vermindert die Aktivität der Phospholipase A2 und
- reduziert die Antikörperproduktion.

Anwendung

Die Therapie wird meist in einer **Dosierung** von 10–15 mg 1 ×/Wo. eingeleitet und kann dann bei guter Verträglichkeit sukzessive bis zu einer Dosis von 25–30 mg/Wo. gesteigert werden. Bei eingeschränkter Nierenfunktion muss die Dosis reduziert bzw. kann MTX nicht gegeben werden.

Begleitend wird die **Gabe von Folsäure** üblicherweise in einer Dosierung von 5 mg jeweils 24 h nach der wöchentlichen Gabe von MTX empfohlen.

Begleitende Maßnahmen

- **Vor Beginn einer Therapie** mit MTX sollten
  - ein Differenzialblutbild abgenommen werden,
  - die Leberwerte,
  - das Serumkreatinin und
  - das Serumalbumin bestimmt werden und
  - eine Hepatitis B und C serologisch ausgeschlossen werden.

Manche Autoren empfehlen zusätzlich einen Röntgenthorax, um im Fall einer pulmonalen Toxizität einen Ausgangbefund zum Vergleich zu haben.

- **Unter MTX-Therapie** sollten im weiteren Verlauf (anfangs alle 48 Wo.)
  - die Leberwerte,
  - das Differenzialblutbild und
  - das Serumkreatinin analysiert werden.

Unerwünschte Arzneimittelwirkungen

MTX zeichnet sich durch ein **günstiges Wirkungs-Nebenwirkungs-Profil** aus. Studien an Patienten mit rheumatoider Arthritis zeigten, dass MTX das einzige konventionelle Basistherapeutikum ist, welches von der Mehrzahl der Patienten auch nach 5 Jahren noch eingenommen wird.

- Die schwerwiegendsten Komplikationen einer Therapie mit MTX – **Leberzirrhose** und **MTX-Pneumonitis** – sind selten.
- Häufiger beobachtet werden **Transaminasenanstiege.**
- Andere unerwünschte Arzneimittelwirkungen von MTX wie Myelosuppression, Stomatitis, geringgradige Alopezie und Magen-Darm-Beschwerden können durch Co-Medikation mit Folsäure reduziert werden.
- Eine erhöhte Inzidenz von Lymphomen scheint bei rheumatologischen Patienten unter MTX-Therapie nicht zu bestehen.
- Ebenso konnte bisher, abgesehen von einem vermehrten Auftreten von lokalisiertem Herpes zoster, kein vermehrtes Infektrisiko nachgewiesen werden.

Cave

! **Unter MTX** muss eine **sichere Kontrazeption** eingehalten werden, da **MTX embryotoxisch** wirkt.

20.2.2 Azathioprin

Präparate: Imurek®, Azafalk®, Azaimun®, Azamedac®, Zytrim®, Colinsan®

Azathioprin (AZA) gehört zur Gruppe der **Antimetaboliten**.

Pharmakokinetische Daten

- Es wird nach p. o. Einnahme gut resorbiert und in der Leber und in Erythrozyten in den **aktiven Wirkstoff 6-Mercaptopurin** umgewandelt.
- Die **Metabolisierung** von AZA kann interindividuell sehr stark variieren.
  - Bei etwa 0,3 % der kaukasisch-stämmigen Bevölkerung findet sich in den Erythrozyten keine signifikante Aktivität des Enzyms Thiopurinmethyltransferase, das an der Inaktivierung von AZA und seinen Metaboliten beteiligt ist.
  - Bei weiteren 10 % ist die Aktivität deutlich vermindert.

! Die **Halbwertszeit** von AZA kann sowohl **bei Leber-** als auch **bei Niereninsuffizienz relevant verlängert** sein.

Cave

! Bei einer Verminderung der Aktivität der Thiopurinmethyltransferase kommt es durch Akkumulation von AZA-Metaboliten gehäuft zu **schweren unerwünschten Arzneimittelnebenwirkungen**.

Vor der Ausscheidung werden 6-Mercaptopurine und seine Metaboliten durch die Xanthinoxidase metabolisiert. Eine Hemmung der Xanthinoxidase durch **Allopurinol** oder **Febuxostat** führt daher zu einer Akkumulation von 6-Mercaptopurin und seinen Metaboliten und kann hierdurch **potenziell lebensgefährliche Intoxikationen** auslösen.

Cave

! Eine **gleichzeitige Verabreichung von Allopurinol oder Febuxostat und AZA ist** aufgrund der potenziell lebensgefährlichen Intoxikation **zu vermeiden.**

Wirkmechanismus

- 6-Mercaptopurin und seine Metaboliten hemmen die Synthese von Adenin und Guanin.
- Daneben kann es in sehr hohen Dosen auch zu einer Inkorporation von 6-Mercaptopurin in RNA- und DNS-Moleküle kommen.

Der Wirkmechanismus von AZA bei rheumatischen Erkrankungen ist nicht genau bekannt, scheint aber v. a. durch eine **Hemmung der Synthese von Purinnukleotiden** vermittelt zu sein. Da Lymphozyten hier einen höheren Umsatz aufweisen, werden diese Zellen besonders inhibiert.

So **inhibiert** AZA in vitro eine **Vielzahl von immunologischen Funktionen** wie etwa

- die Aktivität von NK-Zellen,
- die Antikörperproduktion,
- die antikörperabhängige Zytotoxizität und
- die Freisetzung von Zytokinen.

Anwendung

- Bei Therapieeinleitung empfiehlt sich bei rheumatologischen Patienten als **Initialdosis** 1,0 mg/kg KG/d.
- **Im weiteren Verlauf** kann die Dosis bei guter Verträglichkeit auf bis zu 2,5 mg/kg KG/d gesteigert werden.

Begleitende Maßnahmen

Die **Leberwerte** und ein **Differenzialblutbild** sollten zu Therapiebeginn alle 2 Wo. untersucht werden, danach alle 4–12 Wo.

Unerwünschte Arzneimittelwirkungen

AZA wird generell als ein Medikament mit einem günstigen Wirkungs-Nebenwirkungs-Profil angesehen. Dennoch zwingen unerwünschte Arzneimittelnebenwirkungen bei 20–30 % der Patienten zur Beendigung der Therapie mit AZA.

Die wichtigsten **Nebenwirkungen** der Therapie mit AZA sind
- Leukopenie,
- Anämie und Thrombozytopenie,
- Übelkeit und Erbrechen,
- Pankreatitis,
- Lebertoxizität und
- Ausschläge.

Es wurde über eine **erhöhte Inzidenz von Hauttumoren unter Azathioprin** berichtet. Selten wurde bei meist männlichen Jugendlichen über das Auftreten von hepatosplenalen T-Zell-Lymphomen berichtet. In der Regel erhielten diese Patienten eine Kombinationstherapie von AZA und einem Anti-TNF-Antikörper und litten an einer chronisch-entzündlichen Darmerkrankung.

20.2.3 Chloroquin und Hydroxychloroquin

Präparate: Resochin®, Weimar Quin® (Chloroquin) und Quensyl® (Hydroxychloroquin)

Chloroquin (CQ) und Hydroxychloroquin (HCQ) sind **Aminoquinolonverbindungen** mit zwei aromatischen Ringen, die primär zur Therapie und Prophylaxe von Malaria entwickelt wurden.

20

Pharmakokinetische Daten

Bei neutralen pH-Werten im Blut und in interstitiellen Flüssigkeiten sind Chloroquin und Hydroxychloroquin ungeladen und können durch freie Diffusion in die Zelle gelangen.

In Zellkompartimenten mit niedrigem pH-Wert wie z. B. in den Lysosomen liegen Chloroquin und Hydroxychloroquin in ihrer geladenen Form vor, können die Organellen nicht mehr durch freie Diffusion verlassen und **reichern sich** daher **in Lysosomen und anderen sauren Kompartimenten an**.

Anwendung

- **Chloroquin** wird in einer Dosis von 250 mg/d p. o. verabreicht,
- **Hydroxychloroquin** in einer Dosierung von 400 mg/d.

Beide Substanzen sollen allerdings nach dem berechneten Idealgewicht dosisangepasst werden (HCQ: max. 6,5 mg/kg KG und CQ: max. 3 mg/kg KG).

Unerwünschte Arzneimittelwirkungen

Nebenwirkungen von Chloroquin und Hydroxychloroquin sind mild und beide Substanzen sind gut verträglich. Zu den unerwünschten Arzneimittelnebenwirkungen gehören
- Übelkeit,
- Diarrhö,
- Pigmentverschiebungen und
- Muskelschwäche.
- Die wichtigsten Nebenwirkungen sind jedoch **okuläre Veränderungen.**

So kann es durch **retinale Ablagerungen** zum Visusverlust bis hin zur Erblindung kommen. Daher sind **jährliche ophthalmologische Kontrollen mit Augenmerk auf retinale Veränderungen (z. B. mittels Farbsehtest) empfehlenswert.** Aufgrund der geringeren Inzidenz okulärer Veränderungen wird **heute überwiegend Hydroxychloroquin eingesetzt.**

20.2.4 Leflunomid

Präparat: Arava®

Pharmakokinetische Daten

- Leflunomid wird nach p. o. Gabe fast vollständig resorbiert und anschließend rasch in den **aktiven Metaboliten Malononitrilamid** konvertiert.
- Die **Halbwertszeit** von Malononitrilamid kann bis zu 40 d betragen.
- **Im Vergiftungsfall** kann Leflunomid jedoch durch die **Gabe von Cholestyramin oder Aktivkohle** schnell aus dem Körper entfernt werden.
- Leflunomid erhöht den Anteil an freiem Diclofenac und Ibuprofen um bis zu 50 % und hemmt außerdem den Abbau von NSAR über Cytochrom P450 2C9. Ob diese **Arzneimittelinteraktionen** klinisch relevant sind, ist jedoch unklar.
- Leflunomid kann über Cytochrom P450 2C9 auch den Abbau von Warfarin und Phenprocoumon beeinflussen.

Wirkmechanismus

Leflunomid hemmt die De-novo-Synthese von Pyrimidinribonukleotiden durch **Hemmung des Enzyms Dihydroorotatdehydrogenase.**

Hierdurch wird die Synthese von RNS und DNS in aktivierten Lymphozyten gehemmt.

Anwendung

Die normale **Dosierung** von Leflunomid beträgt 20 mg/d.

Die ursprünglich propagierte Loading Dose von jeweils 100 mg/d über 3 d wird mittlerweile nicht mehr empfohlen.

Begleitende Maßnahmen

Unter Leflunomid sollten die **Transaminasen** und das **Differenzialblutbild** anfänglich alle 2 Wo. kontrolliert werden, danach monatlich.

Unerwünschte Arzneimittelwirkungen

- An unerwünschten Arzneimittelwirkungen sind v. a. **Hepatotoxizität** mit Transaminasenanstiegen und Zytopenien zu beachten.
- Außerdem treten Diarrhöen und Alopezie vermehrt auf.

Cave

! Leflunomid ist wie MTX **teratogen.** Daher muss unter einer Therapie mit Leflunomid eine **sichere Kontrazeption unbedingt gewährleistet** sein.

Ein erhöhtes Infektrisiko scheint nicht zu bestehen.

20.2.5 Mycophenolat-Mofetil und Mycophenolsäure

Präparate: CellCept® und Myfortic®

Mycophenolat-Mofetil und Mycophenolsäure (MMF) sind halbsynthetische Derivate eines Pilzprodukts, welches ursprünglich aus der Transplantationsmedizin stammt.

Pharmakokinetische Daten

- MMF wird nach p. o. Gabe rasch und fast vollständig resorbiert.
- MMF wird in der Leber inaktiviert und in den Gastrointestinaltrakt sezerniert.
- Im Darm erfolgt eine weitere Metabolisierung durch Bakterien. Die hierbei entstehenden Produkte werden abschließend reabsorbiert und unterliegen einem enterohepatischen Kreislauf.
- Die Endausscheidung erfolgt schließlich über den Urin.
- Die Serumspiegel von MMF und seinen Metaboliten steigen daher **bei Niereninsuffizienz** an.

Wirkmechanismus

Wie AZA hemmt auch MMF die Purinsynthese. MMF hemmt dabei das Enzym **Inosinmonophosphatdehydrogenase**. Hierdurch kommt es zu einem Anstieg von Zwischenprodukten der Purinsynthese, die zu einer Rückkopplungshemmung der De-novo-Synthese von Purinen führt.

Unerwünschte Arzneimittelwirkungen

MMF gilt als gut verträgliches DMARD (Disease Modifying Antirheumatic Drugs, lang wirksame Antirheumatika). Die häufigsten **Nebenwirkungen** sind

- Leukopenie,
- Anämie und Thrombozytopenie,
- Diarrhö,
- Dyspnoe und
- Husten.
- Hautreaktionen sind selten.

Cave

! MMF ist mit einem erhöhten Risiko von Frühaborten und Fehlbildungen assoziiert, sodass auf eine strenge Kontrazeption geachtet werden muss. Da MMF in die Muttermilch übertritt, sollte **unter MMF-Therapie auf das Stillen verzichtet** werden.

Langzeitdaten zum Malignomrisiko unter MMF liegen nicht vor.

20.2.6 Sulfasalazin

Präparate: Azulfidine®, Pleon®

Sulfasalazin ist ein **Konjugat aus 5-Aminosalyzilat und Sulfapyridin,** welches durch Darmbakterien gespalten wird.

Pharmakokinetische Daten

- Sulfapyridin wird größtenteils resorbiert, während 5-Aminosalyzilat zu > 70 % ausgeschieden wird.
- **Breitbandantibiotika** können über eine Reduktion der Darmflora die Spaltung von Sulfasalazin hemmen und damit die Resorption beeinflussen.
- Sulfasalazin wird in der Leber metabolisiert und über die Fäzes ausgeschieden.
- 5-Aminosalyzilat wird azetyliert und renal ausgeschieden.

Die therapeutischen Effekte werden v. a. Sulfapyridin zugeschrieben.

Wirkmechanismus

Sulfasalazin hemmt die Aktivierung von neutrophilen Granulozyten, stimuliert die Produktion des antiinflammatorischen Botenstoffs Adenosin, hemmt die Antikörperproduktion und die Synthese von Interleukin-12 und Interferon-γ.

Anwendung

- Zu Beginn der Therapie wird Sulfasalazin in einer Dosierung von 2 × 500 mg/d verabreicht.

- Bei guter Verträglichkeit wird die Dosis anschließend um 500 mg/Wo. erhöht, bis der **therapeutische Bereich** von 2–3 g/d erreicht ist.

Begleitende Maßnahmen

Unter Therapie mit Sulfasalazin sollten das **Blutbild** und die **Transaminasen** zumindest in den ersten Monaten kontrolliert werden.

Unerwünschte Arzneimittelwirkungen

- Aufgrund der **hohen Rate an gastrointestinalen Nebenwirkungen** mit Übelkeit, Erbrechen, Diarrhö, Cholestase und Transaminasenerhöhungen ist die **Abbruchrate hoch.**

Daneben treten auch
- Kopfschmerzen,
- Müdigkeit,
- Anorexie,
- Hautveränderungen insbesondere nach Sonnenlichtexposition,
- Lungenveränderungen,
- Blutbildveränderungen und
- selten auch Störungen der Nierenfunktion auf.

20.2.7 Cyclophosphamid

Präparat: Endoxan®

Cyclophosphamid gehört zur Gruppe der **Alkylanzien**. Cyclophosphamid zeichnet sich durch eine hohe Potenz aus, die jedoch, wie bei allen Medikamenten aus der Gruppe der Alkylanzien durch eine hohe Toxizität erkauft wird.

20

Pharmakokinetische Daten

Cyclophosphamid kann als i. v. Stoßtherapie oder p. o. verabreicht werden. Cyclophosphamid wird nach p. o. Gabe gut resorbiert und in der Leber in den aktiven Wirkstoff umgewandelt.

Anwendung

- Die Dosis **bei p. o. Gabe** liegt im Bereich von 1–2 mg/kg KG/d.
- **Bei i. v. Gabe** werden Dosen zwischen 500 und 1000 mg/m^2 KOF alle 2–4 Wo. verabreicht.
- **Arzneimittelinteraktionen** sind selten. Allerdings wurde über eine verstärkte Toxizität von Cyclophosphamid unter begleitender Allopurinoltherapie berichtet.

Wirkmechanismus

Cyclophosphamid weist antientzündliche, immunsuppressive und zytotoxische Effekte auf. Diese entstehen durch eine **Alkylierung verschiedener zellulärer Bestandteile**, insbesondere DNS.
- Cyclophosphamid kann auch in sich nicht teilender DNS Guaninreste alkylieren und hierdurch Kodierungsfehler und eine Quervernetzung der DNS-Stränge induzieren.
- B- und T-Zellen scheinen hierfür sensibler zu sein als andere Zellpopulationen.

Unerwünschte Arzneimittelwirkungen

Cyclophosphamid weist eine **hohe Rate an potenziell schwerwiegenden Nebenwirkungen** auf. Häufig sind
- Leukopenie,
- Thrombozytopenie,
- Anämie oder
- Panzytopenie.

Nach i. v. Gabe wird der Nadir der Leukozyten- und Thrombozytenzahlen nach 8–12 d erreicht.
- **Gastrointestinale Beschwerden** mit Diarrhö, Stomatitis und Anstieg der Transaminasen sind ebenfalls häufig.
- Gegen die begleitende Übelkeit helfen **Antiemetika** meist gut.
- Die Rate an **Infekten** ist unter Cyclophosphamid signifikant erhöht und das Risiko korreliert oft mit den Leukozytenzahlen.
  ! Daher sollte **bei Cyclophosphamidgabe immer eine Infektprophylaxe mit Cotrimoxazol** durchgeführt werden.
- **Gefürchtete Komplikationen** der Therapie mit Cyclophosphamid sind **hämorrhagische Zystitiden,** Blasenkarzinome und Leiomyosarkome.
  - Das Auftreten von **hämorrhagischen Zystitiden** erhöht das Risiko eines späteren Blasenkarzinoms massiv. Ob auch bei fehlender Hämaturie ein erhöhtes Risiko für die Entwicklung eines Blasenkarzinoms besteht, ist dagegen nicht abschließend geklärt.
  - Beim Auftreten einer **hämorrhagischen Zystitis** sollte die **Therapie mit Cyclophosphamid unterbrochen** werden.
  ! Die p. o. oder i. v. Applikation von Sulfhydrylverbindungen kann die Inzidenz der hämorrhagischen Zystitis und des Blasenkarzinoms signifikant vermindern. Daher sollte **Cyclophosphamid immer nur mit 2-Mercaptoethansulfonat-Prophylaxe (MESNA) verabreicht** werden.
  - Allergische Reaktionen gegen Sulfhydrylverbindungen sind jedoch häufig.

Cave

! Da **Hämaturien** in bis zu 25 % der Fälle auch nach Beendigung der Therapie mit Cyclophosphamid auftreten, sind **regelmäßige und langfristige Nachkontrollen** nach Therapieende nötig.

Als **weitere Nebenwirkungen** können
- Neuropathien,

- kardiale Schädigungen und
- Hautausschläge auftreten.

Cyclophosphamid kann zur **Infertilität** bei Männern und auch Frauen führen. Sollte die Familienplanung bei männlichen Patienten noch nicht abgeschlossen sein, so sollte **Sperma vor Therapiebeginn eingefroren** werden.

Neben dem Risiko eines Blasenkarzinoms oder Leiomyosarkoms der Blase ist auch die **Inzidenz anderer Tumoren** nach Gabe von Cyclophosphamid deutlich erhöht mit einer 4-fach höheren Inzidenz von soliden Tumoren und einer 16-fach höheren Inzidenz hämatologischer Neoplasien.

ALS FAUSTREGEL GILT

Das Risiko steigt dosisabhängig mit der kumulativen Gesamtdosis von Cyclophopshamid.

Cave

! Aufgrund seiner zytotoxischen Wirkung muss eine **Schwangerschaft unter Cyclophosphamidtherapie unbedingt verhindert** werden.

Die Inzidenz unerwünschter Arzneimittelwirkungen scheint unter i. v. Stoßtherapie geringer zu sein als bei p. o. Gabe.

Begleitende Maßnahmen

- Unter der Therapie mit **Cyclophosphamid p. o.** sollte anfangs alle 1–2 Wo. ein **Differenzialblutbild** angefertigt werden. Danach sollten die Kontrollen mind. 1 ×/Mon. durchgeführt werden.
- **Bei i. v. Stoßtherapie** sollte das **Differenzialblutbild** am 8. d und am 12.–14. d nach der Infusion kontrolliert werden.
- Außerdem müssen **regelmäßige Urinuntersuchungen** nicht nur während der Therapie, sondern **langfristig danach** durchgeführt werden.

20.2.8 Calcineurin-Inhibitoren

Wirkstoffe: Ciclosporin, Tacrolimus/FK506, Rapamycin/Sirolimus

Ciclosporin, Tacrolimus/FK506 und Rapamycin/Sirolimus, die initial zur Prävention der Abstoßung nach Organtransplantation entwickelt wurden, bilden die Gruppe der Calcineurin-Inhibitoren.

In der Rheumatologie wurde v. a. Ciclosporin und in geringem Ausmaß auch Tacrolimus evaluiert, während zum Einsatz von Rapamycin nur einzelne Fallberichte vorliegen.

Wirkmechanismus

Ciclosporin, Tacrolimus/FK506 und Rapamycin/Sirolimus sind Pilzprodukte, die jeweils an spezifische zytosolische Proteine, sog. **Immunophiline,** binden.

Im Falle von Ciclosporin und Tacrolimus/FK506 bindet der Medikamenten-/Immunophilin-Komplex dann an Calcineurin und inaktiviert dieses. Hierdurch wird die Aktivierung und nukleäre Translokation des Transkriptionsfaktors NFAT gehemmt und die Transkription wichtiger T-Zell-Zytokine wie z. B. Interleukin-2 gehemmt.

Ciclosporin

Präparate: Immunosporin®, Sandimmun®

Pharmakokinetische Daten

- Die **Absorption** von Ciclosporin nach p-o- Gabe ist unvollständig (20–50 %) und kann stark variieren. Unterschiede in der Resorption können dabei nicht nur zwischen verschiedenen Patienten auftreten, sondern auch intraindividuell über die Zeit.
- Die Absorption sinkt bei Einnahme mit dem Essen.
- Die einzelnen **Präparationen von Ciclosporin** (Sandimmun und Immunosporin) unterscheiden sich signifikant in ihrer Pharmakokinetik und können daher **nicht bedenkenlos gegeneinander ausgetauscht** werden.
- Der Ciclosporinspiegel kann durch eine Vielzahl von **Arzneimittelinteraktionen** beeinflusst werden.
  - Neben Grapefruitsaft beeinflussen auch Inhibitoren des Cytochrom-P450-3A-Komplexes wie z. B. Kalziumkanalblocker, Erythromycin, Clarithromycin, Allopurinol und Colchicin die Serumspiegel von Ciclosporin.
  - Koadministration von Ciclosporin und Methotrexat erhöht die Serumspiegel von Methotrexat.

Anwendung

Die normale Zieldosis bei rheumatologischen Patienten liegt zwischen 1,5 und 3,0 mg/kg KG/d.

Begleitende Maßnahmen

Unter Ciclosporin sollten regelmäßig der Blutdruck, das Serumkreatinin, die Elektrolyte und das Blutbild kontrolliert werden.

Unerwünschte Arzneimittelwirkungen

Nebenwirkungen sind bei Ciclosporin-Gabe verhältnismäßig häufig.

- So kann es unter Ciclosporin zu einer **Einschränkung der Nierenfunktion** mit Kreatininanstieg kommen. Dies tritt v. a. in den ersten Monaten nach Beginn der Therapie auf und ist meist nach dem Absetzen reversibel.

Weitere häufige Nebenwirkungen sind

- Hypertonus,
- Hyperkaliämie,
- hypertrophe Gingivitis,
- Tremor,
- Hyperlipidämie,
- Hyperurikämie und

- Hypertrichose.

Daneben kann es unter Ciclosporin auch

- zur Erhöhung der Transaminasen,
- zu Thrombozytopenie und
- zu einer mikroangiopathischen hämolytischen Anämie kommen.
- Außerdem besteht v. a. bei Transplantationspatienten ein erhöhtes Infektrisiko.
- Des Weiteren fanden sich bei Transplantationspatienten, nicht jedoch bei Patienten mit rheumatoider Arthritis, erhöhte Inzidenzen von Lymphomen und Hauttumoren unter Ciclosporin.

Cave

! **Hohe Dosen von Ciclosporin** sind im Tiermodell embryo- und fetotoxisch.

Tacrolimus

Präparate: Prograf®, Protopic®

Wie bei Ciclosporin, so ist auch bei Tacrolimus die **Absorption** nach p. o. Gabe schwankend und mit durchschnittlich 20–25 % resorbierter Menge auch unvollständig.

Anwendung

Wir verwenden **Dosierungen** zwischen 2,0 und 7,0 mg 2 ×/d.

Da die individuellen Serumspiegel deutlich schwanken können, sind **Kontrollen der Serumspiegel** empfehlenswert.

Unerwünschte Arzneimittelwirkungen

Die Nebenwirkungen von Tacrolimus ähneln denen von Ciclosporin.

- Ebenfalls häufig treten ein **Hypertonus** und eine **Einschränkung der Nierenfunktion** auf.
- Dazu kommen bei Tacrolimus noch **Glukoseintoleranz** und **Diabetes mellitus.**

Sirolimus

Präparat: Rapamune®

Wirkmechanismus

Sirolimus unterscheidet sich im Wirkmechanismus von Ciclosporin und Tacrolimus.

- Nach der Bindung an FKPP12, ein zytosolisches Protein der Immunophilin-Familie, interagiert der Komplex nicht mit Calcineurin, sondern bindet mTOR (mammalian target of rapamycin).
- Hierdurch wird die Progression des Zellzyklus von der G1- in die S-Phase gestoppt und so v. a. die Interleukin-2-induzierte Proliferation von T-Zellen gehemmt.

Anwendung

- Bei **Transplantationspatienten** wird zu Therapiebeginn am ersten Tag eine Dosis von 6 mg verabreicht. Im weiteren Therapieverlauf werden jeweils 2 mg/d verabreicht.
- Die **optimale Dosierung** für rheumatologische Patienten ist dagegen unklar.

Unerwünschte Arzneimittelwirkungen

Häufige unerwünschte Arzneimittelnebenwirkungen von Sirolimus sind

- Anämie,
- Thrombozytopenie,
- Hypokaliämie,
- Diarrhöen,
- Ödeme,
- Akne,
- Arthalgien und
- Infektionen des Harntrakts.

20.3 Zielgerichtete, synthetische Basismedikamente

20.3.1 Definition

- Die neueste Untergruppe der Basismedikamente sind die zielgerichteten, synthetischen Basismedikamente, die im klinischen Sprachgebrauch auch mit dem englischen Wort tsDMARD (Targeted Synthetic Disease Modifying Anti-Rheumatic Drug) abgekürzt werden.
- Medikamente aus dieser Gruppe sind erst seit 2015 (Apremilast), 2017 (Tofacitinib und Baricitinib) und 2020 (Upadacitinib und Filgotinib) auf dem deutschen Markt erhältlich. Es handelt sich um chemisch hergestellte Wirkstoffe. Das Besondere an ihnen ist, dass sie speziell als Mittel gegen ein einzelnes „Ziel" (Janus-Kinasen oder Phosphodiesterase-4) entwickelt wurden. Diese Ziel-Substanz ist für die rheumatische Erkrankung mitverantwortlich.
- Im Gegensatz zu den Biologika fangen die tsDMARDs nicht entzündungsfördernde Botenstoffe im Blut ab, sondern wirken innerhalb der Zellen und unterbrechen dort den Signalweg, der Entzündungen fördert.
- Diese Medikamentengruppe braucht nicht gespritzt zu werden, sondern kann als Tabletten eingenommen werden.

20.3.2 Apremilast

Präparat: Otezla®

Wirkmechanismus

Die Inhibition von Phosphodiesterase 4 (PDE4) führt mittels erhöhtem cAMP-Level zur Protein-Kinase-A-vermittelter Inhibition von NFκB (und so z. B. von TNF-α) und aktiviert parallel über weitere Transkriptionsfaktoren antientzündliche Mediatoren und Zytokine, wie z. B. IL-10. Apremilast kann unabhängig von der Nahrungsaufnahme p. o. eingenommen werden und erreicht seine max. Konzentration im Blutplasma nach etwa 2,5 h. Die Plasmaeiweißbindung beträgt ca. 68 %. Der Wirkstoff wird in der Leber metabolisiert, hauptsächlich von CYP3A4, aber auch von CYP1A2 und CYP2A6. Die Eliminationshalbwertszeit beträgt 6–9 h und wird über Harn und Faeces ausgeschieden.

Anwendung

Die Behandlung wird über 6 d einschleichend begonnen mit der Gabe von Tabletten mit 10 mg bzw. 20 mg Wirkstoffgehalt. Danach entspricht die normale Dosierung 2 TBl. (morgens und abends), mit jeweils 30 mg Wirkstoff.

Unerwünschte Arzneimittelwirkungen

Die Medikation ist gut verträglich. In den Studien waren die häufigsten unerwünschten Arzneimittelwirkungen:
- Übelkeit
- Diarrhö
- Kopfschmerzen
- Rhinopharyngitis
- Müdigkeit

20.3.3 Baricitinib

Präparat: Olumiant®

Wirkmechanismus

- Baricitinib ist ein selektiver und reversibler Hemmstoff der Januskinasen JAK1 und JAK2.
- Dadurch unterbricht Baricitinib den JAK-STAT-Signalweg und moduliert dadurch die Expression entzündlicher Mediatoren.

Anwendung

Baricitinib wird in einer Dosierung von 4 mg 1 ×/d als Tablette verabreicht. Bei Patienten > 75 Lj. wird eine Dosis von 2 mg/d empfohlen.

Unerwünschte Arzneimittelwirkungen

Häufige unerwünschte Arzneimittelwirkungen sind
- Infektionen inklusive Herpes zoster,
- Übelkeit,
- Harnwegsinfektionen,
- Gastroenteritis,
- Kopfschmerzen sowie
- Veränderungen der Blut- und Leberwerte.

20.3.4 Tofacitinib

Präparat: Xeljanz®

Tofacitinib ist ein potenter, selektiver Inhibitor der Januskinasen (JAK) 1 und 3. Die Hemmung von JAK1 und JAK3.

Wirkmechanismus

Tofacitinib inhibiert spezifisch JAK1 und JAK3 und verhindert somit die Signalvermittlung und Aktivierung von Zellen durch die Bindung von proinflammatorischen Zytokinen. Tofacitinib wird hauptsächlich über CYP3A4 und CYP2C19 metabolisiert. Bei gleichzeitiger Anwendung von starken CYP3A4-Inhibitoren wird die tägliche Tofacitinib-Dosis auf 1 × 5 mg reduziert. Das Arzneimittel soll nicht zusammen mit starken CYP3A4-Induktoren angewandt werden.

Anwendung

Tofacitinib (Xeljanz) ist in Kombination mit Methotrexat (MTX) indiziert zur Behandlung der mittelschweren bis schweren aktiven rheumatoiden Arthritis (RA) bei erwachsenen Patienten, die auf ein oder mehrere krankheitsmodifizierende Antirheumatika unzureichend angesprochen oder diese nicht vertragen haben. Tofacitinib kann als Monotherapie gegeben werden, wenn MTX nicht vertragen wird oder wenn eine Behandlung mit MTX ungeeignet ist. Darüber hinaus ist Tofacitinib in Kombination mit MTX indiziert zur Behandlung der aktiven Psoriasis-Arthritis (PsA) bei erwachsenen Patienten, die auf eine vorangegangene krankheitsmodifizierende antirheumatische (DMARD-) Therapie unzureichend angesprochen oder diese nicht vertragen haben. Außerdem kann Tofacitinib zur Behandlung erwachsener Patienten mit mittelschwerer bis schwerer aktiver Colitis ulcerosa (CU) angewandt werden, die auf eine konventionelle Therapie oder ein Biologikum unzureichend angesprochen haben, nicht mehr darauf ansprechen oder diese nicht vertragen haben. Tofacitinib wird in einer Dosierung von 5 mg als Tablette 2 ×/d eingesetzt. Neu ist Xeljanz 11 mg Retardtabletten, die somit nur 1 ×/d eingenommen werden muss.

Unerwünschte Arzneimittelwirkungen

Häufige unerwünschte Arzneimittelwirkungen sind
- Infektionen inklusive Herpes zoster, Pneumonie, Influenza, Harnwegsinfektionen, Sinusitis, Bronchitis, Nasopharyngitis,
- Kopfschmerzen,
- Diarrhö, Erbrechen, Übelkeit, Dyspepsie, Bauchschmerzen,
- Veränderungen der Blut- und Leberwerte,
- Exanthem,
- Hypertonie sowie
- Arthralgien.

Warnhinweise

Warnhinweise existieren bzgl.
- venösen thromboembolischen Ereignissen (VTE) und
- einem erhöhten Risiko von schwerwiegenden kardialen Ereignissen sowie von Tumoren unter der Therapie mit Xeljanz® (Tofacitinib).

20.3.5 Upadacitinib

Präparat: Rinvoq®

Der JAK-Inhibitor Upadacitinib ist ein selektiver und reversibler JAK1-Inhibitor. Die Wirkung beruht auf immunsuppressiven, antiinflammatorischen und antiproliferativen Effekten.

Wirkmechanismus

Upadacitinib inhibiert spezifisch JAK1 und verhindert somit die Signalvermittlung und Aktivierung von Zellen durch die Bindung von proinflammatorischen Zytokinen. Nach p. o. Anwendung beträgt die mittlere t_{max} von retardiertem Upadacitinib 2–4 h.

20

Anwendung

Upadacitinib wird in einer Dosierung von 15 mg Retardtablette 1 ×/d eingesetzt.

Unerwünschte Arzneimittelwirkungen

Häufige unerwünschte Arzneimittelwirkungen sind
- Infektionen der oberen Atemwege,
- Husten,
- Fieber sowie
- Veränderungen der Blut- und Leberwerte.

20.3.6 Filgotinib

Präparat: Jyselica®

Der JAK-Inhibitor Filgotinib ist ein selektiver JAK1-Inhibitor.

Wirkmechanismus

Filgotinib wird die Aktivität von JAK1 gehemmt, sodass der Signalweg unterbrochen und die von ihm unterhaltene Entzündungsreaktion supprimiert wird.

Anwendung

Filgotinib gibt es als Tablette in einer Dosierung von 100 oder 200 mg. Die empfohlene Dosis beträgt 200 mg/d. Bei Patienten ≥ 75 J. oder Personen mit einer schweren Nierenfunktionsstörung sollte die Tagesdosis auf 100 mg verringert werden.

Unerwünschte Arzneimittelwirkungen

Häufige unerwünschte Arzneimittelwirkungen sind
- Infektionen (Infektionen des Rachens und der Nase, Harnwegsinfekte, Lungenentzündung) inklusive Herpes zoster,
- Übelkeit,
- Schwindel,
- Anstieg der Kreatininphosphokinase sowie
- Veränderungen der Blut- und Leberwerte.

Allgemeine Warnhinweise und Vorsichtsmaßnahmen für zielgerichtete synthetische Basismedikamente

- **Vor Therapiebeginn** mit JAK-Inhibitoren ist ein aktuelles Tuberkulose (TB)- und Hepatitis-B-Screening durchzuführen.
- JAK-Inhibitoren dürfen nicht bei **Patienten mit aktiver TB** angewandt werden. Bei Patienten mit unbehandelter latenter TB oder bei Patienten mit Risikofaktoren für eine TB-Infektion ist vor Einleitung der Behandlung mit JAK-Inhibitoren eine Anti-TB-Therapie in Erwägung zu ziehen.
- **Hepatitis-A- und -B-Status** sollten bei Risikopatienten vor Therapiebeginn bestimmt und ggf. eine Impfung durchgeführt werden.
- Unter JAK-Inhibitoren ist auf eine ausreichende **Kontrazeption** zu achten. Spezifische Daten zum Thema Schwangerschaft und Stillen unter JAK Inhibition liegen derzeit noch nicht vor.
- Bei Patienten, die mit JAK-Inhibitoren behandelt wurden, scheint das Auftreten von **Herpes zoster** erhöht zu sein. Falls ein Patient eine Herpes-zoster-Infektion entwickelt, sollte die Behandlung mit JAK-Inhibitoren vorübergehend unterbrochen werden, bis die Infektion abgeklungen ist.

- Unter der Behandlung mit JAK-Inhibitoren wurden Fälle von **tiefer Venenthrombose** (TVT) und **Lungenembolie** (LE) beobachtet. JAK-Inhibitoren sollten bei Patienten mit hohem Risiko für TVT/LE mit Vorsicht angewandt werden. **Risikofaktoren,** die beachtet werden sollten, um das TVT- und LE-Risiko eines Patienten einzuschätzen, beinhalten höheres Alter, Adipositas, TVT/LE in der Anamnese, größere Operationen und längere Immobilisierung. Wenn klinische Symptome einer TVT/LE auftreten, sollte die Behandlung mit einem JAK-Inhibitor beendet und die Patienten umgehend untersucht und entsprechend behandelt werden.
- Die Behandlung mit einem JAK-Inhibitor darf nicht begonnen werden bei:
  - Neutropenie (absolute Neutrophilenzahl < 1 × 10^9 Zellen/l)
  - Lymphopenie (absolute Lymphozytenzahl < 500/µl bei Baricitinib und Upadacitinib, < 750/µl bei Tofacitinib)
  - Anämie (Hämoglobin < 8 g/dl bei Baricitinib und Upadacitinib, < 9 g/dl bei Tofacitinib)
- Erhöhtes Risiko für das Auftreten von Malignomen (u. a. Lymphome).

20.4 Biologika

20.4.1 Infliximab

Präparat: Originator: Remicade® Biosimilars: Inflectra®, Remsima®, Flixabi®, Zessly®

Infliximab (INX), ist ein **chimärer Antikörper** (konstante Region: Mensch, variable Region: Maus) der lösliches und transmembranöses **TNF-α** bindet und neutralisiert.

INX wird i. v. verabreicht, die Dosierung ist abhängig von Körpergewicht und Ansprechen der Patienten auf die Therapie.

Pharmakokinetische Daten

- Die Elimination erfolgt am ehesten mithilfe von unspezifisch wirksamen Proteasen.
- Die terminale Halbwertszeit liegt je nach verwendeter Dosis zwischen 7 und 12 d.

Es liegen keine Daten über die Verwendung von INX bei Patienten mit hepatischer oder renaler Funktionseinschränkung vor.

Wirkmechanismus

INX wirkt über die biologische **Neutralisation von TNF-α.**

TNF-α ist ein pleiotropes proinflammatorisches Zytokin, das vielfältige Effekte zeigt:

- Systemisch bewirkt TNF-α eine chronische Entzündung, die zu einem vermehrten Knochenabbau, erhöhtem Risiko einer Lymphombildung und erhöhtem Risiko von kardiovaskulären Ereignissen führt.
- Lokal im entzündeten Gelenk bei Patienten mit rheumatoider Arthritis stimuliert TNF-α die Einwanderung von Entzündungszellen, die Produktion anderer proinflammatorischer Zytokine, führt zu einer Differenzierung und Stimulierung von knochenresorbierenden Osteoklasten und erzeugt Knorpelabbau durch Stimulation von Proteasen.

Anwendung

Klinische Studien an Patienten mit rheumatoider Arthritis, Morbus Bechterew, Psoriasis-Arthritis und anderen Autoimmunerkrankungen zeigten eine gute klinische Wirksamkeit innerhalb weniger Wochen nach Therapiebeginn.

INX, oft in Kombination mit MTX, wird anfangs nach einem bestimmten Schema (Wo. 0, 2 und 6) als i. v. Infusion über 1–2 h – je nach Indikation – in einer Dosis von 3–5 mg/kg KG verabreicht, anschließend erfolgt die Festlegung der Applikationsintervalle (6–12 Wo.) nach klinischer Wirksamkeit.

Begleitende Maßnahmen, Sicherheitshinweise

MERKE

Vor Beginn einer Anti-TNF-Therapie muss ein **Screening auf das Vorliegen einer latenten Tuberkulose** mittels Interferon Gamma-Release Assay (IGRA) oder Tuberkulintest und Lungenröntgen erfolgen.

- Sollte ein **Hinweis auf eine latente TB** bestehen, muss eine prophylaktische Therapie mit **Isoniazid** (5 mg/kg KG, max. 300 mg/d) über 9 Mon. oder alternativ bei INH-Unverträglichkeit mit Rifampicin über 4 Mon. durchgeführt werden.
- Die INX-Therapie sollte 4 Wo. nach Beginn der Isoniazid-Therapie begonnen werden.
- INX erhöht geringfügig das Risiko von schweren bakteriellen Infekten und Infektionen mit intrazellulären und anderen atypischen Erregern. Vor Beginn einer INX-Therapie muss daher ebenso eine **floride Infektion anderer Genese ausgeschlossen** werden.
- Die Gabe von INX bei **Patienten mit chronisch-rezidivierenden Infekten** muss sorgfältig abgewogen werden.

! Eine **chronische Hepatitis B** ist eine **Kontraindikation** für eine TNF-blockierende Therapie, fulminante Reaktivierungen unter dieser Therapie wurden beschrieben.

- Sollte unter einer Therapie mit INX eine schwere **Infektion** oder **Sepsis** aufgetreten sein, wird die Weiterführung von INX nicht empfohlen.
- Eine Kombination von INX mit anderen Biologika wird aufgrund des Risikos einer deutlichen erhöhten Inzidenz schwerer Infektionen nicht empfohlen. Eine Kombination mit traditionellen Immunsuppressiva wie MTX ist sicher.

Erfahrungen in der Schwangerschaft

Hierzu wird auf www.embryotox.de (Embryotox – Arzneimittelsicherheit in Schwangerschaft und Stillzeit: Arzneimittel) verwiesen.

Unerwünschte Arzneimittelwirkungen

- **Infusionsreaktionen** bis hin zum anaphylaktischen Schock können während und bis zu einigen Stunden nach INX-Gabe auftreten. Der Nachweis von antichimären Antikörpern wird mit einem erhöhten Risiko von Infusionsreaktionen und verminderter klinischer Wirksamkeit in Zusammenhang gebracht.
- Eine INX-Gabe kann zur **Entwicklung anderer Autoimmunphänomene** führen. Fälle von Autoimmunhepatitis, Optikusneuritis, leukozytoklastischer Vaskulitis, De-novo-Psoriasis und einem sog. medikamenteninduzierten Lupus erythematodes mit Nachweis von Antikörpern gegen doppelsträngige DNA und Organbeteiligung sind beschrieben worden. Ein Absetzen der INX-Therapie bei Auftreten von INX-induzierten Autoimmunphänomenen und Gabe von Kortikosteroiden führt meist zu einer völligen Resolution der Symptome.
- Ein grundsätzlich erhöhtes Malignomrisiko unter Anti-TNF-Therapie bzw. ein erhöhtes Risiko für ein Wiederauftreten eines Malignom unter Anti-TNF-α-Therapie konnte bisher nicht gezeigt werden.

20.4.2 Etanercept

Präparat: Originator: Enbrel®, Biosimilars: Benepali®, Erelzi®, Nepexto®

Etanercept (ETC) ist ein menschliches, rekombinant hergestelltes **Tumornekrosefaktor-Rezeptor-p75-Fc-Fusionsprotein.**

Pharmakokinetische Daten

ETC wird 1–2 ×/Wo. s.c. appliziert.

- Die Bioverfügbarkeit beträgt ca. 75 %.
- ETN wird langsam resorbiert, die max. Serumkonzentration liegt nach etwa 48 h vor.
- Die Halbwertszeit liegt bei 70 h.
- Eine hepatische oder renale Funktionseinschränkung erfordert keine Dosisanpassung.
- Eine Co-Medikation mit MTX verändert die Pharmakokinetik von ETC nicht.

Wirkmechanismus

Die Wirkweise von ETC ist die Neutralisierung der biologischen Effekte von TNF-α (➤ Kap. 20.4.1).

Etanercept besitzt die Ligandenbindungsdomäne des p75-TNF-Rezeptors (TNF-R II) und hat eine hohe Affinität zu TNF-α. ETC bindet reversibel aber wiederholt und schnell an TNF-α und verhindert damit die Bindung von TNF an die membrangebundenen TNF-Rezeptoren mit nachfolgender biologischer Wirkung.

Die Effekte von ETC werden rasch, i. d. R. innerhalb der ersten 4 Wo. beobachtet.

Anwendung

ETC ist ein **gut verträgliches Medikament,** welches in klinischen Studien zur Behandlung von rheumatoider Arthritis, Psoriasis-Arthritis und Morbus Bechterew dokumentiert wurde.

Die **Dosierung** beträgt 2 × 25 mg/Wo. oder 1 × 50 mg/Wo., jeweils s. c. appliziert. Diese Dosierungen sind bioäquivalent und gleich wirksam.

Begleitende Maßnahmen

- Wie bei allen TNF-blockierenden Biologika muss vor Beginn einer Therapie eine aktive oder latente **Tuberkulose** ausgeschlossen werden. Sollte eine latente TB vorliegen, muss eine Isoniazid-Prophylaxe verabreicht werden, eine **aktive TB** ist eine **Kontraindikation** für ETC.
- Fälle **schwerwiegender Infektionen** mit auch fatalem Ausgang unter ETC-Therapie wurden beschrieben. Patienten mit prädisponierenden Co-Morbiditäten haben ein erhöhtes Risiko für die Entwicklung infektiöser Komplikationen.
- Die ETC-Therapie sollte nach Auftreten einer schweren Infektion abgebrochen werden.
- Des Weiteren muss eine **chronische Hepatitis B** ausgeschlossen werden, fulminante Reaktivierungen unter einer Anti-TNF-Therapie sind beschrieben worden.
- Regelmäßige klinische Kontrollen sind notwendig, Laborkontrollen sollten abhängig von Klinik, Co-Morbiditäten und Co-Medikation durchgeführt werden.

Erfahrungen in der Schwangerschaft

Hierzu wird auf www.embryotox.de (Embryotox – Arzneimittelsicherheit in Schwangerschaft und Stillzeit: Arzneimittel) verwiesen.

Arzneimittelinteraktionen

- Eine Kombination von ETC mit traditionellen Basistherapeutika wie MTX ist unbedenklich.
- Jedoch sollte ETC **keinesfalls gemeinsam mit Biologika** verabreicht werden.
- In einer klinischen Studie bei Patienten mit rheumatoider Arthritis zeigte sich unter einer Kombinationstherapie mit MTX, AKI und ETC keine erhöhte Wirksamkeit, jedoch **deutlich mehr schwerwiegende Infektionen.**

- Ebenso sollte ETC **keinesfalls in Kombination mit Cyclophosphamid** angewandt werden, da unter dieser Kombinationstherapie bei Patienten mit Granulomatose mit Polyangiitis eine **erhöhte Inzidenz von soliden Malignomen** auftrat.

Unerwünschte Arzneimittelwirkungen

- Ein grundsätzlich erhöhtes Malignomrisiko unter Anti-TNF-Therapie bzw. ein erhöhtes Risiko für ein Wiederauftreten eines Malignoms unter Anti-TNF-α-Therapie konnte bisher nicht gezeigt werden.
- Reaktionen an der Einstichstelle sind die häufigsten Nebenwirkungen.
- **Allergische Reaktionen** bis hin zu anaphylaktischen Reaktionen können unter ETC auftreten.
- Des Weiteren sind Fälle von **demyelinisierenden Erkrankungen**, medikamenteninduziertem Lupus inklusive **Autoantikörperbildung** und **Panzytopenien** bis hin zur fatalen **aplastischen Anämie** unter ETC-Therapie beschrieben worden.

Cave

! ETC sollte bei **Patienten mit manifester Herzinsuffizienz** nicht verwendet werden, da klinische Studien an Patienten mit Herzinsuffizienz die Tendenz zu einer Verschlechterung unter ETC gezeigt haben.

20.4.3 Adalimumab

Präparat: Originator: Humira® Biosimilar: Amgevita®, Imraldi®, Hyrimoz®, Hulio®, Idacio®, Hefiya®, Amsparity®, Yuflyma®

Adalimumab (ADA) ist ein rekombinant hergestellter vollständig humanisierter Antikörper, der gegen TNF-α gerichtet ist.

Pharmakokinetische Daten

- ADA wird s. c. appliziert und langsam resorbiert (die höchste Serumkonzentration wird nach 5 d erreicht).
- Die terminale Halbwertszeit beträgt 2 Wo.
- Eine Kombinationstherapie mit MTX erhöht die Talspiegel von ADA.
- Es existieren keine Daten über die Gabe von ADA bei Patienten mit Nieren- oder Leberfunktionseinschränkungen.

Wirkmechanismus

Die Wirkweise von ADA beruht auf einer Neutralisation der biologischen Wirkungen von TNF-α. Es wird sowohl lösliches als auch membrangebundenes TNF-α gebunden, ADA-TNF-Komplexe können dann ausgeschieden werden.

Anwendung

ADA hat ein **günstiges Wirkungs-Nebenwirkungs-Profil,** bestätigt durch klinische Studien an Patienten mit rheumatoider Arthritis, Psoriasis-Arthritis, axialer Spondylarthritis und anderen chronisch-entzündlichen Erkrankungen wie Psoriasis und Morbus Crohn.

Der Wirkeintritt ist schnell, i. d. R. innerhalb weniger Wochen.

Die rheumatologische **Dosis** beträgt 40 mg s. c. alle 14 d, bei unzureichendem Ansprechen kann die Dosierung auf eine Gabe 1 ×/Wo. erhöht werden.

Eine alleinige Therapie oder Kombinationen mit traditionellen Basistherapien wie MTX und Leflunomid sind möglich, nicht jedoch Kombinationen mit anderen Biologika.

Begleitende Maßnahmen

- Wie bei anderen TNF-Blockern müssen vor Beginn einer ADA-Therapie eine aktive oder latente TB, eine virale Hepatitis (insbesondere Hepatitis B) sowie eine Herzinsuffizienz ausgeschlossen werden.
- Eine **latente TB ist keine Kontraindikation** für eine ADA-Therapie, jedoch muss 4 Wo. vor Beginn von ADA eine **Isoniazid-Prophylaxe** begonnen und über zumindest 9 Mon. fortgeführt werden.
- Im Allgemeinen ist ADA gut verträglich, **regelmäßige Laborkontrollen,** auch in Abhängigkeit von Co-Morbiditäten und Co-Medikationen, werden empfohlen.

Unerwünschte Arzneimittelwirkungen

- Lokale Reaktionen an der Einstichstelle können vorkommen, machen aber üblicherweise einen Therapieabbruch nicht notwendig.
- Wie auch bei anderen TNF-blockierenden Therapien ist das Risiko, eine **schwere Infektion** zu erleiden, erhöht. Ebenso können **opportunistische Infektionen** auftreten.

Cave

! Eine **Therapie mit ADA bei COPD-Patienten** sollte nur nach sorgfältiger Abwägung durchgeführt werden, es gibt Hinweise auf ein erhöhtes Malignomrisiko in dieser Population.

- Ein grundsätzlich erhöhtes Malignomrisiko unter Anti-TNF-Therapie bzw. ein erhöhtes Risiko für ein Wiederauftreten eines Malignoms unter Anti-TNF-α-Therapie konnte bisher nicht gezeigt werden.
- Wie auch bei anderen TNF-Blockern sind Fälle von **demyelinisierenden Erkrankungen** und medikamenteninduzierten **Autoimmunprozessen** (z. B. SLE) unter ADA aufgetreten.
- Abgesehen von Lebendvakzinen können **Impfungen** unter ADA durchgeführt werden, das Impfansprechen kann allerdings nicht vorhergesagt werden.

- Selten sind Fälle von **Panzytopenien** unter ADA beschrieben worden.

Erfahrungen in der Schwangerschaft

Hierzu wird auf www.embryotox.de (Embryotox – Arzneimittelsicherheit in Schwangerschaft und Stillzeit: Arzneimittel) verwiesen.

20.4.4 Golimumab

Präparat: Simponi®

Golimumab (GOM) ist ein rekombinant hergestellter vollständig humanisierter Antikörper, der gegen TNF-α gerichtet ist.

Pharmakokinetische Daten

- GOM wird s. c. appliziert und langsam resorbiert (die höchste Serumkonzentration wird nach 2–6 d erreicht).
- Die terminale Halbwertszeit beträgt ca. 12 d.
- Eine Kombinationstherapie mit MTX erhöht die Talspiegel von GOM.
- Es existieren keine Daten über die Gabe von GOM bei Patienten mit Nieren- oder Leberfunktionseinschränkungen.

Wirkmechanismus

Die Wirkweise von GOM beruht auf einer Neutralisation der biologischen Wirkungen von TNF-α. Es wird sowohl lösliches als auch membrangebundenes TNF-α gebunden, GOM-TNF-Komplexe können dann ausgeschieden werden.

20

Anwendung

GOM hat ein **günstiges Wirkungs-Nebenwirkungs-Profil,** bestätigt durch klinische Studien an Patienten mit rheumatoider Arthritis, Psoriasis-Arthritis und ankylosierender Spondylitis.

Der Wirkeintritt ist schnell, i. d. R. innerhalb weniger Wochen.

Die rheumatologische **Dosis** beträgt 50 mg s. c. 1 ×/Mon.

Eine alleinige Therapie oder Kombination mit MTX ist möglich, nicht jedoch Kombinationen mit anderen Biologika.

Begleitende Maßnahmen

- Wie bei anderen TNF-Blockern müssen vor Beginn einer GOM-Therapie eine aktive oder latente TB, eine chronische Hepatitis B sowie eine Herzinsuffizienz ausgeschlossen werden.
- Eine **latente TB ist keine Kontraindikation** für eine GOM-Therapie, jedoch muss 4 Wo. vor Beginn von GOM eine **Isoniazid-Prophylaxe** begonnen und über 9 Mon. durchgeführt werden.
- Im Allgemeinen ist GOM gut verträglich, **regelmäßige Laborkontrollen** auch in Abhängigkeit von Co-Morbiditäten und Co-Medikationen werden empfohlen.

Erfahrungen in der Schwangerschaft

Hierzu wird auf www.embryotox.de (Embryotox – Arzneimittelsicherheit in Schwangerschaft und Stillzeit: Arzneimittel) verwiesen.

Unerwünschte Arzneimittelwirkungen

- Lokale Reaktionen an der Einstichstelle können vorkommen, machen aber üblicherweise einen Therapieabbruch nicht notwendig.
- Wie auch bei anderen TNF-blockierenden Therapien ist das Risiko, eine **schwere Infektion** zu erleiden, erhöht. Ebenso können **opportunistische Infektionen** auftreten.

Cave

! Eine **Therapie mit GOM bei COPD-Patienten** sollte nur nach sorgfältiger Abwägung durchgeführt werden, es gibt Hinweise auf ein erhöhtes Malignomrisiko in dieser Population unter einer TNF-Blockertherapie.

- Ein grundsätzlich erhöhtes Malignomrisiko unter Anti-TNF-Therapie bzw. ein erhöhtes Risiko für ein Wiederauftreten eines Malignoms unter Anti-TNF-α-Therapie konnte bisher nicht gezeigt werden.
- Wie auch bei anderen TNF-Blockern sind Fälle von **demyelinisierenden Erkrankungen** und medikamenteninduzierten **Autoimmunprozessen** (z. B. SLE) unter GOM aufgetreten.
- Immunisierungen mit Totimpfstoffen, nicht jedoch mit Lebendvakzinen, können unter GOM durchgeführt werden. Das Impfansprechen kann allerdings nicht vorhergesagt werden.
- Selten sind Fälle von **Zytopenien** unter GOM beschrieben worden.

20.4.5 Certolizumab

Präparat: Cimzia®

Certolizumab (CZP) ist ein rekombinant hergestellter humanisiertes Antikörper-Fab'-Fragment, das gegen TNF-α gerichtet ist.

Pharmakokinetische Daten

- CZP wird s. c. appliziert und langsam resorbiert (die höchste Serumkonzentration wird nach 54–171 h nach Injektion).
- Die terminale Halbwertszeit beträgt ca. 14 d.
- Es existieren keine Daten über die Gabe von CZP bei Patienten mit mittelschweren und schweren Nierenfunktionseinschränkungen sowie Leberfunktionsstörungen.

Wirkmechanismus

Die Wirkweise von CZP beruht auf einer Neutralisation der biologischen Wirkungen von TNF-α. Es wird sowohl lösliches als auch membrangebundenes TNF-α gebunden.

Anwendung

CZP hat ein **günstiges Wirkungs-Nebenwirkungs-Profil,** bestätigt durch klinische Studien an Patienten mit rheumatoider Arthritis, Psoriasis-Arthritis und axialer Spondylarthritis.

Der Wirkeintritt ist schnell, i. d. R. innerhalb weniger Wochen.

Die **Dosis** beträgt 200 mg s. c. alle 14 d, wobei die ersten drei Gaben in doppelter Dosis (400 mg) erfolgen.

Eine alleinige Therapie oder Kombination mit MTX ist möglich, nicht jedoch Kombinationen mit anderen Biologika.

Begleitende Maßnahmen

- Wie bei anderen TNF-Blockern müssen vor Beginn einer CZP-Therapie eine aktive oder latente TB, eine chronische Hepatitis B sowie eine Herzinsuffizienz ausgeschlossen werden.
- Eine **latente TB ist keine Kontraindikation** für eine CZP-Therapie, jedoch muss 4 Wo. vor Beginn von GOM eine **Isoniazid-Prophylaxe** begonnen und über 9 Mon. durchgeführt werden.
- Im Allgemeinen ist CZP gut verträglich, **regelmäßige Laborkontrollen,** auch in Abhängigkeit von Co-Morbiditäten und Co-Medikationen, werden empfohlen.
- Eine Anwendung von **CZP in Schwangerschaft und Stillzeit wird nicht empfohlen.**

Unerwünschte Arzneimittelwirkungen

- Lokale Reaktionen an der Einstichstelle können vorkommen, machen aber üblicherweise einen Therapieabbruch nicht notwendig.
- Wie auch bei anderen TNF-blockierenden Therapien ist das Risiko, eine **schwere Infektion** zu erleiden, erhöht. Ebenso können **opportunistische Infektionen** auftreten.

Cave

! Eine **Therapie mit CZP bei COPD-Patienten** sollte nur nach sorgfältiger Abwägung durchgeführt werden, es gibt Hinweise auf ein erhöhtes Malignomrisiko in dieser Population unter einer TNF-Blockertherapie.

- Ein grundsätzlich erhöhtes Malignomrisiko unter Anti-TNF-Therapie bzw. ein erhöhtes Risiko für ein Wiederauftreten eines Malignoms unter Anti-TNF-α-Therapie konnte bisher nicht gezeigt werden.
- Wie auch bei anderen TNF-Blockern sind Fälle von **demyelinisierenden Erkrankungen** und medikamenteninduzierten **Autoimmunprozessen** (z. B. SLE) unter CZP aufgetreten.
- Immunisierungen mit Totimpfstoffen, nicht jedoch mit Lebendvakzinen, können unter CZP durchgeführt werden. Das Impfansprechen kann allerdings nicht vorhergesagt werden.
- Selten sind Fälle von **Zytopenien** unter CZP beschrieben worden.

Erfahrungen in der Schwangerschaft

Hierzu wird auf www.embryotox.de (Embryotox – Arzneimittelsicherheit in Schwangerschaft und Stillzeit: Arzneimittel) verwiesen.

20.4.6 Rituximab

Präparat: Originator:MabThera® Biosimilar:Ruxience®

Rituximab ist ein **chimärer Antikörper** (variable Regionen: Maus, konstante Regionen: Mensch) gegen das B-Zell-spezifische Oberflächenmolekül **CD20.**

Pharmakokinetische Daten

Rituximab (RTX) wird i. v. verabreicht, die Dosierung ist abhängig von der Indikation.

- Die Halbwertszeit von RTX liegt bei ca. 20 d, eine Dosisanpassung aufgrund des Geschlechts oder der Körperoberfläche ist nicht notwendig.
- Eine Co-Medikation mit anderen Immunsuppressiva wie MTX und Cyclophosphamid verändert die Pharmakokinetik von RTX nicht.
- Es liegen keine Daten über die Verabreichung von RTX bei Patienten mit Leber- oder Nierenfunktionseinschränkungen vor.

Wirkmechanismus

Die Wirkweise von RTX beruht auf einer **Depletion der B-Zellen.** CD20, das Epitop gegen das der Antikörper gerichtet ist, wird auf Prä-B-Zellen und B-Zellen exprimiert, nicht jedoch auf Plasmazellen. Es wird weder sezerniert noch internalisiert. Die Depletion erfolgt rasch und komplett bei der Mehrzahl der Patienten und basiert auf einer Kombination mehrerer **Mechanismen:**

- omplementabhängige Zytotoxizität,
- antikörperabhängige zelluläre Toxizität und
- Apoptose.

Die Zeit bis zum Wiederauftreten von peripheren B-Zellen beträgt meist zwischen 5 und 12 Mon., in seltenen Fällen kann die B-Zell-Depletion allerdings mehrere Jahre andauern.

Zusätzlich zur peripheren B-Zell-Depletion führt eine Behandlung mit RTX auch zu einer **Verminderung synovialer B-Zellen** bei **Patienten mit rheumatoider Arthritis.**

Weitere Wirkmechanismen von RTX bei der RA sind die Verminderung der Autoantikörperspiegel (Rheumafaktor) und die Attenuierung des proinflammatorischen Zytokinmilieus im peripheren Blut.

Anwendung

RTX ist in zwei rheumatologischen Indikationen zugelassen: für die rheumatoide Arthritis nach Anti-TNF-Versagen und für die Remissionsinduktion der Granulomatose mit Polyangiitis (GPA) und der mikroskopischen Polyangiitis (sog. ANCA-assoziierte Vaskulitis).

RTX hat ein günstiges Wirkungs-Nebenwirkungs-Profil und wird aufgrund besserer Wirksamkeit **bei RA-Patienten** i. d. R. mit Methotrexat kombiniert.

- Die **Dosierung** beträgt 2 × 1000 mg im Abstand von 14 d. Das **klinische Ansprechen** wird innerhalb der ersten 3 Mon. evaluiert. Bei gutem Ansprechen erfolgt eine Wiederbehandlung nach 6 Mon. oder später, auf die die meisten der initial respondierenden Patienten wiederum ansprechen.
- **Bei der GPA und MPA** wird RTX in einer wöchentlichen Dosis von 375 mg/m^2 KOF über 4 Wo. verabreicht.

Unerwünschte Arzneimittelwirkungen

- Die häufigste Nebenwirkung einer RTX-Behandlung ist eine **Infusionsreaktion,** die aber eine Weiterführung der RTX-Gabe meist nicht verhindert.
  - Zur **Prävention** dieser Ereignisse wird eine **Kortikosteroidgabe** 30 Min. vor der Infusion empfohlen.
  - **Selten** kann es zu ausgeprägten Infusionsreaktionen bis hin zum **anaphylaktischen Schock** kommen.
  - Die Präsenz von **antichimären Antikörpern** (HACA) erhöht das Risiko einer Infusionsreaktion.
- Unter einer RTX-Behandlung treten **vermehrt Infektionen** auf, die meisten im Respirations- oder Urogenitaltrakt.

! Fatale Infektionen wurden beschrieben, eine **aktive Infektion oder massive Immunsuppression muss vor einer RTX-Gabe ausgeschlossen werden.**

- Eine **Bestimmung der Serumimmunglobulinspiegel** vor Einleitung der Therapie wird empfohlen, da RTX zu einem signifikanten Absinken derselben führen kann. RTX Patienten mit erniedrigten IgG-Serumspiegeln haben ein erhöhtes Infektionsrisiko.
- Selten trat bei Patienten mit rheumatischen Erkrankungen unter einer RTX-Therapie eine progressive multifokale Leukenzephalopathie – verursacht durch das JC-Virus – auf, die i. d. R. mit schwersten neurologischen Defekten einhergeht oder tödlich endet. Patienten müssen über dieses – sehr geringe – Risiko aufgeklärt werden (derzeitige Schätzung 0,2 : 100.000 Patienten mit rheumatologischer Indikation für RTX und keinen prädisponierenden Co-Morbiditäten wie HIV und Malignome).
- Daten über ein erhöhtes Risiko von Malignomen während einer RTX-Behandlung existieren nicht.
- Selten kann eine RTX-Gabe eine Neutropenie verursachen.

Begleitende Maßnahmen

- Sollten **Impfungen** notwendig sein, sollten diese wenn möglich spätestens 4 Wo. vor einer RTX-Behandlung durchgeführt werden.
- Des Weiteren ist eine Herzinsuffizienz auszuschließen.
- Ebenso ist eine chronische Hepatitis B eine Kontraindikation und muss vor jedem RTX-Zyklus ausgeschlossen werden. Es wurden auch Reaktivierungen von sog. „ausgeheilten“ Hepatitis-B-Infektionen (serologische Konstellation: HbsAg negativ, HbeAg negativ, Hbc-Ak positiv) beschrieben. Bei letzterer Konstellation sollte daher vor RTX-Behandlung eine HBV-DNA-Bestimmung im peripheren Blut erfolgen und ein hepatologisches Konsil eingeholt werden.
- Ein routinemäßiges TB-Screening wird derzeit nicht empfohlen.
- **Regelmäßige Labor- und Blutbildkontrollen** sollten erfolgen.

Erfahrungen in der Schwangerschaft

Hierzu wird auf www.embryotox.de (Embryotox – Arzneimittelsicherheit in Schwangerschaft und Stillzeit: Arzneimittel) verwiesen.

20.4.7 Belimumab

Präparat: Benlysta®

Belimumab ist ein monoklonaler Antikörper der an ein Protein namens BLyS (hilft, die Lebensdauer der B-Lymphozyten zu verlängern) bindet und es blockiert. Indem es die Wirkung von BLyS blockiert, verkürzt es somit die Lebensdauer der B-Lymphozyten und reduziert somit die Entzündung und Organschädigungen.

Pharmakokinetische Daten

Belimumab wird i. v. verabreicht, die Plasmaspitzenkonzentration ist ungefähr am Ende der Infusion erreicht. Der Abbau erfolgt wie bei anderen IgG-Antikörpern unspezifisch über eine Endozytose und Proteolyse. Die Halbwertszeit beträgt knapp 20 d.

Wirkmechanismus

Belimumab ist ein monoklonaler IgG1λ-Antikörper, der freies BLyS-Protein bindet. Dadurch wird die Aktivität von BLyS gebremst.

Anwendung

Belimumab ist als ein lyophilisiertes Pulver in Einwegphiolen mit 120 oder 400 mg erhältlich. Die rekonstituierte Lösung wird mit 0,9 % NaCl auf 250 ml verdünnt. Glukose-Lösungen sollen zur Gabe nicht verwendet werden. Die i. v. Infusionsdauer beträgt 1 h. Eine Prämedikation ist nicht erforderlich, kann aber gegeben werden. Vor, während und nach der Infusion sind Puls- und Blutdruckkontrollen erforderlich.

Begleitende Maßnahmen

- **Lebendimpfungen** sind bei allen immunsuppressiv Behandelten **kontraindiziert.**
- Über das Ansprechen anderer Impfungen unter Belimumab gibt es keine ausreichenden Daten. Da aufgrund des Wirkmechanismus von Belimumab eine eingeschränkte Impfantwort nicht unwahrscheinlich ist, sollte vor dem Einleiten dieser Therapie der Impfschutz überprüft und ggf. optimiert werden

Erfahrungen in der Schwangerschaft

Hierzu wird auf www.embryotox.de (Embryotox – Arzneimittelsicherheit in Schwangerschaft und Stillzeit: Arzneimittel) verwiesen.

Unerwünschte Arzneimittelwirkungen

- Sehr **häufige Nebenwirkungen** von Benlysta (beobachtet bei > 1 von 10 Patienten) sind bakterielle Infektionen wie Bronchitis (Entzündung der Atemwege in der Lunge) und Zystitis (Blasenentzündung) sowie Durchfall und Übelkeit.
- Eine gesicherte Unverträglichkeit von Belimumab und eine aktive Infektion (Screening empfohlen) stellen absolute Kontraindikationen gegen Belimumab dar.
- Bei mäßiger oder schwerer **Niereninsuffizienz** wurde Belimumab bisher nicht untersucht, ebenso wenig bei Leberfunktionsstörungen. In diesen Situationen kann Belimumab i. d. R. nicht empfohlen werden.
- Bei vorbestehender **Hypogammaglobulinämie** ist eine individuelle Nutzen-Risiko-Abwägung vorzunehmen. Für Patienten mit Z. n. Organtransplantation liegen keine Erfahrungen mit der Anwendung der Substanz vor.

20.4.8 Tocilizumab

Präparat: RoActemra®

Tocilizumab (TOZ) ist ein rekombinant hergestellter humanisierter monoklonaler Antikörper gegen den humanen Interleukin-6-Rezeptor (IL-6).

Pharmakokinetische Daten

- TOZ wird i. v. appliziert.
- Die terminale Halbwertszeit beträgt ca. 14 d.
- Es existieren keine Daten über die Gabe von TOZ bei Patienten mit Nieren- oder Leberfunktionsstörungen.

Wirkmechanismus

Die Wirkweise von TOZ beruht auf einer Neutralisation der biologischen Wirkungen von IL-6. Es wird sowohl löslicher als auch membrangebundener IL-6-Rezeptor gebunden.

Anwendung

TOZ hat ein **günstiges Wirkungs-Nebenwirkungs-Profil,** bestätigt durch klinische Studien an Patienten mit rheumatoider Arthritis.

Der Wirkeintritt ist schnell, i. d. R. innerhalb weniger Wochen.

Die **Dosis** beträgt i. v. (4–)8 mg/kg KG 1 × alle 4 Wo., wobei Dosierungen von > 800 mg nicht empfohlen werden.

Die s. c. Dosierung beträgt 162 mg/Wo.

TOZ wird in Kombination mit MTX oder als Monotherapie gegeben, nicht jedoch in Kombination mit anderen Biologika.

Begleitende Maßnahmen

- Wie bei TNF-Blockern muss vor Beginn einer TOZ-Therapie eine aktive oder latente TB ausgeschlossen werden. Eine **latente TB ist keine Kontraindikation** für eine TOZ-Therapie, jedoch muss 4 Wo. vor Beginn von TOZ eine **Isoniazid-Prophylaxe** begonnen und über 9 Mon. durchgeführt werden.
- Eine virale Hepatitis muss vor TOZ-Gabe ausgeschlossen werden.
- Im Allgemeinen ist TOZ gut verträglich, **regelmäßige Laborkontrollen,** auch in Abhängigkeit von Co-Morbiditäten und Co-Medikationen, werden empfohlen.
- Eine Anwendung von **TOZ in Schwangerschaft und Stillzeit wird nicht empfohlen.**
- Lebendimpfungen sind kontraindiziert, Totimpfstoffe können und sollen angewandt werden, das Impfansprechen kann jedoch nicht vorhergesagt werden. Wenn möglich, sollte vor TOZ-Beginn immunisiert werden.

Erfahrungen in der Schwangerschaft

Hierzu wird auf www.embryotox.de (Embryotox – Arzneimittelsicherheit in Schwangerschaft und Stillzeit: Arzneimittel) verwiesen.

Unerwünschte Arzneimittelwirkungen

- Wie auch bei anderen Biologika ist das Risiko, eine **schwere Infektion** zu erleiden, erhöht. Ebenso können **opportunistische Infektionen** auftreten.
- Fälle von Divertikelperforationen unter TOZ wurden beschrieben, sodass bei entsprechender Anamnese (Z. n. Divertikulitis, ausgeprägte Divertikulose, Z. n. intestinalen Ulzerationen) TOZ – wenn überhaupt – nur mit Vorsicht und bei Fehlen von Alternativen angewandt werden sollte.

Cave

! TOZ normalisiert als Teil der biologischen Wirkung der IL-6R-Hemmung das C-reaktive Protein im peripheren Blut. Bei klinischen Zeichen einer Infektion kann das Labor daher irreführend sein.

- Schwerwiegende Überempfindlichkeitsreaktionen auf TOZ wurden beschrieben, geeignete Mittel zur Behandlung anaphylaktischer Reaktionen müssen daher vorhanden sein.
- TOZ kann zur Erhöhung der Lebertransaminasen führen, entsprechende Laborkontrollen sind daher notwendig.
- Fälle von Neutropenien und Thrombozytopenien unter TOZ-Therapie wurden beschrieben, das Blutbild muss daher regelmäßig kontrolliert werden.
- Ein grundsätzlich erhöhtes Malignomrisiko bzw. ein erhöhtes Risiko für ein Wiederauftreten eines Malignoms unter Anti-IL-6-Therapie konnte bisher nicht gezeigt werden.

20.4.9 Sarilumab

Präparat: Kevzara®

Sarilumab ist ein ist ein humaner monoklonaler Antikörper, der an lösliche sowie membrangebundene Interleukin-6-Rezeptoren bindet und somit deren Signalwege blockiert.

Pharmakokinetische Daten

- Kevzara wird s. c. appliziert.
- Die mittlere absolute Bioverfügbarkeit nach s. c. Applikation beträgt 80 %.
- Die geschätzte effektive Halbwertszeit im Steady State liegt bei 21 d.
- Monoklonale Antikörper werden weder über Nieren noch Leber eliminiert.
- Es wurden keine formellen Studien durchgeführt, um den Einfluss einer Nieren- bzw. Leberfunktionsstörung auf die Pharmakokinetik von Sarilumab zu untersuchen. Eine leichte bis mittelschwere Nierenfunktionsstörung zeigte aber keine Auswirkungen auf die Pharmakokinetik von Sarilumab. Daher ist bei Patienten mit leichter bis mittelschwerer Nierenfunktionsstörung keine Dosisanpassung notwendig

Wirkmechanismus

Die Wirkweise von Sarilumab beruht auf einer Neutralisation der biologischen Wirkungen von IL-6. Es wird sowohl löslicher als auch membrangebundener IL-6-Rezeptor gebunden.

Anwendung

Die empfohlene Dosis beträgt 200 mg Sarilumab als s. c. Injektion einmal alle 2 Wo.

Zur Kontrolle einer Neutropenie, einer Thrombozytopenie und von erhöhten Lebrenzymwerten wird empfohlen, die Dosis von 200 mg einmal alle 2 Wo. auf 150 mg alle 2 Wo. zu reduzieren.

Erfahrungen in der Schwangerschaft

Hierzu wird auf www.embryotox.de (Embryotox – Arzneimittelsicherheit in Schwangerschaft und Stillzeit: Arzneimittel) verwiesen.

Unerwünschte Arzneimittelwirkungen

In den klinischen Studien mit Sarilumab wurden als häufigste unerwünschte Ereignisse Neutropenie, erhöhte Alanin-Aminotranferase (ALT)-Werte, Erythem an der Injektionsstelle, Infektionen der oberen Atemwege sowie Harnwegsinfektionen beobachtet. Zu den häufigsten schwerwiegenden Ereignissen zählten Infektionen.

Cave

! Sarilumab hemmt als Teil der biologischen Wirkung der IL-6R-Hemmung die Produktion von C-reaktivem Protein. Bei klinischen Zeichen einer Infektion kann das CRP unter IL6-hemmenden Therapien daher falsch negativ sein.

- Schwerwiegende Überempfindlichkeitsreaktionen auf Sarilumab wurden beschrieben, geeignete Mittel zur Behandlung anaphylaktischer Reaktionen müssen daher vorhanden sein.
- Sarilumab kann zur Erhöhung der Lebertransaminasen führen, entsprechende Laborkontrollen sind daher notwendig.
- Fälle von Neutropenien und Thrombozytopenien unter Sarilumab-Therapie wurden beschrieben, das Blutbild muss daher regelmäßig kontrolliert werden.
- Ein grundsätzlich erhöhtes Malignomrisiko bzw. ein erhöhtes Risiko für ein Wiederauftreten eines Malignoms unter Anti-IL-6-Therapie konnte bisher nicht gezeigt werden.

20.4.10 Anakinra

Präparat: Kineret®

Anakinra (AKI), ein **Zytokinblocker,** ist ein rekombinant hergestellter **Interleukin-1-Rezeptor-Antagonist.**

Pharmakokinetische Daten

Die **Resorption** erfolgt nahezu komplett und die terminale Halbwertszeit beträgt 4–6 h.

AKI wird nahezu komplett **über die Nieren ausgeschieden,** eine Hämodialyse verändert die Plasmakonzentration nicht wesentlich.

! Die Gabe von AKI **bei schweren Nierenfunktionseinschränkungen** (Kreatinin-Clearance < 30 ml/Min.) wird deshalb **nicht empfohlen.**

Anwendung

Die verabreichte **Dosis** beträgt 100 mg/d, wird s. c. appliziert und muss nicht gewichts- oder altersadaptiert angepasst werden.

Das **Wirkungs-Nebenwirkungs-Profil** von AKI ist gut, bestätigt durch klinische Studien an Patienten mit rheumatoider Arthritis.

AKI wird allein oder in Kombination mit MTX verabreicht, eine Kombination mit anderen Zytokinblockern ist kontraindiziert.

Die Wirkung tritt innerhalb von 16 Wo. ein.

Wirkmechanismus

AKI entfaltet seine Wirkung durch die Inhibition der Zytokine Interleukin-1α und Interleukin-1β, mit welchen es um die Bindung an den IL-1-Rezeptor konkurriert.

IL-1 ist ein proinflammatorisches Zytokin, das vielfältige **biologische Effekte** hat:

- Induktion anderer proinflammatorischer Zytokine
- Vermehrter Knorpelabbau durch die Stimulation von Proteasen
- Knochenresorption durch die Bildung und Aktivierung von knochenresorbierenden Osteoklasten

Erfahrungen in der Schwangerschaft

Hierzu wird auf www.embryotox.de (Embryotox – Arzneimittelsicherheit in Schwangerschaft und Stillzeit: Arzneimittel) verwiesen.

Unerwünschte Arzneimittelwirkungen

- Die häufigsten Nebenwirkungen sind Reaktionen an der Einstichstelle.
- **Schwere Infektionen** treten etwas häufiger auf.
- Selten kann eine **Neutropenie** beobachtet werden.
- Es gibt keine Berichte über das vermehrte Auftreten von Malignomen unter Behandlung mit AKI.

20.4.11 Canakinumab

Präparat: Ilaris®

Canakinumab , ein **Zytokinblocker,** ist ein rekombinant hergestellter **Interleukin-1-Rezeptor-Antagonist.**

Pharmakokinetische Daten

Die absolute Bioverfügbarkeit von Canakinumab nach s. c. Gabe wird auf 66 % geschätzt. Die max. Plasmakonzentration (C_{max}) wird ungefähr 7 d nach der Verabreichung erreicht. Die Plasmahalbwertszeit beträgt 23–26 d.

Anwendung

Bei CAPS, TRAPS, HIDS/MKD, FMF und Still-Syndrom sollte die Behandlung von einem spezialisierten, in der Diagnose und Behandlung der relevanten Indikation erfahrenen Arzt eingeleitet und überwacht werden. Bei Gichtarthritis sollte der Arzt in der Anwendung von Biologika erfahren sein. Ilaris sollte von medizinischem Fachpersonal verabreicht werden. Dosierung CAPS: Erwachsene, Jugendliche und Kinder ≥ 2 J. Die empfohlene Anfangsdosis von Canakinumab bei CAPS-Patienten beträgt:

- **Erwachsene, Jugendliche und Kinder ≥ 4 J.:**
  - 150 mg bei Patienten mit einem KG von > 40 kg
  - 2 mg/kg bei Patienten mit einem KG von ≥ 15 kg und ≤ 40 kg
  - 4 mg/kg bei Patienten mit einem KG von ≥ 7,5 kg und < 15 kg
- **Kinder von 2–< 4 J.:**
  - 4 mg/kg bei Patienten mit einem KG von ≥ 7,5 kg. Diese Dosis wird alle 8 Wo. als Einzeldosis in Form einer s. c. Injektion verabreicht.
  - Bei Patienten mit einer Anfangsdosis von 150 mg oder 2 mg/kg:
    - Wenn 7 d nach Behandlungsbeginn noch kein zufriedenstellendes klinisches Ansprechen (vollständiger Rückgang des Hautausschlags und anderer allgemeiner Entzündungssymptome) erzielt wurde, kann eine zweite Gabe von 150 mg bzw. 2 mg/kg Canakinumab in Erwägung gezogen werden.
    - Wurde anschließend ein vollständiges Ansprechen auf die Behandlung erreicht, sollte das intensivierte Dosierungsregime von 300 mg oder 4 mg/kg alle 8 Wo. beibehalten werden.
    - Wenn ein zufriedenstellender Behandlungserfolg nicht innerhalb von 7 d nach dieser erhöhten Dosis erzielt wurde, kann eine dritte Gabe von Canakinumab 300 mg oder 4 mg/kg erwogen werden. Hierzu orientiert man sich an der Klinik („typische" Symptomatik der Erkrankung) und/oder Labor (Serum-Amyloid, CRP, S100-Proteine).
    - Wenn anschließend ein vollständiges Ansprechen auf diese Behandlung erreicht wird, sollte auf Basis der individuellen klinischen Einschätzung in Betracht gezogen werden, ob das intensivierte Dosierungsregime von 600 mg oder 8 mg/kg alle 8 Wo. aufrechterhalten wird.
    - Wenn bei Patienten mit einer Anfangsdosis von 4 mg/kg kein zufriedenstellender Behandlungserfolg innerhalb von 7 d nach Behandlungsbeginn erzielt wird, kann eine zweite Gabe von Canakinumab 4 mg/kg erwogen werden.
    - Wenn anschließend ein vollständiges Ansprechen auf diese Behandlung erreicht wird, sollte auf Basis der individuellen klinischen Einschätzung in Betracht gezogen werden, ob das

intensivierte Dosierungsregime von 8 mg/kg alle 8 Wo. aufrechterhalten wird. Die klinische Erfahrung mit Dosierungsintervallen von < 4 Wo. oder mit Dosen von > 600 mg oder 8 mg/kg ist begrenzt.

Wirkmechanismus

Canakinumab ist ein humaner monoklonaler Anti-Human-Interleukin-1-β (IL-1-β)-Antikörper des IgG1/κ-Isotypen. Canakinumab bindet mit hoher Affinität spezifisch an humanes IL-1-β und neutralisiert die biologische Aktivität von humanem IL-1-β, indem es dessen Interaktion mit IL-1-Rezeptoren unterbindet, wodurch die durch IL-1-β-induzierte Bildung von Entzündungsmediatoren verhindert wird.

Erfahrungen in der Schwangerschaft

Hierzu wird auf www.embryotox.de (Embryotox – Arzneimittelsicherheit in Schwangerschaft und Stillzeit: Arzneimittel) verwiesen.

Unerwünschte Arzneimittelwirkungen

- Die häufigsten unerwünschten Arzneimittelwirkungen waren Infektionen hauptsächlich der oberen Atemwege. Bei längerfristiger Behandlung wurde kein Einfluss auf die Art oder Häufigkeit der unerwünschten Ereignisse beobachtet.
- Hypersensitivitätsreaktionen wurden bei Patienten berichtet, die mit Canakinumab behandelt wurden (europa.eu).
- Opportunistische Infektionen wurden bei Patienten berichtet, die mit Canakinumab behandelt wurden (europa.eu).

20.4.12 Abatacept

Präparat: Orencia®

Abatacept (ABC) ist ein rekombinant hergestelltes Fusionsprotein aus der extrazellulären Domäne des humanen zytotoxischen T-Lymphozyten-Antigens 4 (CTLA 4), gebunden an einen modifizierten Fc-Teil des humanen Immunglobulins G1 (IgG1).

Pharmakokinetische Daten

Die Resorption erfolgt vollständig, die terminale Halbwertszeit beträgt ca. 13 d.

Es existieren keine pharmakokinetischen Daten über ABC-Behandlung bei Patienten mit renaler oder hepatischer Funktionseinschränkung.

Wirkmechanismus

Abatacept entfaltet seine Wirkung über die Hemmung des Co-Stimulationssignals, das in der Aktivierung von T-Lymphozyten (T-Helferzellen) durch antigenpräsentierende Zellen (APC) eine entscheidende Rolle spielt.
- CD80/86, ein Oberflächenmolekül auf APC, bindet normalerweise an CD28 auf der Oberfläche von naiven T-Zellen und repräsentiert damit die „Co-Stimulation".
- Abatacept hemmt die Co-Stimulation selektiv durch kompetitive Bindung an CD80/86.
- Wenn ABC diese Interaktion verhindert, wird die Proliferation von T-Helferzellen signifikant reduziert, auch die Ausschüttung proinflammatorischer Zytokine wird blockiert.

Anwendung

- ABC wird zum einen i. v. in einer gewichtsabhängigen **Dosierung** (➤ Tab. 20.3) im ersten Monat 2-wöchentlich, danach monatlich i. v. als 30-minütige Kurzinfusion eingesetzt.
- ABC kann auch s. c. appliziert werden, die Dosis beträgt 125 mg 1 ×/Wo.
- Meist wird ABC in **Kombination mit MTX** eingesetzt, eine gleichzeitige Verabreichung mit TNF-Bockern wird aufgrund erhöhter Infektrisiken nicht empfohlen.
- Die Wirkung von ABC tritt innerhalb der ersten 16 Wo. ein.
- Ebenso dürfen **keine Lebendvakzinen** während und bis 3 Mon. nach einer ABC-Therapie verwendet werden.
- Besondere Vorsicht ist bei Patienten mit chronisch-obstruktiver Lungenerkrankung geboten, da in klinischen Studien ein erhöhtes Infektrisiko unter ABC nachweisbar war.
- Eine virale Hepatitis muss vor ABC-Gabe ausgeschlossen werden.

Tab. 20.3 Gewichtsabhängige Dosierung von Abatacept bei i. v. Gabe

Körpergewicht	Dosierung
< 60 kg	500 mg
60–100 kg	750 mg
> 100 kg	1000 mg

Erfahrungen in der Schwangerschaft

Hierzu wird auf www.embryotox.de (Embryotox – Arzneimittelsicherheit in Schwangerschaft und Stillzeit: Arzneimittel) verwiesen.

Unerwünschte Arzneimittelwirkungen

ABC ist ein gut verträgliches Medikament mit einer geringen Nebenwirkungsrate.
- Studien an Patienten mit RA zeigten **Infusionsreaktionen** (Kopfschmerzen, Übelkeit).
- Die Rate an schweren Infektionen scheint gering erhöht.

- Vor einer Einleitung einer ABC-Therapie sollte ein Screening auf das Vorliegen einer latenten TB erfolgen.
- Es existieren keine Daten über das Risiko einer Malignomentwicklung durch eine ABC-Therapie.

20.4.13 Ustekinumab

Präparat: Stelara®

Ustekinumab (USZ) ist ein rein humaner rekombinant hergestellter monoklonaler Antikörper gegen Interleukin (IL)-12/23.

Pharmakokinetische Daten

- USZ wird s. c. verabreicht.
- Die terminale Halbwertszeit beträgt 15–32 d.
- Es existieren keine Daten über die Gabe von USZ bei Patienten mit Nieren- oder Leberfunktionsstörungen.

Wirkmechanismus

Die Wirkweise von USZ beruht auf einer Neutralisation der biologischen Wirkungen von IL-12 und IL-23. Durch die Bindung von USZ an die p40-Untereinheit von IL-12/23 wird die Aktivierung des IL-12RB1-Rezeptor-Proteins verhindert.

Anwendung

USZ hat ein **günstiges Wirkungs-Nebenwirkungs-Profil,** bestätigt durch klinische Studien an Patienten mit Psoriasis-Arthritis und Plaque-Psoriasis.

Der Wirkeintritt ist schnell, i. d. R. innerhalb weniger Wochen.

Die **Dosis** beträgt 45 mg in W. 0 und 4, danach 45 mg alle 12 Wo. Bei einem KG > 100 kg kann die Dosis auf 90 mg alle 12 Wo. gesteigert werden.

USZ wird in Kombination mit MTX oder als Monotherapie gegeben, nicht jedoch in Kombination mit anderen Biologika oder Immunsuppressiva.

Begleitende Maßnahmen

- Wie bei TNF-Blockern muss vor Beginn einer USZ-Therapie eine aktive oder latente TB ausgeschlossen werden. Eine **latente TB ist keine Kontraindikation** für eine USZ-Therapie, jedoch muss 4 Wo. vor Beginn von USZ eine **Isoniazid-Prophylaxe** begonnen und über 9 Mon. durchgeführt werden.
- Im Allgemeinen ist USZ gut verträglich, **regelmäßige Laborkontrollen** auch in Abhängigkeit von Co-Morbiditäten und Co-Medikationen werden empfohlen.
- **Lebendimpfungen** sind kontraindiziert, Totimpfstoffe können und sollen angewandt werden. Das Impfansprechen kann jedoch nicht vorhergesagt werden. Wenn möglich, sollte vor USZ-Beginn immunisiert werden.
- Vor Therapie sollte ein Screening auf Hepatitis B und C erfolgen.

Erfahrungen in der Schwangerschaft

Hierzu wird auf www.embryotox.de (Embryotox – Arzneimittelsicherheit in Schwangerschaft und Stillzeit: Arzneimittel) verwiesen.

Unerwünschte Arzneimittelwirkungen

Wie auch bei anderen Biologika können **schwere Infektionen** unter USZ auftreten.
- Schwerwiegende Überempfindlichkeitsreaktionen auf USZ wurden beschrieben.
- Ein erhöhtes Risiko für Malignome kann derzeit nicht ausgeschlossen werden.
- Regelmäßige dermatologische Kontrollen bei älteren Patienten (> 60 J.), immunsuppressiven Vortherapien oder PUVA in der Anamnese werden empfohlen.

20.4.14 Secukinumab

Präparat: Cosentyx®

Secukinumab ist ein vollständig humaner monoklonaler IgG1/κ-Antikörper, der selektiv an das proinflammatorische Zytokin Interleukin-17A (IL-17A) bindet und dieses neutralisiert.

Pharmakokinetische Daten

- Die mittlere systemische Clearance (CL) nach Gabe einer i. v. Einzeldosis bei Patienten mit Plaque-Psoriasis lag im Bereich von 0,13–0,36 l/d.
- Das Geschlecht hatte keine Auswirkungen auf die CL.
- Die Clearance ist dosis- und zeitunabhängig. Die mittlere Eliminationshalbwertszeit bei Patienten mit Plaque-Psoriasis wurde auf Grundlage einer populationspharmakokinetischen Analyse auf 27 d geschätzt und lag über alle Psoriasis-Studien mit i. v. Gabe hinweg in einem Bereich von 18–46 d.
- Für Patienten mit eingeschränkter Nieren- oder Leberfunktion liegen keine pharmakokinetischen Daten vor.

Wirkmechanismus

Secukinumab ist ein vollständig humaner monoklonaler IgG1/κ-Antikörper, der selektiv an das proinflammatorische Zytokin Interleukin-17A (IL-17A) bindet und dieses neutralisiert. Secukinumab wirkt gezielt auf IL-17A und hemmt dessen Interaktion mit dem IL-17-Rezeptor, der auf verschiedenen Zelltypen einschließlich Keratinozyten exprimiert wird. Dadurch hemmt Secukinumab die Ausschüttung von proinflammatorischen Zytokinen, Chemokinen und Mediatoren der Gewebsschädigung und reduziert den IL-17A-vermittelten Beitrag bei Autoimmunkrankheiten und entzündlichen Erkrankungen.

Anwendung

Cosentyx ist als s. c. Injektion anzuwenden. Eine Injektion in Hautbereiche, die von Psoriasis betroffen sind, sollte wenn möglich vermieden werden. Das Pulver zur Herstellung einer Injektionslösung muss vor der Anwendung rekonstituiert werden. Rekonstitution, Dosisvorbereitung und Verabreichung des Pulvers zur Herstellung einer Injektionslösung sind von medizinischem Fachpersonal durchzuführen. Cosentyx ist für die Anwendung unter der Anleitung und Aufsicht eines Arztes vorgesehen, der in der Diagnose und Behandlung der Erkrankungen, für die Cosentyx zugelassen ist, erfahren ist.

Dosierung bei Plaque-Psoriasis bei Erwachsenen: Die empfohlene Dosis beträgt 300 mg Secukinumab als s. c. Injektion mit Startdosen in den Wo. 0, 1, 2, 3 und 4, gefolgt von monatlichen Erhaltungsdosen. Jede 300-mg-Dosis wird in Form von 2 s. c. Injektionen zu je 150 mg verabreicht.

Dosierung bei Plaque-Psoriasis bei Kindern und Jugendlichen (Jugendliche und Kinder ≥ 6 J.): Die empfohlene Dosis ist abhängig vom Körpergewicht (➤ Tab. 20.1) und wird als s. c. Injektion mit Startdosen in den Wo. 0, 1, 2, 3 und 4 verabreicht, gefolgt von monatlichen Erhaltungsdosen.

Psoriasis-Arthritis: Bei Patienten mit gleichzeitiger mittelschwerer bis schwerer Plaque-Psoriasis oder Patienten, die auf TNF-α-Inhibitoren unzureichend ansprechen (Inadequate Responders; Anti-TNF-α-IR), beträgt die empfohlene Dosis 300 mg als s. c. Injektion mit Startdosen in den Wo. 0, 1, 2, 3 und 4, gefolgt von monatlichen Erhaltungsdosen. Jede 300-mg-Dosis wird in Form von 2 s. c. Injektionen zu je 150 mg verabreicht. Bei anderen Patienten beträgt die empfohlene Dosis 150 mg als s. c. Injektion mit Startdosen in den Wo. 0, 1, 2, 3 und 4, gefolgt von monatlichen Erhaltungsdosen. Basierend auf dem klinischen Ansprechen kann die Dosis auf 300 mg erhöht werden.

Axiale Spondyloarthritis (axSpa)**, ankylosierende Spondylitis** (AS; Morbus Bechterew, röntgenologische axiale Spondyloarthritis)**:** Die empfohlene Dosis beträgt 150 mg als s. c. Injektion mit Startdosen in den Wo. 0, 1, 2, 3 und 4, gefolgt von monatlichen Erhaltungsdosen. Basierend auf dem klinischen Ansprechen kann die Dosis auf 300 mg erhöht werden. Jede 300-mg-Dosis wird in Form von 2 s. c. Injektionen zu je 150 mg verabreicht.

Nicht röntgenologische axiale Spondyloarthritis (nr-axSpa): Die empfohlene Dosis beträgt 150 mg als s. c. Injektion mit Startdosen in den Wo. 0, 1, 2, 3 und 4, gefolgt von monatlichen Erhaltungsdosen.

Begleitende Maßnahmen

- Wie bei TNF-Blockern muss vor Beginn einer Secukinumab-Therapie eine aktive oder latente TB ausgeschlossen werden. Eine **latente TB ist keine Kontraindikation** für eine Secukinumab-Therapie, jedoch muss 4 Wo. vor Beginn von USZ eine **Isoniazid-Prophylaxe** begonnen und über 9 Mon. durchgeführt werden.
- Lebendimpfstoffe sollten nicht gleichzeitig mit Secukinumab angewandt werden (europa.eu).
- Lebendimpfungen sind kontraindiziert, Totimpfstoffe können und sollen angewandt werden. Das Impfansprechen kann jedoch nicht vorhergesagt werden. Wenn möglich, sollte vor Secukinumab-Beginn immunisiert werden.
- Vor Therapie sollte ein Screening auf Hepatitis B und C erfolgen.

Erfahrungen in der Schwangerschaft

Hierzu wird auf www.embryotox.de (Embryotox – Arzneimittelsicherheit in Schwangerschaft und Stillzeit: Arzneimittel) verwiesen.

Unerwünschte Arzneimittelwirkungen

Die am häufigsten gemeldeten unerwünschten Arzneimittelwirkungen (UAW) sind Infektionen der oberen Atemwege (am häufigsten Nasopharyngitis, Rhinitis, europa.eu).

20.4.15 Ixekizumab

Präparat: Taltz®

Ixekizumab ist ein rekombinanter, humanisierter monoklonaler Antikörper des Typs IgG4. Er bindet mit hoher Affinität und Spezifität an das Zytokin Interleukin-17A.

Pharmakokinetische Daten

- USZ wird s. c. verabreicht.
- Die terminale Halbwertszeit beträgt 15–32 d.
- Es existieren keine Daten über die Gabe von USZ bei Patienten mit Nieren- oder Leberfunktionsstörungen.

Wirkmechanismus

Der monoklonale Antikörper Ixekizumab bindet das proinflammatorische Interleukin-17A (IL-17A), welches ein Schlüsselzytokin in der Pathogenese der Psoriasis ist.

Diese Bindung bewirkt, dass IL-17A nicht mehr wirken kann. Als Folge werden eine Reihe antiinflammatorischer (entzündungshemmender) Effekte wie z. B. Proliferationshemmung und Aktivierung von Keratinozyten, ausgelöst.

Anwendung

Behandlung erwachsener Patienten mit mittelschwerer bis schwerer Plaque-Psoriasis, die für eine systemische Therapie infrage kommen

Begleitende Maßnahmen

- Wie bei TNF-Blockern muss vor Beginn einer Ixekizumab-Therapie eine aktive oder latente TB ausgeschlossen werden. Eine **latente TB ist keine Kontraindikation** für eine Ixekizumab-Therapie, jedoch muss 4 Wo. vor Beginn von Ixekizumab eine **Isoniazid-Prophylaxe** begonnen und über 9 Mon. durchgeführt werden.
- Im Allgemeinen ist Ixekizumab gut verträglich, **regelmäßige Laborkontrollen,** auch in Abhängigkeit von Co-Morbiditäten und Co-Medikationen, werden empfohlen.
- Lebendimpfstoffe sollten nicht gleichzeitig mit Ixekizumab angewandt werden.
- Frauen im gebärfähigen Alter sollen während und für mind. 20 Wo. nach der Behandlung eine zuverlässige Verhütungsmethode anwenden.
- Es liegen keine ausreichenden Daten zur Anwendung von Ixekizumab bei Schwangeren vor.
- Es ist nicht bekannt, ob Ixekizumab in die Muttermilch übergeht. Immunglobuline gehen in die Muttermilch über und es ist nicht bekannt, ob Ixekizumab nach der Aufnahme systemisch resorbiert wird.
- **Lebendimpfungen** sind kontraindiziert, **Totimpfstoffe** können und sollen angewandt werden. Das Impfansprechen kann jedoch nicht vorhergesagt werden. Wenn möglich, sollte vor Ixekizumab-Beginn immunisiert werden.
- Vor Therapie sollte ein Screening auf Hepatitis B und C erfolgen.

Erfahrungen in der Schwangerschaft

Hierzu wird auf www.embryotox.de (Embryotox – Arzneimittelsicherheit in Schwangerschaft und Stillzeit: Arzneimittel) verwiesen.

Unerwünschte Arzneimittelwirkungen

Zu den sehr häufig (≥ 1/10) auftretenden Nebenwirkungen zählen:
- Reaktionen an der Injektionsstelle
- Infektionen der oberen Atemwege

Zu den häufig (≥ 1/100 bis < 1/10) auftretenden Nebenwirkungen zählen:
- Oropharyngeale Schmerzen
- Tinea-Infektion (Infektion mit Dermatophyten)
- Übelkeit

20.4.16 Guselkumab

Präparat: Tremfya®

Guselkumab ist ein rein humanisierter monoklonaler IgG1λ-Antikörper, der sich gegen das Interleukin (IL)-23-Protein richtet.

Pharmakokinetische Daten

- Nach einer einzelnen s. c. Injektion von 100 mg Guselkumab erreichte der Wirkstoff bei gesunden Probanden innerhalb von ca. 5,5 d nach Dosisanwendung eine mediane max. Serumkonzentration (C_{max}) von 8,09 ± 3,68 g/ml.
- Die Steady-State-Serumkonzentration von Guselkumab wurde nach s. c. Gabe von 100 mg Guselkumab in Wo. 0 und 4 sowie anschließend alle 8 Wo. in Wo. 20 erreicht. Die mittlere Steady-State-Talserumkonzentration von Guselkumab lag in zwei Phase-III-Studien bei 1,15 ± 0,73 µg/ml bzw. 1,23 ± 0,84 µg/ml.

Die absolute Bioverfügbarkeit von Guselkumab wurde nach einer einzelnen s. c. Injektion von 100 mg Wirkstoff bei gesunden Probanden auf etwa 49 % geschätzt.

Wirkmechanismus

Guselkumab ist ein rein humanisierter monoklonaler IgG1λ-Antikörper, der sich gegen das Interleukin (IL)-23-Protein richtet. Guselkumab bindet selektiv, hoch spezifisch und mit großer Affinität an das Interleukin (IL)-23-Protein. IL-23 spielt als regulatorisches Zytokin eine entscheidende Rolle bei der Differenzierung und Proliferation sowie dem Überleben bestimmter T-Zellen wie z. B. Th17-Zellen und Tc17-Zellen. Zudem beeinflusst IL-23 lymphoide Immunzellen (Innate lymphoid Cells, ILC), die proinflammatorische Effektor-Zytokine wie IL-17A, IL-17F und IL-22 bilden. Beim Menschen wurde beobachtet, dass die selektive Blockierung von IL-23 die vermehrte Produktion dieser Zytokine normalisiert.

Anwendung

Tremfya wird angewandt für die Behandlung erwachsener Patienten mit mittelschwerer bis schwerer Plaque-Psoriasis, die für eine systemische Therapie infrage kommen. Zudem ist Tremfya zur systemischen Therapie für Erwachsene mit Psoriasis-Arthritis zugelassen. Es kommt infrage für Erwachsene mit aktiver Psoriasis-Arthritis, bei denen eine Therapie mit antirheumatischen Arzneimitteln nicht ausreichend geholfen hat oder nicht vertragen wurde. Guselkumab kann in Kombination mit Methotrexat angewandt werden.

Begleitende Maßnahmen

- Wie bei TNF-Blockern muss vor Beginn einer Guselkumab-Therapie eine aktive oder latente TB ausgeschlossen werden. Eine **latente TB ist keine Kontraindikation** für eine Ixekizumab-Therapie, jedoch muss 4 Wo. vor Beginn von Guselkumab eine **Isoniazid-Prophylaxe** begonnen und über 9 Mon. durchgeführt werden.
- Im Allgemeinen ist Guselkumab gut verträglich, **regelmäßige Laborkontrollen,** auch in Abhängigkeit von Co-Morbiditäten und Co-Medikationen, werden empfohlen.
- **Lebendimpfstoffe** sollten nicht gleichzeitig mit Guselkumab angewandt werden.

- Lebendimpfungen sind kontraindiziert, Totimpfstoffe können und sollen angewandt werden. Das Impfansprechen kann jedoch nicht vorhergesagt werden. Wenn möglich, sollte vor Guselkumab-Beginn immunisiert werden.
- Vor Therapie sollte ein Screening auf Hepatitis B und C erfolgen.

Erfahrungen in der Schwangerschaft

Hierzu wird auf www.embryotox.de (Embryotox – Arzneimittelsicherheit in Schwangerschaft und Stillzeit: Arzneimittel) verwiesen.

Unerwünschte Arzneimittelwirkungen

Sehr häufige Nebenwirkungen: Infektion der oberen Atemwege.
Häufige Nebenwirkungen:

- Gastroenteritis
- Herpes simplex Infektionen
- Tinea-Infektionen
- Kopfschmerzen
- Diarrhö
- Urtikaria
- Arthralgie
- Erythem an der Injektionsstelle.

Gelegentliche Nebenwirkungen: Schmerzen an der Injektionsstelle

Essentials für die Hausarztpraxis

- Moderne **immunmodulatorische Substanzen** ermöglichen eine an die jeweilige Krankheitsaktivität adaptierte und **nebenwirkungsärmere Behandlung.**
- **Niedermolekulare Wirkstoffe** greifen gezielt in den Metabolismus und die Signalmechanismen immunkompetenter Zellen ein.
- Die **Antimetaboliten** sind aufgrund ihrer biochemischen Wirkweise überwiegend teratogen bzw. embryotoxisch, sodass eine **sichere Kontrazeption unbedingt gewährleistet** werden muss.
- **Neuere Medikamente** sind i. d. R. zielgerichtete, synthetische Basismedikamente.
- Auf **Nebenwirkungen** und vor allem **Arzneimittelinteraktionen** muss geachtet werden. **Regelmäßige Kontrollen während der Therapie** sind notwendig.
- Insgesamt **besser verträglich** erscheinen **Biologika,** jedoch müssen auch hier mögliche **Nebenwirkungen,** insbesondere eine **Schwächung der Immunabwehr** beachtet werden.
- **Vor Beginn einer Therapie** mit zielgerichteten synthetischen Basismedikamenten sowie Biologika müssen vorbestehende Infektionen (z. B. latente TB) ausgeschlossen bzw. behandelt werden, aktive schwerwiegende Infektionen, aber auch eine chronische Hepatitis B sind Kontraindikationen.
- Der **Impfstatus** sollte am besten vor Einleitung einer Therapie überprüft und ggf. ergänzt werden.
- **Lebendimpfungen** sind bei allen immunsuppressiv Behandelten **kontraindiziert.**

20

REFERENZEN

Fachinformationen zu den beschriebenen Medikamenten sind auf den nachstehenden Internetseiten erhältlich:

Summary of Product Characteristics, last updated 12/03/2020. www.ema.europa.eu/en/medicines/human/EPAR/amgevita

Summary of Product Characteristics, last updated 01/12/2020. www.ema.europa.eu/en/medicines/human/EPAR/amsparity

Summary of Product Characteristics Arava©, April 2018. mein.sanofi.de/produkte/Arava/Downloads?id=9d92f465-c708-488b-8f51-fe07ad842e74

Summary of Product Characteristics Azathioprin©STADA, September 2019. www.stada.de

Summary of Product Characteristics Azulfidine RA©, September 2019. www.patienteninfo-service.de/a-z-liste/a/azulfidineR-ra-500-mg-magensaftresistente-filmtabletten

Summary of Product Characteristic, last updated 22/04/2021. www.ema.europa.eu/en/medicines/human/EPAR/benepali

Summary of Product Characteristics, last updated 19/05/2021. www.ema.europa.eu/en/medicines/human/EPAR/benlysta

Summary of Product Characteristics Cimzia©, INN-certolizumab pegol (europa.eu). www.ema.europa.eu/en/medicines/human/EPAR/cimzia

Summary of Product Characteristics Cosentyx©, European Medicines Agency (europa.eu), last updated 25/03/2021. www.ema.europa.eu/en/medicines/human/EPAR/cosentyx

Summary of Product Characteristics Enbrel©, February 2019. www.bionity.com/de/firmen/12574/wyeth-pharma-gmbh.html

Summary of Product Characteristics Evenity©, European Medicines Agency (europa.eu), last updated 24/02/2020. www.ema.europa.eu/en/medicines/human/EPAR/evenity

Summary of Product Characteristics Hefiya, European Medicines Agency (europa.eu), last updated 28/04/2021. www.ema.europa.eu/en/medicines/human/EPAR/hefiya

Summary of Product Characteristics Hulio, European Medicines Agency (europa.eu), last updated 30/03/2021. www.ema.europa.eu/en/medicines/human/EPAR/hulio

Summary of Product Characteristics Humira©, November 2019; AbbVie Deutschland GmbH & Co. KG. www.ema.europa.eu/en/medicines/human/EPAR/humira#overview-section

Summary of Product Characteristics Hyrimoz, European Medicines Agency (europa.eu), last updated 06/11/2020. www.ema.europa.eu/en/medicines/human/EPAR/hyrimoz

Summary of Product Characteristics Idacio, European Medicines Agency (europa.eu), last updated 18/12/2020. www.ema.europa.eu/en/medicines/human/EPAR/idacio

Summary of Product Characteristics Ilaris, European Medicines Agency (europa.eu), last updated 25/02/2020. www.ema.europa.eu/en/medicines/human/EPAR/ilaris

Summary of Product Characteristics Imraldi, European Medicines Agency (europa.eu), last updated 18/05/2021. www.ema.europa.eu/en/medicines/human/EPAR/imraldi

Summary of Product Characteristics Immunosporin©, February 2020. www.novartis.de

Summary of Product Characteristics Infliximab, Inflectra©, Inflectra, INN-infliximab. www.ema.europa.eu/en/documents/product-information/inflectra-epar-product-information_en.pdf

Summary of Product Characteristics Jyseleca©, European Medicines Agency (europa.eu), last updated 05/05/2021. www.ema.europa.eu/en/medicines/human/EPAR/jyseleca

Summary of Product Characteristics Kevzara©, European Medicines Agency (europa.eu), last updated 10/02/2021. www.ema.europa.eu/en/medicines/human/EPAR/kevzara

Summary of Product Characteristics Kineret, European Medicines Agency (europa.eu), last updated 26/06/2020. www.ema.europa.eu/en/medicines/human/EPAR/kineret

Summary of Product Characteristics Lantarel©, November 2019. www.pfizer.de/sites/default/files/FI-4477.pdf

Summary of Product Characteristics MabThera©, European Medicines Agency (europa.eu), last updated 11/12/2020. www.ema.europa.eu/en/medicines/human/EPAR/mabthera

Summary of Product Characteristics metex 2,5 mg©, February 2020. https://s3.eu-central-1.amazonaws.com/prod-cerebro-ifap/media_all/36552.pdf

Summary of Product Characteristics Movymia©, European Medicines Agency (europa.eu), last updated 22/04/2021. www.ema.europa.eu/en/medicines/human/EPAR/movymia

Summary of Product Characteristics Olumiant©, European Medicines Agency (europa.eu), last updated 15/12/2020. www.ema.europa.eu/en/medicines/human/EPAR/olumiant

Summary of Product Characteristics Orencia, European Medicines Agency (europa.eu); last updated13/11/2020. www.gelbe-liste.de/wirkstoffe/Abatacept_49984

Summary of Product Characteristics Otezla©, European Medicines Agency (europa.eu), last updated 11/05/2021. www.ema.europa.eu/en/medicines/human/EPAR/otezla

Summary of Product Characteristics Pleon©, December 2019. https://mein.sanofi.de/Downloads?id=c1ea35ce-4467-4671-9e8d-dc127230a402

Summary of Product Characteristics Quensyl©, April 2019. https://mein.sanofi.de/produkte/Quensyl/Downloads?id=1e8a9f80-25e3-417e-a339-7fa9ea9984d9

Summary of Product Characteristics Remicade©, September 2019. www.msd.de

Summary of Product Characteristics Rinvoq©, European Medicines Agency (europa.eu), last updated 03/02/2021. www.ema.europa.eu/en/medicines/human/EPAR/rinvoq

Summary of Product Characteristics RoActemra©, last updated 14/09/2020. www.patienteninfo-service.de/a-z-liste/r/roactemraR-162-mg-injektions-loesung-in-einer-fertigspritze

Summary of Product Characteristics Ruxience©, European Medicines Agency (europa.eu), last updated 11/05/2021. www.ema.europa.eu/en/medicines/human/EPAR/ruxience

Summary of Product Characteristics Sandimmun©, February 2020. www.novartis.de

Summary of Product Characteristics Simponi, European Medicines Agency (europa.eu), last updated 11/11/2020. www.ema.europa.eu/en/medicines/human/EPAR/simponi; www.msd.de/arzneimittel/?q=simponi&cHash=d5796dd8870fe7d30a10f91b70596d46

Summary of Product Characteristics Stelara©, European Medicines Agency (europa.eu), last updated on 04/05/2021. www.ema.europa.eu/en/medicines/human/EPAR/stelara

Summary of Product Characteristics Taltz©, European Medicines Agency (europa.eu), last updated 26/02/2021. www.ema.europa.eu/en/medicines/human/EPAR/taltz

Summary of Product Characteristics Tremfya©, European Medicines Agency (europa.eu), last updated 22/01/2021. www.ema.europa.eu/en/medicines/human/EPAR/tremfya

Summary of Product Characteristics Xeljanz©, European Medicines Agency (europa.eu), last updated 28/01/2021. www.ema.europa.eu/en/medicines/human/EPAR/xeljanz

Summary of Product Characteristics, Yuflyma, European Medicines Agency (europa.eu), last updated 17/05/2021. www.ema.europa.eu/en/medicines/human/EPAR/yuflyma

20

KAPITEL

21

Martin Arbogast, Ingo Arnold, Christoph Biehl, Ralph Gaulke, Ulrich Illgner, Ralph Kothe, Tobias Schmidt und Roger Scholz

Operative Eingriffe in der orthopädischen Rheumatologie

Kernaussagen

Perioperatives Management und Rehabilitation

- Der Operateur des Rheumapatienten muss über **Kenntnisse** zur Verfügung stehenden **DMARDs** verfügen.
- Eine **klare Risikoklassifizierung** des geplanten Eingriffs durch den Operateur ist erforderlich.
- Eine enge **interdisziplinäre Abstimmung des Therapieplans** ist zwingend erforderlich.
- Daraus ergibt sich ein **differenziertes Pausieren** relevanter Medikation unter Wichtung aller Einflussfaktoren.
- Es ist das kürzestmögliche therapiefreie Intervall anzustreben **lange Therapiepausen** müssen **vermieden werden.**
- Ein **kontrollierter Umgang** mit Glukokortikoiden ist zu fordern.

Operative Therapie der rheumatischen Wirbelsäule

- Die **zervikale Manifestation der rheumatoiden Arthritis (RA)** ist auch im Zeitalter der Biologika weiterhin **von klinischer Bedeutung.**
- Die **rheumatische Manifestation** an der oberen Halswirbelsäule kann nicht nur zu einer Instabilität führen, sondern auch zu einer **unilateralen atlantoaxialen Arthritis mit streng einseitiger Schmerzsymptomatik.**
- **Konservative Therapiemaßnahmen** haben bei der zervikalen Manifestation der RA mit Ausnahme der Biologika keinen Einfluss auf den natürlichen Krankheitsverlauf.
- Bei **operativen Eingriffen an der oberen Halswirbelsäule** sollte immer eine CT-Untersuchung und eine Angiographie der **A. vertebralis** zum Nachweis eines möglichen atypischen Verlaufs durchgeführt werden.
- Im Falle einer **kraniozervikalen Fusion bis in die subaxiale Halswirbelsäule** besteht bei Rheumapatienten ein deutlich erhöhtes Risiko einer Anschlussinstabilität.
- Postoperative Wundheilungsstörungen, frühzeitige Implantatlockerungen und das Auftreten von Anschlussinstabilitäten sind **die wesentlichen Komplikationen** bei operativen Eingriffen an der rheumatischen Halswirbelsäule.
- Aufgrund der hohen Komplexität sollten **operative Eingriffe an der Halswirbelsäule** beim Rheumapatienten **nur in spezialisierten Zentren** durchgeführt werden.

Die rheumatische Hand

- Durch den Einsatz der modernen Immunsuppression, Biologika und JAK-Antagonisten, ist der Verlauf der entzündlich-rheumatischen Erkrankungen i.d.R. deutlich in der Schwere abgemildert, schwere Handdeformitäten treten somit seltener und erst später im Krankheitsverlauf auf (Graudal et al. 2014).
- Häufig ist die Handfunktion trotz schwerer Deformitäten für den Patienten noch ausreichend. Diese Patienten sollten nicht zum Gelenkersatz überredet werden, solange die Finger subjektiv noch ausreichend funktionieren, da Komplikationen nach Gelenkersatz häufig sind (Wilson et al. 1993).
- Die Handfehlstellung nimmt ihren Ursprung im Abgleiten der Handwurzel über der schrägen Radiusgelenkfläche. Dies bedingt einen pathologischen Sehnenzug auf die Finger und führt darüber sekundär zu deren Fehlstellungen. Die Korrektur der Handfehlstellung sollte daher stets das Handgelenk mit einbeziehen und hier beginnen (Gaulke, Krettek 2008).
- Die Synovialektomie an Gelenken und Sehnenscheiden kann den Krankheitsverlauf verlangsamen und so Destruktionen und Sehnenrupturen vorbeugen (Gaulke, Krettek 2008).
- Sind Teilversteifungen zur Stabilisierung des Handgelenkes erforderlich, so sollten so wenige Gelenke wie möglich versteift werden, um eine bestmögliche Restbeweglichkeit zu erhalten (Gaulke, Krettek 2008).
- Nervenengpasssyndrome, insbesondere das Karpaltunnelsyndrom, sind bei ausgeprägten, lange anhaltenden Sehnenscheidenentzündungen häufig und bedürfen der operativen Entlastung, wenn die Sehnenscheidenschwellung unter medikamentöser Therapie keine schnelle Rückbildung erfährt oder bereits Lähmungen bestehen (DeQuattro, Imboden 2017).
- Der Daumen und der Zeigefinger sind unter allen Fingern den höchsten mechanischen Belastungen ausgesetzt. Daher ist an diesen, mit Ausnahme des Zeigefingergrundgelenkes, der Arthrodese gegenüber dem Gelenkersatz der Vorzug zu geben.
- Instabile und schmerzhafte Endgelenke profitieren von einer Arthrodese.
- Bei Arthrodesen am Handgelenk muss unbedingt die Funktion von Ellenbogen- und Schultergelenk mit einbezogen werden, um die größtmögliche Funktion zu erhalten (Gaulke, Krettek 2008).
- Im Einzelfall kann es sinnvoll sein, die Stellung der Versteifung präoperativ durch Gipsanlage zu testen. Der Patient kann dadurch besser entscheiden in welcher Stellung die Arthrodese für ihn am vorteilhaftesten ist (Gaulke, Krettek 2008).

Die rheumatische Hüfte

- Die RA am Hüftgelenk ist durch folgende Veränderungen gekennzeichnet:
  - Periartikuläre Osteopenie
  - Usuren am Schenkelhals und am Pfannenboden
  - Arthrozelen-Ausstülpungen der Synovialis insbesondere nach ventral
  - Verlust des Gelenkknorpels mit konzentrischer Verschmälerung des Gelenkspalts
  - Knochennekrosen an Hüftkopf und Azetabulum
  - Protrusio-azetabuli-Migration des Hüftkopfes in Richtung des kleinen Beckens
  - Nur geringe Ausbildung von Osteophyten und subchondralen Sklerosen

Juvenile Arthritis

- Bei der JIA ist durch eine **multidisziplinäre Therapie** unter Einsatz moderner Medikamente in den vielen Fällen eine Erkrankungsremission zu erzielen.

- Die JIA ist noch **nicht kurativ heilbar.**
- Deshalb ist für die langfristige Entwicklung der betroffenen Gelenke und Sehnen ein **interdisziplinäres Konzept** notwendig.
- Eine **frühzeitige interdisziplinäre Beurteilung und Behandlungsplanung** unter operativ rheumaorthopädischen Gesichtspunkten ist insbesondere bei therapierefraktären Verläufen jetzt und zukünftig **State of the Art.**

Das rheumatische Knie

- Die aktuelle Leitlinie zur Synovialektomie bestätigt die Indi**kation zur Entfernung der Gelenkinnenhaut** in therapierefraktären Fällen ()Biehl et al. 2022).
- Auch zur **diagnostischen Differenzialdiagnose** ist die Synovialektomie eine Möglichkeit zur anschließenden Therapiefindung.
- Der **Gelenkersatz** in den Stadien der fortgeschrittenen Destruktion ist eine der erfolgreichsten orthopädischen operativen Verfahren beim Rheumatiker. Die **Verbesserung der Lebensqualität** und der **Wiedergewinn der Belastungsfähigkeit** der unteren Extremität sind entscheidende Kriterien bei der Indikationsentscheidung.

Der rheumatische Fuß

- Obwohl der Fuß bei > **90% der Rheumapatienten** im Laufe der Erkrankung betroffen ist, wird er oft vergessen!
- Die „normale Fußchirurgie“ funktioniert beim Rheumatiker so nicht: **Immer den ganzen Patienten behandeln!**
- **Erkennung der Grunderkrankung und Basistherapieeinstellung und ggf. Pausieren:** bDMARDs und tsDMARDs sollten pausiert werden, Einzelfallentscheidung bei Leflunomid (Wundheilungsstörung). Sehr kleine „minimalinvasiven Eingriffe“ ebenfalls Einzelfallentscheidung für alle DMARDs.
- Mit der Naht hört die **Therapie des „Rheumafußes“** nicht auf, sondern fängt erst an: Orthopädie-(schuh-)technische Versorgung direkt prä-op. planen, einleiten, Hilfsmittelabnahme (durch Operateur) und kontinuierliche Nachkontrollen sichern den Langzeiterfolg!
- Die **Polyneuropathie** stellt einen „Gamechanger“ in der Versorgung dar und muss so früh wie möglich erkannt werden!

21.1 Perioperatives Management und Rehabilitation

Roger Scholz und Ingo Arnold

21.1.1 Perioperatives Management

Auch im Zeitalter moderner medikamentöser Behandlungsmöglichkeiten durch DMARDs und Biologika müssen sich Patienten mit entzündlich-rheumatischen Erkrankungen noch rheumachirurgischen Eingriffen unterziehen. Dabei stellt keineswegs nur der operative Eingriff selbst, sondern auch die perioperative Phase hohe Anforderungen an ein individuell abgestimmtes Konzept, welches in dieser Klientel einige Spezifikationen aufweist. Diese sollen im Folgenden dargelegt werden. Die Notwendigkeit hierzu ergibt sich einerseits aus den Besonderheiten der rheumatischen Grunderkrankung selbst, andererseits aber auch aus der spezifischen Medikation. Neben allgemeinen Operationsrisiken nimmt das der Infektion dabei eine zentrale Rolle ein.

21.1.2 Besonderheiten im perioperativen Management rheumaorthopädischer Eingriffe

Vor allem bei Patienten mit fortgeschrittener Erkrankung sind folgende allgemeine Besonderheiten zu beachten:

- Lagerungsschwierigkeiten bei multiplen Deformitäten mit konsekutiven Bewegungseinschränkungen und oder Mutilationen
- Intubationsschwierigkeiten bei ankylosierenden rheumatischen Erkrankungen unter Einbezug der Halswirbelsäule
- Gefahr neurologischer Komplikationen bei rheumatischer Instabilität an der oberen Halswirbelsäule (horizontale und/oder vertikale Instabilität)
- Hochempfindliche „Kortisonhaut“ mit der Gefahr von Ablederungsverletzungen z.B. durch Zug oder klebende OP-Abdeckungen
- Generalisierte Osteopenie mit erhöhter Fragilität

21.1.3 Wundheilungsstörungen und Infektionen

Ziel aller Bemühungen ist die Minimierung des perioperativen Infektionsrisikos in dieser schon durch die Grunderkrankung und zusätzlich durch die immunsupprimierende Medikation besonders gefährdeten Klientel. Dabei gilt es im Einzelfall zwischen den Risiken von Wundheilungsstörungen und Infektionen einerseits und der gefürchteten Exazerbation der rheumatischen Grunderkrankung andererseits abzuwägen (Bongartz 2007; Krüger et al. 2014). Eine individuelle Entscheidung orientiert sich an einem Risikofaktorenkonzept. Dabei werden **vier Einflusskategorien** unterschieden (Krüger et al. 2014).

1. Art des Eingriffs
2. Patientencharakteristika
3. Entzündlich-rheumatische Grunderkrankung
4. Immunsuppressive Therapie

21.1.4 Eingriffsart

Während bei primär septischen Eingriffen die Infektion den Operationsgrund darstellt und sich damit eine zusätzliche Immunsuppression verbietet, können primär aseptische Eingriffe in solche mit

- niedrigem Infektionsrisiko (z.B. arthroskopische Chirurgie, kleine handchirurgische Eingriffe etc.),
- mittlerem Infektionsrisiko (z.B. größere Handchirurgie, Sehnenplastiken),

- hohem Infektionsrisiko (primäre Endoprothetik, Rückfußchirurgie) und
- sehr hohem Infektionsrisiko (Revisionsendoprothetik, Megaimplantate)

eingeteilt werden (Krüger et al. 2014). Der Operateur sollte diese Einteilung als wichtigen Aspekt der Risikoadjustierung in sein Konzept aufnehmen. Die voraussichtliche OP-Dauer und die Größe des notwendigen Zugangsweges sind dabei zusätzlich zu berücksichtigende Kriterien.

21.1.5 Patientencharakteristika

Hierbei handelt es sich um wichtige, unbedingt in das Gesamtkonzept einzubeziehende, aber kaum beeinflussbare Faktoren wie Alter, Geschlecht, BMI, relevante Nebendiagnosen (z.B. Diabetes mellitus, fortgeschrittene pulmonale und renale Erkrankungen o.Ä.), die „Operationsanamnese" (Erst- oder Rezidiveingriff, frühere lokale Infektionen) oder Infektionen anderer Lokalisationen. Ihre Bedeutung erwächst besonders in der summarischen Beurteilung hinsichtlich des Risikoprofils.

21.1.6 Die entzündlich-rheumatische Erkrankung

Im klinischen Alltag treten sehr unterschiedliche Manifestationen bezogen auf die Ausprägung der Grunderkrankung auf. Ganz allgemein ausgedrückt gilt die Regel, dass eine lange Krankheitsdauer und eine hohe Krankheitsaktivität negative Prädiktoren für das zu erstellende Risikofaktorenkonzept darstellen. Eine hohe aktuelle systemische Krankheitsaktivität sollte daher zumindest für größere Elektiveingriffe als relative Kontraindikation angesehen werden. Auch die Erkrankungsdauer (Zeitpunkt der Erstdiagnose) spielt nicht selten ebenso eine wichtige Rolle wie eine höhere Glukokortikoid-Dosis (**cave:** Selbstmedikation) und eine schlechte Patientencompliance.

21.1.7 Immunsupprimierende Therapie

Die eine Infektion begünstigende immunsuppressive Therapie erfordert die besondere Beachtung aller an der Behandlung Beteiligten. Das vielfach auch heute noch geübte generelle präoperative Absetzen der gesamten antirheumatischen Basistherapie aus unbegründeten Sicherheitsbedenken des Operateurs ist keinesfalls mehr zu vertreten. Es muss vielmehr durch ein differenziertes Vorgehen sowohl im Gesamtkonzept als auch unter Berücksichtigung der Spezifika einzelner Substanzen ersetzt werden. Dabei ist in der Vorbereitung elektiver Eingriffe auch zu bedenken, welche Alternativen im Falle einer deutlichen Aktivierung der Grunderkrankung medikamentös zur Verfügung stehen. Meist bleibt dann lediglich eine deutliche Dosissteigerung des Kortisons übrig (Härle et al. 2010), die eigentlich vermieden werden sollte (Albrecht et al. 2021). Ganz grundsätzlich muss darüber hinaus dafür Sorge getragen werden, dass jedwede erforderliche **Therapiepause so kurz wie möglich** gehalten wird. Nicht nur der Zeitpunkt des präoperativen Pausierens, sondern eben auch der in der täglichen Praxis nicht selten vernachlässigte frühestmögliche Wiederbeginn der Therapie sind dabei von immenser Bedeutung. Für das Risiko des Eintretens eines akuten Krankheitsschubes ist somit das therapiefreie Intervall, keineswegs nur der präoperative Absetzzeitpunkt relevant. Bei den heute häufig kurzen stationären Verweildauern und unterschiedlichen Weiterbehandlern in der unmittelbar postoperativen Phase kommt diesem Umstand eine große Bedeutung zu.

Für die folgende differenzierte Betrachtung der Medikation erscheint eine Unterteilung in

- Glukokortikoide,
- konventionell synthetische DMARDs (csDMARDs),
- biologische DMARDs (bDMARDs / Biologika) und
- target-synthetische DMARDs (tsDMARDs)

sinnvoll.

Glukokortikoide

Trotz moderner medikamentöser Behandlungsmöglichkeiten ist eine Low-dose-Glukokortikoid-Therapie auch heute noch vielfach in dieser Klientel anzutreffen. Glukokortikoide beeinflussen Immunzellen, Fibroblasten und Endothelzellen, sodass sie zu Wundheilungsstörungen und Infektionen prädisponieren. Es wird ein dosisabhängiges postoperatives Infektionsrisiko durch Studien belegt, welches ab > 10 mg/d signifikant im Vergleich zu nicht mit Glukokortikoiden behandelten Patienten ist (Albrecht et al. 2021). Nach den aktuellen Empfehlungen der DGRh sollte in Vorbereitung elektiver Eingriffe die Glukokortikoid-Dosis schon 2–3 Mon. zuvor so niedrig wie möglich (in jedem Fall < 10 mg/d Prednisolon-Äquivalent) gehalten werden. Von kurzfristigen Dosisreduktionen unmittelbar präoperativ wird hingegen abgeraten. In der unmittelbaren perioperativen Phase sollte diese geringe Dosis dann beibehalten und ohne Unterbrechung fortgeführt werden (Albrecht et al. 2021). Eine peri- und postoperative Dosissteigerung zur Vermeidung einer Nebenniereninsuffizienz unter Verwendung von Hydrocortison, wie sie in der Vergangenheit empfohlen wurde (Kaiser et al. 2010; Wappler 2014), wird bis zu einer Tagesdosis von 20 mg Prednisolon nicht für erforderlich gehalten (Albrecht et al. 2021).

csDMARD-Therapie

Konventionell synthetische DMARDs repräsentieren eine bedeutende Medikamentengruppe im therapeutischen Arsenal. Als Monotherapie oder in Kombination mit Biologika oder anderen DMARDs sowie oft auch mit einer Low-dose-Kortisongabe reduzieren sie die inflammatorische Aktivität der Grunderkrankung, führen aber gleichzeitig auch zu einer Reduktion der Infektabwehr (Härle et al. 2010; Kahlenberg, Fox 2011; Scholz 2016).

Für das am häufigsten eingesetzte csDMARD Methotrexat besteht in der Literatur eine klare Empfehlung zur Fortsetzung der Behandlung auch in der perioperativen Phase (Visser et al. 2009; Heldmann, Braun 2010; Bombardier et al. 2012; Krüger et al. 2014;

Scholz 2016; Krüger 2017; Goodman et al. 2017; George 2019; Albrecht et al. 2021,). Lediglich bei hoher Dosierung ist eine zwischenzeitliche Dosisreduktion auf 15 mg Methotrexat/Wo. je nach individueller Situation in Erwägung zu ziehen (Albrecht et al. 2021).

Das als Inhibitor der De-novo-Pyrimidinsynthese angewandte Leflunomid verdient v.a. der sehr langen Halbwertszeit (enterohepatischer Kreislauf) wegen besondere Beachtung. Eine kurzzeitige Unterbrechung dieses, die Wundheilung stärker beeinträchtigenden csDMARDs ist daher nicht sinnvoll. Daraus folgt, dass bei höherem Risiko von Wundheilungsstörungen bzw. Infektionen ein Auswaschen des Medikamentes (z.B. Colestyramin 3 × 8 g über 5 d) erforderlich wird (Krüger 2017; Albrecht et al. 2021). Alternativ steht zum Auswaschen auch Aktivkohlepulver zur Verfügung 4 ×/d ebenfalls über 5 d (Krüger 2017; Albrecht et al. 2021). Man kann davon ausgehen, dass ein mehrtägiges Auswaschen zu einer für die erwünschte Risikoreduktion der Wundheilungsstörung notwendigen deutlichen Reduktion des Plasmaspiegels führt (Krüger et al. 2014). Eine Spiegelbestimmung ist daher nicht erforderlich.

Weitere klassische DMARDs (Azathioprin, Sulfasalazin, Ciclosporin A, Mycophenolat-Mofetil) bergen bei kurzer Halbwertszeit und eher geringeren immunsupprimierenden Effekten keine so erheblichen Infektionsgefahren. Insofern wird für diese Substanzen bei entsprechendem Risikoprofil nur eine sehr kurze Therapiepause von 1–2 d präoperativ empfohlen (Goodman 2017; Albrecht et al. 2021).

Chloroquin/Hydroxychloroquin weisen zwar eine lange Halbwertszeit auf, werden aber als weniger immunsupprimierend eingeordnet, sodass diese Medikation perioperativ fortgeführt wird (Albrecht et al. 2021).

bDMARD-Therapie

TNF-Inhibitoren

Die Biologikatherapie mit TNF-Inhibitoren ist seit nunmehr ca. 20 J. klinisch etabliert. Dennoch ist die Datenlage bezüglich der perioperativen Beurteilung bis dato unsicher. Vielfältige Einflussfaktoren machen vorliegende, zumeist retrospektive Studien nur schwer vergleichbar. Die aktuellen DGRh-Empfehlungen orientieren sich daher an 3 Metaanalysen und betonen die verbleibenden Interpretationsschwierigkeiten. Zusammenfassend wird festgestellt, dass es derzeit noch unsicher ist, ob eine laufende TNF-Inhibitor-Therapie das perioperative Risiko erhöht. Eine sichere Abhängigkeit unerwünschter Ereignisse vom präoperativen Absetzzeitraum konnte bisher nicht belegt werden (Goodman 2016). Vor diesem Hintergrund und angesichts o.g. anderer Risikofaktoren (z.B. hohe Krankheitsaktivität, bedeutsame Komorbiditäten, höhere Glukokortikoid-Dosen) wird im Gegensatz zu früheren Empfehlungen das perioperative Pausieren von nur noch einem Dosierungsintervall empfohlen (George 2019; Albrecht et al. 2021). Da bisher die doppelte Halbwertszeit des jeweiligen Medikaments als Richtschnur galt (Krüger et al. 2014), verkürzen sich die Therapiepausen damit um die Hälfte.

Weitere bDMARDs

Der Übersichtlichkeit halber können nach den neuen Empfehlungen der DGRh die anderen bDMARDs wie

- der T-Zell-Kostimmulationsblocker Abadacept,
- die IL-6-Rezeptor-Antagonisten (Tocilizumab, Sarilumab),
- die IL-17-, -12/23- und -23-Inhibitoren (Ixekizumab, Secukinumab, Ustekinumab, Guselkumab),
- der Antikörper gegen B-Lymphozyten-Stimulator-Protein (BLyS/BAFF) Belimumab sowie
- der Antikörper gegen IL-1β Canakinumab

zusammen beurteilt werden. Da die diesbezügliche Datenlage noch unzureichend ist, hat man sich auf das pragmatische Vorgehen der OP-Planung zum Ende des jeweiligen Therapieintervalls geeinigt (Albrecht et al. 2021).

Für den IL-1-Rezeptorantagonist Anakinra ist der kurzen Halbwertszeit wegen lediglich eine präoperative Pause von 1–2 d empfohlen (Albrecht et al. 2021).

Auch bzgl. der B-Zell-Depletion durch Rituximab ist die Datenlage unzureichend. Es wird empfohlen, elektive Eingriffe ab 4 Mon. nach der letzten Infusion zu planen (Albrecht et al. 2021). Da bis zur nächsten Applikation noch ein mehrwöchiges Zeitintervall besteht, ist eine Therapieunterbrechung für das üblicherweise 6 Mon. betragende Applikationsintervall praktisch nicht erforderlich.

tsDMARDs

Diese Gruppe zunehmend häufig angewandter neuer Substanzen beinhaltet die Januskinase-Inhibitoren (Baracitinib, Filgotinib, Tofacitinib, Upadacitinib) und den Phosphodiesterase-4-Hemmer Apremilast. Sie haben allesamt eine nur kurze Halbwertszeit von wenigen Stunden. Hinreichende Daten für das perioperative Risikoprofil liegen hierzu noch nicht vor. Nach Expertenmeinung der DGRh muss Apremilast perioperativ nicht pausiert werden. Für die JAK-Inhibitoren gilt hingegen die Empfehlung, diese 3–4 d präoperativ zu pausieren, postoperativ jedoch bei gesicherter Wundheilung rasch wieder zu beginnen, sodass ein therapiefreies Intervall von ca. 2 Wo. nicht überschritten wird. Bei Letzteren ist besonders für orthopädische Operationen auch das erhöhte Thromboserisiko zu beachten (Albrecht 2021).

Cave

Da diese Substanzen alle oral appliziert werden, besteht im klinischen Alltag ggf. die Gefahr, dass sie entgegen den parenteral zu applizierenden Substanzen in der Medikationsanamnese nur ungenügend beachtet werden.

Zusammenfassend sei darauf hingewiesen, dass nach den neuesten Empfehlungen der DGRh die therapiefreien Intervalle insbesondere für die bDMARDs deutlich reduziert wurden und dass die heute vielfach eingesetzten tsDMARDs bei sehr kurzer Halbwertszeit perioperativ nur für wenige Tage abgesetzt werden sollten. Damit kann der Gefahr einer akuten Schubsituation im Umfeld notwendiger operativer Eingriffe wirksam begegnet werden. Eine gute Abstimmung in der Zeitplanung elektiver chirurgischer Maßnahmen aller an der Behandlung Beteiligten ist hierfür erforderlich. Insbesondere sei in diesem Zusammenhang nochmals auf die zeitnahe Fortsetzung der immunsupprimierenden Therapie bei gesicherter Wundheilung verwiesen.

21.2 Die rheumatische Halswirbelsäule

Ralph Kothe

21.2.1 Vorbemerkungen

An der Wirbelsäule manifestiert sich die rheumatoide Arthritis (RA) v.a. im Bereich der Halswirbelsäule. Durch den zunehmenden Einsatz von Biologika hat sich das klinische Erscheinungsbild der zervikalen Beteiligung in der täglichen Praxis verändert. Patienten mit einer isolierten atlantoaxialen Instabilität sind deutlich seltener geworden. Dafür rücken Patienten mit therapierefraktären Schmerzsyndromen der oberen Halswirbelsäule (atlantoaxiale Arthritis) und komplexen rheumatischen Deformitäten mit neurologischen Problemen vermehrt in den klinischen Fokus.

MERKE

Biologika können die Manifestation einer rheumatischen Instabilität an der HWS verhindern, haben aber keinen Einfluss bei bereits bestehender biomechanischer Instabilität oder hartnäckigem Schmerzsyndrom aufgrund von knöchernen Destruktionen.

21.2.2 Pathophysiologie

Eine Schlüsselfunktion beim rheumatischen Befall der HWS kommt dem Atlantoaxialgelenk zu. Die inflammatorische Synovialisproliferation führt zu einer Zerstörung des Bandapparats und dadurch zunächst zu einer vermehrten Gleitbeweglichkeit zwischen Atlas und Axis (atlantoaxiale Subluxation, AS). Die folgende knöcherne Destruktion der Kopfgelenke ist jetzt nicht mehr allein entzündlich bedingt, sondern auch Folge der biomechanischen Instabilität. Als weitere Konsequenz kann es zu einem Absinken des Kopfes kommen, was sich in der Bildgebung als Hochstand des Dens axis in Relation zum Foramen magnum darstellt. Dieses Stadium wird als **vertikale Translokation** (VT) bezeichnet. Die entzündliche Manifestation in der subaxialen HWS kann zu einer Ankylosierung der Facettengelenke oder zur Ausbildung einer segmentalen Instabilität führen. Eine entsprechende Gleitbewegung wird **subaxiale Subluxation** (SS) genannt. In allen Stadien kann es zu einer Kompression des Myelons mit Ausbildung einer neurologischen Symptomatik kommen. Bei klinisch manifester zervikaler Myelopathie ist die neurologische Prognose ohne Operation ungünstig (Sunahara et al. 1997).

21.2.3 Klinisches Bild

Das klinische Beschwerdebild ist im frühen Stadium der zervikalen Beteiligung meist unspezifisch. Ein klassisches **Frühsymptom** ist die **okzipitale Neuralgie** mit Ausstrahlung im Sinne einer Radikulopathie C2. Im Falle einer Instabilität findet sich ein Federungsschmerz am Dornfortsatz von HWK 2. Eine knöcherne Destruktion der Kopfgelenke äußert sich in einer zunehmenden Bewegungseinschränkung der oberen HWS, verbunden mit verstärkten Nacken- und Kopfschmerzen. Diese können als Ausdruck einer unilateralen Arthritis streng einseitig auftreten. Zusätzlich besteht meistens eine Hypästhesie/Dysästhesie am Hinterhaupt auf der betroffenen Seite. Eine **fortgeschrittene kraniozervikale Instabilität** kann über den Schmerz hinaus Symptome einer vaskulären Störung (Schwindel, Synkopen, Nystagmus) auslösen. Die beginnende **zervikale Myelopathie** zeigt sich durch eine Schwäche an den Extremitäten, eine Gangunsicherheit (zuerst häufig nur im Dunkeln) sowie durch Dysästhesien an den Händen. Störungen der Feinmotorik sind beim RA-Patienten aufgrund der zusätzlichen Gelenkveränderungen nur schwer zu beurteilen. Auch der Reflexstatus ist bei einer schweren chronischen Polyarthritis mit zusätzlicher Polyneuropathie meist nicht zu verwerten.

MERKE

Patienten mit einer unilateralen atlantoaxialen Arthritis (➤ Abb. 21.1) beschreiben einen streng einseitigen Nackenschmerz mit Ausstrahlung in den Hinterkopf. Die Schmerzen verstärken sich typischerweise bei der Kopfrotation sowie bei der Mundöffnung. Zusätzlich kann ein Taubheitsgefühl im Verlauf des N. occipitalis major auftreten (Kothe 2018).

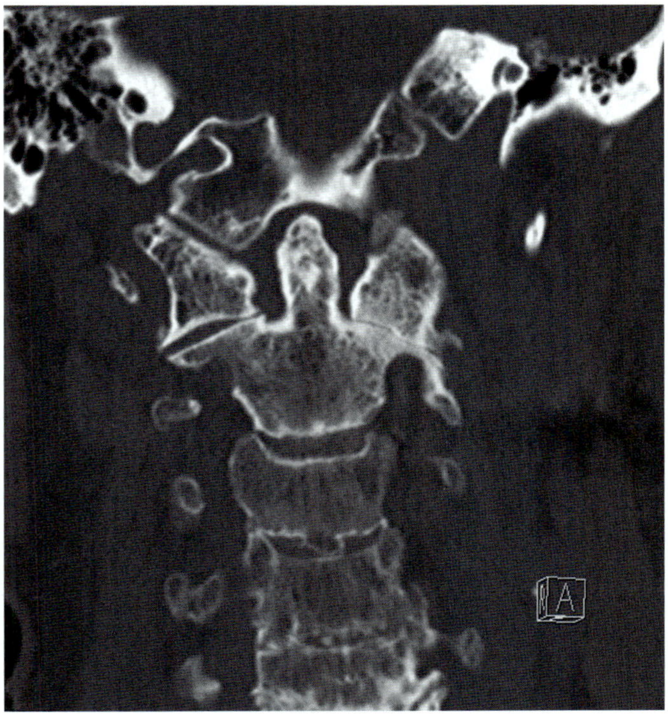

Abb. 21.1 Unilaterale Arthrose des Atlantoaxialgelenks: CT der oberen HWS mit koronarer Rekonstruktion [M1109]

21.2.4 Diagnostik

Als Screeninguntersuchung ist bei asymptomatischen Rheumapatienten eine seitliche Funktionsaufnahme der HWS in Inklination zu empfehlen. Bei einer atlantodentalen Distanz (ADD) von > 5 mm ist von einer Zerstörung des Bandapparats und einer daraus resultierenden Instabilität auszugehen. In diesem Fall sollten eine a.-p. Aufnahme sowie jeweils eine laterale Aufnahme in Reklination und Neutralposition ergänzt werden. Bei klinischen Symptomen ist ein MRT der HWS indiziert. Dabei können eine eventuelle Myelonkompression, eine Vertikalisierung des Dens axis und das Ausmaß des peridentalen entzündlichen Gewebes analysiert werden. Das Ausmaß der knöchernen Destruktion und eine mögliche Beteiligung der atlantookzipitalen Gelenke sind am besten in der Computertomographie zu erkennen.

MERKE

Bei einem geplanten operativen Eingriff an der oberen HWS sollte insbesondere beim Rheumapatienten eine Erweiterung der Vertebralisfurche mittels CT ausgeschlossen werden (Miyata et al. 2008). Da zusätzlich eine einseitige Dominanz der A. vertebralis vorliegen kann, empfiehlt sich zur OP-Vorbereitung eine MR- oder CT-Angiographie zur Beurteilung der Gefäßsituation.

21.2.5 Therapie

Konservative Therapie

Zu Beginn jeglicher Therapie sollte die **ausführliche Aufklärung** stehen. Bei den meisten Rheumapatienten besteht gerade in Bezug auf die zervikale Manifestation ein Informationsdefizit. Die wesentlichen Inhalte der konservativen Behandlung bestehen aus:

1. **Physiotherapie:** isometrische Übungen zur Stärkung der tiefen Nackenmuskulatur im Bereich der oberen HWS
2. **Temporäre Ruhigstellung mit einer weichen Orthese:** Behandlung von Schmerzen und psychologischer Effekt einer „schützenden Krawatte"
3. **Schmerztherapie:** Analgetika und lokale Steroidinjektionen an den schmerzhaften Insertionen der Nacken- und Kopfmuskulatur
4. **Basistherapie:** Insbesondere die frühzeitige und optimale medikamentöse Behandlung mit Biologika zur Reduktion der rheumatischen Entzündungsaktivität hat einen positiven Einfluss auf die zervikale Manifestation der RA (Stein et al. 2014; Kaito et al. 2012 und 2013)

Cave

Mit Ausnahme der frühen Biologikatherapie sind alle konservativen Therapieformen nur symptomatisch und ohne Einfluss auf den progressiven Krankheitsverlauf im Bereich der HWS.

Chirurgische Therapie

Die **Indikation** zu einer operativen Behandlung richtet sich v.a. nach dem klinischen Beschwerdebild. Zusätzlich sollten der radiologische Verlauf und die allgemeine Krankheitsaktivität berücksichtigt werden. Patienten mit einer mutilierenden Verlaufsform haben so z.B. ein viel höheres Risiko für die Entwicklung einer subaxialen Instabilität, sodass man bei einer geplanten kraniozervikalen Fusion eher zu einer langstreckigen Versorgung bis in die obere BWS tendieren würde (Yurube et al. 2012).

MERKE

Die oftmals schwierigen anatomischen Verhältnisse beim Rheumapatienten (schmaler Isthmus, knöcherne Destruktion, zusätzliche Deformität) machen eine sichere Implantatverankerung besonders anspruchsvoll. Hier haben sich die Computernavigation und die intraoperative 3-D-Bildgebung als eine sehr hilfreiche Unterstützung erwiesen (Kothe, Richter 2018)

Atlantoaxiale Fusion

Eine **Indikation** zur atlantoaxialen Fusion besteht bei der isolierten atlantoaxialen Subluxation sowie bei einer unilateralen atlantoaxialen Arthritis. Vor dem Eingriff sollte eine Destruktion der atlantookzipitalen Gelenke ausgeschlossen werden. Operationstechnisch haben sich die transartikuläre Verschraubung nach Magerl sowie die direkte C1/C2-Verschraubung nach Goel/Harms etabliert (➤ Abb. 21.2). Die alleinige Stabilisierung mit sublaminären Drähten oder Kabeln nach Gallie oder Brooks sollte heutzutage aufgrund der unzureichenden Stabilität nicht mehr durchgeführt werden. Bei Rheumapatienten ist neben der Stabilisierung auch immer eine Fusion mit autologer Spongiosa oder Knochenersatzmaterial erforderlich.

Okzipitozervikale/-thorakale Fusion

Besteht eine knöcherne Destruktion der Kopfgelenke oder eine vertikale Instabilität, muss die Fusion bis zum Hinterhaupt ausgedehnt werden. Wenn möglich sollte eine kraniozervikale Fusion maximal bis HWK 3 erfolgen. Besteht zusätzlich eine subaxiale Instabilität, ist aufgrund der hohen Wahrscheinlichkeit einer Anschlussinstabilität bei Rheumapatienten eine Stabilisierung bis in die obere BWS notwendig (➤ Abb. 21.3). Lange Zeit galt der Verlust der Gehfähigkeit beim Rheumapatienten als Kontraindikation für eine operative Behandlung (Casey et al. 1996). Aktuelle Studien konnten jedoch nachweisen, dass gerade diese Patienten von einer operativen Stabilisierung mit Dekompression der neuralen Strukturen profitieren, solange sie noch aktiv sitzen können (Tanouchi et al. 2012).

Ventrale subaxiale Fusion

Eine alleinige subaxiale ventrale Fusion (Anterior Cervical Discectomy and Fusion, ACDF) sollte bei Rheumapatienten nur nach strenger Indikationsstellung durchgeführt werden. Aufgrund der zumeist reduzierten Knochenqualität und der damit verbundenen Gefahr des frühzeitigen Implantatversagens ist in den meisten Fällen ein kombiniertes ventrodorsales Vorgehen indiziert (360° Versorgung).

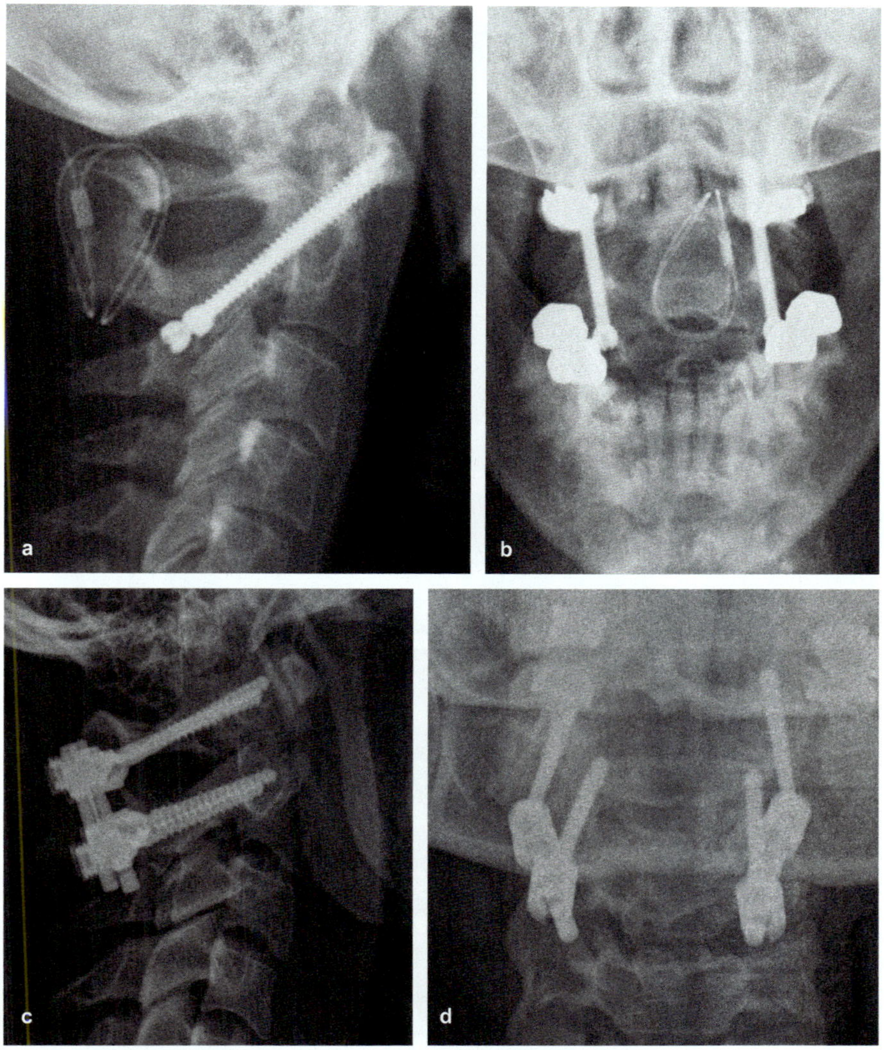

Abb. 21.2 Operative Techniken zur dorsalen atlantoaxialen Spondylodese. **a, b** Transartikuläre Verschraubung nach Magerl mit sublaminärer Kabelfixation **c, d** Direkte C1/C2 Verschraubung nach Goel/Harms [M1109]

Transorale Dekompression

Die Indikation zur transoralen Dekompression ist in den letzten Jahren beim Rheumapatienten zunehmend zurückhaltender gestellt worden. Klinische Studien haben gezeigt, dass die dorsale Stabilisierung zu einer Rückbildung des peridentalen Pannus führt (Grob et al. 1997). Nur bei einer persistierenden, zumeist knöchernen Raumforderung – mit entsprechender Ausbildung einer zervikalen Myelopathie –, sollte die aufwendige und komplikationsbehaftete transorale Dekompression beim Rheumapatienten noch durchgeführt werden.

Nachbehandlung

Die beschriebenen modernen Stabilisierungstechniken ermöglichen eine frühzeitige Mobilisierung der Rheumapatienten ohne weitere externe Ruhigstellung (zervikale Orthese). Röntgenkontrollen sollten postoperativ, sowie nach 3 und 12 Mon. durchgeführt werden. Weitere Verlaufskontrollen sind abhängig vom systemischen Krankheitsverlauf und dem jeweiligen operativen Verfahren.

Komplikationen

Die operative Behandlung von Rheumapatienten an der Halswirbelsäule geht einher mit einer **erhöhten Anzahl von Komplikationen.** Die Ursachen hierfür liegen in der komplexen Pathologie sowie den Folgen der Grunderkrankung (z.B. Osteoporose, eingeschränkte Immunkompetenz). Einige Komplikationen können durch vorbeugende Maßnahmen zumindest teilweise vermieden werden. Eine entsprechende Übersicht liefert ➤ Tab. 21.1. Eine Besonderheit ergibt sich durch die zunehmende Anwendung der Biologika. Um postoperative Infektionen und aseptische Wundheilungsstörung zu vermeiden, empfiehlt es sich die Medikamente entsprechend ihrer Halbwertszeit präoperativ abzusetzen.

MERKE

Aufgrund der hohen Komplexität sollten operative Eingriffe an der Halswirbelsäule beim Rheumapatienten nur in spezialisierten Zentren mit ausreichender Erfahrung im Umgang mit dieser speziellen Patientengruppe durchgeführt werden.

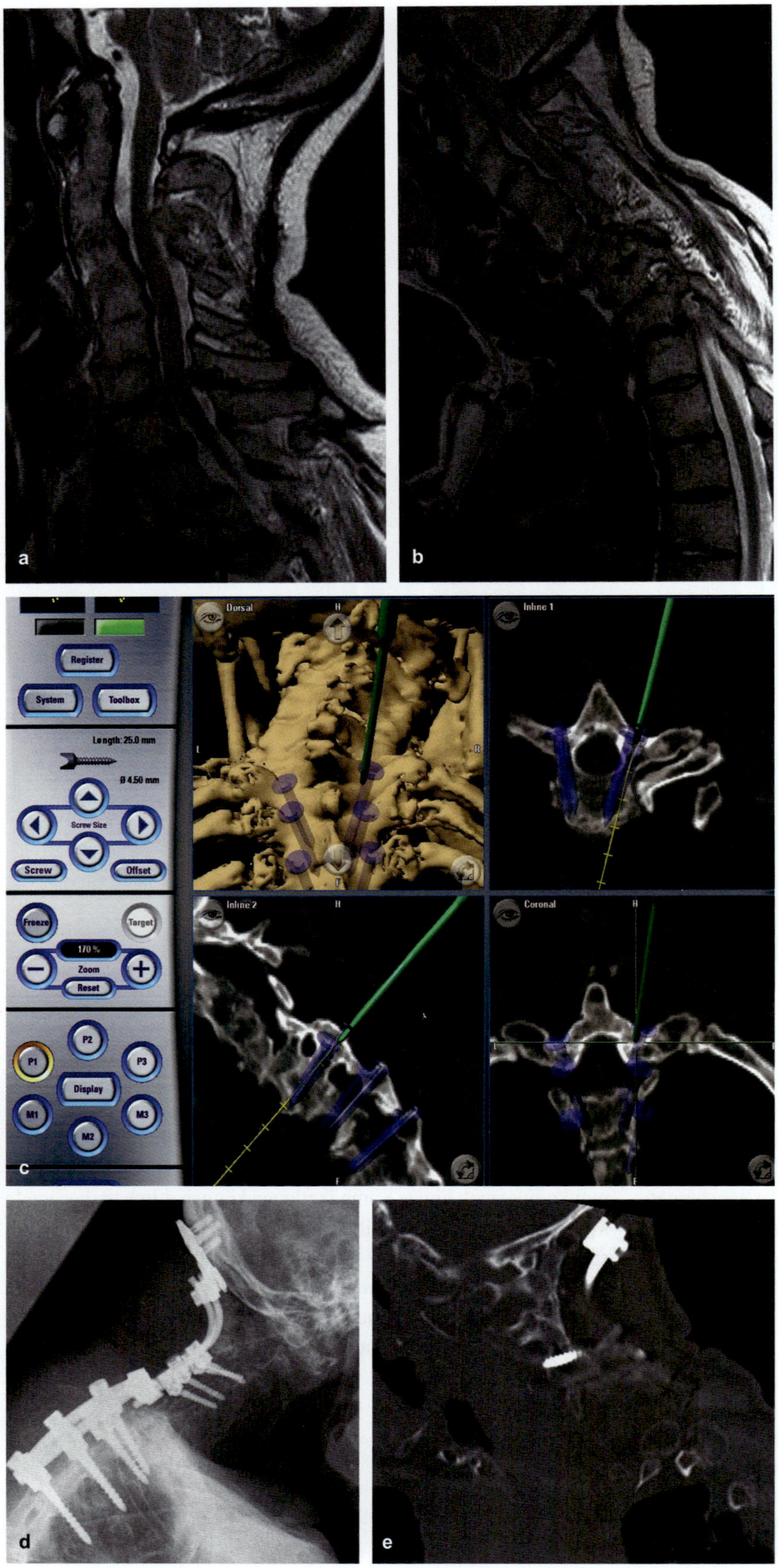

Abb. 21.3 Komplexe rheumatische Instabilität der HWS. **a** MRT 2012 mit weitem Spinalkanal in der oberen HWS **b** MRT 2014 mit jetzt ausgeprägter Stenose im kraniozervikalen Übergang und Kompression des Myelons **c** Screenshot der intraoperativen CT-navigierten Schraubenplatzierung **d** Seitliches Röntgenbild 1 J. nach kraniothorakaler Fusion C0-TH4 **e** CT-Kontrolle 5 J. nach OP zeigt knöcherne kraniozervikale Fusion lateral der Dekompression [M1109]

Tab. 21.1 Komplikationen nach operativer Behandlung

Intra-/perioperative Komplikationen	Häufigkeit	Vorbeugende Maßnahmen
Wundheilungsstörung	Häufig	Präoperatives Absetzen der Biologika
Frühe Infektion	Selten	Präoperatives Absetzen der Biologika
Duraverletzung	Sehr selten	Dekompression mit OP-Mikroskop
Verletzung der A. vertebralis	Sehr selten	OP-Planung, Navigation
Spätkomplikationen		
Implantatversagen	Häufig	Verwendung moderner Implantate
Pseudarthrose	Häufig	Sorgfältige okzipitozervikale Fusion
Anschlussinstabilität	Selten	Vermeidung zu kurzer Fusionen Berücksichtigung der sagittalen Balance
Spätinfektion	Sehr selten	Keine

21.3 Die rheumatische Hand

Ralph Gaulke

21.3.1 Vorbemerkungen

Die Hände und Füße sind radiologisch die „Visitenkarte" dieser Patienten – an den radiologischen Veränderungen, welche häufig hier als Erstes auftreten, kann die Aktivität der Erkrankung und die Progredienz knöcherner Destruktionen abgeschätzt werden. Die Komplexität rheumatischer Handfehlstellungen, deren Analyse und Therapieplanung immer den gesamten Körper miteinbeziehen muss, und die Tatsache, dass scheinbar gleiche Deformitäten in der degenerativen Handchirurgie anders behandelt werden als in der Chirurgie der rheumatischen Hand, erfordern eine besondere Expertise des Behandlers, um Fehler zu vermeiden (Gaulke, Krettek 2008). Die Patienten sollten daher einem Spezialzentrum für operative Rheumatologie zugeführt werden, da hier eine besonders große Erfahrung und fundierte Kenntnis in der Behandlung dieser Erkrankungen bestehen. Die Zertifizierung zum Spezialzentrum setzt besondere Strukturen voraus, wie z.B. die Verfügbarkeit eines internistischen Rheumatologen. Eine Liste der Spezialzentren findet sich unter www.dgorh.de.

21.3.2 Klinisches Bild entzündlich-rheumatischer Handdeformitäten

Das Befallsmuster der Hand bei entzündlich-rheumatischen Erkrankungen ist sehr inhomogen. So gibt es, insbesondere bei der rheumatoiden Arthritis, periphere Befallsmuster mit ausschließlichem Befall der Hände und Füße. Während bei der rheumatoiden Arthritis die Gelenk- und Sehnenscheidenentzündungen häufig seitensymmetrisch auftreten, sind bei der Arthritis psoriatica häufiger an einem Fingerstrahl Sehnenscheiden und mehrere Gelenke betroffen. Die Veränderungen treten hier also asymmetrisch auf (Rida, Chandran 2020). Im frühen Erkrankungsstadium sind bei der rheumatoiden Arthritis die Grund- und Mittelgelenke betroffen (Littlejohn, Monrad 2018). Die Endgelenke bleiben häufig lange entzündungsfrei. Bei der Psoriasis-Arthritis sind hingegen die Mittel- und Endgelenke deutlich häufiger betroffen als die Grundgelenke. Sind die Rheumafaktoren im Blut positiv, so sprechen wir von einer seropositiven rheumatoiden Arthritis. Diese zeigt i.d.R. eine höhere Krankheitsaktivität als die seronegative rheumatoide Arthritis und führt früher und ausgedehnter zur knöchernen Destruktion und Sehnendurchwanderung. Bei einer Instabilität im Handgelenk gleitet die Handwurzel an der nach palmar und ulnar abfallenden Gelenkfläche des distalen Radius ab. Die Achse des III. Mittelhandknochens weicht gegenüber der Radiusachse nach radial ab. Bei gleichzeitiger Instabilität in den Grundgelenken der Finger II–V weichen diese in den Grundgelenken nach ulnar ab. Diese Fehlstellung wird, analog zur Wirbelsäulendeformität, als **„Handskoliose"** (➤ Abb. 21.4) bezeichnet (Gaulke, Krettek 2008). Die häufigsten Fingerfehlstellungen sind die **Schwanenhals-** und die **Knopflochdeformität.** Letztere wird am Daumen als **90-90-Deformität** bezeichnet (➤ Abb. 21.5).

21.3.3 Diagnostik rheumatischer Handdeformitäten

Anamnese

Vor der Diagnostik steht eine gründliche Anamneseerhebung, um die Einschränkungen sowie die Bedürfnisse des Patienten realistisch einschätzten zu können. Hierzu zählen insbesondere die Frage nach dem Krankheitsverlauf, der noch möglichen Tätigkeiten des täglichen Lebens, der Schmerzen und der psychischen Einschränkung durch die deformierten Hände, welche im Gegensatz zu den Füßen nicht versteckt werden können. Die Krankheitsaktivität lässt sich durch die Frequenz und Schwere der Rheumaschübe sowie die Dauer der Morgensteifigkeit bereits anamnestisch gut abschätzen. (Buzatu, Moots 2019)

Klinische Diagnostik

Neben der Ganzkörperuntersuchung zur Erhebung eines Status bezüglich sämtlicher entzündlich geschwollener, instabiler, steifer und schmerzhafter Gelenke ist eine spezielle Untersuchungstechnik der rheumatisch veränderten Hand erforderlich (Gaulke, Krettek 2008). Anamnese- und **Untersuchungsbögen** für Patienten mit entzündlich-rheumatischen Erkrankungen können von der Homepage der Deutschen Gesellschaft für Orthopädische Rheumatologie (www.dgorh.de) kostenlos heruntergeladen werden. Bereits vor der Untersuchung kann bei der Inspektion der Hand eine Fehlstellung im Handgelenk durch eine **Betrachtung von der Kleinfingerseite** leicht erkannt werden, da die Streckseite des Unterarmes gegenüber dem Handrücken auf Höhe des Handgelenkes eine Stufe aufweist (➤ Abb. 21.6). Häufig auffällig ist in diesem Zusammenhang auch die **Prominenz des**

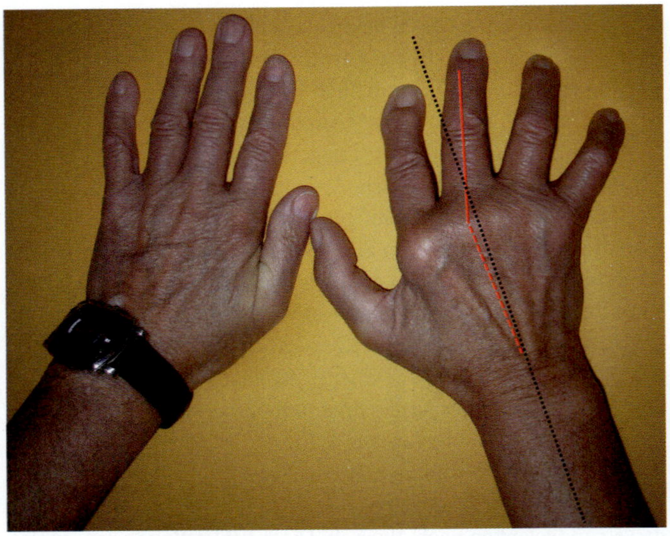

Abb. 21.4 Handskoliose, Radiusachse (schwarz gepunktet), Achse III. Mittelhandknochen (rot, gestrichelt), Achse Mittelfingergrundglied (rot durchgehend) [M729]

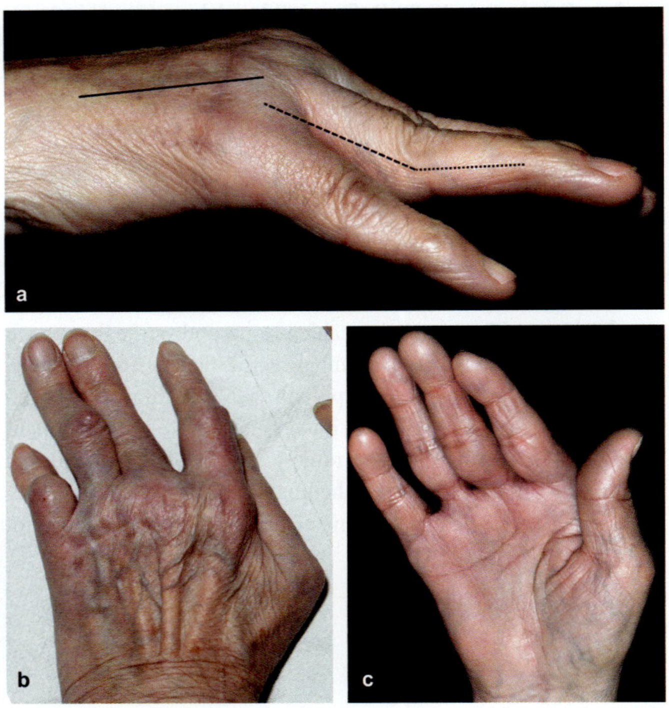

Abb. 21.5 **a** Schwanenhalsdeformität des re. Ringfingers, Achse IV. Mittelhandknochen (durchgezogene Linie), Achse Ringfingergrundglied (gestrichelte Linie), Achse Ringfingermittelglied (gepunktete Linie). Beachte: Die Stufe zwischen den Achsen des Mittelhandknochens und Grundgliedes entspricht der palmaren Luxation im Grundgelenk. **b** Knopflochdeformität linker Ring- und Kleinfinger, Beugekontraktur im Mittel- und kontrakte Überstreckung im Endgelenk **c** 90-90-Deformität des Daumens. In voller Ausbildung stehen das Grundgelenk 90° flektiert und das Endgelenk 90° überstreckt. [M729]

Ulnaköpfchens. Beides ist Ausdruck der palmaren (Sub-)Luxation der Handwurzel vom distalen Radius (Gaulke, Krettek 2008).

Bei der Untersuchung rheumatischer Handdeformitäten ist zu beachten, dass hierbei nur geringe Kräfte aufgewandt werden, um dem

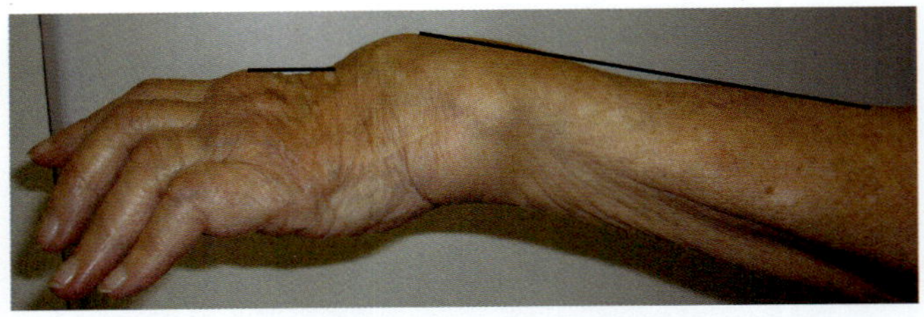

Abb. 21.6 Normalerweise bilden die Tangenten des Handrückens und des Unterarmes eine Linie, hier ist die Handrückentangente mit der Hand gegenüber dem Unterarm nach palmar versetzt. [M729]

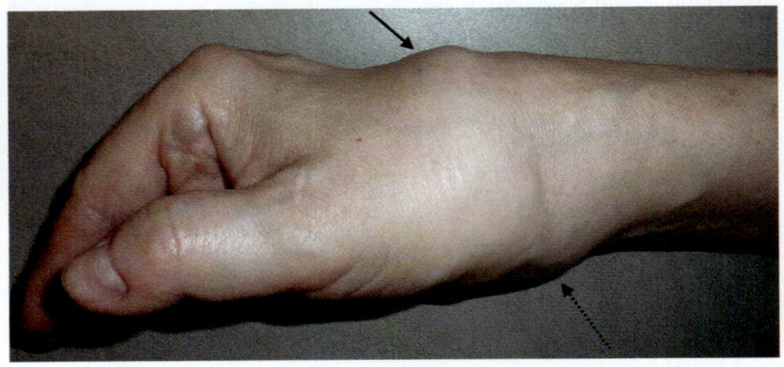

Abb. 21.7 Schwellung der Streck- (durchgehender Pfeil) und Beugesehnenscheiden (gepunkteter Pfeil) [M729]

Patienten keine unnötigen Schmerzen zu bereiten. So kann schon der kräftige Händedruck bei einer Schwellung der Fingergrundgelenke dazu führen, dass der Patient mehrere Stunden unter Schmerzen leidet und der weiteren Untersuchung mit Angst begegnet.

Die Untersuchung der Hand beginnt mit der **Messung der Unterarmdrehung.** Hierbei wird die funktionelle Einheit des proximalen Radioulnargelenks, der Membrana interossea und des distalen Radioulnargelenks auf Schmerzen und Bewegungseinschränkungen getestet. Die Stabilität des distalen Radioulnargelenks wird durch eine passive Translation des distalen Radius gegen das Ulnaköpfchen getestet. Neben der Schwellung sind hier die Subluxation, Luxation und die Stabilität des distalen Radioulnargelenks sehr genau untersuchbar.

MERKE

Diese Untersuchung sollte sehr vorsichtig und langsam durchgeführt werden, um unnötige Schmerzen zu vermeiden.

Danach wird die **Verschiebung der Handwurzel gegen den distalen Radius** in radioulnarer und dorsopalmarer Richtung untersucht und der Schmerz bzw. die Instabilität dokumentiert. Dies setzt viel Erfahrung voraus. Um eine genaue Differenzierung der Instabilität im Handgelenk zu treffen, ist das Verschieben der einzelnen Handwurzelknochen gegeneinander eine klinisch sehr genaue Untersuchungsmethode in der Hand des Geschulten (Gaulke 2017). Dorsal und palmar am Handgelenk finden sich zudem häufig Sehnenscheidenschwellungen, welche klinisch durch eine deutliche Krepitation, das sog. **Schneeballknirschen,** zu ertasten sind, wenn der Patient die Faust öffnet und schließt. Ausgeprägte, insbesondere Strecksehnenschwellungen sind auch inspektorisch leicht durch die Ballonierung zu erkennen (➤ Abb. 21.7). Die Fingergelenke werden gleichfalls auf ihre Beweglichkeit bzw. deren Einschränkung, die Stabilität und das

Vorhandensein von Luxationen untersucht. Physiologisch ist dabei die stabilste Position im Langfingergrundgelenk die maximale Beugung, während diese im Mittel- und Endgelenk in maximaler Streckung erreicht wird. Die Schwellungen der Fingergelenke lassen sich aufgrund der oberflächlichen Lage inspektorisch und palpatorisch gut erkennen. Globale Tests für die Funktion der Hand sind der Fingernagel-Hohlhandfalten-Abstand des II.–V. Fingers beim Faustschluss sowie das Streckdefizit der Finger als Fingernagel-Tisch-Abstand. Der Abstand zwischen den Kuppen des Daumens und der Langfinger ist ein weiteres gutes Maß für die Funktion der Hand. Daneben können Dynamo- und Vigorimeter zur Kraftmessung des Faustschlusses verwendet werden (Neumann et al. 2017).

Bildgebende Diagnostik

Zur **Standarddiagnostik** der Hände gehören **konventionelle Röntgenaufnahmen** dorsopalmar (d.-p.) und schräg. Auf diesen Aufnahmen stellen sich Luxationen und Subluxationen, insbesondere der Fingergrundgelenke, deutlich dar.

Arrosionen der Mittelhandknochenköpfchen lassen sich sehr gut in der schrägen Aufnahme an der palmaren Kante des Halses am Übergang zur Gelenkfläche darstellen. Die Stellung der Handwurzelknochen kann am besten durch Röntgenaufnahmen des Handgelenkes in 2 Ebenen (d.-p. und streng seitlich) beurteilt werden. Die Gelenkspaltweite, offensichtliche Destruktionen der Knochen, ein Auseinandertreten von Kahnbein und Mondbein, die sog. skapholunäre Dissoziation, und das Abgleiten der Handwurzel über die Radiusgelenkfläche als Zeichen von Bandverletzungen und Instabilitäten, welche u.U. einer stabilisierenden Operation bedürfen, werden hierauf erkannt. Ist es noch nicht zu einem dauerhaften Auseinandertreten von Kahnbein und Mondbein gekommen, so können Funktionsaufnahmen der Handgelenke in Radial- und Ulnarduktion der Hand bei kräftigem Faustschluss die skapholunäre Instabilität sichtbar machen (Bollow 2021). Bei einer dynamischen Instabilität treten bei der Ulnarduktion Skaphoid und Lunatum auseinander. Der Spalt zwischen den beiden Knochen schließt sich in der Radialduktion. Ist die Dissoziation fixiert, so ändert sich die Gelenkspaltweite unter Radial- und Ulnarduktion nicht. Im seitlichen Strahlengang kann die Verkippung des Mondbeins als weiteres Zeichen für eine karpale Bandverletzung hinweisgebend sein. Normalerweise stehen die beiden Hörner des Mondbeins auf gleicher Höhe und deren Verbindung senkrecht auf der Achse des Radius (➤ Abb. 21.8).

Die **CT** hat nur selten eine Indikation bei den rheumatischen Handdeformitäten. Sinnvoll kann sie zur Größenabschätzung von knöchernen Defekten im distalen Radius (Mannerfelt-Zyste) oder von intraossären Synovialhernien anderer Lokalisationen z.B. in den Mittelhandknochen oder Phalangen beitragen. Dies kann für die operative Planung bezüglich des Spongiosabedarfs zur Füllung der Defekte und die Frakturgefahr wertvolle Daten liefern.

Die **Magnetresonanztomographie (MRT)** gibt Hinweise auf die Dicke der Synovialitis sowie den Erguss in den Gelenken und Sehnenscheiden. Auch Sehnenrupturen lassen sich in der MRT häufig darstellen. Die MRT wird häufig eingesetzt, wenn Zweifel in Bezug auf die entzündliche Genese von Gelenkschwellungen bestehen. Insgesamt besteht die Notwendigkeit einer MRT bei der Beurteilung der rheumatischen Handdeformität nur selten.

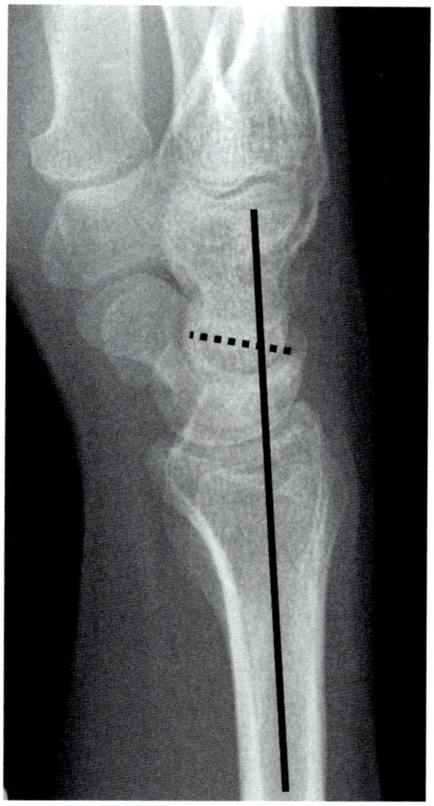

Abb. 21.8 Röntgenbild seitliches Handgelenk. Die Tangente über beide Lunatumhörner (gestrichelte Linie) ist gegenüber der Radiusachse (durchgezogene Linie) nach dorsal verkippt. DISI-Fehlstellung (DISI = Dorsal Intercalated Segment Instability). [M729]

Die **Sonographie** ermöglicht die Detektion eines Ergusses (echoarme Raumforderung), die Messung der Dicke der Synovialitis, die Beurteilung der Durchblutung der Synovialitis per Dopplersignal und die Darstellung von Usuren des Knochens. Neben den Gelenken werden auch die Sehnen und Sehnenscheiden sowie Schleimbeutel (Bursae) beurteilt. Die Durchblutung der Synovialitis ist mit der Krankheitsaktivität korreliert und wird, neben den klinischen und laborchemischen Befunden zur Überwachung der medikamentösen Therapie eingesetzt. Für den Unerfahrenen ist die Sonographie zur Lokalisation von Gelenk bzw. Sehnenscheide und Nadel bei Punktionen und Infiltrationen hilfreich (Filippucci et al. 2019).

21.3.4 Therapie

Konservative Therapie

Die konservative Therapie der rheumatischen Handdeformitäten besteht in einer **Kräftigung der Muskulatur** zur Verbesserung der Gelenkführung. Die **Bewegungstherapie** der Gelenke ist darüber hinaus sehr wirksam, um Einsteifungen und Bewegungsverluste an den Gelenken der Finger und am Handgelenk zu vermeiden. Die **Krankengymnastik** sollte ohne Belastung der Gelenke bei voller

Ausnutzung der Beweglichkeit durchgeführt werden, um diese zu erhalten, aber einer Instabilität keinen weiteren Vorschub zu leisten (Hurkmans et al. 2011). Grundsätzlich sollten schmerzhafte Übungen nicht durchgeführt werden. Bei einer entzündlichen Schwellung, Rötung und Überwärmung sind **lokale Kälteanwendungen** häufig sehr wirksam (Peres et al. 2017). Bei nicht entzündeten Gelenken im Intervall, deren Beschwerden vorwiegend durch die sekundäre Arthrose verursacht sind, ist hingegen **Wärme** hilfreich. Da der Zustand der Gelenke sehr schnell von entzündet zu nicht entzündet wechseln kann, soll der Patient die Temperatur des Mediums jeweils selbst bestimmen und nach seinem Wohlbefinden anpassen.

Das **Kneten von Paraffin** ist sehr hilfreich, um die Bewegung zu erhalten und die Kraft gegen milden Widerstand zu stärken. **Vierzellbäder** können durch Applikationen milder Ströme schmerzlindernd wirken. Eine überragende Bedeutung der konservativen Therapie kommt der **Orthesen- und Hilfsmittelversorgung** zu. Aufgrund der großen Zahl von Hilfsmitteln ist es sinnvoll, dass diese beim Ergotherapeuten, idealerweise einem Handtherapeuten, ausgetestet werden und, dass dann nur die sinnvollen Hilfsmittel rezeptiert werden. Einige Beispiele hierfür sind Übersteckschaumstoffhülsen für Besteckgriffe, welche es dem Patienten ermöglichen, diese auch bei inkomplettem Faustschluss sicher zu fassen. Es stehen zahlreiche Hilfsmittel für den Haushalt wie z. B. elektrische Dosenöffner zur Verfügung. Schreibstifte mit ergonomischem Griff ermöglichen das Schreiben auch mit stark deformierten Händen.

Von den Orthesen wird die **Handgelenkorthese** am häufigsten verschrieben. Diese führt zu einer wirkungsvollen und schnellen Schmerzlinderung, hat aber den großen Nachteil, dass die Unterarmmuskulatur, welche normalerweise das Handgelenk stabilisiert, unter der Ruhigstellung atrophiert. Handgelenkorthesen sollten daher nur bei akut schmerzhafter Arthritis oder bei stärkerer Belastung passager eingesetzt werden. Ansonsten sollten statt einer Ruhigstellung Übungen zur Kräftigung der Unterarmmuskulatur durchgeführt werden, um die Stabilität des Handgelenkes möglichst lange zu erhalten. Aufsteckbare Schienen bei Schwanenhalsdeformitäten der Finger, welche das Mittelgelenk in leichter Beugung halten, können zwar der Fehlstellung entgegenwirken, werden von den Patienten aber häufig als störend empfunden. Auch die Anti-Ulnar-Deviationsschienen, welche in der Hand liegen und durch ulnaren Druck gegen die Langfingergrundglieder der Ulnardeviation entgegenwirken, werden heute nur noch wenig eingesetzt, da sie beim Greifen deutlich stören und den Patienten, wenn sie zu stark eingestellt sind, häufig Druckbeschwerden verursachen können (Beasley 2012).

Operative Therapie

Die **Strecksehnenscheidenentzündung** führt unbehandelt zu einer Durchwanderung der Strecksehnen und Defektrupturen (Gaulke 2017). Das heißt, dass die Sehnenenden nicht direkt adaptiert werden können, da häufig mehrere Zentimeter an Sehnenstrecke, welche zuvor durchwandert war, fehlt. Die Rekonstruktion kann durch eine Kopplung der rupturierten mit einer oder mehreren intakten Sehnen, durch freie Transplantate oder durch die Verlagerung anderer Strecksehnen erfolgen, was funktionell zu Einschränkungen durch die entnommenen Sehnen führen kann.

Zudem kommt es relativ häufig zur Nahtinsuffizienz mit einer Streckminderung der Finger im postoperativen Verlauf. Aus diesem Grunde wird empfohlen, entzündete Strecksehnenscheiden dann zu entfernen, wenn diese, trotz ausreichender medikamentöser und physikalischer Behandlung, über 6 Wo. fortbestehen (Gaulke 2017). Die Strecksehnenscheiden werden komplett entfernt. Sollten bereits Rupturen vorliegen, so werden diese in gleicher Sitzung durch Interposition eines freien Sehnentransplantats, die Kopplung der distalen Sehnenstümpfe an intakte Sehnen oder durch Transposition einer intakten Muskel-Sehnen-Einheit rekonstruiert. Auf der Beugeseite besteht eine Besonderheit darin, dass die entzündeten Beugesehnen mit dem Nervus medianus durch den Karpaltunnel ziehen und Letzterer bei einer Sehnenschwellung nicht ausweichen kann, was Schmerzen bereitet. Die begleitende Sensibilitätsstörung und eine Lähmung des Musculus opponens, welche das Gegenüberstellen des Daumens gegen die Langfinger bewirkt, zeigen eine bereits höhergradige Schädigung des Nervus medianus an. Bei bestehenden Lähmungen ist eine zeitnahe Spaltung des Karpaltunnels und Entfernung der Beugesehnenscheiden indiziert, damit sich der Nerv wieder erholen kann (**dringliche Operation;** DeQuattro, Imboden 2017). Bei lang anhaltendem und chronischem Druck besteht die Gefahr, dass die Paresen verbleiben. Am Handgelenk besteht ein breites Spektrum an operativen Möglichkeiten, um das Handgelenk zu reponieren und zu stabilisieren. Diese Operationen werden stets mit einer radikalen Entfernung der Gelenkinnenhaut kombiniert, um der weiteren Destruktion entgegenzuwirken. Je nach Ausmaß der Instabilität kommen zur Stabilisierung eine Verlagerung eines radialen Handgelenkstreckers auf die ulnare Handgelenksstrecksehne, eine Versteifung zwischen Mondbein und Radius mit und ohne Einbeziehung des Kahnbeins sowie die komplette Handgelenkarthrodese in Betracht (Gaulke, Krettek 2008; Gaulke 2017). Da die verschiedenen Verfahren in unterschiedlich starkem Maße die Bewegung und Restfunktion des Handgelenkes einschränken, muss sehr genau abgewogen werden, welche Operation noch sinnvoll durchzuführen ist.

MERKE

Der Leitsatz ist hier, das Handgelenk so stabil wie möglich wiederherzustellen und nur so wenig wie nötig zu versteifen.

Ist die Mittelhand gegenüber dem Radius achsgerecht ausgerichtet, so steht die Längsachse des III. Mittelhandknochens in der Längsachse des Radius. In diesem Fall kann dann eine **Korrektur der Fingerfehlstellung** erfolgen. Hierzu erfolgt zunächst die Synovialektomie der Langfingergrundgelenke und dann die Rezentrierung der Strecksehnen, welche zwischen die Mittelhandknochen abgeglitten sind, auf den Streckseiten der Mittelhandknochen. Hierdurch wird deren gerader Zug, entlang der Achse auf den Finger wiederhergestellt. Ist die Gelenkkontur noch erhalten, so sollte versucht werden, das Gelenk zu erhalten und eine Denervation durchzuführen. Das Gelenk wird zunächst synovialektomiert und dann das Periost nahe des Kapselansatzes zirkulär entfernt, sodass die Schmerzübertragung ausgeschaltet ist. Auf diese Weise ist es häufig möglich, eine gute Fingerfunktion zu erhalten. Sind die Fingergrundgelenke jedoch bereits luxiert, so ist eine sichere Stabilisierung ohne Implantat nicht möglich. In diesem Fall ist die Versorgung mit Silikonplatzhaltern,

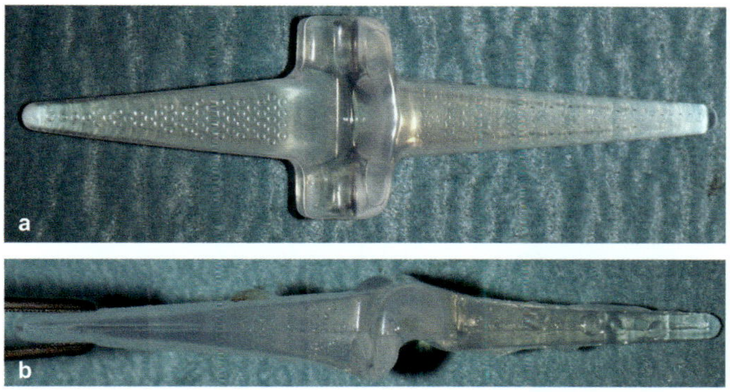

Abb. 21.9 Silikonplatzhalter für Fingergrund- und -mittelgelenke. Nach dem Erfinder international als Swanson-Spacer bezeichnet. **a** von beugeseitig, **b** seitliche Ansicht. Die palmare Kerbe erleichtert die Biegung des Implantats bei der Beugung des Gelenks. [M729]

den sog. **Swanson-Spacern** (➤ Abb. 21.9), welche seit den späten 1960er-Jahren implantiert werden, indiziert. Im Gegensatz zur Prothese wächst der Swanson-Spacer nicht im Knochen ein, sondern die beiden Stiele gleiten in Knochen (Wilson et al. 1993). Zudem ist der Spacer biegbar, woraus eine Beugefähigkeit von 60° resultiert. Im weiteren Verlauf kommt es jedoch häufig zu einer Kapselvernarbung mit dem Verlust an Beweglichkeit. Dennoch lassen sich mit diesen Spacern und entsprechender Rezentrierung der Sehnen mittelfristig gute Ergebnisse in Bezug auf die Deformitätenkorrektur erzielen.

Am Daumensattelgelenk ist es wichtig, die Beweglichkeit zu erhalten, um eine Opposition des Daumens gegen die Langfinger weiter zu ermöglichen. Hierbei wird das Trapezium entfernt und durch einen resorbierbaren und narbeninduzierenden Scaffold aus Polylaktid-Spacer ersetzt. Der I. Mittelhandknochen (MHK) wird am II. MHK aufgehängt **(Suspensionsarthroplastik)**, um eine Stabilität des Daumens bei guter Beweglichkeit zu gewährleisten. Alternativ kann ein Weichteilinterponat verwendet oder auf eine Interposition ganz verzichtet werden. Eine eindeutige Überlegenheit eines der Verfahren konnte bisher in großen Studien nicht nachgewiesen werden; zu Rheumahänden liegen keine vergleichenden Studien vor. Die mittel- und langfristigen Ergebnisse sind sehr gut. Beschwerdehafte Rezidive der Instabilität des MHK I können durch eine erneute Suspension therapiert werden.

Am Daumengrundgelenk und im Zeigefingermittelgelenk sowie sämtlichen Endgelenken ist die **Arthrodese die Therapie der Wahl** bei Instabilität und Schmerzen. An den Mittelgelenken der Finger III–V besteht die Alternative zur Arthrodese in der Implantation von Silikon-Spacern. Die Ergebnisse nach Fingergelenksprothesen sind leider bis heute enttäuschend. Ein neueres Design im Sinne einer Oberflächenersatzprothese analog zum Kniegelenk für die Fingermittelgelenke ist seit einigen Jahren auf dem Markt. Auch hier kommt es leider zur Kapselvernarbung mit Verlust der anfänglich guten Beweglichkeit.

Langzeitergebnisse

Durch die Korrektur der Biomechanik der Hand und die gute Stabilität von (Teil-)Arthrodesen am Handgelenk sind die Langzeitergebnisse sehr gut (Gaulke, Krettek 2008; Gaulke 2017). Bei Teilarthrodesen kann es jedoch durch die veränderte Druckverteilung und die entzündlich rheumatische Erkrankung selbst zu sekundären Arthrosen in den Nachbargelenken kommen, welche dann eine Erweiterung der Arthrodese bei Beschwerden oder erneuten Fehlstellungen erforderlich machen (Gaulke, Krettek 2008). Die Silikon-Spacer, welche in der Mehrzahl an den Fingergrundgelenken II–V eingesetzt werden, neigen dazu, im Laufe der Zeit zu brechen. Aufgrund der parallel einsetzenden Kapselfibrose ist dies jedoch häufig unproblematisch. Als problematischer ist die sog. Silikon-Synovialitis anzusehen. Dabei entstehen durch ein abriebinduziertes Granulom um den Spacer herum Osteolysen, welche zur Ausdünnung der Mittelhandknochen- und Fingergrundgliedkortikalis führen können, wodurch diese frakturgefährdet sind. In diesem Fall sollten der Spacer entfernt und die Spacer-Lager gründlich kürettiert werden. Ob dann erneut ein Spacer eingesetzt werden muss oder die Situation ohne Implantat belassen wird, hängt maßgeblich von der Stabilität der Narben ab. Die Arthrodesen an den Fingergelenken zeigen i.d.R. eine gute Durchbauung. Sind die Arthrodesen einmal fest verheilt, so sind die Langzeitergebnisse sehr gut. Die Einschränkung für den Faustschluss, insbesondere durch die Arthrodesen der Fingermittelgelenke ist jedoch nicht zu unterschätzen. Häufig ist eine Hilfsmittelversorgung erforderlich.

21.4 Die rheumatische Hüfte

Tobias Schmidt

21.4.1 Einleitung/Vorbemerkung

Das Hüftgelenk ist selten der Ort der Primärmanifestation bei der rheumatoiden Arthritis (RA), jedoch im Verlauf ein häufig betroffenes Gelenk. Die operative Therapie richtet sich nah dem Stadium der Gelenkdestruktion. In frühen Stadien kann bei unzureichenden Ansprechen auf eine medikamentöse Therapie eine Synovialektomie erfolgen. Im Gegensatz zu anderen Gelenken ist diese an der Hüfte jedoch aufgrund des Zugangswegs erschwert und wird daher seltener als an anderen Gelenken durchgeführt. Bei fortgeschrittener Gelenkdestruktion mit Zeichen einer Sekundärarthrose stellt der endoprothetische Gelenkersatz die Therapie der Wahl mit nach aktueller Studienlage exzellenten Ergebnissen dar.

21.4.2 Pathogenese und Morphologie der rheumatischen Gelenkdestruktion an der Hüfte

Bei Patientin mit RA ist die Hüfte ein häufig betroffenes Gelenk, so finden sich nach 15 J. Krankheitsdauer bei 30% von RA-Patienten radiologische Veränderungen (Lehtimäki et al. 1998). Bei der juvenilen rheumatoiden Arthritis zeigt sich nach etwa 10 J. Krankheitsdauer bei 30–50% der Patienten eine Beteiligung der Hüfte (Rostom et al. 2008).

Die rheumatische Gelenkdestruktion an der Hüfte weist aufgrund der eigenen Pathogenese auch radiologisch einige **Besonderheiten** auf. Das Röntgenbild spiegelt hier die destruktiven Wirkungen der persistierenden Synovialitis (Pannus-Gewebe) wider. So findet sich als ein typisches Zeichen eine konzentrische Gelenksspaltverschmä-

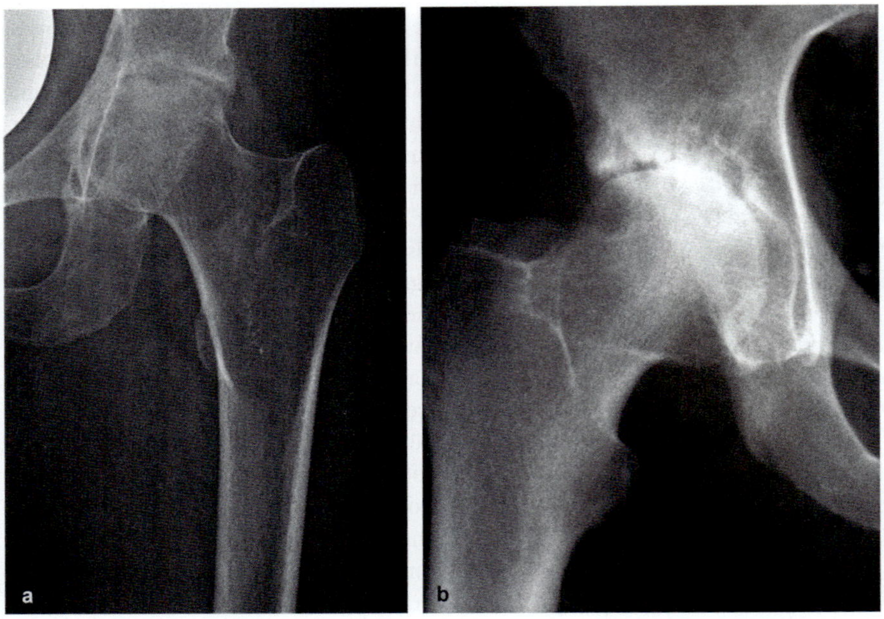

Abb. 21.10 Typische radiologische Befunde an der Hüfte bei der rheumatoiden Arthritis mit **a** konzentrischer Gelenkspaltverschmälerung und gelenknaher Osteopenie. **b** Usuren und fortgeschrittene Gelenkdestruktion [P1171]

lerung (➤ Abb. 21.10a), wohingegen die idiopathische Coxarthrose häufig durch eine superolaterale, oder inferiormediale Gelenkspaltverschmälerung charakterisiert ist. Im Gegensatz zur idiopathischen Coxarthrose zeigen sich bei der rheumatoiden Arthritis an der Hüfte insbesondere in frühen Stadien häufig nur eine geringfügige Osteophytenbildung sowie subchondrale Sklerosierung. Im Spätstadium kommt es dann bei zunehmender konzentrischer Gelenkspaltverschmälerung zu einer Sekundärarthrose, in denen dann alle Arthrosezeichen auftreten und das arthritische Erscheinungsbild überdecken können.

Im Frühstadium finden sich an der Hüfte häufig die typischen radiologischen Zeichen der RA.

Gelenknahe Osteopenie

Die gelenknahe Osteopenie ist ein typisches frühes Zeichen der RA, welches sich auch an der Hüfte regelhaft findet (Deal 2012). Die Demineralisation des Knochens kann sich hierbei scharf oder unscharf strukturiert und gleichmäßig oder fleckig ausprägen (➤ Abb. 21.10a). Die Ursache liegt in einer Störung des Knochenstoffwechsels mit Aktivierung von lokalen Osteoklasten durch Entzündungszellen in der Synovialis (Gravallese et al. 19984).

21

Usuren

Usuren und Erosionen sind kleine lokale erosive Knochendefekte und durch die Hypertrophie der Synovialis bedingt. Hierbei wächst die Synovialis permeativ am Kapsel-Knochen-Übergang des Hüftgelenks und löst hier einen lokalen Knochenabbau aus (➤ Abb. 21.10b).

Protrusio azetabuli

Bei Fortschreiten der entzündlich verursachten Gelenkdestruktion am Hüftgelenk kommt es aufgrund der konzentrischen Gelenkspaltverschmälerung häufig auch zu einem fortschreitenden Knochenabbau des Hüftkopfes und des Azetabulums mit einem Verlust der Gelenkform, Nekrose des Hüftkopfes und Migration des Kopfes in Richtung des kleinen Beckens. Hieraus können schwere Azetabulumdefekte resultieren (➤ Abb. 21.11).

21.4.3 Bildgebende Diagnostik am Hüftgelenk

Die Basisdiagnostik beinhaltet die Durchführung einer Röntgenuntersuchung in zwei Ebenen. Hier können die o.g. typischen RA-Zeichen am Hüftgelenk identifiziert werden und der Fortschritt der Gelenkdestruktion beurteilt werden. Bei unauffälligem Röntgenbild und therapieresistenten Beschwerden kann eine MRT-Untersuchung sinnvoll sein, hier kann beispielsweise eine Arthrozele diagnostiziert werden und das Ausmaß der Synovialitis beurteilt werden (➤ Abb. 21.12a + b). Eine ergänzende CT-Untersuchung ist nur in seltenen Fällen von schwerer Gelenkdestruktion zur operativen Planung notwendig.

21.4.4 Operative Therapie

Synovialektomie

MERKE

Die operative Therapie der RA am Hüftgelenk richtet sich maßgeblich nach dem Stadium der Gelenkdestruktion. Im frühen Stadium bei fehlendem Ansprechen einer medikamentösen Therapie und radiologisch nur geringgradiger Gelenkdestruktion kann eine Synovialektomie auch am Hüftgelenk in Betracht gezogen werden.

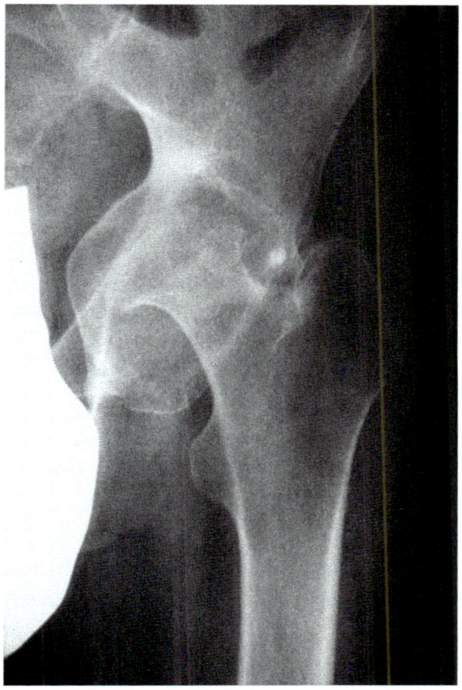

Abb. 21.11 Ausgeprägte Protrusio acetabuli bei RA [P1171]

Die Synovialektomie hat über die Entfernung des Synovialgewebes eine Reduktion der Schmerzen, eine Verbesserung der Gelenkfunktion und eine Unterbrechung des destruktiven Prozesses zum Ziel. Die Indikation sollte hierbei frühestens nach 3 Mon., jedoch nicht später als 12 Mon. bei fehlendem Ansprechen auf die medikamentöse Therapie erfolgen. Insbesondere bei einer therapieresistenten Monosynovialitis, d.h. insgesamt gutem medikamentösem Therapieansprechen, jedoch Versagen am Hüftgelenk, kann die Synovialektomie eine sehr sinnvolle Therapieoption sein. Radiologisch sollte jedoch noch keine schwere Gelenkdestruktion vorliegen. Im Vergleich zum Knie,- Schulter,- und Sprunggelenk wird eine Synovialektomie am Hüftgelenk jedoch deutlich seltener durchgeführt, was in dem schwierigeren Zugangsweg zum Hüftgelenk begründet liegt. Insbesondere die Gefahr einer Gefäßverletzung mit dem Risiko einer Hüftkopfnekrose muss hierbei bedacht werden. Dennoch ist in der aktuellen Literatur die offene Synovialektomie mit teilweise sehr guten Ergebnissen beschrieben. So konnte in einer Studie mit 67 Patientin mit einer juvenilen RA einer deutliche Verbesserung der Schmerzen und der Funktion gezeigt werden (Carl et al. 2007). In jüngster Zeit hat die Arthroskopie des Hüftgelenks an Bedeutung zugenommen, sodass prinzipiell auch eine arthroskopische Synovialektomie am Hüftgelenk durchgeführt werden kann (Wünsch et al. 2014). Dennoch erscheint hier die Radikalität im Vergleich zum offenen Vorgehen reduziert.

In besonderen Fällen kann auch eine offene Resektion einer Arthrozele sinnvoll sein, dies gilt insbesondere für ventrale Arthrozelen (➤ Abb. 21.12b), welche auf Infiltrationen mit kristalloiden Kortikoiden keine Rückbildung zeigen.

Hüftendoprothetische Versorgung bei Rheumatikern

MERKE

Bei fortgeschrittener Gelenkdestruktion ist der **endoprothetische Gelenkersatz** die **Therapie der Wahl** am Hüftgelenk. Aufgrund der häufig rasch fortschreitenden Protrusion acetabuli mit Auflösen des Pfannenbodens sollte die Indikation zum endoprothetischen Gelenkersatz frühzeitig gestellt werden, um Situationen mit ausgedehnter Destruktion zu vermeiden.

Auch wenn sich die Operationsprinzipen der hüftendoprothetischen Versorgung bei der rheumatoiden Arthritis von denen bei der primären Coxarthrose nicht grundlegend unterscheiden, so sind doch einige Besonderheiten zu berücksichtigen. Unter Berücksichtigung dieser Besonderheiten sind die Ergebnisse des endoprothetischen Gelenkersatzes bei RA-Patienten jedoch gut und führen häufig zu einer deutlichen Verbesserung der Mobilität und der Lebensqualität.

Präoperative Planung

Der aktuelle Standard für die Prothesenplanung ist einer Röntgenuntersuchung mit Durchführung einer tiefen Beckenübersichtsaufnahme mit Eichkugel sowie eine Aufnahme nach Lauenstein. Das Ziel des endoprothetischen Gelenkersatzes ist auch bei der rheumatoiden Arthritis die Rekonstruktion der individuellen Anatomie unter Be-

21

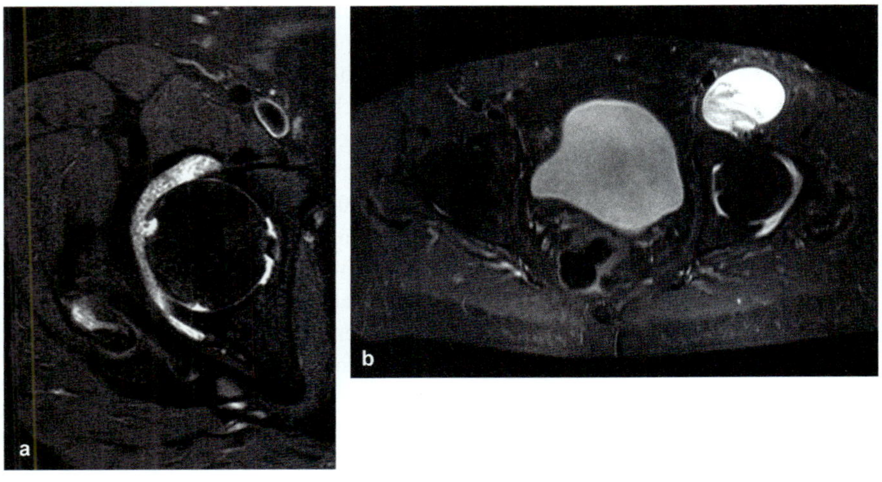

Abb. 21.12 Typische MRT-Befunde an der Hüfte bei der rheumatoiden Arthritis mit **a** rheumatisch bedingter Synovialitis und **b** ventraler Arthrozele [P1171]

rücksichtigung der femoralen und azetabulären Offsets sowie der Beinlänge des Patienten. Hierfür kann es sehr nützlich sein, die unter Umständen weniger betroffene Gegenseite als Referenz zu verwenden.

Im Rahmen der operativen Vorbereitung kann eine ergänzende Durchführung einer Knochendichtemessung in Dual-Röntgen-Absorptiometrie-Technik (DXA) sehr hilfreich sein. Im Falle einer Osteoporose kann dann ggf. die Einleitung einer spezifischen antiosteoporotischen Therapie nach aktueller DVO-Leitlinie erfolgen (https://dv-osteologie.org/osteoporose-leitlinien). Die aktuelle Literatur verdeutlicht, dass auch bei Patienten mit einer RA, genauso wie in der Allgemeinbevölkerung, eine Osteoporose unterdiagnostiziert und unterbehandelt ist (Wysham et al. 2021). Im Falle einer geplanten endoprothetischen Versorgung kann eine präoperative Therapie bereits innerhalb von wenigen Monaten zu einer signifikanten Verbesserung der Knochenqualität führen und damit auch das perioperative Risiko von periprothetischen Frakturen reduzieren.

Operative Besonderheiten

Das rheumatisch fortgeschritten destruierte Gelenk stellt durch Knochendefekte, Deformation der Gelenkkörper und die Osteopenie besondere Hausforderungen an den Operateur. Insbesondere die Verankerung von Prothesenschaft und Prothesenpfanne ist durch die häufig deutlich komprimierte Knochenqualität erschwert.

Schonende und knochensparende Präparationstechnik ist von hoher Wichtigkeit bei der RA, weil es sich i.d.R. um junge Patienten handelt, die noch eine Wechseloperation zu erwarten haben. Es gilt somit bei der Erstversorgung über eine optimale Positionierung der Endoprothese und schonende Präparation eine lange Standzeit mit geringen Knochenverbrauch zu erreichen.

Pfannenrekonstruktion

Aufgrund der o.g. Pathogenese der RA am Hüftgelenk findet sich häufig eine Protrusion des Azetabulums (➤ Abb. 21.11). Dies führt zu einer Medialisierung des Drehzentrums und hierdurch bedingtem Verlust der physiologischen Offsets (Ries 2009). Somit verfolgt die Pfannenrekonstruktion das Ziel, folgende anatomischer Pathologie zu adressieren:

- Wiederherstellung des ursprünglichen azetabulären Drehzentrums
- Stabilisation des Pfannenbodens und Herstellung eines tragfähigen Pfannenlagers

Bei kleineren Pfannendefekten kann eine Pfannenbodenplastik mittels autologer Knochenspongiosa hierfür ausreichen. Für die Verwendung einer zementfreien Press-Fit-Pfanne ist i.d.R. ein Implantat-Knochen-Kontakt von etwa 60% notwendig, um eine primärstabile Verankerung zu erreichen (Della Valle et al. 2004). Dies ist i.d.R. in der Primärsituation bei der RA gegeben. Für größere Defekte kann die Verwendung von metallischen Augmenten (Wedges) notwendig werden, um das Rotationszentrum zu kaudalisieren. Bei sehr großen zentralen sowie dorsokranialen Pfannenranddefekten sind jedoch strukturelle metallische Augmente notwendig. Es werden hierfür hochporöse Press-Fit-Pfannen verwendet, welche unter das metallische Augment eingebracht werden können (O'Neill et al. 2018). Bei noch ausgedehnteren Defekten muss eine Abstützschale verwendet werden mit zusätzlichem Pfannenaufbau mittels allogener Knochenspongiosa. Derartige ausgedehnte Destruktionen sind in der Primärsituation jedoch die Ausnahme und können durch eine frühzeitige Indikation zum endoprothetischen Gelenkersatz vermieden werden.

Neben Press-Fit Pfannen können auch zementierte Pfannen verwendet werden. Hier zeigt die Literatur bei moderner Zementiertechnik gute Implantationsergebnisse mit langen Standzeiten. Kleinere Defekte am Pfannenrand können in diesem Falle mittels Zement ausgefüllt werden. Für größere Pfannendefekte eignet sich eine Zementauffüllung jedoch nicht (Zwartelé, Pöll 2013).

Schaftversorgung

Auch bei der Schaftversorgung gilt es, die rheumatische Gelenkdestruktion zu beachten. So sollte unbedingt die verminderte Knochenqualität berücksichtigt werden. Allerdings zeigten aktuelle Studien auch bei Rheumatikern gute Ergebnisse der zementfreien Verankerung (Mäkelä et al. 2011, Keisu et al. 2001). Hier liegen jedoch vor allem Ergebnisse von diaphysär verankerten Prothesentypen vor. Bei jüngeren Patienten mit guter Knochensubstanz können jedoch auch Kurzschaftprothesen mit epiphysärer oder metaphysärer Verankerung implantiert werden. Aktuelle Studien berichten über sehr zufriedenstellende Ergebnisse bei RA-Patienten im mittleren Verlauf. Die Ergebnisse von Langzeitdaten sind jedoch noch ausstehend (Bause 2015). Im Falle einer zementfreien Verankerung kann bei Rheumatikern eine 6-wöchige Entlastung an Unterarmgehstützen in Betracht gezogen werden (Brause 2015).

Bei älteren Patienten oder Patienten mit einer bekannten Osteoporose sollte eine zementierte Schaftverankerung erfolgen (➤ Abb. 21.13).

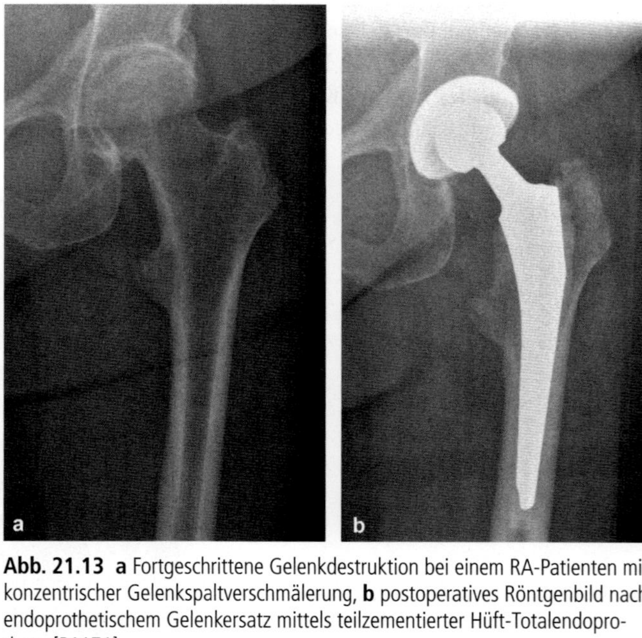

Abb. 21.13 **a** Fortgeschrittene Gelenkdestruktion bei einem RA-Patienten mit konzentrischer Gelenkspaltverschmälerung, **b** postoperatives Röntgenbild nach endoprothetischem Gelenkersatz mittels teilzementierter Hüft-Totalendoprothese [P1171]

Cave

RA-Patienten, insbesondere bei langer Glukokortikoidtherapie, haben ein erhöhtes Risiko für eine Osteoporose. Im Zweifelsfall sollte präoperativ eine Knochendichtemessung erfolgen.

Bei ausgeprägt dysplastischen Formen kann eine stark pathologische Antetorsion des Schenkelhalses vorliegen, sodass hier Konusschäfte mit frei wählbarer Rotation verwendet werden müssen (Solarino et al. 2021).

Ergebnisse nach endoprothetischen Gelenkersatz an der Hüfte

MERKE

Aktuelle Studien zeigen exzellente Ergebnisse für den endoprothetischen Gelenkersatz an der Hüfte bei RA-Patienten (Zwateleé, Pöll 2013; Rud-Sørensen et al. 2010). Die dramatisch schlechten Ergebnisse bei RA-Patienten gegenüber Arthrose-Patienten mit hohen Raten an frühzeitigen Lockerungen und Protheseluxationen lassen sich in neueren Studien nicht mehr nachweisen.

Trotz der exzellenten Ergebnisse besteht jedoch auch in neueren Studien ein Trend zu moderat erhöhten Luxationsraten und Infektionsraten im Vergleich zu Arthrose-Patienten (Ravi et al. 2014). So zeigt eine große Metaanalyse ein etwa 2-fach erhöhtes Luxationsrisiko anhand der aktuellen Studienlage (Ravi et al. 2012). Als Ursache hierfür werden u.a. die verminderte Muskelkraft sowie allgemein erhöhte Laxität der Weichteile bei Rheumatikern diskutiert, eindeutige Daten fehlen hier jedoch.

Cave

Eine **umfangreiche Aufklärung** über die notwendige postoperative Luxationsprophylaxe muss unbedingt erfolgen. So sollte beim dorsalen Zugang zum Hüftgelenk insbesondere die kombinierte Adduktion, Flexion und Innenrotation vermieden werden. Bei anteriorem oder anterolateralem Zugang gilt es hingegen, die kombinierte Extension und Außenrotation zu vermeiden.

Neben leicht erhöhten Raten an Luxationen ist auch ein moderat erhöhtes Risiko von periprothetischen Infektionen nach Hüft-TEP-Implantation beschrieben, auch wenn die Studienlage hier ebenfalls nicht einheitlich ist (Schrama et al. 2010; Cordtz et al. 2018). Als Ursachen hierfür wird die systemische Wirkung der RA sowie die immunsuppressive Therapie, insbesondere von Biologika, diskutiert. So zeigten einige Studien eine erhöhte Rate an Wundheilungsstörungen. Daher sollte eine präoperative Pausierung nach den aktuellen Empfehlungen der DGRh erfolgen.

21.5 Juvenile Arthritis

Martin Arbogast

21.5.1 Vorbemerkung

50% der Juvenilen idiopathischen Arthritiden (JIA) sind oligoarthritische Formen (Arbogast 2010; Rehart, Henninger 2015). Eine Mitbeteiligung der Kniegelenke ist in 90% der Fälle zu erwarten (Rehart, Henninger 2015; Glueck, Gellmann 2005). Über die Hälfte der Erkrankten sind als Erwachsene noch behandlungsbedürftig (Arbogast 2010; Glueck, Gellmann 2005). Die neuen Behandlungsstrategien in der JIA erlauben eine Verzögerung oder Abmilderung des Verlaufs bei rechtzeitiger medikamentöser Therapie (Dueckers et al. 2011).

Die operative Therapie zum Erhalt der Gelenke und Weichteilstrukturen ist nach wie vor eine Option bei unzureichendem Ansprechen der medikamentösen Therapie.

21.5.2 Einführung

Operative Verfahren bei der JIA werden durch die stetige Veränderung in der medikamentösen Therapie beeinflusst. Dabei wandelt sich der Ausprägungsgrad der Krankheitsbilder insbesondere in den letzten Jahren unter den Biologika.

Mono- oder Oligoarthritiden, die unzureichende Rückbildung von Schwellung und Funktionseinschränkung nach einer medikamentösen Therapie aufzeigen, sind geeignete Indikationen für eine operative Maßnahme. Dies betrifft auch die polyartikulären Formen.

Durch den zunehmenden Einsatz medikamentöser immunmodulatorischer Therapien steigt bei einer operativen Therapie an einem Gelenk das Risiko, eine septische Gelenkinfektion zu erleiden, bei einer Anti-TNF-α-Therapie beispielsweise bis um das Doppelte (Dueckers et al. 2011). Der Patient mit einer rheumatoiden Arthritis im Erwachsenenalter hat ohnehin ein 15-fach erhöhtes Risiko gegenüber dem Gesunden, einen Gelenkinfekt zu erleiden (Correll, Truckenbrodt 1997), Zahlen für die JIA liegen hier nicht vor.

Die Feinjustierung, den geeigneten OP-Zeitpunkt unter Änderung der Basismedikation so zu steuern, dass das Risiko einer Gelenkinfektion am geringsten ist, obliegt dem erfahrenen Operateur, der die Auswirkungen einer immunmodulierenden Therapie versteht. Einen operativen Behandlungsplan an mehreren Gelenkregionen so aufzustellen, dass die Risikominimierung optimal und der Langzeiterfolg garantiert sind, das sind die höheren Ziele des operativen Rheumaorthopäden. Die Übersicht zur medikamentösen Therapie ist ➤ Kap. 6.

„Hit hard and early" ist der Grundsatz der medikamentösen Behandlung bei entzündlich-rheumatischen Erkrankungen. Gleiches gilt es auch in der gelenk- und sehnenerhaltenden operativen Therapie umzusetzen. Durch eine frühe Einbindung der interdisziplinären Fachgebiete (John et al 1984) in die Behandlung eines jungen Rheumatikers ist die Chance der Vermeidung einer Gelenk- oder Sehnenzerstörung am größten. Nur durch die engmaschige Kontrolle unter einer Nutzen- und Effektbeurteilung der medikamentösen und operativen Therapie wird der Verlauf einer entzündlich-rheumatischen

Erkrankung positiv beeinflusst. Bei den oligo- und polyartikulären Verläufen und einem inkompletten Ansprechen der Basismedikation ist die Aufstellung eines Behandlungsplans erforderlich. Lassen es Schmerz und Funktionsverlust zu, dann ist ein Vorgehen von körpernah nach körperfern anzustreben. Die untere Extremität hat Vorrang vor der oberen und an der Hand sind beugeseitige Eingriffe den streckseitigen vorangestellt.

Bei der **Indikationsstellung** sollte immer die Alltagstauglichkeit der Extremität mit dem Erhalt der Selbstversorgung im Fokus der Beurteilung stehen.

Die Medikation kann bis unmittelbar vor einer operativen Therapie beibehalten werden unter Beachtung der basistherapeutischen Intervalle präoperativ wie beim Erwachsenen. Dies gilt insbesondere für die TNF-α-Inhibitoren, die 2 Halbwertszeiten vor Durchführung der Operation abgesetzt werden sollen. Eine Leitlinie existiert für die einzelnen Basistherapeutika wie beim Erwachsenen (Rehart, Henninger 2014) noch nicht, die Vorgehensweise ist aber angenähert. NSAR und niedrig dosierte Kortisonpräparate lassen sich unproblematisch weiterführen.

21.5.3 Synovialektomie

Der Erfolg einer Synovialektomie hängt in erster Linie von der Unversehrtheit des Knorpels oder der Sehnentextur ab. In späteren Stadien ist die Degeneration des Knorpelbelags als Circulus vitiosus nicht mehr aufzuhalten. Die Synovialektomie als gelenk- oder sehnenerhaltende Operation ist in der operativen Rheumatologie seit über 30 J. ein etabliertes Verfahren. Neben den offenen Techniken haben sich an den großen Gelenken wie Knie, Schulter oder Sprunggelenk die transarthroskopischen Verfahren als gleichwertig radikal erwiesen. Durch ein geringeres Gewebetrauma werden größere Narbenbildung und Fibrosierung vermieden und finden eine höhere Akzeptanz bei den Betroffenen. Der Wert der Synovialektomie wird durch die Empfehlung der Kommission für Qualitätssicherung in der Rheumatologie positiv eingestuft. Nach einigen Monaten der basistherapeutischen Beeinflussung der Grunderkrankung sollte bei persistierender Ergussbildung und synovialer Schwellung die Entscheidung zur gelenk- oder sehnenerhaltenden Therapie getroffen werden (Rehart, Henninger 2014).

Schwellungen von Gelenken, Bursen und an den Sehnen, die über eine lokale oder medikamentöse Therapie innerhalb von 3–12 Mon. keine ausreichende Rückbildung zeigen und mit einer zunehmenden Fehlstellung und einem Funktionsverlust einhergehen, eignen sich bei radiologisch noch erhaltenen Gelenkkonturen synovialektomiert zu werden.

Ziel ist es, eine dauerhafte Schmerzbeeinflussung, verbunden mit reduzierter Schwellneigung und einer Funktionsverbesserung der betroffenen Extremitätenabschnitte, zu erreichen. Außerdem wird über die Entfernung der Synovialgewebe die Destruktionstendenz an Gelenken und Sehnen günstig moduliert.

Nach Synovialektomie bildet sich zunächst eine physiologische Neosynovialis, der entzündliche Neubefall ist zu diesem Zeitpunkt medikamentös effektiver beeinflussbar (Reset-Tasten-Phänomen).

Durch schonende Operationstechniken über transarthroskopische Verfahren in Regionalanästhesie ist die Traumatisierung minimal und eine postoperative Schmerztherapie kann mit kontinuierlichen Kathetertechniken angeschlossen werden. Dies ermöglicht eine rasche Mobilisation und Rehabilitation der Betroffenen. Schulter-, Knie- und Sprunggelenke werden über standardisierte Zugänge sehr effektiv transarthroskopisch synovialektomiert. Eine dauerhafte Reduktion von Belastungs- und Bewegungsschmerzen sowie der Schwellneigung darf erwartet werden. Auch in Spätstadien ist noch eine Reduzierung der Schmerzen, verbunden mit einer verbesserten Funktion, zu erzielen. Minimalinvasive Verfahren an Ellenbogen-, Hand- oder Hüftgelenken gelten gegenüber der offenen Synovialektomie noch nicht als Standardtherapie. Die Schulter hingegen als oft „übersehenes“ Gelenk eignet sich besonders zur transarthrokopischen Technik. Über eine 2- bis 4-Portaltechnik lassen sich sämtliche Gelenkbereiche der Schulter gut einsehen und über unterschiedliche Resektionsverfahren synovialektomieren bis hin zu einer Thermotherapie über Laser oder Ablatoren.

Die offene Synovialektomie im Larsen-Stadium I und II (Häfner, Pieper 1995) am Ellenbogen lässt eine gute Schmerzlinderung und damit Verbesserung der Alltagstauglichkeit erwarten. Auch in den Spätstadien kann mit einer ergänzenden Radiuskopfresektion eine Funktionsbesserung erreicht werden, allerdings erst nach Schluss der Wachstumsfugen. Am Hüftgelenk sind insbesondere eine zunehmende Fehlstellung und Fehlfunktion bei radiologisch weitgehend erhaltener Gelenkkontur eine ideale Indikation, wenn über die konservativen Maßnahmen einschließlich Punktion und Kortikoid-Instillation in das Gelenk keine Besserung erreichbar ist. Hier sind die offenen Verfahren der arthroskopischen Technik im Vorteil, da eine höhere Radikalität erreicht werden kann.

Stärker als beim Erwachsenen ist bei Kindern und Jugendlichen bei der reinen offenen Hand- und Fingergrundgelenksynovialektomie mit postoperativen Verwachsungen und einer wenig elastischen Kapselnarbe zu rechnen, weswegen hier nur in besonderen Fällen eine Indikation zur Operation besteht, beim Erwachsenen hingegen schon. Die Tenosynovialektomie im Karpalkanal und in der Hohlhand ist im Vergleich zur Streckseite Erfolg versprechender und oft die „Einstiegsoperation“, da mit einer raschen Rekonvaleszenz und geringen postoperativen Schmerzen zu rechnen ist und damit weitere Planungen angeschlossen werden können.

Am Kniegelenk haben die transarthroskopischen Verfahren die offene Technik verdrängt. Die Radikalität der Synovialisentfernung lässt sich über die 3–6 Portale sehr gut erreichen (➤ Abb. 21.14a + b). Ob eine Radiosynoviothese nach einigen Wochen angeschlossen werden sollte, ist oft eine Einzelfallentscheidung und wird in einzelnen Studien empfohlen (Spamer et al. 2012).

Nicht so selten sind Synovialitiden der oberen und unteren Sprunggelenke einschließlich Mitbeteiligung der Tibialis-posterior- und Peronealsehnenloge sowie der Tibialis-anterior-Sehne. Neben der arthroskopischen Behandlung des oberen Sprunggelenks können offene Sehnen- oder Gelenkeingriffe in gleicher Sitzung durchgeführt werden. Eine Normalisierung des Abrollvorgangs ist Zielsetzung dieser Behandlung.

Nerven, die in enger Nachbarschaft von Gelenken und Sehnenscheiden verlaufen, können durch synovialitischen Erguss oder das proliferierte Synovialgewebe komprimiert werden. Über eine Messung der Nervenleitgeschwindigkeiten wird die Operationsindikation verifiziert.

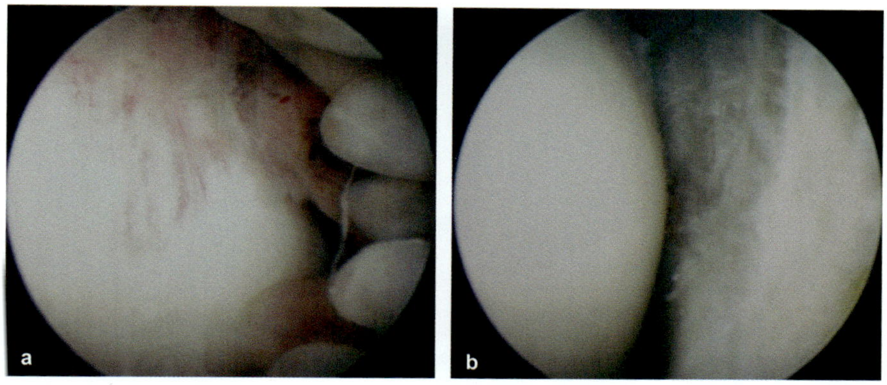

Abb. 21.14 a + b Transarthroskopische Kniegelenksynovialektomie vor und nach Entfernung der Synovialis bei einem 17-Jährigen mit Oligoarthritis ohne Ansprechen auf die Basistherapie [P1170]

Am häufigsten ist der Nervus medianus im Karpalkanal mit Schmerzen und Kribbelparästhesien betroffen. Durch Spaltung des Retinaculum flexorum und eine Flexortenosynovialektomie wird der Nerv dekomprimiert. Am Ellenbogen kann der Nervus ulnaris in der Nervenrinne durch synovialitische Schwellung oder arthritische Deformierung betroffen sein. Die frühzeitige Dekompression des Nervs gegebenenfalls mit Nervenverlagerung und die Synovialektomie der angrenzenden Sehnen und Gelenke beheben die neurologische Störung.

Gerade im Kindes- und Jugendalter bei einer mon- oder oligoarthritischen Verlaufsform sind Überlegungen gerechtfertigt, die Synovialektomie einer generell immunmodulierenden Therapie vorzuziehen, um dann nach Regeneration einer „normalen" Neosynovialis einen besseren Therapieansatz zu gewährleisten und gegebenenfalls „mildere" Formen der Basismedikation einsetzen zu können.

Eine Altersbegrenzung gibt es eigentlich nicht, jedoch ist die Compliance vor dem 6. Lj. deutlich eingeschränkter (Arbogast 2006), hier muss mit einer postoperativen Verwachsung der operierten Abschnitte gerechnet werden und die Chance einer minimalinvasiven Therapie ist dann vertan.

21.5.4 Nervenkompression

Nerven, die in enger Nachbarschaft von Gelenken und Sehnenscheiden verlaufen, können durch vermehrte Flüssigkeitsbildung oder das verdickte Synovialgewebe eingeengt werden. Über eine Messung der Nervenleitgeschwindigkeiten wird die Operationsindikation überprüft.

Am häufigsten ist der Mittelnerv am beugeseitigen Handgelenk mit Schmerzen und Kribbelgefühl in den Fingerspitzen betroffen. Durch Spaltung des beugeseitigen Bandes über den Sehnen und einer Entfernung der Gleitschichten der Beugesehnen wird der Nerv entlastet. Am Ellenbogen kann der Ellennerv in der Nervenrinne durch Schwellung oder Deformierung des Knochens betroffen sein. Die frühzeitige Entlastung des Nervs gegebenenfalls mit Nervenverlagerung und die Synovialektomie der angrenzenden Sehnen und Gelenke beheben die neurologische Störung.

21.5.5 Sehnenverlängerung, -verkürzung, -verlagerung

Stark bewegungseingeschränkte Gelenke insbesondere an der unteren Extremität, die über eine krankengymnastische Übungstherapie oder über eine Orthesenbehandlung ungenügend beeinflussbar bleiben, können über sehnen- und gelenkumformende Eingriffe in eine günstigere Position gebracht werden. Funktionsbeeinträchtigungen und Schmerzen auch angrenzender Gelenkabschnitte werden gebessert und kontrakturbedingte Fehlbelastungen können ausgeglichen werden (Correll, Truckenbrodt 1997). Dies gilt am häufigsten für Anspreiz- und Beugefehlstellung der Hüften und Beugefehlstellung der Kniegelenke (Ansell, Swann 1983).

Extreme Fehlstellungen sind über eine schrittweise Korrektur mittels äußerem Gelenkspanner korrigierbar (Correll, Truckenbrodt 1997). Der Behandlungsaufwand ist jedoch sehr groß, weswegen die Indikation zuvor sorgfältig mit allen Beteiligten abgesprochen werden sollte.

21.5.6 Korrekturosteotomie

Korrekturosteotomien sollten bei noch offenen Wachstumsfugen nur bei extremen Fehlstellungen indiziert werden. Die natürliche Korrektur in Abhängigkeit von der Entzündungsaktivität in einem Gelenkabschnitt lässt sich leider nicht exakt berechnen.

Bei rasch zunehmenden Fehlstellungen der Beinachse kann eine Umstellung des Oberschenkels geplant werden. Dabei müssen Gelenkersatzoperationen zu einem späteren Zeitpunkt bereits in eine Planung mit einbezogen werden.

Vorübergehend hilfreich können auch Umstellungen des ersten Mittelfußstrahles sein, um das Fehlwachstum der übrigen Zehen günstig zu beeinflussen (Arbogast 2010).

Bei isolierten Knochenverkürzungen nach entzündlich bedingtem Wachstumsverlust, können Verlängerungen der Knochen mittels äußerem Gelenkspanner den Längenverlust ausgleichen.

21.5.7 Resektionsarthroplastik

In seltenen Fällen kann nach Schluss der Wachstumsfugen beim Jugendlichen eine schmerzbedingte Zerstörung der Zehengrundgelenke

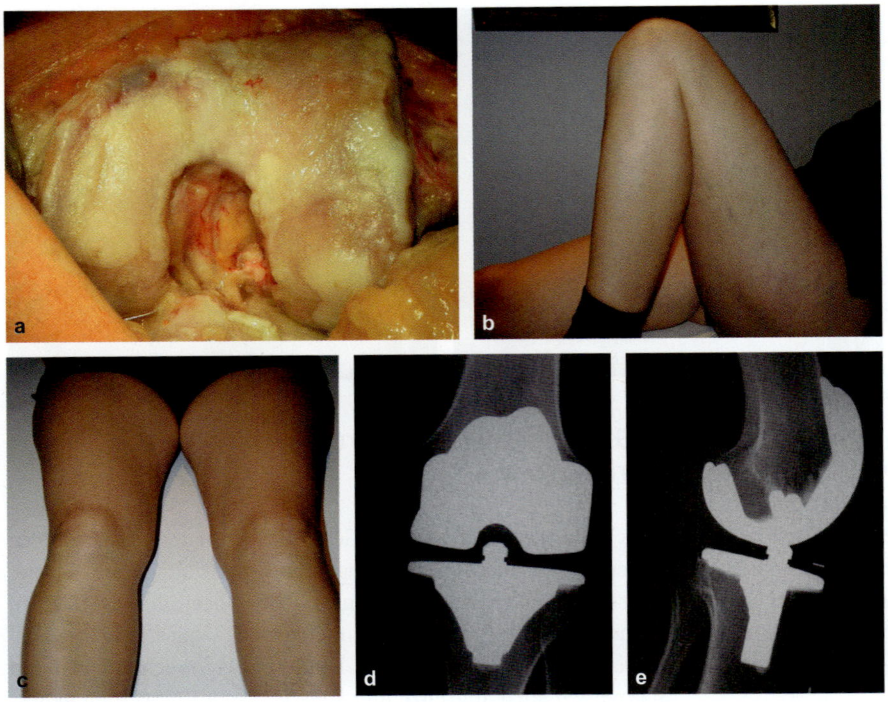

Abb. 21.15 **a** Sulzige Degeneration Knie links bei Oligoarthritis seit dem 3. Lj., **b + c** klinisches Resultat 13 J. nach Knieendoprothetik im Alter von 26 J., **d + e** radiologisches Resultat 13 J. nach Implantation [P1170]

bestehen. Wenn Einlagen- und Schuhversorgung die Beschwerden nur inkomplett reduzieren, kann die Neuformung am Großzehengrundgelenk hilfreich sein (Ansell, Swann 1983; Gondolph-Zink et al. 1988; Wahn et al. 2001). Ähnlich wie beim Erwachsenen wird sie in der Technik nach Hueter-Mayo durchgeführt, um einer späteren Erweiterung der Vorfußkorrektur durch die Mittelfußköpfchenresektion in der Technik nach Hoffmann-Tillmann zur Behandlung des gesamten Vorfußes nicht im Wege zu stehen. Eine vorfußbettende Einlage ist in jedem Fall erforderlich.

Die Neuformung eines Gelenks der oberen Extremitäten ist eher im Erwachsenenalter indiziert und betrifft vorwiegend Ellenbogengelenk und Fingergrundgelenke.

21.5.8 Alloarthroplastischer Gelenkersatz

Sind die Wachstumsfugen geschlossen und besteht klinisch ein schwer zu behandelndes Schmerzbild in einem Gelenkabschnitt, der eine weitgehende Zerstörung aufweist, so lässt sich auch im jugendlichen Alter der endoprothetische Gelenkersatz (➤ Abb. 21.15a–e) kaum umgehen. Dies betrifft hauptsächlich Knie- und Hüftgelenk. Dabei muss ein vernünftiger Kompromiss zwischen sparsamer Knochenentfernung und Stabilität der Endoprothese geschlossen werden. Ob zementiert oder zementfrei hängt von der Qualität des Knochens ab und sollte auch im Hinblick auf später zu erwartende Wechseloperationen entschieden werden. (Eichinger et al. 2007; Harryysson et al. 1990; Herberts, Malchau 2000; Rehart, Henninger 2015).

Wegen der oft schweren Verformung der gelenkbildenden Partner durch die entzündlichen Veränderungen und des Wachstumsdefizits sind im Einzelfall Individualendoprothesen den Standardendoprothesen vorzuziehen.

21.5.9 Arthrodesen

Nach Abschluss der Wachstumsfugen können Versteifungen eine sinnvolle operative Ergänzung des Gesamtkonzepts bei einem Jugendlichen sein. Stabilisierend und schmerzlindernd sind Daumengrund- und Fingermittelgelenkversteifungen bei Schwanenhalsdeformitäten im kontrakten Stadium. Insbesondere der Spitz-, Schlüssel- und Zylindergriff ist mit einer Stabilisierung des Daumengrundgelenks verbesserbar. Die Destruktion und Fehlstellung der Handwurzel kann über eine Teil- oder Komplettversteifung nicht nur einen Kraftzuwachs erfahren, sondern über eine Korrektur der Stellung wird auch einem Strecksehnenriss entgegengewirkt. Dabei kann der distale Ellenkopf wie beim Erwachsenen teil- oder ganz entfernt werden, um eine schmerzarme Unterarmumwendbewegung zu erreichen (Vilkki et al. 1991).

Chronische Schmerzen an Sprung- und Mittelfußgelenken bei weitgehend verbrauchtem Knorpelüberzug können über eine Versteifung reduziert werden. Allerdings muss für eine adäquate Schuh- und Einlagenverordnung Sorge getragen werden.

21.5.10 Möglichkeiten und Grenzen in der Rheumaorthopädie

Schulter

Gelenkerhaltende Eingriffe an der Schulter können idealerweise minimalinvasiv durch eine Gelenkspiegelung durchgeführt werden (Chalmers et al. 2011). Über eine interskalenäre Regionalanästhesie lässt sich der Eingriff unterstützt z.B. durch Propofol problemlos durchführen (Büttner, Meier 1999). Durch drei Portale ist das Gelenk in allen Abschnitten synovektomierbar. Reparationen an Limbus oder

Rotatorenmanschette können ebenfalls arthroskopisch oder über eine Mini-open-Inzision behoben werden.

Die Endoprothetik wird nach Schluss der Wachstumsfugen und bei erheblicher Destruktion des Gelenks Larsen IV und V vorgenommen (Ansell, Swann 1983; Eichinger et al. 2007). Ruhe-, Bewegungs- und Belastungsschmerzen lassen sich über eine Humeruskopfendoprothese gut beeinflussen. Generell werden beim Rheumatiker Hemiendoprothesen eingesetzt (Eichinger et al. 2007; Habermeyer et al. 2002). Lockerungen der Pfanne, die in 30% der Fälle vorkommen, können vermieden werden. Das Bewegungsausmaß eines hemiendoprothetischen Ersatzes ist gegenüber Ergebnissen mit einer Totalendoprothese etwas geringer ausgeprägt (Habermeyer et al. 2002; Rydholm 1990). Die Schmerzbefreiung ist jedoch sehr eindrücklich, der Erhalt der Rotatorenmanschette wegweisend für den Bewegungsumfang (Arbogast 2008). Inverse Schultergelenkendoprothesen finden zunehmend bei kompletten Cuffdefekten Eingang (➤ Abb. 21.16), da mittlerweile Revisionen besser durchführbar sind und der Rückbau zu Megakopfsystemen möglich ist. Ob dies die Zukunft in der Schulterendoprothetik beim juvenilen Rheumatiker darstellt, ist derzeit noch nicht endgültig beurteilbar.

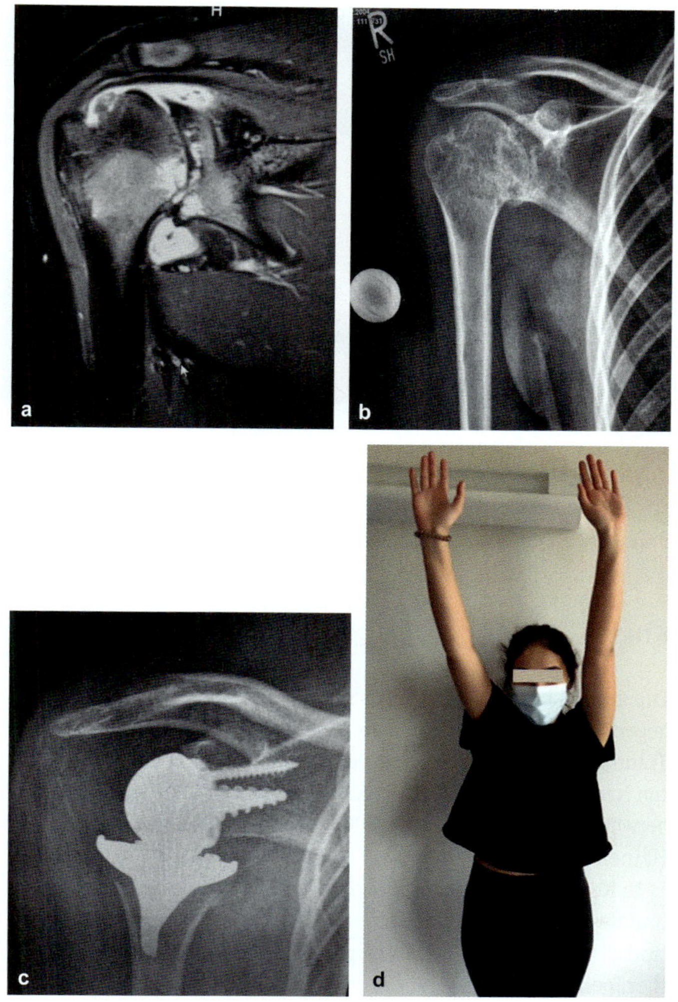

Abb. 21.16 Sekundäre Omarthrose bei JIA im Alter von 15 J. mit präoperativem MRT **(a)** und Röntgen **(b)**, postoperatives Röntgen **(c)** und klinischer Befund **(d)** nach 6 Mon. [P1170]

Ellenbogen

Die Synovialektomie in den Larsen-Stadien I–III ist in 74% der Fälle ein erfolgreicher Eingriff im Hinblick auf Schmerzminderung und Bewegungsverbesserung (Arbogast et al. 2006). Auch bei Beugekontrakturen in späteren Stadien können eine Spätsynovialektomie und Arthrolyse sinnvoll sein. Eine Verbesserung der Alltagsfunktion kann damit verbunden sein(Chalmers et al. 2011; Ishii et al. 2012; John et al. 1984; Kampner, Ferguson 1988; Mäenpää et al. 2003).

Die Endoprothetik stellt beim Jugendlichen die absolute Ausnahme dar, da Langzeitverläufe mit dauerhaft guten Standzeiten fehlen.

Hand

An der Hand können reine Tenosynovialektomien beugeseits und streckseits von den Gelenkeingriffen an der Handwurzel, an den Fingergrund- und -mittelgelenken unterschieden werden.

Die Flexortenosynovialektomie im Karpalkanal mit Nervendekompression ist eher selten. Häufiger sind schmerzhafte Bewegungseinschränkungen durch epi- oder intratendinöse Synovialitiden in der Hohlhand oder im Fingerverlauf (➤ Abb. 21.17)

Die Destruktion der Handwurzel trifft man meist bei den polyarthritischen Verlaufsformen.

Hier unterscheiden sich die operativen Vorgehensweisen nicht von denen in der Erwachsenenrheumatologie. Die Handgelenksynovialektomie mit Caput-ulnae-Resektion, verbunden mit einer Teil- oder Komplettarthrodese, kann je nach Befall hilfreich sein. Die Beschwerden durch Fehlstellung oder Sekundärveränderungen werden jedoch meist erst nach dem 18. Lj. permanent.

Die gelenkerhaltende Synovialektomie an Fingergrund- oder -mittelgelenken sollte nach sorgfältiger Analyse bei Progressionstendenz der Röntgenveränderungen indiziert werden, da die Nachbehandlung aufwendig und gegebenenfalls mit einem Bewegungsverlust verbunden sein kann (Hanff et al. 1990). Die Endoprothetik an Handgelenk, Fingergrund- oder -mittelgelenken stellt die Ausnahme dar.

Hüfte

Die Hüftsynovialektomie kann offen oder arthroskopisch erfolgen (Gondolph-Zink et al. 1988; Schraml 2000; Touzet et al. 1993). Weder offen noch geschlossen ist eine komplette Synovialektomie ohne Luxation des Hüftkopfes möglich (McEwewn 1988). Dies bringt jedoch eine erhöhte Nekrosegefahr (Heimkes, Stotz 1992) des Hüftkopfes mit sich.

Dieses Verfahren wird eher selten durchgeführt, sodass es sich i.d.R. um Spätsynovialektomien handelt.

Der polyartikuläre Befall kann im Lauf der Jahre eine Dysplasie zur Folge haben, weswegen der Hüftersatz schwierig werden kann (Rehart, Henninger 2015). Individualprothesen mit kleinem Kopf und verkleinerten Stielen können gefertigt werden. Bei den polyartikulären Verlaufsformen kann ein 4-Gelenkersatz (beide Hüften und Knie)

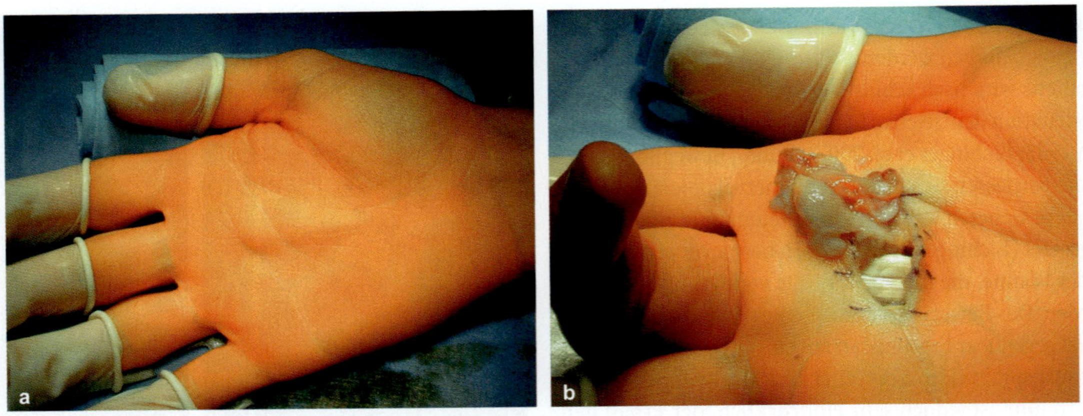

Abb. 21.17 a + b Prä- und intraoperative Hohlhandsynovialitis bei therapieresistenter Synovialitis bei einem 15-Jährigen [P1170]

zur Erlangung der Gehfähigkeit notwendig werden. Eine Planung, 2 Gelenke in einer Sitzung zu ersetzen, stellt die Ausnahme dar.

Knie

Die arthroskopisch assistierte Synovialektomie am Knie hat sich gegenüber der offenen Form als vorteilhaft erwiesen. Die geringere Traumatisierung über 3–6 Portale mit einer anschließenden eleganteren Nachbehandlung, hat eine geringere Rate an unerwünschten Nebenwirkungen (Adamec et al. 2002; Arbogast 2006; Gschwend 1980; Häfner, Pieper 1995).

In Kombination mit einer regionalen Betäubung des N. femoralis und des N. ischiadicus kann die postoperative Schmerztherapie optimiert werden und eine rasche passive und aktiv assistierte physiotherapeutische Nachbehandlung angeschlossen werden (Büttner, Meier 1999). Die Behandlung über eine Continuous-Passive-Motion-Schiene ergänzt das therapeutische Vorgehen. Anders als in der Behandlung der erwachsenen Rheumatiker brauchen Kinder und Jugendliche deutlich länger (Arbogast 2006), um ihren Bewegungsumfang wiederzuerlangen. Dies liegt wohl an der gestörten Propriozeption des wachsenden Gelenks.

21

Die Endoprothetik betrifft sowohl polyartikuläre wie auch oligoartikuläre Verläufe (Ansell, Swann 1983; Arbogast 2008). Die Wachstumsfugen sollten geschlossen sein. Die Planung für den Ersatz schließt die übrigen Gelenke ein. Die Eingriffe betreffen eher den jungen Erwachsenen und werden so knochensparend wie möglich durchgeführt (Ziegler 2007). Der Oberflächenersatz sollte angestrebt werden, um für Wechseloperationen zu einem späteren Zeitpunkt eine günstigere Ausgangsposition zu schaffen. Bei Kontakturen > 30° oder Instabilitäten der Seitenbänder über 2+ sind teil-/gekoppelte Systeme erforderlich. Idealerweise kann sogar eine begrenzte Sportfähigkeit und damit eine verbesserte Re-Integration in das soziale Umfeld der Betroffenen erreicht werden (Arbogast 2008).

Sprunggelenk

Die Entfernung der Gelenkinnenhaut lässt sich am oberen Sprunggelenk transarthroskopisch durchführen. Wie beim Erwachsenen kann der Eingriff mit einer offenen Synovialektomie der Tibialis-posterior-Loge und der Peronealsehnen-Loge kombiniert werden. Eine Teilbelastung der unteren Extremität sollte für mind. 3 Wo. beibehalten werden, um die Regeneration der Schleimhaut und die damit verbundene Ernährung des Knorpels zu gewährleisten.

Bei fortgeschrittener Destruktion in den Larsen-Stadien IV und V haben sich Arthrodesen bewährt. Hier kann zwischen Versteifungen der Gelenkpartner des unteren Sprunggelenks und einer oberen Sprunggelenkarthrodese unterschieden werden. Kombinierte Eingriffe an oberen und unteren Sprunggelenken haben die orthograde Rückfußstellung zur Zielsetzung. Die Endoprothetik ist alternativ möglich, jedoch erreichen die durchschnittlichen Standzeiten kaum die 10-Jahresgrenze. Eine Abwägung zu einem dauerhaften guten Ergebnis muss individuell abgestimmt werden.

Fuß

Am Vorfuß können wir Korrekturoperationen von gelenkplastischen Verfahren unterscheiden. Die reine Synovialektomie ist hier ausgesprochen selten indiziert, die Verwachsungstendenz der Gelenke und Sehnen ist sehr ausgeprägt und mit einem Bewegungsverlust vergesellschaftet. Bei noch erhaltenem Knorpel sind Korrekturosteotomien gerechtfertigt (➤ Abb. 21.18a–d).

Die resezierenden Verfahren wie z.B. die Mittelfußkopfresektion n. Hoffmann-Tillmann (Gschwend 1977) können immer noch zu einem späteren Zeitpunkt durchgeführt werden, wenn die einlagen- und schuhtechnische Vorfußbettung ausgereizt ist.

Wirbelsäule

Die atlantookzipitale Mitbeteiligung mit neurologischen Ausfällen kann wie beim Erwachsenen über eine Fusion stabilisiert werden. Bemerkenswert ist bei der JIA die Kombination aus atlantoaxialer Instabilität und einer subaxialen Wirbelkörperankylose.

In der Vorbereitung auf solche Eingriffe ist eine neurologische Diagnostik notwendig. Die Orthesenversorgung kann bereits präoperativ erforderlich werden und ist postoperativ über mehrere Wochen unvermeidlich (Gschwend 1977; Wahn et al. 2001).

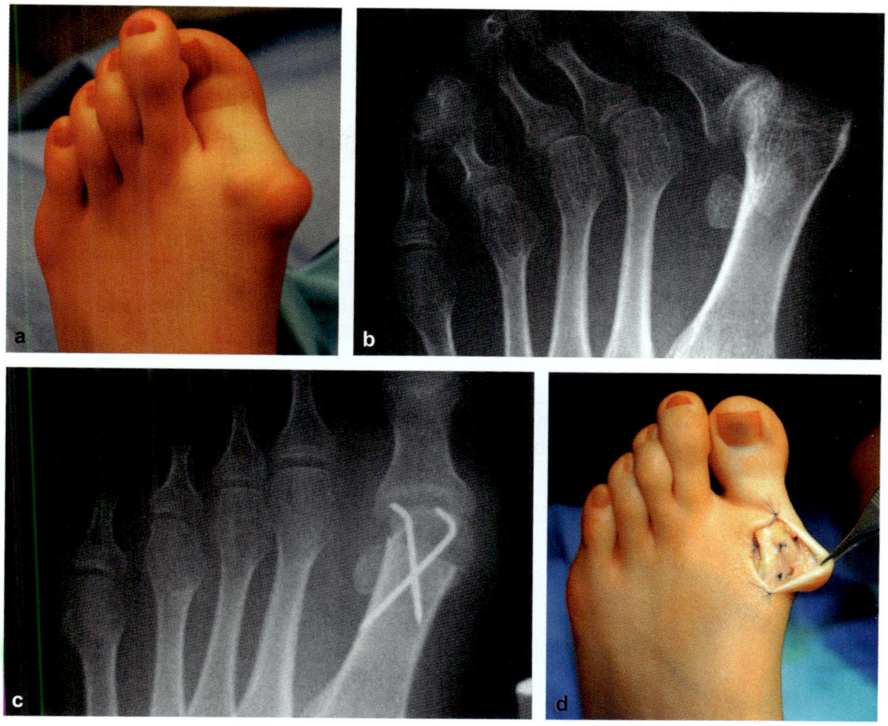

Abb. 21.18 18-jährige Patientin mir JIA, Korrekturosteotomie MT I bei noch erhaltenem Gelenkknorpel. **a** Klinisch Digitus superductus II/I, **b** radiologisch, **c** nach dreidimensionaler Korrekturosteosynthese MT I, **d** intraoperativ mit EHL-Rezentrierung [P1170]

Die Mitbeteiligung der Brust- und/oder Lendenwirbelsäule ist die Ausnahme, allerdings kann die Osteopenie durch die Grunderkrankung selbst oder durch Inaktivität bzw. Begleitmedikation ausgelöst zu strukturellen Fehlstellungen führen. Eine konservative symptomatische Therapie, unterstützt durch Physiotherapie und physikalische Maßnahmen, führt üblicherweise zur Verbesserung der Beschwerden.

Spondylodesen oder die Kyphoplastie spielen bei Kindern und Jugendlichen keine Rolle

21.5.11 Nachbehandlung

Eine rheumaorthopädische Maßnahme im Kindes- oder Jugendalter sollte ohne eine adäquate Physiotherapie im Anschluss nicht geplant werden (Spamer et al. 2012). Nur wenn eine oft mehrfach tägliche Nachbehandlung gewährleistet werden kann, ist ein optimales Operationsergebnis zu erwarten (Cassidy James, Petty Ross 2001; Gschwend 1977; Wahn et al 2001). In Ergänzung zur Physiotherapie komplettieren physikalische und ergotherapeutische Maßnahmen das zu gewährleistende Behandlungsspektrum. Die Orthesenversorgung hat bei Hand- und Vorfußeingriffen einen besonderen Stellenwert.

21.5.12 Resümee

Die Compliance bei Kindern < 6 J. ist gering und erst zwischen 7 und 10 J. individuell gegeben, deshalb muss bei einem geplanten Eingriff die Kooperationsfähigkeit der Betroffenen mitberücksichtigt werden. Nur bei zu erwartender Kooperation zur notwendigen Nachbehandlung sind Elektiveingriffe sinnvoll, dies beinhaltet auch die Geduld der Eltern.

Die operative Therapie bei Kindern und Jugendlichen bei einer JIA sollte wegen der systemischen Effekte immer in ein Gesamtkonzept der Erkrankung eingebettet sein. Nach Optimierung der Basistherapie und gegebenenfalls Injektionen mit Kortikoiden ist die Entscheidung zu einer operativen Therapie eines Gelenks in einem 3- bis 6-monatigen Zeitfenster zu treffen (Arbogast et al. 2006; Arbogast 2010; Glueck, Gellmann 2005). Da große Teile der Oligoarthritiden im Erwachsenenalter weiterhin therapiert werden müssen, sollte die Perspektive, aus betroffenen Arealen langzeitig belastbare und gut funktionierende Körperabschnitte zu schaffen, nie verloren gehen (➤ Abb. 21.19).

Bei Teileffektivität oder Ineffektivität der medikamentösen Basistherapie besteht auch zum Gelenkerhalt in der operativen Therapie ein „Window of Opportunity", welches Interdisziplinär genutzt werden sollte.

21.6 Das rheumatische Knie

Martin Arbogast

21.6.1 Einführung

Die Behandlung der Knieglenkssynovialitis unterliegt den etablierten Kriterien zur Synovialektomie (Albrecht et al. 2019; Arbogast 2010; Biehl et al. 2022). Wenn die konservativen Therapieoptionen ausgeschöpft sind, ist die Arthroskopie zum Standardverfahren der Synovialektomie am Knie geworden. Bei fortgeschrittenen sekundär-arthrotischen Veränderungen gehört die endoprothetische Versorgung des Kniegelenks zu den erfolgreichen Verfahren in der orthopädischen Rheumatologie (Ziegler et al. 2007).

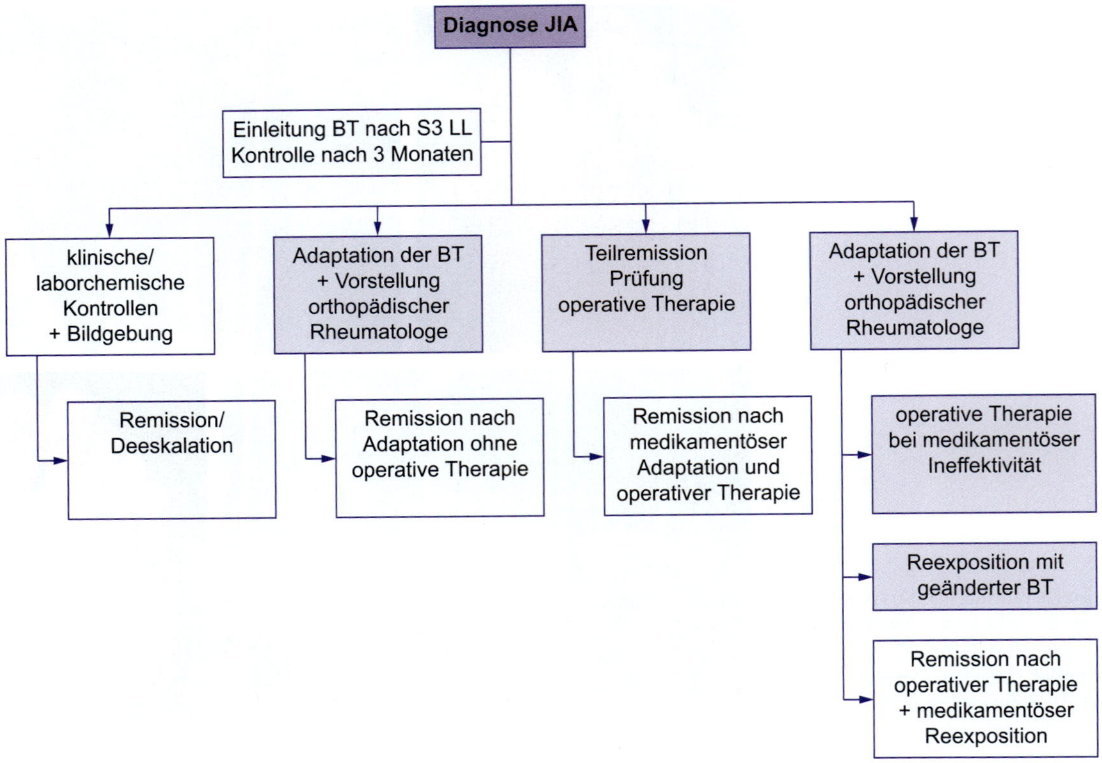

Abb. 21.19 Therapeutischer Algorithmus [P1170/L231]

21.6.2 Diagnostik

Neben Anamnese und klinischer Untersuchung sind bei V.a. auf Mitbeteiligung des Kniegelenks im Rahmen einer entzündlich-rheumatischen Erkrankung die Sonographie und eine Röntgenuntersuchung unerlässlich, ggf. zusätzlich ein MRT (Kerschbaumer, Kerschbaumer 2016). Die Synovialveränderungen können über die Sonographie und speziell über das Power-Doppler-Verfahren erkannt und die Indikation zur Synovialektomie gestellt werden. Dies gilt insbesondere dann, wenn die immunsuppressive Therapie nicht oder nur teilweise die entzündlichen Gelenkinnenhautveränderungen beeinflusst. Die anschließende Röntgenaufnahme lässt sich in die Larsen-Dale-Eek-Klassifikation einstufen und bis Stadium III kann eine Synovialektomie hilfreich sein (Larsen et al. 1977).

Eine ergänzende Bildgebungsinformation erhält man über das MRT. Die Knorpelschichten lassen sich sehr gut beurteilen, wenngleich die Festigkeit des Knorpels nicht sicher eingestuft werden kann. Hier geben Röntgen-Einbeinstandaufnahmen eine indirekte Information über die Knorpelfestigkeit. Auch lassen sich über das MRT Bakerzysten darstellen und das Ausmaß der synovialen ventralen Reaktion beurteilen (➤ Abb. 21.20). Dies hilft bei der OP-Planung.

Bei unklaren Kniegelenkschwellungen kann die präoperative Punktion Hinweise auf ein entzündlich-rheumatisches Geschehen erbringen, z.B. wenn die Phagozytenanzahl > 90% liegt. Außerdem ist eine mikrobiologische Kulturbestimmung möglich, um einen Infekt festzustellen.

21.6.3 OP-Planung

Komorbiditäten sollten in einer Elektivplanung zur OP beachtet werden. Die immunsuppressive Therapie sollte, wenn möglich, um eine Operation abgesetzt oder ausgeschwemmt (Leflunomid) werden (Krüger et al. 2014). Zu beachten sind die Halbwertszeiten der Medikamente. Die Fachgesellschaften (DGRh und DGORh) erstellen in regelmäßigen Zyklen Empfehlungen im Umgang mit der sog. „Basistherapie".

Idealerweise sind regionalanästhetische Verfahren anzuwenden, die auch eine schmerztherapeutische Anschlussbehandlung gewährleisten können.

Eine entzündliche Mitbeteiligung der HWS sollte präoperativ ausgeschlossen werden und, wenn doch vorhanden, mit einer Orthese gestützt werden. Eine rasche Mobilisierung ist anzustreben, wenn möglich mit einer Vollbelastung.

21.6.4 Operative Therapie

Die Entfernung der Gelenkinnenhaut **(Synovialektomie)** wird zumeist als transarthroskopisches Verfahren in 3- bis 6-Portaltechnik durchgeführt (Carl, Rech 2011; Dueckers et al. 2011; Gschwend 1980). Es kommen oszillierende Messer oder Thermoablatoren bzw. Laser zum Einsatz, um die entzündlich veränderten Schichten auf der Gelenkkapsel zu resezieren oder zu veröden (➤ Abb. 21.21). Histologisch ist erwiesen, dass eine Neosynovialis nach ca. 30 d angelegt wird, die keine entzündlichen Infiltrate aufzeigt. Dieser Zeitpunkt ist ideal, eine Überprüfung der medikamentösen Immunsuppression

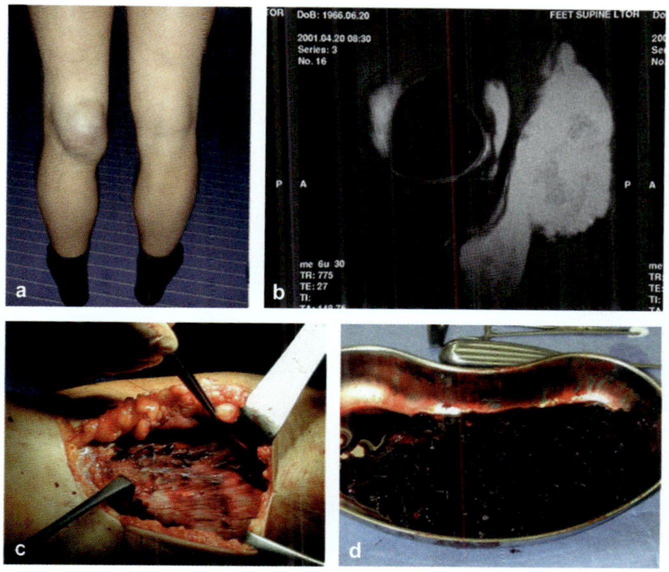

Abb. 21.20 a–d Bakerzyste, **a** klinisch, **b** MRT, **c + d** intraoperativ [P1170]

vorzunehmen und anzupassen, um einen Neubefall des Kniegelenks zu vermeiden (McEwen 1988; Rydholm et al. 1986).

Wenn der Knorpel fortgeschritten sekundär degeneriert ist und die Tragfestigkeit nicht mehr ausreicht, um schmerzarm zu laufen, ist die gelenkerhaltende Therapie nicht mehr zielführend. Bei Achsfehlstellungen < 25° in der Aufsicht und noch intakten Seitenbändern ist heutzutage der **Oberflächenersatz** eine erfolgreiche operative Therapie, um Beschwerden zu reduzieren und damit die Lebensqualität wieder zu verbessern (Buchheit et al. 2014; Heyse et al. 2014). Ungekoppelte Endoprothesen können bei noch erhaltenen Seitenbändern mit und ohne hinteres Kreuzband implantiert werden.

Dabei spielen beim Rheumatiker unikondyläre Endoprothesen eine untergeordnete Rolle, da sichergestellt werden muss, dass ein Neubefall den noch verbleibenden Teil des Gelenks nicht zerstören wird. Ein bicondylärer Ersatz ist daher bei einem systemischen Befallsmuster aller Gelenkkompartimente zielführender. Ein Ersatz der Kniescheibenrückfläche sollte bei defektem Knorpel überdacht werden, insbesondere bei präoperativen Beschwerden beim Treppabgehen (➤ Abb. 21.22).

Bei ausgeprägteren Instabilitäten ist die gekoppelte (constrained) Endoprothese vorzuziehen. Auch können isolierte Defekte mit einem „Wedge" augmentiert werden, wenn kein autologer Knochenersatz möglich ist. Dabei ist bei der Planung immer eine Wechseloption für die Zukunft einzuplanen, insbesondere bei jüngeren Rheumatikern. Bei sehr dysplastischen Veränderungen kann es notwendig werden, eine Individualplanung einer Endoprothese durchzuführen, die z.B. über eine 3-D-Planung möglich ist (➤ Abb. 21.23).

Bei beidseitig gleichem Befallsmuster und schmerzhaft eingeschränkter Gehfunktion kann es im Einzelfall erforderlich sein, eine simultane Knieendoprothesenimplantation beidseits durchzuführen. Dies ist jedoch von Begleiterkrankungen und der klinischen Ausgangslage abhängig zu machen und sollte sorgfältig gegenüber einem zweitzeitigen Vorgehen abgewogen werden.

Eine Lebensplanung mit einer Knieendoprothese ist auch bei < 50-Jährigen heute gut möglich und durch verbesserte Komponenten sind die Standzeiten deutlich verlängert worden.

21.6.5 Revisionsgründe

Bei der gelenkerhaltenden Therapie sind Revisionsraten in 25–30% der Fälle zu erwarten, falls eine immunsupprimierende medikamentöse Neueinstellung nicht gelingt. Arthrofibrosen sind in einem geringen Prozentsatz nach Synovialektomien zu erwarten. Durch die transarthroskopischen Verfahren ist gegenüber den offenen Techniken die Einschränkung der Gelenksbeweglichkeit gemindert worden.

Postoperative permanente Gelenkergussbildungen sollten zunächst punktiert und über eine Kulturbestimmung ein Infekt ausgeschlossen werden. Dies gilt ebenso für Ergussbildung bei bereits implantierten Gelenken. Aseptische Lockerungen können bei Verlust der Knochensubstanz durch entsprechende Implantate ausgeglichen und ersetzt werden (➤ Abb. 21.24).

Bei nachgewiesenem Frühinfekt ist eine Revision mit Spülung und gezielter Antibiose sinnvoll, bei Spätinfekt ist ein einzeitiges oder zweitzeitiges Vorgehen in Abhängigkeit des Keimnachweises gemäß aktualisierten Leitlinien zu empfehlen (Gaulke 2020). Eine Infektsanierung kann in > 90% mit Ausbau der Implantate, temporärer Antibiose und zeitiger Re-Implantation erwartet werden.

Nur in Einzelfällen nach Mehrfachrevision und unbeherrschbarem Infekt sollte die Arthrodese in Betracht gezogen werden.

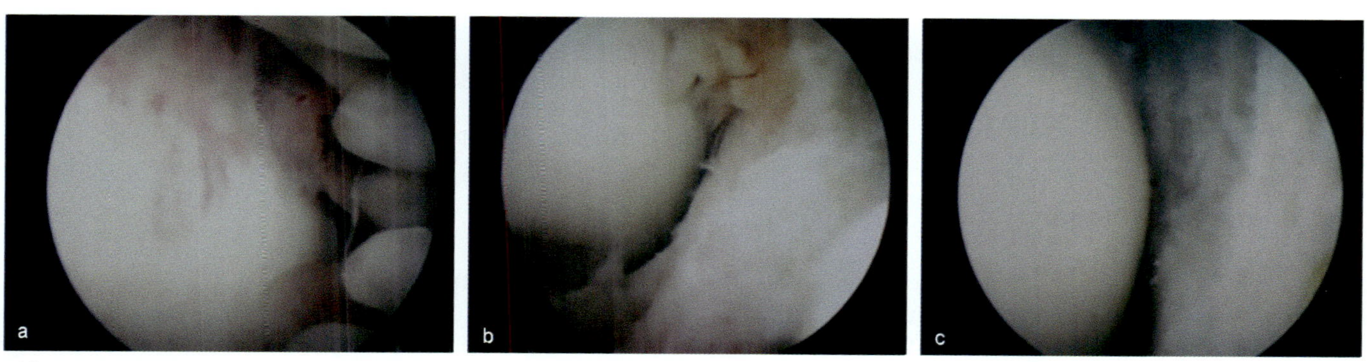

Abb. 21.21 **a–c** Intraoperative stufenweise Entfernung der Entzündeten Gelenkinnenhaut von der medialseitigen Gelenkkapsel [P1170]

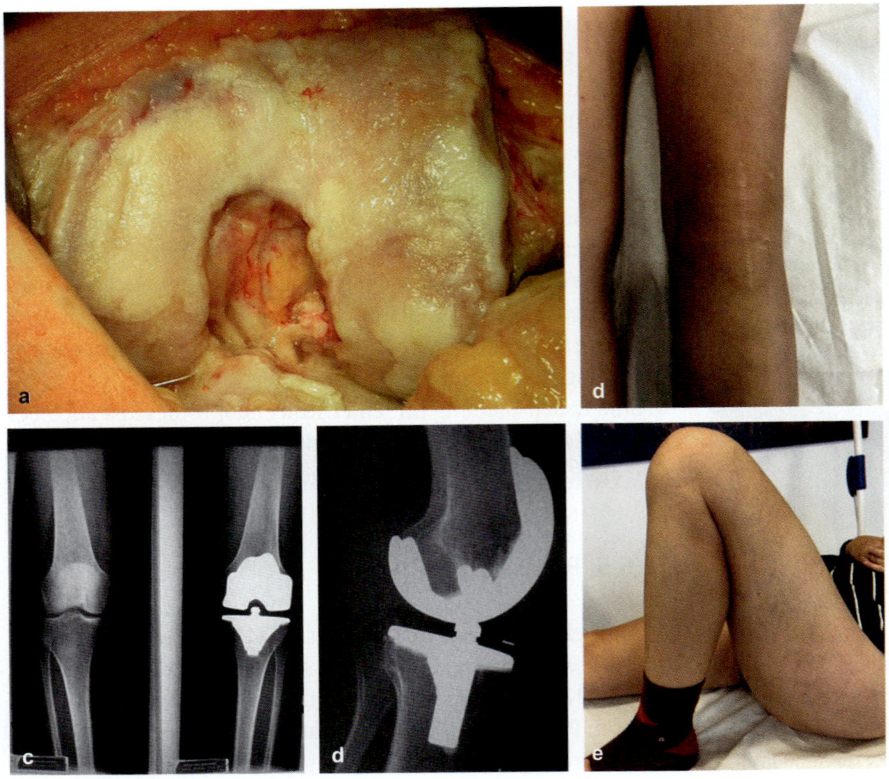

Abb. 21.22 **a** Intraoperativer Situs (2005), **b + c** radiologisches, **d + e** klinisches Ergebnis nach 17 J. bei einer 26-Jährigen mit JIA seit dem 3. Lj. [P1170]

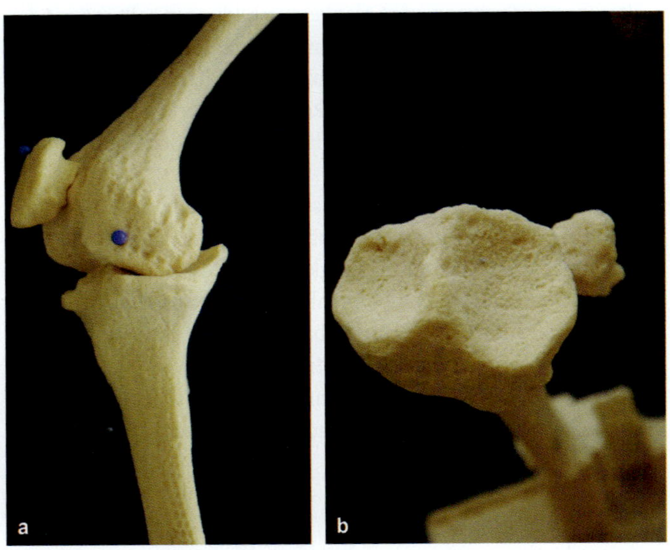

Abb. 21.23 **a + b** 3-D-Modell einer präoperativen OP-Planung bei entzündlich bedingter Dysplasie [P1170]

21.7 Der rheumatische Fuß

Christoph Biehl und Ulrich Illgner

21.7.1 Vorbemerkungen

Der Fuß ist im Verlauf der rheumatischen Erkrankung in über 90% der Fälle mit betroffen. Pathologien im Bereich der Füße und Sprunggelenke haben direkte Auswirkungen auf die Mobilität der Patienten und indirekt auf die Kinematik der unteren Extremitäten.

Wenn die Hände „das Aushängeschild des Rheumatikers“ sind, so können seine Füße als dessen „Spiegelbild“ bezeichnet werden.

Die Situation rheumatische Füße sollte folgerichtig frühzeitig und regelmäßig erfasst werden. Bei der Bestimmung der Entzündungsaktivität mithilfe des DAS28 werden die Füße nicht einbezogen und können daher schnell übersehen werden. Die Orthopädisch-Rheumatologische Jahresuntersuchung (ORJ) berücksichtigt neben den Gelenken auch die Sehnensituation und sollte daher bei Patienten mit einer inflammatorischen Erkrankung mind. 1 ×/J. erfolgen (Gaulke 2018).

Gleichzeitig besteht bei Rheumapatienten regelhaft eine Osteoporose. Darüber hinaus ist aufgrund der Erkrankung und den immunmodulierenden Medikamenten mit einer erhöhten Gefahr von perioperativen Infektionen und septischen Komplikationen zu rechnen (Krüger et al. 2013). Somit ist eine engmaschige postoperative Verlaufskontrolle obligat und die Entlassung erst bei gesicherter Heilung möglich, was dem Trend zu ambulanten Eingriffen, kurzen stationären Aufenthalten und der Kostenoptimierung im Gesundheitswesen widerspricht.

MERKE

Für die Behandlung derartiger entzündlicher Veränderungen sollte der Patient zu einem orthopädisch-rheumatologisch versierten Tätigen oder in ein spezialisiertes Zentrum überwiesen werden, z.B. in ein Spezialzentrum für operative Rheumatologie (Liste der Spezialzentren: www.dgorh.de)

21.7.2 Pathophysiologie

Die Position der knöchernen Strukturen des Fußes in Verbindung mit Sehnen und Bändern ermöglicht eine Quer- und Längsgewölbe-

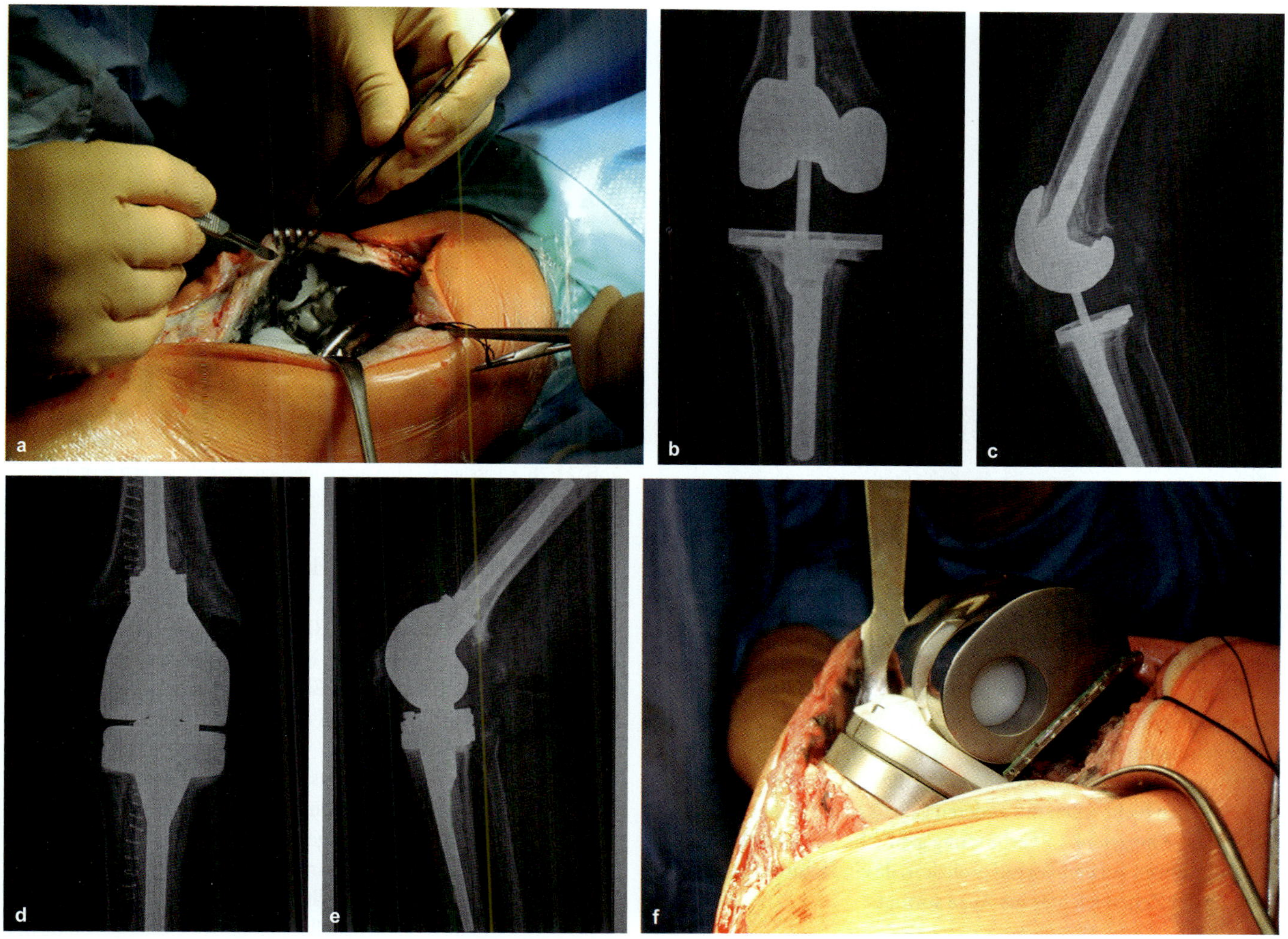

Abb. 21.24 Siebenmalige Revision nach erneuter Lockerung und Verlust der Femurkondylen, Ersatz durch einen Kondylenmodell, **a** intraoperativer Situs mit Metallose, **b + c** radiologisch präop., **d + e** radiologisch postop, **f** intraperativ nach Kondylenersatz [P1170]

architektur, die sich dynamisch den verschiedenen Erfordernissen anpasst. Aufgrund der hohen anatomischen Dichte bei gleichzeitiger Gang- und Standbelastung kann eine Einbeziehung einzelner Strukturen in das Krankheitsgeschehen direkte und indirekte Schäden sämtlicher Gelenke, Sehnenhüllen und Schleimbeuteln hervorrufen.

Häufigster Prädilektionsort für die Manifestation am Fuß ist die distale Insertion der Tibialis-posterior-Sehne bzw. die benachbarten Gelenke, besonders das Talonavicular-Gelenk.

MERKE

Die Untersuchung sollte daher den gesamten Fuß, besser noch die gesamte Extremität umfassen. Die Beurteilung des Barfußganges am möglichst bis auf die Unterwäsche ausgezogenen Patienten (Beinachsen!) ist obligat für die korrekte Diagnostik und damit die Grundlage für eine zielführende Therapie!

21.7.3 Klinisches Bild des rheumatischen Fußes

Das klinische Bild des rheumatischen Fußes ist von den hervorgerufenen Änderungen und Schmerzen der betroffenen Strukturen geprägt und in seiner Ausprägung sehr vielgestaltig. Klassischer Weise beginnt die Klinik zumeist an der distalen Insertion der Tibialis-posterior-Sehne bzw. der Beeinträchtigung der Kapsel-Band-Strukturen und artikulären Flächen im Talonavicular-Gelenk oder Tarsometatarsale 1. Bereits in einer frühen Phase der Inflammation kommt es zu einem Abflachen des Längsgewölbes mit Ausbildung eines nicht oder nur unzureichend kompensierbaren Pes planovalgus. Im Lauf des stadienartigen Verlaufs entwickel sich zusätzlich ein Rückfußvalgus mit Pronation und Abduktion des Vorfußes und eine Fehlstellung der Zehen.

Im Vollbild zeigt der rheumatische Fuß nach K. Tillmann eine Coup-de-vent-Deformität, die zu einer Evertierung des Ganges führt (➤ Abb. 21.25).

21.7.4 Diagnostik des rheumatischen Fußes

Anamnese

Zumeist werden Schmerzen und Schwellungen des Fußes und der Sehnen, insbesondere der Peroneal- und Tibalis-posterior-Sehnen

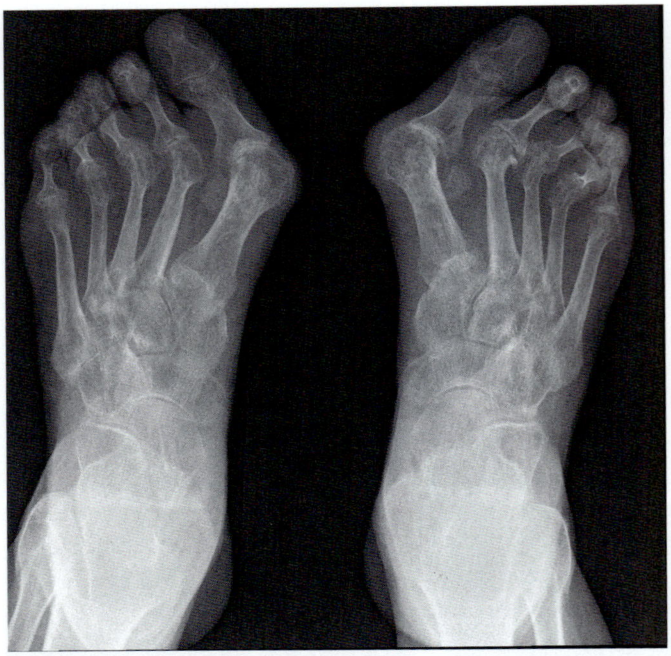

Abb. 21.25 Rheumatikerin mit Vorfußarthritis bds. [M1110/M1111]

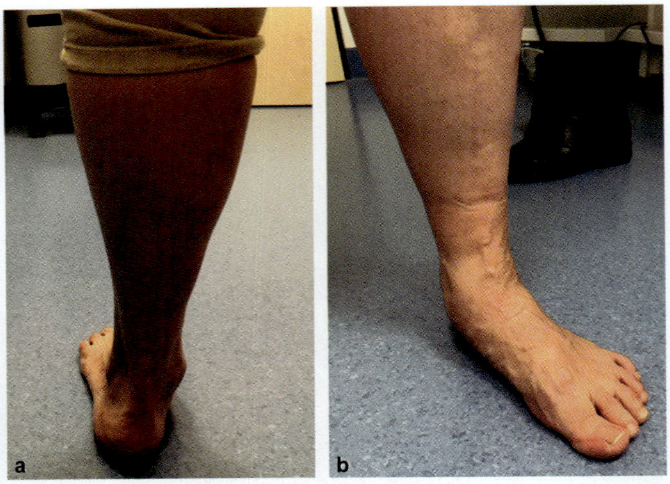

Abb. 21.26 Klinisches Bild Too-many-Toe-Sign von **a** dorsal und **b** ventral [M1110/M1111]

berichtet. Spangenförmige Schmerzen um das Sprunggelenk, Insertionsschmerzen der Sehnen und Vorfußschmerzen im Bereich der durchgetretenen Metatarsaleköpfchen stehen im Vordergrund. Meist bestehen gleichzeitig progrediente Probleme beim Laufen und Stehen. Diese werden nicht selten mit anderen Gelenken der Extremität, allen voran dem Kniegelenk in Verbindung gebracht. Die Pathologie wird am Fuß zumeist auf den Vorfuß projiziert, da eine schmerzhafte Fehlstellung der Zehen leichter ins Auge springt.

MERKE
Der rheumatische Fuß reicht bis zur Hüfte.

Klinische Untersuchung

Die klinische Untersuchung erfolgt im Liegen/Sitzen und Stehen am unbekleideten Fuß inkl. des Beins/der Beinachse. Lohnenswert sind auch die Beobachtung des Gangbildes und ein Blick auf die Schuhe (➤ Tab. 21.2). Der Seitenvergleich ist obligat.

- **Inspektion der Füße im Stand** von vorn und hinten (Too-many-Toes-Sign [➤ Abb. 21.26a, b], Rückfußachse). Zusätzliches Augenmerk auf das Fußgewölbe und die Fußstellung. Die Beschwielung der Fußsohlen zeigt wie eine „Langzeitpedobarographie" genau die überproportional druckbelasteten Areale.
- Die **Inspektion des Schuhwerks** (Abrieb der Sohle, Einlagen, Schweißabdrücke im Schuh/in der Einlage, Schuhform und Verschluss → Klettbänder?) lässt Rückschlüsse auf die Dauer der Veränderungen und mögliche Kompensationsversuche zu.
- **Palpation des entlasteten Fußes:** Sehnen, Gefäße und Pulse, Rückfußbeweglichkeit, Vorfuß (Zehen, Redressierbarkeit der Metatarsalia: Push-up-Test?).
- **Funktionstests:** aktive und passive Beweglichkeit im Sprunggelenk (im Stand und im Sitzen mit gebeugtem Knie), Zehen- und Hackenstand mit der Frage nach Aufbau des Längsgewölbes (aktiver Kompensationsmechanismus bei Knick-Senk-Fuß, im Gegensatz zu fixierten Fehlstellungen).
- Bei augenscheinlichen Fehlstellungen ohne Schmerzen sollte der **neurologische Status** überprüft werden (Polyneuropathie und Charcot-Neuroosteoarthropathie, Stimmgabeltest, Oberflächensensibilität mit dem Semmes-Weinstein-Monofilament, Achillessehnenreflex).

Bildgebende Diagnostik

Die bildgebende Diagnostik hat bei allen Veränderungen am Fuß einen hohen Stellenwert, allein schon als Ausgangsbefund bei beginnenden Arthritiden.

- **Röntgenbild** in mind. 2 Ebenen unter Belastung. Günstig ist bei der seitlichen Aufnahme die Erfassung/Abbildung des gesamten Fußes (→ talonaviculare Instabilität).

Tab. 21.2 Klinische Stadieneinteilung der M.-tibialis-posterior-Dysfunktion[1]

Insuffizienz	Johnson u. Strom Grad I	Johnson u. Strom Grad II	Johnson u. Strom Grad III	Myerson Grad IV
M.-tibialis-posterior-Sehne	Tenosynovialitis o. beginnende Degeneration	Elongation u. Degeneration Teiltotalruptur	Elongation u. Degeneration Teiltotalruptur	Elongation u. Degeneration Chron. Totalruptur
Knochendeformität	Keine	Passiv reponierbar, instabil	Nicht reponierbar	Rigide, nicht reponierbar

[1] nach Myerson 1997; Johnson, Strom 1989

- **Röntgenbild** des Rückfußes: **Saltzmann-View:** zur Beurteilung der subtalaren Gelenkachse des Kalkaneus und bei Rückfußfehlstellungen.
- Die **Arthrosonographie** hilft bei der Differenzierung zwischen intraartikulärer Ergussbildung/Synovitis oder extraartikulären Prozessen. Mit Doppler-Funktion kann eine knochennahe Hypervaskularisierung der Sehnen/Sehnenansätze erfasst werden (→ Enthesiopathien). Aktivitätsbestimmung der rheumatischen Grunderkrankung an Sehnen und Gelenken
- **CT** mit 3-D-Rekonstruktion bei unklaren Veränderungen der knöchernen Strukturen, insbesondere zur operativen Planung komplexer Korrekturen.
- **MRT** für den Nachweis/Ausschluss entzündlicher Veränderungen. Soll eine Sprunggelenksprothese implantiert werden, kann die MRT Aussagen zur Durchblutungssituation an Talus und distaler Tibia liefern. **Cave:** rheumatisch entzündliche intraossäre Veränderungen lassen sich leicht mit einer Osteomyelitis verwechseln.
- **Angiographie/Angio-MRT** sollte spezifischen Fragestellungen vorbehalten bleiben.
- **Pedobarographie und Podoskop** lassen Druckspitzen und Fehlbelastungen des Fußes im Stand und Gang visualisieren und für die Therapieplanung berücksichtigen.
- **Szintigraphie sollte speziellen Fragestellungen vorbehalten sein:** meist im Zusammenhang mit der Frage nach einer RSO vonseiten der Nuklearmediziner indiziert (Leitlinie Synovialektomie, www.awmf.org/leitlinien/detail/ll/187-007.html).

21.7.5 Therapieprinzipien

Prinzipiell können die meisten Pathologien des rheumatischen Fußes konservativ orthopädietechnisch versorgt werden, wenn sie früh erkannt und konsequent behandelt werden. Entsprechend der Vielgestaltigkeit der Veränderungen am rheumatischen Fuß sind auch die invasiven und operativen Möglichkeiten zahlreich. Die Versorgung erfolgt meist abschnittsweise (Gelenke und Sehnen), wobei die Gesamtsituation des Fußes und der Extremität bedacht werden muss. Ist der gesamte Fuß betroffen, muss ggf. ein zweizeitiges Vorgehen gewählt werden. Dann erfolgt zunächst die Versorgung des Rück- und Mittelfußes und dann erst die Versorgung des Vorfußes. Operative und konservative Therapie, insbesondere die kontinuierlich Kontrolle und Optimierung der Basistherapie sowie die orthopädie-(schuh-) technische Versorgung stehen sich hierbei nicht gegenüber, sondern sollten optimalerweise Hand-in-Hand von einem Behandler oder in direktem interdisziplinären Austausch, dann am besten gemeinsam, am Patienten geplant, durchgeführt und nachkontrolliert werden. Nur so kann der Langzeiterfolg gesichert werden.

Für eine standardisierte Behandlung sollte ein Therapiealgorithmus bestehen, der sich zumeist an der radiologischen Stadieneinteilung nach Larsen, Dale und Eek ausrichtet und gleichzeitig den Bedürfnisse des Patienten gerecht wird (Larsen et al. 1977).

Auch für die Versorgung des rheumatischen Fußes ist eine adäquate medikamentöse Grundvoraussetzung der Therapie.

21.7.6 Sprunggelenk

ALS FAUSTREGEL GILT

Bei einer operativen Intervention sind die Sehnen in die Therapieplanung mit einzubeziehen und können nicht separiert werden.

Der entzündliche Befall der Sprunggelenke und sprunggelenknahen Sehnen führt zu Funktionsdefiziten, die die Mobilität der Betroffenen limitiert. Zum Erhalt der Mobilität ist daher eine frühzeitige Detektion des Befalls und die unverzügliche Überprüfung und Optimierung der Basistherapie entscheidend. Lokale Injektionen mit Kortison oder bei unzureichendem Ansprechen ggf. eine (Früh?-)Synovialektomie, die gerade am „rebellischen Gelenk" eine kleine Renaissance erlebt und nicht vergessen werden sollte, können schnell und zuverlässig entzündete Gelenke vor dauerhaften Schäden schützen!

MERKE

„Time is bone/joint!"

Auch eine parallel unverzüglich eingeleitete orthopädie(-schuh-) technische Versorgung darf nicht vergessen werden:

- **Interventionell:** Applikation von Kortison (sonographiegesteuert erhöht die Präzision und den Erfolg), die Radiosynoviorthese mit Rhenium ist bei Gelenken ohne Randusuren (LDE-Stadium 2) möglich. An den Sehnen sollte (Kortison), kann (RSO) dies wegen der Gefahr der Sehnenrupturen nicht erfolgen.
- **Operativ, präventiv:** Die Synovialektomie/Tenosynovialektomie sollte bei allen Eingriffen am Sprunggelenk erfolgen. In frühen Stadien zumeist in Form einer arthroskopischen Synovialektomie am Sprunggelenk. Nach Abheilen der Kapsel werden die verbliebenen Synovialnester mit einer RSO adressiert. Die Tenosynovialektomie der Peroneal- und Tibialis-posterior-Sehnen erfolgt offen.
- **Operativ, rekonstruktiv:** Bei fortgeschritten destruierten Gelenkflächen besteht die Möglichkeit der endoprothetischen Versorgung oder der Arthrodese des Sprunggelenks. Für die **endoprothetische Versorgung** müssen eine Restbeweglichkeit und ein stabiler Rückfuß sowie der Ausschluss einer Osteonekrose des Talus vorliegen. Aktuell ist die zementfreie Implantation einer 3-Kompoenten-Prothese mit beweglichem Gleitkern State of the Art. Bei der **Arthrodese** erfolgt je nach Einbeziehung der verschiedenen Kammern des USG eine singuläre Arthrodese des OSG in Neutralstellung oder eine pantalare Arthrodese. Meist werden (kanülierte) Schrauben verwendet, als Alternative bieten sich Arthrodesennägel und winkelstabile Platten für die Versorgung an.

21.7.7 Rückfuß

MERKE

Bei Versagen der Einlagen und Schuhzurichtung sind meist Arthrodesen erforderlich, um die Mobilität im OSG zu erhalten.

Der Rückfuß nimmt eine Schlüsselposition am rheumatischen Fuß ein. Es muss immer der gesamte Fuß bzw. das gesamte Bein betrachtet werden. Ist der gesamte Fuß betroffen sollte immer eine Gesamtversorgungsstrategie ggf. zweizeitig mit dem Patienten geplant und dann zuerst der Rückfuß versorgt werden.

Entzündliche Veränderungen der Sehnenansätze führen zu Schmerzen und einem pathologischen Gangbild mit der Gefahr der Gelenkbeteiligung. Insbesondere bei Destruktionen der medialen Säule und Sehnen (Tibialis posterior) entwickeln sich progrediente Fehlstellungen in den benachbarten Gelenkabschnitten, die Auswirkungen bis zum Hüftgelenk und Becken haben. Konservativ erfolgt die Versorgung mit fersenumfassenden Einlagen („in Korrekturstellung" bei redressierbaren Fehlstellungen oder „bettend" bei rigiden Fehstellungen, die dann eher OP-Indikationen darstellen) und Schuhzurichtungen mit verstärkter Fersenkappe und ggf. ausgestellten Absätzen. Bei persistierenden oder progredienten Pathologien bleibt zumeist nur die rekonstruktive Operation.

- **Interventionell:** Kortison kann intraartikulär diskutiert werden. Die Indikationen sind aber eng begrenzt und selten.
- **Operativ, präventiv:** Präventive Operationen sind ebenfalls eine Rarität.
- **Operativ, rekonstruktiv:** Eine subtalare Arthrodese in Stellungskorrektur ist bei fixierten Fehlstellungen und bei einem Rückfußvarus empfohlen. Zusätzlich sollte in gleicher Sitzung eine Fusion des Talonavicular-Gelenks in Korrekturstellung durchgeführt werden. Eine Arthrodese des Calcaneo-Cuboid-Gelenks ist seltener und nur bei nachgewiesener direkter Destruktion erforderlich (Triple-Arthrodese). Bei der Arthrodese der vorbeschriebenen Gelenke in Verbindung mit der Stellungskorrektur wird dieses Gelenk entlastet und die Länge der lateralen Fußsäule verbessert. Bei der Operation werden Schrauben mit Kompression und/oder winkelstabile Implantate bevorzugt verwendet. Kalkaneus-Verschiebeosteotomien, wie z.B. von Schill erwähnt, sind selten, auch wegen der erhöhten Gefahr des Materialversagens bzw. der Entwicklung einer Pseudarthrose bei Osteoporose (Rehart et al. 2015).

21.7.8 Mittelfuss- und Charcot-Neuroosteoarthropathie (CN)

MERKE

Eine Mitbeteiligung des Mittelfußes sollte immer zur Abklärung weiterer Pathologien veranlassen (z.B. Charcot-Neuroosteoarthropathie).

Der Mittelfuß spielt primär bei den rheumatischen Veränderungen gegenüber Rück- und Vorfuß eine untergeordnete Rolle. In den letzten Jahren werden inflammatorische Destruktionen in den Gelenken zwischen der Chopart- und Lisfranc-Gelenklinie häufiger versorgt. Häufig weisen Betroffene gleichzeitig neurologische Auffälligkeiten im Mittelfuß auf.

Charcot-Neuroosteoarthropathie (CN; Syn: Charcot Foot Syndrome)

Es handelt sich um eine schubartig verlaufende, progressive Erkrankung der Knochen, Gelenke aber auch des Weichteilgewebes (➤ Abb. 21.27), in deren Mittelpunkt immer eine Polyneuropathie steht (Ursache Polyneuropathie verschieden: im Rahmen der rheumatischen Grunderkrankung, Diabetes, Alkohol, Spina bifida, medikamenteninduziert, z.B. Leflunomid, und andere Ursachen). Die CN kann unbehandelt zur vollständigen Zerstörung von Knochen, Gelenken und zum Zusammenbruch des gesamten Fußes führen (Rogers et al. 2011). Die CN stellt uns in der Therapie vor besondere Herausforderungen: Erstens handelt es sich meistens um multimorbide Patienten mit oft auch multiplen sozialen Problemen, ferner sind die Patienten aufgrund der Polyneuropathie i.d.R. nicht in der Lage den betreffenden Fuß zu entlasten (Einbeinstand gar nicht möglich). Hinzu kommen als Herausforderung und Komorbiditäten die drei „I":

- **I**nstabilität**I**nfektion**I**schämie

Neben der durch die Polyneuropathie bedingten Ataxie mit Gang- und Standunsicherheit, die zu pathologischen Spitzenbelastungen (Shearing Forces und Peak Pressure) führen, entsteht schleichend eine progrediente Instabilität der betroffenen Fußregionen durch die o.g. Zerstörung von Bändern und Gelenken. Dadurch erhöht sich massiv das Risiko zur Ulzeration, welche durch die Polyneuropathie meist unbemerkt bleibt und oft zu Superinfektionen sowie deren Ausbreitung bis hin zur Sepsis führen kann (Rogers et al. 2011). Primär besteht kein Zusammenhang zwischen einer CN und einer Infektion oder Ischämie: Im Gegenteil führt eine isolierte CN meist durch die Kalzifizierung der Intima mittlerer Arterien (Mönckeberg-Sklerose, oft gut als diagnostisches Kriterium im Röntgenbild erkennbar) zu einer Hyperperfusion mit Wash-out-Phänomen und im akuten Stadium zum typischen klinischen Bild des einseitig geschwollenen, geröteten und überwärmten Fußes (➤ Abb. 21.27; Rogers et al. 2011). Nicht selten leiden die multimorbiden Patienten aber auch zusätzlich an einer pAVK, dann entsteht eine sehr ungünstige Situation insbesondere bei Ulzeration oder Infektion, da dann auch die Heilung zusätzlich stark eingeschränkt wird.

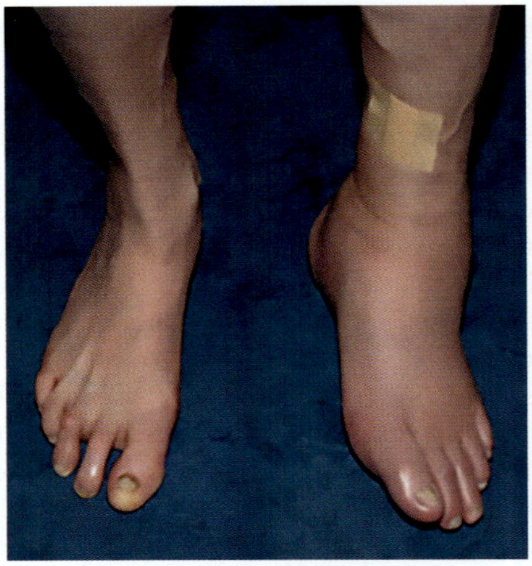

Abb. 21.27 Typisches klinisches Bild eines akuten Charcot-Fußes (CN) [M1110/M1111]

21

Weitere typische klinische Zeichen können neuropathische Schmerzen, ein progressiver Kraftverlust, zunehmende Instabilität und Gelenkdestruktion ohne Trauma sowie typischerweise die ausgeprägte Diskrepanz von (nicht vorhandenem) Schmerz und dem klinischen Erscheinungsbild mit (Prä-)Ulzerationen, die in vielen Fällen zunächst unbemerkt bleiben. Daraus resultiert die oft viel zu lange Latenz bis zur Diagnosestellung. Die Einteilung erfolgt nach dem aktuellen Konsensus-Papier nur noch in aktive vs. inaktive Stadien, da nur dies Relevanz für die Versorgung hat, sowie anatomisch weiterhin durch die Klassifikation nach Sanders (Rogers et al. 2011). Die Pathophysiologie der CN bleibt weiterhin unklar. Aktuell steht die inflammatorische Therapie nach Jeffcoate im Focus, wobei die Veränderungen der Kollagensynthese eine entscheidende Rolle spielen könnten (Jeffcoate et al. 2005; Illgner et al. 2017). Die frühzeitige Diagnosestellung einer CN ist von elementarer Bedeutung für den weiteren Verlauf und den Erhalt des Fußes analog zur Erkennung und zielgerichteten (Basis-)Therapie einer rheumatischen Erkrankung. Allerdings stellt die Diagnostik insbesondere in frühen Stadien immer noch eine Herausforderung dar, was in den meisten Fällen zu einer inakzeptablen Latenz mit oft irreparablen Schäden am Fuß führt. Um gerade in unklaren frühen Stadien und um die Abgrenzung zu rheumatischen Erkrankungen und/oder septischen Arthritiden zu verbessern, wurde der histopathologische **Charcot-Score,** der an OP-Proben erhoben werden kann, eingeführt (Illgner et al. 2017). Es existiert auch ein rheumatischer **Charcot-Fuß** (oft ohne Vorliegen eines Diabetes mellitus); hier wird die Erkrankung durch eine Polyneuropathie im Rahmen der rheumatischen Grunderkrankung, ggf. auch medikamenteninduziert oder aufgrund anderer Komorbiditäten ausgelöst. Grundsätzlich bleibt die CN eine klinische Diagnose, Standardbildgebung ist eine Röntgendiagnostik des Fußes (OSG a.-p., Fuß d.-p. und streng seitlich, wenn immer möglich im Stehen), ergänzt werden kann diese Diagnostik durch CT oder MRT oder spezielle Bildgebungen, wenn erforderlich (Rogers et al. 2011).

Durch die von distal nach proximal aufsteigende Polyneuropathie entsteht durch die frühere Beteiligung der kurzen Beuger gegenüber den langen Strecksehen von Fuß und Zehen eine typische Krallenzehenbildung und eine Spitz-Hohlfußstellung durch die typische Mitbeteiligung der Achillessehne, was für die folgende Versorgung von großer Bedeutung ist. Eine ausführliche Darstellung findet sich bei „The Diabetic Foot" von Levin und O'Neils.

Die Therapie der CN ist primär konservativ und stellt eher eine Abfolge und kontinuierliche Anpassung der Therapie aufgrund des lebenslangen progressiven Verlaufs dieser Erkrankung dar. Sie besteht zunächst in der konsequenten Versorgung mit neuropathieadaptierten Weichbettungen und analog zur Risikoklassifikation für die Versorgung des diabetischen Fußsyndroms (sollte analog angewandt werden bis eigene Leitlinie für den rheumatischen Charcot-Fuß vorliegt). Eine OP-Indikation besteht bei Instabilität, die eine Versorgung in Total Contact Cast (primäre Versorgung aller Akutstadien mit hervorragender Datenlage) oder in orthopädischem Maßschuh nicht zulässt, sowie bei Osteomyelitis. Weitere relative OP-Indikationen können bei scharfkantigen Exosten, die zur Ulzeration führen, bzw. (Zehen-/Fuß-)Fehlstellungen, die zu Fehl-Überbelastungen mit konsekutiver Ulzeration (kontrakte Krallenzehen, Spitzfuß) führen, vorliegen. Grundsätzlich bleibt zu beachten, dass es sich um eine lebenslange progrediente Erkrankung handelt und die Patienten i.d.R. den Fuß nicht entlasten können (OP-Verfahren mit Entlastung/Teilbelastung sehr hohes Risiko für Scheitern) und daher die oft multiplen Nebenerkrankungen beachtet werden sollten. Diese Überlegungen sollten präoperativ klar mit dem Patienten besprochen und geplant werden. **„Do the right things early":** Mit oft einfachen minimalinvasiven Maßnahmen können Ulzerationen mit allen Folgen bis hin zu Amputation oft wirkungsvoll verhindert werden, z.B. mit der perkutanen Tenotomie der Beuge- und Strecksehnen der Krallenzehen mittels einer umgebogenen Kanüle, kombiniert mit einem Brisement forcé in Lokalanästhesie nach Oberst in wenigen Minuten durchführbar (natürlich auch bei Krallenzehen bei Rheuma ohne Polyneuropathie und CN analog durchführbar) und analog einer perkutanen Achillessehnenverlängerung, welche bei ausgeprägter Polyneuropathie ggf. in Lokalanästhesie oder in Regionalanästhesie durchgeführt werden kann.

Bei fortgeschrittenen Destruktionen von Gelenken durch die CN, die oft den Mittelfuß betreffen (Sanders Typ II und III, meist kombiniertes Befallmuster) oder Befall des Rückfußes (Sanders IV und V) sollte vor größeren Interventionen immer geprüft werden, ob es sich um stabile Füße handelt oder eine Instabilität (Röntgen im Stehen, Barfußgang) vorliegt: Stabile Füße ggf. auch mit weit fortgeschrittenem radiologischen Befund, die plantigrad stehen, sollten mit überknöchelhohen orthopädischen Maßschuhen mit bimalleolärer oder Arthrodesenkappe und neuropathieadaptierten Weichbettungen versorgt und aufwendige und risikoreiche operative Versorgungen vermieden werden. Einzelne scharfkantige (oft plantar unter ehemaligem TN-Gelenk) Exostosen können über einen lateralen oder medialen Zugang abgetragen und geglättet und der Patient sofort aber dem 1. d post-op z.B. im Walker voll belastet werden. Nur bei Instabilität von Mittel- und/oder Rückfuß, Fehlstellungen, die orthopädieschuhtechnisch nicht versorgt werden können, und bei tiefen Infektionen sollte eine operative Stellungskorrektur durchgeführt werden. Es handelt sich dann i.d.R. um komplexe und atypische Versorgungen bei einer Hochrisikoklientel: Die Komplikationsrate ist deutlich erhöht, entsprechend sollten diese Versorgungen nur von erfahrenen rheumaorthopädischen Kollegen durchgeführt werden, die sich mit der CN und ihren Fallstricken auskennen. Dann gibt es inzwischen eine Vielzahl von Operationstechniken. Da es sich wie schon beschrieben grundsätzlich um eine schwere, lebenslange und progriente Erkrankung mit schubartigen Rezidiven handelt, bergen interne Fixierungen das Risiko mittel- und langfristig zu brechen, zu luxieren, superinfiziert zu werden (Ulzeration direkt oder an anderen Stellen des Fußes) oder der osteosynthetisch versorgte Knochen löst sich selbst im Rahmen des nächsten CN-Schubes auf. Daher präferieren die Autoren externe Fixierungen mittels Fixateur externe oder Steinmann-Nägeln: Hierdurch kann durch ein standardisiertes OP-Verfahren jede Fehlstellung von Mittel- und/oder Rückfuß korrigiert, fixiert und in Ausheilung gebracht werden (Illgner et al. 2014). Nach 6–8 Wo. wird das Osteosynthesematerial vollständig entfernt und der Patient in Total Contact Cast oder Unterschenkelorthese unter Vollbelastung mobilisiert, ferner wird durch diese Art der Fixierung die OP-Zeit deutlich verkürzt und es konnten hervorragende Ergebnisse im Langzeitverlauf in einer großen Studie an 292 operierten Füßen erreicht werden. Das genaue operative Vorgehen würde den Rahmen dieses Handbuches überschreiten, Details hierzu können in dem zitierten Artikel nachgelesen werden (Illgner et al. 2014).

MERKE

- Im Mittelpunkt der Pathophysiologie der CN steht immer eine Polyneuropathie („Gamechanger", PNP).
- Die Ursache der PNP kann unterschiedlich sein (Fehlen von Diabetes mellitus schließt eine Polyneuropathie gerade beim Rheumatiker auf keinen Fall aus!).
- Nicht jeder Patient mit PNP entwickelt eine CN (insbesondere nicht bei adäquater Therapie).
- Die Früherkennung von PNP und CN sind essenziell, um den Fuß zu retten.
- Die CN ist primär eine klinische Diagnose, die Therapie erfolgt primär konservativ, operative Interventionen können aber in allen Stadien erforderlich sein.
- Die weitere Herausforderung in der Versorgung sind die „3 I" (Instabilität, Ischämie und Infektion): Bei Ischämie immer erst Rekanalisieren (oder in einer Sitzung versorgen), dann stabilisieren. Auch bei Infektion ist eine unverzügliche Rekanalisation (zeitnah nach Fokussanierung) unerlässlich: ohne Durchblutung keine Heilung!
- Aufgrund der PNP und der Ataxie können Patienten mit CN nicht entlasten/teilbelasten. Dies ist bei der operativen Planung zu berücksichtigen: frühestmöglich Vollbelastung, möglichst immer ab 1. d post-op anstreben.
- CN ist eine lebenslange und progrediente Erkrankung, die schubweise zu Lyse, Instabilität und Destruktion von Kapsel, Sehnen und Knochen führt. Daher sind grundsätzlich externe Osteosynthesematerialien (Steinmann-Nägel und Fixateur externe) zu bevorzugen.
- Die primäre CN hat nichts mit Infektionen zu tun (wenn, dann immer Komplikation und Folge) und auch nichts mit entzündlichen Erkrankungen (ggf. durch Rheuma-PNP und durch PNP-Triggerung CN): Daher sind die unspezifischen Entzündungsmarker BSG und CRP immer negativ und das Labor unauffällig.
- Erhöhung der Entzündungsmarker weist entweder auf persistierende Infektion (subakute Osteomyelitis?) oder Aktivität der Grunderkrankung hin und muss prä-op abgeklärt, behandelt oder operativ mitversorgt werden.

Der rheumatische Befall des Mittelfußes (Arthritis der Mittelfußgelenke)

Der entzündliche Befall der Chopart-Gelenke oder Lisfranc-Gelenklinie und der dort inserierenden Sehnen (insbesondere der Peronealsehnen und der Tibalis-anterior-Sehne) führt zu Funktionsdefiziten, die die Mobilität der Betroffenen stark limitiert. Zum Erhalt der Mobilität ist daher eine frühzeitige Detektion des Befalls und eine Einlagen- und Schuhzurichtung mit Reduktion der Beweglichkeit im Mittelfuß durch Schuhbodenversteifungen mit entsprechend der Läsion angebrachten Abrollhilfen entscheidend.

- **Interventionell:** Injektionen von Kortison intraarikulär (sonographiekontrolliert) stellen ein schnell wirksames und bewährtes Mittel bei aktiver Arthritis trotz suffizient eingestellter Basistherapie dar. (Peri-)tendinösen Infiltrationen im Bereich des Mittelfußes stehen die Autoren wegen der Ruptur- und Infektionsgefahr zurückhaltend gegenüber.
- **Operativ, präventiv:** Präventive Operationen sind ebenfalls eine Rarität.
- **Operativ, rekonstruktiv:** Bei destruierten Gelenkflächen und/oder einer Instabilität erfolgt die Arthrodese der Gelenke. Die Versorgung erfolgt mit versenkbaren Schrauben oder winkelstabilen Platten. Die Schraubenversorgung wie bei Luxationsfrakturen der Lisfranc-Reihe ermöglicht ggf. den Erhalt einer Restbeweglichkeit in der Längsachse gegeneinander. Eine Spongiosaplastik aus Tibiakopf oder Beckenkamm ist erforderlich und bedeutet für die Patienten eine Entlastung des Fußes für 12–16 Wo.

21.7.9 Vorfuß

MERKE

Aufgrund des typischen Befallsmusters entsteht oft eine typische Verbreiterung des Vorfußes, die zum Konflikt mit dem Schuhwerk führt und zu Ulzerationen führen und unter immunmodulierender Therapie komplikationsträchtig sein kann. Aus diesem Grund kann eine operative Maßnahme sinnvoll und erforderlich sein.

Die Veränderungen am rheumatischen Vorfuß sind vielgestaltig und reichen von Monarthritiden eines MTP-Gelenkes bis hin zur rigiden oder mutilierenden Destruktion aller Gelenke (➤ Abb. 21.28). Entsprechend sind die Versorgungsmöglichkeiten breit gefächert. Eine ausführliche Darstellung aller Therapieoptionen würde den Umfang des Buches sprengen und dem Anspruch einer schnellen Orientierung nicht gerecht werden. Für detaillierte Darstellungen der verschiedenen Verfahren sei auf die entsprechende Literatur und Expertise spezialisierter operativ tätiger orthopädischer Rheumatologen verwiesen.

- **Interventionell:** Gezielte intraartikuläre Injektionen von Kortison (sonographiekontrolliert) stellen ein schnell wirksames und bewährtes Mittel bei aktiver Arthritis trotz suffizient eingestellter Basistherapie dar. (Peri-)tendinösen Infiltrationen im Bereich des Vorfußes stehen die Autoren wegen der Ruptur- und Infektionsgefahr zurückhaltend gegenüber.

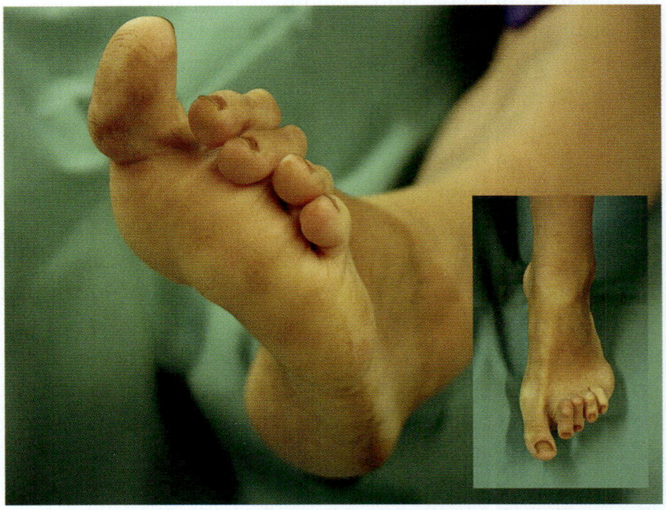

Abb. 21.28 Vorfußarthritis mit Hammerzehen D2 + 3 mit Subluxationsstellung der Zehen in den MTP-Gelenken, plantare Schwielen an D1, MTP3, MTP 5 [M1110/M1111]

Die RSO ist bei gesicherter Synovialitis einzelner Gelenke prinzipiell möglich, die Indikation sollte zwischen Rheumatologen und Nuklearmedizinern abgesprochen werden.

- **Operativ, präventiv:** Synovialektomien sind bei erhaltenen Gelenken eine Option, wobei bei instabiler Kapsel und fehlendem Pannus die Gelenkflächen sekundär schneller destruieren können.
- **Operativ, rekonstruktiv:** Beim Vollbild des rheumatischen Vorfußes mit rigiden Metatarsalia, nach dorsal (sub-)luxierten Zehen im MTP-Gelenk, fixierten Hammerzehen und Hallux valgus ist die komplette Vorfußkorrektur nach Tillmann im deutschsprachigen Raum der Goldstandard. Gleichwohl wird zunehmend anstelle einer Köpfchenresektion mit Sesambeinexstripation am Großzehengrundgelenk die Arthrodese in Funktionsstellung (ca. 15°-Dorsalinklination) durchgeführt.

21.7.10 Sehnen

MERKE
Die Sehnen gehören bei jeder Untersuchung dazu.

- **Interventionell:** Wegen der Gefahr der Sehnenruptur sollte die peritendinöse bzw. die Applikation von Kortison in die Sehnenscheiden sorgfältig abgewogen werden.
- **Operativ, präventiv:** Bei der operativen Versorgung (arthroskopisch, offen) von Gelenken des Fußes kann eine Erweiterung des Eingriffs mit Tenosynovialektomie im Bereich der retromalleolären Sehnen meist problemlos erfolgen..
- **Operativ, rekonstruktiv:** Bei destruierten Gelenkflächen und/oder einer Instabilität erfolgt am Rück- und Mittelfuß die Arthrodese der Gelenke. Die alleinige Rekonstruktion der Tibialis-posterior-Sehne im distalen Ansatzbereich, wie sie in den ersten beiden Stadien der degenerativen Veränderungen nach Johnson und Strom (s.o.) erfolgt, ist bei rheumatisch destruierten Sehnen und Gelenken nicht Erfolg versprechend. Zur Vorbeugung einer progredienten Knick-Senk-Fußbildung wird sie von A. Wanivenhaus in Kombination mit einer Arthodese des Talonavicular-Gelenks und unter Verwendung der langen Flexor-hallucis-Sehne als Ersatzplastik empfohlen (Wanivenhaus 2014). Rupturen der Tibialis-anterior-Sehne werden mit Augmentation durch die Sehne des Extensor hallucis longus, wie bei degenerativen Rupturen, therapiert, um die Dorsalextension weiterhin zu gewährleisten.

21.7.11 Differenzialdiagnostische und -therapeutische Abgrenzungen

Nicht alle Beschwerden am Fuß des Rheumatikers sind durch die Grunderkrankung bedingt. Häufig sind z.B. auch degenerative Erkrankungen (Knick-Senk-Fuß), posttraumatische Arthrosen (Vorgeschichte!), funktionelle Beschwerden (Blockierungen, Fehl-/Überbelastungen), osteoporotische Ermüdungsfrakturen (insbesondere Pilon tibiale, Talus und Kalkaneus), Gichtarthritis (nicht nur MTP-I-Gelenk am Fuß: alle Gelenke und Sehnen können betroffen sein). Oft liegen auch Mischbilder vor.

Die wichtigste differenzialdiagnostische Abgrenzung stellt die schnellstmögliche Diagnose auch schon von Frühstadien einer Polyneuropathie dar, am besten noch bevor dauerhafte Schäden an den Gelenken eingetreten sind: Dann sind eine risikoklassenorientierte Versorgung mit neuropathieadaptierten Weichbettungen und Schuhversorgung ausreichend (s.o.).

Weitere wichtige Abgrenzungen von Schwellungen und Schmerzen im Bereich der Füße stellen auch Gefäßerkrankungen dar (venöse Insuffizienz, Thrombosen, pAVK, Lipödeme etc.).

21.7.12 Postoperative Behandlung

Die Anforderungen an eine postoperative Therapie scheinen sich teilweise zu widersprechen. Der Druck auf das Gewebe im Operationsgebiet und die Wunde ist deutlich höher als an der oberen Extremität. Schwellungen können die Heilung kompromittieren. Patienten sollen sicher mobil sein, aber gleichzeitig meistens den Fuß wegen Osteosynthesen und Arthrodesen für einen teils längeren Zeitraum von bis zu 16 Wo. entlasten. Aufgrund der größeren Gefahr von perioperativen Infektionen unter Biologika sollen diese 2 HWZ pausiert werden, was eine Schubsituation mit gesteigerter Krankheitsaktivität begünstigen kann.

- Wundheilung: Entlastung durch Hochlagerung, Kühlung, entstauende Maßnahmen. Fadenzug erst bei sicherer Wundheilung, mind. 14 d die Fäden belassen. Zumeist besteht eine Mikroangiopathie, die eine verzögerte Heilung beinhaltet.
- Osteosynthesen/Arthrodesen: Durch Hemmung der Zell-Zell-Interaktion der Knochenzellen erfolgt die Knochenheilung verzögert. Die längerfristige Entlastung begünstigt eine zirkumskripte Verstärkung der Osteoporose.
- KG/Ergotherapie/Lymphdrainage: Physikalische Therapie unterstützt die Heilung und verbessert die Mobilität und damit die Re-Integration der Betroffenen. Ausreichende Rezepte sind bei länger andauerndem Bedarf erforderlich.

Essentials für die Hausarztpraxis

Perioperatives Management und Rehabilitation

- Der Operateur des Rheumapatienten muss über solide **Kenntnisse** der unterschiedlichen **DMARDs** verfügen.
- Es ist eine **klare Risikoklassifizierung** des geplanten Eingriffs durch den Operateur erforderlich.
- Eine enge **interdisziplinäre Abstimmung des Therapieplans** ist zwingend erforderlich.
- Daraus ergibt sich ein **differenziertes Pausieren** relevanter Medikation unter Wichtung aller Einflussfaktoren.
- Es ist das kürzestmögliche therapiefreie Intervall anzustreben; **lange Therapiepausen** wegen unbegründeter Sicherheitsbedenken müssen ebenso **vermieden werden** wie ein zu spätes Wiedereinsetzen der immunsuppressiven Behandlung.
- Ein **kontrollierter Umgang** mit Glukokortikoiden als oft unterschätztes Risikomedikament ist zu fordern.

Operative Therapie der rheumatischen Halswirbelsäule

- Bei **operativen Eingriffen an der oberen Halswirbelsäule** sollte immer eine CT-Untersuchung und eine Angiographie der **A. vertebralis** zum Nachweis eines möglichen atypischen Verlaufs durchgeführt werden.
- Im Falle einer **kraniozervikalen Fusion bis in die subaxiale Halswirbelsäule** besteht bei Rheumapatienten ein deutlich erhöhtes Risiko einer Anschlussinstabilität.
- **Wesentliche Komplikationen bei operativen Eingriffen** sind postoperative Wundheilungsstörungen, frühzeitige Implantatlockerungen und das Auftreten von Anschlussinstabilitäten.
- **Operative Eingriffe an der Halswirbelsäule** beim Rheumapatienten sollten **nur in spezialisierten Zentren** durchgeführt werden.

Die rheumatische Hand

- **Über 6 Wo. persistierende Synovialitiden** der Gelenke und Sehnenscheiden sollten der Synovialektomie zugeführt werden, da eine Zerstörung der Gelenke und Sehnen droht.
- Die **Funktionseinschränkungen des ganzen Körpers** und die daraus resultierenden Belastungen, wie z.B. die Erfordernis von Gehhilfen, müssen bei der operativen und konservativen Therapie der Hand berücksichtigt werden.
- Auch **grobe Fehlstellungen** an der Hand können bei guter Funktion lange ohne operative Korrektur blieben.
- Die **operative Korrektur** geht häufig mit einem **Funktionsverlust der Hand** einher. Die Indikation muss daher gründlich abgewogen werden.
- Die **konservative und operative Therapie** der degenerativen und rheumatischen Hand unterscheiden sich häufig, trotz scheinbar gleicher Fehlstellungen, erheblich.
- Daher gehört die Korrektur rheumatischer Handfehlstellungen in die Hände eines in der Handchirurgie **versierten orthopädischen Rheumatologen.**
- Komplexe Fehlstellungen sollten einem Spezialzentrum für **operative Rheumatologie** (Infos unter www.dgorh.de) zugeführt werden.

Die rheumatische Hüfte

- Die **operative Therapie der RA** am Hüftgelenk richtet sich nach dem radiologischen Stadium der rheumatischen Gelenkdestruktion.
- Die **rheumatische Gelenkdestruktion** am Hüftgelenk ist durch gelenknahe Osteopenie, Usuren, Arthrozelen, Verlust des Gelenkknorpels mit konzentrischer Verschmälerung des Gelenkspalts, Knochennekrosen und Protrusio azetabuli gekennzeichnet.
- Bei fehlender medikamentöser Wirkung, persistierenden Schmerz und Schwellung sowie fehlender oder beginnender Destruktion im Röntgenbild kann eine **arthroskopische oder offene Synovialektomie** die Gelenkfunktion verbessern und die Destruktion stoppen.
- Bei fortgeschrittener Gelenkdestruktion sollte **frühzeitig** die Indikation zum **endoprothetischen Gelenkersatz** gestellt werden.
- Der **endoprothetische Hüftgelenkersatz** bei RA-Patienten zeigt nach aktueller Studienlage exzellente Ergebnisse mit nur moderat erhöhten Raten an Luxationen und periprothetischen Infektionen im Vergleich zu Arthrose-Patienten

Juvenile Arthritis

- Bei der JIA ist durch eine **multidisziplinäre Therapie** unter Einsatz moderner Medikamente in den vielen Fällen eine Erkrankungsremission zu erzielen. Sie ist jedoch noch **nicht kurativ heilbar.**
- Deshalb ist für die langfristige Entwicklung der betroffenen Gelenke und Sehnen ein **interdisziplinäres Konzept** notwendig.
- Nur **frühzeitige interdisziplinäre Behandlungsstrategien** können bei komplizierten Verläufen oder anhaltender Krankheitsaktivität die Langzeitergebnisse verbessern und damit einen Gelenkersatz verzögern oder gar vermeiden.
- Eine **frühzeitige interdisziplinäre Beurteilung und Behandlungsplanung** unter operativ rheumaorthopädischen Gesichtspunkten ist insbesondere bei therapierefraktären Verläufen jetzt und zukünftig **State of the Art.**

Das rheumatische Knie

- Die aktuelle Leitlinie zur Synovialektomie bestätigt die Indikation **zur Entfernung der Gelenkinnenhaut** in therapierefraktären Fällen ()Biehl et al. 2022).
- Auch zur **diagnostischen Differenzialdiagnose** ist die Synovialektomie eine Möglichkeit zur anschließenden Therapiefindung.
- Der **Gelenkersatz** in den Stadien der fortgeschrittenen Destruktion ist eine der erfolgreichsten orthopädischen operativen Verfahren beim Rheumatiker. Die **Verbesserung der Lebensqualität** und der **Wiedergewinn der Belastungsfähigkeit** der unteren Extremität sind entscheidende Kriterien bei der Indikationsentscheidung.

Der rheumatische Fuß

- Bei der Behandlung von Rheumatiker gilt: **Immer den ganzen Patienten behandeln!**
- **bDMARDs und tsDMARDs** sollten pausiert werden, Einzelfallentscheidung bei **Leflunomid** (Wundheilungsstörung). Sehr kleine **„minimalinvasiven Eingriffe"** ebenfalls Einzelfallentscheidung für alle DMARDs.
- **Orthopädie-(schuh-)technische Versorgung** direkt prä-op. planen, einleiten, **Hilfsmittelabnahme** (durch Operateur) und **kontinuierliche Nachkontrollen** sichern den Langzeiterfolg!
- Die **Polyneuropathie** stellt einen „Gamechanger" in der Versorgung dar und muss so früh wie möglich erkannt werden!

LITERATUR

Perioperatives Management und Rehabilitation

Albrecht K, Poddubnyy D, Leipe J et al.: Perioperativer Umgang mit der Therapie von Patienten mit entzündlich-rheumatischen Erkrankungen. Aktualisierte Empfehlungen der Deutschen Gesellschaft für Rheumatologie. Z Rheumatol (2021) doi.org/10.007/s00393-021-01140-x

Bombardier C, Hazlewood GS, Akhavan P et al.: Canadian Rheumatology Association Recommendations for the Pharmacological Management of Rheumatoid Arthritis with Traditional and Biologic Disease-modifying Antirheumatic Drugs: Part II Safety. J Rheumatol (39) (2012) 1533–1602

Bongartz T: Elective orthopedic surgery and perioperative DMARD management: many questions, fewer answers, and some opinions. J Rheumatol (34) (2007) 653–655

George MD, Baker JF: Perioperative management of immunosuppression in patients with rheumatoid arthritis. Curr Opin Rheumatol (31) (2019) 300–306

Goodman SM, Menon I, Christos PJ et al.: Management of perioperative tumour necrosis factor α inhibitors in rheumatoid arthritis patients undergoing arthroplasty: a systematic review and meta-analysis. Rheumatology (55) (2016) 573–582

Goodman SM, Springer B, Guyatt G et al.: 2017 American college of rheumatology/American association of hip and knee surgeons guideline for the perioperative management of antirheumatic medication in patients with rheumatic diseases undergoing elective total hip or total knee arthroplasty. Arthritis Rheumatol 69 (8) (2017) 1538–1551

Härle P, Straub RH, Fleck M: Perioperative management of immunsuppression in rheumatic diseases – what to do? Rheumatol Int (30)(2010) 999–1004

Heldmann F, Braun J: Perioperative use of methotrexate. Clin Exp Rheumatol (28/Suppl. 61) (2010) 110–113

Kahlenberg JM, Fox DA: Advances in the Medical Treatment of Rheumatoid Arthritis. Hand Clin (27) (2011) 11–20

Kaiser H, Kley HK, Keyßer G: Cortisontherapie in der Rheumatologie. 1. A. Stuttgart: Thieme (2010)

Krüger K: Perioperatives Management bei Gelenkeingriffen unter immunsuppressiver Therapie. Z Rheumatol 76 (9) (2017) 767–775

Krüger K, Albrecht K, Rehart S, Scholz R und die Mitglieder der Pharmakotherapiekommission der DGRh: Empfehlungen der Deutschen Gesellschaft für Rheumatologie zur perioperativen Vorgehensweise unter Therapie mit DMARDs und Biologika bei entzündlich-rheumatischen Erkrankungen. Z Rheumatol (73) (2014) 77–84

Scholz R: Konventionelle Basistherapie. In: Rehart S, Sell S. (Hrsg.). Expertise Orthopädische Rheumatologie. Stuttgart: Thieme (2016) 200–204

Visser K, Katchamart W, Loza E et al.: Multinational evidence-based recommendations for the use of methotrexate in rheumatic disorders with a focus on rheumatoid arthritis: integrating systematic literature research and expert opinion of a broad international panel of rheumatologists in the 3 E Initiative. Ann Rheum Dis (68) (2009) 1086–1093

Wappler F: Empfehlungen zur präoperativen anästhesiologischen Evaluation. Anästh Intensivmed 55 (2014) 110–124

Operative Therapie der rheumatischen Halswirbelsäule

Casey AT, Crockard HA, Bland M et al.: Surgery on the rheumatoid cervical spine for the non-ambulant myelopathic patient – too much, too late? Lancet 347 (1996) 1004–1007

Grob D, Würsch R, Grauer W et al.: Atlantoaxial fusion and retrodental pannus in rheumatoid arthritis. Spine 22 (1997) 1580–1584

Kaito T, Hosono N, Ohshima S et al.: Effect of biological agents on cervical spine lesions in rheumatoid arthritis. Spine 37 (2012) 1742–1746

Kaito T, Ohsima S, Fujiwara H et al.: Predictors for the progression of cervical lesion in rheumatoid arthritis under the treatment of biological agents. Spine 38 (2013) 2258–2263

Kothe R: Rheumatische Fehlstellungen an der HWS unter besonderer Berücksichtigung der C1/C2-Stabilität – aktuelle Diagnostik und Therapiestrategien. Die Wirbelsäule 2 (2018) 272–278

Kothe R, Richter M: Relevanz der spinalen Navigation in der rekonstruktiven Halswirbelsäulenchirurgie. Orthopäde 47 (2018) 489–495

Miyata M, Neo M, Ito H et al.: Is rheumatoid arthritis a risk factor for a high-riding vertebral artery? Spine 33 (2008) 2007–2011

Stein BE, Hassanzadeh H, Jain A et al.: Changing trends in cervical spine fusions in patients with rheumatoid arthritis. Spine 39 (2014) 1178–1182

Sunahara N, Matsunaga S, Mori T et al.: Clinical course of conservatively managed rheumatoid arthritis patients with myelopathy. Spine 22 (1997) 2603–2608

Tanouchi T, Shimizu T, Fueki K et al.: Neurological improvement and prognosis after occipito-thoracic fusion in patients with multilating-type rheumatoid arthritis. Eur Spine J 21 (2012) 2506–2511

Yurube T, Sumi M, Nishida K et al.: Incidence and aggravation of cervical spine instabilities in rheumatoid arthritis. Spine 37 (2012) 2136–2144

Die rheumatische Hand

Beasley J: Osteoarthritis and rheumatoid arthritis: conservative therapeutic management. J Hand Ther Apr–Jun;25(2) (2012) 163–171

Bollow M: Rheumatoide Arthritis der Hand, Teil 2: Bildgebung. Radiologe Apr;61(4) (2021) 362–374

Buzatu C, Moots RJ: Measuring disease activity and response to treatment in rheumatoid arthritis. Expert Rev Clin Immunol Feb;15(2) (2019) 135–145

DeQuattro K, Imboden JB: Neurologic Manifestations of Rheumatoid Arthritis. Rheum Dis Clin North Am Nov;43(4) (2017) 561–571

Filippucci E, Cipolletta E, Mashadi Mirza R et al.: Ultrasound imaging in rheumatoid arthritis. Radiol Med Nov;124(11) (2019) 1087–1100

Gaulke R: Die stadiengerechte operative Therapie der rheumatischen Handgelenkinstabilität. OUP 10 (2017) 484–490

Gaulke R, Krettek C: Radiolunäre, radioskapholunäre und totale Handgelenkarthrodese bei rheumatischer Handgelenkinstabilität. Obere Extremität 3 (2008) 92–100

Gaulke R, Krettek C. Die Arthrodese des rheumatisch destruierten Handgelenksarthritis + rheuma 28 (2008) 135–141

Graudal N, Hubeck-Graudal T, Tarp S et al.: Effect of combination therapy on joint destruction in rheumatoid arthritis: a network meta-analysis of randomized controlled trials. PLoS One Sep 22;9(9) (2014) e106408. doi: 10.1371/journal.pone.0106408. eCollection 2014

Hurkmans EJ, van der Giesen FJ, Bloo H et al.; Guideline Steering Committee; Physiotherapy in rheumatoid arthritis: development of a practice guideline. Acta Reumatol Port Apr-Jun;36(2) (2011) 146–158

Littlejohn EA, Monrad SU: Early Diagnosis and Treatment of Rheumatoid Arthritis. Prim Care Jun;45(2) (2018) 237–255

Neumann S, Kwisda S, Krettek C, Gaulke R: Comparison of the grip strength using the Martin-Vigorimeter and the JAMAR-Dynamometer: Establishment of normal values. In Vivo 31 (2017) 917–924

Peres D, Sagawa Y Jr, Dugué B et al.: The practice of physical activity and cryotherapy in rheumatoid arthritis: systematic review. Eur J Phys Rehabil Med Oct;53(5) (2017) 775–787

Rida MA, Chandran V: Challenges in the clinical diagnosis of psoriatic arthritis. Clin Immunol May;214 (2020) 108390. doi: 10.1016/j.clim.2020.108390

Wilson YG, Sykes PJ, Niranjan NS: Long-term follow-up of Swanson's silastic arthroplasty of the metacarpophalangeal joints in rheumatoid arthritis. J Hand Surg Br Feb;18(1) (1993) 81–91

Juvenile Arthritis und rheumatisches Knie

Adamec O, Dungl P, Kasal T et al.: Knee joint synovectomy in treatment of juvenile idiopathic arthritis. Acta chirur orth et traum Checheslovaca Vol. 69(6) (2002) 350–356

Ansell B, Swann M: The management of chronic arthritis of children. Journal of Bone and Joint surgery 65B (1983) 536–543

Arbogast M: Sports in Rheumatic Diseases und Joint Replacement. Akt Rheumatol 33 (2008) 29–32

Arbogast M: Operative Therapie. In: Kinderrheuma – Wir können was tun. 1rd edition Deutsches Zentrum für Kinder- und Jugendrheumatologie, Garmisch-Partenkirchen (2006)

21

Arbogast M: Surgery for Juvenile idiopathic Arthritis. in Benson, Fixen, Macnicol, Parsch – Children's Orthopaedics and Fractures, Springer, 3rd ed. (2010) 202–212

Arbogast M, Häfner R, Michels H et al.: Joint saving therapy of the elbow in juvenile idiopathic arthritis. Arthritis und Rheuma 26 (2006) 364–368

Büttner J, Meier G: Kontinuierliche periphere Techniken zur Regionalanästhesie und Schmerztherapie-Obere und untere Extremität, Uni-med, Bremen (1999)

Cassidy James T, Petty Ross E: Textbook of pediatric rheumatology 4th ed., Saunders (2001)

Chalmers PN, Sherman SL, Raphael BS, Su EP: Rheumatoid synovectomy: does the surgical Approach matter? Clin Orthop Relat Res (2011)

Correll J, Truckenbrodt H: Correction of severe joint contractures and leg length discrepancies by external fixation (Ilisarov method). Rev Rheumatol (Engl. ed.) 64 (10, Suppl) (1997) 163

Dueckers G, Guellac N, Arbogast M et al.: Evidence and consensus based treatment guidelines 2010 for juvenile idiopathic arthritis by the german society of paediatric rheumatology, Klin Padiatr, 223 (2011) 386–394

Eichinger S, Forst R, Kindervater M: Indikation zur Schulter TEP beim jüngeren Patienten. Orthopäde 36 (2007) 311–324

Fassbender HG: Pathologie rheumatischer Erkrankungen. Springer (1975)

Glueck D, Gellmann H: Management of the upper extremity in juvenile arthritis, J Am Acad Orthop Surg Jul-Aug; 13(4) (2005) 254–266

Gondolph-Zink B, Puhl W, Noack W: Semiarthroskopic synovektomy of the hip.Int Orthop 12 (1988) 31–35

Gschwend N: Die operative Behandlung der chronischen Polyarthritis, Thieme 2. A., Stuttgart (1977)

Habermeyer P et al.: Sportfähigkeit nach Schulterarthroplastik. Sportverletz Sportschaden 16 (2002) 26–30

Häfner R, Pieper M: Arthroskopische Kniegelenkssynovektomie bei juveniler chronischer Arthritis, Z Rheumatol 54 (1995) 165–170

Hanff G, Sollermann C, Elborgh R et al.: Wrist synovectomy in juvenile chronic Arthritis (JCA). Scand J Rheumatol (1990)

Harrysson OL et al.: Higher cumulative revision rate of knee arthroplasties in younger Patients with osteoarthritis. Clin Orthop Relat Res 421 (1990) 162–168

Heimkes B, Stotz S: Ergebnisse der Spätsynovetomie der Hüfte bei der juvenilen chronischen Arthritis. Z Rheumatol 51 (1992) 132–135

Herberts P, Malchau H: Long-term registration has improved the quality of hip replacement:a review of the Swedish THR Register comparing 160000 cases. Acta Orthop Scand 71 (2000) 111–121

Ishii K, Inaba Y, Mochida Y et al.: Good long-term outcome of synovectomy in advanced stages of the rheumatoid elbow Acta Orthop (2012)

John M, Tiboldi G, John V et al.: Langzeitergebnisse nach Synovialektomie bei der juvenilen chronischen Arthritis. Akr Rheumatol 9 (1984) 188–192

Kampner S, Ferguson AB: Efficacy of synovectomy in juvenile rheumatoid arthritis. Clin Orthop 88 (1988) 94–109

Kvien TK, Pahle JA, Hoyeral HM et al: Comparison of Synovectomy and no synovectomy in patients with juvenile rheumatoid arthritis.Scand J Rheumatol 16 (1987) 81–91

Larsen A, Dale K, Eek M: Radiographic evaluation of rheumatoid arthritis and related conditions by standard reference films. Acta Radiol Diagnosis 18 (1977) 481–491

Mäenpää H, Kuusela P, Lehtinen J et al.: Elbow synovectomy on patients with juvenile rheumatoid arthritis Clin Orthop Relat Res (2003)

McEwen C: Multicenter evaluation of synovectomy in the treatment of rheumatoid arthritis. Report of results at the end of five years. J Rheumatol 15 (1988) 765–769

McMaster M: Synovectomy of the knee in juvenile rheumatoid arthritis. J bone Jt Surg 54B (1972) 263–271

Morgensen B, Brattström H, Ekelund L et al.: Synovectomy of the hip in juvenile chronic arthritis. J Bone and Joint surgery Vol.64-B, No. 3: (1982) 295–299

Rehart S, Henninger, M: Rolle des Orthopäden bei der Therapie rheumatischer Erkrankungen mit Biologika. Orthopäde 43(6) (2014) 585–593

Rehart S, Henninger M: Jubvenile rheumatische Erkrankungen – Endoprothetische Versorgung zerstörter Hüftglenke: Orthopäde 44(7) (2015) 531–537

Rehart S, Henninger M: Orthopädische Rheumatologie. Orthopäde 41(7) (2012) 546–551

Rydholm U.: Surgery for juvenile chronic Arthritis. Wallin & Dalholm, Lund, Schweden (1990)

Rydholm U et al.: Synovectomy of the knee in juvenile chronic arthritis. J Bone Joint Surg 68B (1986) 223–228

Schraml A: Synovektomie des Hüftgelenkes bei juveniler chronischer Arthritis. Neuroorthopädie und Rheumaorthopädie des Kindes (2000) 123–131

Spamer M, Georgi M, Hafner R et al.: [Physiotherapy for juvenile idiopathic arthritis]. Zeitschrift fur Rheumatologie (2012) 71

Touzet P, Mognato G, Merckx J et al.: Arthroscopic Synovectomy of the knee in juvenile chronic arthritis. 1st European conference on pediatric autoimmune and rheumatic diseases, Paris (1993)

Vilkki P, Virtanen R, Mäkelä AL: Arthroscopic synovectomy in treatment of patients with juvenile rheumatoid arthritis. Acta Univ Carol Med, Vol 37 (1-)2 (1991) 84–86

Wahn V, Oppermann J, Huppertz HI et al.: Rheumatische Erkrankungen im Kindes- und Jugendalter, München, Marseille (2001)

Ziegler J et al.: Ergebnisse endoprothetischer Versorgung bei Patienten vor dem 50. Lebensjahr. Orthopäde 36 (2007) 325–336

Das rheumatische Knie

Albrecht K, Callhoff J, Zink A: Langzeittrends in der rheumatologischen Versorgung: Erfolge und Defizite im Spiegel von 25 Jahren rheumatologischer Kerndokumentation. Z Rheumatol 78 (2019) 65–72. doi:10.1007/ s00393-019-0680-1

Arbogast M: Surgery for juvenile idiopathic arthritis. In: Benson, Fixen, Manicol, Parsch. 3rd ed. Children's Orthopedics and Fractures, Springer (2010) 202–212

Biehl C, Carl HD et al.: Synovialektomie, AWMF- Leitlinie (2022) im Druck.

Buchheit J, Serre A, Bouilloux X et al.: Cementless total knee arthroplasty in chronic infammatory rheumatism. Eur J Orthop Surg Traumatol Dec;24(8) (2014) 1489–1498

Carl H-D, Rech J: Synovektomie der großen Gelenke in der Ära der Biologica Z Rheumatol 70 (2011) 9–13

Dueckers G, Guellac N, Arbogast M et al.: Evidence and consensus based treatment guidelines 2010 for juvenile idiopathic arthritis by the german society of paediatric rheumatology, Klin Padiatr, 223 (2011) 386–394

Gaulke R: operative Rheumatherapie-wenn sie sein muss. Immunsuppression hat zur Therapieänderung geführt. Orthopädie und Unfallchirurgie 10 (2020) 14–16. doi:10.1007/s41785-020-1690-6

Gschwend N: Synovectomy of the knee joint. Surgical treatment of rheumatoid arthritis Thieme (1980) 203–216

Heyse TJ, Ries MD, Bellemans J et al.: Total knee arthroplasty in patients with juvenile idiopathic arthritis. Clin Orthop Relat Res. Jan;472(1) (2014) 147–154

Kerschbaumer F, Kerschbaumer G: Kniegelenk. In: Rehart S, Sell S, Orthopädische Rheumatologie, Thieme, (2016) 301–315

Krüger K, Albrecht K, Rehart S, Scholz R: Empfehlungen der DGRh zur perioperativen Vorgehensweise unter Therapie mit DMARD und Biologicals bei Entzündlich-rheumatischen Erkrankungen, Z Rheumatol (2014)

Larsen A, Daale K, Eek M: Radiographic evaluation of rheumatoid arthritis and related conditions by standard reference film. Acta Radiol 18 (1977) 481–491

McEwen C: Multicenter evaluation of synovectomy in the treatment of rheumatoid arthritis. Report of results at the end of five years. J Rheumatol 15 (1988) 765–769

Rydholm U et al.: Synovectomy of the knee in juvenile chronic arthritis. J Bone Joint Surg 68B (1986) 223–228

Ziegler J et al.: Ergebnisse endoprothetischer Versorgung bei Patienten vor dem 50. Lebensjahr. Orthopäde 36 (2007) 325–336

Die rheumatische Hüfte

Bause L: Short stem total hip arthroplasty in patients with rheumatoid arthritis. Orthopedics 38(3 Suppl) (2015) 46–50

Carl HD, Schraml A, Swoboda B, Hohenberger G: Synovectomy of the hip in patients with juvenile rheumatoid arthritis. J Bone Joint Surg Am 89(9) (2007) 1986–1992

Cordtz RL, Hawley S, Prieto-Alhambra D et al.: Incidence of hip and knee replacement in patients with rheumatoid arthritis following the introduction of biological DMARDs: an interrupted time-series analysis using nationwide Danish healthcare registers. Ann Rheum Dis 77(5) (2018) 684–689

Deal C: Bone loss in rheumatoid arthritis: systemic, periarticular, and focal. Curr Rheumatol Rep 14(3) (2012) 231–237

Della Valle CJ, Berger RA, Rosenberg AG, Galante JO: Cementless acetabular reconstruction in revision total hip arthroplasty. Clin Orthop Relat Res (420) (2004) 96–100

Gravallese EM, Harada Y, Wang J et al.: Identification of cell types responsible for bone resorption in rheumatoid arthritis and juvenile rheumatoid arthritis. Am J Pathol 152(4) (1998) 943–951

Keisu KS, Orozco F, McCallum JD 3rd et al.: Cementless femoral fixation in the rheumatoid patient undergoing total hip arthroplasty: minimum 5-year results. The Journal of arthroplasty 16(4) (2001) 415–421

Lehtimäki MY, Kautiainen H, Hämäläinen MM et al.: Lehto MU, Ikävalko M, Repo AB, et al. Hip involvement in seropositive rheumatoid arthritis. Survivorship analysis with a 15-year follow-up. Scand J Rheumatol 27(6) (1998) 406–409

Mäkelä KT, Eskelinen A, Pulkkinen P et al.: Cemented versus cementless total hip replacements in patients fifty-five years of age or older with rheumatoid arthritis. J Bone Joint Surg Am 93(2) (2011) 178–186

Ries MD: Total hip arthroplasty in acetabular protrusio. Orthopedics 32(9) (2009)

O'Neill CJ, Creedon SB, Brennan SA et al.: Acetabular Revision Using Trabecular Metal Augments for Paprosky Type 3 Defects. The Journal of arthroplasty 33(3) (2018) 823–828

Ravi B, Croxford R, Hollands S et al.: Increased risk of complications following total joint arthroplasty in patients with rheumatoid arthritis. Arthritis Rheumatol 66(2) (2014) 254–263

Ravi B, Escott B, Shah PS et al.: A systematic review and meta-analysis comparing complications following total joint arthroplasty for rheumatoid arthritis versus for osteoarthritis. Arthritis Rheum 64(12) (2012) 3839–3849

Rostom S, Amine B, Bensabbah R et al.: Hip involvement in juvenile idiopathic arthritis. Clin Rheumatol 27(6) (2008) 791–794

Rud-Sørensen C, Pedersen AB, Johnsen SP et al.: Survival of primary total hip arthroplasty in rheumatoid arthritis patients. Acta Orthop 81(1) (2010) 60–65

Schrama JC, Espehaug B, Hallan G et al.: Risk of revision for infection in primary total hip and knee arthroplasty in patients with rheumatoid arthritis compared with osteoarthritis: a prospective, population-based study on 108,786 hip and knee joint arthroplasties from the Norwegian Arthroplasty Register. Arthritis Care Res (Hoboken) 62(4) (2010) 473–479

Solarino G, Vicenti G, Piazzolla A et al.: Total hip arthroplasty for dysplastic coxarthrosis using a cementless Wagner Cone stem. J Orthop Traumatol 22(1) (2021)16

Wünsch M, Rühmann O, Lipka W et al.: [Arthroscopic synovectomy of the hip joint]. Operative Orthopadie und Traumatologie 26(5) (2014) 469–486

Wysham KD, Baker JF, Shoback DM: Osteoporosis and fractures in rheumatoid arthritis. Curr Opin Rheumatol 33(3) (2021) 270–276

Zwartelé R, Pöll RG. Cemented total hip arthroplasty in rheumatoid arthritis. A systematic review of the literature. Hip Int 23(2) (2013)111–122

Der rheumatische Fuß

Gaulke R: Orthopädisch-Rheumatologische Jahresuntersuchung (ORJ). Z Orthop Unfall 156(5) (2018) 505–508. doi:10.1055/a-0664-0987

Illgner U, Armstrong DG et al.: Collagen subtype mRNA over-expression in diabetic charcot neuroarthropathy: potential as pathogenic contributors and molecular signature. The Journal of Diabetic Foot Complications Volume 9, Issue 1, No. 1 (2017) 1–7

Illgner U, Mehlhorn AT, Osada N, Krenn V: Histopathological Charcot score on intraoperative tissue samples from the foot: A prospective investigation. Orthopäde Aug;48(8) (2019) 693–703. doi: 10.1007/s00132-019-03769-8

Illgner et al.: BMC Musculoskeletal Disorders 15 (2014) 39. www.biomedcentral.com/1471-2474/15/392

Jeffcoate WJ, Game F, Cavanagh PR: The role of proinflammatory cytokines in the cause of neuropathic osteoarthropathy (acute Charcot foot) in diabetes. Lancet [Internet] 366 (2005) 2058–206

Johnson KA, Strom DE: Tibialis posterior tendon dysfunction. Clinical orthopaedics and related research 239 (1989) 196–-206

Krüger K, Albrecht K, Rehart S, Scholz R: Empfehlungen der Deutschen Gesellschaft für Rheumatologie zur perioperativen Vorgehensweise unter Therapie mit DMARDs und Biologika bei entzündlich-rheumatischen Erkrankungen. In: Pharmakotherapie DK, editor (2013)

Larsen A, Dale K, Eek M: Radiographic evaluation of rheumatoid arthritis and related conditions by standard reference films. Acta radiologica: diagnosis 18(4) (1977) 481–491

Myerson MS: Adult acquired flatfoot deformity: treatment of dysfunction of the posterior tibial tendon. Instr Course Lect 46 (1997) 393–405

Rehart S, Sell S, Arbogast M et al.: Expertise Orthopädische Rheumatologie. Thieme (2015)

Rogers LC, Frykberg RG et al.: The Charcot foot in diabetes. J Am Podiatr Med Assoc Sep–Oct;101(5) (2011) 437–446

Wanivenhaus A: Der rheumatische Fuß (2014)

KAPITEL

22 Physikalische und rehabilitative Therapie

Christoph Bleh

Kernaussagen

- Die physikalische und rehabilitative Therapie wird eingesetzt zur **Förderung der körperlichen und kognitiven Funktionsfähigkeit, Aktivitäten** (einschließlich Verhalten) und **Teilhabe** (einschließlich Lebensqualität) sowie der **Modifizierung von persönlichen und Umweltfaktoren,** entsprechend der für die Rehabilitation geschaffenen ICF (Internationale Klassifikation der Funktionsfähigkeit, Behinderung und Gesundheit).
- **Sie umfasst** physikalische Therapie, Physiotherapie, Ergotherapie, Logopädie, Neuropsychologie, Gesundheitsbildung (Schulung), Ernährungsberatung, klinische Sozialarbeit, Podologie.
- Sie sollte frühzeitig **stadiengerecht** und **symptomorientiert** in ein gesamttherapeutisches Konzept integriert werden.
- Die **Auswahl der richtigen Therapieelemente** zum richtigen Zeitpunkt und die Festlegung der damit angestrebten Ziele gemeinsam mit dem Patienten bestimmen die Effizienz der Maßnahmen.

22.1 Therapieziel

Der Erfolg jeglicher rehabilitativen Maßnahme hängt davon ab, wie die Ziele gesetzt wurden. Erfolg ist dabei in erster Linie nicht durch gemessene Verbesserungen von Therapeuten oder Ärzten definiert, sondern durch das subjektive Erleben des Patienten, der bei der Frage nach dem Erfolg der Maßnahme immer einen Abgleich des Erreichten mit dem Erwarteten machen wird. Hieraus ergibt sich auch, dass nach der Befunderhebung und der offenen Klärung der realistischen Möglichkeiten, die Ziele gemeinsam mit dem Patienten festgelegt werden müssen. Entscheidend sind die **Ziele des Patienten:**

- Was will er erreichen?
- Was sind seine Erwartungen?

Das können „kleine" Ziele aus dem Alltag sein, wie z. B. ohne fremde Hilfe Flaschen und Gläser öffnen können. Es können auch mehrere Ziele in verschiedenen Bereichen sein. Diese **Schritt-für-Schritt-Strategie** mit kleinen Zielen führt zu wiederkehrenden Erfolgserlebnissen und stärkt die Motivation und damit auch die Therapietreue. Sie müssen aber realistisch sein, ansonsten drohen bei Nichterreichen Frustration und Resignation, die in der Folge zur Selbstaufgabe führen können. Es kann durchaus sein, dass die Therapieziele im Verlauf der Erkrankung immer wieder neu formuliert, korrigiert oder modifiziert werden müssen. Zur Erreichung der Ziele müssen die verschiedenen Heilmittel und Therapieelemente frühzeitig zum Einsatz kommen. Es werden zumeist mehrere Elemente zeitgleich erforderlich sein und je nach Stadium und Symptomen sehr unterschiedliche Therapieformen im Mittelpunkt stehen.

Hilfreich ist der Aufbau eines Netzes von Therapeuten, mit denen in bestimmten Zeitabständen eine Teambesprechung der gemeinsam versorgten Patienten stattfindet. Die Abstimmung der eingesetzten Heilmittel und die damit verbundenen Zielvorstellungen können so im Sinne des Patienten optimiert und Missverständnisse und Fehlentwicklungen zu einem frühen Zeitpunkt festgestellt und behoben werden. Ist ein solches Netzwerk nicht zu verwirklichen, sollten regelmäßige Therapieberichte einen Überblick über den Verlauf und den aktuellen Stand aus therapeutischer Sicht ermöglichen.

Im **akuten Schub** steht v. a. die Körperfunktion/-störung im Mittelpunkt. Ziel ist die Schmerzlinderung und Entzündungshemmung, aber auch die Erhaltung, Wiederherstellung bzw. Kompensation von Funktionen des Bewegungsapparats sowie die Unterstützung der körpereigenen lokalen Reparationsvorgänge.

In **Remissionsphasen** werden reaktive Symptome und Funktionseinschränkungen behandelt bzw. Funktionsdefekte korrigiert durch kombinierten Einsatz mehrerer Therapieformen mit passiven und aktiven Inhalten aus dem Bereich der physikalischen Maßnahmen, der Physio- und der Ergotherapie, die, falls erforderlich, auch die Versorgung mit individuell angepassten Schienen, Orthesen und Hilfsmitteln für zu Hause übernimmt. Gleichzeitig muss der Bereich der **Teilhabe** überprüft werden. Gemeint sind damit die

- **soziale Absicherung** durch Übergangsgeld, berufliche Wiedereingliederung oder innerbetriebliche Umsetzung, Umschulung, Rentenverfahren, Nachteilsausgleich nach dem Schwerbehindertengesetz, Haushaltshilfen, Pflegeeinstufung oder auch die Unterstützung bei der Suche nach geeigneten Wohnformen von der angepassten Wohnung bis zum Pflegeheim und
- die **Teilhabe am sozialen Leben** wie Kino- oder Theaterbesuche, Einkaufsbummel, Hobbys, Teilnahme am Vereinsleben, Treffen mit Verwandten und Freunden.

Eben alles, was dem Gesunden selbstverständlich ist. Es gilt, Lösungen zu finden, die diese Teilhabe wieder ermöglicht. Sei es durch gezielte Therapien, finanzielle Unterstützung, Hilfsmittel, Kompensationstechniken oder Umbauten an Fahrzeugen oder der Wohnung bzw. dem Zugang zur Wohnung.

22.2 Wahl des Heilmittels

Bei der **Wahl des Heilmittels zur wohnortnahen Versorgung** ist neben der Zielsetzung auch die Verfügbarkeit entscheidend. Es muss unterschieden werden zwischen Heilmitteln, die vom Patienten selbst zu Hause, ambulant in einer Praxis für Massage, Physio- oder Ergotherapie oder ganztägig ambulant in einer Rehaeinrichtung durchgeführt werden können. Je nach örtlicher Situation richtet sich die Wahl also sowohl nach der individuellen aktuellen Krankheitssituation als auch nach den verfügbaren Ressourcen.

Es steht eine breite Palette zur Auswahl. Es lohnt sich, sich immer wieder über die aktuell lokal verfügbaren Heilmittel zu informieren, z. B. bei den „Teambesprechungen" und eine gute Mischung zu finden zwischen Bewährtem und Neuem. Dabei sollten stets Alter und Persönlichkeit des Patienten im Sinne einer hohen Therapietreue berücksichtigt werden (➤ Tab. 22.1).

Tab. 22.1 Auswahl aus dem Spektrum der Heilmittel

Physikalische Therapie	• Thermische Anwendungen – Kälte- u. Wärmetherapie • Ultraschall (Gleich-, Impulsschall, Phonophorese) • Elektrotherapie: Gleichstrom, Nieder-, Mittel-, Hochfrequenztherapie, hydrogalvanische Teil- (2-/4-Zellen-Bad) u. Vollbäder (Stangerbad) • Balneotherapie: medizinische Teil- u. Vollbäder, Packungen, Inhalationen • Massage u. Lymphdrainage
Physiotherapie, KG	• Medizinische Trainings- u. Aufbautherapie – MTT/MAT • Ergometer, Laufband, Crosstrainer, assistives Training (z. B. MOTOmed®) • Vibrationstraining (z. B. Galileo®), EMS-Training • Verschiedene Techniken, z. B.: Brunkow-Stemmführung, FBL, Atemtherapie, Kaltenborn, Maitland, Brügger, McKenzie, Cyriax • Auf neurophysiologischer Grundlage: PNF, Bobath, Vojta, E-Technik (n. Hanke) • Schlingentisch • Gruppenbehandlung, z. B. Rückenschule, Gangschule • Manuelle Therapie • Bewegungsbad • Entspannungsverfahren, z. B. Progressive Muskelrelaxation n. Jacobson
Ergotherapie	• Motorisch-funktionelle Behandlungsverfahren: – Verbesserung der Kraft, Grob-/Feinmotorik, Grafomotorik u. Koordination – Gelenkschutzunterweisung zur Vorbeugung von Fehlstellungen/-haltungen, Kontrakturenprophylaxe • Sensomotorisch-perzeptive Behandlungsverfahren: – Verbesserung von Körperwahrnehmung, Koordination u. Gleichgewicht – Anbahnung physiologischer/Hemmung pathologischer Bewegungsabläufe – Sensibilitätstraining/Desensibilisierung – Schmerztherapie, z. B. Therapeutic Touch ISTTE, Spiegeltherapie, Mental Imagery • Individuelle Schienenanpassung – statische und dynamische Schienen • Thermische Anwendungen • Hilfsmittelberatung/Umweltanpassung/ADL-Training: – Training von Alltagsaktivitäten im Hinblick auf persönliche, häusliche u. berufliche Selbstständigkeit, Arbeitsplatzberatung u. -erprobung – Hilfsmittelberatung, -anpassung u. Gebrauchsschulung im häuslichen u. beruflichen Umfeld • Robotikgestützte Therapien (z. B. Pablo®)

22.3 Therapie

22.3.1 Thermotherapie

Im akut exsudativen Stadium der Entzündung wird eine analgetisch-antiphlogistische Lokalwirkung durch Wärme**entzug** (Kältetherapie) und in chronisch-proliferativen Phasen durch Wärme**zufuhr** angestrebt.

Kryotherapie

Die **Kältetherapie** bewirkt eine Analgesie, eine Muskeldetonisierung und reflektorische Durchblutungszunahme, einen antiphlogistischen Effekt und die Hemmung von Ödemen, Blutungen, Phagozytose und Enzymreaktionen. Sie umfasst einen Temperaturbereich von +15° bis –180 °C.

Am häufigsten kommen die **lokalen Applikationen** zum Einsatz. Einfach zu handhaben, schnell verfügbar, kostengünstig und zu Hause anwendbar sind Eispackungen, Eislollies (in fertige Formen für Eis am Stiel wird einfach Wasser eingefüllt), gekühltes Wasser, Eisspray und Coolpacks, die es in jedem Supermarkt gibt. Sie werden lokal angewandt und bewirken eine rasche Schmerzlinderung, Detonisierung und reflektorische Mehrdurchblutung bei kurzen Anwendungen bis ca. 5 Min., bei längerer Anwendung bis 20 Min. einen antiphlogistischen Effekt. Wichtig ist es, Eispackungen immer in ein Tuch einzuwickeln und nicht zu lange anzuwenden, da die Gefahr von Erfrierungen besteht.

Etwas aufwendiger, aber auch durchaus zu Hause anwendbar sind **Wickel,** z. B. mit ätherischen Zusätzen, die auch über Nacht belassen werden können, und **Güsse.** Die Wirkung von Wickeln verläuft in 2 Phasen. Erst kommt die kühlende Wirkung mit den Effekten der Kältetherapie und nach etwa 20 Min. kommt der Umschlagpunkt. Der Wickel hat sich erwärmt und es folgt die Wohlfühlphase, die die Nachruhephase begleitet und so die Wirkung der ersten Phase unterstützt.

In Praxen und Kliniken kommen Peloide wie **Lehm** oder **Quark** zum Einsatz. Daneben gibt es Therapiematerial wie den **CryoCuff®** (➤ Abb. 22.1) – das sind an die jeweiligen Gelenke angepasste Manschetten, die über ein Ventil mit Eiswasser aus einem Thermobehälter befüllt werden. Durch Hochhalten des Thermobehälters kann die Manschette zusätzlich zur kühlenden Wirkung mit einem gewissen Druck befüllt werden – Kryotherapiegeräte mit Kühlköpfen, gekühlter Luft, flüssigem Stickstoff oder CO_2.

Die **Dosierung** der lokalen Kälteanwendung richtet sich nach der Größe des Gelenks und sollte bei Eisauflagen an großen Gelenken wie dem Knie 15–20 Min. betragen, an kleinen Gelenken 5–10 Min. Sie sollten nicht unmittelbar auf Knochen, sondern, wenn möglich, auf Weichteile aufgelegt werden.

Neben den lokalen Anwendungen kann die **Ganzkörperkältetherapie (Kryosauna)** eingesetzt werden, wenn sie lokal verfügbar ist (➤ Abb. 22.2). Sie bewirkt vermutlich über Schmerz- und Temperaturfasern eine Weiterleitungshemmung von Schmerzsignalen vom Rückenmark zum Gehirn und beeinflusst dadurch die Schmerzwahrnehmung und -bewertung. Zusätzlich kommt es zu biochemischen, hormonellen und immunmodulatorischen Veränderungen und zu Muskelrelaxation. Einige Pilotstudien zu dieser Therapieform liefern ebenfalls Hinweise zur Wirksamkeit, u. a. zwei zur rheumatoiden Arthritis, je eine zu axialen Spondylarthropathie, zur Fibromyalgie und zum Restless-legs-Syndrom. Mit Serien von 9–20 Anwendungen in 5–10 d konnte Schmerzfreiheit nach der Anwendung bis 12 h erreicht werden, funktionelle Parameter signifikant verbessert und Aktivitätsscores sowie CRP signifikant reduziert werden. In diesen Studien sanken relevante Entzündungsmodulatoren wie TNFα und verschiedene Interleukine sogar deutlicher ab als unter Biologika-Therapie (Lange et al. 2008 u. 2008; Ksiezopolska-Pietrzak 2000; Becker et al. 2017; Happe et al. 2020). Diese Ergebnisse bedürfen jedoch weiterer Bestätigung. Es gibt keine vergleichende Studie über die optimale Zahl und Frequenz der Anwendungen. Die Experten sind sich jedoch einig, dass es sinnvoll ist, mit einer Anwendungsserie von 10–20 Behandlungen bei einer Frequenz von wenigsten 2–3 ×/Wo. zu starten. Im ambulanten Bereich ist es i. d. R. ein Kompromiss aus Angebot der leistenden Stelle – wie oft in der Woche und wie lange pro Tag kann diese aufwendige Therapie angeboten werden –, Zeit und finanziellen Möglichkeiten des Patienten. Es ist eine **Selbstzahlerleistung.** Eine Kostenübernahme wird in den allermeisten Fällen von den Kostenträgern abgelehnt. Idealerweise wird die Initialserie unter stationären Bedingungen durchgeführt. Auch die Frage, ob die Erhaltungstherapie bei gutem Ansprechen besser mit wiederkehrenden Behandlungsserien oder mit kontinuierlichen, regelmäßigen Anwendungen durchgeführt werden soll, ist derzeit ungeklärt und richtet sich meist ganz pragmatisch nach den Voraussetzungen und Erfahrungen im Einzelfall. Ergänzend sei erwähnt, dass es vereinzelte positive Erfahrungsberichte gibt beim Raynaud-Syndrom. Bei strukturellen Veränderungen wie bei der SSc ist hier jedoch große Vorsicht geboten, die Anwendungen sind spezialisierten Zentren vorbehalten. Das Raynaud-Syndrom gilt aktuell wie die pAVK als Kontraindikation.

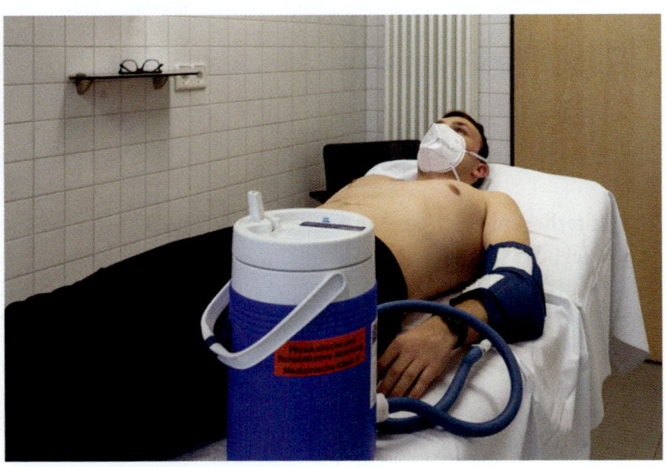

Abb. 22.1 CryoCuff® [T335]

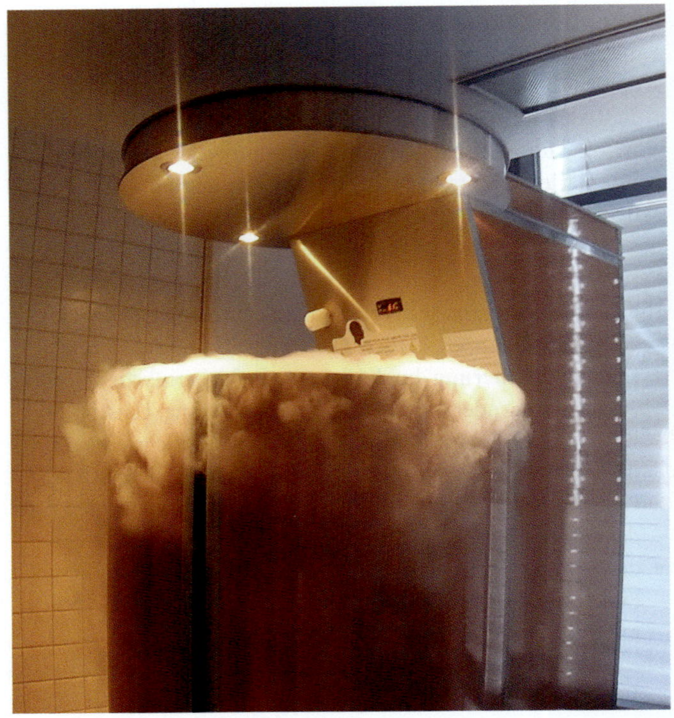

Abb. 22.2 Kryosauna [T1208]

Kontraindikationen der Kryotherapie sind: Kryoglobulinämie, Kälteurtikaria, Vaskulitiden, Raynaud-Syndrom, periphere arterielle

Durchblutungsstörungen, instabiler arterieller Bluthochdruck, extreme Hautüberempfindlichkeit, Diabetes mit diabetischer Gangrän, Kälteüberempfindlichkeit, gestörtes Temperaturempfinden, Blasen- und Nierenerkrankungen.

Wärmetherapie

Schmerzlinderung, Durchblutungsförderung, lokale Stoffwechselsteigerung, Erhöhung der Dehnbarkeit des kollagenen Bindegewebes und Senkung eines erhöhten Muskeltonus sind durch Wärmezufuhr erreichbar.

Auch hierbei gibt es lokale und Ganzkörpertherapien. Die häufigsten lokalen Anwendungen, die auch gut zu Hause durchführbar sind, sind **heiße Rolle** und Infrarotlampe. Für eine heiße Rolle werden nur Handtücher und heißes Wasser benötigt. Somit leicht, schnell und überall verfügbar und kostengünstig. Infrarotlampen sind überall zu erstehen, weichen aber in dem emeritierten Lichtspektrum voneinander ab. Optimal sind wassergefilterte Infrarotlampen, die durch Filterung der Infrarotstrahlung durch Wasser mit einer Schichtdicke von 10 mm die alleinige Passage der kurzwelligen Infrarot-A-Strahlung zulassen und die hautschädigende Wirkung langwelliger Strahlung reduzieren. Solche Lampen sind jedoch deutlich teurer und nur über den Fachhandel zu beziehen. Sie sind auch in Therapieeinrichtungen eher selten.

Aufwendiger, daher eher in Kliniken und Praxen verfügbar, sind Packungen mit Peloiden (**Fango**-, Parafango, ➤ Abb. 22.3), die Hochfrequenztherapie (Diathermie), Ultraschall und **Paraffinbäder** (➤ Abb. 22.4), die wegen der aufwendigen Schmelze im Wasserbad für die eigene Anwendung zu Hause nur bedingt geeignet sind. Paraffin hat neben dem Wärmeaspekt noch hautpflegende Eigenschaften und kann beim allmählichen Abkühlen als „Therapieknete" verwendet werden.

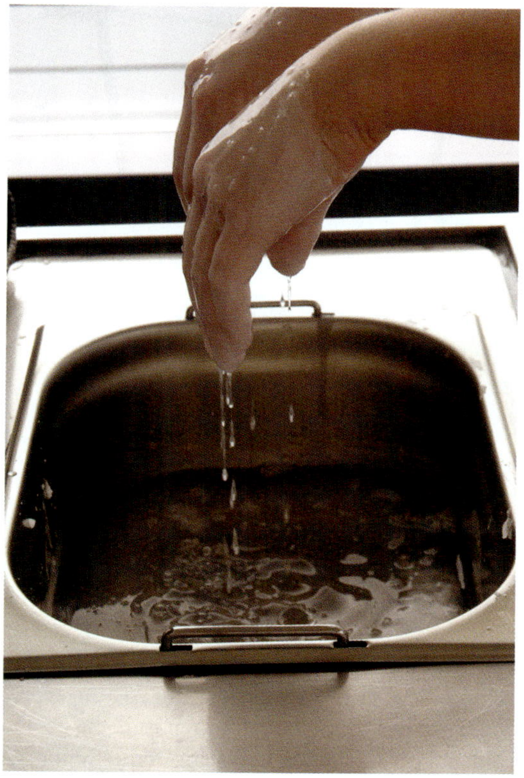

Abb. 22.4 Paraffinbad [T1208]

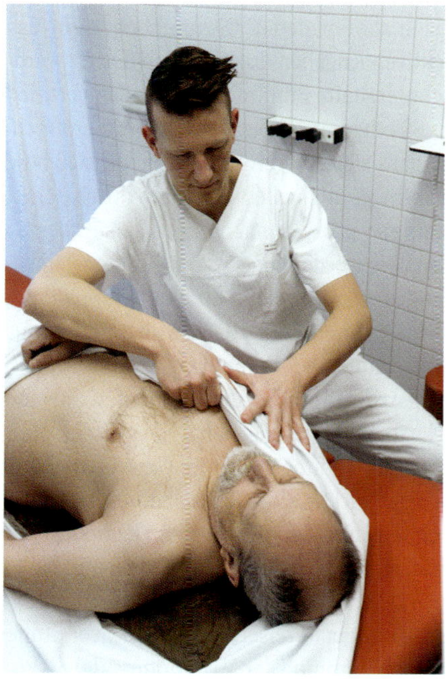

Abb. 22.3 Fangoanwendung [T335]

Die unterschiedliche Wärmeverteilung im Anwendungsgebiet bestimmt die Auswahl dieser Therapieverfahren.

Bei **Ultraschall** wird unterschieden zwischen Dauerschall bzw. Gleichschall (kontinuierlich) und Impulsschall bzw. Pulsschall (Tastverhältnis 1 : 5; 1 : 10; 1 : 20; Charité). Die Wirkung entsteht hauptsächlich durch mechanische Schwingung im Gewebe. Daneben wird ein Mikromassageeffekt postuliert, der allerdings umstritten ist. Wichtig ist es, den Schallkopf bei der Applikation immer in Bewegung zu halten, damit keine schmerzhaften Hotspots im Gewebe auftreten. Durch Aufbringen von topischen, arzeimittelhaltigen Salben als Kopplungsmedium kann zusätzlich eine **Phonophorese** erfolgen (Transport von Medikamenten durch die Haut).

Die **Hochfrequenztherapie** bewegt Wassermoleküle mit Dipoleigenschaften und ist eine Sonderform der Wärmetherapie mit 3 Frequenzbereichen: Kurzwelle (KW), Ultrahochfrequenz (UHF) und Mikrowelle, die eine jeweils andere Temperaturverteilung im Gewebe mit Überlappungen erzeugen. Erwärmt werden Haut, Unterhautfettschicht und oberste Muskulatur

Als **Ganzkörperwärmetherapie** kann die Sauna in ihren unterschiedlichen Ausprägungen mit einer mittelstarken, hydrotherapeutischen Reizwirkung gelten. Daneben gibt es die milde systemische Ganzkörperhyperthermie mittels Wärmestrahlung, die Infrarot-A-Ganzkörperhyperthermie (n. von Ardenne 1999; Niederstrasser 2008) oder alternativ durch Konvektion, z. B. mittels der sog. **Soft-Pack-Liege** der Gebrüder Haslauer (➤ Abb. 22.5; Niederstrasser 2008; Haslauer 2008). Dabei wird eine Erhöhung der Körperkerntemperatur

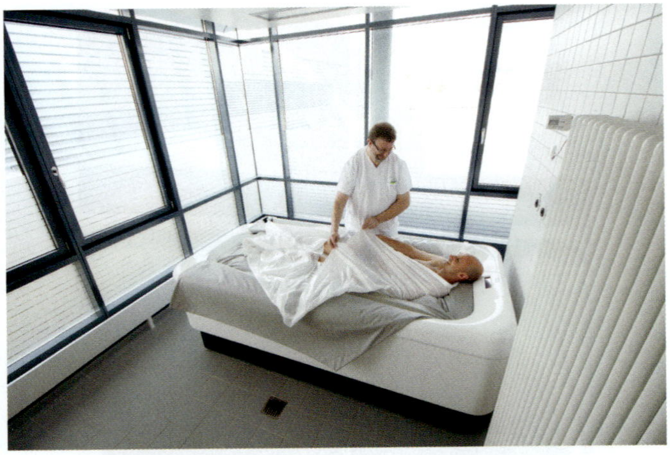

Abb. 22.5 Haslauer-Liege [T335]

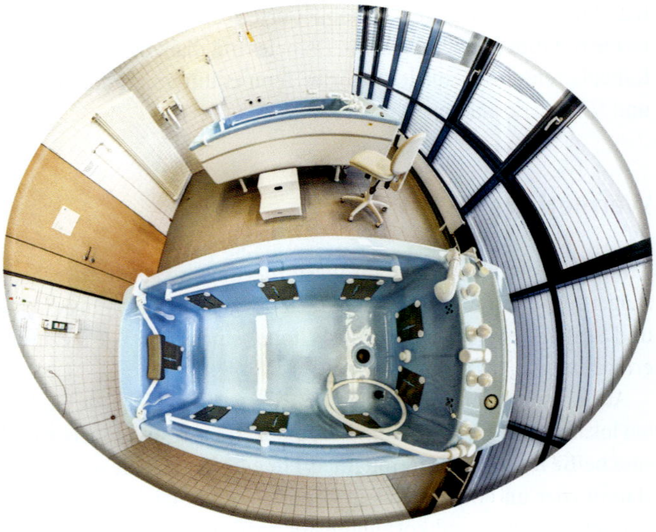

Abb. 22.6 Stangerbad [T1208]

bis max. 38,5 °C angestrebt. In einer Vergleichsstudie zwischen beiden Formen konnte zwar bei keiner der beiden ein signifikanter Effekt auf den Gelenkstatus gefunden werden, wohl aber auf das subjektive Befinden (Niederstrasser 2008).

Dosierung: Packungen werden täglich für 20 Min. appliziert.

Die Dosierung der Ultraschallverfahren ist heute bei modernen Geräten anhand der Indikation werkseitig vorbestimmt, kann aber individuell vom Therapeuten angepasst werden. Üblich sind 1–2 W/cm² für 10–12 Min.

Die HF-Therapie wird streng nach subjektivem Empfinden dosiert, meist 15 Min. und – bei guter subjektiver Verträglichkeit – möglichst in Leistungsstufe IV.

Bei Ganzkörpertherapie werden kurze Anwendungen < 30 Min. und lange Anwendungen > 30 Min. unterschieden.

Kontraindikationen der Hochfrequenzverfahren sind akute Prozesse, AVK bzw. unterversorgtes Gewebe, Metallimplantate, Herzschrittmacher sowie zurückliegende Infektarthritiden.

Cave

! **Vorsicht:** HF erhitzt Metalle: Schmuck, Uhren etc. ablegen!

Bei Ultraschall zusätzlich Thrombophlebitis, Thrombosen, hämorrhagische Diathesen, die Beschallung von Epiphysenfugen, Genitalien, gravidem Uterus, Augen, Tumoren, kranialem HWS-Bereich und Laminektomienarben.

Bei der Ganzkörperhyperthermie sollten aus Sicherheitsgründen Patienten mit niedrigem oder stark schwankendem Blutdruck, floridem Infekt, instabiler Angina pectoris, Asthma bronchiale, Hirn- oder Herzinfarkt innerhalb der letzten 3 Mon. ausgeschlossen werden.

22

22.3.2 Elektrotherapie

Vorweg sei angemerkt, dass Elektrotherapie, v. a. im ambulanten Bereich, immer seltener angewandt wird, was schlicht an der Vergütung liegt. Für eine Physiotherapiepraxis ist Elektrotherapie stets ein Minusgeschäft und kann allenfalls in begrenztem Umfang angeboten werden, um zum einen das Therapiespektrum abzurunden und zum anderen, um in Einzelfällen bei guter Indikationsstellung die Gesamtbehandlung zu optimieren. Dies gilt in gleichem Maße auch für die Bädertherapie (z. B.: Stangerbad ➤ Abb. 22.6, medizinisches Bad), die außerdem durch die steigenden hygienischen Anforderungen im Praxisalltag nicht durchführbar und noch unwirtschaftlicher sind.

Bei der Elektrotherapie wird unterschieden zwischen der **Niederfrequenztherapie** (0–1000 Hz) und der **Mittelfrequenztherapie** (1 kHz–300 kHz).

Die Niederfrequenztherapie wird nochmals unterteilt in Gleichstromtherapie **(hydroelektrische Bäder, Iontophorese)** und niederfrequente Reizströme zur Schmerzmodulation (diadynamische Ströme [Bernard], transkutane elektrische Nervenstimulation **[TENS]**) oder Muskelstimulation (Schwellstrom, Exponentialstrom).

Dosierung: Für alle Formen der Stromtherapie gilt, dass sie immer nach den subjektiven Angaben des Patienten dosiert werden. Unangenehme oder schmerzhafte Empfindungen sollen vermieden werden. Die modernen Stromgeräte haben bereits für die verschiedenen Indikationen standardisierte Voreinstellungen, die sich bewährt haben. Es erfolgt dann eine individuelle Anpassung durch den Therapeuten. Stromanwendungen müssen nach einer Gesamtserie von 12 Anwendungen pausiert werden, da ein Gewöhnungseffekt eintritt. Als zeitliche Orientierung kann gelten: Eine Einzelapplikation dauert bei Diadynamischen Strömen etwa 10–12 Min., ein hydrogalvanisches Bad etwa 20 Min. und eine Iontophorese etwa 45 Min.

Bei der **Gleichstromtherapie,** der konstanten Galvanisation, bleiben Stromstärke und -richtung gleich und es erfolgt eine elektrolytische Dissoziation der Ladungsträger im Gewebe mit Ladungsaufbau an Grenzflächen. Sie wirkt v. a. analgetisch durch lokale Verminderung der Erregbarkeit sensibler Nervenendigungen und Nervenbahnen mit der besten Schmerzdämpfung unter der Anode und hyperämisierend mit einer etwa 5-fachen Zunahme der Hautdurchblutung, vermutlich über pH-Verschiebungen, Freisetzung vasoaktiver Stoffe (Histamin, Serotonin etc.) und Lähmung der Vasomotion, die bis zu 1 h über die Anwendung hinaus wirkt.

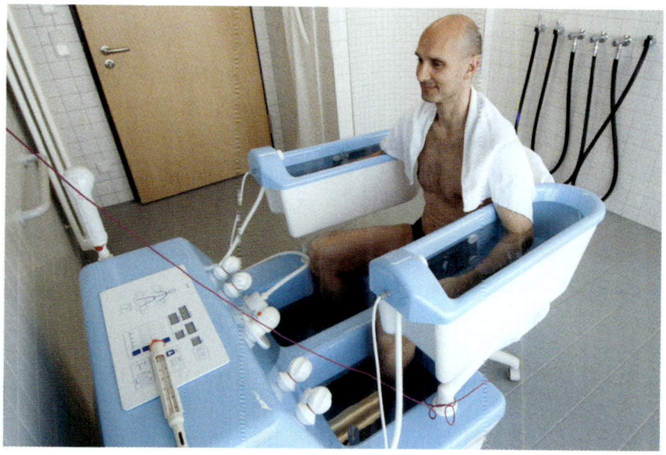

Abb. 22.7 2-/4-Zellenbad [T335]

Bei lokalisierten Schmerzen kann sie als galvanische Querdurchflutung angewandt werden und bei diffusen oder Ganzkörperschmerzen als galvanische Längsdurchflutung. Daneben ist sie anwendbar bei Durchblutungsstörungen oder zur Sympathikusdämpfung (z. B. komplex regionales Schmerzsyndrom, CRPS).

Sie kann mittels verschiedener Elektroden –stabil oder labil, verschieden groß und aus verschiedenen Materialien - appliziert werden, je nach gewünschtem Effekt oder als Hydroelektrisches Voll- (**Stangerbad** ➤ Abb. 22.6) oder Teilbad (**2-/4-Zellenbad** ➤ Abb. 22.7). Bei der **Iontophorese** werden zur Intensivierung und rascherem Einsetzen der Wirkung ionisierbare Medikamente in Form von Salben aufgetragen bzw. als Zusätze in das Bad gegeben.

Kontraindikationen: entzündliche Hauterkrankungen; offene (auch kleine) Stellen; metallische Endoprothesen in der Strombahn, Herzschrittmacher in der Strombahn.

Die **Niederfrequenztherapie** (Impulsstrom) wird durchgeführt mittels impulssynchroner elektrischer Reizung mit Frequenzen von 1–300 Hz. Zur Schmerzmodulation werden afferente sensible Nerven, zur Muskelstimulation efferente motorische Nerven gereizt. Die Schmerzmodulation erfolgt dabei auf spinaler Ebene durch einen Gate-control-Mechanismus mit Hemmung und Überdeckung eingehender Schmerzreize durch schmerzarme Reize (z. B. **TENS**) und auf supraspinaler Ebene durch Gegenirritation durch schmerzhafte Hyperstimulation (**Diadynamik**). Die Wirksamkeit des Reizes ist abhängig von Stromform, Impulsform, Stromintensität, Stromflussdauer und Impulsfrequenz. Die verwendeten diadynamischen Ströme (Bernard) bestehen aus einem Basisstrom, einem Gleichstrom, der das Ionenmilieu am Nozizeptor lokal verändert, und einem Impulsstrom mit reflektorischer Hemmung auf spinaler und supraspinaler Ebene.

Eine Besonderheit stellt die **TENS** dar, da sie durch tragbare Kleingeräte mobil ambulant jederzeit vom Patienten in seinem normalen Alltagsablauf angewandt werden kann und Intensität, Impulsfolgefrequenz, -breite und -charakteristik durch ihn individuell selbst angepasst werden können. Nach vorheriger positiver Austestung ist eine Verordnung möglich. Einfache und günstige Geräte gibt es aber auch in Supermärkten und im Internet. Diese Geräte sind für den vorgesehenen Zweck ausreichend. Eine gründliche Einweisung in die Bedienung des Geräts muss aber immer unbedingt erfolgen. Es ist nebenwirkungsarm und bietet die Möglichkeit der eigenen Steuerbarkeit der Therapie und versetzt damit die Betroffenen aus der passiven in die aktive Rolle der Therapiegestaltung und -anpassung. TENS erregt schnell leitende, sensible Nerven (A–β) und hemmt damit auf spinaler Ebene die Weiterleitung peripherer Schmerzimpulse zum Gehirn, setzt schmerzhemmende Transmitter in Gehirn und Rückenmark frei und aktiviert deszendierende Hemmsysteme.

Kontraindikationen der NF-Therapie: Da es sich um einen unidirektionalen Strom handelt, gelten die gleichen Vorsichtsmaßnahmen und Kontraindikationen wie bei Gleichstrom.

Die **Mittelfrequenztherapie** hat ihre Hauptindikation in der Muskelaktivierung und -kräftigung, Schulung der Propriozeption und Unterstützung der aktiven Willkürinnervation. In Kombination mit der NF-Therapie kann auch eine sehr gute analgetische Wirkung erreicht werden, insbesondere, da durch die Muskelstimulation auch sekundäre myogene Schmerzen beeinflusst werden können.

Kontraindikationen: Herzschrittmacher; zementierte Endoprothesen(-Lockerung), HRST.

22.3.3 Massage

Schmerzbedingte Fehlbelastungen führen zu Innervations- und Tonuserhöhung periartikulärer Muskeln. Reaktiv kommt es zu Sehnen- und Faszienverkürzung. Durch mechanische Reize werden bei der Massage Dehnungen, Lockerungen bzw. Tonisierungen bewirkt. Die Massage ist auf den Bedarf lokal abstimmbar, sodass ohne systemische Belastung myofasziale Dysbalancen ausgeglichen werden. Exterozeptoren der Haut und Propriozeptoren der Sehnen, Bänder, Gelenkkapseln, Faszien und Muskulatur können entsprechend der Reizeinwirkung unterschiedlich beeinflusst werden. Eine Hemmung von Kontraktionsimpulsen durch Unterbrechung tonischer Eigenreflexe ist möglich. Mit der Detonisierung hypertoner Muskeln geht eine Steigerung der Durchblutung in Arteriolen und Präkapillaren einher. Kontraktionsischämische Schmerzen werden dadurch beseitigt und der entkrampfte Muskel in die Koordination von Spontanbewegungen stärker einbezogen. Die Kombination mit anschließenden Übungen bedingt eine therapeutische Effizienzsteigerung.

Nach belastenden Übungsbehandlungen kann die Massage das verlängerte Erholungsbedürfnis von RA-Patienten verkürzen.

Es können verschiedene Massageformen zum Einsatz kommen (➤ Abb. 22.8). Klassische Massage, Reflexzonenmassage, Bindegewebsmassage, Manipulativmassage nach Terrier oder auch apparative Massagen wie die Bürsten-, Vakuumsaug- (➤ Abb. 22.9), Vibrations- und Unterwasserdruckstrahlmassage. Es gibt eine Vielzahl verschiedenster Massageformen, viele davon zusätzlich mit Untervarianten. Die meisten kommen eher im Wellness-Bereich zur Anwendung. Massagen haben eine nur kurz anhaltende Wirkung von etwa 20–30 Min. Als alleinige Therapie bei muskuloskeletalen Beschwerden sind sie daher nicht geeignet. Zur akuten Schmerzlinderung und als Ergänzung oder Vorbereitung für aktive Therapien sind sie aber wertvoll. Die Patienten sollten darauf hingewiesen werden, dass es nach der ersten Behandlung zu einer leichten Beschwerdezunahme kommen kann, die sich im weiteren Behandlungsverlauf bessert. Neben den körperlichen

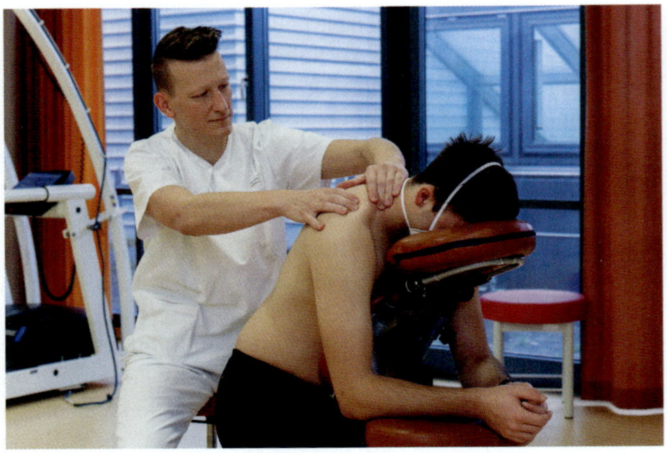

Abb. 22.8 Massage im Sitzen [T335]

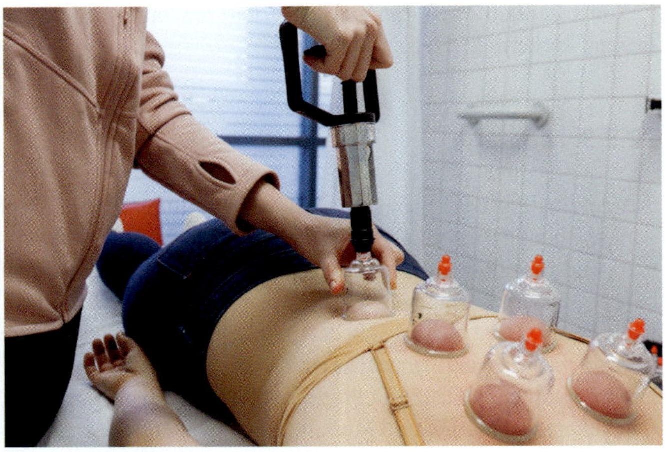

Abb. 22.9 Vakummsaugmasse - Schröpfen [T335]

Effekten darf die seelische Wirkung nicht unterschätzt werden. Eine apparative Massage wie ein Massagestuhl oder der Hydrojet kann den Therapeuten nicht ersetzen. Bei Patientenbefragungen in Rehakliniken bekommen Massagetherapien regelmäßig die besten Noten. Auch hier ist neben den angestrebten Zielen v. a. die lokale Verfügbarkeit der Methoden entscheidend.

Anwendung und Dosierung: In akuten Schüben müssen befallene Gelenke ausgespart und die Massagegriffe auf Streichungen und gezielte Vibrationen beschränkt werden.

In den chronischen Krankheitsphasen erfolgen lockernde Walkungen und leichte Knetungen.

Die Anwendungsdauer kann 20–30 Min. bei Teilmassagen und bis zu 60 Min. bei Ganzkörpermassagen betragen und sollte mind. 3 ×/Wo. erfolgen. Eine Gesamtserie von 15–20 Massagen ist einzuplanen. Bei Patienten mit deformierten Gelenken oder Gefügelockerung der Halswirbelsäule ist auf eine stabile Lagerung in Funktionsstellung zu achten. Bei Befall der HWS sollte deshalb die Schulter-Nacken-Muskulatur nur aus dem Sitz behandelt werden.

Kontraindikationen stellen Haut- und Gelenkinfekte, fieberhafte Erkrankungen sowie frische postoperative Heilungszeit nach gelenkchirurgischen Eingriffen und maligne Prozesse dar. Vorsicht geboten ist bei schwerer Herzinsuffizienz, schwerer Arteriosklerose und Blutungsneigung (Antikoagulanzientherapie).

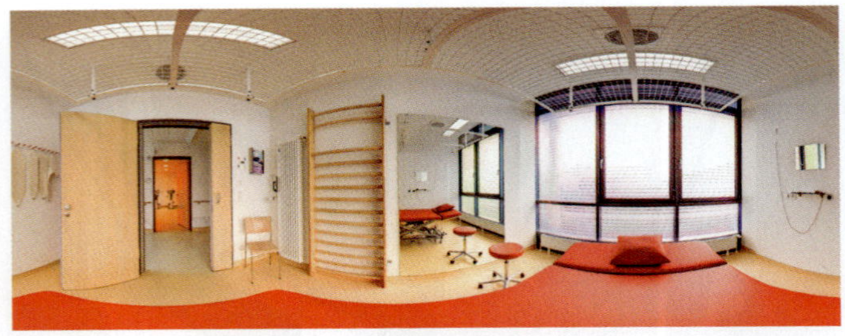

Abb. 22.10 Physiotherapie – Behandlungsraum [T1208]

22.3.4 Physiotherapie/Krankengymnastik

Die Physiotherapie ist ein wesentliches Element zur Vermeidung von Funktionsdefiziten und -defekten am Bewegungsapparat. Dabei wird mit aktiven und passiven Formen der Bewegungstherapie eine Funktionsbeanspruchung von Muskeln, Sehnen, Kapselgewebe, Gelenken und Knochen angestrebt, die deren funktionelle Leistungsfähigkeit erhalten oder verbessern soll. Eine weitere Aufgabe besteht in der Thrombose-, Pneumonie- und Kontraktur-Prophylaxe. Ein breites Spektrum an Therapiekonzepten und Therapiemitteln steht dafür zur Auswahl und muss Stadien- und Situationsgerecht eingesetzt werden (➤ Abb. 22.10).

Akutes Stadium

Im akuten Stadium stehen Gelenkentlastung und Prophylaxe im Mittelpunkt. Entzündungsbedingte Erhöhung der Viskosität der Gelenkflüssigkeit und Verminderung der Elastizität der Grundsubstanz des Sehnenbindegewebes reduzieren die biomechanische Belastbarkeit, sodass Bewegungen in Entlastung langsam und rhythmisch erfolgen müssen sowie ggf. endgradig limitiert werden müssen. Dies besonders dann, wenn größere Gelenkergüsse bestehen, da durch endgradige Einengung des Gelenkinnenraums intraartikuläre Druckspitzen provoziert würden. Die muskuläre Stabilisation und Führung im Gelenk ist eingeschränkt, da Haltemuskeln und Sehnen zur Verkürzung neigen und phasisch arbeitende Muskeln eine schmerzbedingte Innervationshemmung erfahren. Passive Maßnahmen wie Lagerungen, Mobilisation, Dehnungen, Extension und Traktion sowie passive Gelenkschutzmaßnahmen durch Bewegungsschienen, bei denen Geschwindigkeit und Bewegungsausmaß individuell eingestellt werden können, und assistives Training durch manuell geführte Bewegungen oder **motorunterstütztes Training** kommen zum Einsatz. Der Schlingentisch eignet sich für diese Phase, da er manuell geführte Bewegungen in verschiedenen Gelenkstellungen mit Entlastung von der Haltearbeit ermöglicht (➤ Abb. 22.11). Am Ende einer Therapieeinheit sollte immer die Entlastungslagerung stehen, die ebenfalls gut im Schlingentisch möglich ist. Atmungstherapie als Pneumonie-Prophylaxe hat einen großen Stellenwert für die Zeit der Immobilisation.

Viele dieser Elemente, insbesondere auch die Bewegungsschienen, können auch nach operativem Gelenkersatz zum Einsatz kommen.

Therapieziel: Schmerzreduktion, Förderung des Stoffwechsels, Vermeidung von Kontrakturen und Muskelatrophien und immobili-

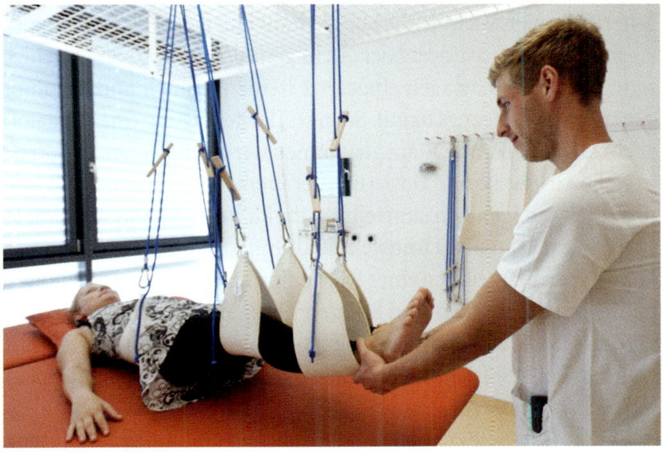

Abb. 22.11 Schlingentisch [T335]

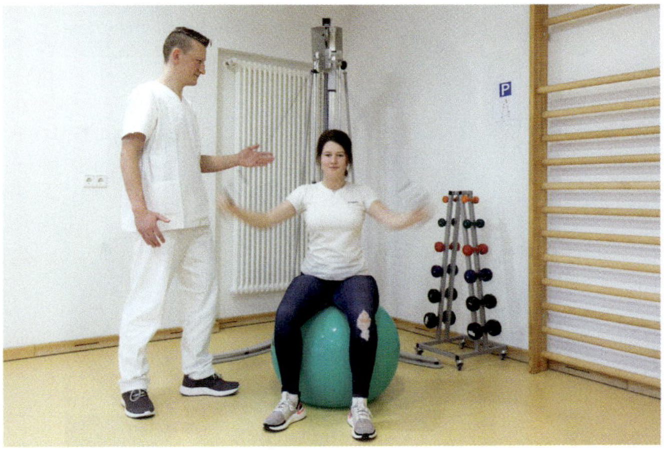

Abb. 22.13 MTT [T335]

sationsbedingten Komplikationen wie Thrombosen und Pneumonien. Dadurch wird auch eine Senkung der Stressbelastung für die Patienten erreicht.

Remissionsphase

In der Remissionsphase müssen erworbene Funktionsdefizite ausgeglichen oder gemindert werden. Es gilt, je nach Ausgangssituation und vereinbartem Ziel, die Muskulatur zu kräftigen, Remobilisationsübungen für Kontrakturen durchzuführen, Gelenke zu stabilisieren, Gleichgewicht und Haltung zu schulen (➤ Abb. 22.12), eine Sturzprophylaxe durchzuführen, Schmerzen durch muskuläre Dysbalancen zu mindern, Atemreserven zu mobilisieren und die allgemeine Leistungsfähigkeit zu verbessern und damit nicht zuletzt die Lebensqualität zu erhalten oder zu verbessern.

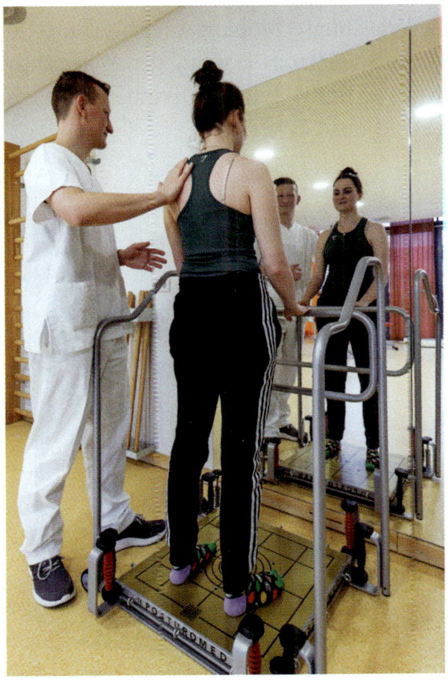

Abb. 22.12 Posturomed - Gleichgewichts- und Haltungsschu ung [T335]

Nach der individuellen Situation können verschiedene Elemente einzeln oder kombiniert eingesetzt werden. Bei starker Beeinträchtigung steht zu Beginn die Einzeltherapie im Mittelpunkt mit isometrischen Anspannungsübungen, geführten und/oder gestützten Widerstandsübungen und Haltungs- und Gangschulung. Aus biomechanischen Gründen sollten an der unteren Extremität v. a. Streckdefizite, an Finger- und Ellenbogengelenken Beugedefizite, an der Schulter Abduktionseinschränkungen angegangen werden. Es kann auch **gerätegestütztes Training** eingesetzt werden (MTT ➤ Abb. 22.13), mit dem es möglich ist, Muskelgruppen bei niedrigen Belastungen mit höherer Wiederholungsfrequenz gezielt zu beüben, oder **motorassistiertes Ergometertraining** (z. B. MOTOmed®), das auch für zu Hause rezeptierbar ist und mit dem Restmuskelkräfte trainiert werden können. Mit zunehmender Belastbarkeit können die Therapien gesteigert werden und es können Übungs-/Trainingsprogramme zur selbstständigen Weiterführung zu Hause erarbeitet werden. Auch **Gerätetraining** kann nach sorgfältig ausgearbeiteten und bebilderten Anleitungen selbstständig in einem qualifizierten „Fitnessstudio" weitergeführt werden. Von Einzeltherapie kann auf Gruppentherapie übergegangen werden. Dies hat neben den Effekten der Leistungssteigerung auch einen sozialen und damit auch psychischen Effekt. Mit Anbindung an eine Gruppe wird die Motivation zum konstruktiven Umgang mit der Erkrankung gestärkt, es können gegenseitige Hilfestellungen und Erfahrungsaustausch gefördert werden und nicht zuletzt wird meist auch die Therapietreue erhöht.

Bevorzugt sollten aerobe, gelenkschonende Ausdauersportarten betrieben werden. Geeignet sind Radfahren, Tanzen, Walking und v. a. auch Wassergymnastik und Schwimmen, das bei ausreichender kardiopulmonaler Belastbarkeit zusätzlich Elemente der Hydrotherapie enthält.

Welches der vielen verschiedenen Physiotherapiekonzepte gewählt wird (➤ Tab. 22.1, ➤ Abb. 22.14), ist wiederum von der lokalen Verfügbarkeit abhängig. Wesentliche Vorteile eines Konzepts gegenüber einem anderen konnten bisher in Metaanalysen nicht gezeigt werden. Entscheidend waren vielmehr die Kontinuität der Behandlung und

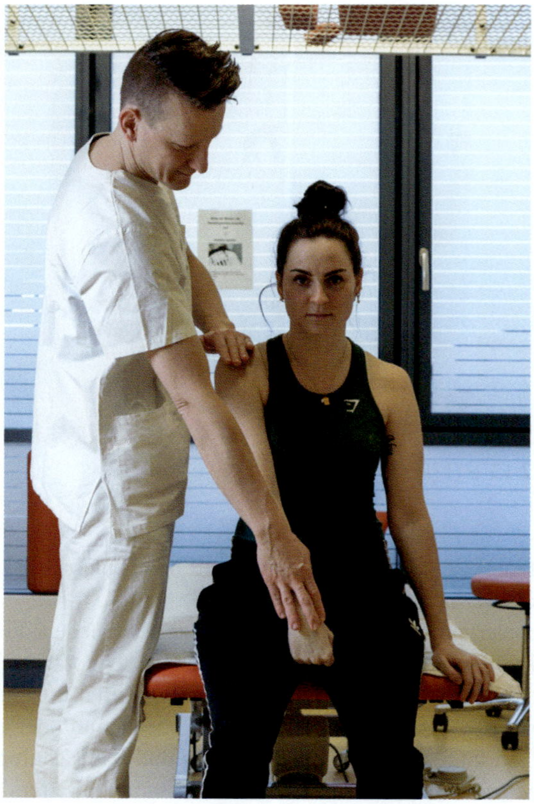

Abb. 22.14 ADL/PNF (Propriozeptive Neuromuskuläre Facilitation) [T335]

die Therapietreue, entsprechend der Vorbereitung eines Sportlers auf einen Wettkampf.

Therapieziel: Muskelkraftverbesserung, Gelenkmobilisierung und -stabilisierung, Steigerung der Leistungsfähigkeit und Alltagskompetenz und damit Verbesserung der Lebensqualität.

Aber auch Erhalt der Arbeits-, Berufs- und Erwerbsfähigkeit, Erhalt der Teilhabe am Sozialleben im Sinne der ICF (Internationale Klassifikation der Funktionsfähigkeit, Behinderung und Gesundheit), d. h. z. B. Ausübung eines Hobbys, Teilnahme an sozialen und kulturellen Ereignissen und Veranstaltungen.

Dosierung: Zunächst ist eine hohe Therapiedichte erforderlich mit täglichen, besser 2–3 ×/d Therapieeinheiten. Dies ist ambulant kaum zu erreichen. Es kann deshalb sinnvoll sein, zunächst eine stationäre oder ganztägig ambulante Reha vorzuschalten. Langfristig ist Kontinuität und Therapietreue das Wichtigste. Eigentraining und Initiative stehen weit im Vordergrund. Zusätzliche Verordnungen helfen, die Motivation zu stärken, Fehlentwicklungen im Bewegungsablauf zu erkennen und gegenzusteuern, neue Impulse und Ideen zu geben, können aber das Eigentraining nur ergänzen.

Spätstadium

Bei ausgeprägten Gelenkdestruktionen und Funktionsdefekten stehen der Erhalt der Restfunktion und das Erlernen von Kompensationstechniken im Vordergrund. Auch in diesem Stadium und bis ins hohe Alter kann mit sorgfältig gewähltem gerätegestütztem Training gearbeitet werden. Zunehmend werden in diesem Stadium wieder Einzeltherapien wichtig, die auf die individuellen Einschränkungen eingehen können. Auswahl der „richtigen", d. h. zweckmäßigen Hilfsmittel, die im Alltag auch eingesetzt werden können und Schulung des richtigen Umgangs damit. So muss die Benutzung eines Rollators geübt, die Scheu und Scham genommen werden und er muss korrekt in Höhe, Griffweite und Dosierung der Bremswirkung eingestellt werden. Dies geschieht am sinnvollsten im Rahmen der Physiotherapie, bei der auch Haltung, Schrittweite und Griffposition erarbeitet werden können zur Vermeidung einer frühzeitigen Ermüdung, fehlhaltungsbedingten Schmerzen und Stürzen durch fehlerhafte Benutzung. Zweckmäßig bedeutet auch, die Situation vor Ort zu klären, z. B. kann ein Rollator leicht erreichbar gelagert werden ohne ihn treppauf, treppab tragen zu müssen.

Therapieziel: Erhalt der Selbstständigkeit und Alltagskompetenz, so lange wie möglich.

Dosierung: Erhaltungstherapie mit 1–2 Therapieeinheiten/Wo.

22.3.5 Ergotherapie

Bereits **normale Alltagsaktivitäten** bestehen aus komplexen Bewegungen und Handlungsabläufen, deren Planung und Ausführung hohe Anforderungen an Koordination und Wahrnehmung stellen. Dies wird in der Ergotherapie nach sorgfältiger Befunderhebung mit motorisch-funktioneller und sensomotorisch-perzeptiver Therapie, Mobilisations- und Kräftigungsübungen, Sensibilitäts-, Feinmotorik- und Koordinationstraining angestrebt. Ergänzt wird die Therapie nach Bedarf durch Anpassung von Schienen zur Lagerung oder Entlastung.

Daneben erfolgen nach sorgfältiger Analyse eine bedarfsgerechte und zweckmäßige Versorgung mit Hilfsmitteln und ein situationsgerechtes Hilfsmitteltraining.

Auch bei der Ergotherapie ist das stadiengerechte Anpassen der Therapieinhalte für die Effektivität der Maßnahme entscheidend. So kann das Arbeitstraining, bezogen auf den tatsächlich ausgeübten Beruf und die Belastungserprobung, im Mittelpunkt stehen oder in fortgeschrittenen Stadien das Training der Alltagsaktivitäten (ADL/ATL = Activities of Daily Living/Aktivitäten des täglichen Lebens

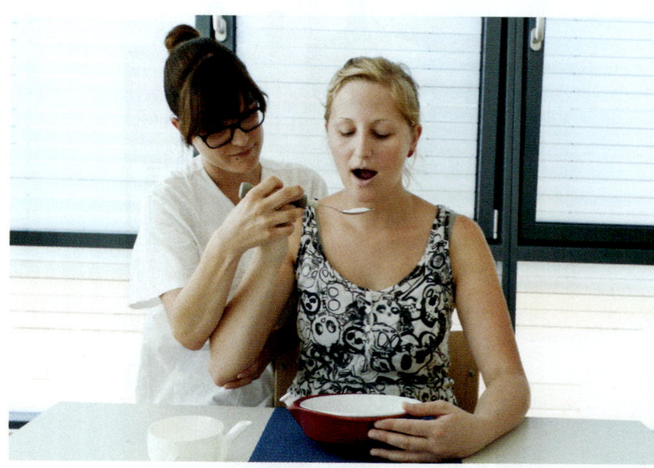

Abb. 22.15 ADL/ATL = Activities of Daily Living/Aktivitäten des täglichen Lebens [T335]

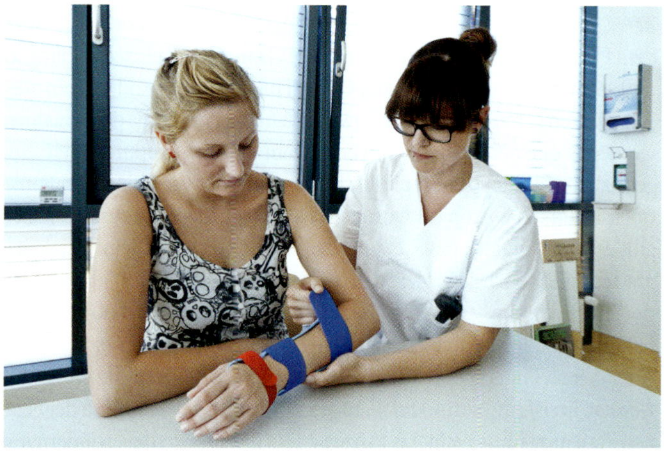

Abb. 22.16 Schienenanpassung [T335]

➤ Abb. 22.15), zu denen einfache Dinge gehören wie Waschen, Zähneputzen, Anziehen, Schuhebinden und Ähnliches. Die erforderlichen Hilfsmittel zur Bewältigung dieser Aufgaben können im Zuge der Therapie gleich eruiert, verordnet und im Gebrauch beübt werden. Ein Besuch vor Ort kann helfen, zusätzlichen Bedarf an Hilfsmitteln zum Erhalt der selbstständigen Lebensführung zu ermitteln wie Transferhilfen, Toilettensitzerhöhung, Badewannengriff, Einstiegshilfen, Griffhilfen, Tastaturhilfen oder auch „Stolperfallen" in der Wohnung aufzudecken und zu entfernen.

Bei der **rheumatoiden Arthritis** wird in fortgeschrittenen Stadien oft die Schienenanpassung erforderlich sein (➤ Abb. 22.16). Es ist für den Patienten hilfreicher und letztendlich kostengünstiger, eine individuelle Schiene aus thermoplastischem Material anzupassen, statt ein fertiges, serielles Industrieprodukt zu verordnen, da sie sowohl der Fehlstellung exakt anmodelliert werden kann als auch der gewünschten Funktion – Lagerung, Entlastung, Stützung, Führung oder auch Beübung mit dynamischen Schienen gerecht wird. Eine regelmäßige Überprüfung der Schiene und Korrektur bei Bedarf ist unerlässlich, da eine nicht optimal sitzende Schiene nicht nur die gewünschte Funktion nicht mehr erfüllt, sondern auch Schmerzen und Druckstellen verursachen und Fehlstellungen verschlimmern kann.

Hilfsmittel, die verordnet werden können, müssen zertifiziert sein und sind oft teuer. Sie müssen teils vollständig oder mit geringer Zuzahlung von den Patienten erworben werden. Dies kann eine erhebliche finanzielle Belastung darstellen. Manche Hilfsmittel lassen sich bei etwas handwerklicher Geschicklichkeit aus kostengünstigem Material auch selbst bauen. Auch dabei können Ergotherapeuten oft helfen oder Tipps geben.

22.3.6 Neue technikgestützte Therapien – Robotiktherapie

Die Therapiemöglichkeiten haben sich in den letzten Jahren erheblich erweitert. Die Entwicklung von **computergesteuerten Therapiegeräten,** die mit ausgefeilter Technik die Rehabilitation unterstützen, hat ebenso Fortschritte gemacht, wie wir das aus anderen Lebensbereichen kennen. Diese Möglichkeiten dürfen aber nicht ungezielt angewandt werden. Es gilt auch dabei, eine sorgfältige Analyse durchzuführen und die individuellen Möglichkeiten und Voraussetzungen abzuwägen. Welche Rolle spielen im Einzelfall soziale Kontakte für die Motivation und damit für die Therapietreue? Wie ist die Haltung des Patienten zu Technik? Wie verfügbar ist das Therapiegerät? Es ist nicht sinnvoll, ein Therapiegerät einzusetzen, das nur gelegentlich oder nur für einen kurzen Zeitraum zur Verfügung steht. Es gilt, sich immer wieder zu hinterfragen, ob denn die gewählte Therapie und das Therapiekonzept wirklich das Richtige für den Patienten ist. Dabei kann es durchaus sein, dass ein Wechsel bei ausbleibenden Fortschritten erforderlich ist.

Einige Therapiegeräte wurden bereits erwähnt und sind schon viele Jahre auf dem Markt. Im Bereich Physiotherapie gehört dazu das computergestützte **Ergometertraining,** das nicht nur lastgesteuertes, sondern auch pulsgesteuertes Training oder Intervalltraining ermöglicht. Ebenso das assistive Training z. B. mit MOTOmed®-Geräten oder dem THERA-Trainer, die als passives Durchbewegen über aktives Bein- und Armtraining bis zu spastikmodulierendem Training und Koordinationstraining eingesetzt werden können. Spezielle Ausführungen des MOTOmed® können auch schon auf Intensivstationen bei beatmeten Patienten als Therapieergänzung eingesetzt werden. Auch **medizinische Laufbänder** (➤ Abb. 22.17) bieten heute erweiterte Trainingsmöglichkeiten mit virtuellen Geländeparcours, gewichtsentlastendem Training und Lokomotionstraining. Es sind **Exoskelette** entwickelt worden, die Querschnittsgelähmten das Gehen ermöglichen. **Vibrationstrainer** wie z. B. Galileo® (➤ Abb. 22.18) können bei wenig mobilen Patienten ebenso wie bei Leistungssportlern effektiv eingesetzt werden: Ihre Wirkung basiert auf seitenalternierenden Bewegungen wie bei einer Wippe. Dadurch kommt es zur Beckenkippung wie beim Gehen und der Körper reagiert mit rhythmischen Muskelkontraktionen zum Ausgleich wie bei Stellreflexen. Amplitude der Wippbewegung und Frequenz können variiert werden. Bei niederen Frequenzen laufen die Bewegungen bewusst gesteuert ab. Ab einer Frequenz von etwa 10 Hz reagiert der Körper nicht mehr willentlich, sondern Reflexgesteuert. Bei etwa 25 Hz entspricht die Zahl der Kontraktionen nach ca. 3 Min. der Anzahl von Muskelkontraktionen pro Bein bei einer Gehstrecke von etwa 9000 Schritten. Durch die Stellung auf der Platte, z. B. Fußabstand und andere Manöver, werden nicht

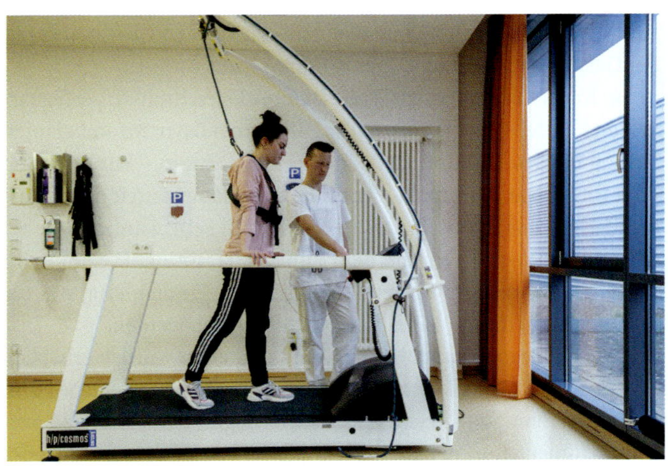

Abb. 22.17 Patientin auf dem Laufband [T335]

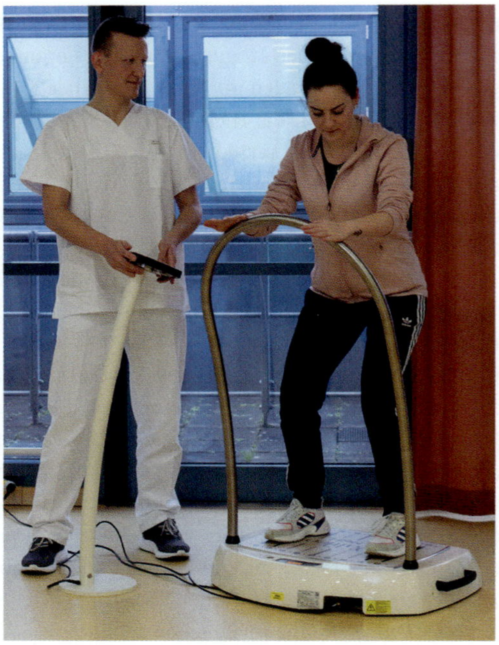

Abb. 22.18 Galileo® [T335]

nur die Muskeln der Beine, sondern auch des Bauchs, Rumpfs und Rückens bis zur Halswirbelsäule aktiviert.

Gerade bei onkologischen Patienten oder nach langen auszehrenden Intensivaufenthalten können ein erster Muskelaufbau und eine Heranführung an die Mobilität mit einem EMS-Gerät gelingen. In einen Anzug eingenähte Elektroden stimulieren Muskeln oder Muskelgruppen mit individuell einstellbaren Impulsen. So kann eine Vielzahl von Muskeln gleichzeitig bis zu 100 % stimuliert werden, ohne dass eine bewusst gesteuerte Bewegung erforderlich ist. Es können auch gezielte Muskelgruppen angesteuert und stimuliert werden. Auch bei extremer Muskelhypotrophie oder auch Antriebslosigkeit ist mit dieser Methode Muskelaufbau möglich. Es gibt Pilotstudien zum EMS-Training bei Prostata- und Darmkrebspatienten, die nicht nur Effekte hinsichtlich körperlicher Leistungsfähigkeit und Wohlbefinden zeigen, sondern auch einen hemmenden Effekt auf die Proliferation der Zellen (Schwappacher et al. 2020). Es muss aber unbedingt beachtet werden, dass max. 2 EMS-Trainingseinheiten/Wo. durchgeführt werden dürfen und auf ausreichende Flüssigkeitszufuhr geachtet wird, weil es zu einem erheblichen CK-Anstieg mit der Gefahr der Nierenschädigung führen kann.

Ein Nachteil der meisten Geräte ist ihre eingeschränkte Verfügbarkeit und die teils hohen Kosten. Die Patienten müssen im ambulanten Setting für das Training meist in eine Einrichtung – Fitnessstudio oder Physiotherapiepraxis – kommen. Das kann durch die so entstehenden Sozialkontakte auch von Vorteil sein, ähnlich wie bei den Selbsthilfegruppen und dem Funktionstraining. Das muss im Einzelfall abgewogen werden. Eine generelle Empfehlung, v. a. für ambulante Therapien, kann daher nicht gegeben werden.

Auch die **ergotherapeutischen Möglichkeiten** wurden erheblich erweitert durch robotikgestützte Therapien. Moderne Systeme wie z. B. Pablo® (Tyromotion) bieten immer auch Diagnostiktools an und Verlaufsdokumentationen, teils qualitativ, teils aber auch quantitativ oder zumindest semiquantitativ. Mit leicht anzubringenden Sensoren kann das Bewegungsausmaß einzelner Gelenke oder einer Extremität erfasst werden. Ebenso kann die Kraft des Arms, der Hand, jedes einzelnen Fingers und sogar einzelner Muskelgruppen der Finger wie z. B. Adduktoren oder Abduktoren gemessen und der Zuwachs durch die Therapie dokumentiert werden. Zur Therapie werden vereinfacht gesagt Computerspiele eingesetzt, die für die speziellen Einschränkungen der verschiedenen Funktionsstörungen konzipiert wurden. Wie bei sonstigen Computerspielen gibt es eine Aufgabe, ein Ziel und die Möglichkeit, den Schwierigkeitsgrad zu erhöhen. Das fördert den Spaß an der Therapie und damit auch die Therapietreue, v. a. bei Kindern. Sie trainieren Kraft, Koordination, Feinmotorik, Reaktion und kognitive Fähigkeiten durch entsprechende Aufgabenstellungen und können in jeder Phase der Störung eingesetzt werden. Meist sind sie modular aufgebaut. Je nach Schwerpunkt der eigenen Patienten muss nicht das ganze System gekauft werden, sondern nur Teile davon, die bei Bedarf jederzeit ergänzt werden können. Besonders die **Möglichkeiten des Feinmotoriktrainings** sind für rheumatische Patienten interessant. Bei entsprechender Erweiterung können aber auch Beine und Rumpfmobilität gemessen und trainiert werden. Die Grenzen zwischen Ergotherapie und Physiotherapie sind dabei fließend.

22.3.7 Kombinationstherapie (Therapie des Autors)

Die Vielzahl der Symptome, die in unterschiedlicher Ausprägung mit zusätzlich individuellem Befallsmuster auftreten und sich auch beim selben Patienten bei Schüben unterscheiden können, bedingen eine stets der Situation angepasste Kombination aus verschiedenen Therapieelementen. Es werden periartikuläre Schmerzsyndrome, Schwellungs-, Temperatur- und Muskeltonusveränderungen behandelt, Komplikationen durch Immobilisation und/oder Ruhigstellung von Gelenken und Muskelatrophien entgegengewirkt und persönliche, wirtschaftliche, berufliche oder soziale Nachteile vermieden oder zumindest abgedämpft.

Wie in ➤ Kap. 22.1 beschrieben, sollten bei Anamnese und Befunderhebung immer auch die Kontextfaktoren, also die häuslichen, sozialen und beruflichen Umgebungsbedingungen und Anforderungen miteinbezogen bzw. abgefragt werden. Für die gemeinsame Zielfindung sind sie unentbehrlich. Sie bestimmen wesentlich die Erwartungen des Patienten. Diese Erwartungen sollten thematisiert werden und in die gemeinsame Bestimmung der Ziele eingehen. Die Ziele sollten konkret und nicht abstrakt formuliert sein. Also z. B. nicht „bestmögliche Funktion", sondern „selbstständiges Einsteigen ins Auto", „selbstständig die vollständige Morgentoilette bewältigen", „ohne fremde Hilfe Flaschen und Gläser öffnen" usw. Es können durchaus viele kleine Ziele definiert werden; und wenn sie erreicht wurden, kann das nächste Ziel ins Auge gefasst werden. Der Patient bestimmt die Ziele, die manchmal überraschend sein können. Die Ziele müssen außerdem realistisch sein. Dadurch gibt es immer wieder motivierende Erfolgserlebnisse, auf denen aufgebaut werden kann.

In Teambesprechungen, die auch im niedergelassenen Bereich durch Netzwerke möglich sind, sollten diese Ziele kommuniziert und besprochen werden. So kann gesichert werden, dass alle auf dieselben Ziele hinarbeiten. Fortschritte und Defizite aus den einzelnen Therapiebereichen geben evtl. Anlass, Ziele zu modifizieren oder

Therapien und Therapiekonzepte zu hinterfragen und ggf. zu ändern. Über unrealistische oder nicht erreichbare Ziele muss mit dem Patient gesprochen werden, um Ungeduld, Unzufriedenheit und Frustration frühzeitig abzufangen und durch eine neue Zielfindung abzumildern.

Anwendung

Stets müssen die Therapien stadiengerecht kombiniert und eingesetzt werden. In **akuten Entzündungsphasen** steht die Kryotherapie mit lokalen Anwendungen (z. B. Coolpacks, Eislollies, CryoCuff® etc.) und passiven Physiotherapietechniken im Mittelpunkt. Mit ergotherapeutisch angepassten Entlastungs- und Lagerungsschienen, v. a. für die Nacht, kann zusätzliche Schmerzlinderung erreicht werden. Sobald ein subakutes Stadium erreicht ist, kann mit analgetischer Elektrotherapie (z. B. TENS) oder auch hydrogalvanischen Elementen (z. B. 2-/4-Zellenbad) ergänzt werden. Moderate aktive Physiotherapie als Einzeltherapie oder auch Gerätetherapie kann hinzukommen. In diesem Stadium kann bereits aktive motorisch-funktionelle Ergotherapie zur Gelenkmobilisation der Fingergelenke beginnen. Nicht vergessen werden sollte die soziale Absicherung hinsichtlich Haushaltshilfen, Übergangsgeld und beruflicher Abklärung, z. B. ergonomische Hilfen am Arbeitsplatz durch Kontaktaufnahme mit dem Betriebsarzt und dem Rentenversicherungsträger. Auch eine Reha oder berufliche Reha kann schon angebahnt werden, falls erforderlich.

In **proliferativen Phasen** steht die aktive Gelenkmobilisierung an. Mit Wärme vorbehandelt in Form von Peloiden (z. B. Fango, Paraffin etc.), Rotlicht oder auch Ultraschall kann durch Physiotherapie Muskelkräftigung und Leistungssteigerung erwirkt werden. Analgetisch können Ultraschall oder Elektrotherapie zum Einsatz kommen. In dieser Phase ist auch bei größerflächigen Muskelverspannungen, der Einsatz von hydroelektrischen Voll- oder Teilbädern (z. B. Stanger-/2-/4-Zellenbad) möglich, soweit verfügbar. Bei umschriebenen Schmerzsymptomen kann auch versucht werden, TENS nach vorheriger Austestung einzusetzen. Oft wird die problematische Kostenübernahme oder fehlende Verfügbarkeit den Ausschlag für oder gegen ein Therapiemittel geben. Bei den aktiven physiotherapeutischen Maßnahmen sollte aus diesen Gründen auch der Wechsel von Einzel- zu Gruppentherapien erfolgen. Dadurch kommt es zu einer Anbindung an Mitbetroffene mit der Möglichkeit des Erfahrungsaustauschs mit dem Nebeneffekt einer oft höheren Therapietreue durch gegenseitige Motivation.

Zunehmend kann ein Eigenübungsprogramm erarbeitet und eingesetzt werden. Wenn ausreichende Voraussetzungen gegeben sind, ist Wassergymnastik eine weitere Option mit hoher Akzeptanz bei den Patienten.

Die Reihenfolge der Kombinationstherapie richtet sich nach den Therapiezielen. Bei Schmerzen und Verspannungen wird die Wärmetherapie oder analgetische Therapie den aktiven Therapien vorangestellt. Antiphlogistische Therapien wie die Iontophorese sollten der aktiven Therapie nachfolgen, da sie durch die Kreislaufaktivierung eine systemische Verteilung des Wirkstoffs begünstigt. Im Einzelfall kann es sinnvoll sein, die Abfolge der Therapien mit den Therapeuten zu besprechen.

In **Spätstadien** stehen die subjektiv als positiv empfundenen Therapiemittel im Mittelpunkt, weil die Lebensqualität neben dem Erhalt des funktionellen Iststatus hier das entscheidende Therapieziel ist.

Essentials für die Hausarztpraxis

- Die physikalische und rehabilitative Therapie wird eingesetzt zur **Förderung der körperlichen und kognitiven Funktionsfähigkeit, Aktivitäten** und **Teilhabe** sowie der **Modifizierung von persönlichen und Umweltfaktoren.**
- **Sie umfasst** physikalische Therapie, Physiotherapie, Ergotherapie, Logopädie, Neuropsychologie, Gesundheitsbildung (Schulung), Ernährungsberatung, klinische Sozialarbeit, Podologie.
- Sie sollte frühzeitig **stadiengerecht** und **symptomorientiert** in ein gesamttherapeutisches Konzept integriert werden.
- Die **Auswahl der richtigen Therapieelemente** zum richtigen Zeitpunkt und die Festlegung der damit angestrebten Ziele gemeinsam mit dem Patienten bestimmen die Effizienz der Maßnahmen.

LITERATUR

ARDENNE Institut Dresden; Von Ardenne Institut für Angewandte Medizinische Forschung GmbH. www.ardenne.de

Becker J, Lange U, Dischereit G: Studie zum 122. Jahreskongress der DGPMR. Dresden, 15.–16. September 2018

Charité-Universitätsmedizin Berlin: 6.1. Spezifische Lehrveranstaltungsordnung für den Querschnittsbereich Q12: Rehabilitation, Physikalische Medizin und Naturheilverfahren: Elektrotherapie-charité; Hydrotherapie-charité

Happe S, Evers S, Thiedemann C et al.: Whole body and local cryotherapy in restless legs syndrome: A randomized, single-blind, controlled parallel group pilot study. Journal of the Neurological Sciences 370 (2016) 7–12

Haslauer GmbH (2008). www.haslauer.info/einrichtungen/haslauer-equipment/soft-pack-systemR-i

Ksiezopolska-Pietrzak K1: Cryotherapy in the treatment of rheumatic disease. Ortop Traumatol Rehabil Dec 30;2(4): (2000) 6–9. PMID: 17984885

Lange U., Uhlemann C, Müller-Ladner U: [Serial whole-body cryotherapy in the criostream for inflammatory rheumatic diseases. A pilot study]. Med Klin (Munich) Jun 15;103(6) (2008) 383–388. doi: 10.1007/s00063-008-1056-5

Meffert H, Scherf HP, Meffet B: Milde Infrarot-A-Hyperthermie zur Behandlung von Erkrankungen des rheumatischen Formenkreises- Anhaltende Verminderung der Aktivität polymorphkerniger Granulozyten. Intern Saunaarchiv 4 (1993) 125–131

Niederstrasser E: Vergleich der Wirkung kontrollierter milder Infrarot-A-Ganzkörperhyperthermie und der Haslauer Wärmeliege bei systemischer Sklerodermie in Bezug auf Veränderungen des Blutdrucks und der Körpertemperatur, den Gelenkstatus und die Hautelastizität. Berlin: Klinik für Dermatologie, Venerologie und Allergologie der Medizinischen, Fakultät Charité-Universitätsmedizin; Februar 2008

Schwappacher R, Schink K, Sologub S et al.: Physical activity and advanced cancer: evidence of exercise-sensitive genes regulating prostate cancer cell proliferation and apoptosis. The Journal of Physiology Volume 598, Issue 18 (2020) 3871–3889

Stanek A1, Sieroń A, Cieślar G et al.: The impact of whole-body cryotherapy on parameters of spinal mobility in patients with ankylosing spondylitis. Ortop Traumatol Rehabil Oct 30;7(5) (2005) 549–554. PMID: 17611448

KAPITEL

23

Ingo Arnold

Körperliche Aktivität und Sporttherapie als integraler Therapiebaustein bei chronisch-entzündlichen Erkrankungen

Kernaussagen

- **Anhaltende systemische Entzündungsaktivität** als typisches Merkmal vieler chronisch-rheumatischer Erkrankungen ist mit einem **hohen kardiovaskulären Risiko** verbunden und prädisponierend für Stoffwechselstörungen und Muskelschwund.
- Aus dem **Wechselspiel von Entzündung, Muskelabbau und Inaktivität** kann ohne Gegenmaßnahmen ein sich selbst verstärkender Teufelskreis entstehen.
- Eine **Schulung des Bewegungsgefühls mit Steigerung der Belastbarkeit und Ausdauer** auch für den rheumatologisch Erkrankten wird inzwischen als sehr bedeutsam auch im Hinblick auf eine Kontrolle der inflammatorischen Prozesse angesehen.
- **Myokine** können bei jeder Trainingseinheit entzündungshemmende Reaktionen hervorrufen und somit langfristig belastungsinduziert Verbesserungen der kardiovaskulären Risikofaktoren und anderer Komorbiditäten positiv beeinflussen.
- **Bewegung** ist nicht nur eine sichere Therapie für Patienten mit rheumatischen Erkrankungen, sie ist nach neueren Erkenntnissen auch wirksam bei der **Verringerung der systemischen Entzündung.**

23.1 Zusammenfassung

Anhaltende systemische Entzündungsaktivität als typisches Merkmal vieler chronisch rheumatischer Erkrankungen ist mit einem hohen kardiovaskulären Risiko verbunden und prädisponierend für Stoffwechselstörungen und Muskelschwund. RA-Patienten besitzen ein 1,5- bis 2-fach höheres Risiko, an einer koronaren Herzerkrankung zu erkranken, im Vergleich zur Normalbevölkerung. Zwei Drittel aller RA-Patienten erfahren im Krankheitsverlauf Symptome der Kachexie und im Alter schneller eine Sarkopenie (Li et al. 2021; Tegoz et al. 2020).

Aus dem Wechselspiel von Entzündung, Muskelabbau und Inaktivität kann ohne Gegenmaßnahmen ein sich selbst verstärkender Teufelskreis entstehen. In der Vergangenheit wurden Bewegungen bei Patienten mit rheumatischen Erkrankungen aus Angst vor einer Verschlimmerung der Entzündung nicht empfohlen bzw. führten Schmerzen während physikalischer Aktivität sowohl patientenseitig als auch vonseiten der Therapeuten dann rasch zu einem Vermeidungsverhalten. Dieses Dogma gegen Bewegung als Therapieform rheumatischer Erkrankungen wurde im Wesentlichen erst in den letzten 20 J. verlassen, was sich beispielhaft in den EULAR-Leitlinien 2018 wiederfindet (Rausch Osthoff et al. 2018). In diesem

Kontext wird eine Schulung des Bewegungsgefühls mit Steigerung der Belastbarkeit und Ausdauer auch für den rheumatologisch Erkrankten inzwischen als sehr bedeutsam auch im Hinblick auf eine Kontrolle der inflammatorischen Prozesse angesehen. Auf muskulärer Ebene verbinden sich damit eine Erhöhung der Muskelmasse und eine Verbesserung der Innervationsleistung. Eine der wichtigsten Erkenntnisse ist die Entdeckung, dass die Skelettmuskulatur mit anderen Organen kommuniziert, indem sie spezielle Botenstoffe, sog. Myokine, ausschüttet und die Muskulatur gewissermaßen als eine Hormondrüse funktioniert. Myokine können bei jeder Trainingseinheit entzündungshemmende Reaktionen hervorrufen und somit langfristig belastungsinduziert Verbesserungen der kardiovaskulären Risikofaktoren und anderer Komorbiditäten, wie neurodegenerative Erkrankungen (Morbus Parkinson), eine Insulinresistenz, Dyslipidämien und beschleunigte Arteriosklerose positiv beeinflussen (Brandt, Petersen 2010). Die Datenlage, insbesondere für die rheumatoide Arthritis und die Spondyloarthritiden und etwas spärlicher für die Kollagenosen ist über fundierte randomisiert kontrollierte Studien inzwischen ausreichend evident hinterlegt (Perandini et al. 2012; Benatti, Pedersen 2014; Gomarasca et al. 2020; Pedersen 2013; Kirk et al. 2020). Bewegung ist nicht nur eine sichere Therapie für Patienten mit rheumatischen Erkrankungen, sie ist nach neueren Erkenntnissen auch wirksam bei der Verringerung der systemischen Entzündung.

23.2 Einleitung

Das derzeitige Paradigma der RA-Behandlung ist die Früherkennung und sofortige Unterdrückung der Entzündung mit einer medikamentösen Therapie und engmaschiger Krankheitskontrolle, die darauf abzielt eine Remission oder zumindest eine geringe Krankheitsaktivität zu gewährleisten. Die geschätzten Therapiekosten der rheumatoiden Arthritis belaufen sich auf etwa 1,6 Milliarden Euro pro Jahr in denen die Zusatz- und Folgekosten durch Arbeitsausfälle aber noch nicht berücksichtigt sind (Zink et al.; Smith et al. 2014). Leider sprechen ca. 30–40% der RA-Patienten nicht oder nur unzureichend auf die Pharmakotherapie an oder leiden unter Nebenwirkungen oder werden resistent gegen Medikamente. Knapp 70% der RA-Patienten beschreiben zudem Einschränkungen durch Schmerzmüdigkeit und reduzierte Mobilität. Eine Sterblichkeitslücke zwischen RA-Patienten und der allgemeinen Bevölkerung bleibt trotz frühzeitiger aggressiver Behandlung weiterhin bestehen. Hieraus ergibt sich die Notwendigkeit, verstärkt Anstrengungen zur Erforschung potenziell wirksamer nichtpharmakologischer Optionen zur Behandlung der rheumatoiden Arthritis zu unternehmen.

Ein **zentraler Therapiepfeiler** stellt hierfür die **physikalische Aktivität** dar.

Denn gerade Inaktivität und Bewegungsarmut sind bei chronisch-entzündlich Erkrankten weiterhin häufig vertreten. Eine Erklärung liegt aufseiten der Betroffenen und deren Sorge, durch Bewegung und Belastung schmerzende und entzündete Gelenke zu gefährden und Schmerzen weiter zu provozieren. Weltweite Querschnittuntersuchungen, welche relevante Funktionsparameter, wie Health Assessment Questionnaire (HAQ) berücksichtigt haben, konstatieren einen fortbestehenden Mangel an körperlicher Aktivität bei nahezu 30% der Betroffenen. Auch wird die physikalische Therapie als wichtiger ganzheitlicher Behandlungsbaustein noch weiterhin zu wenig verordnet. Aktuelle, publizierte Krankenkassendaten aus der Kerndokumentation der Rheumazentren und dem PROCLAIR-Projekt zur Versorgungssituation der RA (Linking Patient-Reported Outcomes with CLAIms Data for Health Services Research in Rheumatology) von 2015 dokumentierten, dass lediglich für der Hälfte der Rheumapatienten eine physikalische Therapie verordnet wurde (Albrecht 2018; Callhoff et al. 2019). Die Rezepte stammten dabei überwiegend von den betreuenden Hausärzten, an zweiter Stelle folgten die Orthopäden und erst an dritter Stelle die internistischen Rheumatologen. Diese Realität widerspricht der Kenntnis, dass die allgemeine Mortalität durch regelmäßige körperliche Aktivität um bis zu 30% gesenkt werden kann. Neben subjektiven Faktoren wie Verbesserung der Befindlichkeit und Fitness, führt Sport zu immunmodulatorischen Effekten, welche eine unterschwellige systemische Entzündung (Silent Inflammation) positiv beeinflussen kann. Hierdurch lassen sich Alterungsprozesse, Insulinresistenz, Dyslipidämien, endotheliale Dysfunktionen, Sarkopenie und Arteriosklerose verbessern. Ähnliche Daten existieren auch für neurodegenerative Erkrankungen wie Alzheimer oder Morbus Parkinson. Ein körperlich inaktiver Lebensstil führt zudem zu einer Anhäufung von viszeralem und ektopischem Fett. Während s.c. Fettgewebe insbesondere in den Fettdepots der unteren Extremität vor chronischen Krankheiten eher schützen könnte, gibt es deutliche Hinweise darauf, dass die schädlichen Auswirkungen der Ansammlung von viszeralem Fett sowie Fett in der Leber und in der Skelettmuskulatur inflammatorisch wirksam sind (Arnold 2016; Abella et al. 2017). Tatsächlich wird abdominale Adipositas mit Herzkreislauferkrankungen, Typ-2-Diabetes, Demenz, Dickdarm- und Brustkrebs sowie mit der Gesamtmortalität unabhängig vom BMI in Verbindung gebracht. Damit sind die Folgen einer erhöhten abdominalen Adipositas und einer körperlichen Inaktivität vergleichbar.

23.3 Das Sekretom des Muskels

Skelettmuskelschwund ist weltweit ein wachsendes medizinisches Problem, welches hauptsächlich durch die demographische Entwicklung unserer Gesellschaften, aber auch durch Erkrankungen des rheumatischen Formenkreises entstehen kann. Obwohl unser Verständnis der molekularen Mechanismen, die den Muskelschwund bzw. die Muskelschwäche regulieren, beträchtliche Fortschritte gemacht hat, gibt es keine spezifische Behandlung. Die Muskulatur seuerniert mehrere Hundert Peptiden, welche die konzeptionelle Grundlage für ein neues Paradigma der Muskelkommunikation mit Geweben wie Fettgewebe, Leber, Bauchspeicheldrüse, Knochen und Gehirn darstellen. Einige dieser sezernierten Proteine und **Myokine** sind im Blut oder im Urin nachweisbar und können individuelle pathophysiologische Veränderungen einer Person widerspiegeln. Die meisten der bis zu 400 Myokine sind im Hinblick auf ihre biologische Aktivität und Funktion noch nicht ausreichend charakterisiert. Nur für wenige konnte bis dato ihre potenzielle Beteiligung an der Proliferation, Differenzierung und dem Wachstum von Muskelzellen untersucht werden.

Zu den Myokinen gehören verschiedene vom Muskel ausgeschiedene Zytokine, wie IL-6-, IL-7- oder der Leukämiehemmfaktor (LIF) sowie der aus dem Gehirn stammende neurotrope Faktor (BDNF). Weitere Myokine sind die osteogenen Faktoren Insulin-like Growth Factor 1, Fibroblast Growth Factor 2 (FGF-2), das Follistatin-related Protein 1 (FSTL-1), das die Endothelfunktion des Gefäßsystems verbessert, und das PGC-1α-abhängige Myokin Irisin, das die Entwicklung des braunen Fettgewebes fördert. Es steigert dabei die Glukoseaufnahme und aktiviert den Fettstoffwechsel in der Muskelzelle. In der Leber wird die Glykolyse stimuliert, Glukoneogenese und Lipogenese werden hingegen reduziert. Einige Myokine können nach muskulärer Beanspruchung eine entzündungshemmende Reaktion vermitteln (Gomarasca et al. 2020; Das et al. 2020).

Myostatin, LIF, IL-6 und IL-7 sind an der Muskelhypertrophie und Myogenese beteiligt, während BDNF und IL-6 an der AMPK-vermittelten Fettoxidation beteiligt sind. Nahezu alle dieser von der Skelettmuskulatur produzierten Proteine sind von der Kontraktion abhängig. Daher führt körperliche Inaktivität wahrscheinlich zu einer veränderten Myokin-Reaktion, die einen möglichen Mechanismus für den Zusammenhang zwischen Bewegungsmangel und Entzündung darstellen könnte. Viele Studien haben gezeigt, dass nach langfristigen Verhaltensänderungen, die sowohl eine reduzierte Energieaufnahme als auch eine erhöhte körperliche Aktivität beinhalten, weniger Entzündungsmarker nachweisbar sind (Kelly et al. 2009; Lee et al. 2015; Hartung et al. 2021). Die durch körperliche Betätigung ausgelöste Stimulation bioaktiver Zytokine durch eine Wechselwirkung zwischen Muskeln, Knochen und Fett erhöht den Muskelanabolismus, die Knochenbildung, die mitochondriale Biogenese, die Glukoseverwertung und die Fettsäureoxidation und reduziert die chronische Entzündung (Low Grade Inflammation, LGI) ab.

23.4 Mitophagie, Autophagie, mitochondriale Biogenese

Im Zusammenhang mit weiteren molekularen Mechanismen wie der mitochondrialen Biogenese, der **Autophagie** und der **Mitophagie** konnten Untersuchungen an der Skelettmuskulatur an Tier- und Humanmodellen zeigen, dass diese ausgesprochen zirkadianen Abhängigkeiten unterliegen. Damit wird die Bedeutung für den Zeitpunkt einer sportlichen Aktivität unterstrichen, ohne dass bisher allerdings eine genaue pathophysiologische Vorstellung besteht. Der Japaner Yoshinori Ohsumi wurde 2016 für seine Entdeckungen der Autophagie-Mechanismen und Entdeckung der 15 Schlüsselgene mit dem Medizinnobelpreis geehrt. Er beschrieb die Autophagie auf einem kontinuierlich aktiven basalen Niveau, welches allerdings gezielt in Stresssituationen aktiviert wird. Autophagie ist ein Mechanismus zur Überlebenssicherung der einzelnen Zelle, zugleich aber auch ein Selbstmordprogramm für geschädigte Zellen, um das Überleben eines multizellulären Organismus zu sichern. Bewegungstraining induziert nachweislich die Autophagie in einer Vielzahl von Geweben.

23

Es hat sich gezeigt, dass dieser Triggermechanismus über die Großhirnrinde katalysiert wird. So konnte tierexperimentell im Rattenhirn nach einem Laufbandtraining eine erhöhte AMPK- und SIRT1-Aktivierung nachgewiesen werden, welche beide geeignet waren, Autophagie hochzuregulieren (Lenzen-Schulte et al. 2016). In einer Übersicht führen Lenzen-Schulte et al. auf, dass es wahrscheinlich ist, dass die durch Bewegung induzierte Autophagie in den neuronalen Regionen neuroprotektive Vorteile vermitteln kann. Die genauen molekularen Mechanismen und das Potenzial der trainingsvermittelten autophagischen Prozesse im Gehirn sind allerdings noch nicht vollständig geklärt. Diese Feststellung gilt ebenso für die Zusammenhänge von muskulärer Aktivität und den neben der Autophagie bekannten zellulären Stressantworten wie Apoptose (programmierter zellulärer Suizid; wirkt im Gegensatz zu nekrotischen Prozessen nicht entzündungsfördernd) und zellulärer Seneszenz.

Eine der zentralen Funktionen des Mitochondriums ist die Erzeugung von Adenosintriphosphat (ATP), das als Energiewährung der Zelle dient. ATP wird in großen Mengen durch den Prozess der oxidativen Phosphorylierung erzeugt, der von der mitochondrialen Atmungskette (auch Elektronentransportkette, ETC) innerhalb der inneren Mitochondrienmembran durchgeführt wird. Durch die Kopplung von Elektronentransport und Protonentransfer entsteht ein elektrochemischer Gradient über der inneren Mitochondrienmembran (sog. mitochondriale Membranpotenzial), der die protonengetriebene Phosphorylierung von ADP durch das Enzym ATP-Synthase erhöht. Mitochondrien sind eine wichtige Quelle für schädigungsassoziierte molekulare Muster (DAMPs). Diese Moleküle signalisieren das Auftreten von Gewebeverletzungen, Zellzerstörung oder Zellstress und können Immunzellen auf ähnliche Weise aktivieren wie mikrobiell abgeleitete pathogenassoziierte molekulare Muster (damage-associated molecular patterns /DAMPs; Clayton et al. 2021). Aufgrund der bakteriellen Abstammung der Mitochondrien, wie sie in der Endosymbiontentheorie beschrieben wird, sind mitochondriale Komponenten in der Lage, die gleichen Mustererkennungsrezeptoren (PRRs) zu aktivieren wie exogene PAMPs. DAMPs vermitteln ihre Signale über verschiedene Rezeptoren, darunter Toll-like-Rezeptoren (TLRs), NOD-like-Rezeptoren (NLRs), RIG-I-like-Rezeptoren (RLRs) und purinerge Rezeptoren. Zahlreiche Studien haben sich mit der Rolle des Mitochondriums als Quelle von DAMPs und der möglichen Beteiligung an der Pathogenese der RA beschäftigt. Die genaue Regulierung der mitochondrialen Architektur, einschließlich der Fusion/Spaltung, der Organisation des Superkomplexes und der Zusammensetzung der Atmungskette, muss im Zusammenhang mit Entzündungskrankheiten ebenfalls weiter untersucht werden. Diese Aspekte tragen dazu bei, die ATP-Produktion, den oxidativen Stress und die Optimierung des Substratverbrauchs zu steuern – Faktoren, die sich alle auf die Funktion der Immunzellen auswirken können. Es ist bekannt, dass die mitochondriale Architektur durch Hypoxie und Entzündungssignale verändert wird (Roberts, Markby 2021).

Mitophagie bezeichnet eine Variante der selektiven Autophagie, bei der gezielt Mitochondrien abgebaut werden. Während die Mitophagie analog zur nichtselektiven Autophagie durch Nährstoffmangel induziert werden kann, gibt es auch weitere Ursachen, die unter nährstoffreichen Bedingungen auftreten und hierzu zählt auch die körperliche Inaktivität. Die mitochondriale Dysfunktion ist eines der Kennzeichen des Alterns und zeichnet sich durch eine unregelmäßige mitochondriale Morphologie, eine unzureichende ATP-Produktion, die Anhäufung von Mutationen der mitochondrialen DNA (mtDNA), eine erhöhte Produktion von reaktiven Sauerstoffspezies (ROS) in den Mitochondrien und die daraus resultierenden oxidativen Schäden an Nukleinsäuren, Proteinen und Lipiden aus. Mitophagie, ein mitochondrialer Qualitätskontrollmechanismus, der den Abbau geschädigter und überflüssiger Mitochondrien ermöglicht, verhindert solche schädlichen Auswirkungen und stellt die zelluläre Homöostase als Reaktion auf Stress wieder her. Bisher gibt es immer mehr Belege dafür, dass die Mitophagie bei verschiedenen menschlichen Erkrankungen, einschließlich des Alterns und altersbedingter Krankheiten wie neurodegenerativen Störungen, Herz-Kreislauf-Erkrankungen und Krebs, erheblich beeinträchtigt ist. Therapeutische Interventionen, die auf die Induktion der Mitophagie abzielen, können diese Störungen möglicherweise verbessern. In dieser Übersicht fassen wir die jüngsten Erkenntnisse über die **Mechanismen der Mitophagie** und ihre Rolle bei der Alterung und der Entwicklung menschlicher Krankheiten zusammen.

Die Auswirkungen der Therapie auf die mitochondriale Funktion sind bei mehreren derzeit verwendeten Therapeutika offensichtlich und es wird interessant sein zu sehen, ob andere Antirheumatika, die bereits verwendet werden oder in der Entwicklung sind, diese Organelle in ähnlicher Weise beeinflussen. Die gezielte Beeinflussung von Stoffwechselprozessen ist zu einer attraktiven Perspektive für die Entwicklung neuer Therapeutika geworden. Es ist jedoch ein umfassenderes Verständnis der Nuancen der mitochondrialen Funktion in verschiedenen Zelltypen bei RA erforderlich, bevor die Möglichkeiten der gezielten Beeinflussung mitochondrialer Signalwege voll ausgeschöpft werden können. Da Stoffwechsel- und Mitochondrienaktivitäten für alle Zell- und Gewebetypen von wesentlicher Bedeutung sind, ist es wichtig, einen therapeutischen Nutzen ohne unannehmbare Nebenwirkungen zu erzielen. **Akute sportliche Betätigung** löst schnelle zelluläre Signale aus, die zur anschließenden Aktivierung von Proteinen führen, die die Gentranskription erhöhen. Das Ergebnis ist eine höhere mRNA-Expression, die häufig in der Erholungsphase nach dem Training zu beobachten ist. Diese Moleküle werden in Vorläuferproteine übersetzt, die in die bereits vorhandenen Mitochondrien importiert werden. In der Organelle angekommen, wird das Protein zu seiner reifen Form verarbeitet und aktiviert entweder die Genexpression der mitochondrialen DNA, dient als Enzym mit einer Untereinheit oder wird in Komplexe mit mehreren Untereinheiten der Atmungskette eingebaut, die für den Elektronentransport und die Substratoxidation zuständig sind. Das Ergebnis dieser trainingsinduzierten Abfolge von Ereignissen ist die Erweiterung des mitochondrialen Netzwerks innerhalb der Muskelzellen und der Kapazität zur aeroben ATP-Bereitstellung. Diese Prozesse im Muskel werden bei chronischer Inaktivität und mit zunehmendem Alter beeinträchtigt, was zu einer verringerten aeroben Kapazität der Muskeln und einer erhöhten Tendenz zur mitochondrial vermittelten Apoptose führt, eine Situation, die zu Muskelschwund beitragen kann. Die Wiederaufnahme oder Übernahme eines aktiven Lebensstils kann diese Stoffwechselstörung verbessern, die Ausdauer steigern und zum Erhalt der Muskelmasse beitragen (Haines et al. 2020; Reljic et al. 2021). **Ausdauertraining** führt, wenn es regelmäßig als Teil eines Trainingsprogramms durchgeführt wird, zu einer Steigerung der ganzkörperlichen und skelettmuskelspezifischen oxidativen Kapazität. Auf zellulärer Ebene äußert sich diese adaptive Reaktion in einer erhöhten Anzahl oxidativer Fasern (Myosin Heavy Chain Typ I und IIA), einer Zunahme der Kapillarität und einer Steigerung der mitochondrialen Biogenese. Die Zunahme der mitochondrialen Biogenese (erhöhtes Volumen und funktionelle Kapazität) ist von grundlegender Bedeutung, da sie zu höheren Raten der oxidativen Phosphorylierung und einer verbesserten Kapazität zur Verwertung von Fettsäuren während submaximaler Belastung führt. Angesichts der Bedeutung der mitochondrialen Biogenese für die Skelettmuskelleistung wurde dem Verständnis der molekularen Anreize, die durch Ausdauertraining stimuliert werden und zu dieser adaptiven Reaktion führen, große Aufmerksamkeit geschenkt. Diese Forschung hat wiederum zur Identifizierung von pharmazeutischen Verbindungen und kleinen bioaktiven Inhaltsstoffen aus der Nahrung geführt, die offenbar in der Lage sind, die auf das Training reagierenden Signalwege im Skelettmuskel zu verstärken. Hierzu gehören bspw. Grüntee-Extrakte (GTE), aus Kakao gewonnene Epicatechine und verzweigtkettige Aminosäuren (BCAA) (insbesondere Leucin). Auch Polyphenolverbindungen sind in einer Vielzahl von pflanzlichen Arzneimitteln enthalten (Hood 2009; Craig et al. 2015).

23.5 Studienlage zum Thema Rheuma und Sport

Die WHO empfiehlt, dass Erwachsene, einschließlich älterer oder chronisch kranker Menschen, mind. 150 Min./Wo. mäßig intensive oder 75 Min./Wo. intensive körperliche Betätigung (oder eine Kombination davon) und zusätzliche Muskelstärkungsübungen für die wichtigsten Muskelgruppen an mind. 2 d/Wo. durchführen sollten. Das American College of Sports Medicine (ACSM) empfiehlt zusätzlich die regelmäßige Durchführung von Flexibilitäts- und neuromotorischen Aktivitäten wie Gleichgewicht oder Beweglichkeit an mind. 2 d/Wo. (Strasser et al. 2011; Hu et al. 2021). Dementsprechend wird ein Training in den vier Dimensionen:

- kardiovaskuläre Fitness,
- Muskelkraft,
- Flexibilität sowie
- neuromotorische Leistung

empfohlen.

Der absolute Energiebedarf von Sport und Bewegung kann durch das **metabolische Äquivalent** (MET) bestimmt werden: Hierbei entspricht ein zügiges Gehen mit 5 km/h ca. 3,2 METs und beschreibt eine Aktivität mit moderater Intensität. Joggen mit 9 km/h wird durch 8,8 METs beschrieben. Individuelle Parameter wie Gewicht, Geschlecht oder Fitnessniveau finden in diesem Berechnungswert allerdings keine Berücksichtigung. Genauer wäre daher eine Angabe des Energieverbrauchs im Verhältnis zur persönlichen Maximalkapazität. Eine max. Herzfrequenz von 64–76% (%HRmax) wäre dann als ein moderates bis intensives Training mit 77–95% (%HRmax) definiert. Darüber hinaus gibt es Belege dafür, dass kürzere (z.B. 30 Min.), intensive (≥ 6 METs) kardiovaskuläre Übungen mit einer stärkeren Verringerung des kardiovaskulären Risikos und einer niedrigeren Sterblichkeitsrate in der Allgemeinbevölkerung verbunden sind als längere (z. B. 60 Min.) moderate (3–6 METs) kardiovaskuläre Übungen. Bewegung ist der Eckpfeiler der Empfehlungen der Europäischen Liga gegen Rheuma (EULAR) für das nichtpharmakologische Krankheitsmanagement von RA und axialer SpA. Dennoch bleibt die wissenschaftliche Datenlage zu Untersuchungen von Sport und Rheuma uneinheitlich und in der Interpretation der Ergebnisse nicht deutlich signifikant. Allerdings beschreiben die Metaanalysen moderate Vorzüge und den positiven Einfluss von Sport auf rheumatische Erkrankungen (Jahanbin et al. 2014; Arnold, Guttke 2012). Einzelne kontrollierte Studien zeigen klare positive Effekte von Sport und Bewegung für Rheumaerkrankung. Beispielhaft sei eine randomisierte, kontrollierte klinische Studie an 66 Frauen mit bestätigter RA aus der rheumatologischen Klinik des Hafez-Krankenhauses in Shiraz im Südwesten Irans angeführt (Atakan et al. 2021). Die Teilnehmerinnen wurden nach dem Zufallsprinzip in Fall- und Kontrollgruppen eingeteilt (2 Gruppen zu je 33 Personen). Die Daten wurden mithilfe der visuellen Analogskala (VAS), der Kurzform der Arthritis Impact Measurement Scales 2 (AIMS2-SF) und eines demographischen Fragebogens erhoben. Nach Einholung einer schriftlichen Einverständniserklärung wurden die Teilnehmer der Fallgruppe gebeten, an einem Konditionstrainingsprogramm teilzunehmen, das aerobe, isometrische und isotonische Übungen umfasste, und erhielten eine Schulungsbroschüre, in der die Übungen erläutert wurden, die sie nach dem Eingriff zu Hause durchführen konnten. Es ergab sich ein statistisch signifikanter Unterschied zwischen dem Gesundheitszustand der Patienten in den Fallgruppen vor und nach der Intervention (P = 0,001). Auch der Schmerzwert nahm in der Fallgruppe im Vergleich zur Kontrollgruppe nach der Intervention signifikant ab (P = 0,003).

Interessant erscheint in diesem Kontext eine groß angelegte prospektive bevölkerungsbezogene Kohortenstudie bei Frauen mittleren Alters und älteren Frauen aus der schwedischen Mammographie-Kohorte (Di Guiseppe et al. 2015). Die Daten zur körperlichen Aktivität wurden mittels eines selbst verwalteten Fragebogens zur Nahrungsmittelfrequenz erhoben. Unter 30.112 Frauen, die zwischen 1914 und 1948 geboren und vom 1. Januar 2003 bis zum 31. Dezember 2010 nachbeobachtet wurden, wurden 201 RA-Fälle identifiziert (226–477 Personenjahre). Das Risiko, an RA zu erkranken, war statistisch signifikant um 35% geringer (relatives Risiko [RR], 0,65; 95% Konfidenzintervall [KI], 0,43–0,96) bei Frauen in der höchsten Kategorie der Freizeitaktivität (Kombination aus > 20 Min./d Gehen/Radfahren [median 40–60 Min./d] und > 1 h/Wo. Bewegung [median 2–3 h/Wo.]) im Vergleich zu Frauen in der niedrigsten Kategorie (< 20 Min./d Gehen/Radfahren und < 1 h/Wo. Bewegung). Ein nicht statistisch signifikant verringertes Risiko wurde für Hausarbeit (−32%) und Arbeit/Beruf (−15%) beobachtet, während ein erhöhtes Risiko für körperliche Inaktivität in der Freizeit (+27%) festgestellt wurde. Der tägliche Energieverbrauch wurde nicht mit dem Risiko einer RA in Verbindung gebracht. Diese unterstützt die Hypothese, dass körperliche Aktivität ein Schutzfaktor bei der Entstehung von rheumatoider Arthritis sein kann. Diese Feststellung steht auch im Zusammenhang mit der Verteilung und der Quantität des Körperfetts. In einer Studie (Rasmus et al. 2008), in der 10 gesunde Männer ihr tägliches Aktivitätsniveau 14 d lang von > 10.000 auf < 1500 Schritte reduzierten, nahm die intraabdominale Fettmasse zu, ohne dass sich die Gesamtfettmasse veränderte, während die fettfreie Gesamtmasse und der BMI abnahmen. Die Anhäufung von viszeralem Fett ging mit einem gestörten Glukose- und Fettstoffwechsel einher. Insbesondere bei Patienten mit entzündlichen rheumatischen Erkrankungen besteht ein Zusammenhang zwischen körperlicher Inaktivität, zentraler Adipositas und Entzündungen. Tatsächlich ist die Wahrscheinlichkeit, dass Patienten mit RA und SLE an zentraler Adipositas oder viszeraler Adipositas leiden, höher als bei gesunden Personen mit einem ähnlichen BMI. Andererseits führt körperliche Aktivität zu einer Zunahme des braunen Fettes. Es ist durchaus denkbar, dass durch die erhöhte Stoffwechselaktivität des braunen Fetts vor allem zuerst die schädlichen viszeralen Fettspeicher abgebaut und verbrannt werden. Eine der auffälligsten Wirkungen von Bewegung ist also die Verbesserung der körperlichen Leistungsfähigkeit sowohl bei Gesunden als auch bei Erkrankten. Dieser Effekt ist für Patienten mit entzündlich-rheumatischen Erkrankungen besonders vorteilhaft, da Bewegung die Fähigkeit zu körperlicher Aktivität erhöht und somit viszerales Fett abbaut und indirekt entzündungshemmend wirkt.

2016 wurde das EULAR-Projekt „Empfehlungen für PA bei Menschen mit entzündlicher Arthritis und Osteoarthritis" gestartet. In diesem Zusammenhang erfolgten regelmäßige systematische Überprüfungen unter Einbezug zahlreicher Metaanalysen (Ma). Eingeschlossen wurden 3909 Personen mit RA/SpA/deg. Gonarthrose/deg. Coxarthrose. Im Endergebnis fanden sich geringe, aber signifikante Auswirkungen (Effektstärken) von aeroben Übungen und Widerstandstraining auf die kardiovaskuläre Fitness (SMD 0,56 [95% ci 0,38 bis 0,75]) bzw. die Muskelkraft (SMD 0,54 [95% ci 0,35 bis 0,72]), aber kein nachweisbarer Effekt von kombinierten Kraft-/Aerobic-/Flexibilitätsübungen auf die Beweglichkeit (SMD 0,12 [95% ci −0,16 bis 0,41]). Die Autoren schlussfolgern, dass Bewegungsinterventionen gemäß den Empfehlungen des öffentlichen Gesundheitswesens in angemessener Dosis (Häufigkeit, Intensität, Zeit, Art, Umfang, Progression) wirksam für die kardiorespiratorische Fitness und Muskelkraft bei Erkrankten mit RA, SpA sind (Rausch Osthoff et al. 2018). Die bedeutsamen vier Metaanalysen umfassten insgesamt 49 Studien mit 1049 Menschen mit RA, 508 Menschen mit SpA. Im Zusammenhang mit Bewegungsübungen allein konnte kein Effekt nachgewiesen werden. Auch Flexibilitätsübungen in Kombination mit Muskelkraftübungen oder aerobem Training ergaben keinen positiven Einfluss für die Flexibilität. Auch die Datenlage zur Effektstärke für neuromotorische Anwendungen ergab keine Antwort.

Untersuchungen an Kohorten mit Krankheitsbeginn noch vor der Biologika-Ära wiesen für die Betroffenen in bis zu zwei Drittel des Krankheitsverlaufs ein hohes Maß an Gebrechlichkeit nach (Lange 2018;Golla et al. 2019). Chronische Entzündungen gehen mit Anämie, Müdigkeit und Muskelschwund einher, was zusammen mit anderen Begleiterkrankungen und krankheitsspezifischen Symptomen die Muskeln dekonditioniert und die Entzündung verschlimmert, was sich wiederum negativ auf die kardiovaskuläre Leistung und die körperliche Aktivität auswirkt

RA-Patienten zeigen in Studien zwar immer konstante Körpergewichtsdaten, i.d.R. aber wird Muskelmasse im Verlauf einer chronischen Entzündung durch Fett ersetzt und kann dann in einer Kachexie oder Sarkopenie enden. Damit reduziert sich nicht nur

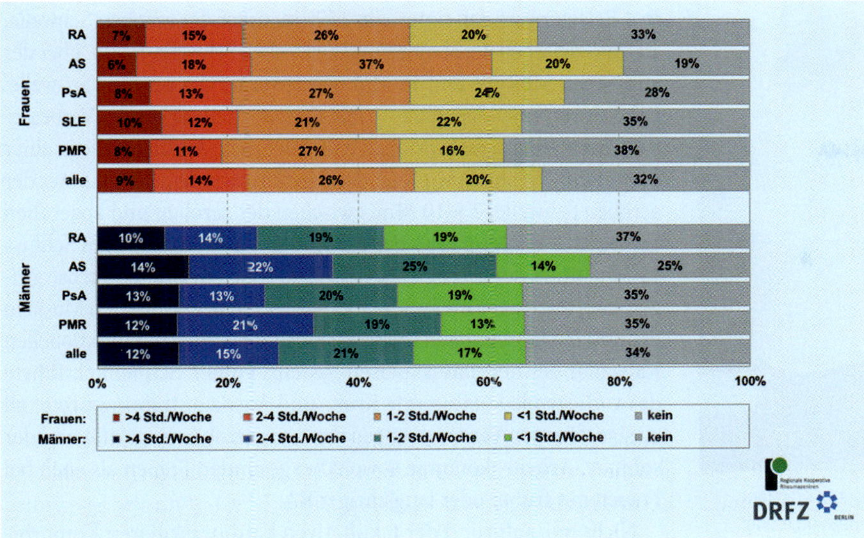

Abb. 23.1 Daten aus der Kerndokumentation von 2014 hinsichtlich der Verteilung sportlicher Tätigkeit in Bezug auf Geschlecht und Krankheitsentität (Quelle: DRFZ, Berlin 2014). [T1220]

die Teilhabe und Leistungsfähigkeit, sondern es erhöht sich auch die Stolper- und Sturzgefahr. Solche Verläufe profitieren von Trainingsprogrammen. RA-Patienten, die nur zu Hause individuell trainierten, und v.a. diejenigen, welche an strukturierten Trainingseinheiten teilnahmen (z.B. Widerstandstraining), zeigten deutliche Effekte auf Zuwachs von Muskelmasse und -kraft. Deshalb ist eine aktive Teilhabe für Bewegung gerade auch bei gerontorheumatologischen Patienten sinnvoll und sollte eigentlich immer berücksichtigt werden. Aber auch ohne einen etablierten Muskelschwund wurde bei RA-Patienten wiederholt über eine verringerte isometrische, isokinetische und dynamische Muskelkraft sowie eine geringere Explosivkraftproduktion berichtet, die sich an der Form der Kraft-Zeit-Kurve der Beinstreckermuskeln ablesen lässt.

In einer aktuellen randomisierten, kontrollierten Studie von Lemmey (Lemmey et al. 2009) wurde bestätigt, dass Widerstandstraining PRT die Muskelmasse signifikant erhöht und die körperliche Funktion bei Patienten mit RA wiederherstellt. Eine Resistenz der Muskulatur gegenüber den anabolen Effekten von Bewegung aufgrund eines postulierten refraktären hypermetabolischen Zustands wurde in der Literatur lange Zeit beschrieben. Spätere Studien, die sich durch ein robusteres methodisches Design auszeichneten, widerlegen dies jedoch. Hakkinen et al. (2004) wiesen bei weiblichen Patienten mit RA nach 21 Wo. PRT in Kombination mit aerobem Training eine Zunahme der Dicke des Quadriceps femoris nach. Auch diese Studien zeigen durchweg eine Verringerung des Fettanteils nach dem Training und eine Reduktion des prozentualen Körperfettanteils.

Das Theorem einer Resistenz chronisch-entzündlicher Erkrankungen gegenüber standardisierten Trainingsprogrammen lässt sich also heute nicht mehr aufrechterhalten. Trotzdem zeigen Erhebungen der Kerndokumentation des Deutschen Rheuma-Forschungszentrum (DRFZ) Berlin, dass nur 7% der Patienten mit RA > 4 h/Wo. Sport treiben und ca. 33% mit dieser Diagnose gar keinen Sport ausüben (DRFZ 2014; ➤ Abb. 23.1). Bewegungstherapie wirkt sich nicht kontraproduktiv auf einen chronisch-entzündlichen Krankheitsverlauf aus. Baslund et al. (Baslund et al. 1985) fanden bei Patienten mit RA heraus, dass ein 8-wöchiges moderates aerobes Training eine Reihe von Immunparametern (Rall et al. 1996) im Ruhezustand nicht beeinflusst, einschließlich der zirkulierenden Konzentrationen von IL-1α, IL1β und IL-6. Ebenso fanden Rall et al. bei Patienten mit RA 12 Wo. nach progressivem Widerstandstraining keine Veränderungen in der Produktion von IL-1β, IL2, IL6 oder TNF-α durch periphere mononukleäre Blutzellen (Leeb 2017).

23.6 Beschreibung verschiedener Trainingsformen

23.6.1 Medizinische Trainingstherapie (MTT)

Mit der richtig dosierten Anwendung von Bewegung bzw. Training können ganz wesentliche Symptome und Komorbiditäten bei rheumatischen Erkrankungen positiv beeinflusst werden. Natürlich ist jede Form der aktiven Bewegung der Muskulatur sinnvoll, aber eine undifferenzierte ärztliche Empfehlung ohne nähere Angaben sollte dagegen auch in Rheumaambulanzen und -facharztpraxen zugunsten präziserer Empfehlungen unterbleiben. Aus der Leistungsmedizin ist bekannt, dass eine Bewegung regelmäßig erfolgen sollte. Immer dann, wenn Training zur Prävention oder Behandlung von Erkrankungen zum Einsatz kommt, handelt es sich – ganz allgemein formuliert – um eine „medizinische Trainingstherapie“ (MTT; ➤ Abb. 23.2). Diese stellt für den Krankheitsverlauf und die Lebensqualität von Rheumapatienten eine ganz wesentliche therapeutische Säule dar.

Leeb führt aus, dass Trainingseffekte auf organischen Wachstumsprozessen der trainierten Strukturen basieren (Leeb 2017). Im Speziellen werden aus seiner Sicht im Rahmen eines regelmäßigen Ausdauertrainings vor allen Dingen das Herz-Kreislauf-System und der Stoffwechsel verbessert. Krafttraining hingegen basiert auf Wachstumsprozessen im Bereich der Muskelfasern mit einer Vermehrung der Aktin- und Myosin-Strukturen. **Zielsetzung der MTT** ist immer die Verbesserung der körperlichen Leistungsfähigkeit, da alle wesentlichen Effekte der MTT genau davon abhängen. Dieser Grundsatz gilt übrigens völlig unabhängig von der Grunderkrankung und gilt bei

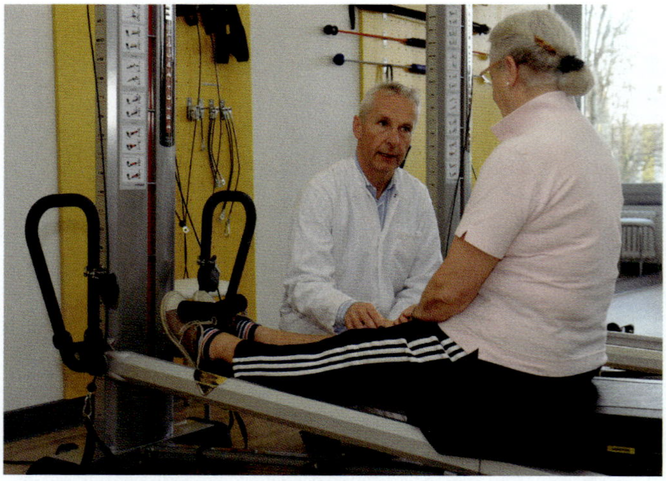

Abb. 23.2 MTT unter Aufsicht im Rheumazentrum des Rot Kreuz Krankenhauses Bremen CA Dr. Ingo Arnold, Klinik für operative Rheumatologie und Orthopädie [T1231

kardiologischen, metabolischen oder eben auch rheumatologischen Anwendungsgebieten. Studien haben gezeigt, dass Aerobic- und Widerstandstrainingsprogramme die aerobe Kapazität, die Muskelkraft und die selbst eingeschätzte funktionelle Fähigkeit von Patienten mit rheumatischen Erkrankungen nachweisbar verbessert (Katz et al. 2020). Ebenso verringert sich die selbst berichtete Müdigkeit zugunsten der gesundheitsbezogenen Lebensqualität

23.6.2 Ausdauertraining

Gezieltes und regelmäßiges Ausdauertraining bewirkt eine verbesserte maximale Sauerstoffaufnahme und optimiert somit die Leistungsfähigkeit. Ausdauertraining hat generell immer die **Zielsetzung,** die aerobe Leistungsfähigkeit bzw. die maximale Sauerstoffaufnahme (VO_2max) zu verbessern. Präzise Vorgaben über eine Dosis-Wirkungsbeziehung von MTT-Anwendungen bei RA-Patienten sind allerdings spärlich. Noch wirksamer erfolgt eine Kombination aus Kraft- und Ausdauertraining. Diese führte bei RA-Patienten zu einer erheblichen Verbesserung der Muskelkraft und der kardiorespiratorischen Ausdauer, begleitet von positiven Veränderungen der Körperzusammensetzung und der funktionellen Fähigkeiten. Langfristiges Training scheint die Krankheitsaktivität und die damit verbundenen Schmerzen wirksam zu verringern und hat keine schädlichen Auswirkungen. Bereits 2003 konnten Häkkinen et al. in einer finnischen Studie zeigen, dass ein gleichzeitiges Kraft- und Ausdauertraining, welches 21 Wo. lang 3 ×/ Wo. durchgeführt wurde, sowohl bei Frauen mit RA als auch bei gesunden Frauen zu einer starken Zunahme der Maximalkraft der trainierten Muskelgruppen führte (Häkkinen et al. 2003). Das Ausdauertraining wurde 3 × in einem Zeitraum von 2 Wo. durchgeführt. In den ersten 7 Wo. trainierten die Probanden 30 Min. mit dem Fahrrad oder zu Fuß, um die Grundlagenausdauer (unterhalb der aeroben Schwelle) zu trainieren, die beim aeroben Leistungstest vor dem Eingriff ermittelt wurde. Alle Probanden benutzten während des Trainings Pulsmesser, um die Intensität des Trainings auf dem erforderlichen Niveau zu halten. In den Wochen 8–14 wurde die 45-minütige Trainingseinheit in 4 Belastungsstufen unterteilt: 15 Min. unter der aeroben Schwelle, 10 Min. zwischen der aeroben und anaeroben Schwelle, 5 Min. über der anaeroben Schwelle und 15 Min. wieder unter der aeroben Schwelle. Der Schwerpunkt der letzten 7 Trainingswochen lag auf der Verbesserung der Radfahrgeschwindigkeit und der max. Ausdauer, die in einer 60-minütigen Einheit wie folgt durchgeführt wurde: 15 Min. unter der aeroben Schwelle, 2 × 10 Min. zwischen der aeroben und anaeroben Schwelle, 2 × 5 Min. über der anaeroben Schwelle und zum Schluss 15 Min. unter der aeroben Schwelle. Die erzielten Kraftzuwächse gingen auch mit einer Zunahme der Explosivkraft der trainierten Muskeln der unteren Extremitäten sowie mit einer Steigerung der funktionellen Kapazität des neuromuskulären Systems einher. Schließlich führte das vorliegende kombinierte Kraft- und Ausdauertrainingsprotokoll zu signifikanten Verbesserungen der max. aeroben Kapazität und der submax. Arbeitsökonomie sowohl bei gesunden Frauen als auch bei Frauen mit früher oder langjähriger RA.

Nicht nur aufgrund der fakultativen kardiovaskulären Komorbiditäten der Rheumapatienten sollte **vor einem solchem Trainingsprogramm** eine leistungsmedizinische Untersuchung mit Ergometrie (Belastungs- EKG) erfolgen. Die Ergometrie erbringt auch Auskunft über die aktuelle Leistungsfähigkeit des Patienten. Darauf aufbauend werden dann die optimale Trainingsherzfrequenz sowie der richtige Trainingsumfang individuell bestimmt. Die häufig ausgesprochene Empfehlung, sich so zu belasten, dass beim Gehen noch eine Unterhaltung geführt werden kann, entspricht dem optimalen Belastungsbereich. Heutzutage stehen für genauere Belastungssteuerungen auch Puls- und EKG-aufzeichnende Sportuhren zur Verfügung. Ausdauertraining an 2–3 d/Wo. von zu Beginn 15–20 Min. bewirkt einen ausreichenden Trainingseffekt. Der Umfang könnte dann alle 4–6 Wo. um 5 Min. pro Einheit erhöht werden bis zu dem Zielkorridor von 3 × 45 Min./Wo. Als Sportarten empfehlen sich Nordic Walking, Radfahren oder schnelles Gehen.

Ein **tägliches Training der Ausdauer** bei Rheumapatienten ist explizit **nicht zu empfehlen** und kann sehr rasch zu einem sog. „Übertrainingssyndrom“ führen.

23.6.3 Krafttraining

Bei einer unzureichend kontrollierten rheumatoiden Arthritis besteht ein Ungleichgewicht zwischen Knochenaufbau und Knochenabbau mit zunehmendem Knochenverlust, der durch eine Glukokortikoid-Co-Medikation möglicherweise noch verstärkt wird. Dadurch verliert der Knochen des Rheumatikers die Adaptationsfähigkeit an den kontinuierlichen Gebrauch als Stütz- und Schutzapparat. Eine atrophe Muskulatur wirkt dabei durch den reduzierten stimulierenden Effekt auf die elastische Knochenverformung ebenfalls kontraproduktiv. Diese Erwägungen veranschaulichen die Bedeutung von Training und Übung, auch im Hinblick auf den Knochenstoffwechsel. In diesem Zusammenhang stellt ein Krafttraining im Rahmen der MTT einen wesentlichen Bestandteil der verordneten Trainingstherapie bei Rheumapatienten dar. Krafttraining verfolgt das Ziel, die Muskulatur zu vergrößern, das heißt eine Muskelhypertrophie auszulösen und wird durch ein erschöpfendes Krafttraining der trainierten Muskelgruppe erreicht. Strasser und Leeb aus dem Sportmedizinischen Institut in Hall/Österreich haben hierfür ein genaues Konzept erarbeitet. Die Übung wird hierfür so oft wiederholt wird, bis keine weitere Wiederholung mehr möglich ist. Als generelle Richtlinie empfehlen die Autoren, die trainierte Muskelgruppe mit 10–15 Wiederholungen komplett zu erschöpfen (Leeb, WMW).

Bedeutsam im Rahmen der MTT und v.a. für Patienten mit rheumatischen Erkrankungen ist ein **Ganzkörperkrafttraining** nach oben beschriebener Methode (6–8 verschiedene Übungen).

Krafttraining sollte 1–2 ×/Wo. durchgeführt werden. Bei untrainierten Patienten ist es aus sportphysiologischer Sicht völlig ausreichend, mit 1–2 Sätzen (ununterbrochene Wiederholung einer Übung) pro Muskelgruppe das Krafttrainingsprogramm zu beginnen. Krafttraining erfordert eine intensive Einschulung am Trainingsgerät bzw. mit den benutzten Trainingswiderständen (Gewichte, Therabänder etc.). Der Patient sollte vom Rheumatologen dafür sensibilisiert werden, welchen positiven Stellenwert ein regelmäßiges Krafttraining bei seiner rheumatischen Erkrankung hat. Empfehlenswert ist hier sicher die Zusammenarbeit mit einem sportmedizinischen/physikalischen Zentrum.

Die Maximalkraft lässt sich also durch ein Krafttraining verbessern. Beide Trainingsmethoden Ausdauer und Kraft sind Inhalt einer medizinischen Trainingstherapie und sollten mit genauen Angaben ärztlich verordnet werden.

Viele Steigerungsformen eines Krafttrainings sind beschrieben. Hierzu zählt auch ein hoch dosiertes Krafttraining (High Load Strength Training, HL-Krafttraining) bei 70–85% des Maximalkraftwerts (1RM), welches bei gesunden Probanden sehr effektiv den Verlust von Muskelausdauer und -kraft verhindern kann. HL-Krafttraining ist für Menschen mit RA aufgrund der hohen Gelenkbelastung und des Risikos von Gelenkschmerzen oft eine Herausforderung. Es gibt jedoch zunehmend Belege dafür, dass derselbe erwünschte anabole Effekt mit einem Training mit Blutflussbeschränkung (Blood Flow Restriction, BFR) erzielt werden kann (Jønsson et al. 2020). Neben anderen Modalitäten kann das BFR-Training als Krafttraining mit niedriger Intensität (20–30% 1RM) durchgeführt werden, wobei gleichzeitig Manschetten am proximalen Ende des Zielmuskels während des Trainings angelegt werden, um den arteriellen Zufluss zum Muskel aufrechtzuerhalten und den venösen Rückfluss zu verhindern. Die Mechanismen hinter dem BFR-Training sind eine Kombination aus metabolischem Stress und mechanischer Belastung. Man geht davon aus, dass der verringerte Blutfluss ein ischämisches Milieu schafft, das den Trainingseffekt im trainierenden Muskel verstärkt, indem es eine Reihe von Mechanismen aktiviert (z. B. systemische Hormonproduktion und verstärkte Rekrutierung der schnell zuckenden Fasern), von denen man annimmt, dass sie alle das Muskelwachstum fördern. Eine nicht verblindete, randomisierte, kontrollierte Pilotstudie mit einer 4-wöchigen Nachbeobachtungszeit wurde in der rheumatologischen Abteilung des Universitätskrankenhauses in Aarhus durchgeführt (Stensvold et al. 2020). 18 Frauen mit RA im Alter von 18–65 J. führten 4 Wo. lang 3 ×/Wo. ein Krafttraining für die unteren Gliedmaßen mit niedriger Intensität durch und wurden nach dem Zufallsprinzip für ein Training mit oder ohne Okklusionsband ausgewählt. Die primären Ergebnisse waren die Registrierung des Rekrutierungsprozesses, die Einhaltung der Trainingseinheiten, Nebenwirkungen, empfundene Schmerzen und eine Zufriedenheitsumfrage. Die sekundären Endpunkte waren Veränderungen der Muskelkraft, der Muskelausdauer und der Gelenkschmerzen. Allerdings waren der Rekrutierungsprozess und die Durchführung der 3 ×/Wo. stattfindenden Trainingseinheiten eine Herausforderung. Darüber hinaus zeigte diese Studie, dass ein zusätzliches BFR-Training zum LI-Krafttraining bei Frauen mit RA eine signifikante Verbesserung der Kniestreckkraft im Vergleich zum LI-Krafttraining allein bewirken kann. Die Ergebnisse dieser Studie sind vielversprechend und rechtfertigen künftige Studien in leistungsfähigeren, größeren klinischen Studien zur Untersuchung der Muskelkraft bei Menschen mit RA.

23.6.4 Intervalltraining

Das Intervalltraining ist seit über einem Jahrhundert ein fester Bestandteil des Trainings von Trainern und Athleten zur Leistungssteigerung. Diese Form der Bewegung hilft, das Gesamttrainingsvolumen und damit die vom Betroffenen zu erbringende Zeit einzusparen bei vergleichbarem Trainingseffekt wie mit kontinuierlichen Anwendungen. Mit kurzen, hoch intensiven Übungen mit ca. 75% der max. erreichbaren Anstrengung sollen 90% der max. Sauerstoffaufnahme erreicht werden (High Intensity Intervall Training, HIIT). Dazwischen werden dann immer wieder Ruhephasen eingebaut. Kontinuierliches Training mit moderater Intensität setzt dagegen im Allgemeinen 40–60 Min. Trainingsdauer voraus und kommt dabei mit 40–60% der Sauerstoffverbrauchsreserve aus. Eine Metaanalyse von Reljic et al. berichtet außerdem, dass insbesondere eher inaktive Probanden nach HIIT-basierten Interventionen geringere Abbrecherquoten zu verzeichnen hatten als bei traditionellen herkömmlichen Trainingsprogrammen und auch Rheumapatienten hierfür in Betracht kommen (Wittmann, Fischer 2018).

23.7 Verringerung der systemischen Entzündung

Körperliche Bewegung ist ein einzigartiger physiologischer Stressor, der in der Lage ist, Anpassungen in fast allen Zellen, Geweben und Organen zu bewirken (➤ Tab. 23.1). Unter den Wirkungen könnten Verbesserungen der Skelettmuskelfunktion und damit der Herz-Kreislauf-, Stoffwechsel- und Immunfunktionen von Bedeutung für die Behandlung entzündlich-rheumatischer Erkrankungen sein, da diese Funktionen das Entzündungsmilieu sowie die damit verbundenen kardiovaskulären Komorbiditäten positiv beeinflussen. Dabei ist Bewegung in der Lage, den Teufelskreis der chronischen Entzündung durch direkte (nach jedem Training) und indirekte (durch Verbesserung der körperlichen Leistungsfähigkeit, der Körperzusammensetzung, der Komorbiditäten und der kardiovaskulären Risikofaktoren) entzündungshemmende Effekte zu lindern. Bearne et al. (2002) untersuchten die akuten und chronischen Auswirkungen von Widerstandstraining auf die Zytokinreaktion bei Patienten mit RA. Vor der Trainingsintervention veränderte eine Widerstandsübung die IL-1-, IL6- oder TNF-α-Werte im Vergleich zum Ausgangswert nicht signifikant und nach dem Trainingsprogramm waren die Ruhe-

Tab. 23.1 Allgemeine Wirkungen von Bewegungsaktivität bei Rheumapatienten

Knochenstoffwechsel[1]	Antiosteoporotischer Effekt durch Krafttraining	Muskelaufbau stimuliert Knochendichte (zytokinabhängiger Cross-Talk)
Schmerzwahrnehmung	Zunahmen von Muskelkraft u. -ausdauer Körperliche Leistungsfähigkeit wird verbessert Verringerte Müdigkeit (Fatigue)	Atrophe Muskulatur wird rekonditioniert u. dessen schmerzverursachende Minderperfusion bei Kontraktion beseitigt
Mentale Situation	Antidepressiv Serotoninerhöhung	Anxiolyse Steigert Selbstwertgefühl
Gelenke	Chondrozyten Erhöhen Produktion von Bone Morphogenetic Protein, Glykosaminoglykanen u. entzündungshemmenden Zytokinen Verringern Produktion von entzündungsfördernden Zytokinen u. matrixabbauenden Metalloproteinasen	Reduziert Gelenkdestruktion
Kardiovaskulärer Status	Gesamtcholesterin u. Triglyzeride gesenkt Homozystein u. Apolipoprotein gesenkt HDL-Cholesterin steigt Insulinresistenz verbessert	Reduktion der Arteriosklerose Niedrigerer Blutdruck Gesteigerte Sauerstoffaufnahme
Krankheitsaktivität RA	DAS-28 signifikant erniedrigt	Reduzierte Schubsymptomatik

[1] Reine Ausdauersportarten wie Nordic Walking, Laufen oder Schwimmen haben nur geringe Effekte auf den Knochenstoffwechsel und sollten daher zur Behandlung der Osteopenie/Osteoporose nicht primär empfohlen werden. Krafttraining stimuliert die Osteoblasten am effektivsten.

werte dieser Zytokine nicht signifikant unterschiedlich. Nach dem Trainingsprogramm führte jedoch eine akute Trainingseinheit zu einem Rückgang der Serumkonzentrationen von IL-6 ($P < 0,05$) und TNF, wobei Letzterer keine statistische Signifikanz erreichte. In Anbetracht der Tatsache, dass Patienten mit RA im Vergleich zu Gesunden i.d.R. 5- bis 15-fach erhöhte Ausgangswerte für Zytokine aufweisen, scheinen diese Daten zu zeigen, dass Trainingsprogramme eine bescheidene positive Wirkung auf die Entzündungsreaktion dieser Patienten haben.

23.8 Verschiedene Bewegungsformen und Mortalität

Qualitativ hochwertige Belege für einen potenziellen Kausalzusammenhang zwischen den derzeitigen Empfehlungen zum Umfang der körperlichen Betätigung und der Lebenserwartung fehlen in randomisierten klinischen Studien. Eine bahnbrechende Studie von Stensvold et al. (2020) bei älteren Erwachsenen (70–77 J.) verglich die Auswirkungen von 5 J. überwachtem Bewegungstraining, in Form von hoch intensivem (HIIT) und moderatem Training (Moderate Intensity Continuous Training, MICT) mit Probanden, die sich lediglich an die Empfehlungen für körperliche Aktivität hielten, auf die Sterblichkeit. Insgesamt wurden 1567 ältere Erwachsene nach dem Zufallsprinzip in eine von drei Gruppen eingeteilt:

- 2 ×/Wo. hoch intensives Intervalltraining (45 Min. bei 85–95 % Spitzen-HR [HRpeak] mit 3 Min. aktiver Erholung bei 60–70 % HRpeak),
- 2 ×/Wo. zweimal pro Woche MICT-Sitzungen (50 Min kontinuierliches Radfahren bei 70% HRpeak) und
- eine Kontrollgruppe aus allgemein aktiven Personen, die sich an der norwegischen Richtlinien für körperliche Aktivität orientierten und die 30 Min. moderate körperliche Aktivität fast jeden Tag ohne Aufsicht durchführten.

Die Gesamtmortalität unterschied sich nicht signifikant zwischen der Gruppe, die sich mit hoher und mäßiger Intensität bewegte, und der Gruppe, die sich an die empfohlenen Richtlinien für körperliche Aktivität hielt. Allerdings hatten fast alle der 1567 Teilnehmer eine deutlich niedrigere Sterblichkeitsrate (etwa 5%), als in der Altersgruppe erwartet werden konnte (10%). Ein größerer gesundheitlicher Nutzen, gemessen an der maximalen Sauerstoffaufnahmekapazität nach einem, drei und fünf Jahren – gilt derzeit als bester Prädiktor für gesundheitsbezogene Fitness – und die Erfassung von Scores für die gesundheitsbezogene Lebensqualität, wurde zudem bei denjenigen festgestellt, die sich hauptsächlich mit hoher Intensität und nicht mit moderater Intensität bewegten. Die Ergebnisse legen nahe, dass künftige Leitlinien für körperliche Aktivität, zumindest für ältere Erwachsene, spezifischer sein sollten, indem sie fordern, dass zumindest ein Teil der körperlichen Aktivität mit hoher Intensität durchgeführt werden sollte. Diese Studie ist die bisher größte und längste randomisierte Bewegungsstudie in dieser Altersgruppe.

23.9 Empfohlene Trainingsprogramme und Adhärenz

Regelmäßige körperliche Betätigung kann von den Patienten als belastend oder fordernd empfunden werden. Dieser Mangel an Motivation ist häufig das Haupthindernis für körperliche Aktivität. In einer kürzlich durchgeführten Studie waren bessere Informationen, ein höherer Bildungsstand und ein höheres Einkommen sowie v.a. eine größere Motivation die Prädiktoren für die Teilnahme an einem Bewegungsprogramm. Auch der Umgang mit Schmerzen nach Bewegung bedarf einer spezifischen Schulung. Fear-Avoidance-Modelle beschreiben Ansätze, den Schmerz zu integrieren, aber niemals bestimmend werden zu lassen und die Motivation der Teilnehmer hochzuhalten. „Beende eine Übung niemals mit Schmerzen, sondern durch Wiederholungen und lösbare Aufgabenstellungen." Potenzielle Strategien zur Verbesserung der Patientenadhärenz umfassen des Weiteren Strategien der therapeutischen Patientenschulung und eine gut abrufbare Patienteninformation sowie die Aus- und Weiterbildung von Rheumatologen zum Thema körperliche Aktivität. Ein weiterer Ansatz ist das betreute Training. Die Betreuung durch einen Trainer stellt sicher, dass die Übungen optimal ausgeführt werden, verbessert die Motivation und verringert das Verletzungsrisiko sowohl kurzfristig (nach 8 Wo.) als auch langfristig (nach 1 J.). Wassergymnastik unter Anleitung eines Sportlehrers ist eine sichere Bewegungsmethode für Patienten mit RA. Die Schwerkraft und die auf die Gelenke einwirkenden Belastungen werden im Wasser verringert. Internetbasierte Programme sind eine weitere Option. Eine auf ein Smartphone heruntergeladene Anwendung kann zur Überwachung der körperlichen Aktivität und zur visuellen Rückmeldung des Fortschritts verwendet werden. Internetbasierte Programme verbessern nachweislich die Motivation und die Therapietreue. Der Einsatz der Deutschen Rheumaliga ist dabei für Patient und Arzt von einem unschätzbaren Wert. Der aktuelle Behandlungsansatz für Patienten mit RA besteht aus einem Mehrkomponentenprogramm, das nicht nur medizinische Ziele verfolgt, sondern auch die psychische Gesundheit, das soziale Wohlbefinden und die Teilnahme an körperlichen Aktivitäten verbessern soll. Ein gutes Beispiel für ein Lebensstilprogramm, in dem all diese nichtpharmakologischen Disziplinen kombiniert werden, ist das Ornish-Programm (USA, von den meisten Krankenkassen übernommen), das auf einer WFPD (Walrabenstein et al. 2021), auf Bewegung und Stressmanagement basiert. Es hat sich als wirksam bei der Behandlung der koronaren Herzkrankheit erwiesen. Studien zeigen, dass Fasten, eine mediterrane Ernährung sowie eine pflanzliche Vollwertkost (WFPD) die Krankheitsaktivität bei Patienten mit RA ebenfalls verringern können (Ornish et al. 1998). Ein multidisziplinäres Programm, das auf einer WFPD, auf Bewegung und Stressmanagement basiert, zeigte bereits bei Patienten mit koronarer Herzkrankheit günstige Ergebnisse und v.a. eine gute Motivation.

23.10 Welche Sportart für welchen Rheumapatienten?

Bei der Auswahl und Beratung muss immer differenziert werden, welches Therapieziel der Patient anstrebt, d.h., dass vorher geklärt werden sollte, ob eine allgemeine Leistungs- und Fitnesssteigerung (Herz-Kreislauf-Training) oder Muskelaufbau, Gelenkmobilisierung und Koordination angestrebt werden. Stop-and-go-Sportarten wie Tennis, aber auch Joggen setzen stabile Gelenke und einen kontrollierten Entzündungsstatus voraus. Eine Konsultation mit dem Rheumaorthopäden ist unbedingt angeraten. Auch Beschleunigungs- und Kampfsportarten mit hoher Sturzgefahr sind insbesondere bei Patienten mit ankylosierender Spondylitis kontraindiziert. Gleiches gilt für Betroffene mit instabilen oder deformierten Gelenken. Für Patienten in kompletter Remission ohne strukturelle Schädigungen an peripheren Gelenken oder der Wirbelsäule bestehen praktisch keine Kontraindikationen für bestimmte Sportarten.

Empfehlungen der Amerikanischen Gesellschaft für Sportmedizin für Sport- und Trainingsarten (54), die sich bei rheumatischen Erkrankungen eignen (15 Min., 2–3 × /Wo.; Garber et al. 2011:

- **Kardiopulmonale Stärkung: Ausdauertraining:** Aerobes Training wie z.B. Radfahren, Walking, Schwimmen oder Tanzen 3–5 ×Wo. mit 60–80% der max. Herzfrequenz und 30–60 Min. Dauer sowie kontrolliertes Widerstandstraining sind laut Studiendaten sehr geeignet. Zunächst langsame Steigerung der Dauer, danach der Intensität.
- **Kräftigungsübungen:** etwa Übungen mit leichten Gewichten zur Stärkung der Bein-, Arm- und Rückenmuskulatur. Therabänder, Widerstandstraining am Gerät. 60–80% des ersten Wiederholungsmaximums (1RM), bis zu 10 Wiederholungen, 2–3 ×/Wo., bis zu 3 Sätze; **cave:** kein „Überpowern":
  - Gymnastik und Wassergymnastik
  - Balancetraining/Koordination
  - Mobilisierungstraining/Dehnung der Gelenke
  - Tai-Chi (Schattenboxen)
  - Yoga
  - Pilates

Essentials für die Hausarztpraxis

- Für die **rheumatoide Arthrits** (RA) und die **Spondyloarthritiden** (SpA) konnte in zahlreichen Studien nachgewiesen werden, dass strukturierte sportliche Betätigung positive Auswirkungen auf die Lebensqualität, den Krankheitsverlauf und die Krankheitsaktivität hat.
- **Sport- und/oder Bewegungstherapie** ist ein integraler Bestandteil für die Behandlung der RA, SpA und PsA und, deutlich weniger untersucht, auch für die Kollagenosen zu empfehlen.
- Für **Patienten in kompletter Remission** ohne strukturelle Schädigung an peripheren Gelenken oder der Wirbelsäule bestehen praktisch keine Kontraindikationen für bestimmte Sportarten.
- **Ausdauer- und Krafttraining** beeinflussen auch bei Patienten mit Erkrankungen aus dem rheumatischen Formenkreis die kardiorespiratorische Fitness und Muskelkraft wirksam.
- Studien zeigen, dass **Sport für die meisten Menschen mit Rheuma kein Risiko** darstellt und keinesfalls den entzündlichen Prozess negativ beeinflusst.
- Bei der **Wahl einer Sportart** spielen die eigenen Vorlieben eine wichtige Rolle. Sportarten wie z.B. Radfahren, Walking, Schwimmen, 3 ×/Wo. mit 60–80% der maximalen Herzfrequenz und 30–60 Min. Dauer (anareobes Training) und kontrolliertes Kraft- sowie Widerstandstraining sind zu empfehlen.

LITERATUR

Abella V, Scotece M, Conde J et al.: Leptin in the interplay of inflammation, metabolism and immune system disorders. Nat Rev Rheumatol Feb;13(2) (2017) 100–109. doi: 10.1038/nrrheum.2016.209

Albrecht, K: PROCLAIR: Rheumapatienten sind bei Rheumatologen besser aufgehoben, Orthopädie & Rheuma 21 (5) (2018)

Arnold I: Arthrose: Was gibt es Neues? Dtsch Arztebl 113(44) (2016) A-1976/B-1658/C-1645

Arnold I, Guttke T: Physical therapy as part of a complex orthopedic rheumatology approach. Physiotherapy, cryotherapy, extracorporeal shockwave lithotripsy, local intra-articular joint injections. Orthopäde Jul;41(7) (2012) 520–525. doi: 10.1007/s00132-012-1929-4

Atakan MM, Li Y, Kos¸ar ŞN, Turnagöl HH, Yan X: Evidence-Based Effects of High-Intensity Interval Training on Exercise Capacity and Health: A Review with Historical Perspective. Int J Environ Res Public Health Jul 5;18(13) (2021) 7201. doi: 10.3390/ijerph18137201

Baslund B, Lyngberg K, Andersen V et al.: Effect of 8 wk of bicycle training on the immune system of patients with rheumatoid arthritis. J Appl Physiol (1985) Oct;75(4) (1993) 1691–1695. doi: 10.1152/jappl.1993.75.4.1691

Bearne LM, Scott DL, Hurley MV: Can reverse quadriceps sensorimotor dysfunction that is associated with rheumatoid arthritis without exacerbating disease activity. Rheumatology (Oxford) 41 (2002) 157–166

Benatti, FB, Pedersen BK: Exercise as an anti-inflammatory therapy for rheumatic diseases—myokine regulation. Nat. Rev. Rheumatol. advance online publication 25 November 2014; doi:10.1038/nrrheum.2014.193

Brandt C, Pedersen BK.: The Role of Exercise-Induced Myokines in Muscle Homeostasis and the Defense against Chronic Diseases. Journal of Biomedicine and Biotechnology Volume, Article ID 520258, 6 (2010) doi:10.1155/2010/520258

Callhoff J, Albrecht K, Hoffmann F et al.: Versorgungswirklichkeit muskuloskeletaler Erkrankungen auf Bevölkerungsebene: Erkenntnisse aus dem Verbundprojekt PROCLAIR. Zeitschrift für Rheumatologie Oct Vol. 78 Issue 8 (2019) p13–721. 9

Clayton SA, MacDonald L, Kurowska-Stolarska M, Clark AR: Mitochondria as Key Players in the Pathogenesis and Treatment of Rheumatoid Arthritis. Front Immunol Apr 29;12 (2021) 673916. doi: 10.3389/fimmu.2021.673916

Craig DM†, Ashcroft 1 SP†, Belew2 MY† et al.: Utilizing small nutrient compounds as enhancers of exercise-induced mitochondrial biogenesis. Front. Physiol (2015) https://doi.org/10.3389/fphys.2015.00296

Cross M, Smith E, Hoy D, Carmona L, Wolfe F, Vos T et al.: The global burden of rheumatoid arthritis: estimatesfrom the global burden of disease 2010 study. Ann RheumDis73(7) (2014) 1316–1322

Das DK, Graham ZA, Cardozo CP: Myokines in skeletal muscle physiology and metabolism: Recent advances and future perspectives. Acta Physiol (Oxf) Feb;228(2) (2020) e13367. doi: 10.1111/apha.13367

Deutsches Rheuma-Forschungszentrum, DRFZ Berlin (2014), regionale kooperative Rheumazentren

Di Giuseppe D, Bottai M, Askling J, Wolk A: Physical activity and risk of rheumatoid arthritis in women: a population-based prospective study. Arthritis Res Ther Mar 4;17(1) (2015) 40. doi: 10.1186/s13075-015-0560-2

Garber CE, Blissmer B, Deschenes MR et al.: Quantity and quality of exercise for developing and maintaining cardiorespiratory, musculoskeletal, and neuromotor fitness in apparently healthy adults: guidance for prescribing exercise. Medicine and science in sports and exercise. American College of Sports Medicine position stand 43 (2011) 1334–1359

Gesundheitsberichterstattung des Bundes; Zink A, Minde K, List SM: Entzündlich-rheumatische Erkrankungen. Herausgeber: Robert Koch-Institut, Berlin

Golla A, Mattukat K, Mau W Promotion of physical activity for olderpatients with rheumatism: characteristics of inflammatory rheumatic diseases against the backgroundofphysical activity recommendations. Z Rheumatol 78(2) (2019) 127–135

Gomarasca M, Banfi G, Lombardi G: Myokines: The endocrine coupling of skeletal muscle and bone. Adv Clin Chem 94 (2020) 155–218. doi: 10.1016/bs.acc.2019.07.010. Epub 2019 Aug 8

Gomarasca M, Banfi G, Lombardi G: Myokines: The endocrine coupling of skeletal muscle and bone. Adv Clin Chem 94 (2020) 155–218. doi: 10.1016/bs.acc.2019.07.010

Haines M, Broom D, Gillibrand W, Stephenson J: Effects of three low-volume, high-intensity exercise conditions on affective valence.J Sports Sci Jan;38(2) (2020) 121–129. doi: 10.1080/02640414.2019.1684779

Häkkinen A, Hannonen P: Sustained maintenance of exercise induced muscle strength gains and normal bone mineral density in patients with early rheumatoid arthritis: a 5 year follow up. Ann Rheum Dis Aug; 63(8) (2004) 910–916

Häkkinen A, Hannonen P, Nyman K et al.: Effects of concurrent strength and endurance training in women with early or longstanding rheumatoid arthritis: Comparison with healthy subjects. Arthritis Care & Research 49(6) (2003) 789–797 doi:10.1002/art.11466

Hartung W, Sewerin P, Ostendorf B: Sport und Bewegungstherapie bei entzündlich rheumatischen Erkrankungen. Z Rheumatol 80 (2021) 251–262. https/doi.org/10.1007/s00393-021-00970-z

Hood DA: Mechanisms of exercise-induced mitochondrial biogenesis in skeletal muscle. Applied Physiology, Nutrition and Metabolism 5 (2009) https://doi.org/10.1139/H09-045

Hu H, Xu A, Gao C et al.: The effect of physical exercise on rheumatoid arthritis: An overview of systematic reviews and meta-analysis. Adv Nurs Feb;77(2) (2021) 506–522. doi: 10.1111/jan.14574

Jahanbin I, Hoseini Moghadam M, Nazarinia MA et al.: The Effect of Conditioning Exercise on the Health Status and Pain in Patients with Rheumatoid Arthritis: A Randomized Controlled Clinical Trial IJCBNM July Vol 2, No 3 (2014)

Jønsson A, Johansen C, Rolving N, Pfeiffer-Jensen M: Feasibility and estimated efficacy of blood flow restricted training in female patients with rheumatoid arthritis: a randomized controlled pilot study. Scandinavian Journal of Rheumatology 1–9 (2020). doi:10.1080/03009742.2020.1829701

Katz P, Andonian BJ, Huffman KM: Benefits and promotion of physical activity in rheumatoid arthritis. Curr Opin Rheumatol May;32(3) (2020) 307–314. doi: 10.1097/BOR.0000000000000696

Kelly M, Gauthier MS, Saha AK, Ruderman NB: Activation of AMP-activated protein kinase by interleukin-6 in rat skeletal muscle: association with changes in cAMP, energy state and endogenous fuel mobilization Diabetes 58(9) (2009) 1953–1960

Kirk B, Feehan J, Lombardi G, Duque G: Muscle, Bone, and Fat Crosstalk: the Biological Role of Myokines, Osteokines, and Adipokines. Curr Osteoporos Rep. Aug;18(4) (2020) 388–400. doi:10.1007/s11914-020-00599- PMID: 32529456

Lange U: Sarcopenia and frailty in older patients with rheumatism. ZRheumatol 77(5) (2018) 379–384

Lee HJ, Lee JO, Kim N et al.: Irisin, a novel myokine, regulates glucose uptake in skeletal muscle cells via AMPK. Mol Endocrinol 29(6) (2015) 873–881

Leeb G: Medizinische Trainingstherapie bei rheumatischen Erkrankungen. Universimed, Jatros (2017)

Lemmey AB, Marcora SM, Chester K et al.: Effects of high-intensity resistance training in patients with rheumatoid arthritis: A randomized controlled trial. Arthritis & Rheumatism, 61(12) (2009) 1726–1734.doi:10.1002/art.24891

Lenzen-Schulte M, Zylka-Menhorn V.: Autophagie: „Selbstverstümmelung" als Überlebensstrategie. Dtsch Arztebl 113(40) (2016) A-1740/B-1469/C-1461

Li TH, Chang YS, Liu CW et al.: The prevalence and risk factors of sarcopenia in rheumatoid arthritis patients: A systematic review and meta-regression analysis. Semin Arthritis Rheum Feb;51(1): (2021) 236–245. doi: 10.1016/j.semarthrit.2020.10.002. Epub 2020 Dec 17

Ornish D, Scherwitz LW, Billings JH et al.: Intensive lifestyle changes for reversal of coronary heart disease. JAMA 280(23) (1998) 2001–2007. https://doi.org/10.1001/jama.280.23.2001

Pedersen BK: Muscle as a secretory organ. Compr Physiol Jul;3(3) (2013) 1337–1362. doi: 10.1002/cphy.c120033. PMID: 23897689

Perandini LA, Lúcia de Sá-Pinto A, Roschel H, Gualano B: Exercise as a therapeutic tool to counteract inflammation and clinical symptoms in autoimmune rheumatic diseases. Autoimmunity Reviews 12 (2012) 218–224

Rall LC, Roubenoff R, Cannon JG et al.: Effects of progressive resistance training on immune response in aging and chronic inflammation. Med Sci Sports Exerc Nov;28(11) (1996) 1356–1965. doi: 10.1097/00005768-199611000-00003

Rasmus HO, Krogh-Madsen R, Thomsen C et al.: Metabolic Responses to Reduced Daily Steps in Healthy Nonexercising Men. JAMA 299(11) (2008) 1261–1263. doi:10.1001/jama.299.11.1259

Rausch Osthoff A-K, Juhl CB, Knittle K et al. : Effects of exercise and physical activity promotion: meta analysis informing the 2018 EULAR recommendations for physical activity in people with rheumatoid arthritis, spondyloarthritis and hip/ knee osteoarthritis. RMD Open 4 (20189 e000713. doi:10.1136/ rmdopen-2018-000713

Reljic D, Frenk F, Herrmann HJ et al.: Effects of very low volume high intensity versus moderate intensity interval training in obese metabolic syndrome patients: a randomized controlled study. Sci Rep Feb 2;11(1) (2021) 2836. doi: 10.1038/s41598-021-82372-4

Roberts FL, Markby GR: New Insights into Molecular Mechanisms Mediating Adaptation to Exercise; A Review Focusing on Mitochondrial Biogenesis, Mitochondrial Function, Mitophagy and Autophagy. Cells Oct 2;10(10) (2021) 2639. doi: 10.3390/cells10102639

Stensvold D, Viken H, Steinshamn SL et al.: Effect of exercise training for five years on all cause mortality in older adults-the Generation 100 study: randomised controlled trial. BMJ Oct 7;371 (2020) m3485. doi: 10.1136/bmj.m3485

Strasser B, Leeb G, Strehblow Chr et al.: The effects of strength and endurance training in patients with rheumatoid arthritis. Clin Rheumatol May;30(5) (2011) 623–632. doi: 10.1007/s10067-010-1584-2

Tekgoz E, Colak S, Ozalp Ates FS et al.: Sarcopenia in rheumatoid arthritis: Is it a common manifestation? Int J Rheum Dis Dec;23(12) (2020) 1685–1691. doi: 10.1111/1756 185X.13976. Epub 2020 Sep 26. PMID: 32979041

Walrabenstein W, van der Leeden M, Weijs P et al.: The effect of a multidisciplinary lifestyle program for patients with rheumatoid arthritis, an increased risk for rheumatoid arthritis or with metabolic syndrome associated osteoarthritis: the "Plants for Joints" randomized controlled trial protocol. Trials 22 (2021) 715. https://doi.org/10.1186/s13063-021-05682-y

Wittmann F, Fischer JE: Effects of low-volume high-intensity interval training in a community setting: a pilot study. Eur J Appl Physiol Jun;118(6) (2018) 1153–1167. doi: 10.1007/s00421-018-3845-8

Register